内容提要

本丛书共6集，第1、2集主要收录第一批国家名老中医146位的1850例医案，第3、4集主要收录第二批国家名老中医142位的1884例医案，第5、6集主要收录第三批国家名老中医和部分前两批国家名老中医及中医博士生导师共146位的1438例医案。6集共收录434位名中医的5172例医案。

本丛书特点：①所选名中医在全国有广泛影响，极具权威性。②各集内对名中医均按行政区划和军队分类编排。③每一医案均由名老中医自己亲自选定，真实、可靠。其中一部分名老中医现已作古，因此所收医案尤为珍贵。④每一医案后均有按语，或为名医自己所撰，或由后人、门徒所加。⑤每位名中医的医案后都有编者评注。该评注均系本丛书主编、副主编所撰，因他们长期从事中医临床工作，具有较高的学术水平。评注以简洁的语言，高屋建瓴地概括了该名中医的学术思想和诊疗特点，结合所选医案予以剖析，每能抓住名中医的学术精髓，突出要点，对读者有所启迪。⑥每集正文后附有该集的病名病证索引，第6集书末附有丛书总病名病证索引，以便读者查阅。

本丛书对提高中医各科各级临床医生诊疗水平有较大的参考价值，如能细心品读，反复钻研，掌握精髓，那他距离名医的目标也就不远了。应该肯定，这套丛书的出版，对名老中医诊疗特色的继承和诊疗经验的抢救有特殊意义。

中国现代名中医医案精粹

第1集

主　编　董建华

副主编　王永炎　杜怀堂　马朋人　陶广正

统　编　马朋人

编　委　董建华　王永炎　杜怀堂　马朋人　陶广正　崔京艳　李　琴

人民卫生出版社

图书在版编目（CIP）数据

中国现代名中医医案精粹．第1集/董建华主编.
—北京：人民卫生出版社，2010.12
ISBN 978-7-117-12546-8

Ⅰ.①中…　Ⅱ.①董…　Ⅲ.①医案-汇编-中国-
现代　Ⅳ.①R249.7

中国版本图书馆CIP数据核字（2010）第018884号

中国现代名中医医案精粹
第1集

主　　编：董建华
出版发行：人民卫生出版社（中继线 010-59780011）
地　　址：北京市朝阳区潘家园南里19号
邮　　编：100021
E - mail：pmph @ pmph.com
购书热线：010-59787592　010-59787584　010-65264830
印　　刷：北京虎彩文化传播有限公司
经　　销：新华书店
开　　本：787×1092　1/16　　**印张**：45.5
字　　数：1165千字
版　　次：2010年12月第1版　　2025年8月第1版第12次印刷
标准书号：ISBN 978-7-117-12546-8
定　　价：95.00元
打击盗版举报电话：010-59787491　E-mail：WQ @ pmph.com
质量问题联系电话：010-59787234　E-mail：zhiliang @ pmph.com

出版者的话

继承和发扬我国古代医药学遗产，是当今中医发展的主要方向；传承当今名老中医鲜活的临证经验，是发展中医的坚实基础。中医几千年的发展史，从某种意义上讲也是众多中医名家的成才史，而众多的中医名家的学术思想与临床经验，在中医发展中又起着举足轻重的作用。

历代中医医家都非常重视医案的整理和编撰工作，这些医案是历代中医学家灵活运用中医理法方药治病救人的真实记录，其中蕴藏着许多新发现、新创造、新见解。因此，学习名家医案是中医师提高临床诊疗水平的重要途径之一。

我社历来重视名老中医经验的整理出版工作，建社57年以来，我社出版了大量的中医名家的学术著作和医案、医论、医话等。自上个世纪70、80年代，我社先后出版了《蒲辅周经验集》、《蒲辅周医案》、《岳美中医案》、《岳美中医话》等老一辈名老中医的临床经验，其中《蒲辅周医案》、《蒲辅周经验集》还是在周恩来总理的亲自关心下整理出版的。90年代至本世纪初的这10年，我社规划出版了大量的著名老中医经验集，尤其是国家三批名老中医的著作是我社策划组织出版的重点。如："十五"国家科技攻关计划"名老中医学术思想、经验传承研究"课题结题后，我们策划出版了《当代名老中医典型医案集》系列，分内科（上、中、下）、外伤科、妇科、儿科、五官科、针灸推拿等8册出版。此外还有《全国著名中医经验集丛书》、《现代名医证治丛书》等。这些名老中医经验著作的出版，对传承名老中医经验发挥了积极的作用，在读者中产生了很好的影响。

当代中医名家辈出，而由卫生部、人事部、国家中医药管理局评选的全国三批名老中医，是众多名医中的佼佼者。他们分布在全国不同地区，倾心为患者服务，成就了现代中医的辉煌。

本丛书6集共收录434位全国三批名老中医的5172则医案，按行政区划和军队分类排序。本丛书的编写由著名中医大家董建华、王永炎两位院士发起，先后向全国第一、二、三批名老中医发出征文，请他们将在临床中看病最拿手的医案整理出来，将医案中蕴含的诊疗思路和治疗方法总结出来，为当代医生提供借鉴。这些受邀的名老中医遂将其毕生积累的临证精粹予以总结，不少人亲自整理了自己的诊疗医案，分析其机理，探讨用方用药奥秘。

与其他同类名医医案、经验集不同的是，本丛书的医案多出自名医本人之手，为第一手资料，可信度高。这些医案就像一个个鲜活的患者呈现在我们面前，名老中医带领着读者一步一步诊治患者，思考分析，判定实践。年轻的中医医生能沿着这条被名医引领的路不断走下去，潜心研究，用心实践，那他距离成长为名医的目标也就不远了。

整理与出版名老中医经验是中医发展的必由之路，在中医发展中起着助推器的作用。我社将一如既往地做好名老中医经验传承的出版工作，为中医学术的进一步发展，为中医临床水平进一步提高，为培养造就更多的中医名家，出版更好更多的作品。

人民卫生出版社

2010年8月

编者说明

中国医药学是一个伟大的宝库，中医医案则是这个宝库的重要组成部分。据不完全统计，深具影响的中医医案著作载于《中医联合图书目录》者约有360多种，未经收入《中医联合图书目录》的近现代名家医案著作更是难以计数。无疑，这些医案著作都是研究中医学的宝贵财富，也是研究中医学的真凭实据。

在著名中医专家、教授董建华院士倡导下，由王永炎院士等中医专家群体编纂的《中国现代名中医医案精华》连续出版了1～6册之后，深受广大中医工作者青睐，并在海内外产生了较大影响，因此又精心编写了第7～9册。但由于北京出版社改制，不再出版医学书籍，却又难以割舍这部由高层次中医专家群体编纂的、在社会上颇有影响的长销书，几次请作者耐心等待其出版社“研究”，以致一拖再拖延误了两年。最后还是忍痛割爱出具证明放弃版权。

本丛书转由人民卫生出版社继续出版后，出于全面考虑，将该书书名改为《中国现代名中医医案精粹》，并将已经出版的前6册重新厘订、整理，交由人民卫生出版社统一规划刊印发行。将原来的32开本换成16开本，改原计划的共9册为6集，将原第1～6册合并为新丛书的前4集，新编的第7～9册改为新丛书的第5、6集，所有医家的肖像分别放置在每位医家生平传略的右上角，使读者在研读名医医案之前既可以了解医家的生平传略，又可以一睹著名医家的风采。

编　者

2010年6月26日

崔　序

（《中国现代名中医医案精华》序）

中国医药学是一个伟大的宝库，是一门具有独特理论体系和丰富临床经验的科学。几千年来，中医药学对中华民族的繁衍昌盛，作出了重大贡献。早在唐代，中国已经成为亚洲医药学的中心，对亚洲和世界医学的发展曾经产生过深远的影响。新中国成立以来，在继承的基础上，中医药学又取得了许多重要的科研成果，对世界医药学的发展起到了积极的促进作用。近年来，中医药学在国际上的影响越来越大，不少国家出现了“中医热”；世界上一些知名的科学家认为，中医中药可能给生命科学带来新的突破。欧美和东南亚的许多国家，都加强了对中医中药的研究，某些课题已经取得一定的成果。对于中医中药发源地的中国来说，振兴中医中药事业，造福全人类，更是一项义不容辞的历史使命。

具有高深的中医理论、独到的学术思想、丰富的临床经验的名中医，是中华民族的宝贵财富。整理、继承、发扬他们的学术思想和实践经验，是振兴中医的重要内容之一。董建华教授率北京中医学院的几位门人，致力于振兴中医事业，将23个省、市、自治区的和人民解放军系统的共146位著名中医专家的医案精华汇集在一起，编辑成《中国现代名中医医案精华》一书，这对继承我国传统医药学的丰富遗产，整理和发扬现代名中医的诊治经验，无疑是一种有益的贡献。

我期望中医界能有更多的医案精华问世，更希望中医界的同志们团结一致，艰苦奋斗，不断探索，不断创新，为振兴中医作出更多更大的贡献。

中华人民共和国卫生部部长　崔月犁

1986年8月

第1、2集前言

历代名老中医医案，是中医药学伟大宝库中的重要瑰宝之一。其所以重要，就在于这些医案是历代名老中医灵活运用中医传统的理、法、方、药治病活人的真实记录，是中医理论与临床实践紧密结合的生动范例，是人们学习中医理论和临床实践的最好借鉴；尤其重要的是，中医理、法、方、药各方面许多的新发展、新发现和新创造，往往是一点一滴地渗透在一些医案之中，成为继承、发扬和发展中医药学取之不尽、用之不竭的源泉。因此，历代医家都十分重视医案的整理和编纂工作。

我国的中医医案，最早的是见于汉代司马迁《史记》的“仓公诊籍”，它记载了淳于意的治病验案。此后，中医医案的整理和编纂工作，随着历史的发展、科学技术的进步，形式更加多样，内容日益丰富，既有名医个人的医案，又有名医群体中小型医案和名医群体大型医案专著。名医个人医案流传较广的有：元代（1281 年）罗天益的《罗谦甫治验案》，元代（1358 年）朱震亨的《怪疴单》，明代（1519 年）汪机的《石山医案》，明代（1529 年）薛己的《薛氏医案》，明代（1644 年）王肯堂的《王肯堂先生医案》，明代（1644 年）肖京的《伤寒门医案》和《杂病门医案》，明代（1662 年）李中梓的《李中梓医案》，清代（1729 年）尤怡的《静香楼医案》，清代（1746 年）叶桂的《临证指南医案》，清代（1759 年）徐大椿的《洄溪医案》，清代（1764 年）薛雪的《薛生白医案》，清代吴瑭的《吴鞠通先生医案》，清代（1813 年）王九峰的《王九峰临证医案》，清代（1843 年）王士雄的《王孟英医案》，清代（1897 年）张聿青的《张聿青医案》，近代的有 1921 年董韵笙辑的《陈莲舫医案秘抄》，1925 年金子久的《金子久医案》，1927 年丁甘仁的《丁甘仁医案》，1940 年祝谌予编的《祝选施今墨医案》，1941 年汪逢春的《泊庐医案》，等等。名医群体中小型医案中有代表性的，有明代（1639 年）陆嶽等编的《陆氏三世医验》，清代（1831 年）吴金寿纂辑的《三家医案合刻》，清代（1889 年）姜成之编录的《龙砂八家医案》，清代（1900 年）柳宝诒选评的《柳选四家医案》，近代 1918 年陆锦燧等选辑的《重古三何医案》等等。名医群体大型医案影响比较大的，有明代（1549 年）江瓘编的《名医类案》，清代（1770 年）魏之琇编的《续名医类案》，清代（1778 年）俞震编的《古今医案按》，清代（1786 年）沈源编的《奇症汇》，清代（1795 年）吴畹庵编的《前贤医案》，清代（1882 年）罗茂亭编的《医案类录》；近代则有 1916 年张寿颐编的《湿温病古今医案评议》，1927 年何廉臣编的《全国名医验案类编》，1928 年秦伯未编的《清代名医医案精华》，1930 年叶劲秋编的《现代名医验案》，1934 年徐衡之、姚若琴编的《宋元明清名医类案》和《清代名医医案大全》，1935 年陈景岐编的《奇病治法三百种》，1937 年冯伯贤编的《医案选粹》等等。据中医研究院、北京图书馆 1961 年出版的《中医图书联合目录》记载，到 1959 年年底止，我国出版的历代名中医医案共有 280 多种。可见，名中医医案是深受读者欢迎的书籍之一。

现代名中医，是我国的宝贵财富；现代名中医的医案，则是中医药学宝库中的瑰宝。为了系统地整理、继承和发扬现代名中医的临床经验，以促进中医事业的繁荣和发展，我们特请天津、山东、安徽、江苏、浙江、江西、福建、广东、贵州、山西、上海、四川、湖北、湖南、河南、陕西、北京、黑龙江、吉林、辽宁、云南、广西、甘肃等 23 个省、市、自治区和中国人民解放军系统的 146 位中医教授、主任中医师和中医研究员等著名的中医专家，提供他们临床中积累、整理的部分疑难病、危重病以及罕见奇病的医案，选其精华，编纂成《中国现代名中医医案精华》1～3 册，以作为前人编纂的名医群体大型医案的继续，供广大中医工作者借鉴和参考。

中华人民共和国卫生部原部长、中华全国中医学会会长崔月犁，百忙中为本书作序，对编纂、整理、出版名中医医案的工作给予高度评价，这也说明整理现代名中医医案确是一项极为重要的工作。

由于时间仓促和某些其他原因，还有一些省、自治区没有选送名中医医案，已经有医案入选的省、市、自治区，肯定还会遗漏一些名中医的医案。为此，特向这些名中医和广大读者致以歉意。

江扬清、姜良铎、陈光新、赵志付等中医博士，麻仲学和郝瑞福中医博士研究生以及杨晋翔中医硕士研究生，参加了部分医案的编选工作，在此一并表示感谢。

《中国现代名中医医案精华》编委会

1988年6月

第1、2集凡例

一、本书第一、二册收录的23个省、市、自治区和人民解放军系统的146位名中医医案，先以地区（或系统）为单位，按照其完稿的先后顺序排列；每一个地区（或系统）的个人医案，按照医者的出生年份先后排列次序，其出生年份相同者则按姓氏笔画排列次序。

二、本书收有医案的名中医，均在其医案之前刊有生平传略，于其生平传略右上角附有照片，以期既传术又传人。

三、本书所收录的1850多例医案，出自146位名医之手，其风格和体例少有相同者；即使是一个医者的医案，也往往有体例、格式不尽相同者。为了方便读者，在保证存真的前提下，编者将绝大部分医案统一按主诉及病史、诊查、辨证、治法、处方设项。

四、本书收录的绝大多数医案均有按语。凡医案和按语均为医者本人撰写者，一律不再署名；凡由他人撰写之按语，均于按语之后的括号内署名。少数医案，因医者在辨证和治法项下对于辨证、立法、处方、用药的过程和特点叙述甚详，故不再加按语。

五、每位名医的全部医案之后均有一则“编者评注”，系本书编委会所加，一律不署名。

六、本书收录的医案，绝大部分采用中医病名；其中需要中西医病名对照者，则将西医病名附于中医病名之后；少数医案难于确定中医病名者，仍沿用原案所用的西医病名。

七、本书收录的医案所用的药物计量单位，不论原稿采用的是公制还是市制，一律保持不变。

八、每集之后，附有病名病证索引，以便读者查阅。

目　录

天津名医医案

山东名医医案

安徽名医医案

江苏名医医案

浙江名医医案

江西名医医案

福建名医医案

广东名医医案

贵州名医医案

山西名医医案

上海名医医案

四川名医医案

天津名医医案

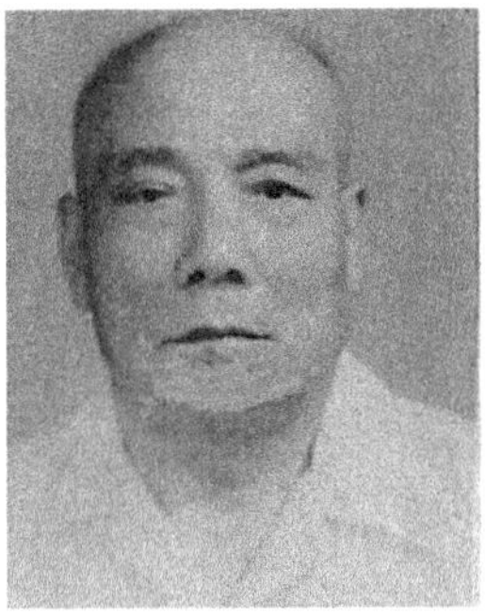

何世英医案

【生平传略】

何世英，1912年生。天津市人。主任中医师。1936年毕业于华北国医学院，为施今墨先生高足，行医50余年。曾任天津市中医学会会长，中华医学会天津分会副会长，天津经济开发区国际医学培训中心主任，天津市科协常务委员，天津市医药局顾问委员会副主任委员，天津市卫生局咨询委员会副主任委员，《天津中医》杂志主编，天津市中医医院总顾问等职。

学术上一贯主张传统中医与现代医学相结合，继承与发展相结合，理论与实践相结合。在长期临床中，先为大方脉，继则专事儿科30年，晚年专攻脑病。对儿科常见病、多发病及脑内科疾患有丰富的经验。除发表过大量论文外，主要著作有：《儿科疾病》、《何世英儿科医案》、《医论选读》、《历代儿科医案集成》、《重订幼科类萃》等。

在从事儿科医疗实践期间，曾创制“清降丸”、“肺闭宁”、“磨积片”、“疏表散”、“咳而安”等新剂型成药，对儿科常见病、多发病疗效显著，国内很多医疗单位照方配制，推广应用。后来首创中医脑病科后，全国不少地区相继建立中医脑内科、神志科、神经科、精神病科等，使中医脑病学逐渐成为中医的一门新兴独立学科。

一、滋阴清热、祛瘀开窍法治愈幼儿半身不遂一例

王某，女，2岁半。

初诊：1983年6月16日。

主诉及病史（其父代诉）：午后发热，右侧肢体活动障碍，左眼外斜视40天。病始于1983年1月，持续高热1周，体温39～40℃，纳呆，消瘦，经某医院照胸片诊为右侧支气管淋巴结结

核。住院接受链霉素、雷米封等治疗。2个月后体温逐渐恢复正常，胸片复查好转。但于1983年5月再次高烧，体温40℃以上，伴有嗜睡、喷射性呕吐、神志不清、阵阵抽搐。经查：瞳孔等大等圆，对光反射迟钝，项强，克尼格征阳性，右侧巴宾斯基征阳性。化验白细胞数11200/mm^3，中性30%，淋巴69%，嗜酸1%，腰穿脑脊液压力升高，化验脑脊液细胞数1150/mm^3，白细胞32%，蛋白微量，糖五管试验弱阳性。诊为结核性脑膜炎。

抢救治疗两天，神志苏醒，体温较前下降，但发现右侧肢体瘫软无力，右下肢步履拖拉，行走需人搀扶，右上肢上举受限，右手呈握拳状难伸，左眼向外斜视，精神迟钝，言语不清，夜睡不安、盗汗，虽仍继续以抗结核药物及“脉通液”等治疗；但每日午后体温仍持续在37～38℃，现已40余日。

诊查：体温37.5℃，神志尚清，答话含糊，面色不荣，精神不振，形体瘦弱，左眼向外斜视，右上肢上举，高不过头，右手指屈伸不能自如，呈握拳状拘挛，右下肢瘫软，舌红无苔，脉象细数。

辨证：阴虚生热，伤及经络。

治则：滋阴清热，通经活络。

处方：鳖甲10g　青蒿5g　白薇5g　丹皮10g　地骨皮10g　生地10g　玉竹10g　地龙10g

二诊：6月27日。上方药服3剂，体温降至37.2℃以下。继续服用原方药7剂，潮热已解，精神好转，但便秘、腹胀、纳呆，舌质淡红、苔白厚，脉沉细而缓。诊为脾胃虚弱，食积停滞，治以健脾和胃，消积导滞。

处方：陈皮10g　炒神曲10g　鸡内金10g　炒麦芽10g　代代花5g　香橼5g　丹参10g　荷梗10g

三诊：6月30日。进3剂，纳食稍好，大便未通。以原方加生大黄3g(后下)、黄芩6g、佩兰10g、厚朴花5g，以泄胃火、清肠热。

四诊：7月4日。大便通畅，面色已转红润，食欲增加，目睛有神，惟左眼仍向外斜视，右侧肢体活动不自如。舌红、苔薄白，脉细缓。考虑邪留经络、脉络瘀阻，治以祛瘀开窍，通利经络。

处方：菖蒲5g　竹叶5g　莲子心3g　合欢花5g　紫贝齿10g　天花粉10g　夜交藤10g　炒麦芽10g　炒神曲10g　7剂

五诊：7月14日。夜睡安静，智力有所恢复，言语较前清楚，右上肢抬举伸屈及右下肢行走步态好转。再以原方加益智仁10g、桑寄生15g、怀牛膝10g、沙苑子10g、首乌藤12g、山萸肉10g、枸杞子10g、黄精10g、千年健10g、菖蒲5g。服药达2个月之久，诸症均有好转，故效不更方。

患者于1983年10月6日复查：体重增加，精神面色均好，言语清楚，智力恢复，斜视的左眼复原，右侧肢体活动恢复正常。

患者于一诊至完全治愈，未服用任何西药。

[按语] 患者始由热邪伤及肺金，母病及子，肺虚不能输布津液，肾失滋生之源，则肾阴亏损，肝风内动，邪留经络。证见骨蒸痨热，半身瘫痪，神昏抽搐等。初诊治以青蒿鳖甲汤加减，养阴透热。鳖甲滋阴退虚热，青蒿清泄肝胆和血分之热，加白薇凉血退热，生地、玉竹、地骨皮、丹皮滋阴凉血，地龙清热活络止痉。《温热条辨》指出：夜热早凉，乃邪不出表，邪热留于阴分，故不能纯用滋阴，更不宜苦寒。因滋阴则恋邪，苦寒则化燥伤阴。初诊之方，主要是养阴清热，

复阴以制火，邪去则热退，使隐伏于阴分之邪透发于阳分而解。

复诊时，阴虚潮热虽解，但因饮食不节，积滞伤胃，脾失运化，出现虚中夹实之证。故以治理标实为主，方用陈皮、麦芽、神曲、鸡内金消食导滞，健脾和胃，佐佩兰芳香化浊，醒脾开胃。药后纳食略好，但仍腑实不通，三诊加大黄清腑畅下后，食欲增加，精神好转，正气来复，为祛瘀开窍、通经活络、治愈偏瘫奠定基础。方以菖蒲开心窍而祛邪；莲子心、竹叶、天花粉清心肺而除烦热；合欢花、夜交藤养血安神而悦神志；紫贝齿平肝除热，明目潜阳；麦芽、神曲调理脾胃，消导化食。五诊以益智仁、桑寄生、怀牛膝、沙苑子、首乌藤、山萸肉、枸杞子、黄精、千年健等，补益肝肾，健脑强神，以收全功。

本病证情复杂，临床治疗颇感棘手。然只要辨证准确，用药严谨，使虚热迅退、脾胃健、经络通，虽治仅百日，而获康复之卓效。

（杜明整理）

二、平肝熄风、滋益肝肾法治愈智迟一例

高某，女，6岁。

初诊：1974年3月7日。

主诉及病史：患儿于出生后4天出现高热，黄疸，发热及黄疸消退后，遗留不自主点头、摇头症，半岁以后又经常抽搐。1岁之后抽搐虽已消失，但仍有不自主点头、摇头，流口水，并有两手内翻而摆动，走路不平衡等症状。3岁时失语，其他症状有所加重，现智力低下，对外界事物无反应。

诊查：舌质红，脉象弦细。经某医院脑系科诊断为“脑发育不全”。

辨证：脑髓不充，肝风未熄。

治法：平肝熄风，滋益肝肾。

处方：生紫贝齿 60g　生紫石英 60g　生石决明 30g　珍珠母 30g　旱莲草 30g　合欢花 15g　白蒺藜 25g　女贞子 25g　益智仁 25g　蜗牛壳 12g　天竺黄 12g　胆南星 12g　天麻 18g　麝香 1g

上药共研细末，制为蜜丸，每丸6g重，每日早晚各服1丸，长期服用。

经服上方药半年后，患儿智力明显进步，对事物有反应，已能说简单的话，并可提出问题或回答问题。点头、摇头、双手摆动等症状已基本得到控制，其他症状均有好转。

［按语］ 本例西医认为属“大脑发育不全”或“精神幼稚症”。中医认为，肾为先天之本，主骨生髓，脑为髓海；心为君主之官而主宰神明；肝为将军之官而主谋虑。小儿先天不足或后天失养，均可导致心、肝、肾3脏的损伤，使髓海不充，神志衰弱，谋虑失常，而产生智力低下的病症。

何老根据“乙癸同源”之说，用女贞子、旱莲草、杜仲、首乌等药滋补肝肾精血，使精血充足而脑髓旺盛，促进患儿的生长发育。用合欢花、菖蒲、远志、益智仁增智安神，更佐以麝香开窍醒脑，兼用天竺黄、胆南星豁痰以助开窍，紫贝齿、紫石英、生石决明、珍珠母、白蒺藜则为平肝熄风所用，诸药配伍，共奏促进智力发育之效。

（职延广整理）

三、养心安神法治愈胆虚不寐一例

郭某，女，50岁。

初诊：1983年6月9日。

主诉及病史：素罹“风湿性心脏病”，时时心悸（阵发性心动过速）。由于反复发作，因而精神负担较重，常致失眠。近半年来经常彻夜不寐，有时最多只能入睡1～2小时，但也常被噩梦惊醒。由于长期失眠，故见头晕、头沉、精神恍惚不振，食欲不佳，目前服西药，各种安眠药虽不断加大剂量，但均无效。

诊查：患者面色不华，精神比较紧张，恐惧心理甚浓，近期整夜不成眠，白天也不能入寐。舌质稍淡，舌苔白腻，脉细而弱。

辨证：心气不足，心阴亏损，胆虚不眠。

治则：养心安神。

处方：茯神12g　丹参10g　生龙齿15g　竹茹10g　陈皮10g　朱寸冬12g　远志6g　炙甘草5g　酸枣仁15g　3剂

二诊：6月12日。服上药1剂后，夜可入睡，连续3天均如此，且很少做梦。精神好转，紧张心情略减，头晕头沉减轻，纳食稍增。苔腻已不著，脉细略数，弱象稍差。治已初效，仍按原方加党参10g，再进7剂。患者共服此方药9剂。

三诊：6月23日。汤药共服12剂，其间未服任何西药，但每夜均能熟睡，最少6小时，很少做噩梦。心情转佳，面色转华，纳量显增。头晕、头沉、心烦、心悸等均消失。疗效既彰，不宜更方，照原方再进，仍每日1剂。

四诊：7月4日。一般情况均好，睡眠始终安谧，为方便改服丸药，原方不变，加蜜成丸，每丸9g重，每日早晚各服1丸。

五诊：7月28日。所配丸药，已服2周，效果一如汤药，睡眠能巩固，近日虽炎暑闷热，也照样能睡。患者一般情况均好，心情较愉快。

[按语] 不寐的病因很多，病机也较复杂，精神、气血、脏腑功能等各方面的失调均可致不寐。

本例因情志不舒，思虑过度，劳伤心脾，导致心阴亏损、气血亏耗，以致神不守舍，胆虚不眠。故初诊处方以丹参、朱寸冬、酸枣仁、远志、炙甘草等养心，茯神、龙齿安神，伍以温胆汤加减，除烦入寐，而取得心神安谧之功。

首战初捷，药力尚需加强，故二诊加党参补益中气，以助心主。不意从此长驱直入，疗效益彰，战果巩固。

（杜明整理）

四、截疟法治愈疟病二例

例一　刘某，男，34岁。

初诊：1951年5月7日。

主诉及病史：患间日疟4个月余，经某医院治疗并辗转求医均未显效。每次发作先有一大阵寒战，旋即高热，后热势随大汗而解。现患者食欲较差，精神尚可，周身无力。

诊查:舌苔白腻,脉象弦滑。

辨证:病在半表半里之间。

治法:拟以截疟之法治之。

处方:常山 9g 草果 9g 柴胡 4.5g 条芩 9g 半夏 9g 青蒿 4.5g 厚朴 4.5g

上药水煎 2 次合并,于疟疾发作前 1～2 小时内顿服。

服药 1 剂,当天寒热未发作,又照上方连服药 4 剂,以后未再发作。

例二 孙某,男,18 岁。

初诊:1953 年 6 月 10 日。

主诉及病史:发病月余,每夜先恶寒后发热,寒甚则战栗,昨晚体温高达 40.5℃,口苦、纳呆,胸胁微满,大便正常。

诊查:舌质红,舌苔微薄白,脉象弦细而数。

辨证:诊属每日疟,由于阴分已伤。

治法:拟滋阴截疟并举,扶正驱邪兼顾。

处方:青蒿 4.5g 常山 9g 条芩 9g 生鳖甲 9g 炒建曲 9g 北柴胡 4.5g 银柴胡 4.5g

水煎 2 次合并,于疟疾发作前 2 小时内顿服。

二诊:6 月 11 日。昨夜未发寒热,今日食欲仍差,微有恶心,体温 37.2℃(口表),脉至减缓。照原方继续服药。

三诊:6 月 12 日。昨晚寒热仍未发作,今天食欲仍不振,恶心反甚,晚饭后呕吐 1 次,吐出物为食水。口苦不减,舌苔由薄白而转薄黄,脉转沉弦。大便 3 日未行,胸胁微满虽解,但有腹胀。病机由少阳而入阳明,改拟清腑为治。

处方:川锦纹 9g 炒建曲 9g 青蒿 4.5g 枳壳 4.5g 鲜茅根 30g

四诊:6 月 15 日。上方药连服 2 日,大便通畅,呕止食振,苔转薄白,寒热迄未发作。

[按语] 例一为少阳经证而以和解枢机的截疟饮加减取效;例二为久疟高热伤阴,通过滋阴截疟并治,虽然寒热已不发作,但便秘不食,恶心呕吐,舌苔由白转黄,是病机由半表半里而转入中府,故以川锦纹通便泻热,解脾胃之困,辅以枳壳、建曲和其胃气,再以鲜茅根复其久病所伤之阴,取其不腻不燥、能润能利,故药后腑气通畅,病告痊愈。

(阎国章整理)

五、平肝熄风法治愈顽固性头风一例

王某,女,49 岁。

初诊:1983 年 9 月 22 日。

主诉及病史:左侧偏头痛已 20 年,平均每周发作 1～2 次,伴恶心呕吐,尤以行经前为甚。现经断已七八个月,头痛发作仍重,但未呕吐。经中西医长期治疗,每周仍发作。

诊查:兹诊患者左下眼睑肌肉痉挛,眼裂变小,左手有时小颤动,睡眠尚可,饮食二便正常,无高血压史,舌质略干,舌苔不著,脉弦细而数。

辨证:属阴血不足,肝阳上亢,发为头风,迁延不已。

治法:拟先以轻剂平肝熄风治之。

处方:珍珠母 30g 白僵蚕 10g 苏地龙 12g 豨莶草 15g 酒杭芍 12g 双钩藤 12g 白菊花 12g 炒桑枝 20g 龙胆草 5g 6 剂

二诊:8月29日。自服中药后,已1周未头痛,一般情况较好,效不易法,原方药再服1周。

三诊:9月5日。头痛2周未发作,手颤已止,一般情况仍好。继续服原方药不变,再观察2周。

四诊:9月23日。经月头痛未发作,暂时停药观察。

[按语] 本例偏头痛属阴血不足、肝阳上亢之头风证,长达20年之久,可谓痼疾矣。一般来说,这样顽固之头风证,非全蝎、蜈蚣很难熄风止痛,但全蝎、蜈蚣货源紧张,何老仅用僵蚕、地龙轻取,同时配伍珍珠母、钩藤、桑枝等,也同样取得速效。可见只要辨证准确,配伍得当,弱兵亦能成为劲旅。

(王守信整理)

六、疏肝解郁、熄风定志法治愈呆病一例

冯某,女,43岁。

初诊:1983年6月30日。

主诉及病史:因夫丧逐渐发生精神异常,意识反应迟钝,两腿活动无力,走路困难。开始生活尚能自理。近2年来,上述症状加重,意识有时模糊,缺乏思维能力,经常失眠,精神呆板,行为拙笨,语声低微不清,走路需人搀扶,否则常易摔倒,头部已有数处摔伤,上肢活动尚可,近2个月下肢有轻度浮肿。

诊查:伸舌颤动,仅能伸出舌尖,舌质润,苔薄白,脉弦缓无力,两手平伸振颤,纳呆,大便秘结。

辨证:肝气郁结,肝风内动。

治法:疏肝解郁,熄风定志。

处方:合欢花10g 夜交藤15g 潼蒺藜10g 青竹茹10g 竹叶10g 莲子心5g 生龙齿15g 益智仁10g 紫贝齿15g 云茯神10g 7剂

二诊:7月7日。服上药7剂,精神明显好转,有喜笑表情,答话较前稍迅速,且多准确,能安静睡眠,行走稍见利落;惟伸舌尚迟钝,舌及两手平伸振颤均减轻。仍继前法治之。

处方:合欢花12g 夜交藤20g 潼蒺藜12g 青竹茹10g 竹叶10g 莲子心5g 生龙齿15g 益智仁10g 紫贝齿20g 云茯神10g 菖蒲6g 陈皮10g 6剂

三诊:7月14日。精神、饮食、睡眠尚好,手颤益轻,下肢浮肿已消,活动较前灵活。照上方去竹叶,仍服6剂。

四诊:7月21日。一般情况仍好,现已有说有笑,且语言较流利,原卧床不能翻身,现已能翻身活动。原方不变,再继服药6剂。

五诊:7月28日。对答自如,舌尖伸出较长,两手平伸已不颤动,惟下肢活动尚感乏力。

处方:桑寄生25g 怀牛膝10g 合欢花10g 夜交藤15g 潼蒺藜10g 莲子心5g 益智仁10g 紫贝齿15g 茯神10g 6剂

六诊:8月4日。今天患者独自一人来诊。精神好,走路自如,已不感乏力,语言流利,伸舌自如,并已能做些家务活,偶尔失眠,兹处下方善后以巩固疗效。

处方:桑寄生25g 牛膝10g 合欢花10g 夜交藤20g 潼蒺藜10g 竹叶10g 莲子心5g 益智仁10g 紫贝齿15g 茯神10g 酸枣仁10g

[按语] 肝气郁结，克伐脾胃，以致痰湿内生，蒙蔽心窍；气郁日久，损及肝肾阴血，以致虚风内动，病因病机予以明辨，针对其起病因于郁，以疏肝解郁为主，兼以熄风化痰、安神定志，获得较好的效果。

（阎国章整理）

七、鸡苏散合紫雪散治愈高热癃闭一例

张某，女，43岁。

初诊：1983年8月1日

主诉及病史（家属代诉）：反复高热10余日，体温38～40℃，多汗口渴，便秘，尿少，继而出现尿闭，人工导尿已9天。曾用抗生素及清营汤、白虎汤加减治疗无效。

辨证：病发于暑，暑温湿热下注膀胱。

治法：清利湿热。

处方：鸡苏散30g，开水冲泡，澄出清汁，送服紫雪散，每日2次。

服上方药2次后，翌日晨9时，体温降至36.2℃，再服2次，尿闭亦除。

[按语] 癃闭一证有虚实之分，实证多因于热，为热结膀胱、气化失调所致。本例即因高热之后热邪下注，结于膀胱。因湿热闭结于斯，故用清营汤及白虎汤均未见效。唯用鸡苏散以洁净府而使湿热从小便出，又有紫雪散之清热解毒开窍，使三焦气化得复，膀胱通利，尿得以出，湿热亦解。

八、小陷胸汤加味治愈胃脘痛一例

安某，女，50岁。

初诊：1983年6月20日。

主诉及病史：近40天来，胸骨后及胃脘部胀痛，胸骨后有灼热感，吞咽时有梗噎感，伴嗳气、恶心、泛酸，时呕吐出食物，纳食差，大便秘结。进寒冷食物时疼痛加剧，周身疲乏无力，经用中西药治疗无明显效果。

诊查：现面色无华。舌质淡红、舌苔薄黄，脉弦滑略数，经钡餐透视检查诊为可复性食管裂孔疝，反流性食管炎。

辨证：肝胃不和，痰热互结。

治法：宽胸理气，涤痰开结。以小陷胸汤加味。

处方：炒川连5g　清半夏5g　全瓜蒌20g　厚朴花5g　制香附10g　砂仁壳5g　紫丹参10g　台乌药10g　大刀豆10g

二诊：服上方药1剂，即觉胸骨后烧灼感减轻，进食也较前顺利，效不更方，加重剂量。

处方：川连10g　清半夏10g　全瓜蒌30g　厚朴花10g　制香附10g　砂仁壳6g　紫丹参10g　台乌药10g　大刀豆12g　3剂

三诊：胸骨后烧灼感已明显好转，进食亦顺利，上腹胀痛及嗳气、泛酸等症均明显减轻。原方去大刀豆，7剂。

四诊：诸症均已消失，一般情况好，再服上方药3剂。1个月后作上消化道钡餐透视检查：已正常。

[按语] 此例胃脘胀痛，并有胸骨后食管灼热疼痛，舌苔黄，脉滑略数，显系内有郁热。小陷胸汤为清热化痰消结之方，又加理气活血等品，使气降热清而痰消，故诸症均除，钡餐检查也证实病变已消失。

九、养阴润燥、活血化瘀法治愈梅核气一例

骆某，女，54岁。

初诊：1983年9月21日。

主诉及病史：1982年10月中风后感咽部堵闷，语声低微，唇舌麻木，口燥而苦，咽干少津，无食欲，口中和，曾服中药200余剂，无明显效果。

诊查：舌质暗红，舌面干光，脉沉弦细数。

辨证：中风之体，肝肾阴亏，津不上承，兼有血瘀。

治法：养阴润燥，活血化瘀。

处方：茺蔚子15g　桃仁10g　红花10g　花粉10g　佩兰10g　麦冬10g　石斛10g　知母10g　元参10g　金果榄10g　锦灯笼10g　佛手花10g　炒麦芽10g　6剂

二诊：口苦有所减轻，食欲略增，唾液亦有所增加，说话时仍觉咽部堵闷，午后感觉疲劳。

处方：佩兰10g　炒麦芽10g　香橼10g　枇杷叶10g　麦冬10g　石斛10g　生地10g　元参10g　茺蔚子15g　桃仁10g　红花10g　花粉10g　知母10g　川贝10g　7剂

三诊：药后未觉效果，考虑为减去金果榄、锦灯笼治标之剂所致，仍当标本兼顾。

处方：青黛5g　诃子10g　金果榄10g　元参10g　麦冬10g　佩兰10g　桃仁10g　红花10g　炒麦芽10g　知母10g　花粉10g　香橼10g　锦灯笼10g　14剂

四诊：上方药服第5剂后，症状明显好转，说话清晰有力，一改过去低微音调。口燥、咽干、口舌麻木均大轻，咽部堵闷感消失，食欲增进，饮食已有滋味，精神转振，舌由紫暗而干转为色红，仅舌心尚微糙。脉由沉弦细数转为沉缓。根据脉证，显系气机通畅，阴津来复上承，药既中病，治则不变；但可去活血化瘀之药，更增益阴生津之力。

处方：炒麦芽10g　诃子10g　花粉10g　金果榄10g　元参12g　知母10g　麦冬15g　青黛5g　锦灯笼10g　陈皮10g　14剂

[按语] 阴虚阳亢，曾罹中风之体，津不上承，咽喉失养，虚热上蒸，故咽干燥而堵闷不适，以致语声低微，纳食不香。治疗以虚为本，标本兼顾而获得好的效果。二诊时，因去治标之品，效果稍差，可见辨证施治必须全面分析，衡量标本虚实多少，既要抓住其本，但又不可顾此失彼，才能获得捷效。

（王守信整理）

十、疏肝降逆、调和心脾法治愈脏躁一例

朱某，女，37岁。

初诊：1983年11月3日。

主诉及病史：素有神经衰弱，于1983年初因嗔怒而心烦意乱，胸膈懑闷。至5月某日洗澡后回家，觉心中烦躁不安，周身无力，并出现不自主的大哭大笑，约达半小时之久。2个月后又复发作，且较前为重，以后则每日均发作。承德某医院诊为神经官能症，给服大量镇静剂，但效

果不著，反而病情加重。现日发数次，甚至询问病情即可发作。患者思想压力很大，有厌世之想，走路需人搀扶，生活不能自理。

诊查：兹诊患者神清，表情淡漠，懒言，多太息，纳可，二便正常，心肺及各项检查未见异常，舌润、尖红、苔白微腻，脉沉缓。

辨证：肝郁气逆，心脾不和，病属脏躁证。

治则：治拟疏肝降逆，调和心脾。

处方：菖蒲 10g　灯心 3g　郁金 10g　莲心 5g　竹叶 10g　紫贝齿 15g　珍珠母 30g　厚朴花 10g　佛手花 10g　代代花 10g　青皮 5g　茯神 10g

二诊：服药 1 周，胸膈堵闷减轻，未见哭笑失常，仍时有烦躁太息，精神不安。治法不变。

三诊：病情继续好转，已能上班工作，惟食后腹胀，大便不畅，苔白微腻。心神虽已安定，肝郁亦渐缓解；惟湿浊中阻，滞脾乏运，清浊难分，改拟祛痰理气为主。

处方：瓜蒌 20g　薤白 6g　青皮 5g　厚朴花 10g　佛手花 10g　香附米 10g　谷麦芽炭各 10g　莲心 5g　菖蒲 10g　紫贝齿 25g　7 剂

四诊：腹胀大减，一般情况较好，舌苔薄白，脉沉略滑，仍宗上法化裁。

处方：醋柴胡 5g　青皮 5g　瓜蒌 20g　紫贝齿 25g　竹叶 5g　朱茯神 10g　合欢花 10g　薤白 10g　厚朴花 10g　谷麦芽炭各 10g　桑叶 10g

五诊：腹胀消失，一般情况好，停药观察。

［按语］患者大怒伤肝，肝气凌盛，横逆犯脾，肝逆夹痰上冲，扰动神宅，心火不降，弥漫于清净之府，心神浮动，形诸于外，乃为脏躁之证。

历来诸家对脏躁之治，多宗仲景甘麦大枣法以调理心脾，而本例则为肝郁气逆，不适于单纯用甘麦大枣汤补虚。何老洞察病机，故以疏肝降逆为主，调和心脾为辅。方用菖蒲、郁金、青皮疏肝解郁，紫贝齿、珍珠母降逆安神。莲心、茯神安神定志，灯心、竹叶清心火以宁神宅。厚朴花、佛手花、代代花助运健脾，降中有升，使清浊各顺其道，以成斡旋之势。连服匝月，终至痊愈。

（阎国章整理）

十一、平肝熄风、活血化瘀法治愈偏枯一例

张某，男，32 岁。

初诊：1983 年 7 月 19 日。

主诉及病史：患者于 1982 年 6 月突然头痛，难以忍受，曾在部队医院住院治疗，服西药不见好转。经沈阳某总医院 CT 检查，考虑脑瘤，行开颅探查手术，术中发现不是脑瘤而是血肿（因先天性脑血管畸形出血后所致），术后一般情况尚好，可进行体力活动，智力无异常。

1983 年 6 月初，劳累后出现右侧肢体无力。7 月初，突然失语，右侧肢体不能活动，嘴向右歪、流口涎。经中西医药及针灸等治疗不见好转，反而加重，故来我院脑病科就诊。

病前有高血压史 4～5 年，最高达 150～160/90～110mmHg。

诊查：神清，表情淡漠，失语，鼻唇沟右侧变浅，口角向右侧歪斜。右上肢软瘫，不能抬动，也无握力。右下肢可以活动，但无力行走，需人搀扶。舌质暗淡，舌苔微黄腻，脉沉弦。

辨证：肝阳上亢，风痰痹阻脉络，发为偏枯。

治则：祛风通络，化瘀平肝。

处方:丹参 12g　桃仁 10g　茺蔚子 10g　钩藤 15g　地龙 12g　生石决明 30g　僵虫 10g　豨莶草 12g　桑寄生 25g　6 剂

二诊:7 月 25 日。服前药后,病情明显好转,已能说话,但不利落。下肢活动增强,可以自行走路,不用人搀扶。肌肉尚紧,伸舌仍向右歪。

处方:菖蒲 10g　郁金 6g　桑寄生 30g　竹叶 10g　桃仁 10g　生石决明 30g　丹参 12g　僵蚕 10g　茺蔚子 15g　地龙 12g　钩藤 15g　6 剂

三诊:7 月 28 日。前药只服 3 剂。近两天来多睡不醒,日夜如是。很少说话,纳差,不愿活动。舌苔转白腻,脉至迟数不匀。

处方:苦丁茶 5g　菖蒲 6g　竹叶 10g　钩藤 15g　建曲 10g　陈皮 10g　僵蚕 10g　桃仁 10g　茺蔚子 15g　桑寄生 30g　合欢花 10g　郁金 5g　4 剂

四诊:8 月 1 日。已不嗜睡,能说话但仍不利落,纳可,精神较好。

处方:荷梗 10g　苦丁茶 9g　菖蒲 6g　竹叶 10g　钩藤 15g　建曲 10g　僵蚕 10g　桃仁 10g　茺蔚子 15g　桑寄生 30g　合欢花 10g　郁金 5g　6 剂

五诊:8 月 8 日。症状显著好转,走路较前有力,行动方便,语言清楚,谈笑自若。右上肢能抬举过头顶,惟笑时仍见嘴向右歪。效不更方,原方药再服 6 剂,后又继服 6 剂。

六诊:8 月 22 日。说话清楚,笑时嘴歪已不明显,右上肢活动恢复正常,已有握力,能持重物。舌苔薄白,脉弦转缓。按原方加味,改配丸药常服,以期巩固。

[按语] 本例偏枯,病起于手术之后,血络被伤,导致瘀血,久则累及“元神之府”以致半身不遂,突然失语,口角歪斜而流涎,此即所谓“内风”。近代名医冉雪峰说:“虽是风病,却是治脑,虽是脑病,却仍疗风。”

初诊以钩藤、豨莶草、僵蚕、地龙平肝熄风,疏通脉络;生石决明、丹参、桃仁、茺蔚子重镇潜阳,活血化瘀,因方药对症,故效果显著。

二诊时,因多睡不醒,舌苔见白腻,脉见迟数不匀之象,显系痰浊为患,故增入除痰浊、醒脾神之品,如苦丁茶、菖蒲、合欢花、建曲等。药后嗜睡乃除,精神尚佳。四诊、五诊,宗前方加荷梗以升清降浊,清凉平肝。末诊时,舌苔由白腻转为薄白,说明痰浊已去,脉由弦转缓,确是肝风平熄、胃气来复之佳象。

何老善治脑病,用药轻灵,证与药合,丝丝入扣,药后多验,故使痼疾立见卓效,仅服药 20 余剂,基本痊愈。

（赵家琪整理）

[编者评注] 何老原是著名儿科专家,近年来又创立了中医脑科。本例患者为先天性脑血管畸形出血,术后劳累而致偏枯。何老辨证为痰痹阻络,肝阳上亢,治以祛风通络,化瘀平肝,佐以化痰而愈。如此疑难重症完全是在中医辨证施治理论指导下治愈的,可见中医治脑病有非常光明的远景,值得我们努力去探讨。中医治疗疑难重症必须完全按中医的理论去辨证论治,否则不会收到良好的效果。

哈荔田医案

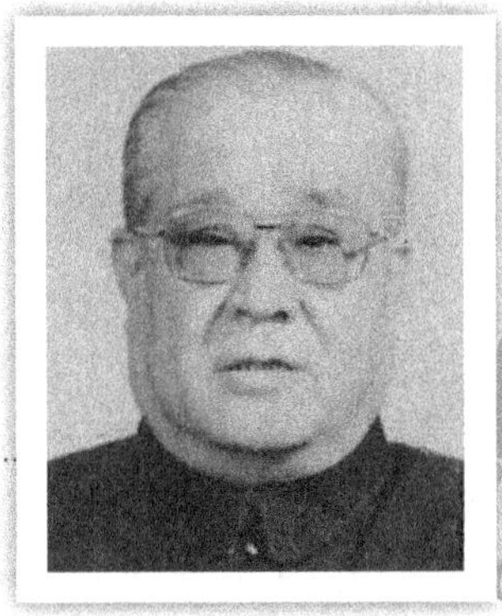

【生平传略】

哈荔田，1912年生，回族。中医教授。河北省保定人。出身于中医世家，幼承庭训，攻读医籍，为求深造考入北平华北国医学院，1935年毕业，以其成绩优异而深得施今墨、周介人、范更生等诸名家赏识。50余年来，他致力于临床、科研和教育事业，20世纪30年代曾创办北平国医专科学校，40年代任教于天津市国医训练班。1955年担任天津市卫生局副局长之后，积极贯彻执行党的中医政策，曾先后筹办天津中医学校、天津中医学院，组织西医离职学习中医班。为培养中医人才，他曾多次向中央建议：中医要多种途径办学，呼吁把中医带徒列入国家计划。曾任天津中医学院教授、顾问，中华全国中医学会常委和妇科委员会主任委员，仍不遗余力地从事培养研究生和临床科研等工作。在学术上崇尚易水学派，提倡中医整体观、辨证施治、古为今用、洋为中用的观点。在临床上以使用气分药著称，长于内科，尤精于妇科。著有《哈荔田妇科医案医话选》，主编过《扶正固本与临床》。

一、补肝益肾、凉血化瘀法治愈痛经一例

连某，女，29岁，已婚。

初诊：1978年8月12日。

主诉及病史：去岁殒胎，下血量多，淋漓日久，刮宫始止。继之月事不调，提前而至，甚或一月两潮，量多，色淡红，间有小血块，经期小腹坠痛，延及经后，绵绵不已。平时腰酸踵痛，头晕心烦，睡则梦飞梦堕，惕然易惊，溲黄便软，纳谷不馨。

诊查：刻诊正值经期，腹痛如引，舌边嫩红，脉象细数。

辨证：此属肝肾两损、血热血瘀。

治法：治拟补肝益肾，凉血化瘀。

处方：川续断10g　桑寄生10g　炒杜仲10g　旱莲草10g　女贞子12g　细生地12g　杭白芍12g　刘寄奴12g　川茜草10g　紫丹参12g　炒地榆12g　粉丹皮9g　川荜拨5g　粉甘草5g　4剂

二诊：8月16日。服药两剂腹痛除，再三四剂经水亦止，腰酸踵痛、寐梦惊惕均较前为轻，治以前法化裁。

处方：川续断10g　桑寄生10g　炒杜仲10g　女贞子10g　秦当归10g　杭白芍10g　肥知母9g　香佩兰5g　川萆拨5g　广陈皮4g　粉甘草4g　4剂

嘱服药4剂后，每日上午服女金丹1剂，下午服二至丸15粒，白开水送下，连服20天。此后，每值经前两天即以一诊方出入，予服5～6剂，经净后则改服六味地黄丸或二至丸，并配合女金丹或得生丹、加味逍遥丸类，意在养血柔肝，益肾调经，治疗4个月，痛经未作，继而受孕。

［按语］本例痛经，缘于堕胎，血去过多，精血亏损，相火不藏，动扰血海，故月事超前，甚或一月两至；又因肝肾阴虚，胞脉失养，木失条达，血少气涩，故经期腹痛延及经后不已。傅山谓："肾水一虚，则水不涵木，肝木必克脾土，木土相争，则气必逆，故尔作痛。"正是对此类痛经机理的阐述。他如腰酸踵痛、梦飞易恐、头晕心烦、溲黄、舌红、脉细数，乃肝肾阴虚、相火浮动、虚热内扰之故；纳呆便溏，为木郁土虚所致。初诊以女贞子、旱莲草、川断、寄生、杜仲等补肝益肾，滋水涵木；生地、丹皮、茜草、地榆等清热凉血，兼以止血；丹参、寄奴、萆拨等活血化瘀，通经止痛；白芍柔肝舒郁，合甘草缓急定痛。全方以养阴涵阳为主，而不用香燥气药，是治本不治标，仿魏玉横一贯煎之法。加佩兰、陈皮醒脾和胃，用启化源，次以丸药亦补亦调，缓急相济，始终恪守益肝肾、调冲任之法，故得经顺而孕。

二、育阴清热熄风法治愈子痫一例

鱼场下坡王某之妻，24岁。

初诊：1952年仲秋。

主诉及病史：妊娠逋近7个月，肢面浮肿，头痛目眩，泛恶欲呕，因家道不丰，仍日夜操劳不辍。一日突发肢搐神迷、目吊口噤、全身痉挛、乍作乍止。举家惶惶，不知所措，急遣人邀余往诊。

诊查：余至时正值发作，入视其状，见四肢抽搐有力，面青唇紫，少顷抽定，诊脉弦滑，舌质暗红、边有瘀斑。询之烦热心悸，头目疼痛。

辨证：余退而语其夫：此子痫也，乃因素体血虚，怀孕期间血聚养胎，致阴血更亏。阴虚火旺，火旺则化风，肝风内动，筋脉失养，遂有此证。前者头痛目眩、泛恶欲呕，已是内风欲动之兆，乃不知静养，以致于此。倘反复发作，对于母体、胎儿恐有危害。其夫坚请：但求保全大人，胎儿虽殒勿须顾忌。余然其说，遂书方如下：

先予熊胆0.6g，研末，冲入竹沥水15g，即服，以清热解痉兼涤痰涎（倘无熊胆，可以蛇胆或鸡胆代之），后服下方药。

处方：秦当归12g　杭白芍24g　刘寄奴12g　桃仁泥9g　南红花9g　麦门冬9g　黑芝麻12g　嫩钩藤12g　紫贝齿15g　白僵蚕9g　苏地龙9g　条黄芩9g　磁雅连9g

水煎，嘱服1剂，以观动静。翌日晨其夫来告，谓头煎服后抽搐渐平，随服二煎头痛亦减。余曰：病虽稍定，恐有复萌，原方药再服1剂，冀得无虞。

药后再被邀诊，病妇脉缓神清，抽搐未作，惟口干纳差，肿势依然。再予育阴清热、养血活血兼舒筋化湿之剂。

处方：秦当归12g　赤白芍各9g　天仙藤12g　南红花12g　茯苓皮15g　宣木瓜9g　香附米6g　麦门冬9g　肥玉竹9g　女贞子12g　桑寄生12g　黄芩6g　黄连6g　白僵蚕9g

六神曲 12g　2 剂

数年后，王某携一小儿与余邂逅途中，谈及往事，谓其妻服二诊方后，诸症悉退，搐未再发，并足月顺产一子，即此儿也。

［按语］子痫的发病机理，主要为阴血不足，肝阳上亢，化火生风。《素问·生气通天论》说："阳气者，精则养神，柔则养筋。"今肝阳化风，奔逆于上，则阳气不能柔养筋脉，而致筋脉拘挛绌急，气血运行也必因而涩滞不畅；又因阴血既亏，则血液运行无力，也会导致血脉涩滞，络中血瘀，故子痫发病过程中，瘀血的因素是存在的。同时由于肝气上逆，挟气血上奔于头，以致气血逆乱，冲任失调，胞宫供血不足，胎儿也将不得充分滋养。此时若单纯熄风潜阳，而不予疏利血脉，导血下流，则逆上之气血即不能速返。《内经》说："气反则生，不反则死。"因此，"非惟胎妊骤下，将见气血涣散，母命亦难保全。"故对子痫的治疗，在辨证施治的基础上，针对病情，选用适当的活血化瘀之品，有利于舒缓筋脉，调畅血行，导血下流，调养冲任，不仅能达到"治风先治血，血行风自灭"，从而缓解症状之目的，而且能佐助镇肝熄风之品，有补阴益血、滋养胎儿之功。余早年也曾恪守古人"用行血消血之剂，胎必坠而祸不旋踵"之戒，对子痫未敢骤用活血化瘀之药，后应病人家属"但保大人，勿虑胎儿"的请求而试用之，竟得母子俱安，由此益感《内经》"有故无殒，亦无殒也"之论，确是信而有征。

三、小柴胡汤加味治愈热入血室一例

张某，女，24 岁，未婚。

初诊：1972 年 9 月 13 日。

主诉及病史：素体尚健，于 10 数天前，因劳动后汗出受风，入夜即觉周身酸痛，凛然畏寒，时值月经正行而骤止，自服姜糖水 1 碗，覆被取汗。得汗后，身疼虽减，而热势仍炽，体温 39.8℃，经某卫生院诊为感冒，予肌注安痛定，口服解热镇痛类药物。之后体温虽降，但仍午后阵发寒热，体温 37.4℃，且心烦易怒，幻觉幻听，耳边常闻戏谑谩骂之语，因之或暴怒骂詈，或嘻笑不禁，昼轻夜剧，睡卧不宁，某医院诊为"神经官能症"，予冬眠灵等镇静药不效。

诊查：询之，胁腹胀痛不欲按，口苦泛恶不思食。舌红、苔薄黄，脉弦细而数。

辨证：诊为热入血室。

治法：拟清热透邪，和解肝胆，凉血化瘀，镇静安神法。

处方：软柴胡 6g　嫩青蒿 9g　条黄芩 9g　清半夏 9g　淡竹茹 9g　粉丹皮 9g　细生地 9g　赤芍药 9g　生龙齿 24g　合欢皮 12g　淮木通 4.5g　地骨皮 12g　2 剂

二诊：9 月 17 日。服上方药 2 剂，寒热发作已减，神识转清，幻听消失，夜寐转佳，继又自服 2 剂，阴道见有少量出血，黑紫色，胁腹疼痛顿除，体温正常，诸恙悉定。惟觉乏力咽干，食欲不振，脉弦细，苔薄白少津。再以前方加减。

处方：软柴胡 6g　条黄芩 9g　淡竹茹 9g　太子参 12g　肥玉竹 9g　润元参 9g　炒稻芽 15g　干佛手 9g　粉甘草 3g　3 剂

上方药服后，其病霍然痊愈，嘱食物调养数日可恢复工作。

［按语］本例汗出被风，经行骤止，寒热往来，发于午后，口苦心烦，泛恶纳少，乃邪热内陷，少阳枢机不利之故。肝与胆相表里，肝脉绕阴器、抵少腹、布两胁，胆热不泄，侵及于肝，搏结于血，故见胁腹胀痛不欲按；肝热及心，神明被扰，故幻觉幻听，喜怒无常，又因病在血而不在气，故昼轻夜剧。本病病机系由外邪化热，内陷血室，胆热及肝，热搏于血，扰动神明所致，故治以

和解肝胆，清热凉血，安神镇静为法。方用小柴胡加青蒿、丹皮、生地、赤芍等，和解少阳，凉血化瘀，两祛其邪，使无形邪热从少阳透达，令有形瘀血由下而出；加合欢皮、木通、龙齿等，清心热，镇静安神。不用参、枣者，以其邪势未艾，恐有闭门留寇之虞。4剂后诸症已解，邪去正衰，见有乏力、纳少、咽干等症，始予和解少阳以利枢机，益气养阴鼓荡余邪，斯为善后之计。

四、辨证治愈孕痢二例

例一 李某，23岁，已婚。

主诉及病史：素日体健，喜啖厚味，现已妊娠6个月，时值中秋，患痢下赤白，日夜20余次，里急后重，胎动不安，腹痛不欲按。曾服化滞安胎佐以固涩之剂，便次虽减，后重转剧，频频责迫，几不欲离便桶，且胎动频频，寒热仍作，时或泛恶。

诊查：小便短赤，舌苔黄厚，边尖色红，按脉滑数，两寸略浮。

辨证：证属内有积滞，外感新凉，体壮邪实。

治法：拟清肠导滞，行气解表为法。

处方：粉葛根15g 嫩紫苏6g 杭白芍15g 广木香6g 干薤白6g 淡条芩6g 吴萸炒黄连4.5g 番泻叶6g(后下) 台乌药4.5g 云茯苓12g 白头翁12g 焦四仙各6g 粉甘草4.5g

前药用温水浸泡1小时，煎2次，拧渣滤汁，共取300ml，分2次温服。

上方药服2剂，痢减1/3，后重稍瘥，寒热已退，惟纳谷不佳，胸脘痞闷，胎动不安，舌质淡红，苔白略厚，脉弦滑。外邪虽解，湿滞未清，脾胃不醒，气机不利，拟理脾化湿，行气安胎之法。

处方：粉葛根15g 老苏梗4.5g 杭白芍15g 广木香4.5g 薤白头4.5g 粉甘草4.5g 乌药4.5g 云茯苓15g 淡条芩6g 香佩兰6g 白头翁9g 白扁豆12g 焦山楂12g

予2剂，煎服法同前。

药后痢下大减，日夜仅二三行，微感后重，舌苔已化。惟仍纳差腰酸，胎动欠安。此因排积滞，努力责迫，震动胎气，当须防小产，拟健脾清肠，固肾安胎。原方去山楂、薤白、乌药、苏梗，云苓减为9g，加白术、桑寄生、菟丝子各9g，连进2剂，痢止纳增，胎气亦安。

[按语] 痢疾初期，多由湿热与食积胶滞胃肠而发，故《脉诀》有“无积不痢”之说。其治疗总须“先逐去积滞”以清肠化滞，调气养血为大法。其间有邪者宜配合解表药，有食滞者配消导药，里热盛者可酌加泻下药，斯为得当。如本例素喜厚味，痰湿内生，又感外邪引动伏湿，壅滞肠道，传导失常而致痢下赤白，里急后重。因有胎动不安，致使初治者未先除滞而用化滞安胎兼以固涩之品，遂使壅滞愈加，后重转剧。余以葛根芩连合白头翁汤化裁，意在寓解外于清里之中，勿使合邪内并而致缠绵不已。以芩、连、白头翁清肠化湿，凉血解毒，并伍以番泻叶通利肠府，泻热导滞；木香、乌药行气化滞，用除后重，配以薤白理气开结、散血安胎(见《本草纲目》)。复以葛根、紫苏解肌散表，焦四仙健胃消食，全方重在荡逐积滞，使积去则胎气自安。陈良甫曰：“因母病而胎动者，但治母病其胎自安。”殆即指此。二诊表证已解，故易紫苏为苏梗，变解表为利膈，并与葛根配伍，鼓舞胃气，寓升于降，以加强理气安胎之用。三诊痢去七八而脾伤及肾，遂以健脾固肾安胎为主，稍佐化滞以清余邪，此即《内经》“衰其大半而止”之意。

例二 张某，38岁，已婚。

主诉及病史：素禀不充，中气虚弱，已近中年，又复怀孕，今已5个月余。3天来痢下白多赤少，日行七八次，里急后重，小溲黄而短，寒热口干，不思饮纳，头疼泛恶，腰胯酸楚。

诊查：脉滑小数、两尺较弱，舌质淡红，苔白而腻。

辨证：证系湿热互结，湿重于热，兼感外邪。

治法：治以扶正达表，行气化湿法。

处方：粉葛根15g 台党参各15g 川黄连3g（吴萸0.6g同炒） 炒白术10g 焦四仙各9g 炒防风4.5g 广藿香4.5g 广木香4.5g 薤白4.5g 粉甘草4.5g 香佩兰6g 3剂

药后寒热已解，头痛亦除，便次显减，日仅二三行。惟腹疼绵绵，后重未已，纳谷不佳。舌淡红，苔薄白，脉滑而软。此积滞未清，脾虚未复，再拟扶元达邪。

处方：粉葛根12g 台党参12g 生黄芪12g 杭白芍12g 茯苓9g 炒白术9g 菟丝子9g 续断9g 煨木香4.5g 薤白4.5g 淡条芩4.5g 焦神曲12g 粉甘草3g 香佩兰6g 2剂

服2剂药后，痢下旋止，后重已除，胃纳苏复而告愈。

[按语] 痢疾初起大忌温补，此言其常。若平素体虚，或久病正怯，又属例外。故朱丹溪指出："痢疾一二日间以利为法……不可使用参、术，然气虚可用，胃虚者亦可用之。"说明治疗痢疾须通常达变，不可拘常法、套成方，以不变应万变。如本例素体气虚，内湿先伏，湿郁化热，滞于肠道，传化失司，故腹痛后重；湿重于热则白多赤少；寒热头疼、腰胯酸楚，则因外邪束表、营卫不利所致。由于表证较急，故初诊扶元达表，重在疏解，兼于化滞。处方师"逆流挽舟"之意，而不泥"人参败毒"之方。表证解后，则予健脾理滞、固肾安胎，处方亦补亦逐，扶正祛邪，遂获病愈。

五、香砂六君子汤加味治愈产后乳厥一例

张某，30岁，已婚。

初诊：1978年11月。

主诉及病史：平素体弱，产后半月余，常因哺乳引起晕厥。婴儿吸吮乳头即觉心慌，汗出，头晕，继而虚脱晕厥。乳少，不思饮食。

诊查：舌红，苔黄腻，脉沉细。

辨证：属产后血虚，脑失其养，脾虚不运，化源亏乏。

治法：益气健脾。

处方：党参10g 白术10g 茯苓10g 陈皮6g 半夏10g 砂仁5g 木香5g 荷叶10g 佩兰10g 生芪15g 炙草6g

服3剂药后，婴儿吮乳时仍感心慌汗出，但无晕厥现象。原方药又服3剂，乳汁增多，婴儿吸吮时无明显心慌、汗出诸症，精神饮食均好转，共服药10剂，哺乳一如常人。

[按语] 乳房属阳明胃，乳头属厥阴肝，故乳房病变多责之于肝胃二经，治疗亦多以调肝和胃为主。此例患者因为禀赋虚弱，正气已虚，加之产后气血骤去，脾胃更趋衰弱，故表现纳谷不佳，周身无力，乳汁不足，加之婴儿用力吸吮乳头，体力不能坚持，故出现晕厥，当以大补气血、健脾助运之香砂六君加味，以促后天之本恢复，用佩兰、荷叶、砂仁芳香开胃之品，以醒脾悦胃，增强消化吸收功能，气血益充，脾胃益壮，诸症日消。

六、温肾填精、培补气血法治愈血枯闭经二例

例一 王某,女,32岁,已婚。

初诊:1973年9月13日。

主诉及病史:去岁因产后大出血而休克,经抢救脱险。此后乳汁不下,倦怠乏力,气短自汗,继而毛发渐脱,乳房缩瘪,性欲减退,腰酸膝软,畏寒肢厥,白带清稀、淋漓而下,至今年余月事未潮。

诊查:妇科检查,阴毛脱稀,宫体缩小,阴道粘膜轻度萎缩,伴有炎症,化验尿中17羟、17酮低于正常值,激素水平轻度低落,诊为席汉综合征。舌淡苔薄,脉沉细无力。

辨证:证属精血亏损,命火虚衰,冲任不盛之候。

治法:治以温肾填精,培补气血而调冲任。

处方:淫羊藿12g 菟丝子12g 楮实子12g 女贞子12g 甘枸杞12g 石楠叶9g 山萸肉9g 炒白术9g 怀山药15g 云茯苓12g 吴茱萸4.5g 制附子4.5g 8剂

二诊:10月11日。上方药自服24剂,体力增加,食纳好转,带下减少,腰酸亦轻。惟感腹胀,下肢酸痛。前方加广木香3g,络石藤9g,嫩桂枝6g,继服7剂。

三诊:10月18日。腰酸力乏续有轻减,惟仍无性欲,小腹冷痛,时觉口干。此乃肾阳不复,气不化津,寒热兼夹,最费筹措。拟温补肾阳,佐以生津。

处方:楮实子12g 仙灵脾12g 女贞子12g 山萸肉12g 桑寄生15g 鹿角霜15g 胡芦巴9g 阳起石6g 小茴香6g 上肉桂4.5g 北细辛3g 天门冬12g 干石斛12g 6剂

四诊:11月25日。上方药连进20剂,月事来潮,量少,色淡红,带经3天。毛发未再脱落,性欲偶或萌动,带下已止,食眠均可。四末欠温,面目虚浮,腰酸溲频,舌淡红,苔薄白,脉沉细较前有力。已获效机,再步前法。

处方:鹿角霜12g 仙灵脾12g 楮实子12g 女贞子12g 川续断12g 阳起石9g 胡芦巴6g 上肉桂4.5g 淡吴萸3g 云苓皮15g 野党参15g 北细辛3g 6剂

五诊:12月6日。精神体力渐趋恢复,四末转温,面肿已消,大便得实,小溲如常,性欲增加。舌红苔薄白,脉沉细。病情虽入坦途,久损难期速复,拟予丸剂缓调,以资巩固。

处方:全鹿丸、六味地黄丸、七宝美髯丹各1剂,每日早、中、晚依次分服。

12月15日,月经再潮,量中色可,带经4天而净。于1974年2月18日经妇科复查:子宫略有后倾,宫体大小正常,阴道粘膜滑润,有少量分泌物。嘱仍服丸剂如前。连服20天。

[按语] 本例西医诊为席汉综合征,因以闭经为主证,类属中医血枯经闭范畴。因其产后失血过多,精血亏损,以致冲任虚衰,无血以下,故经闭不行。精不化气,命门火衰,下元虚冷,则性欲衰退,子宫萎缩,带下清稀,伴四肢厥冷,腰酸倦怠等症。发为血之余,其根在肾;卫源水谷,出于下焦,肾气不足,化源匮乏,毛失所养而脱落,卫失固护而自汗。本病癥结为肾阳虚衰,精血亏损,故治疗应恪守温肾填精,调补冲任,始终不移。全方虽曰温肾阳,而实为"阴中求阳",俟阴血渐复,始专重温阳。故三诊起以阳起石、仙灵脾、胡芦巴、鹿角霜、上肉桂、野党参等大队温肾助阳益气之品,以助生化之机,并加细辛入肾散寒,小茴香、吴萸暖肝通经,遂使月经得以复潮,性欲得以增加。景岳曰:"补不可以求其速效。"继以全鹿丸、六味地黄丸、七宝美髯丹早、中、晚分服,分补阴阳,缓调善后,而获全功。方中楮实子甘寒滋肾,能起阳痿、助腰膝、益气力、退水肿,与山药、白术、云苓等药相伍,用于脾肾阳虚见有水肿、带下、阳痿或性欲减退等

病症，常能提高疗效。石楠叶辛苦气平，入肝肾两经，具有强筋骨、助腰膝、兴阳的功效，前人尚有“久服令妇人思男”之说，《本草纲目》谓其“能令肾强”。对肾虚腿软膝胫酸痛之症，余每喜加用之。

例二 金某，女，29 岁，已婚。

初诊：1973 年 5 月 17 日。

主诉及病史：产前曾发抽搐，产中又大出血，致产后乳汁甚少，进而绝无，历时 9 个月，经水未行。妇科检查：阴道分泌物少，子宫轻度萎缩，两乳不丰满，伴见毛发脱落，性欲降低，腰酸神疲，小溲频短，头晕耳鸣，项强不舒，口渴喜饮，午后烦热，脘痞纳呆诸症。西医诊为“席汉综合征”。

诊查：苔薄白，少津，舌质淡红，按脉细弦。

辨证：此系精亏血枯、肝肾两损之候。

治法：拟滋肾养肝，兼润肺燥。

处方：天花粉 30g 细生地 21g 干石斛 12g 天门冬 12g 山萸肉 9g 五味子 9g 女贞子 12g 菟丝子 12g 桑螵蛸 12g 沉香曲 9g 砂仁末 3g 粉葛根 20g 5 剂

二诊：6 月 7 日。上方药续服 15 剂，烦热口渴已解，胸脘满闷得畅，神气渐加，头晕亦止，唯仍腰背酸楚，小腹隐痛，下肢冷感。此液复热清，虚火得戢，拟予补肾填精，滋肝养血。

处方：淫羊藿 9g 菟丝子 9g 山萸肉 12g 甘枸杞 12g 石楠叶 12g 女贞子 12g 细生地 15g 粉葛根 15g 云茯苓 12g 炒白术 9g 广陈皮 6g 砂仁末 3g 肉桂心 3g 5 剂

三诊：8 月 11 日。前方药续服 15 剂，于 7 月 5 日经事得行，量少，色正红，带经 3 天而净。体力渐复，性欲有加，二便如常，已有新生毛发。近日食纳不馨，腰膂酸胀，小腹坠痛，此月信欲潮之象，治宜因势利导，益水行舟。再拟补肝肾，调胃气。

处方：淫羊藿 9g 菟丝子 9g 石楠叶 12g 甘枸杞 12g 山萸肉 12g 熟地黄 12g 紫丹参 15g 广陈皮 6g 砂仁末 3g 台乌药 9g 炒神曲 9g 肉桂心 3g 元胡索 4.5g 5 剂

四诊：9 月 16 日。上方药服至 12 剂，经至，色量均可，带经 5 天。兹后又自服原方药 10 数剂，诸症悉解。嘱每日晨、晚分服归芍地黄丸、人参归脾丸各 1 剂，以资巩固。

［按语］ 肝藏血，肾藏精，乙癸同源，精血互化，所谓“气不耗，归精于肾而为精；精不泄，归精于肝而化清血”（《张氏医通》），故产中大失血，必损及肾精，导致精血亏损，冲任虚衰，月事历久不行，乳汁渐至绝无。血虚不能滋脾，清阳不升，故纳运不健，头晕耳鸣；血枯津涸，不能滋燥润筋，故口渴项强；发失荣养故枯脆脱落。初诊以菟丝子、山萸肉、女贞子、五味、桑螵蛸等滋补肝肾，生地、天冬、石斛、花粉等滋阴养血，生津润燥，诸药皆为治本而设。重用葛根，以其能鼓舞脾胃清阳之气上升，并能生津止渴，解痉退热。又少佐沉香曲、砂仁，以防其呆滞腻膈。俟阴液得复后，即转予滋补肝肾兼予温阳，俾阳生阴长，冲任充盛，遂得月事来潮，新发渐生，诸症缓解。

七、滋肾平肝法治愈经行头痛一例

李某，女，28 岁，已婚。

初诊：1972 年 8 月 6 日。

主诉及病史：婚后 3 年迄未孕育，近 2 年来，每于经前数天开始头疼，逐日加重，至经潮第 1 天往往痛如劈裂，苦不可耐，常须注射止痛剂，并口服镇痛、镇静药，以求缓解痛苦。经行第 2

天后辄痛势递减，经净渐止。发作时伴头晕失眠，泛恶不食，烦躁易怒，目不欲睁，腰酸肢楚，口干咽燥，乳房作胀。平素月经周期或提前或错后，经量中等，色红间块。末次月经在7月10日。

诊查：就诊时经期将届，正值头痛发作，舌边尖红，苔薄黄少津，脉细弦而数。

辨证：为肝肾阴虚，水不涵木，肝阳上亢。

治法：拟平肝潜阳，滋水涵木，疏风定痛之法。

处方：钩藤9g　菊花(后下)9g　白蒺藜9g　生石决24g　杭白芍15g　厚元参15g　细生地15g　女贞子9g　香白芷1.8g　北细辛1.8g　生蔓荆6g　香附米6g　紫苏梗6g　藁本6g　川芎6g　2剂

二诊：8月8日。药后头痛、头晕均减，烦躁渐安，大便通畅，惟仍乳胀腰酸，小腹坠感。脉弦细略数，苔现薄润。此经汛欲潮之候，拟予平肝潜阳，佐以养血通经之法。

处方：钩藤9g　白蒺藜9g　菊花9g　生石决24g　川芎片6g　藁本6g　川荜拨6g　杭白芍15g　全当归12g　女贞子9g　紫丹参15g　怀牛膝9g　香附米9g　醋柴胡9g　3剂

三诊：8月20日。上方药服后，于8月11日月经来潮，量较既往为多，带经6天而止，经潮第1天仅有轻微头痛。现腰酸乏力，睡眠不实，食纳欠佳，舌苔薄白，脉细弦。治拟滋肾平肝，调理脾胃。

处方：钩藤9g　白蒺藜9g　香白芷6g　女贞子9g　山萸肉9g　杭白芍9g　广寄生12g　川续断12g　秦当归12g　炒白术9g　云茯苓9g　佛手9g　焦三仙9g　5剂

嘱下次经前10天服二诊方药，日服1剂，至经潮后停服。经后再服三诊方药5～10剂。如此调理2个周期，头痛未发作，月经恢复正常，停药后观察半年，亦无反复。

［按语］ 经前头痛临床较为常见，发病每与肝气郁滞、肝火上炎、肝阳亢盛等因素有关。本例经前头疼头晕，烦躁少寐，腰酸肢楚，口干咽燥，目不欲睁，诸症皆因肝肾阴亏，水不涵木，冲气上逆，夹肝阳上扰清窍所致。按肝为刚脏，体阴用阳，喜柔恶刚，故药用钩藤、菊花、生石决等平肝潜阳；杭白芍、元参、生地、女贞等滋肾柔肝，使亢阳得潜，则冲逆可降。又，肝脉“挟胃”、“布两胁”，肝木失养，往往导致肝气郁结，故有两乳作胀、呕恶纳呆等症，因用白蒺藜、香附米等疏肝解郁，和胃宣中。方中以小量白芷、细辛、荜拨、蔓荆等药辛散定痛，以治其标，且与大量滋阴潜阳药相伍，不仅可以制其燥烈之性，且可共奏止痛之功。二诊经血欲临，肝阳渐熄，遂佐以养血通经之药，使经来通畅，则冲气不复上逆。三诊滋肾平肝，调理脾胃，俾精充血旺，肝阳得潜，则无复发之虞。

八、辨证治愈不孕三例

例一　于某，女，29岁，已婚。

初诊：1972年4月10日。

主诉及病史：婚后4年未孕，月经后期，量少色淡，间或有块。经前两乳作胀，腰酸小腹冷痛，素日食少便稀，小溲清长，四末不温，下肢畏寒，体倦乏力，白带量多、质稀，小腹阵痛，关节疼痛。

诊查：妇科检查，宫颈轻度糜烂，宫体前位，子宫发育略小，输卵管通畅。曾连续2个月测基础体温，均为单相型，经前刮宫检查为增殖期宫内膜，诊为“无排卵性月经”、“原发性不孕”。

辨证：证属脾肾阳虚，寒湿阻胞，肝郁血滞。

治法：拟温补脾肾，散寒通络为法。

处方：金狗脊(去毛)15g　桑寄生 15g　炙黄芪 15g　广仙茅 15g　巴戟天 15g　云茯苓 12g　仙灵脾 12g　炒白术 9g　海桐皮 12g　威灵仙 9g　川茜草 9g　香附草 9g　油肉桂 4.5g　5 剂

另配服加减暖宫丸，每日 1 剂。

二诊：4 月 18 日。药后腰痛、关节痛均减，白带已少，食纳略增。惟仍少腹胀痛，大便不实，脘痛，偶或泛恶。仍守前法，兼予和胃，养血通经。

处方：仙灵脾 12g　巴戟天 12g　覆盆子 12g　石楠叶 12g　秦当归 15g　大熟地 12g　太子参 15g　炒白术 9g　清半夏 9g　广仙茅 9g　香附米 9g　广陈皮 6g　刘寄奴 12g　净苏木 6g　5 剂

另配服加减暖宫丸，每日 1 剂。

三诊：4 月 26 日。今晨月事如期而至，量少色淡红，腰酸腹痛，大便稀薄，日一二行。此经血下趋，肝水失滋，乘侮脾土，再拟温补脾肾，养血调经为治。

处方：巴戟天 15g　补骨脂 15g　覆盆子 15g　淫羊藿 15g　菟丝子 12g　怀山药 12g　炒白术 9g　桑寄生 12g　金狗脊(去毛)12g　广仙茅 9g　香附米 9g　泽兰叶 9g　粉甘草 6g　4 剂

四诊：5 月 2 日。带经 6 天而止，量中等色可，仍有血块，腰酸腹痛诸症均较前为轻。按嗣续之事，非指日可待，拟用丸剂缓调，俾月事正常，则孕育可望。予金匮肾气丸、得生丹各 20 剂，每日各 1 剂，上、下午分服，白开水送下。

五诊：5 月 20 日。近日腰酸腹坠，少腹隐痛，两乳微胀，此经汛欲潮之征。脉弦滑，舌淡红，苔薄白，拟补肾养血，理气调经，稍佐益气，因势利导。

处方：桑寄生 15g　金狗脊(去毛)15g　川续断 12g　巴戟天 12g　秦当归 9g　杭白芍 9g　野党参 12g　香附米 9g　川芎片 6g　醋青皮 4.5g　三棱 9g　莪术 9g　穿山甲 4.5g　制乳没各 4.5g　6 剂

上方药服 4 剂，月事来潮，此次周期 28 天，色量均可，嘱经后仍服丸药同前，经期即服五诊方药 3～5 剂。调理数月，基础体温呈双相型，于 1973 年 2 月 13 日复诊时，月经已五旬未至，口淡无味，喜酸厌油，此乃孕育佳兆，嘱做妊娠试验，果为阳性，遂予益肾保胎、理气和胃之剂，调理月余停药。1973 年 10 月娩一婴儿，母子均安。

［按语］本例西医诊为无排卵性月经、原发性不孕，证属脾肾阳虚，化源不足，寒凝胞宫，经脉不畅，故见月经后期，量少色淡，腰酸腹痛，肢冷畏寒，白带清稀，便溏溲清诸症。方用狗脊、仙茅、仙灵脾、巴戟、覆盆子、肉桂等温肾散寒，补肾填精；归、芍、寄生、熟地、石楠叶等滋补肝肾，养血调经；参、芪、术、苓、山药等健脾益气，以滋化源。使肾阳得温，精血得养，则系胞有力，冲任旺盛；脾运健旺则气血自充，血海得盈。兼以柴胡、香附、寄奴、茜草、泽兰等理气活血、疏利经脉，使气血畅行则月经自调。此后经期服汤剂，补脾肾、和气血，补而兼疏；平时服丸剂，温肾阳，调经血，生中有化。使冲任通盛，月事循常，则必能孕育矣。

例二　王某，女，32 岁，已婚。

初诊：1972 年 7 月 13 日。

主诉及病史：婚后 7 年，迄今未孕。素日经期延后，量中等而色暗，常夹血块，经前两乳作胀，头晕泛恶，末次月经在 1972 年 6 月 24 日。刻诊少腹胀痛不欲按，带下色黄，粘浊臭秽，头疼，胁肋苦胀，日晡低热，西医诊为“原发性不孕”、“双侧输卵管粘连”。

诊查：按脉沉弦，舌暗，苔黄略腻。

辨证：证属气滞血瘀，湿热蕴结。

治法：拟理气化瘀、清解湿毒为治。

处方：醋柴胡 6g　香附米 9g　川郁金 4.5g　香白芷 4.5g　嫩紫苏 4.5g　紫丹参 15g　三棱 9g　莪术 9g　赤芍药 9g　制乳没各 2g　穿山甲 6g　干虎杖 9g　败酱草 15g　山慈菇 12g　5 剂

二诊：7 月 19 日。药后胁腹胀痛减轻，带下已少，头疼泛恶已除。已获效机，原法更进，前方去紫苏、山慈菇，加当归、瓦楞子各 9g，以赤芍易白芍，6 剂。

药后月经按期而至，色量均可，血块减少，经前亦未见乳胀腹痛等症。拟丸剂缓调，予小金丹、逍遥丸、得生丹各 1 剂，每日早、中、晚分次白水送下，连服 20 天。并嘱下次经前 1 周服二诊方药 3～6 剂，经后仍服上述丸剂。调理 10 个月，又经妇科检查："双侧输卵管已通畅"，后即受孕。

[按语] 本例经期延后，色紫夹块，经前乳胁作胀，少腹隐痛，乃气滞不舒、经脉瘀阻之象；头晕泛恶、日晡低烧、带下黄臭乃湿蕴化热，熏蒸胃府，清阳不升，结于下焦，损及带脉所致。方用柴胡、香附、制乳没等理气止痛；郁金、丹参、三棱、莪术、赤芍、山甲、瓦楞子等活血化瘀；败酱、虎杖、山慈菇等清热解毒，化湿止带；佐以紫苏理气和中；白芷辛香透窍，遂使诸症递减，月事如期来潮。二诊加当归、白芍养血调经，并以丸剂缓图其本，终得摄精受孕。

例三　孙某，女，28 岁，已婚。

初诊：1972 年 5 月 4 日。

主诉及病史：婚后 3 年未孕。既往月事如常，1968 年患"甲状腺功能亢进"后，即出现月经不调，经用中西药治疗，虽心悸失眠、手颤自汗烦热诸症已基本缓解，但月事仍不循常。妇科检查，谓子宫发育偏小，余无异常。

诊查：刻诊颈部粗大，可触及肿大之甲状腺，时感憋气，面部烘热，腰酸乏力，带下粘稠，月经后期，量少色暗，末次月经在 3 月 23 日，脉弦细略数，舌红苔薄腻。

辨证：此湿浊凝滞，结而成痰，病延日久，阴分已亏。

治法：拟予清热化痰、软坚散结，并益肾阴为法。

处方：山慈菇 30g　黄药子 15g　海藻 9g　昆布 9g　穿山甲 9g　石楠叶 12g　女贞子 12g　旱莲草 9g

上药共研极细末，每天早、晚各服 3g，红糖水冲服。

另用蛇床子 12g，黄柏 6g，吴萸 3g，布包泡水，坐浴熏洗，每日 2 次。

上药共续服 6 剂，连服两剂停一段再服，颈部已无明显粗大，甲状腺仅可触及，食眠显见好转，面热腰酸已解。月经分别于 1973 年 1 月 8 日、2 月 10 日来潮，色量尚可，经前略有腹痛。嘱仍服上药，改为每日上午服 1 次，临睡加服八宝坤顺丹 1 剂。半年后复诊，已怀孕 3 个月。

[按语]《内经》谓："先病而后逆者，治其本。"本例初时月经正常，患甲亢后遂致月事乖常，婚后不孕。肖慎斋《女科经纶》曰："先因病而后经不调者，当先治病，病去则经自调。"患者颈粗憋气，甲状腺大，带下粘稠，面热腰酸，乃痰热互结，阻碍气道，湿热下注，损及肾阴所致。方用山慈菇、黄药子解毒消肿，兼治带下；海藻、昆布清热消痰，软坚散结；穿山甲破血化瘀，通经活络；又以石楠叶、女贞子、旱莲草补肾益精，滋水涵木。因其病延既久，难期速效，故以散剂缓缓图功，以冀收经调而孕之效。

［**编者评注**］哈老为著名妇科专家，对妇人胎产经带病症有丰富的医疗经验。本例不孕症用清热化痰软坚益肾法治愈，突出体现了他学术渊博精深。治疗不孕症，历代医家多从肝肾气血入手。本例患者患甲状腺功能亢进，导致月经不调。辨证为湿痰凝滞，阴分已亏，治以清热化痰，软坚散结，佐以滋肾，服药半年而愈。可见中医治疗不孕症的方法是很多的，值得我们认真发掘。

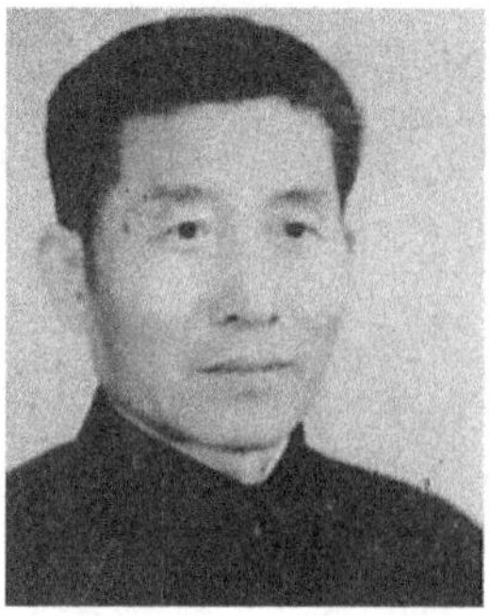

李振华医案

【生平传略】

李振华，名钜镔，号醒斋，1922年生，河北省文安县人。主任中医师，出身于中医世家。自幼受家庭熏陶，热爱医学，随祖父刘文熙学习中医，熟读《内》、《难》、《伤寒》诸书，平时侍诊，五年于兹，尽得家传。故十四五岁时，即日有求医者。祖父逝世后，为求深造，考入华北国医学院学习，1941年毕业。同年，参加天津市第四届中医考试，被录取为中医师，即在天津悬壶，时年20岁。

中华人民共和国成立后历任天津市卫生局中医处副处长，天津医院中医科主任，天津市卫生职工医学院中医部副主任等职。曾任天津市中医医院院长，中华全国中医学会理事，中华全国中医学会内科学会常委，天津市中医学会咨询工作委员会主任委员，《天津中医》杂志副主编，天津市卫生科普委员会副主任委员等职。

在学术上，勇于临床探索，善于独立思考，不囿于一家之言，从而在临床上积累了较丰富的经验。主编过《中医验方秘方汇集》，并先后发表学术论文10余篇，科普文章200余篇。还与西学中医生密切合作进行急腹症、职业病的研究，为发展中医和中西医结合工作做出一定的贡献。

一、人参白虎汤加减治愈风温一例

韩某，女，34岁。

初诊：1982年2月20日。

主诉及病史：患者发热已25天，经中西药治疗效果不明显，体温39℃左右，微恶寒，口干渴喜饮，汗出时多时少，头痛身痛，胸痛干咳，不思饮食，厌油腻厚味，心烦，睡眠不实，大便初头硬，二三日一行。

诊查：面色萎黄，形体消瘦，舌红，苔剥，脉浮数无力。尿常规检查：蛋白极微量，脓球7～10，红细胞0～1，血沉60mm/1h。血常规正常。血培养及肥达反应阴性。

辨证：表部初解，内传阳明，里热炽盛，津气两伤。

治法：清热解毒，养阴生津。治以人参白虎汤加减。

处方：人参10g(另煎)　生石膏30g(先煎)　知母15g　葛根12g　元参30g　忍冬花20g　连翘15g　黄芩10g　生地15g　板蓝根15g

二诊：上方药连进4剂，体温已降至37℃左右，睡眠已安，精神转爽，恶寒、头痛、身痛、胸痛等症皆除，汗出已少，但仍口干喜饮，食欲差但可少进油腻，四肢无力，足关节仍疼，尚有少许干咳，大便2日一行、不干。舌红，苍白，脉细略数无力。症已大见转机，但余热未清，气液损伤，改投竹叶石膏汤加减。

处方：淡竹叶10g　生石膏20g(先煎)　麦冬15g　元参30g　细生地15g　白人参6g(另煎)　陈皮10g　炒谷稻芽各10g

上方药连服3剂，体温恢复正常，诸症悉除，食欲增进，肢体自感有力，精神转佳，大便正常。舌淡红，苔薄白，脉沉细。复查血沉23mm/1h，尿常规正常。

[**按语**] 温病日久，高热不退，口干渴喜饮。汗出，显系邪侵气分，阳明热炽。然有微恶寒、头痛身痛等症，为表邪仍未尽除。古人云：有一分恶寒便有一分表证。热灼胃中故口渴，不思饮食，厌油腻厚味。热蕴大肠则大便秘结。其主证当属里热炽盛，非重剂白虎不足以清其热。然热邪久羁，必致津气两伤，故配人参以扶其正。人参白虎汤专为表部已解、里热炽盛、津气两伤而设，此例虽表部未尽，但用古方不应过于拘泥，只要主证相合，便可应用，虽有兼证，佐适当之药，便可两收其功。故投药4剂，即折其大半，唯余热未清，津气耗伤，故予竹叶石膏汤以滋阴清热，加陈皮、炒谷稻芽以理气醒脾，鼓荡胃气。继服3剂，竟获全功。

(陈愉之整理)

二、连朴饮加减治愈湿温一例

胡某，男，24岁。

初诊：1984年8月。

主诉及病史：1984年7月下旬，因饮食不洁而引起发热，体温高达40℃，曾在某医院按"上感"治疗未效，又按"急性胃肠炎"治疗亦不效。1984年8月收住天津医院中医科。

诊查：患者发热，白昼热不扬，夜间加重，高达39℃，恶寒，无汗，身重酸楚，口干不欲饮，恶心呕吐，心烦懊侬，脘闷纳呆，腹痛拒按，大便日2～3次，呈水样便，无里急后重。舌红苔白腻，脉濡略数。化验检查：白细胞不高；大便常规：粘液便，脓球3～4，红细胞0～1；余无异常。

辨证：证属湿热中阻，复感外邪。

治法：治以清热化湿兼以疏解为法，仿王氏连朴饮化裁。

处方：川黄连6g　川厚朴10g　炒栀子10g　豆豉10g　生薏米18g　缩砂仁10g　云茯苓15g　香薷10g　忍冬花24g　青连翘12g　六一散15g(布包)　羚羊角粉0.9g(冲)

二诊：上方药连进5剂，体温下降至37.6℃，已不恶寒，但表情淡漠，腹微痛，大便日5次，为稀便。稍有恶心但未吐，懊侬已除，口干身重酸楚均有好转，仍或纳呆胸闷。舌淡红，苔薄白略腻，脉弦细略数。热势已敛，湿邪仍盛，依原方去香薷、羚羊角粉，加藿香梗12g。此时血培养回报为伤寒杆菌。

三诊：上方药继服1周，体温已恢复正常，腹痛腹泻止，食欲佳，诸症悉平。唯近日来时感心悸头晕，睡眠不佳。舌淡红，苔薄白，脉弦细稍数。系心阴不足，心营余热所致，以生脉散加味调理善后。

处方：太子参15g　天麦冬各10g　五味子10g　生地10g　肥玉竹30g　茯神木12g　柏子仁12g　当归15g　紫丹参12g　粉甘草5g

服上方药2周，体温一直正常，心悸除，睡眠安，精神好，食欲增，复查血培养尤细菌生长，病获痊愈。

［按语］患者七月下旬发病，正值夏暑多湿之季，易感湿热之邪，加以饮食不洁，损伤脾胃，湿热疫毒乘虚内侵中焦，湿热中阻而发病。正如薛生白所说："太阳内伤，湿饮停聚，客邪再至，内外相引，故病湿热。"湿热中阻，升降失常，上逆而为恶心呕吐，胸闷纳呆；脾失健运，湿邪困脾，津不上承而口干不欲饮；湿热蕴结肠道，传导失司，灼伤脉络而大便稀薄，腹痛便带脓血；暑湿束表则恶寒无汗，身重酸楚；胸中郁热则懊侬心烦；夜间热甚者，盖夜属阴，湿为阴邪，旺于阴分。按一般湿温而言，热不甚高，脉亦不数，今患者发热达40℃，脉亦略数，系湿热并重之势。但综观全局，仍偏湿重，如湿不去一则可以化热，二则湿热胶着，缠绵难愈，故重点放在祛湿，兼以清热为治。药后诸症悉减，但发热日久，必伤阴分，故后期出现心阴不足之证，遂投以益气养阴、宁心安神之剂。方中配丹参者，取其善治热病伤营，除血中之热，兼有除烦安神之效。服后尽收全功。

（陈愉之整理）

三、小青龙汤加减治愈哮喘一例

杨某，男，54岁。

初诊：1985年6月20日。

主诉及病史：咳嗽喘促，痰稠难咯色白，入夜尤甚，发作时大小便次数增多或有失禁，伴有畏寒感。

诊查：舌淡苔白，脉沉细滑。

治法：以温化为治，"小青龙汤"加减。

处方：炙麻黄6g　姜半夏10g　云茯苓12g　嫩桂枝6g　杏仁泥10g　焦白术10g　五味子10g　橘红12g　橘络6g　补骨脂10g　粉甘草5g　3剂

二诊：1985年6月27日。药后咳喘渐平，痰稠转清，较前易咯，舌脉同前，再以温化为主。原方加苏子10g以降气逆。7剂。

三诊：7月4日。咳喘大减，痰已易出，畏寒亦明显减轻，唯夜寐稍差，舌淡苔少，脉细略弦。原方加远志10g，夜交藤15g。3剂。

四诊：7月8日。药后哮喘已平，悸减寐安，舌淡苔薄白，脉细濡。再以原方药3剂调理。

［按语］"喘以气息言，哮以声响名"，为喘和哮的不同之临床表现，然喘与哮在临床上不能截然分开，常常合并为病。对于哮喘证要审其病因，辨其虚实，再立法用药。盖哮喘初起，病多在肺，久则母病及子，肾气亦受耗损，则气逆更甚，既不能滋养肝水，也不能上济于心，心肝失养，则心悸、寐差等症俱出。其畏寒，喘促乃寒饮束于肺，而发作时二便失控等为肾元耗损之故。根据"急则治其标"，先用小青龙汤加减以温肺平喘，补骨脂一味益真元而助纳气，当发作控制后，再采用治本缓调法。三诊时哮喘已瘥而略见心血虚之象，故以枣仁养血安神，续服3剂，诸症皆除。

（韩禅虚整理）

四、祛风活血法治愈行痹一例

王某，男，38 岁。

住院日期：1982 年 1 月 6 日。

主诉及病史：1 周前因汗出当风而发关节红肿热痛，以膝关节为著，周围有散在结节和红斑，膝、踝、肘、肩关节游走性疼痛，但不甚剧烈，屈伸不利，局部关节处有灼热感；发病时即感咽痛，口不渴，身无汗，不恶寒，二便正常。既往体健，无关节炎病史。

诊查：入院后检查，心肺正常，四肢大关节外观无红肿，膝关节处可见散在结节性红斑。舌质淡红，苔白，脉弦滑。化验：血色素 11g；白细胞 12300；中性 51%，淋巴 43%，大单核 6%，血沉 78mm/1h，抗链“O”1∶800。

辨证：系风湿之邪，流窜经络。

治法：治以祛风通络，活血祛湿法。

处方：紫苏叶 10g　薄荷 10g　防风 10g　苍术 12g　忍冬藤 30g　桑枝 30g　羌独活各 10g　灵仙 12g　海风藤 15g　络石藤 12g　当归 12g　红花 10g

水煎服 7 剂。并嘱趁热服，服后盖被取汗。

二诊：服上方药后，微汗出，自感全身舒适，关节疼痛亦减，灼热感已不明显。药证相投，拟守原方，加寻骨风 30g、川芎 10g 以助祛风活血之力。

三诊：药后汗出较多，但觉全身舒适轻松，关节已不疼痛。舌淡红，苔薄白，脉沉缓略细。风邪已基本驱除，唯防汗出太过，故方中去苏叶、薄荷、苍术，加丹参 20g、牛膝 15g、老鹳草 20g、豨莶草 15g，加强活血通络祛湿之品，以利关节。

四诊：上方药连进 20 剂，关节疼痛消失。唯近日咽痛较明显。查咽部微红，舌脉同前，抗链“O”1∶400，血沉 23mm/1h。拟原方减羌独活、牛膝，加牛蒡子 15g、板蓝根 30g 以清热利咽。

五诊：上方药继服 10 剂，患者情况良好，无关节疼痛，未见结节红斑复发，咽亦不痛，复查血沉，抗链“O”已正常。随访至今未复发。

[按语]“风寒湿三气杂至，合而为痹”。风湿之邪客于经络，使气血运行不畅，而肢体关节疼痛；风性善行而数变，走窜经络骨节，故发为游走性疼痛；筋脉失于气血濡养，故关节屈伸不利。关节灼热，并有红斑咽痛，为内有郁热之象。此例由汗出当风而罹病，风邪为此病之主因，风邪不除，痹证难愈，祛风之法，应予辛散发汗，使邪有出路，从汗而解。故初诊方中给予苏叶、薄荷、防风、苍术等外开皮毛，疏解风邪。遵古人“治风先治血，血行风自灭”之说，故方中佐以当归、红花等活血之品，以助祛风之力。症现夹热，方中配以忍冬藤以清其热，而此药系忍冬之藤蔓，不仅能清热解毒，且可达四肢经络。一诊后汗出而感全身舒适，再诊汗出较多，症亦大减。使用汗法应适可而止，不宜过度，故三诊时去发散之药，予以活血通络、搜风祛湿之剂，服后诸症悉除而获痊愈。

（董修和整理）

五、三妙丸加味治愈着痹发斑一例

胡某，女，15 岁。

住院日期：1976 年 5 月 24 日。

主诉及病史：患者于 3 个月前突然发热，两下肢疼痛麻木，并有红斑，下肢浮肿，伴有心慌。查血沉为 71mm/1h，诊为“风湿热，结节性红斑”，经用中西药治疗，效不佳。近来反复发作，膝关节疼痛，双下肢沉重，活动不便，口苦，咽干，口渴不欲饮水，大便正常，小便短赤。

诊查：心肺正常，四肢关节无明显肿大，两下肢有轻度指凹性浮肿，小腿前侧可见散在性紫斑。舌质红，苔黄腻，脉左沉弦，右弦滑略数。化验检查，血尿常规正常，血沉：58mm/1h，90mm/2h。

辨证：证属湿热下注，瘀血凝滞。

治法：以清热化湿，活血凉血兼以通络为治，拟三妙丸加味。

处方：苍术 10g　黄柏 10g　牛膝 15g　薏米 20g　忍冬藤 30g　威灵仙 15g　桑枝 20g　秦艽 10g　当归 12g　生地 15g　丹皮 10g　紫草 10g

二诊：上方药连服 10 剂，下肢疼痛及麻木明显减轻，浮肿略减，仍可见散在之浅暗色紫斑，但较前减少，亦未见新斑再生。口苦、咽干、口渴等症亦见轻。但感心悸，舌红、苔白略腻，脉沉细略数。症见转机，拟原方加生龙齿 15g、莲子心 6g 以清心热，安心神。4 剂。

三诊：病情稳定，双下肢紫斑消失，疼痛及麻木感亦除，浮肿已消，无沉重感。唯仍感心悸，夜寐不安，脉舌同前，守方加炒枣仁 15g。

四诊：上方药连进 10 剂，在服药期间，偶患外感，下肢稍感疼痛，给予解表发散成药，二三日即痊愈，下肢疼痛随之消除，心悸及睡眠亦安，诸症亦未反复。查血便常规无异常发现，血沉 11mm/1h，21mm/2h，遵方继服 7 剂以巩固疗效。

［按语］此例下肢疼痛，浮肿稍木，沉重，活动受限，皆为湿邪阻滞所致；初起发热，口苦咽干、口渴不欲饮，舌质红，苔黄腻，脉弦滑略数，均系内有蕴热，湿热互结下注肢体之征；湿邪阻滞经络，而使气血运行不畅，则引起瘀血凝滞，而发皮下紫斑。湿热下注为本病之主要病机。三妙丸有清热燥湿之功，为治湿热下注之主方，配薏米以加强祛湿之力；用忍冬藤清热解毒以清余热；伍生地、丹皮、紫草凉血活血以化瘀斑；当归、桑枝、秦艽，共奏活血通络兼祛风湿之效。用药共 24 剂，即获满意之疗效。

（董修和整理）

六、温经散寒、补益肝肾法治愈痹证一例

郝某，女，36 岁。

初诊：1985 年 8 月 29 日。

主诉及病史：患者 4 年前冬季感受风寒之后，周身关节酸痛，尤以四肢小关节疼痛为甚，近一年来渐至手足骨节肿大变形，活动受限，伴形寒肢冷、头昏目眩、耳鸣、腰膝酸软、小腹冷痛、二便自调。经某医院西医查类风湿因子阳性。血沉 30mm/1h，抗链“O”阴性。诊为：类风湿关节炎。

诊查：舌淡两侧紫暗，苔薄白，脉沉缓。

辨证：证属痛痹，为寒凝血瘀，营卫痹阻，肝肾亏虚。

治法：祛寒化湿，和营通络。以当归四逆汤合独活寄生汤加减化裁，温经散寒，蠲痹痛，益肝肾。

处方：全当归 12g　嫩桂枝 10g　赤白芍各 10g　辽细辛 3g　寻骨风 30g　川独活 10g　桑寄生 12g　川秦艽 15g　防风 10g　熟地黄 15g　怀牛膝 20g　海桐皮 12g

二诊：上方药服7剂后，诸症已去其大半，守原意，再进7剂。

三诊：又服7剂药后，形寒肢冷之象已平，痹痛及阴虚诸症又减。以上方出入继进7剂。

四诊：痹痛已安，诸症悉平，查血沉已正常(20mm/1h)，类风湿因子弱阳性。嘱原方药再进7剂，以巩固疗效。

[按语]《素问·痹论》云："风寒湿三气杂至合而为痹。"又云："所谓痹者，各以其时重感于风寒湿之气也。"故有风、寒、湿三痹之别耳。斯例感于冬季寒气正盛之时，且病人痹痛有定处，显属"痛痹"，然"病久而不去者，内舍于其合也，"经络受邪，营卫不从，羁延进展，由浅入深，内合于脏，久之必损及肝肾之阴，则见头昏目眩、耳鸣、腰膝酸软等肝肾阴虚之证；细推论之，阴亏属虚，寒湿属实，两相掣肘，治颇棘手，实难用一方而效之，唯有祛寒化湿之中佐补肝肾，标本兼顾，虚实同治。李老选药精当，尤以用寻骨风一味，专治痹痛，堪称有独到之处。可见"病不辨无以治，治不辨无以痊"，实为重要。

(韩禅虚整理)

七、四君子汤加味治愈休息痢一例

孙某，男，24岁。

初诊：1982年3月2日。

主诉及病史：3年前因饮食不洁及受凉引起腹痛腹泻，下痢脓血，曾多次以中西药物治疗，虽稍有好转，但每当着凉或饮食不慎即反复发作。经市中医医院乙状结肠镜检查，距肛门25cm以下结肠粘膜弥漫性无血水肿，25～23cm处粘膜不光滑，19cm、11cm处有散在出血点，10cm处有多个表浅溃疡。病理：结肠粘膜充血水肿，粘膜上皮有糜烂，炎性细胞弥漫浸润，提示慢性炎症表现，于1982年3月2日收住院。

诊查：现腹痛腹泻，多则10余次，少则五六次，脓血便，左少腹坠痛，里急后重，腹胀甚，肠鸣，食欲尚可，夜寐亦安，倦怠怯冷，面色㿠白，舌红苔白，左脉弦略滑，右弦缓无力。查大便常规：脓球少许，红细胞较多，大便培养(—)，其他化验均未见异常。

辨证：证属脾胃虚弱，寒热互结，阻滞肠道。

治法：议以益气健脾，厚肠止痢法，四君子汤加味。

处方：党参15g　白术20g　云茯苓20g　粉甘草6g　黄连3g(冲)　木香10g　马齿苋30g　炒榔片10g　山药30g　杭芍20g　地榆炭30g　槐花炭30g

另用结肠炎散1号6g，三白儿合剂3g，加温水80ml，保留灌肠，每晚1次。

二诊：服上方药及中药灌肠10天，症状明显减轻，大便每日3～4次，为软便，伴少量脓血，左下腹仍隐坠痛，腹部喜暖，舌红，苔薄白，脉弦细略滑。查大便常规：黄粘便，脓球1～2，红细胞5～6。效不更方，原方继进。

三诊：守方继服药半月，诸症悉减，大便减至每日2次，软便，左侧少腹隐痛，胀坠感大见好转，无里急后重，面色仍欠红润，舌淡红，苔薄白，脉弦细。热象已除，脾气不足较显。故于原方去马齿苋、黄连，加黄芪20g、升麻5g以升举脾阳。

1周后，大便每日1次，为软便，腹痛坠胀等症消失。大便常规：黄软便，无脓球及红细胞。复查乙状结肠镜，距肛门25cm至8cm处充血水肿已明显好转，7cm至5cm处有4～5个小溃疡面及出血点。出院后间断灌肠2个月余，大便每日1次，为成形便，无任何不适，面色红润，体爽有力，遂停服中药及灌肠，恢复正常工作。2年后随访，患者一切正常。

［按语］患者病痢已3年余，虽经多方医治，迄未治愈。观前医之方，或用通因通用法，或用清热解毒法，或用收敛补益法，法虽众而效皆寡，以致缠绵不愈。《赤水玄珠》论此病曰："休息痢者，愈而又复，时作时止，积年累月，不能断根，此因始得之时不曾推下，或用涩药太早，邪不尽去，留连于肠胃之间而作者；或痢后肠胃虚弱，复为饮食所伤而作者。"此例系由于饮食不节复感寒邪而发，而治疗中寒温补泄诸法杂投，迄未中的。盖病痢日久，必伤脾胃，正虚邪恋，寒热夹杂，致使肠道传导失司，而便脓血长期不愈；寒热结滞肠间则腹作坠痛，里急后重；脾阳虚衰而现倦怠怯冷，面色少华。正虽虚而脉仍弦滑，可知为虚实寒热夹杂之象。故一诊以益气健脾以扶其正，辅以清热凉血、理气和营以祛其邪。药后中病，症亦随减。三诊时已无热象，遂去苦寒之药，以免损伤脾气，加入黄芪、升麻以助益气健脾升举脾阳之力。守方加减治疗5周，竟获痊愈。

（陈愉之整理）

八、疏肝解郁、降逆和胃法治愈呃逆一例

董某，女，69岁。

初诊：1985年9月9日。

主诉及病史：年初始患呃逆，喉间呃呃连声，昼夜不止，两胁胀满，脘腹不舒，纳食欠佳。前医曾用"丁香柿蒂散"加减治之，服药多帖亦未能除，仍时止时发，闷绝而夜坐不得卧，使之寝食俱劣。

诊查：舌淡苔白薄，脉象沉弦。

辨证：证属肝郁气滞，胃失和降，气逆上冲。

治则：疏肝解郁，降逆和胃。

处方：旋覆花12g　代赭石15g　厚朴花10g　法半夏10g　沉香曲10g　云茯苓12g　广陈皮12g　川楝子12g　刺蒺藜10g　嫩小草10g　大刀豆30g　四花皮10g　炒谷稻芽各10g　7剂

二诊：上方药服7剂，呃逆大减，能安然入寐，饮食亦与日俱增，脉势和缓，胸胁脘腹仍时有作胀。再依原法出入。

处方：旋覆花12g　代赭石15g　厚朴花10g　沉香曲10g　广郁金10g　炒枳壳10g　大刀豆20g　四花皮10g　川楝子10g　刺蒺藜10g　生姜3片　大枣5枚

三诊：上方药服3剂后，诸恙悉平。嘱原方药再进3剂以善其后。

［按语］是案病患数月，前医曾以中焦虚寒而投用"丁香柿蒂散"，意以为使胃气有复降之机，孰不知虽同为呃逆之证，然有虚实寒热之分，亦有气郁、食滞、痰阻之别。今观所见之症，乃气郁不舒所致。气以条达为顺，为肝所主，胃以通降下行为畅，若肝气郁结，横逆犯胃，胃失和降，气逆上冲，故发为呃逆。斯时当用理气降逆之法，以和胃止呃。方用赭石重镇降逆，旋覆花、半夏、沉香、陈皮等降逆行气祛痰以止呃。川楝子、刺蒺藜疏肝解郁，大刀豆、四花皮疏肝降逆，嫩小草安神，姜、枣和中调胃，诸药合用，既有理气可以疏其郁结，重镇可以降其上逆之力，又有和中以健运化之功。谨守方意，经服数剂，久病顽呃得愈。可见"治病必求其本"，查其病机所在，证候虚实寒热，补其不足，泻其有余，方能显效。

九、镇肝熄风、涤痰通络法治愈中风一例

吴某，男，52岁。

初诊：1985年1月10日。

主诉及病史：患高血压病十余载。1月3日晚暴怒之后昏然入睡，晨起醒来，即见口眼歪斜（歪向左侧），嘴角抽搐时作，流涎不止，左半身不利，手指麻木不仁，步履拖拉，膝软无力，言语謇涩，头目眩晕，耳鸣，嗜睡，面红目赤，口苦咽干，心烦易躁，纳可，便干、二日一行，虽经治疗，收效甚微。脉弦劲略滑，舌红体胖且左偏，边有齿痕，苔白腻满布，血压210/110mmHg。

辨证：脉证合参，证属素体肝肾阴虚，暴怒伤肝，肝火亢盛，肝阳化风，肝风内动，风痰窜络，本虚标实之证。

治法：根据"急则治其标，缓则治其本"的原则，首当镇肝熄风，豁痰通络。

处方：双钩丁30g（后下） 白僵蚕10g 胆南星10g 生石决明30g（先煎） 荆芥10g 石菖蒲10g 白附子10g 怀牛膝20g 广郁金10g 净全蝎5g（冲） 桑寄生20g 赤白芍各10g

二诊：上药服用7剂，患者神清，头晕、心烦、口角抽搐诸症得减，左半身活动较前自如，在家人搀扶之下可缓步行走，卧时口角流涎少许，口眼略歪，口干夜间尤甚，二便自调，脉弦略滑，舌暗红，苔薄白腻，血压180/100mmHg。此为肝风渐熄，痰浊得化，仍遵前法，去荆芥，加玄参、地龙、豨莶草，共奏柔肝熄风、散风通络之功。再进7剂。

三诊：语言清晰，二便畅利，头晕目眩、心烦易怒诸症悉除，流涎止，需细审方觉口角略歪，左半身活动自如，可扶杖行走，步履稳健；仍口干肢软，脉弦略滑，舌暗红苔薄白，血压160/90mmHg。重予滋养肝肾、活血通络之剂7剂。

处方：生石决30g（先煎） 粉丹皮10g 嫩桑枝30g 杭菊花12g 细生地12g 桑寄生20g 枸杞果15g 大玄参12g 怀牛膝20g 杭白芍15g 苏地龙15g 鸡血藤15g

前后调治20天，血压稳定在150～160/90～95mmHg，口眼歪斜已痊，行走自如，未留任何后遗症，遂改投丸剂。月后随访，患者已恢复工作。

［按语］ 本例素体阴虚阳亢，痰湿内盛，又因暴怒引动肝阳化火，火升风动，气血逆乱，以致风痰阻滞经络而成中风之证。治以滋阴养血，平肝熄风，化痰通络之剂而奏效甚捷。正如叶天士所云："本体先虚，风阳夹痰火壅塞，以致营卫脉络失和，治法急则先用开关，继则益气养血，佐以消痰清火、宣通经隧之药，气充血盈，脉络通利，则病可痊愈。"

（张新玲整理）

十、疏肝解郁活血法治愈头痛一例

徐某，女，47岁。

初诊：1985年7月4日。

主诉及病史：头痛2年余，伴头晕、心烦、易怒、目赤耳鸣、口干欲饮。每逢恼怒或思虑过度则头痛加剧。屡经西医检查均诊为"神经性头痛"，予西药治疗其效不佳，后又求治于中医亦多罔效。今经病友介绍，慕名而来。

诊查：舌红苔薄黄，脉弦略数。

辨证：证属木郁化风，久病入络，气血痹阻。

治法：治以疏肝解郁，活血通络。方以“柴胡疏肝散合桃红四物汤”加减。

处方：软柴胡 10g 广陈皮 12g 赤白芍各 10g 制香附 10g 川芎䓖 10g 大生地 12g 全当归 12g 桃仁 10g 红花 12g 蔓荆子 10g 决明子 10g 白菊花 10g 北细辛 3g 薄荷叶 6g 净蝉蜕 6g 7 剂

二诊：头痛骤减，兼症亦瘥，舌红苔薄黄，脉象略弦。唯因大便稍干，原方加生大黄 5g(后下)以泻阳明之蕴热。再进 7 剂。

三诊：自诉头痛已止，兼症悉平。原方药去大黄再进 3 剂，以慰病人恐复发之虑。

［按语］ 头为诸阳之会，六阳之首，位居最高，乃清空之所。头痛一疾，因由多端，如寒邪犯脑，湿热夹风，肝阳僭逆，或因痰、瘀、食积种种不同。凡诊头痛者，首当明其因，再审其久暂，辨其表里，盖暂痛者，总不离乎风，“伤于风者，上先受之。”因外风头痛者，自有六经形证可据，不唯分辨。而内风头痛者，多责之于肝，系由风阳僭逆、肝阳夹痰浊上蒙清窍而致。其久病者，或因肾精不充、髓海空虚，或因营血不足、不能上荣于脑，或因久病迁延、气滞血瘀所致。故暂痛者多实证，治当祛邪气为要；而久病者多虚证，治以补正气为宜。然亦有暂病而虚者，久病而实者，或本虚而标实，或标本俱虚者，又当因脉因证而详辨之。

斯例头痛患者始因情怀不舒，木郁化风，风阳上扰而成，况罹患数年之久，“久病入络”，势在必然，治则当以疏肝解郁、活血通络为主，故投柴胡疏肝散合桃红四物加减之，复入蔓荆子，白菊花、决明子等以平肝清热专利头目，入少量细辛通络而止痛，并佐加蝉蜕搜逐血络共奏其效。究其所属主因，随证施治，并不拘泥一味止痛，故久病头痛，只治半月而愈。

（韩禅虚整理）

十一、化湿疏理法治愈心悸一例

王某，女，70 岁。

初诊：1985 年 4 月 16 日。

主诉及病史：心悸，气短，胸闷，口干不欲饮，纳呆嘈杂，耳鸣乏力。

诊查：舌淡苔腻略黄，脉滑数且三五不匀。心电图示：阵发性室上性心动过速伴差异性传导。

辨证：湿热内蕴，内合于心。

治则：以疏理为治。

处方：紫丹参 15g 广郁金 10g 制香附 10g 香佩兰 10g 川厚朴 10g 夏枯草 10g 苍白术各 10g 藿香梗 10g 薏苡仁 15g 焦六曲 12g 7 剂

二诊：药后诸症见瘥，唯觉寐欠安，时有烦热，舌苔黄腻已减，脉滑略数，仍宜疏渗清解。原方加枯黄芩 10g，焦枣仁 15g，辰砂 1.5g(冲)。7 剂。

三诊：诸症瘥解。舌淡苔白，脉略滑数。原方加怀山药 30g，再进 7 剂。查心电图已复正常。

［按语］ 心悸一证，多由心气、心血、心阳、心阴之不足而引起，属虚证者为多。此例察其脉症，系由湿热内蕴、内合于心而致心悸，临床颇为少见，况高年心悸胸闷，且兼有口苦耳鸣之症，一般易从肾阴不足、肝阳上扰辨证。然本案着眼于舌苔黄腻、脉象滑数，则辨证其病机属湿热内蕴，虽在高龄，当作实治，不作虚论；尤值夏末秋初湿热郁蒸之际，疏理之法，切中病机，初诊

方以清少阳、疏气郁、化湿滞立法，药进7剂，病情即得控制。复诊仍续疏理，加黄芩旨在清热，枣仁、辰砂意在安神定志。三诊虽诸症已除，仍原方加山药以收健脾气、化余湿之功。此案治法，不囿于古稀高年，细察舌脉而定诊，不误作肾虚肝旺而以虚论治，可见深明辨证之一斑。

（韩禅虚整理）

十二、温胆汤加味治愈郁证一例

司某，男，22岁。

初诊：1985年9月2日。

主诉及病史：12岁误染手淫之恶习，成年之后自愧不已，痛不欲生。头晕健忘，胆小易惊，心烦易躁，惊悸不眠，睡则噩梦纷纭，幻听幻觉，甚则秽语不休，外出忘归，口苦而粘，胸闷痰多，大便干燥、二三日一行。近来诸症加剧，曾服用多种中西药，但收效甚微。

诊查：就诊时患者表情淡漠，羞于见人，双目呆滞，不愿言语，由其兄代诉病情。望舌暗红，苔黄厚腻边有齿痕，脉弦滑。

辨证：证属痰热郁结，心神被扰。

治则：治以清热化痰，理气开郁。拟温胆汤加味。

处方：广陈皮10g　广郁金10g　生大黄10g(后下)　清半夏10g　生栀子10g　莲子心6g　云茯苓15g　炒枳壳10g　瓜蒌仁12g　胆南星10g　淡竹茹12g　粉甘草5g

二诊：上方药服用5剂，自诉痰量减，大便通畅，夜寐得安，仍感心烦，精力难以集中，幻听幻觉。药后收效，上方继进。治疗中酌加淡竹叶、金礞石、辰砂、生龙牡诸药，共奏化痰清热、和肝胆、除虚烦、清心安神定志之功。此方药连用1个月，患者头晕止，心烦平，头脑清晰，夜寐安，幻听幻觉诸症皆消。

［按语］《备急千金要方》云："胆腑者，主肝也，肝气合于胆，胆者中清之腑也。"又李东垣言"胆者，少阳春生之气……故胆气春生则余脏从之。"故"凡十一脏，取决于胆也。"胆为中正之腑，喜宁谧而恶烦扰，喜柔和而恶壅郁，肝胆之气主升，以舒畅条达为顺。患者因无知而染恶习，成年之后因之而心情抑郁不解，久而久之，必伤少阳温和之气，胆失中正决断、疏泄条达之职，而胆虚用怯，气郁生涎，生痰化火，痰热内蕴，扰动君火，神不守舍，变化无穷而致诸症。故此病首当清化肝胆痰热，理气开郁。以温胆汤为主方。

温胆汤见于唐代孙思邈所著的《备急千金要方》，用以治疗"大病后虚烦不得眠"。方中"以二陈治一切痰饮，加竹茹以清热，加生姜以止呕，加枳实以破逆，相济相须"，如此温凉配伍得当，痰浊得化，胆气自清，胆气春生则五脏元真通畅，经络府俞阴阳会通矣。所以说"此方虽不治胆而自和，盖所谓胆之痰热去故也。命名温者，乃温和之意，非谓温凉之温也……不但方中无温胆之品，且更有凉胃之药。"方名为温胆，实为清胆和胃，恢复少阳胆气。此方药味平和，弗取峻补而气可复，非用猛攻而邪可退矣。

临床上每有兼证种种，变化颇杂，终不外痰盛化热、气郁化火、化火伤阴、必致阳亢，阳亢则变化动风。为此临证时不要拘泥于一方一证，而当辨清主证兼证，标本缓急，随证加减，灵活运用。

（张新玲整理）

十三、温煦下元、理气活血法治愈尿后腹痛一例

齐某，女，32岁。

初诊：1985年4月8日。

主诉及病史：患者于1983年5月行剖腹产，半年后出现每次排尿将尽时少腹部抽掣样疼痛，痛势较剧，持续一二分钟可自止，以后发展为不仅每次排尿时疼痛，尿尽后亦疼痛，以晨起第1次小便时为甚，伴排尿不爽。平素脊柱及足底部疼痛，周身乏力，时有口舌生疮、咽干，性生活无不适。

诊查：尿常规检查未见异常。妇科检查亦未发现异常。舌淡苔薄白，脉沉弦，尺沉尤甚。

辨证：为下元虚冷，气血两虚，进而寒凝气滞血瘀，发为尿后腹痛。

治则：治以温煦下元，理气活血。

处方：全当归12g　南红花10g　川牛膝15g　炒白芍20g　桑寄生20g　川续断12g　油肉桂5g　炮姜6g　台乌药10g　制香附10g　醋灵脂10g　元胡索10g　5剂

二诊：药后白天小便后少腹抽掣样疼痛已止，唯晨起第1次排尿后尚有轻度腹痛。下焦元阳未复，虚冷不解，故遵前方加重补肾药剂量，继服7剂。

三诊：晨起第1次排尿后腹痛亦止，病家心中喜悦，未再服药，愈后至今已半载，未见复发。

[按语] 本病例乍看似尿路感染，易误为热证。李老细察病史及现症，半年前因剖腹产大伤气血，产后失养，下元亏虚，久之寒生，寒则凝泣，寒则收引，发为抽掣疼痛。寒凝则气滞，气滞则血瘀，使疼痛加剧而不解。足底为少阴肾经所过，脊柱为督脉所主，元阳不足，督脉不固，必伴发足底与脊柱疼痛；舌淡脉沉，亦属肾阳虚弱所致；平素时有咽干、口舌生疮者，乃下元空虚、浮游之火上越使然，若见此而误诊为热证，投以大剂苦寒之品，势必阳气更伤，寒凝益甚，气血不通，非但不能奏效，反致变证丛生。且尿常规检查及妇科检查均未见异常，亦足见非属热证。李老谨守病机，以当归、白芍、牛膝、寄生、续断等益气养血，补肾固督；又以肉桂、炮姜、乌药等温煦下元，且肉桂能引在上浮游之火以归原；辅以香附、元胡、灵脂、红花等理气化瘀之品以止痛，十数剂痛止病痊。

（王云舫整理）

[编者评注] 李老为著名内科专家，有丰富的临床经验。本例患者尿后腹痛实属少见之病。李老从辨证论治入手，认为行剖腹产后大伤气血，久之下焦虚寒，气滞血瘀，治以温煦下元理气活血，十数剂后病除痛止。由此可见中医对于一些少见病症的治疗，必须仔细辨证，详审病机，方能获效。随着时代的发展，可以出现许多新的疾病，我们要按照中医理论，认真研究探讨，找出治疗方法。

山东名医医案

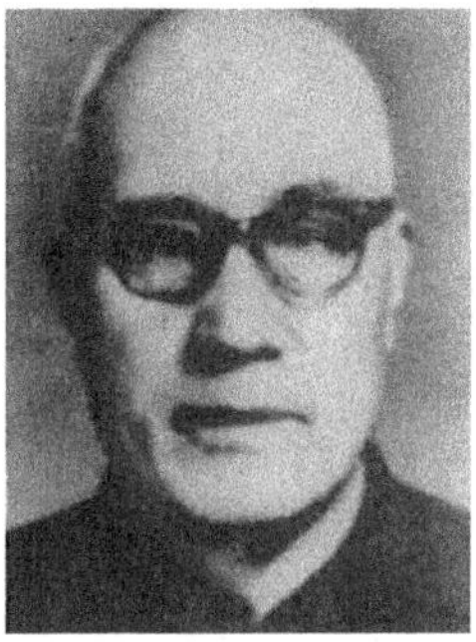

刘惠民医案

【生平传略】

刘惠民(1900—1977),山东省沂水县人。著名中医学家。自幼酷爱中医,边务农边自学中医,后就学于李步鳌先生,深得其传。青年时代曾在奉天(今沈阳)立达中医院工作,推崇当时名医张锡纯学术思想。后又考入上海中西医药专门学校,毕业后返回故里,以行医为业,并积极参加有益于革命的活动。1938年正式参加革命,先后任鲁中八路军二支队医务主任、山东大药房副经理、山东省人民政府卫生总局临沂卫生合作社社长等职。1957年世界各国共产党、工人党莫斯科会议期间,任中国代表团保健医师。1959年加入中国共产党,先后曾任山东中医学院院长、山东中医药研究所所长、山东省立中医院院长和山东省卫生厅副厅长等职,并被选为第二、第三届全国人民代表大会代表。

刘氏从事中医诊疗工作近60年,擅长诊治外感疾病、内科杂证以及妇科、儿科病证,积累了丰富的临床经验。主要著作有《与张锡纯先生的通讯》、《麻疹和肺炎的防治》、《黄元御医学史迹考佚正》、《伤科学课本》、《中西药物学概要》等。另外有由学生们整理出版的《刘惠民医案选》、《刘惠民医案》。

一、疏风清热法治愈痄腮一例

黄某,男,7岁。

初诊:1958年10月27日。

主诉及病史:三四天前发现患儿精神不振,不欲进食,自述咀嚼时两腮酸胀,继之发现两腮肿胀,疼痛,不能转颈,伴有轻微头痛,体温达39.6℃。

诊查：两腮呈弥漫性肿胀，局部有压痛，舌苔薄、微黄，脉浮数。

辨证：外感瘟毒，阳明、少阳蕴热，热毒阻遏经络。

治法：宜先疏风解表，清热解毒。

处方：葛根 9g　升麻 4.5g　生石膏 15g　连翘 4.5g　蝉蜕 6g　薄荷 3g　牛蒡子 4.5g　知母 6g　甘草 1.5g　山药 12g　羌活 3g　神曲 6g　生姜 3 片　大枣 2 枚

二诊：10 月 28 日。服药 1 剂，体温退至 37.4℃，精神好转，腮部痛减，脉已不数。表证已解，拟再加清解少阳、消肿散结药治之。

处方：葛根 9g　牛蒡子 4.5g　生石膏 18g　柴胡 4.5g　连翘 4.5g　天花粉 12g　山药 15g　金银花 12g　菊花 6g　浙贝 6g　升麻 3g　陈皮 4.5g　乳香 3g　灯心 1.5g

三诊：10 月 29 日。服药 2 剂，体温已正常，两腮肿胀明显消退。舌苔薄白，脉缓和，原方去乳香，加淡竹叶 4.5g，继服 12 剂，以收全功。

[按语] 痄腮，是一种小儿常见的传染病，常流行于冬春季节，以单侧或两侧腮腺肿胀、疼痛为特征，重者可有发热，有的可合并睾丸炎，甚至合并脑膜炎。本例初诊时腮腺肿胀，肝胆瘟毒炽盛，同时高烧、头痛、脉浮等表证明显，故用葛根、升麻、蝉蜕、薄荷、牛蒡子、菊花、羌活、生姜疏风解表，用生石膏、知母、连翘、甘草清热、泻火、解毒。服药 1 剂表解热退，又加柴胡清解少阳，乳香、浙贝消肿散结，故效神速。

二、熄风通络法治愈中风一例

孙某，男，64 岁。

初诊：1972 年 9 月 13 日。

主诉及病史：8 月 21 日晚，突感舌根发硬，说话吐字不清。次日，自觉步态不稳，左手持物不紧，有时自行落地，口中流涎，舌稍向左偏。在某医院检查，诊为闭塞性脑血管病。用血管舒缓素、烟酸、针灸等治疗，病情略有好转。

诊查：体形稍胖，右侧眼裂较小，鼻唇沟变浅，口角略向左侧歪斜，左手握力较差。伸舌向左偏斜，舌苔根部稍厚，脉弦紧。

辨证：肝肾阴虚，风痰阻闭经络。

治法：滋补肝肾，熄风，平肝，养心，通经活络。

处方：白何首乌 12g　枸杞子 12g　桑寄生 15g　生杜仲 18g　远志 12g　柏子仁 15g　五灵脂 12g　全蝎 12g　合欢皮 15g　磁石 15g　元胡 12g　夏枯草 1.5g　鸡血藤 12g　白术 12g　白豆蔻 9g

二诊：10 月 9 日。服上方药 12 剂，病情逐渐好转。舌根觉灵活，说话也逐渐清楚，口中流涎减少，仍觉发粘，痰多粘稠，睡眠尚可。血压 170/100mmHg，心率 84 次/分，胆固醇 225mg%，舌苔薄白，脉弦。

处方：白何首乌 15g　枸杞子 15g　桑寄生 18g　生杜仲 21g　远志 12g　柏子仁 15g　当归 12g　元胡 12g　郁金 12g　夏枯草 18g　合欢皮 18g　全蝎 12g　鸡血藤 15g　磁石 15g　白术 15g　白豆蔻 15g

另用田三七 2.4g，琥珀 2.4g，天竺黄 2.4g，冬虫夏草 3g，共研细粉，早晚各服 1 次，服后 10 分钟再服煎药。

三诊：11 月 7 日。服上方药 15 剂，病情继续好转，手指已不发麻，食纳、睡眠均好。有时呼吸尚感急促，胸前区有时隐痛，说话多时有些口吃。心率不快，心律整，胆固醇 158mg%，血压 152/98mmHg。舌苔薄白，脉略弦。

处方：白何首乌 15g　枸杞子 15g　桑寄生 18g　杜仲 24g　夏枯草 18g　远志 12g　柏子仁 12g　当归 12g　元胡 12g　全蝎 12g　合欢皮 18g　鸡血藤 15g　生石决明 30g　天麻 12g　白术 15g　白豆蔻 12g

另用田三七 2.4g，琥珀 2.4g，天竺黄 2.4g，冬虫夏草 3g，共研细粉，早晚各服 1 次，服后 10 分钟再服煎药。

另配丸药 1 料常服，以巩固疗效。

处方：白何首乌 90g　枸杞子 60g　远志 60g　柏子仁 60g　当归 60g　元胡 60g　全蝎 75g　合欢皮 75g　浙贝 60g　白术 95g　白豆蔻 75g　三七 30g　琥珀 24g　天竺黄 24g　冬虫夏草 45g　鸡血藤 60g　生石决明 75g　天麻 60g　陈皮 75g　百合 75g

共研细粉，用生杜仲 250g，桑寄生 150g，夏枯草 210g，煎水两遍，取汁打小丸。

服法：每次服 12g，早晚各服 1 次，中午服 6g，温开水送服。服药 1 周，休药 1 天。

1975 年 4 月 6 日随访：服丸药 1 料，症状逐渐消除，疗效显著，至今已 2 年半未再复发。

[按语] 本例患高血压、动脉硬化多年，素有头晕、耳鸣、失眠，肢体麻木等肾水不足、肝阳上亢表现，且兼见口粘、痰多、胸闷、刺痛等痰湿内阻、气血不畅的表现，此为其发病内因。偶受外因影响，致使肝风内动，痰湿阻闭经络，发为中风，而见口眼歪斜、语言不利、肢体不仁等症，故治疗宜滋肾养肝以求治本，熄风化痰通络而兼治标，从而不仅治愈了中风诸症，而且对因肾水不足、肝阳亢盛所致之高血压病，疗效亦佳。

三、疏肝健脾法治疗阳黄一例

刘某，男，4 岁。

初诊：1957 年 3 月 11 日。

主诉及病史：七八天前，发现患儿烦躁，睡眠不沉，易惊悸，发热，不愿进食，厌油腻，闻油味即恶心欲吐，尿色深黄似茶。赴医院检查，肝大肋下一指，有压痛。化验肝功，脑磷脂絮状试验(＋＋＋)，麝香草酚浊度试验 10 单位，黄疸指数 30 单位，诊断为急性黄疸型肝炎，住院，采用保肝治疗，1957 年 3 月 11 日邀刘老会诊。

诊查：白睛轻微黄染，舌苔黄而略厚，脉细略数。

辨证：肝胆郁热，脾为湿困。

治法：清热利湿，疏肝健脾。

处方：柴胡 3g　茵陈 9g　赤小豆 6g　龙胆草 1.5g　苦参 3g　山栀 3g　淡豆豉 6g　橘络 6g　钩藤 6g　白术 6g　白豆蔻 3g　茯苓皮 3g　神曲 6g　灯心 1.5g

二诊：4 月 5 日。服上方药 10 余剂，体温正常，烦躁、惊悸等症消失，恶心、干呕减轻，饮食仍差。近日复查，肝肋下刚触及，脑絮(＋＋)，黄疸指数 10 单位，舌苔薄白，脉细、数象已减。热象减轻。原方去山栀、豆豉、钩藤，加山茱萸 6g、大枣 3 枚。

三诊：4 月 17 日。又服药 10 余剂，饮食睡眠均恢复正常。检查，白睛黄疸已退清，肝肋下未触及，肝功恢复正常。舌苔薄白，脉缓细。原方加党参 6g，继服数剂，以巩固疗效。

[按语] 刘老认为急性黄疸型肝炎，其湿热之邪主要蕴积于肝胆脾胃，故常用柴胡、茵陈、龙胆草、山栀、苦参、田基黄、大青叶、绿豆、小麦苗等清利肝胆湿热，用赤小豆、茯苓皮、白豆蔻、

白术、红枣等利湿补气健脾。再结合临床见症灵活加减，如用青皮、陈皮、橘络、神曲等理气和胃，豆豉、钩藤、灯心等清热镇惊等，常收良效。他还认为：本病患者的脾胃症状主要是由于湿热之邪困扰脾运，即所谓“脾为湿困”所致。而清热利湿既有利于醒脾而使脾运恢复，又可因健运脾胃而有助于利湿泻热。热随湿去，黄疸始能消退，肝功才能逐渐恢复。但清热利湿与健脾和胃两法是相辅相成、相互为用的，因此，他治疗本病，多喜在清热利湿的基础上，少佐健脾和胃之药。如是用药，还具有防止疾病传变的寓意，正如《金匮要略》中所指出的：“见肝之病，知肝传脾，当先实脾。”

四、清热和胆法治疗肝胆湿热蕴结一例

张某，男，53岁。

初诊：1972年11月10日。

主诉及病史：右上腹阵发性绞痛，反复发作已有3年。半月前，因劳累过度反复发作6次，腹痛拒按，向肩部放射，恶心，呕吐（食物及黄水），不发烧，无黄疸。于11月3日住院。查体，肝肋下未触及，剑突下2cm质软，有压痛，肝区叩痛，胆囊区压痛，胆囊触痛征（＋），右肩胛骨中点压痛，血胆固醇128mg％，黄疸指数5单位以下，肝功检查转氨酶136单位，其他项目正常。11月6日胆囊造影，见胆囊较小，影像淡，内有豆粒大结石阴影多块，胆总管明显变粗，直径1.5cm。诊断为胆囊炎合并胆结石，胆总管结石。

诊查：体胖，舌质红，边缘青紫，舌苔黄腻，脉弦细。

辨证：肝郁血滞，肝胆湿热蕴结。

治法：疏肝理气，清热利胆，行血祛瘀，佐以补肝肾，健脾胃。

处方：何首乌12g　枸杞子15g　生鸡内金18g　生滑石24g　金钱草21g　五灵脂15g　生蒲黄(包)12g　郁金15g　柴胡12g　鸡血藤12g　山茱萸12g　白术15g　砂仁12g

另用三七2.4g，琥珀2.4g，天竺黄2.4g，冬虫夏草3g，共研细粉。早晚各服1次，于服汤药前冲服。

二诊：1973年3月16日。共服上方药50余剂，服药期间注意筛滤大便。服药10余剂后即开始陆续从大便中排石，先后排出结石碎块约1g。此后自觉食欲好转，食量增加，已无腹胀、腹痛等不适。每次排石前均自觉如同犯病，但较前痛轻。本月12日胆囊造影显示，胆囊及胆总管显影满意，胆总管仍粗，胆囊内仍有数块豆粒大结石影，胆囊壁毛糙，收缩较迟缓，与1972年11月6日造影比较，胆囊内结石减少，胆囊功能好转。原方显效，因而继服，以观后效。

三诊：7月24日。服药50余剂，在此期间又排石两次，排出结石约2～3g，自5月份以后自觉症状全消，腹痛从未再犯。

1974年11月20日随访：先后共服药100余剂，现已停药1年，自停药后，未再发现右上腹剧烈疼痛，饮食正常。

[**按语**] 胆石是引起急腹症的常见原因之一，常与慢性胆囊炎并发，发作时右上腹绞痛或伴有阻塞性黄疸，有的病人可有发热。

本例患者体胖，舌质红，舌边青紫，舌苔黄腻，脉细弦，常因饮酒、食油腻之物或劳累而引起发病，肝郁血滞、肝胆湿热内蕴之象确在，本当清利，但考虑病程较长，反复发作，久病多虚，乃虚中夹实之证，故用攻补兼施方法，以疏肝理气、清热利胆、活血行瘀为主，佐以补肝肾、健脾胃

治疗而收效。

方中用柴胡、郁金、滑石、金钱草、天竺黄疏利肝胆，利湿清热；五灵脂、生蒲黄、三七、鸡血藤活血行瘀；何首乌、枸杞子、山茱萸、冬虫夏草、砂仁、鸡内金、白术补肝肾，健脾胃；琥珀、远志养心安神。

五、化痰软坚法治愈痰核阻滞经络一例

陈某，男，49岁。

初诊：1953年3月8日。

主诉及病史：3年前每于阴茎勃起时则有局部牵扯性疼痛，冬季天凉时感觉尤为突出，平时会阴部也有下坠不适感，但未注意检查治疗。1个月前发现阴茎左右两侧各生一结节，左侧如黄豆粒大，右侧如杏核大，均为圆形，质硬，重压则微痛，表面皮肤无改变。西医诊为慢性阴茎海绵体炎。

诊查：面色略黄，舌苔薄白，脉弦细。

辨证：痰核阻滞经络。

治法：化痰软坚，通经活络。

处方：橘红30g　半夏24g　橘络18g

共捣粗末，置250ml白酒中，密封，浸泡7天，每天振荡数次；过滤，取药液加蒸馏水500ml，入沙锅内煮沸数分钟，待冷后加入碘化钾5g，溶化装瓶。用时振荡，勿使沉淀。开始每次服2ml，加白水3ml稀释，于早晚饭后各服1次，服后多饮开水，服药1周休药2天，后可每天服3次。

服上方药1瓶后，即觉硬结较前缩小，变软，触痛减轻。服完两瓶后，左侧硬结消失，右侧硬结也较原先缩小80%，已无触痛。继服药至3瓶半后，阴茎硬结全消，会阴部不适感及阴茎勃起时痛觉全消，乃自行停药。

[按语] 本病属于“痰证”范畴，与痰核阻滞经络诸证相似。治疗用橘红、半夏、白酒等化痰通经活络之品，并配以少量西药碘化钾，碘离子有软化结缔组织的作用，有利于慢性炎症的消退，故能取得良好的效果。

六、补肾养阴法治愈消渴一例

邵某，男，33岁。

初诊：1972年5月10日。

主诉及病史：口干、舌涩、多饮、多尿、体倦乏力2年多。1968年夏季，曾因车祸撞伤头部，当时昏迷10多分钟，此后即经常感觉头痛、头昏、头晕等，并逐渐加重，未经特殊治疗。1970年开始，时觉口干、舌涩，体倦乏力，精神委靡，饮水量逐渐增多，每天喝水四五暖瓶仍不解渴，同时尿量明显增加，每天小便达十五六次之多；但饮食一般，食量正常，无明显增多，消化也基本正常。曾经医院检查，X线颅骨摄片发现蝶骸略大，未见明显骨质破坏。尿常规糖定性阴性，比重低（1.002～1.004），镜检未见异常，疑诊为尿崩症，在当地服中药150余剂，尿量略减，但口干、舌涩、体倦、乏力等症不见减轻。

诊查：体形消瘦，面色暗黄，舌质淡红，苔白，脉沉细略数。

辨证:肾经虚弱,气阴两虚。

治法:补肾益气,养阴生津。

处方:枸杞子 15g　玄参 25g　生石膏 43g　五味子 12g　天花粉 18g　桑螵蛸 15g　菟丝子 31g　远志 12g　生黄芪 15g　生地 25g　陈皮 12g　白术 15g

6 月 20 日患者来信:诊后服上方药 30 余剂,口干、舌涩、口渴、多尿等症均有明显减轻,尿量已近正常。饮食较前略减。近日有心慌、烦躁。再本原方略行加减。嘱继服数剂,以观后效。

处方:何首乌 18g　枸杞子 15g　玄参 31g　山栀 12g　淡豆豉 15g　生石膏 37g　桑螵蛸 18g　五味子 12g　天花粉 25g　生菟丝 31g　柏子仁 15g　生地 25g　橘红 15g　生黄芪 15g　白术 15g　砂仁 12g

[按语] 尿崩症,临床上主要以口渴、多饮、多尿、尿比重降低、乏力等为主要表现,严重者可引起失水,甚至常因烦渴、多尿、日夜不宁而产生失眠、焦虑、烦躁等精神症状,属"消渴症"之范畴,故多以补肾养阴生津为法。

七、攻补兼施法治愈梦游一例

依某,男,16 岁。

初诊:1957 年 1 月 3 日。

主诉及病史:头晕,头部胀痛,健忘,多梦,时有梦游已有 2 年,加剧半年。精神不振,性情孤僻,睡眠不正常,时而失眠,时而嗜睡,睡中时有呓语,惊悸,有时梦游,模拟电影人物进行表演,醒后不自知。智力较前明显减退;因不能坚持学习,于就诊前 1 年停学;曾经多方治疗,非但不减轻,近半年反日渐加剧,食欲不振,食量减少。

诊查:发育尚可,精神委靡,面色暗黄发枯,两眼周围暗青,唇干,舌质红,舌苔薄白,语声低微,脉沉细而弱。

辨证:心肾不足,肝虚火盛,脾胃失和,痰热内阻。

治法:养心补肾,清热豁痰,健脾益气,平肝。

处方:酸枣仁(生熟各半,捣)24g　炒柏子仁 9g　茯神 9g　钩藤 9g　生龙齿 9g　天竺黄 9g　菟丝子 12g　胆南星 3g　白术 9g　白豆蔻 6g　橘络 9g　人参 6g　淡豆豉 9g　生鸡内金 12g　山栀 4.5g　灯心 1.5g

服药 3 天,停药 1 天。

另用猴枣 0.75g,玳瑁 1.2g,羚羊角粉 0.9g,共为细粉,分 2 次冲服。

二诊:1 月 15 日。服上方药 6 剂,头痛已轻,精神好转,睡眠转佳,饮食增进。面色较前好转,舌质略红,苔薄白,脉象同前。嘱其继服原汤药,并就原方重加补肾益气之品,配丸药 1 料服用。

处方:何首乌 90g　人参 60g　柏子仁 45g　茯神 45g　生龙齿 45g　天竺黄 45g　天门冬 36g　菟丝子 45g　覆盆子 45g　胆南星 18g　冬虫夏草 45g　银耳 15g　橘络 45g　红豆蔻 45g　山栀 30g　豆豉 45g　鸡内金 30g　白术 54g　鹿茸 12g　胎盘粉 60g　猴枣 12g　玳瑁 30g　羚羊角 15g　牛黄 4.5g

上药共为极细粉,以酸枣仁 310g,枸杞 180g,水煎 2～3 遍,滤取浓汁,以文武火熬成流膏,拌入药粉中,干燥,水泛为小丸。每服 6g,每日 3 次,饭后服。服药 1 周,停药 1 天。

3月29日其父来述：服上方药后，诸症均大见好转，思维较前明显清晰，记忆力大有改善，睡眠已近正常，梦明显减少，梦游、呓语、嗜睡等现象已基本消除，饮食消化已正常。体重较前增加3kg，已于月前复学。

病已基本痊愈。嘱其注意劳逸结合，避免过劳，并继服丸药以资巩固。

5月16日其双亲特来致谢，告知患儿自服上方药后，已完全恢复健康。

[按语] 此例患者，系采用养心安神、滋补肝肾为主，佐以清热豁痰、健脾和胃之法，取养心汤、酸枣仁汤、栀子豉汤、镇心丹、归脾丸等方综合加减，方中用酸枣仁、柏子仁、茯神、龙齿等养心安神，用菟丝子、何首乌、天门冬、覆盆子、冬虫夏草、银耳、枸杞子、鹿茸、胎盘粉等滋补肝肾，用山栀、豆豉、天竺黄、胆南星、猴枣、橘络、牛黄、灯心、钩藤、羚羊角、玳瑁等清热豁痰镇惊，用人参、白术、鸡内金、豆蔻等理气健脾和胃，诸药配合共收良效。

八、清滋补泻法治愈热厥木僵一例

秦某，男，40岁。

初诊：1956年5月16日。

主诉及病史：多年来经常感觉头昏脑胀，记忆力减退，注意力涣散，睡眠时好时坏，有时劳累后感觉心慌，心跳加速，偶有脉搏间歇。曾于1950年到多处医院检查，诊断有风湿性心脏病，动脉硬化症。自此，精神负担日渐加重，疑虑、恐惧、悲观，对治好疾病丧失信心。近三五年来，病情逐渐加剧，性情孤僻，偏执易怒，喜静少言，忧郁寡欢，对外界事物兴趣淡漠，有时神识恍惚，表情呆滞，反应迟钝，甚至别人不加提醒不知自进饮食。这些症状时发时止，有时持续数天后始能逐渐恢复正常。1955年初，因阵发性心跳加快住医院治疗，入院后，严重失眠，甚至10余昼夜不能入睡，曾用大量安眠镇静剂，也只能短时入睡，醒时精神焦躁不安，不思饮食。上半身汗出、时发时止，大便秘结，数日一行，有时需借助洗肠排便，体质日渐虚弱。1956年4月中旬某日，患者突然僵卧于床，神识朦胧，两目凝视，表情忧郁，缄默不语，拒食，大便不行。诊为癔病性木僵，经中西医多方治疗不见缓解，乃邀刘老前往诊治。此时病人已僵卧不动、不语、不进饮食10余天，大便已17天未行。

诊查：身体消瘦，卧床不动，皮肤暗黄，枯燥乏泽，上半身有汗，似睡非睡，两眼凝视，表情淡漠，默然不语，气息低微。舌质红，舌苔黑燥无津，带有芒刺，脉弦实滑数，检查不能合作。

辨证：心肾两虚，肝郁气结，阳明实热，痰扰神明。

治法：补肾养心清肝，理气开窍，清热豁痰，滋阴润燥通便。

仿当归芦荟丸、更衣丸、羚羊钩藤汤、补心丹、滋阴大补丸、苁蓉润肠丸、小儿回春丹等方义，综合化裁应用之。

处方：当归12g　肉苁蓉12g　熟地15g　大黄6g　胆南星6g　炒酸枣仁36g　枸杞子12g　天竺黄9g　石菖蒲9g　柏子仁9g　天门冬12g　钩藤12g　芦荟0.6g

另用沉香1.2g，羚羊角1.2g，共研细粉，分两次冲服。

二诊：5月17日。服上方药1剂，神识稍清，两眼微动，已能伸舌、动手，仍不讲话，不进饮食，能睡眠4小时，腹鸣，矢气较多，大便未通，舌苔褐燥少津，脉弦实而数。拟就原方加承气，以峻下阳明热结；加人参白虎，以清热保阴存津。

处方：当归9g　熟地18g　大黄9g　胆南星9g　炒杏仁9g　枳实9g　人参9g　生石膏15g　炒酸枣仁42g　枸杞子12g　天竺黄9g　僵蚕9g　橘络12g　厚朴6g　肉苁蓉15g

芦荟 1.2g　玄明粉(冲)1.5g

另用清热豁痰、清心开窍、补肾益气、平肝之品配制药粉 1 料，配合汤药服用。

处方：犀角 4.5g　羚羊角 4.5g　猴枣 4.5g　牛黄 2.1g　琥珀 3.6g　全蝎(去刺)6g　马宝 6g　鹿茸 7.5g　人参 1.5g　麝香 1.2g

共研细粉。每服 2.1g，每日 3 次，蜜调服。

三诊：5 月 18 日。服上方汤药 1 剂，并配服药粉后，神识继清，表情恢复，欲言但不能说出，四肢已能活动，大便已通，下黑色质硬大便半盆余，臭味难闻。舌苔已薄，脉弦实数象已减。在原清心、豁痰、平肝基础上，加补气养阴、生津、宣利肺气之品。

处方：炒酸枣仁 42g　人参 9g　石斛 12g　麦门冬 15g　天竺黄 9g　瓜蒌仁 12g　橘红 12g　桔梗 9g　茯神 9g　川贝 9g　钩藤 12g　灯心 1.5g

四诊：5 月 23 日。服上方药 5 剂，神识完全清晰，四肢活动灵活，已能讲话，但语声不清，能自进少许饮食，又大便 1 次，较前量少；上半身出汗较多。睡眠仍差，轻微烦躁。舌苔薄黄，脉弦，仍有数象。继以养心补肾、清热敛阴之法治之。

处方：炒酸枣仁 48g　人参 9g　枸杞子 15g　生石膏 24g　橘络 12g　覆盆子(捣)15g　浮小麦 9g　灯心 1.5g

五诊：5 月 28 日。药后已能睡五六个小时，出汗略减，表情较前丰富，四肢活动也基本自如，已能自动翻身。讲话口齿仍不太清楚，仍心烦。舌苔薄黄，脉弦细，稍数，拟上方重加养心清热之品。

处方：炒酸枣仁 45g　柏子仁 9g　生龙齿 9g　益智仁 3g　黄连 12g　人参 6g　生石膏 15g　枸杞子 9g　桂元肉 9g　麦门冬 30g　浮小麦 9g　覆盆子 12g　橘络 9g

10 月 16 日随访：上次诊后，服汤药 72 剂，并配服药粉，病情逐渐好转，精神已完全恢复正常，表情、讲话如常人，体力日增，已能起床作轻微活动。唯睡眠仍较差，饮食量较少。舌苔、脉象已正常。再按原方略行加减，嘱继服一段时间，以资巩固。

[按语] 此例癔病性木僵，病者素有心肾两虚，加之思虑太过，损及心脾，积忧过久，肝气郁结，脾气不升，气郁痰结，郁久化热，痰浊上逆，阻蔽神明，乃致木僵。

虚实真假之辨乃是辨证施治的关键。前人早有“至虚有盛候，大实有羸状”的名言。此患者素有心肾虚弱，本次发病已木僵十余日，病延日久，痰郁不开，脾气不伸，多日不能进食，气血来源不充，故初诊时一般情况已甚为衰竭，貌似虚极，但病者神识昏蒙，舌苔黑而燥，脉弦实滑数，大便已有 17 日未行，乃热极伤津，阳明燥结之大实征象。根据《景岳全书》记载“……或郁结逆气有所未散，或顽痰瘀血有所留藏，病久之羸，似乎不足，不知病本未除，还当治本”及杨乘六指出的“证有真假凭诸脉，脉有真假凭诸舌”的说法，脉症合参，正符合“大实有羸状”的现象。故刘老在以攻实为主、补虚为辅、攻补兼施的治疗原则下，先用攻结泄热存阴，再以补气生津养阴之法，用当归、肉苁蓉、熟地、枸杞子、天门冬等补肾滋阴，润肠通便；用犀角、胆南星、天竺黄、石菖蒲、猴枣、牛黄、马宝、麝香、川贝、灯心等清心豁痰、醒神开窍；炒酸枣仁、柏子仁、茯神、龙眼肉、琥珀等养心镇静安神；用芦荟、大黄、玄明粉、石膏、黄连等泻热导滞除烦；沉香、枳实、厚朴等行气导滞宽中；钩藤、羚羊角、僵蚕、全蝎等清热平肝；杏仁、瓜蒌仁、桔梗等宣利肺气；石斛、麦门冬滋阴生津；覆盆子、益智仁、浮小麦固肾敛阴；人参补气益阴生津，乃收良效。可见病有虚实真假之别，治有标本缓急之变，医者临证，务当详审权衡，方能投药对证，药到病除。

九、涤痰法治愈癫狂四例

例一 刘某,女,17岁。

初诊:1971年1月23日。

主诉及病史:半个月之前,精神遭受刺激,开始日夜不能入睡,头痛,烦躁,易怒。继之时而悲伤哭笑,时而骂詈呼号、打人毁物。

辨证:气郁痰结,蒙闭清窍。

治法:泻火涤痰调气。

处方一:厚朴12g 槟榔15g 枳实15g 陈皮12g 制天南星12g 大黄9g 神曲9g 木香12g 甘草9g 青礞石15g 元明粉(分2次冲服)12g

处方二:陈皮12g 制天南星12g 生龙骨15g 炒酸枣仁45g 合欢皮18g 枳壳12g 瓜蒌15g 生代赭石18g 百合15g 栀子12g 神曲12g 钩藤15g 青礞石15g 灯心草2g

另:琥珀2.4g,朱砂1g,共研细粉,分两次冲服。

先按处方一服药1剂,令泻四五次,以清泻痰火;再换服第二方药,以清肝化痰,养心安神。

1971年2月24日家属来述:服第一方药后,泻下7次,次日开始服第二方药,连服3剂,停药1天后,又服3剂,精神完全恢复正常。

1976年底随访:病愈未再复发。

例二 吕某,女,22岁。

初诊:1958年5月2日。

主诉及病史:1952年精神受刺激,性情逐渐发生变化,常闷闷不乐,孤僻,不愿接近人,对周围事情毫无兴趣,性情急躁,易激动。症状逐渐加重,有时到处乱跑,摔打器物,打人骂人,甚至吃屎、吃痰,或企图自杀。症状缓解时,则悔恨不已。几年来,曾在某精神病院多次住院治疗,无效。

诊查:面色红,表情淡漠呆板。舌苔白厚,脉象滑数。血压120/80mmHg。

辨证:气郁痰结,阻闭神明,心血内亏,心神失养。

治法:理气化痰,清肝滋肾,养心安神。

处方:炒酸枣仁48g 柏子仁12g 生菟丝24g 生珍珠母30g 生龙齿12g 天竺黄9g 枸杞子12g 当归12g 肉苁蓉12g 熟地15g 橘红9g 胆南星6g 丹参12g

水煎2遍,兑在一起,分2次温服。晚7点服1次,10点服1次。

另用芦荟0.6g 牛黄0.5g,马宝1.5g,琥珀1g,共为细粉,分2次冲服。此方服2剂,令泄泻数次,即去芦荟,加杜仲15g、木香9g继服。服3剂,停药1天。

1958年5月25日其父来函述:服药12剂,病情好转,情绪较为稳定,急躁明显减轻,睡眠较前好转。唯此次月经来潮,行经时间较长,血量较多。

处方:炒酸枣仁54g 柏子仁12g 生菟丝24g 生珍珠母30g 天竺黄12g 枸杞子15g 当归15g 肉苁蓉12g 熟地18g 仙鹤草9g 橘红6g 胆南星8g 木香9g 丹参12g 生白芍9g

另用芦荟0.5g,牛黄0.6g,马宝1.8g,琥珀1.2g,共为极细粉,分2次冲服。

二诊:1958年5月31日。服上方药6剂,病情大有好转,心情舒畅,头脑清楚,悲观厌世、骂人、打闹等异常表现均已消除。食纳如常，睡眠较好，有时仍有头晕、头胀、耳鸣、易惊、烦躁、胸闷、怕冷、吐酸、小便频数等不适。舌苔薄白，脉象弦滑。

处方一：炒酸枣仁 45g　柏子仁 12g　生菟丝 24g　生珍珠母 30g　生海螵蛸 12g　天竺黄 12g　枸杞子 15g　当归 15g　肉苁蓉 12g　熟地 18g　续断 12g　橘红 12g　胆南星 9g　木香 9g　丹参 15g　益智仁 9g　生白术 9g　芦荟(分 2 次冲服)0.5g

处方二：酸枣仁流膏，每次服 1 匙，每晚临睡前服 1 次。

处方三：羊鼻蛆(洗净、焙干)30g　天竺黄 6g　琥珀 24g　马宝 36g　猴枣 3g　羚羊角骨 24g　白人参 30g　沉香 15g　天南星 18g　桑螵蛸 18g

共为极细粉，装瓶，每次 2.4g，与煎剂同服。

1958 年 6 月 25 日其父来函述：共服汤药 12 剂，药粉 1 料，睡眠已正常，食欲好转，精神正常，心情愉快，行动语言无异常表现，但容易疲劳。

处方：炒酸枣仁 48g　柏子仁 12g　生菟丝 24g　生珍珠母 30g　夜交藤 12g　桑椹子 12g　当归 15g　肉苁蓉 12g　熟地 18g　茜草根 12g　橘红 9g　胆南星 6g　木香 9g　丹参 12g　生白术 9g　芦荟(分 2 次冲服)0.3g

又服药 12 剂，精神完全恢复正常。据悉已由某高等学校毕业，参加工作多年。

例三　刘某，男，36 岁。

初诊：1962 年 7 月 7 日。

主诉及病史：间歇性失眠、头痛 14 年，自卑、害怕、企图自杀半年余。1948 年，因家庭问题内心不快，引起失眠、头痛，短期内自行好转。1959 年又因精神受创伤，情志郁闷不疏，再度出现失眠、多梦。1960 年工作调动，环境改变，任务繁忙，精神极度紧张，失眠加重，经常彻夜不眠，用大量安眠药也无效。健康情况急剧衰退，体重减轻 10 余千克。至 1962 年初，经常心情烦躁，坐卧不宁，情感易冲动，不能自制，悲观失望，自卑，失眠，甚则彻夜不眠，语言明显增多，重复，企图自杀。3 月上旬，在济南某医院神经科诊为忧郁症，建议住院治疗。患者当即大怒，否认有病，认为医生诊断有错误，拒绝住院。之后，强行住某精神病院，症状明显加重，阵发性烦躁不安，坐卧不宁，精神压抑，严重自卑，悲观失望，恐惧，抑郁，发作时则认为唯有死才快慰，企图自扼、触电、碰头、坠床、跳楼、绝食等，心烦时摔东西，其后又后悔，害怕死。住院 1 周，不得已而出院；当天，患者趁陪人稍有疏忽而撞头寻死，碰得头破血流，当即再度住院，予以胰岛素休克治疗。经治两个疗程，病情好转而自动出院，请刘老继续治疗。

诊时每天均有数次阵发性心烦、急躁、坐卧不宁、头胀、头痛、悲观、失望，矛盾重重，犹豫不决，自杀念头仍很重，语言絮叨，重复，怕光，怕乱，失眠，服安眠药可睡三四个小时，多噩梦，胃纳欠佳，大便干燥。

诊查：衣着整洁，表情忧郁，舌苔黄稍厚，脉弦滑数。

辨证：肝郁气滞，痰火郁结，心血失养。

治法：清肝化痰，理气养心安神。

处方：炒酸枣仁 48g　夜交藤 12g　山药 24g　枸杞子 15g　菟丝子 30g　珍珠母 36g　磁石 15g　天竺黄 9g　龙齿 12g　淡豆豉 15g　栀子 12g　香附 12g　陈皮 9g　清半夏 9g　茯神 12g　龙眼肉 9g　生白术 15g　木香 12g

水煎两遍，下午 3 时、晚睡前各服 1 次。

另用琥珀 1.2g，人参 2.4g，马宝 1.8g，共研极细粉，分 2 次冲服。

二诊：8 月 5 日。服上方药 6 剂，心烦意乱减轻，每天仍发作两三次，睡眠好转，服药后半小时即有乏力疲劳感，遂即可很快入睡，噩梦减少，食欲增加，仍有悲观情绪和自杀企图，头脑木胀不适。舌苔黄薄，脉象弦滑。

处方：炒酸枣仁 54g 夜交藤 15g 山药 30g 枸杞子 15g 菟丝子 36g 珍珠母 42g 龙齿 15g 磁石 15g 生牡蛎 24g 栀子 15g 淡豆豉 18g 陈皮 12g 胆南星 12g 香附 12g 竹茹 15g 茯神 12g 桂元肉 12g 生白术 15g 木香 12g

另用，人参 2.4g，马宝 1.8g，琥珀 1.2g，共研极细粉，分 2 次冲服。

三诊：8 月 27 日。病情继续好转，心烦、急躁、悲观情绪均有减轻，自杀企图消除，自己可以控制情绪变化，精神好，头胀、头痛也见轻，劳累后或忆及不愉快的往事时仍烦躁。舌苔根部黄厚，脉弦细。

处方：炒酸枣仁 60g 夜交藤 15g 制何首乌 18g 龙齿 15g 磁石 18g 枸杞子 15g 生菟丝子 36g 生珠母 45g 生牡蛎 30g 淡豆豉 18g 栀子 15g 橘红 12g 胆南星 15g 钩藤 15g 香附 12g 天竺黄 12g 茯神 12g 天门冬 15g 生白术 18g 木香 15g

另用人参 2.4g，马宝 1.8g，琥珀 1.2g，共研极细粉，分 2 次冲服。

补肾健脑丸 1000 粒，每次服 12 粒，中午、晚睡前各服 1 次。首乌桑椹补脑汁 1000ml，每次服 15ml，与补肾健脑丸同服。

四诊：9 月 19 日。服汤药 15 剂，烦躁减轻，情绪可自己控制，每夜能睡六七个小时，仍多梦，饮食二便均正常。有时后脑发胀，记忆力差。舌苔薄白，脉象弦缓。

汤药方：炒酸枣仁 75g 夜交藤 15g 何首乌 18g 枸杞子 15g 菟丝子 36g 生珠母 30g 龙齿 15g 磁石 18g 天竺黄 12g 淡豆豉 18g 栀子 15g 橘红 15g 胆南星 15g 钩藤 15g 香附 12g 天门冬 15g 柏子仁 15g 白术 18g 木香 15g

另用人参 2.4g，马宝 1.8g，琥珀 1.2g，共为极细粉，分 2 次冲服。

丸药方：马宝 90g 天竺黄 45g 琥珀 30g 人参 45g 胆南星 45g 龙胆草 30g 白何首乌 90g 陈皮 48g 川贝 45g 枸杞子 90g 木香 48g 白术 54g 茯神 45g 龙齿 48g 牛黄 12g 广犀角 30g 沉香 12g 黄连 36g 朱砂 24g

共为细粉，打小丸，干燥装瓶。每次 5g，每日服 3 次。

五诊：1963 年 8 月 27 日。服丸药两料，诸症好转，精神恢复正常，睡眠好，夜梦减少，1962 年 10 月已恢复部分工作。舌苔薄黄，脉象弦细。前方略行调整，配药丸继服。

处方：马宝 48g 天竺黄 30g 橘络 30g 白何首乌 60g 党参 54g 胆南星 36g 陈皮 42g 川贝 36g 枸杞子 45g 木香 36g 沉香 15g 牛黄 6g 龙齿 45g 广犀角 15g 黄连 30g 琥珀 15g 龙胆草 18g 朱砂 12g 清半夏 24g 生白术 42g 茯神 30g

共研细粉，打小丸，每次 5g，每日服 3 次。

1977 年 5 月随访：几年来病情一直稳定，可坚持日常工作，有时睡眠不好、心烦，照原方服药后即好转。

例四 杨某，男，61 岁。

初诊：1955 年 12 月 19 日。

主诉及病史：自幼性格刚强，早年用脑过度，生活不规律，精神过度紧张。多年来头痛、头晕、失眠、健忘、烦躁易怒，记忆力减退，时有焦虑多疑，有时精神错乱、不识亲疏，语无伦次。1955 年 2 月始，失眠严重，有时彻夜不眠，烦躁易怒、敏感多疑等症明显加剧，有时出现幻听，意识不清，饮食减少，大便秘结。否认有病，不肯就医服药。医院诊为躁狂抑郁型精神病（抑郁期）。

诊查：表情呆滞，舌质红，舌苔薄黄，脉象弦滑。

辨证：痰火郁结，阻闭清窍。

治法：清肝泻火，涤痰开窍。

处方：大黄 6g 枳实 9g 橘红 9g 胆南星 6g 代赭石 9g 当归 9g 芦荟 0.5g 淡豆豉 12g 栀子 9g 山药 15g 清半夏 9g 白龙齿 12g 炒酸枣仁 42g 钩藤 12g 灯心 1.5g

另用沉香 1.8g，琥珀 1.2g，共研细粉，分 2 次冲服。

二诊：12 月 21 日。服上方药 1 剂，腹泻四五次，睡眠较前安静，说话较清楚。舌质红，舌苔薄黄，脉象弦滑。痰火渐清，宜加养心重镇安神药继服。

处方：石斛 9g 淡豆豉 12g 栀子 9g 香附 9g 神曲 12g 橘红 9g 天麻 9g 胆南星 5g 白龙骨 12g 菟丝子 12g 石菖蒲 9g 炒酸枣仁 12g 钩藤 12g 清半夏 6g

另用沉香 1.8g，羚羊角 1.2g，牛黄 0.5g，琥珀 0.9g，共研细粉，分 2 次冲服。

三诊：12 月 22 日。服上方药后大便 4 次，为粘液状便，睡眠酣熟，能睡 5 个小时，神志已清晰，表情仍较呆板，思维较迟钝。

处方：石斛 9g 淡豆豉 12g 栀子 15g 香附 9g 神曲 12g 橘红 9g 清半夏 6g 胆南星 6g 白龙齿 12g 天麻 9g 菟丝子 12g 石菖蒲 9g 炒酸枣仁 42g 钩藤 12g

另用沉香 1.8g，羚羊角 1.2g，牛黄 0.5g，琥珀 0.9g，共研细粉，分 2 次冲服。

四诊：1956 年 1 月 6 日。症状继续好转，每天可睡五六个小时，梦仍较多，偶有烦躁，短时即消失，表情神志已近正常，食欲好，大便每日 1 次，吐痰甚多，舌苔薄白，脉象弦。痰火近清，继服汤药巩固。另以补肾养心、化痰药制成膏剂常服。

处方：石斛 9g 淡豆豉 15g 栀子 6g 香附 6g 神曲 12g 橘红 9g 清半夏 8g 胆南星 5g 白龙齿 12g 菟丝子 12g 海藻 12g 石菖蒲 9g 天麻 9g 珍珠母 15g 炒酸枣仁 45g 钩藤 12g 槐实 9g

另用沉香 1.8g，羚羊角 0.9g，琥珀 0.9g，朱砂 0.3g，共为细粉，分 2 次冲服。

服上方药 6 剂后，改用药膏常服。

药膏方：枸杞子 500g 酸枣仁(生炒各半)250g 覆盆子 150g 菟丝子 150g 生地 120g 千年健 120g 巴戟天 120g 山药 150g 炒槐实 120g 海藻 18g 陈皮 90g 清半夏 90g 淡豆豉 18g 栀子 60g 橘络 60g 石菖蒲 90g 远志 60g 天麻 120g 杜仲 180g 何首乌 150g 天门冬 150g 泽泻 120g 桂元肉 150g 当归 90g

共捣为粗末，净水浸泡 1 天，用文火熬成浓汁，过滤去渣，再加蜂蜜 500g、冰糖 500g，阿胶 200g 溶化，以文火徐徐熬成流膏，装瓶。每次服 1 茶匙，每日服 3 次。

五诊：1956 年 5 月 21 日。已服药膏半料多，睡眠每天 6 小时，精神较好，头脑清晰，唯记忆力仍较差，食欲、二便如常，体重增加。舌苔薄白，脉弦细。嘱药膏继服，并间断服用汤药。

处方：炒酸枣仁 45g 炒槐实 12g 菟丝子 15g 淡豆豉 12g 枸杞子 12g 橘络 12g 灯心 1.5g 钩藤 12g

1958 年 7 月 21 日随访：一直服用药膏，并间断服汤药 24 剂，精神好，记忆力恢复，睡眠好，每天可睡 7 小时左右，能坚持 8 小时工作。

1976 年夏，已 82 岁高龄，身体健壮，20 多年未再发病。

[按语] 癫狂以七情内伤、痰郁内阻为主，顽痰凝集，阻蔽气机，痰湿、痰火上扰清窍，蒙闭神明，轻则出现头痛、头晕、惊悸等症，重则发为癫狂。治疗应从痰着手。例一系暴怒伤肝，气郁痰结，痰火上扰，蒙闭清窍所致，证属实火，治疗当泻火调气涤痰，先祛其痰火，调其气机，继之凉肝豁痰，养心安神法而收效。例二、例三属积忧积郁，郁久化热，阻闭神明而发癫证，癫病

日久，心血内亏，心神失养，证属虚实兼见，虚中夹实，故以攻补兼施，用理气涤痰、清肝解郁、滋阴养心安神等法治之而收效。例四，患者自幼性格刚强，用脑过度，思虑伤脾，导致津液凝滞，生痰化火，蒙闭心窍，神明失守，故语言颠倒，昏昏蒙蒙，躁扰不宁，妄见、妄闻。治疗宜先清泻肝火，涤痰开窍，待痰火渐清，再配以滋养肝肾、养心安神、交通心肾之法，以巩固疗效。

[编者评注] 癫与狂，虽然是两种不同的心身疾病，临床表现有所不同，但又不能截然分开，癫证失治或误治可以转化为狂证，狂证日久不愈也往往可以转化为癫证，故常以癫狂并称。本病主要病机为痰火郁结，阴阳失调。刘公惠民临证60余年，治验丰富，学识渊博，对本病的证治，善于抓住痰火气郁、上扰清窍、蒙蔽心神、神志逆乱的病机，痰盛者化痰，火盛者清火，气郁者舒气，心血不足者养血安神，而且常常融化痰清火舒气于一法，诊断颇有创见，用药层次井然，因而能奏速功，后学深可为法。

李克绍医案

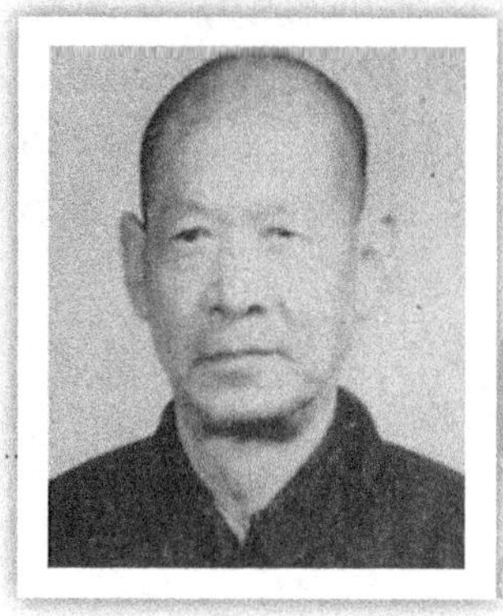

【生平传略】

李克绍，字君复，1910年生，山东省牟平县人。自学成才为医，从事中医工作已50余年。

对《伤寒论》深有研究，自成一家，他著的《伤寒解惑论》、《伤寒论语释》、《伤寒百问》、《伤寒串讲》等书，对《伤寒论》的理论研究和临床实践均有新的开拓。他写的《胃肠病漫话》一书，亦深受广大读者欢迎。此外，还先后发表过学术论文50余篇，其中如《六经病欲解时的机理及其临床价值》、《五行的产生应用及其前途》等，深受中医界重视。

曾任山东中医学院教授，伤寒教研室顾问。

一、治肝先治脾、疏肝先养肝法治疗胁痛一例

呼某，男，28岁，已婚。

初诊：1980年10月24日。

主诉及病史：因情志不畅致右胁疼痛，脘腹胀闷，纳呆，肢困。曾服多种保肝西药及疏肝中药，病情时轻时重。近月来，右胁疼痛增剧，时而左胁亦痛，饮食欠佳，厌食油腻，哕逆嗳气，脘腹胀闷，食后尤甚，头晕脑胀，神疲乏力。

诊查：体瘦面苍，舌质淡，苔薄白，脉沉弱。

处方：木瓜 6g　三棱 6g　莪术 6g　生麦芽 10g　生扁豆 10g　刺蒺藜 10g　生黄芪 12g　乌梅 3g　甘草 3g　5剂

二诊：药后胁痛大减，胃纳好转，仍头晕乏力，舌脉如前。原方药继服6剂，诸症皆除。嗣后肝功能检查恢复正常，迄今未发。

［按语］治疗胁痛，要疏肝必先养肝，故以乌梅之酸养肝体补肝阴；配以木瓜，既能养肝又能和胃；疏肝用生麦芽，因生麦芽有疏肝之效而无劫阴之弊。治肝多先健脾，用生扁豆和胃，用三棱、莪术理气中之血、血中之气，配黄芪而不伤气，更能增强三棱、莪术化郁之效。因久病入络，故刺蒺藜与生麦芽合用，善于疏肝，搜剔血络之邪。此方乃自创，对于迁延性肝炎气虚血滞者，颇有疗效。

二、祛痰理气为先治疗梅核气一例

宋某，男，41岁。

初诊：1980年12月3日。

主诉及病史：15年前因受凉而发热恶寒，咽喉肿胀，经治疗好转，但咽喉部有异物感，咯之不出，咽之不下，咽唾受阻。西医检查：喉部慢性充血，咽后壁淋巴滤泡增生。诊为慢性咽炎。曾多处求治，疗效不显而转请李老诊治。

诊查：舌质稍红，苔薄白，脉细数稍弦。

处方：麦冬12g　玄参10g　半夏10g　白薇9g　桂枝3g　苏梗3g　甘草3g

服上方药5剂后，咽部异物感大减。嘱其原方药继服10剂。后来信告知，病已痊愈。

[按语] 本患者慢性病久，痰气交阻。祛痰当应理气，故以麦冬配半夏，养阴而不滞腻，开结而不伤津，佐以少量苏梗，更能增强散结之功。由于咽喉慢性充血，故以白薇凉降入血分，配桂枝辛温以畅血行。尤其桂枝一味，有行血通阳之效，凡病久服凉药太多，致局部血行不畅者，此为必用之药。由于药物配伍恰当，故15年沉疴仅治半月而愈。

三、重用干姜治疗湿阻胸阳一例

李某，男，23岁，未婚。

初诊：1980年12月24日。

主诉及病史：1年前始觉胸闷不舒，背部沉重喜按压，饮食日减，心率渐慢，每分钟55次，且伴心悸不安，服补心丹、柏子养心丸等药，又增胸前区疼痛，时而牵及背部，惊悸憋气加重，夜间尤甚。心率减至每分钟45次。心电图检查：窦性心律不齐，心动过缓。服大量维生素C、维生素B及阿托品、麻黄碱等药，仍未获效，遂请李老诊治。

诊查：舌淡苔白滑，脉沉迟小紧。

处方：半夏6g　陈皮6g　茯苓6g　白术6g　干姜10g　桂枝3g　炙甘草3g

二诊：服药3剂，食欲增加，胸痛消失，胸闷心悸减轻，心率每分钟60次。原方药继服4剂，心率每分钟70次，诸症亦随之消失。

[按语] 本案胸阳不振，寒湿内生，湿阻胸阳，胸阳更受其遏。重用干姜，取其大辛大热以宣通心阳，逐寒湿；又以苓桂术甘汤合二陈汤化饮温阳，经治胸阳振，诸症除。

四、以补为消法治疗腹胀二例

例一　吕某之母，年四旬余。

主诉及病史：患腹胀，已治疗半年，越治越胀，因求余诊治。

诊查：患者骨瘦如柴，腹胀如鼓，腹皮绷紧，叩之有鼓音。自称每进一口食，就胀满难忍，必欲吐尽才好。出示多张前医中药处方，都是神曲、山楂、槟榔、麦芽、五谷虫、广木香等消导药物。按其脉细弱无力，舌淡苔薄，舌体瘦瘪。

治法：改用大补之方，给予圣术煎。

处方：白术(微炒)30g　陈皮 3g　干姜(微炒)6g　上肉桂 3g

给予上方时，原是试服，未想到只服用 2 剂，症状便消失，半年之久的重病竟获痊愈。

[按语] 本案之腹胀，实因过用克伐消导药所促成，故取景岳圣术煎，重用白术之补，又少加干姜、肉桂鼓舞胃气，陈皮行滞气，以补为消，故获显效。

例二　刘某，男，中年。

主诉及病史：患者曾因生气，逐渐食欲不振，不能进食，尤其不能进硬食。略进稍硬食物，就似痛非痛，满闷发胀，嗳气不止。胃脘部按之能出现较浅的指印陷窝，小便略有不通畅的感觉。曾连续服用中药治疗达半年之久，全是些破气消胀的药物，但毫无效果。患者因而怀疑是胃癌，甚为忧虑，于 1963 年 3 月 17 日求余诊治。

诊查：按其脉象，沉而稍数，涩而不流利，舌质淡。

治法：给予温补脾胃之药，少加疏肝理气之品。

处方：茯苓 9g　炒白术 9g　炙甘草 3g　大枣 2 枚　川椒 6g　吴茱萸 6g　炮姜 3g　刺蒺藜 9g　木瓜 9g　佛手 9g　生麦芽 6g

上方药共服 12 剂，未服用任何其他药物，基本痊愈。

[按语] 本患者食欲不振，进食则胀闷，主症在胃；但因生气而得，怒气伤肝，则病因在肝，故处方健脾和胃，兼以疏肝。配伍恰当，故药量不大而收效迅速。

五、同病异治治疗消渴二例

例一　王某，男，7 岁。

初诊：1975 年 7 月 12 日。

主诉及病史：患儿多饮多尿，在当地医院曾查尿比重为 1.007，诊断为尿崩症，治疗无效。

诊查：余诊视，神色脉象无异常，惟舌色淡，有白滑苔，如同刷一层薄薄不匀的浆糊。

辨证：此证当是水饮结于中脘，阻碍津液的输布，所以渴欲饮水，饮不解渴。这样，其多尿就是由于多饮所致，是诱导性的。如果能使不渴、少饮，尿量自会减少。

治法：与以五苓散治之。

处方：白术 12g　茯苓 9g　泽泻 6g　猪苓 6g　桂枝 6g

7 月 14 日其家人来述：上方药共服 2 剂，症状见轻，又予原方药 2 剂，痊愈。

例二　朱某，女，1 岁半。

主诉及病史：患儿多饮多尿多食已 4 个月余，曾在省立二院诊断为尿崩症，治疗无效，于 1976 年 8 月 27 日经人介绍来千佛山医院门诊。

诊查：患儿神色及察脉望舌均无异常。

治法：其家长闻知前述患儿王某服五苓散有效，要求亦予此方试服。余应其请，给予五苓散 2 剂。

8 月 31 日，其家长代述：大便次数由原来的每日五六次，减为每日 2 次，饮水量及小便量均稍有减少，但不明显，多食如前。守上方加减续进。

处方：生白术 18g　茯苓 9g　肉桂 3g　海蛤粉 6g　炮附子 1.5g　3 剂

9 月 3 日，其家长云：自服中药之日起，夜间渴较服药前轻，白天仍如从前，近几天夜间渴的也觉重了，是否与注射西药针剂“长效尿崩停”有关？余这才得知患儿曾注射过两支“长效尿崩停”。该药每支有 7 天的疗效，按日数，现正好是针剂失效之时。从而得知，以上所服几剂中药，全在针剂的有效期中。配上针剂，效果尚不满意，可见以上所服诸方药全属无效。又从其家长的补述中得知：患儿不喜热饮，便改用白虎加人参汤。

处方：生石膏 15g　甘草 6g　知母 6g　生地 6g　沙参 6g　粳米少许　花粉 6g

为了观察疗效，嘱令停用一切西药。

9 月 7 日，其家长云：以前常常出汗，服上方药后汗已少，余无变化。余踌躇无策，因忆起《金匮要略》栝蒌瞿麦丸方，曾有治愈尿崩的报道，遂用之。

处方：苡米 12g　山药 12g　花粉 9g　炮附子 2.5g　茯苓 6g　瞿麦 3g

9 月 17 日，其家长告知其女服上方药 3 剂后，即已痊愈，为了巩固疗效，又自动续服了 2 剂，所有症状，俱已消失。

［按语］此患儿服五苓散无效，而服栝蒌瞿麦丸有效，盖因五苓散是健脾散水，而栝蒌瞿麦丸是温肾化饮，故服五苓散是多饮暖水，促使汗出而愈，而服栝蒌瞿麦丸则以"腹中温为知"。证同而因不同，其治亦异。

六、升降阴阳法治疗嗜睡一例

孟某，女，42 岁。

初诊：1984 年 3 月 5 日。

主诉及病史：2 个月来，每晚在 7 时左右出现嗜睡，不能自制，沉睡 1 小时左右便醒，醒后一切如常。每次不管是谈话，还是干活，均可和衣坐着而睡，时间从未错过戌时。患者曾试图趁嗜睡证发作之前早睡，以作纠正，但取卧位后反不能入睡，导致彻夜难眠。亦曾服过治疗嗜睡证的单方、验方，都未取效，于 3 月 5 日由人介绍，请予施诊。

诊查：察其形体略胖，舌淡红瘦瘪，脉沉实稍数。询知有大便干燥史，几个月前曾有一段时间感到胸闷，余无异常。

处方：生地 9g　熟地 12g　当归 9g　升麻 6g　枳实 9g　炒杏仁 6g　陈皮 9g　甘草 6g　红花 6g　白蔻仁 6g　生姜 3 片

水煎，下午 2 时服，每日 1 剂。

1 剂药进后，当晚未发作嗜睡，仅在 7 时许稍有困意，但已能自己抑制。药进 4 剂，嗜睡症基本痊愈，困倦感亦向后延至 9 时左右。察舌质如前，脉滑稍数。前方去白蔻，加白芍 9g，细辛 1g，服法如前。

二诊：3 月 15 日。上方药服 3 剂，嗜睡、困倦等症均已消失。患者追述过去经常数日不大便，是无便意，大便虽较硬而不是大便困难，胸部时有满闷感。前方加理肺降气药。

处方：生地 9g　熟地 12g　炒杏仁 9g　当归 9g　炙甘草 6g　升麻 3g　枳壳 6g　红花 6g　紫菀 9g　苏梗 6g　生姜 2 片

上方药共服 4 剂，痊愈。

［按语］余治此病，认为必然与卫气的循行有关。卫气昼行于阳则寤，夜行于阴则寐；行阳行阴，是睡或醒的关键所在。但卫气由行阳转入行阴，或由行阴转入行阳，也有一个交换时间，这个交换时间，一是在平旦，一是在日入，故《灵枢·营卫生会》曰："平旦阴尽而阳受气矣"，"日入阳衰而阴受气矣。"还要说明的是：卫气的内外出入，虽然与时辰有关，但其或出或入的顺利与否，则又与人体的内而肠胃脏腑、外而皮肤分肉有关。也就是说，肠胃等内脏正常，皮肤分肉滑利，卫气的出入就顺利，否则卫气的出入就困难。所以《灵枢·大惑论》说："人之多卧者，

何气使然？岐伯曰，此人肠胃大而皮肤濇，而分肉不鲜焉，肠胃大则卫气久留，皮肤濇则分肉不解，其行迟。夫卫气者，昼日常行于阳，夜行于阴。故阳气尽则卧，阴气尽则寤。肠胃大则卫气久留，皮肤濇，分肉不解则行迟，留于阴也久，其气不精则欲瞑，故多卧矣。”由此可见，卫气运行的通道，不管是脏腑还是皮肤分肉，只要艰涩而不滑利，就可以改变卫气运行的常度。

如何治疗卫气运行失常？《灵枢·决气》论及治疗失眠证时说：“调其虚实，以通其道，而去其邪，饮以半夏汤一剂，阴阳以通，其卧立至。”“以通其道”，“阴阳已通”，都说明营卫运行之道的通畅与不通畅，是寤或寐是否正常的关键。

本患者的突然性嗜睡，是可以用卫气运行失常来说明的。日夕是卫气由行阳转入行阴的关键时刻，午后7时，正是申、酉之交，日夕之时。《灵枢·顺气一日分为四时》说：“日入为秋”，“夕则人气始衰”。《素问·生气通天论》说：“日西而阳气已虚，气门乃闭，是故暮而收拒。”以上这些文献都有力地说明，申酉之交出现突然性嗜睡，是卫气由行阳将要转入行阴的外在反映。本患者阴虚血燥，大便常秘，清气当升而不升，故嗜睡不能自制，浊气当降而不降，卫气行阴之路也不畅，因此倏间又醒。申酉是阳气已虚之时，此时嗜睡不能自制，说明卫气已有下陷之势，故方中用升麻以助其升；又因肾阴虚，肝血燥，卫气行阴之道涩，故从滋阴养血、升降阴阳着手，拟就本方。本方的基础是通幽汤，方中有升麻以升清，以防卫气按时而下陷，又加入枳壳之降，以“通其道”，使降者按时而降。加白蔻仁者，是宽胸散结，以利升降；加杏仁、紫菀、苏梗等是调肺气，既可改善便秘以利于降浊，亦有助于卫气的运行，因为肺主诸气，卫气行阴行阳，亦必与肺气攸关。

以升降阴阳法治疗睡眠失常，并非我的创见。《圣济总录》之坐拏丸，亦系升降并用法，该方主治膈上虚热，咽喉噎塞，小便赤涩，神困多睡。方为：坐拏草、大黄、赤芍、木香、升麻、枳壳、黄芪、木通、麦冬、酸枣仁、薏苡仁，等分为末，蜜丸如梧子大，每服20丸，麦冬汤下。本案中升麻、枳壳并用，就是取义于此方。

七、遇仙丹治愈胃痛一例

某，男，40岁。

初诊：1971年春。

主诉及病史：胃痛已3年，经西医确诊为十二指肠球部溃疡，服过不少中西药，均无效果。每日胃痛彻背，连及两胁，饮食减少，大便不爽。从前曾有手足多汗症，自从患胃痛以后，手足出汗自止。

诊查：察其脉象，沉取似觉滞涩有力，舌质舌苔无明显变化。阅其前服方药，多为理气、止痛、温中、缓泻等品。

辨证：思其从前手足多汗，足见脾湿内盛，以后无汗而胃痛加剧，可知是脾湿内结；况且大便不爽，也是腐秽留滞的缘故。

治法：仿遇仙丹法，给予黑丑、槟榔、木香等药试服。

处方：黑丑头米四两，槟榔四两，三棱一两，醋炙莪术一两，大黄二两，木香五钱。共为末，大皂角子打碎，煎浓汤去滓，煮麦糊为丸，梧桐子大，每服四五十丸，五更时清茶送下。未通，再饮温茶助之。功能追虫逐积，消癖利痰。

上方药连服两料，大便泻下大量白脓状物，腹中顿时舒畅，疼痛大减。继予和胃理气药善后。几剂后，饮食正常，症状消失。半年后又渐觉疼痛，遂制成遇仙丹成药，每日服两次，每次服 9g，又泻下白脓状物，但较前次为少，疼痛又止。后随访未再发作。

［按语］胃痛一证，有因气滞、血瘀、食积而发者，也有由中焦虚寒、胃阴不足而致者，故理气、止痛、温中、缓泻为治之常法。但本例患者用之不效，乃为脾湿内结之候，以遇仙丹方意，立逐积消癖利痰导浊之法而取效，可见中医治疗不仅要知其常法，亦应知常达变，此为医道之所在。

八、真武汤治愈尿血证一例

张某，女，59 岁。

初诊：1977 年 8 月 2 日。

主诉及病史：尿血已 20 余天，上腹部胀痛，偏右侧痛重，经注射青霉素后，血尿消失，但仍上腹部胀痛，乏力。怀疑为肾癌及多囊肾。经超声波、尿素氮、肾盂静脉造影、膀胱镜等多种检查，认为左肾功能重度损害，右肾功能中度损害。曾服过呋喃坦丁及中药柴胡方数剂，无效。患者于 8 月 2 日经人介绍求诊。

诊查：面色无华，精神疲惫，舌淡，脉大而弱。

处方：生白术 24g　茯苓 12g　炮附子 9g　生白芍 9g　菟丝子 30g　巴戟天 12g　肉桂 4.5g　陈皮 4.5g　生姜 2 片

二诊：上方药服 3 剂，症状显著好转。守原方生白术改为 30g，茯苓改为 15g。5 剂。

上方药服完 5 剂，患者又自取 5 剂。1978 年 3 月，托介绍人追访，云患者已赴东北，自觉症状消失，未再反复。

［按语］真武汤方乃主治肾虚水泛之要方，具有温肾助阳、壮气行水之功效。本案患者面色无华，尿血、舌淡、脉大而弱，为元阳亏乏，脾阳不振，气不固摄，血出尿道之证，选用真武汤方，温肾阳而健脾阳，助气以摄血，虽未用止血之品，却能达止血之效，为中医所谓“见血休止血”之意也。

九、助阳气升宗气法治疗大气下陷一例

刘某，女，年近三旬。

主诉及病史：患胸闷气短已近半年，愈治愈重，渐至上楼也很吃力。

诊查：诊其脉象沉迟。查看病历，所服尽是枳壳、青皮、厚朴等宽胸降气药，仅瓜蒌仁一味，每剂皆有，初是每剂 9g，渐增至每剂近 20g。粗略统计了一下，共服瓜蒌仁将近 500g，其他破气药尚未统计。

辨证：此明系开破太过，挫伤胸阳，致使大气下陷所致。

处方：因用甘草干姜汤，合张锡纯之升陷汤，去知母加桂枝与服。

服上方药数剂后，症状显著减轻；10 余剂后，基本痊愈。

［按语］本患者胸闷气短，服宽胸降气药越治越重，竟至上楼也觉吃力，肯定是开破太过，致使大气下陷所致。方用甘草干姜汤扶助胸阳，兼用升陷汤提升宗气，治病兼纠正药误，故能收效迅速。

十、用简易方治疗腿痛两例

例一 某，男，20 岁左右。

主诉及病史：右腿痛，不敢履地及屈伸已 1 周余。曾用西药治疗无效。

诊查：六脉洪滑。

辨证：此痰热流走经络。

处方：南星、黄柏、苍术、防已、灵仙、竹沥。

服上方药 1 剂即能行走。次日又服 1 剂，恢复正常。

例二 在省中医院门诊遇一病人。

主诉及病史：腿痛，并不甚剧烈，只是疼痛不适，不红不肿，无特殊体征，亦无明显病因。

诊查：按其脉象，细濡稍数。

辨证：按湿热治疗。

处方：苍术 6g 黄柏 5g 防已 6g 灵仙 3g

药共 4 味，剂量极轻，给予 3 剂。

病人服第 1 剂后，全身骤然自觉发热，不久热退腿痛消失。

[按语] 上两例均以极简单的方药，取得明显而迅速的效果，超出处方时的希望。尤其是例二患者服药后全身觉热，更是所未料及。按《医家秘奥》载："如用补中汤，脐以下无汗，加黄柏三分。"刘元素云："凡肾水膀胱不足，诸痿躄，脚膝无力，黄芪汤中加用（指黄柏），使两足膝中气力涌出，痿软即便去了。"李东垣补中益气汤加减法云："脚痿软，行步乏力，或痛，乃肝肾伏热，少加黄柏五分，空心服；不已，更加汉防已五分。"该患者之所以自觉发热，当是阳气久为湿热所遏，兹因邪去而阳气暴通之故。以此来体会"脐以下无汗加黄柏"、"使两足膝中气力涌出"，就更能心领神会了。

[编者评注] 平淡简易，是李公克绍临证用药的一大特点。他行医近 50 年，一般不用大方、贵药，但平淡之中常显奇迹，不少疑难怪症，均获显效。如上所治腿痛病人，药仅 4 味，剂量亦轻，最多只有 6g，1 剂而病已，真可谓药简而效宏，足见学有根柢，临证颇有创见。

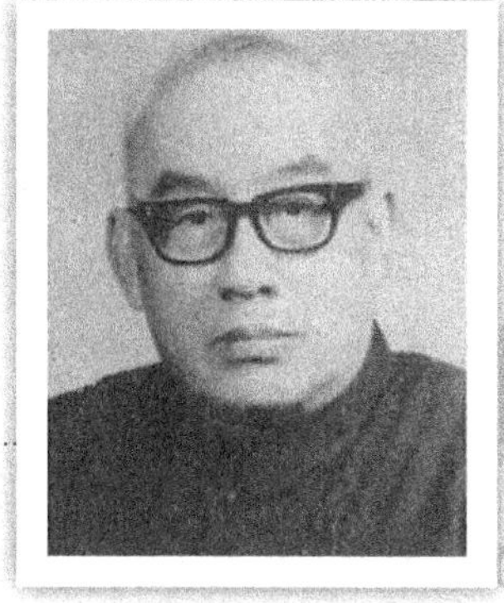

周凤梧医案

【生平传略】

周凤梧，1912 年生，祖籍浙江省萧山县，山东省临邑县人。山东中医学院教授兼中药教研室、方剂教研室顾问。出身于三世医家。16 岁高小毕业后便开始习医，从其伯父弟子、表兄张文奇学习。周随师期间，勤奋学习，刻苦钻研，博览群书，打下坚实的理论基础。

周氏从事中医临床和教学工作 40 余年，造诣精深，长于内、妇、小儿诸科。处方遣药，务求轻灵，慎用呆滞。倾心治学，勤于著述，先后主编和编著出版的著作有：《黄帝内经素问白话解》、《黄帝内经灵枢语释》、《山东中草药》、《中医妇科学》、《中药方剂学》、《实用中药学》、《实用中医妇科学》、《黄帝内经素问语释》等，共计 340 余万字。

一、三金胡桃汤、内金胡桃膏治愈石淋三例

例一　钱某，女，39 岁。

初诊：1970 年 10 月。

主诉及病史：1970 年 5 月间，患者因站立过久，晚饭后突觉右侧腰部绞痛剧烈，辗转不宁，大汗肢冷，并伴呕吐。遂急入成都市某医院急诊，当即尿检：红细胞(＋＋＋＋)，印象为尿路结石，即注度冷丁半支、非那根半支，痛缓入睡，继则输液，嗣又注链霉素 1 周，持续性疼痛并未制止，改服抗生素，疼痛逐渐缓解，休息数日，恢复工作。及至 9 月 25 日腰痛复犯，就医四川某职工医院，经 X 线照片检查：右输尿管下段有 2 枚各 0.4cm×0.7cm 结石阴影、左输尿管下段有 1 枚 0.6cm×0.9cm 结石阴影，遂确诊为双侧输尿管下段结石，建议进行手术治疗。患者未予接受，经一般处理后，仍持续疼痛。迁延多日，始求治于余。

治法、处方：根据上述情况，即疏予三金胡桃汤及内金胡桃膏两方，嘱同时内服。

因汤剂一时拣药不齐，自 10 月 20 日起先服膏剂，疼痛逐渐缓解，又于 10 月 30 日进服汤剂，连进 4 剂，于 11 月 3 日晚排尿时排下灰白色如黄豆大、棱角参差之结石 1 枚(因粉碎化验，未能摄片)，仍继服膏剂，身体逐渐康复，未再服药。

1974 年 1 月 26 日肾区绞痛复犯，又拣配上两方药同时并进，计服药 10 剂，于 2 月 10 日晚睡前又排出灰黑色如小花生仁大、一端粗、一端略细、有棱角之结石 1 枚，症状随之缓解。

1974年2月14日在四川省某职工医院经X线照片，见右输尿管结石仍存在，继服汤剂5剂，饮食二便均正常，精神好转，患者误认为结石已经排出(在工作中不便留尿)，故此停药。

1977年8月22日两肾区及小腹又突发绞痛，痛楚难忍，小便为肉眼血尿，汗出肢冷，呕吐不止，经成都某部队医院急诊治疗后，病情缓解，但肾区仍持续疼痛。自8月26日配服内金胡桃膏，9月7日并服三金胡桃汤，每日1剂，至9月11日晚睡前排出大小与1970年11月3日排出者相仿之结石1枚。9月26日X线照片检查：右肾及双侧输尿管无异常发现。9月29日放射性同位素肾功能检查报告：右肾功能基本正常。

例二 郭某，女，53岁。

初诊：1975年7月。

主诉及病史：1975年7月19日下午4点，突感腰部疼痛，右肾区刺痛逐渐呈绞痛，向右大腿内侧放射，并伴有恶心呕吐，但无尿痛、尿急、尿中断现象，疼痛逐渐加剧，为阵发性，服止痛片无效，至20日早4点入院治疗。

诊查：体检，心肺肝脾(—)，右肾区叩击痛，右脊肋间压痛明显，体温36.8℃，心率80次/分，血压110/70mmHg；尿常规：红细胞(++)，白细胞(++)，蛋白(+)，上皮细胞(++)。7月24日X线照片：发现右输尿管下段有1枚0.3cm×0.4cm结石阴影。经注链霉素，并服四环素、止痛药，效果不显，两天后肾区持续隐痛，呕吐不止，不能进食。遂换中药：半夏、茯苓、金钱草、车前草、萹蓄、瞿麦、生地、竹叶、伏龙肝、柿蒂、生姜等出入煎汤内服，每日1剂，连进8剂，呕吐瘥减，能进水少许，但仍腰痛。7月30日出院。索方于余。

处方：配内金胡桃膏1料。

服内金胡桃膏至半月，腰痛缓解，胃口大开，饮食正常。8月9日化验尿常规：蛋白(±)，脓细胞(++)，上皮细胞(+)。8月15日经医院X线照片：见结石下降至膀胱位于右下方；尿常规：蛋白(±)，脓细胞(+)，上皮细胞少许。继服此膏，至8月17日突感尿道有不适感，稍痛，重坠，此时口渴欲饮，尿量不多，至8月18日下午3点排尿时接下灰黑色如绿豆大之钝圆形结石1枚。至此停服膏剂，休养阅月，身体康复。

例三 陈某，男，56岁。

主诉及病史：1981年3月26日夜突发腰痛，牵引睾丸，其痛难忍，呕吐黄水，食水难进，早5时即叩门邀诊。

辨证：根据症状，印象是肾结石。为了进一步确诊，建议拍片检查。经X光摄片，虽未发现有结石阴影，但亦怀疑为泌尿系结石，建议服中药治疗，未予处理。

处方：余代配内金胡桃膏1料，嘱每日接尿观察。

患者服药10天，即排下如高粱粒大之结石1枚，自此饮食调摄月余，恢复工作。

附：三金胡桃汤方

组成：金钱草30～60g 海金沙12g 炙鸡内金粉6g(分2次冲) 生地15g 玄参12g 天门冬9g 石韦12g 萹蓄9g 瞿麦9g 怀牛膝9g 车前草12g 滑石12g 木通4.5g 生甘草4.5g 炒胡桃仁4枚(分2次嚼冲)

制法：加水600ml，文火煎沸后30分钟，得400ml，二煎再加水500ml，煎法如前，余300ml。

服法：两煎药汁合兑，再分早午晚各温服1次。

加减法：若大量血尿，可在小蓟炭、藕节炭、血余炭、白茅根、仙鹤草等药中选加一二味；腰痛甚者去木通，加续断；大便秘者加硝黄；热甚伤阴口渴者去木通、瞿麦，加麦冬、花粉；脓细胞多者加银花；气虚者去木通，加参、芪。

附：内金胡桃膏

组成：蒸胡桃仁 500g(轧细)　炙鸡内金 250g(研细粉)　蜂蜜 500g

制法：将蜜熬开，合胡桃仁、内金粉 2 味，搅匀为膏，瓶贮备用。

服法：每次 1 茶匙，每日服 3 次，服后多饮些温开水。

[按语] 泌尿系结石，是指肾盂、输尿管、膀胱及尿道中的结石而言。中医各家对本病的论点基本一致，认为属于“石淋”、“砂淋”、“血淋”等病的范围。其病机不外“肾虚而膀胱有热”、“热积下焦”。具体地说：是由于平素多食肥甘酒热之品；或因情志抑郁，气滞不宣；或因肾虚而膀胱气化不行，而致湿热蕴结下焦，日积月累，尿液受湿热煎熬，以致尿中浊质凝结而为砂石，或在肾，或在膀胱，或在尿道。小者为砂，即称“砂淋”；大者成石，即为“石淋”；若湿热聚积，灼伤血络，迫血妄行，即成“血淋”。由于古人认为此病主要与肾虚膀胱有热有关，故历代医家多采用清除积热、渗湿利尿、补气益肾或调理气机等法。而现今比较一致的治疗原则是清热利湿，通淋化结。一般说来，本病初起多为实热，治宜宣通清利，忌用补法，因气得补而愈胀，血得补而愈涩，热得补而愈炽。后期多虚或虚实夹杂，或病起即有虚象者，治宜兼用补法，切忌大利大下；此时宜调补脾肾，扶正理气，因气行则血行，血行则尿量增，以起分离结石、推动结石下降作用。古今医家对本病的治疗，皆取得显著的效果，所用单方、验方及特效药物是历代劳动人民和医家与本病作斗争的经验积累，有着简、便、廉、验的特点，但不能总愈诸症，故临证之时，应以辨证论治为原则，以专方专药与辨证施治相结合，则疗效更为满意。试观前人所采诸方，如《金匮》之栝蒌瞿麦丸、茯苓戎盐汤，《局方》之八正散、五淋散，《普济方》之石韦散，《千金方》之牛膝汤，《证治准绳》之沉香琥珀散，《药证直诀》之导赤散，《丹溪心法》之萆薢分清饮，《衷中参西录》之塞通汤；及近代经验新方：泌尿道结石方Ⅰ号、Ⅱ号，加减石韦散，二金排石汤，治石淋方，化石散等，或一方，或复方，仅取效有迟速之别，但大都能排出结石或消石于无形。

病例中所用之三金胡桃汤和内金胡桃膏 2 方，是笔者在前人治疗本病的经验基础上化裁组成的。方中金钱草(过路黄)治疗结石病的报道已不少见，其效果亦甚良好。以本品为主的复方治疗泌尿系结石，多数患者药后有结石排出，而少数患者虽未见结石排出，但 X 线照片阴影消失。考《本草纲目拾遗》有关金钱草的记载说：“治热淋，玉茎肿痛”，但详细论述不多。及至《中国药学大辞典》记载：西医缪永祺述其友人陈紫良患膀胱结石服金钱草后化砂排出之事例，并经其试验数例，皆取效后，始为近世所重视，视为治结石之专药。结合药物分析，已知：结石的主要成分为磷酸盐、草酸盐、尿酸盐结晶，推想可能是金钱草煎剂使尿液变为酸性而促使存在于碱性环境中的结石溶解。同时，金钱草甘咸微寒，有清利湿热的作用，故对胆结石症湿热蕴结型者疗效最佳。据实验证明：本品能促进肝细胞分泌胆汁，肝胆管内胆汁增多，内压增高，奥狄括约肌松弛，促使胆汁排出。可以设想：胆结石、泌尿系结石同属结石，鉴于它们的成分大致相同，湿热蕴结又是共同指征，故认为金钱草能使结石外排的作用机制，是促进尿液排出，也是推动结石下行之故。海金沙，据《本草纲目》载：“治湿热肿满，小便热淋、膏淋、血淋、石淋，茎痛，解热毒。”按本品甘淡利尿，寒可清热，其性下降，善泻小肠、膀胱血分湿热，功专通利水道，而为治淋病尿道作痛之要药，故于结石病之尿道疼痛及尿闭妨闷，尤为适宜。鸡内金善于消食磨积，为一味强有力的消导之品，早为医者所公认，至于其消石功能，则历代本草很少记述。仅据《本草纲目》载：“疗大人淋漓”。《医林集要方》曰：“治小便淋漓，痛不可忍，鸡肶内黄皮五钱，阴干，烧存性，作一服，白汤下立愈。”近代应用本品以消结石，临床证实确有显效。据报道，化石散(火硝、滑石、鸡内金、生甘草)治愈 3 例肾结石患者，效果甚佳，有 1 例排出结石达

100多块，其他两例虽未见排出结石，然X线拍片阴影消失。这可说明鸡内金有磨砂碎石、增加排尿量的特长。也有人认为在方中配伍鸡内金、朴硝两药对结石病确有效果，如不配鸡内金，则疗效较差，这都说明鸡内金治疗结石病的特效作用。但其不易溶于煎剂，故以研末入丸散剂为佳。胡桃仁，远在宋代就有关于胡桃治疗本病的记载，如《嘉祐图经本草》论胡桃曰："治损伤五淋"；《海上方》曰："治石淋痛楚，便中有石者，胡桃仁一升，细米煮浆粥一升，相合顿服即瘥。"《本草纲目》曰："石淋用胡桃肉煮粥多食甚效。"据临床观察，使用本品排出的结石坚硬完整，与体检大小一致，未见丝毫溶石迹象，究系药物对局部组织作用，还是尿液化学成分改变而致排石？尚待研究。但据《本草求真》载："同钱细嚼，则即与铜俱化。"推想既能化铜之坚，就能散石之结。另外，胡桃甘温能补肾强腰，为治肾虚腰痛之要药，其能够排石，又可能与增强肾功能推动排石作用有关。石韦，《本经》载："主治劳热邪气，五癃闭不通，利小便水道。"本品甘苦微寒，入肺、膀胱经，上能清肺，下利膀胱，肺为水之上源，源清则水自洁，故具利水通淋之功。本品入血分，又有止血之效，故石淋而兼血尿者，用之尤为确当。滑石味甘性寒，是一味清热渗湿利尿的常用药，故《本经》曰："主癃闭，利小便。"《药徵》曰："张仲景之实验，认为'主治小便不利，旁治渴'。"《本草衍义补遗》曰："燥湿，利水道，实大肠，行积滞，逐瘀血，解烦渴，降心火，偏主石淋为要药。"是以古之治石淋，小便淋结，脐下妨闷兼痛，每单用滑石1味，或与石韦、车前相配伍。近代报道治结石诸方，亦每配用滑石一药，疗效颇佳，且大量应用，未见任何不良反应。

上述诸药，皆系三金胡桃汤、内金胡桃膏两方的主要成分。前已述及，泌尿系结石的病机在于肾虚有热。肾虚之热，非火有余，乃阴不足，故于方中辅生地、天冬、玄参甘苦咸寒之品，以滋肾阴而清虚热；佐轻量的萹蓄、瞿麦、车前、木通等苦寒清热利尿通淋药，及怀牛膝之既通且补，以助结石之排出；使甘草以调和药性，并缓热淋尿痛。诸药配合共奏滋肾清热，渗湿利尿，通淋化结之效。如此标本兼顾，故功效较著。

二、重用生石膏治愈风疹块夹斑毒一例

杨某，男，45岁。

初诊：1969年8月26日。

主诉及病史：于1969年7月患外耳道疖肿，在某医院注射青霉素，连续治疗月余始痊。嗣于8月中旬又患遍身隐疹，疹块焮红肿起，奇痒难忍，复经该院注射针剂，了无效验，遂转诊某医院中医科，诊为荨麻疹。予中药复方治疗（当归15g，赤芍15g，双花15g，生地30g，桑皮30g，丹皮15g，蝉蜕15g，白芷9g，生甘草15g）。服后不仅不应，更加紫斑遍身，瘙痒益甚。又于8月26日晚到前院急诊，当即注射钙剂，并给氧化锌洗剂外擦，无效验。当晚10点又乞诊于余。

诊查：患者身覆厚被，围坐床第，忽又去被下床，坐卧不安，精神烦躁，呻吟不已，恶寒身烧，热可炽手，头面焮肿成片，红斑、紫黑斑遍及四肢后背，奇痒之势，不可名状，由于热敷不慎，两手腕部均起泡流水。胃不思纳，口渴引饮，一日间曾饮开水5暖瓶（每瓶5磅），大便二日未行，小溲短赤如闭，脉象数急而长大，厚苔满布，中心黄燥。

辨证：此乃风邪外袭，伏暑内发，阳明热极酿成瘟毒发斑之候。

治则：亟宜大清阳明邪热，透解斑毒。

处方：生石膏60g（先煎） 肥知母12g 大玄参15g 忍冬藤15g 金银花15g 蒲公

英 15g 飞滑石 15g 生大黄 9g(后入) 淡竹叶 9g 生甘草 6g 粳米 15g

二诊:8 月 29 日。药后未见改善,周身奇痒,通夜未能入睡,口渴身烧,精神烦躁,起坐不宁,六脉数急,舌苔黄退,仍白厚满布,推当前病情,应以止痒为先务。并嘱多食西瓜,渴则食瓜以代饮。爰书内外两方。

内服方:白鲜皮 12g 净蝉蜕 9g 地肤子 12g 海桐皮 12g 南薄荷 6g 荆芥穗 6g 青防风 6g 金银花 18g 赤芍药 9g 生大黄 9g(后入) 生甘草 6g

外用方:生大黄 60g 香白芷 30g 青黛 15g

上 3 味共研细粉,茶水调涂斑痒处,日三四次。

三诊:8 月 30 日。内外双调,并吃西瓜 10 余斤,疹痒略减,仍身热口渴,大便黑褐如酱,日三四行,腕腿部疹块渐消退,惟胸部又重复出现,咽喉如阻,夜能入睡 4 小时,脉仍六至而大,舌尖部白苔已退,中心及根部亦稍薄,此乃热毒已有涌散下泄之势,仍以清热解毒为治。

处方:生石膏 45g 肥知母 12g 大玄参 12g 苦桔梗 9g 牛蒡子 9g 射干片 6g 南薄荷 6g 金银花 15g 净蝉蜕 9g 白鲜皮 12g 飞滑石 12g 淡黄芩 9g 生甘草 6g

四诊:8 月 31 日。腿臂背等部斑疹均消失,惟头面胸部未退净,胃思纳谷,渴喜冷饮,仍恶寒身热,粪色如酱,小溲色黄量多,脉仍数,舌苔根部已退薄,嘱继食西瓜,再宗前义加减续进。

处方:生石膏 45g 肥知母 12g 大玄参 15g 南薄荷 6g 净双花 15g 忍冬藤 15g 淡黄芩 9g 净蝉蜕 9g 淡竹叶 9g 荆芥穗 4.5g 白鲜皮 12g 大青叶 9g 生甘草 4.5g

五诊:9 月 2 日。斑疹渐消尽,仍感瘙痒,胃思纳谷,仍口渴饮冷,下午身烧,大便转赤,日三四行,脉数苔白腻。拟清暑利湿。

处方:生石膏 60g 肥知母 12g 金石斛 12g 青竹茹 9g 扁豆花 15g 净双花 18g 淡黄芩 9g 生黄柏 3g 飞滑石 15g 南薄荷 6g 白鲜皮 9g 地肤子 9g 生甘草 3g

六诊:9 月 4 日。斑疹全消,口渴减轻,仍欲饮冷,身微热,皮肤瘙痒,脉略数,苔转薄白,大便转黄。再宗前方义加北沙参、麦冬、青蒿、白薇,减黄芩、黄柏、滑石、竹茹等继服 4 剂而全瘥。此时胃口大开,嘱其少量多餐,以防食复。

[按语] 本证较为复杂,患者平素嗜酒,每饭必饮,辄一醉方休,加之疖毒暑热,隐潜内伏,一感风凉,随即暴发。当初见疹块之时,即宜以透疹清热解毒为急务,倘误投辛温腻补,则温毒得辛温而愈炽,得腻补而弥盛,是以毒势益张,壅滞肌肉而发为斑。盖温热之毒,抵于阳明,发于肌肉而为斑,其色红为胃热者尚轻,紫为热甚则重,黑为热极则危。及至邀余诊治时,斑色已现黑紫,热毒如再内陷,必致神昏痉厥矣。故一着手即以大剂清肺胃暑热透解斑毒为主治,冀其温毒潜消,暑热尽除。迨至病之后期,须滋养肺胃气阴,以复津液;因温病之后,必有余热留于肺胃之间,总宜清解,除热务尽。如以为病后必虚,早用参芪补益,反留其邪,不仅元气不能骤复,反而愈补愈虚。本例先后进药 11 剂,计投生石膏斤余,幸患者体素健实,从而病情直线好转,精神指日康复。

三、以红藤煎为主方治愈肠痈一例

丁某,女,17 岁。

初诊:1965 年 4 月 5 日。

主诉及病史:患者于 1965 年 4 月 4 日清晨,过食昨夜剩余韭菜猪肉蒸包,于下午 3 点突发少腹疼痛，痛不可忍，晚间呕吐酸苦水，连吐 3 次，吐清水盈盆，遂于当晚 9 点赴某乡医院急诊，确诊为急性阑尾炎，拟转省某医院做手术，但患者父母不愿接受手术治疗，遂于 4 月 5 日晚 8 时半来我院门诊，要求中药治疗。

诊查：患者腹痛阵作，右下腹部痛甚，按之痛加剧，腹皮略急，右足喜蜷曲，发热而不恶寒，面色赤红如醉，恶心呕哕，不思进食，二日未大便，脉沉滑而数，舌苔白腻。

辨证：脉症互参，可知暴进冷食之后，又负重过劳，以致肠道积滞，气血凝瘀而化热，遂成痈肿。

治则：宜泻热解毒化瘀通利法，方宗红藤煎合大黄牡丹皮汤加减。

处方：大红藤 30g　生大黄 9g　炒桃仁 12g(打)　冬瓜仁 30g　青连翘 12g　净双花 30g　蒲公英 15g　紫地丁 15g　粉甘草 6g

二诊：4 月 7 日。服上方药 2 剂，泻下 4 次，腹痛消失，按之坦然，但仍肠鸣不适，胃呆纳少，脉滑苔薄白。此乃肠道炎肿虽消，而吸收能力尚未恢复，再宗前义，佐以和胃之品。

处方：大红藤 30g　连翘 15g　金银花 15g　熟大黄 9g　冬瓜仁 30g　炒桃仁 9g　炒谷芽 12g　炒神曲 9g　橘皮 6g　粉甘草 4.5g

三诊：4 月 10 日。腹痛痊愈。惟大便夹脓液，无血而后重，日如厕两次，食欲不振，面红转淡，身热静止，脉转沉濡，已无数象，苔淡黄而腻。胃肠湿热停滞未尽，拟法疏导化滞，除湿清热。

处方：大红藤 18g　生薏仁 24g　炒桃仁 9g(打)　冬瓜仁 24g　炒杭芍 12g　炒神曲 9g　炒槟榔 6g　广木香 4.5g　酒黄芩 6g　熟大黄 6g　炒谷芽 9g　生甘草 3g

经追访，服上方药 3 剂后即恢复工作。

［按语］ 急性阑尾炎属于中医学肠痈范畴，在治疗方面，应根据痈肿初起、尚未成脓，或痈已成脓及痈已溃破等不同阶段分别辨证施治。脓尚未成，法当急下，以通壅结；痈已成脓，则宜活血行瘀，排脓消肿(如薏苡仁汤、仙方活命饮等)；若痈已溃破，又宜托毒，调理气血(如牡丹皮散、参芪内托散等)。本例是由饮食不慎，寒温失调，加之体劳过度，致使湿热结滞肠道而形成急性痈肿，在尚未成脓之际，宜急下通滞，采用红藤煎合大黄牡丹皮汤加减，以泄热解毒、化瘀导滞。病在初起，急性发作，如处理恰当，效果是令人满意的。这种保守疗法，可以免除手术的痛苦，同时，也可避免肠粘连的后遗症。

红藤又名省藤，苦平无毒，为治急性肠痈之有效药品。《景岳全书》之“肠痈秘方”即用红藤一两，黄酒煎服。本例采用的红藤煎(红藤、银花、连翘、乳香、没药、地丁、延胡、大黄、丹皮、甘草)原方有乳没，因患者尚有呕恶，乳没虽有化瘀消肿止痛之功，但有碍胃助呕之弊，故去而不用。历次实践证明，红藤治肠痈确有卓效。加蒲公英者，以其具有解毒消肿之效，用之为佐，对急性痈肿更起到一定的治疗作用。

四、标本兼顾法治疗多食多便肥胖症一例

赵某，女，32 岁。

初诊：1963 年 4 月 6 日。

主诉及病史：多食、多便，每日进餐 10 余次，甚至口不离食，不吃则心慌无主，日食粮量达 3 斤半许，且食后即感腹内隐痛而里急，每天如厕亦达 10 数次之多，所便不多，每便后辄晕厥，少时自苏，故如厕必须有人扶持。

诊查：面胖如圆月，色现晦滞，腹大似鼓，肢体丰硕，经常心悸失寐，胸闷腹胀而气短，右胁疼痛，头目眩晕，无力下床活动，脉见右缓滑、左沉涩，舌苔中黄而燥。

辨证：目前突出症状是多食多便，推之病机，胃热则消谷，显系胃强脾弱、阳明腑证、实热内滞之候，乃本虚标实。

治法：法宜通因通用，拟三一承气汤以泄腑实积热而先治其标，他症当为另图。

处方：生大黄 9g　姜川朴 4.5g　炒枳实 4.5g　元明粉(冲)3g　生甘草 6g

上方药连服 4 剂，每天大便 7 至 10 数次，继服 4 剂，大便逐渐减为 3 次(均系软便，夹有脓污胶质)，食量次数均减少，惟便时排泻迟滞，约半小时许方可。进药至 4 月 17 日，大便泻下一块状物，长可达尺(色黑褐如酱，未查系何物体)，觉腹内轻舒，但多食一症，去而不彻。

本证自 1963 年 4 月至是年 9 月，计进服三一承气汤 42 剂，叶氏养胃汤加味 10 剂，五皮饮加味 12 剂，归脾汤 20 剂，总共 80 剂，患者康复，已能步行至大街购物，饮食调养数月，恢复工作。

[按语] 在进泻剂过程中，曾经有手臂麻木，口舌干燥，遍体浮肿，小溲短少等症状交替出现。按脾主四肢，胃热伤津则口燥，血不荣筋则肢麻，脾弱不能运布水液下输膀胱，反而泛滥肌肤，则全身浮肿而小溲短少。口干舌燥，胸闷胁痛，则用叶氏养胃汤，或加柴胡、芍药、枳实、青皮等。浮肿溲少，即用五皮饮加车前、牛膝、木通、通草、丝瓜络等，交替投剂，标本兼顾。及至胃肠出纳正常，肿消溲利，病情大为好转之后，只遗心悸头眩，遂改服归脾汤以竟全功。

[编者评注] 多食多便肥胖症，临床尚属罕见，周氏洞察本例本虚标实之病机，先用三一承气汤泄腑实积热治其标，后又用叶氏养胃汤、归脾汤调其本，标本兼顾而收全功，用药虽平淡，但富有独创之见，其临床经验，值得读者深究。

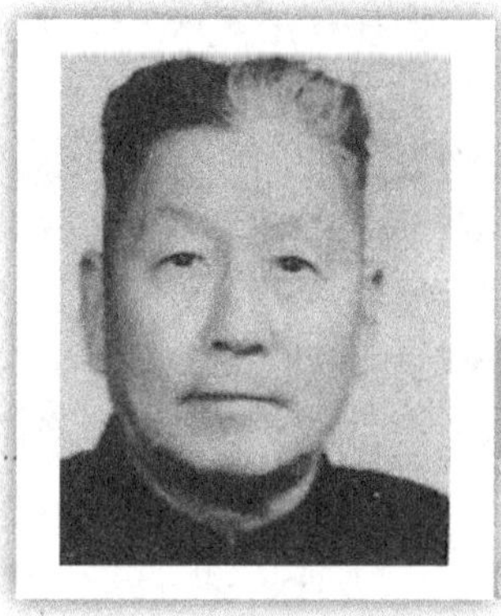

李乐园医案

【生平传略】

李乐园，1914年生。山东省梁山县人。中医内科主任医师。18岁时因母多病，立志学医；19～22岁，任私塾教师，课余继续攻读医学著作；22岁弃教行医，迄今50余年。1957年调入济南市中医院工作，1963年晋升为内科主任医师，1979年任济南市中医院副院长，并先后被选为济南市人民代表大会代表、山东省政协委员、济南市中医学会和山东省中医学会副理事长、中华全国中医学会理事等。

临床擅长内科杂病、妇科诸证，兼通儿科、针灸。曾先后在刊物上发表学术论文20余篇。

一、清火凉膈法治愈低热一例

王某，女，23岁，未婚。

初诊：1981年5月12日。

主诉及病史：低烧3个月余，加重1个月。低烧，体温37.3～37.5℃，下午重。近来伴发胸中灼热，上冲咽喉以至口腔，口渴思饮，掌心热，易出汗，胃纳尚可，大便正，尿黄，月经先期。

诊查：脉滑、两寸有力、关尺弱，舌苔薄白、舌尖鲜红。

辨证：膈上火盛，灼及心肺。

治则：清火凉膈，以凉膈散去硝黄加味。

处方：炒山栀10g　黄芩10g　连翘10g　生地15g　元参20g　麦冬12g　竹叶10g　薄荷6g　甘草3g　灯心2g

二诊：5月20日。服上方药6剂，低热退，体温降至36.8℃，胸中灼热愈，诸症悉除，脉舌正常。再予前方药3剂，以清余热。

［按语］火性炎上，《内经》谓："诸逆冲上，皆属于火。"本例患者胸中灼热，上冲咽喉、口腔，口渴思饮，故诊为膈上火盛。胸在膈上，为心、肺所居，火热扰及心肺。肺主皮毛，属卫；心主血，属营；故低烧，月经赶前，并伴有掌心热，易汗等症。寸候胸上，舌尖主心，故两寸有力，舌尖鲜红。治法以凉膈散加减，能清膈上和心肺之火，故其有效。

二、龙胆泻肝汤加减治愈严重偏头痛一例

焦某，男，52岁。

初诊：1980年3月17日。

主诉及病史：患者20余年前，首次发作偏头痛，起因不详。头痛呈阵发性，起自左颈项部，上行至左侧巅顶延至前额目框上。发作多在夜间，睡后痛醒。其痛如锥刺，如跳脓，左颞痛剧如裂，且有热感。左眼红赤，流热泪，鼻塞流浊涕，汗出。逐日加重，血压升高，脉搏缓慢，恶心呕吐。疼痛大作时彻夜不眠；发作过后，精疲力竭，少食懒言。20年来反复于各大医院神经科做过较全面的神经系统检查，均未发现阳性体征。诊断为血管性头痛或神经血管性头痛。给予利眠宁、颅痛定、维生素B_1、路通、复方丹参注射液、磷酸可待因、酒石酸麦角胺等治疗均未显效。3年前曾经本人用中药及针灸治愈。此次因轻度外感而诱发。头痛大作，恶心呕吐，出汗，流热泪，面红目赤，前胸及头面部有灼热感，呼气灼热。

诊查：血压100/70mmHg。舌质深红、苔黄厚微腻，脉弦滑数、右浮、左沉。

辨证：肝胆湿热夹风火。

治则：清泻肝胆湿热，拟龙胆泻肝汤加减。

处方：龙胆草10g　黄芩12g　柴胡9g　山栀10g　泽泻15g　车前草12g　杭菊花12g　荆芥穗12g　川芎12g　藁本10g　白蒺藜12g　薄荷9g　茵陈15g　通草5g

二诊：3月27日。上方药连服9剂，自觉头痛明显减轻，发作时间后延，持续时间缩短，仍感左肩背部酸楚不适，恶心，纳呆。舌脉同前。

处方：上方减茵陈、薄荷，加当归10g、炒蔓荆子10g、白芷6g，川芎改为20g，继服6剂。

三诊：4月3日。头痛好转，发作时间延至清晨5点，故夜可入眠。疼痛持续时间缩短，出汗、呕吐止，精神、食欲均较前好转。惟又外感触发左侧巅顶疼痛，但疼痛程度较前轻微。舌质深红较前差，舌苔淡黄厚腻，脉仍弦滑数。考虑目前湿重于热，上方去薄荷，加生薏米30g，继服以巩固疗效。

1983年见之，知头痛宿疾已2年余未作。

[按语] 龙胆泻肝汤是清脏腑湿热、泻肝胆实火的代表方剂。方中重用龙胆草为主药，大苦大寒入肝胆经，可泻肝胆实火，除下焦湿热。辅以柴胡疏畅肝胆之气，引药入肝胆经；车前草、木通、泽泻清热利湿，助胆草清利肝胆湿热，从溲而泻；黄芩、栀子清热泻火；当归养血益阴和肝；菊花、蔓荆子疏散风热，清利头目；藁本、薄荷祛风止痛；川芎活血化瘀，乃血中气药，能行气活血，止头痛；白蒺藜平肝解郁，祛风止痛。

此方多用于肝经湿热下注、男子遗精、睾丸肿痛，女子带下色黄腥臭，外阴作痒等症。运用得法，化裁得当，则效如桴鼓。

三、清气化痰汤合泻心汤治愈咳血一例

康某，男，53岁。

初诊：1980年1月28日。

主诉及病史：大口咯血2天。患者有肺结核病史（已钙化），慢性气管炎合并支气管扩张5年，曾有2次大口咯血史。现咳血2天，大口咯血，血色鲜红，咯血前先有喉头及气管作痒，

继而气逆咳嗽，胸脘闷热，痰多黄粘，不能仰卧，活动则咯血加重，胃纳不甘，大便色绛，小便黄赤。

诊查：查其六脉滑数有力、右大于左、84次/分，舌苔黄褐厚腻垢浊、舌质绛。体温36.8℃，两肺未闻及干湿性啰音。

辨证：积热伤肺，痰浊内蕴。

治法：清热止血，祛痰化浊，佐以降气。清气化痰汤合泻心汤加味。

处方：黄芩炭12g　黄连炭6g　酒炒大黄10g　半夏10g　茯苓15g　橘红12g　杏仁6g　炒枳实10g　降香10g　瓜蒌30g　黑山栀10g　侧柏炭10g　茜根炭10g　藿香10g　佩兰10g　藕节15g　白茅根30g　三七粉3g(冲服)

服上方药1剂，咳血即止，症状亦大减。嘱按原方再服药3剂，以期痊愈。春节后访问，咳血未再发作。

[按语] 本例大口咯血，来势迅猛，胸满气逆，与吐血无异，故用泻心汤之黄芩、黄连、大黄，清热泻火，苦寒直折，以杀其势。脉滑苔垢，又系痰热湿浊内蕴之征，故复以清气化痰汤。全方既能化痰清热，又能顺气；气顺之后，火热皆清，亦不再生痰。此外，降香合半夏，降气降痰，相得益彰；加藿香、佩兰芳香化浊，山栀、侧柏炭、茜根炭、藕节、茅根、三七粉皆系止血药。若咯血色黑成块，亦可加桃仁、红花或煅花蕊石。

四、犀角地黄汤治愈鼻衄一例

王某，男，38岁。

初诊：1979年9月12日。

主诉及病史：鼻流血15天。8月17日，突然鼻流血，最严重的一天流血5次，每次约100～300ml，继而时出时止，头昏晕痛，口渴鼻干，胸闷气逆，大便干。

诊查：脉浮大数、84次/分，舌苔薄白、舌质红。

辨证：热伤阳络，血热妄行。

治法：清肺降气，凉血止血。犀角地黄汤加减。

处方：生地30g　丹皮12g　白芍12g　元参30g　降香10g　酒炒大黄9g　侧柏炭10g　炒栀子12g　茜根炭10g　鲜荷叶1角(后入)　藕节15g　白茅根30g　甘草3g

二诊：服上方药3剂，鼻衄基本控制，诸症均减。于上方去大黄，加阿胶12g，继服。

三诊：上方药连服6剂，鼻衄完全停止，口渴除，胸闷瘥，仍时有头晕。脉滑、70次/分，舌苔正常。上方减生地、元参量，又服6剂，病告愈。

[按语] 患者素体健康，今突发鼻衄，观其来势之迅猛，衄血量之多，实系热伤阳络(即肺络)、血热妄行之故。据证求因，审因论治，法宜清肺降气，凉血止血。仿犀角地黄汤意加减。唐容川谓："血之为物，热则行，冷则凝。"方以生地、丹皮、白芍、栀子、元参凉血止血；大黄清热泻火，苦以降之，经酒制，能入血分，清热止血作用较优。以上皆取"血见寒则凝"之义。降香降气，尤以大黄能直降胃气，气降火亦降，趋"血随气降"之理。侧柏炭、茜根炭、鲜荷叶、藕节、白茅根止血兼能祛瘀，遵"血见黑则止"之原则，故能取效迅捷。运用之妙，在于随证加减，如衄血不止，加三七粉，功兼止血祛瘀；口渴加麦冬、花粉；衄血量多不止，面色皖白，心悸气促，脉芤或寸大尺弱，慎防气随血脱，应去大黄，以沉香易降香，再加生龙牡、人参、当归、五味子、制附子以镇纳固脱。

五、牛膝四物汤合止血通淋散治愈尿血一例

许某,男,56岁。

初诊:1977年9月20日。

主诉及病史:血尿7天。近7天来尿血,为肉眼血尿,时有时无。无尿频、尿急、尿痛,但感腰酸,全身乏力,口渴,胃纳一般,大便正常。

诊查:六脉滑数、84次/分,舌苔薄白、质红。尿常规:红细胞满布视野,白细胞少许,上皮细胞少许。血常规正常。

辨证:阴虚血热。

治法:养阴清热止血。①牛膝四物汤加减;②止血通淋散(自拟方)。

处方一:生地24g 当归12g 白芍12g 丹参15g 丹皮12g 蒲黄炒阿胶12g 黑山栀10g 侧柏炭10g 小蓟15g 藕节15g 白茅根30g 川牛膝10g 甘草3g 三七粉3g(冲服)

处方二:琥珀粉12g 血余炭12g 三七粉6g

共研匀。每服3g,每日2次,温开水送下,饭前服。

二诊:9月24日。服上方药3剂,止血通淋散6次,肉眼直观已无血尿,口渴轻,腰酸乏力顿减,胃纳一般,大便正常。脉滑、72次/分,舌苔薄白、质红。尿常规检查:红细胞(+)。上方继服,停止血通淋散。

三诊:9月28日。上方药又服3剂,口已不渴,仍有轻度腰酸乏力。六脉弱滑、72次/分,舌苔薄白、质嫩红。尿常规正常。上方去栀子,加北沙参20g,嘱多服数剂,以收全效。

随访2年,尿血迄未复发。

[按语] 本例尿血病,以尿、血分出,间断出现,尿道无频急、涩痛为特征。直观下血尿,无尿道涩痛者为"尿血";尿血同出,淋漓频数,尿道涩痛者为"血淋"。笔者认为:尿血为阴虚血热,属虚热证;血淋系热结膀胱,为实热证。一虚一实,治法大异。余曾用上方治尿血病数十例,疗效颇为满意。方中以丹参、阿胶、当归滋阴养血;生地、白芍、丹皮凉血止血;牛膝引诸药下行,再伍以止血药,共奏滋阴养血,清热止血之功。

六、消瘢汤治疗血痣一例

李某,女,11岁。

初诊:1978年2月5日。

主诉及病史(家长代诉):周身出现紫红色瘀点,以下肢为多,反复出现,伴有低烧,全身乏力,口渴,胃纳不甘,心烦,二便正常。

诊查:脉数无力、84次/分,舌苔薄白、质鲜红。体温37.5℃,血小板7.8万/mm^3。

辨证:阴虚血热。

治法:养血清热,凉血固表。消瘢汤加减(自拟)。

处方:生桑皮12g 地骨皮10g 紫草6g 茜根炭9g 生地15g 当归9g 丹皮10g 白芍10g 阿胶10g(烊化) 乌梅10g 藕节15g 白茅根30g 大枣10个(擘)

二诊:服药10剂,全身紫瘢减少,低烧退,口渴轻。六脉细弱、76次/分,舌苔薄白质红。体温37℃,血小板10万/mm^3。效不更方,前方药继服。

三诊：上方药又服15剂，紫癜基本消失，精神好，食欲二便正常。六脉沉弱、72次/分，舌苔薄白、质嫩红。血小板13万/mm³。

上方去紫草、茜根炭，加北沙参15g、炙米壳5g。嘱再服10剂，以善其后。

数月后走访，紫癜消失，身体情况良好，迄今未再复发。

［按语］血小板减少性紫癜亦称肌衄、血痣，以皮肤出现散在或密集的紫红色斑点，渐变黑褐而消失，反复出现，或伴有鼻衄、齿衄，低热，五心烦热，咽干口渴，肢体酸软等症。临证用上方治是病数十例，获效良好。

消癜汤以当归、阿胶养血止血，沙参养阴，生地、丹皮、白芍、紫草凉血止血；“肺主皮毛”，故取乌梅、米壳酸敛固表，地骨皮、生桑皮清肺固表，茜根炭、藕节、大枣、白茅根有止血和增加血小板之效。

血小板减少性紫癜病，另有脾虚失统所致者，临床表现除有皮肤出血外，还伴有心脾两虚症状，应用归脾汤加减施治。

七、舒肝健脾泻肺法治疗臌胀一例

叶某，女，53岁。

初诊：1978年6月2日。

主诉及病史：浮肿、腹胀月余。患者无明显肝病史。于1个月前出现小便少，全身浮肿，腹胀，呼吸气促，不能仰卧，肝区无自觉痛，胃纳少，大便正常。停经已3年。近经山东省某医院检查，诊为“门脉性肝硬化合并腹水”。

诊查：患者面色萎黄、伴青暗无华，六脉沉弦细弱数，90次/分，舌苔白厚微黄、质暗红。腹部膨隆，叩诊呈移动性浊音。腹围95cm。肝上浊音界在第5肋间，下界可触及，质硬，有触痛；剑突下4～5cm，质硬，有触痛。脾在季肋下约3cm。全身浮肿，以下肢为重，手按呈凹陷性水肿。实验室检查：硫酸锌浊度（一）、麝香草酚混浊度（一）、碱性磷酸酶2.4%单位、转氨酶正常，总蛋白8g%，白蛋白5.6g%、球蛋白2.4g%。血沉43mm/h。

辨证：水臌。肝郁脾虚，肺失治节。

治则：健脾利水，佐以泻肺理气之品。

处方：土炒白术15g　麸炒枳实10g　苦葶苈子10g　生桑皮12g　猪苓10g　泽泻12g　茯苓皮20g　木香10g　陈皮10g　大腹皮10g　仙人头12g　车前子12g　虎杖15g　木瓜10g　通草5g　大枣5枚　6剂

二诊：6月15日。患者服药后小便量增多，浮肿消退大半，腹胀亦轻，胃纳好转，大便正常，呼吸气促好转，稍能仰卧。六脉沉弦弱，84次/分，舌苔白厚、质暗红。腹围90cm。仍予上方加减。

处方：土炒白术15g　麸炒枳实10g　炒白芍12g　猪苓10g　泽泻12g　茯苓皮20g　冬瓜皮20g　生桑皮12g　大腹皮12g　陈皮10g　木香10g　车前子10g　仙人头12g　虎杖20g　茵陈12g　通草5g

三诊：7月30日。上方药连服12剂，小便量更多，腹胀续消，胃纳转好，已能仰卧，大便正常。饭后仍脘闷消化稽迟。诊脉同前，舌苔白转薄。腹围87cm。

上方去茵陈，加水红花子24g、木瓜10g、橘叶10g，水煎继服6剂。

四诊：8月9日。症状续轻，脉舌同上，前方药继服。

五诊：8月23日。患者腹胀已消，乏力好转，胃纳增多，二便正常，睡眠好。六脉沉弱、72次/分，舌苔薄白、质淡红。腹部平坦柔软，腹水征(±)。腹围80cm。肝上界在第6肋间、下界肋下可及，质韧，轻触痛；剑突下3cm，质韧，有触痛。脾在肋下1.5cm。下肢浮肿全消。改拟舒肝健脾，利水。前方加减。

处方：土炒白术15g　麸炒枳实10g　杭芍12g　茯苓12g　猪苓10g　泽泻10g　大腹皮10g　橘皮叶各10g　木香9g　砂仁6g　川芎10g　佛手10g　木瓜10g　生鸡内金10g　六曲12g　通草3g　6剂

六诊：8月29日。患者腹胀愈，胃纳正常(每日能食500g粮)，全身觉舒适，二便正常，睡眠好。深吸气时肝区仍有微痛。六脉沉弱、72次/分，舌苔薄白、质嫩红。肝脾检查同前。腹部叩诊，移动性浊音消失。腹围75cm。实验室检查：血沉20mm/h，总蛋白7.6g%，白蛋白4.6g%、球蛋白3g%，其他正常。

按8月23日方，加党参24g。多服数剂，以善其后。

1983年3月随访，自诉肝病迄未发作，健康情况良好。

[按语] 肝硬化合并腹水，中医认为属于“水臌”或“臌胀”范畴，病本主要在肝。据余观察，常见者有三候：①肝郁脾虚，肺失治节候。治则是健脾利水，泻肺(导水必自高原)理气。用茯苓导水汤加减。本例即属此候。②肝郁气滞，湿热淤结候。治则是疏肝理气，清热利水。用化肝煎合四苓散加减。③肝郁气滞，血瘀水阻候。治则是舒肝理气，逐瘀利水。用调荣饮合五皮饮加减。收功均宜健脾理肝，疗效尚属满意。管见所及，就正高明。

八、解郁安神兼清痰火法治愈癫证一例

关某，女，20岁。

初诊：1977年11月15日。

主诉及病史：患者1年前丧父，悲恸至极，又因工作、生活不顺心，情志怫郁。2个月前，开始头晕头痛，多梦失眠，心烦易怒。1周前其父逝世周年，亲属毕至，悲恸异常，当晚睡中突然精神错乱，语无伦次，哭闹不休。经山东某医院神经科诊为精神分裂症。11月15日查房时，患者正阵发性发作烦躁，精神错乱，语无伦次，哭闹不休，躁动不宁，不知秽洁，时欲出走。俟神志略清时，自诉头晕、头重、巅顶有压迫感，胸闷，善太息，善惊，恶闻人声，失眠、多梦，饮食喜冷，大便干、数日一行，小便黄赤。

诊查：六脉洪滑数、100次/分，舌苔黄褐厚、舌红、舌尖绛。

辨证：诊为癫证，系肝郁化火，痰火迷神所致。

治则：治宜舒郁安神，兼清痰火。方用自拟舒郁安神汤合礞石滚痰丸化裁。

处方：节菖蒲12g　矾郁金10g　醋香附12g　炒山栀12g　麦冬15g　瓜蒌24g　生龙牡各30g　炒远志10g　炒枣仁24g　炒柏子仁12g　木香10g　沉香6g　胆星10g　煅青礞石12g　大黄10g　黄芩10g　竹茹10g　竹叶10g

上方药连服36剂后，患者自觉头晕重及巅顶压迫感已消失，胸闷、太息愈，但仍有时心烦(较前好转)，头胀，口干思饮，便秘，睡眠不宁。查：六脉滑数，舌苔白微厚、舌尖赤津少。此乃火灭灰热，余邪未清之象，予前方加减继服。

处方：节菖蒲12g　矾郁金10g　醋香附12g　炒山栀12g　麦冬15g　橘红12g　瓜蒌30g　炒柏子仁12g　炒远志10g　生龙牡各30g　炒枣仁18g　木香10g　胆星10g　麻

仁 15g 炒杏仁 10g 竹叶 10g 沉香 5g

上方药又服 20 余剂，患者已无明显自觉症状，精神如常，能控制感情和阅读书籍，记忆力和分析能力均已恢复，饮食好。仍睡眠梦多，容易疲劳，便秘。查：六脉沉微数，舌苔薄白、舌尖赤。再予前方药 6 剂，出院带药继服，以善其后。

1981 年 3 月随访，出院 3 年多来神志、工作均正常，病症从未复发。

[按语] 本例患者因连续遭受精神刺激，积忧久郁，导致情志失调，脏腑气血功能紊乱，以致突然暴发癫疾。《素问·举痛论》指出："怒则气上……悲则气消，恐则气下，惊则气乱，思则气结。"怒则气上，则为阵发性烦躁，失眠，多梦；惊则气乱，则出现善惊，恶闻人声，精神错乱，语无伦次，哭闹不休，躁动不宁，不知秽洁，时欲出走，有由癫转狂之势，但不如狂之甚；悲则气消，思则气结，则表现为头晕、头重，巅顶有压迫感，胸闷善太息。此时应以降气泻火、涤痰开窍舒郁为当务之急，兹以礞石滚痰丸、舒郁安神汤并用，若单用舒郁安神汤则缓不济急。礞石滚痰丸，旨在青礞石色青入肝，咸寒沉降，善祛热痰顽痰，与大黄、黄芩同用，功能降气泻火逐痰，沉香降气，助诸药攻除积痰。再予舒郁安神汤，舒郁开窍安神。诸药并投，重镇以杀其势，取"盛者责之"之义，以防发展为狂。此方药连服 36 剂后，狂躁转为安静，神志清，精神好，予前方去礞石滚痰丸，继用舒郁安神兼清痰火之剂，以收全功。伏其所主，先其所因，主次掌握得当，疗效方能显著。

太凡癫狂病属里证、热证（诸躁狂越，皆属于火）、实证。《内经》有"重阳则狂，重阴则癫"；《医宗金鉴》亦有"癫乃重阴，狂乃重阳"之说。我认为，此处所论阴阳，系指患者在临床表现上的静（忧郁）和动（狂躁）的侧重面不同而已。本例癫狂兼见，以癫为主，故亦名癫。总之，癫病也有狂躁好动的，狂病好转或由实转虚，亦有变为忧郁好静的。癫狂可以互相转化，即癫转狂为病进，狂转癫为向愈。临证必须细心钻研，全面斟酌。尤其对于病者体质之强弱，年龄之长少，致病之因素，性别、个性之差异，症状表现之轻重等，更须认真剖析，方能随证化裁，以期取得疗效。

九、从痰论治痫证一例

盖某，男，9 岁。

初诊：1978 年 9 月 10 日。

主诉及病史：患儿赋性老实，半年前有受惊史。1978 年 4 月初，上课时突然呆若木鸡，两目斜视，神志昏迷，手中铅笔失落，面色苍白，旋即昏倒在地，手足震颤，约数分钟后苏醒，醒后神疲乏力，嗜睡。从此以后，数日或月余发作 1 次不等，多以惊恐或学习中用脑过度为其诱因，饮食二便尚可。遂休学后治疗，服中西诸药效果不显，近日发作频繁，举家惶然。约余诊治。

诊查：脉滑，舌苔白厚、舌质红。

辨证：诊为痫证，系痰火迷神，兼动肝风所致。

治则：治宜清热涤痰汤加减。

处方：生龙牡各 20g 节菖蒲 9g 炒远志 6g 胆星 6g 天竺黄 6g 清半夏 6g 茯苓 9g 枳实 6g 橘红 9g 黄芩 9g 僵蚕 9g 全蝎 5g 杭菊花 9g 钩藤 9g 竹茹 6g 羚羊角粉 0.5g（冲服）

二诊：9 月 18 日。上方药连服 6 剂，痫病未发作。查：六脉滑，舌苔白微厚、舌质红。予前方继服。

三诊:9 月 30 日。上方药继服 10 剂,精神转佳。此间痫证小发作 1 次,仅精神呆滞,旋即恢复,亦未昏倒。查:六脉弱滑,舌苔薄白、舌质正常。仍用上方去羚羊角粉,加朱珀散 0.5g(冲服)。

四诊:10 月 13 日。上方药又服 12 剂,痫病迄未发作,精神、食欲均正常。查:舌脉正常。嘱按原方继服药 6 剂,以竟全功。

2 年后随访,病未复发;又 2 年后再次随访,一切正常。

[按语] 患儿赋性老实,神经脆弱。由于学习用脑过度,耗伤心神,情志抑郁,郁久化热生痰,又受惊恐,引动肝风而致痫证频发。处方乃以涤痰汤去甘草、台参,加黄芩、天竺黄、羚羊角粉,祛痰开窍,清热泻火;再加僵蚕、全蝎、杭菊花、钩藤、生龙牡、炒远志,平肝熄风,镇静安神,药后诸症均减。此后于方中去羚羊角粉加朱珀散,前后共服药 30 余剂,诸症皆愈。

据吾临证治愈多例痫证之经验,认为把痫证概括为肝风上扰、痰火迷神似属恰当。这与《素问·至真要大论》"诸风掉眩,皆属于肝;诸暴强直,皆属于风;诸热瞀瘛,皆属于火"和朱丹溪论痫证独主乎痰的理论相合,故屡治屡验。

十、四物汤合桂枝加龙牡汤化裁治愈鸡爪风兼痿证一例

傅某,女,19 岁,未婚。

初诊:1980 年 7 月 15 日。

主诉及病史(家长代诉):阵发性昏迷抽搐 50 天。1980 年初,因服西药(不详)过量中毒,全身不适,有时头晕,心悸,乏力。同年 6 月,因突然受惊,当即发生抽搐,神志昏迷,连续抽搐两次,嗣后每日上午 10 时左右抽搐 1 次,持续不愈,医治 20 天无效。经山东省某医院检查,诊为"癔病性抽搐",收入院治疗 1 个月,无明显效果,仍每日发作。自动出院,延余诊治。发作前突然昏迷不语,四肢抽搐拘挛,两手如鸡爪,两足后翻,颈部强直,角弓反张,牙关紧闭,持续 30 分钟至 1 小时始苏。现全身乏力,两腿痿软,足不任地,不能行走,两臂动作正常。

诊查:形体消瘦,面色无华;六脉弦细无力、72 次/分,舌苔薄白、质嫩红微绛;两手握力弱,体温正常;检验无异常发现。

辨证:鸡爪风合并痿证。

治则:养血调营,镇肝熄风,拟四物汤合桂枝加龙牡汤化裁。

处方:生龙牡各 30g　桂枝 9g(后入)　生白芍 12g　当归 12g　熟地 10g　川芎 10g　柴胡 9g　木瓜 10g　钩藤 12g　麦冬 12g　陈皮 10g　甘草 10g　丝瓜络 9g　3 剂

二诊:7 月 18 日。患者由家长陪伴来寓就诊,下车后已能由人扶持行走。其家长说:服第 1 剂药后,次日抽搐即停止;3 剂服完,精神焕发,全身舒适,饮食增加,能被人扶持下地行走。

诊查:六脉弦弱、70 次/分,舌苔薄白、质嫩红,两手握力稍强,仍全身乏力,余无所苦。效不更方,原方药再服。

三诊:7 月 22 日。患者家长来告:又服药 3 剂,已能下床行走,除轻度乏力外,诸症消失。再拟益气养血,强筋壮骨之剂,继服数剂,以善其后。

处方:生黄芪 18g　当归 12g　杭芍 12g　川芎 10g　丹参 15g　鸡血藤 30g　菟丝子 15g　川断 12g　川牛膝 10g　陈皮 10g　甘草 6g　6 剂

[按语] 患者药物中毒后,头晕、心悸、乏力达半年之久,身体虚弱可知。又因经受大惊猝恐,惊伤心神,恐伤肾气,引动肝风,抽搐昏迷。抽搐日久,伤血耗液,筋骨失养,肝虚筋急,故抽

搐持续不已，骨痿不用。脉弦细无力，系肝阴不足，木少滋荣之象；舌质红嫩，亦为心阴暗耗之征。每日上午10时抽搐发作，缘一天之中，平旦至日中为阳中之阳，在阳旺之时发病，系阴虚阳盛，阳旺于阳，阴阳平衡失调之象。病在心、肝、肾三经。根据《难经·十四难》“损其心者，调其营卫，损其肝者，缓其中”之旨，采用四物加麦冬养肝兼滋心阴，桂枝汤调和营卫，柴胡和解表里，疏达肝气，旋转枢机；加龙骨、牡蛎合木瓜、钩藤以镇肝熄风；重用甘草合白芍，能缓肝急，解痉挛，为缓中要药。药性中和而获奇效，亦千虑之一得焉。

[编者评注] 本例患者因药物中毒引起头晕、心悸、乏力，长达半年不愈；后又突受惊恐，惊伤心神，恐伤肾气，引动肝风，抽搐昏迷，持续不已，骨痿不用。确属疑难重证之例。李氏医治此症，善于抓住病机，分析丝丝入扣，治则方药对证，故获奇效，足为后学所效法也。

陈伯咸医案

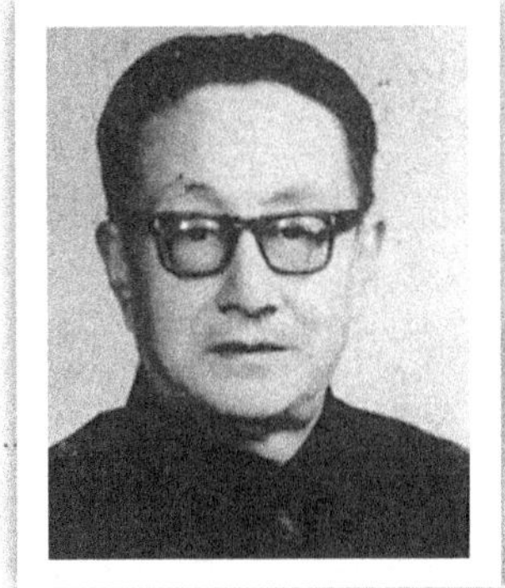

【生平传略】

陈伯咸，1917年生，北京市人。中医内科副主任医师。1938年毕业于华北国医学院后，在北京行医，1943年后迁至济南行医至今。学术上一向主张师古而不泥古，应根据具体症情、环境而辨证施治。今人大多丰衣足食，肥甘屡进，滞热内蕴，加之操劳过度，五志过极，故实满之证较多，临床多见肝郁、肝胃不和、动脉硬化等症，治宜清通疏化，一般无须补益，若单纯进补，必然气壅血滞，会使病情加重。

曾任济南市中医医院内科主任医师、济南市中医学会理事长，济南市政协委员等职。

主要著作有《医籍选讲》(《内经》部分)、《中医脉学辑要》等。

一、分型辨治慢性肾病三例

例一　肝肾阴虚型

马某，女，30岁，已婚。

初诊：1964年5月29日。

主诉及病史：患尿痛尿频腰痛8个月余，现症见左侧腰痛，四肢乏力，失眠多梦，下午低烧，饮食欠佳，大便4～5天1次、质干，小便日4～5次、有尿急灼痛感。

诊查：慢性病容，发育正常，舌质绛苔薄白，脉沉细弦，小便常规检查：蛋白(＋＋)，白细胞少许(导尿)。

辨证：肾虚有热(慢性肾炎)。

处方：生熟地各15g　萸肉9g　旱莲草9g　龟板9g　炒山药15g　赤苓9g　大黑豆15g　竹叶6g　丹皮9g　泽泻9g　桑椹子15g　草梢6g　盐知柏各6g　车前子9g

上方略为加减服药10余剂，至1964年6月19日低烧已退，尿痛已止，大便已通，仍有时腰痛，疲劳无力，头眩失眠。

处方：大熟地15g　萸肉9g　丹皮9g　龟板12g　炒山药15g　赤苓9g　炒杜仲9g　当归9g　赤白芍各9g　泽泻9g　沙苑子9g　枸杞9g　旱莲草9g　炒枣仁15g

守方意略为加减，服药 2 个月余，至 1964 年 8 月 21 日，食欲好，睡眠佳，左侧腰部偶有酸痛，余均正常，小便化验亦正常，痊愈出院。

例二　脾肾阳虚型

刘某，男，50 岁，已婚。

初诊：1964 年 2 月 24 日

主诉及病史：患者素体虚弱，于 1963 年因患脓胸而手术治疗，此后即出现下肢浮肿，至今已数月之久，曾在省某医院诊断为“肾炎”。现症全身中度浮肿，下肢尤甚，少腹及阴囊微肿，纳食一般，既往曾患消化性溃疡病，时犯时好，有时气短，四肢无力，动则益甚，大便每日 1 次较稀，小便频，无尿痛尿热。

诊查：身体瘦弱，慢性病容，下肢浮肿明显，舌质淡，苔薄白，脉沉细无力，小便化验：蛋白（＋＋＋）、白细胞（＋）、血压 160/100mmHg。

辨证：阴水，脾肾阳虚（慢性肾炎）。

处方：制附子 9g　云苓 15g　桂枝 6g　大腹皮 9g　炒白术 9g　泽泻 9g　木瓜 9g　草果 6g　白芍 9g　猪苓 9g　厚朴 6g　陈皮 9g

上方药服 7 剂，下肢浮肿即消，小便已正常，守方继服药 15 剂以巩固之。1964 年 3 月 20 日两腿内侧又渐浮肿，同时胃呆消化稽迟。

处方：制附子 9g　云苓 15g　冬瓜皮 15g　陈皮 9g　炒白术 9g　泽泻 9g　炒枳实 6g　砂仁 6g　车前子 9g　防己 9g　大腹皮 9g　内金 9g　桂枝 3g　甘草 3g

此方加减服药 20 剂，至 4 月 18 日水肿已基本消失，胃纳好转。由于心情抑郁突然头晕目眩、口干，大便每日 2 次、先硬后溏，小便较频，脉转细弦数，舌苔薄白微黄，血压 180/110mmHg。

辨证：肾虚肝旺夹郁（肾性高血压）。

处方：紫石英 30g　熟地 15g　云苓 15g　杭芍 9g　磁石 15g　山药 15g　泽泻 9g　陈皮 9g　怀牛膝 12g　萸肉 9g　丹皮 9g　砂仁 3g　车前子 9g

服上方药 3 剂头痛眩晕均止，血压仍时高时低，同时胃纳不甘，食后满闷，此方与香砂六君子汤加减配伍服用至 6 月 25 日，病情明显好转，肿消头眩已止，饮食二便正常，小便化验：蛋白（＋），白细胞少许，血压：160/100mmHg。出院转门诊继续治疗。

例三　阴阳两虚型

王某，男，43 岁，已婚。

初诊：1964 年 8 月 17 日。

主诉及病史：患肾炎已 10 余年，1963 年 3 月因工作繁忙而复发。现症：上午面部浮肿，下午及夜间两下肢浮肿，腰痛不适，经常头目眩晕，有时心慌耳鸣，记忆衰退，每隔 15～20 天遗精 1 次，胃脘堵闷，食欲不振，消化稽迟，有时恶心，身倦无力，嗜睡，食少便溏。

诊查：慢性病容，脉沉细略弦，舌质淡苔薄白，小便化验：蛋白（＋＋＋），白细胞（＋＋），颗粒管型（＋＋＋）。

辨证：阴水，脾肾阳虚、肾阴虚（慢性肾炎）。

处方：熟地 15g　制附子 6g　茯苓 15g　炒白术 9g　山药 15g　巴戟天 9g　泽泻 9g　谷麦芽各 9g　山萸肉 9g　车前子 9g　肉桂 3g　焦六曲 9g　牛膝 12g　陈皮 9g

上方略予加减服药 25 剂，遗精头晕均止，面部及下肢浮肿渐消，脘腹胀满已减，两腿内侧及两足尚肿，9 月 22 日改拟健脾温肾，利水消肿之剂。

处方：连皮茯苓 18g　厚朴 9g　大腹皮 9g　陈皮 9g　白术 12g　炮姜 6g　赤小豆 12g　防己 12g　车前子 9g　肉桂 6g　大豆卷 12g　木瓜 12g　煨草果 6g

药后腿肿显著减轻，足肿亦减，小便尚可，腹胀已止，纳食转佳，大便正常，10 月 6 日原方加制附子 6g 以助肾阳巩固疗效，10 月 20 日尿化验：蛋白（+），白细胞（+），管型（-），出院疗养。

［按语］ 慢性肾炎之病机，当责之于肾间水火失调。但由于肾主水液，脾主制水，肺为水之上源，水液代谢莫不与肺、脾、肾三脏有关，所以本病如出现水肿又应辨其何脏偏衰，按水肿门治则治之。张景岳说："凡水肿等症，乃肺脾肾三脏相干之病，盖水为至阴，故其本在肾，水化于气故其标在肺，水惟畏土，故其制在脾；今肺虚则气不化精而化水，脾虚则土不制水而反克，肾虚则水无所主而妄行，水不归经则逆而上泛，故传入于脾而肌肉浮肿，传入肺而气息喘急……合而言之，则总由阴胜之害而病本皆归于肾"。不少慢性肾炎患者亦可较长时间无浮肿现象，出现肾脏真阴不足，水不济火，相火妄动等症，当以滋阴降火法治疗。如水肿与阴虚相兼出现者，属阴阳两虚，治疗则又应水火双理。

例一脉舌均系阴虚有热之象，故初起用知柏地黄丸加减，以滋阴降火，待热降后改为归芍地黄丸化裁，以滋阴平肝。盖苦寒之剂虽可直折相火之升腾，但只能暂用，不能久服，以免诛伐肾间生生之气。例二不但全身浮肿，且有消化稽迟等症，属脾肾阳虚水湿不能运化，中焦阻滞，用实脾饮合真武汤治疗，运阳行水，斡旋中焦。例三病机属阴阳两虚，用金匮肾气丸治疗，以滋阴济阳，水火双理。以上 3 例由于辨证明确，治疗得当，故均取得较为满意的效果。

二、滋阴清热、宣气化瘀、利窍通闭法治疗癃闭二例

例一　刘某，男，70 岁。

初诊：1978 年 12 月 15 日。

主诉及病史：自述患前列腺肥大 6 年之久，小便经常淋漓不畅。1 周前突然尿闭不通，在外院插管导尿并留置导尿管，现拔管后小便仍不能自解，伴腰痛乏力，烦躁，小腹胀急，纳可，大便调。

诊查：急性病容，表情痛苦，面色黑滞少华，舌红苔微黄薄腻，脉弦细数。

辨证：癃闭。

治则：治以滋肾清热，宣气化瘀，利窍通闭。

处方：生地 18g　当归 9g　赤芍 9g　丹皮 9g　木通 9g　竹叶 9g　泽泻 9g　车前子 9g　杏仁 9g　女贞子 9g　旱莲草 9g　王不留 9g　泽兰 9g　琥珀 3g（分 2 次冲服）　甘草 3g

二诊：1979 年 1 月 3 日。上方药服 3 剂，小便已能自解，但仍淋漓不畅，溺时茎中作痛，守方继服 6 剂，小便通利如常，唯觉两腿作痛，有时抽筋，原方加川牛膝 9g，杭芍 15g，继服 3 剂而愈。

例二　张某，男，70 岁。

初诊：1980 年 10 月 21 日。

主诉及病史：患者于 1 周前突然尿闭，点滴不下，茎中作痛，小腹胀急，伴恶心纳呆，大便干。在山东某医学院附院检查诊断："前列腺肥大"、"急性尿潴留"。肌注乙蔗酚，口服消炎药，同时留置导尿管。治疗后恶心加重，烦躁，两乳房胀痛，且拔除导尿管后小便仍不通，故来本院

要求中药治疗。既往有冠心病史。

诊查：老年男性，急性痛苦面容，脉弦滑、舌质红、苔黄厚腻。化验检查：尿常规：蛋白、红细胞、脓细胞少许，白细胞（++）。心电图检查：正常。

辨证：癃闭。

治则：治以滋阴清热，宣气化瘀，利窍通闭法。

处方：生地 15g　当归 9g　赤芍 9g　丹皮 9g　川牛膝 9g　杏仁 9g　桔梗 9g　车前子 9g　黄柏 9g　王不留行 9g　女贞子 9g　旱莲草 9g　木通 6g　甘草 3g　琥珀 3g（分 2 次冲服）

二诊：10 月 24 日。服上方药 2 剂后，拔除导尿管后小便已能自解，并停用西药。现仍有尿频尿痛、小便余沥不尽、排尿不畅，纳呆有时恶心，大便仍干，脉舌同前。前方加陈皮 9g 继服。

守方继进药 15 剂，尿频痛显著减轻，恶心止，烦躁、两乳房胀痛消失，纳食转佳。于 11 月 9 日化验尿常规：蛋白、红细胞少许，白细胞（+++），前方加茅根 24g 继服。

三诊：11 月 14 日。上方药服 6 剂，尿量增加，余无不适，脉弦舌红苔白。化验尿常规：蛋白、红细胞消失，白细胞（++）。病已基本治愈，原方继服 3 剂，以巩固疗效。

［按语］ 前列腺居小腹属肾，前列腺肥大患者大多有小便淋漓不畅的病史，并发急性尿潴留则突然尿闭不通。茎中作痛、小腹胀急、脉弦滑、苔黄腻，为湿热与瘀血结于下焦所致，证属中医学“癃闭”之实证范围。笔者用滋阴清热，宣气化瘀，利窍通闭法治疗，取得较为满意的效果。

基本方剂：生地、当归、赤芍、丹皮、木通、琥珀、竹叶、车前子、泽泻、杏仁、桔梗、女贞子、旱莲草、王不留行、川牛膝。

加减法：下焦湿热重者加知母、黄柏；胃气上逆恶心呕吐者加陈皮、半夏、竹茹；血尿者加茅根、大小蓟；大便秘结者加大黄、元明粉。

方中以导赤散清热利水，因湿热之邪最易伤阴，故于清利之中伍以二至丸顾护肾阴，兼清下焦以固其本。肺为水之上源，主治节，与膀胱气化相通，有“通调水道，下输膀胱”的作用。若上焦不宣则气化失常，水道不通，故方中加杏仁、桔梗宣降肺气，使上源升而下流畅，达到通调之目的，乃“下病治上”。根据西医对前列腺肥大急性尿潴留的病理研究，系由于前列腺突然充血所致，故方中以当归、赤芍、丹皮、川牛膝、王不留行、琥珀等活血化瘀，消肿止痛。正如沈金鳌所说：“血瘀小便闭者，则以牛膝、桃仁为要药，尝采其法，用之颇效。”

综观全方，既清热利水，又活血化瘀；既宣气通络，又养血益阴。利水而不伤阴，化瘀而不损血，标本兼顾，使瘀血化，气机通，湿热除则癃闭自愈。

（范希衡整理）

三、疏风清热、平肝去翳法治愈凝脂翳二例

例一　赵某，男，35 岁。

初诊：1983 年 5 月 3 日。

主诉及病史：患者右眼红肿，眼球剧痛，畏光流泪 20 余天，在当地医院及济南市立某院眼科诊断为“病毒性角膜炎”，曾用氯霉素眼药水，利福平及疱疹净滴眼。

诊查：中年男性，形体较胖，面色红，脉弦滑，舌红苔黄。右眼眼睑浮肿，眼球混合性充血水肿明显，角膜盘状混浊呈灰白色，表面粗糙不平，中心有米粒大之凹陷溃疡，患眼视

力 0.03。

辨证:凝脂翳(病毒性角膜炎)。证属风热邪毒夹肝火上攻于目。

治则:治以疏风清热,平肝去翳之法。

处方:桑叶 10g　菊花 10g　蝉衣 10g　双花 30g　连翘 15g　条芩 10g　生地 15g　当归 10g　丹皮 10g　蒺藜 15g　红花 10g　生石决明 30g　夏枯草 10g　甘草 3g

二诊:5 月 12 日。上方药连服 9 剂,患眼红肿、畏光流泪减轻,眼球仍胀疼,视力同前。脉弦滑,舌红苔黄根厚。原方去条芩、红花,加赤芍 10g、茺蔚子 10g、青葙子 10g、羚羊角粉 1g(分冲),水煎服。

三诊:6 月 1 日。上方药继进 20 剂,患眼红肿基本消退,眼球肿痛明显减轻,但视物中心仍如有异物遮挡,四周可见光亮。角膜盘状混浊范围缩小,表面光滑,中心仍有点状凹陷溃疡。脉弦细,舌红苔少。改拟清肝活血,滋阴去翳法。

处方:生石决明 20g　菊花 10g　蝉衣 10g　木贼草 10g　青葙子 10g　生地 20g　当归 10g　丹皮 10g　赤白芍各 10g　石斛 10g　炒蕤仁 10g　沙白蒺藜各 10g　红花 10g　甘草 3g

以此方为基础,加减续进药 10 余剂,患者自觉眼球胀痛消失,眼中黑物缩小,感光范围扩大。后因工作需要,返回单位,于 9 月 16 日来信告知,仍按原方继服,患眼视力已达 0.9,基本恢复正常。

例二　冯某,女,11 岁。

初诊:1985 年 8 月 30 日。

主诉及病史:患者右眼发胀流泪 24 天。自述右眼流泪发胀,视物模糊,不头痛,眠安,纳食可,大便干、日一行,小便黄。在济南市立某医院诊为"病毒性角膜炎兼溃疡"。患眼视力为 0.5。

诊查:右眼睑红肿,睑结膜、球结膜充血,角膜有蝶形溃面,瞳孔等大等圆,脉弦滑,舌质红苔黄腻。

辨证:凝脂翳(病毒性角膜炎)。

处方:生石决明 30g　夏枯草 10g　赤白芍各 10g　丹皮 10g　桑叶 10g　菊花 10g　蝉衣 10g　生地 15g　当归 10g　青葙子 10g　木贼草 10g　茺蔚子 10g　甘草 3g

二诊:9 月 2 日。药后眼球红肿已消,局部作胀,无明显疼痛,纳佳,二便可,视物轻度模糊,脉弦滑,舌边红苔白。原方加蒺藜 10g,蕤仁 10g,3 剂。

三诊:9 月 5 日。患眼已无不适感,视物模糊见轻,纳佳,二便调,无头痛。昨在市某医院查患眼视力为 1.2。脉弦滑,舌红苔白,角膜溃疡面几近消失。继服 9 月 2 日方药。3 剂。

四诊:9 月 7 日。患眼无不适,视物稍模糊,昨已复学。

处方:生地 15g　当归 10g　赤芍 10g　丹皮 10g　桑叶 10g　菊花 10　蝉衣 10g　枸杞 10g　木贼 10g　川石斛 10g　沙白蒺藜各 10g　蕤仁 10g　3 剂

经治疗,患眼已无模糊感,于用眼久时尚觉疲劳,余无不适。

[按语]"病毒性角膜炎",其临床表现系黑睛上起翳一片,状如凝脂,属于中医眼病之"凝脂翳"。此病发病急,病势危重,治之不当或延误治疗,可以致盲。即使治疗得当,也常遗留不同程度的视力障碍。

按照中医五轮学说,白睛在脏属肺为气轮,黑睛在脏属肝为风轮。遵《内经》"目为肝窍","因于风者,上先受之"之理,故治以疏风清热,平肝去翳之法。方中桑叶、菊花、双花、连翘、条芩等疏风清热解毒；生石决明、夏枯草平肝清热；蝉衣、白蒺藜既能疏风清热，又能去翳，为眼科之常用药。在大队清解药中用生地、当归，有滋养柔润之妙用。但早期不可过用滋腻之品，以免留瘀恶邪。若肝火亢盛，可酌加羚羊角粉、青葙子等药。

本病后期患者眼红肿渐退，热毒渐清，由于火热之邪最易伤阴，而黑睛上遗留白斑又属瘀血未化，故治疗改拟清肝活血、滋养去翳法，于清热平肝活血去翳药中，加入具有滋养去翳作用的石斛、蕤仁等药扶正祛邪，以利角膜的新陈代谢，促进角膜白斑的消退，从而取得较为满意的疗效。但是本病总的病机属瘀热壅滞，故在治疗中，寒凉之药中病即止，不可过用，以防寒凉遏抑而成冰翳。

（范希衡整理）

四、化瘀祛斑汤治疗颜面瘀斑二例

例一 张某，女，24岁，未婚。

初诊：1978年8月15日。

主诉及病史：患者14岁月经初潮，既往正常，自1977年12月起，经期逐渐后延，现每2个月经潮1次，量少夹块，色紫，经行伴轻度腹痛，今经净20余天。

诊查：颜面满布褐色瘀斑，以两颧为甚，脉沉细涩，舌质边紫，苔薄白。

辨证：颜面瘀斑，血滞月经不调。

处方：柴胡9g　川芎9g　当归9g　赤芍9g　香附9g　丹参15g　泽兰9g　桃仁9g　红花9g　葱白3寸　生姜3片　大枣3枚

二诊：8月28日。上方药服12剂，颜面瘀斑消失大半，月经到期未至，但无任何不适感。脉沉细弦，舌质略紫，舌苔薄白。原方药继服。

三诊：9月3日。患者于昨日月经来潮，经量增多，瘀块较前减少，腹痛轻。脉弦细苔白。守方继服。

四诊：9月8日。守方又进药5剂，颜面瘀斑基本消退。

例二 王某，女，28岁，已婚。

初诊：1979年3月5日。

主诉及病史：患者产后2个月，当时恶露量少，1周即净，近来颜面起瘀斑逐渐加重，口渴不思饮，有时烦躁，纳佳，二便可。

诊查：颜面瘀斑遍布，额颧尤著，脉细弦苔薄白。

辨证：颜面瘀斑，产后血滞。

处方：柴胡9g　当归9g　赤芍9g　川芎9g　丹参9g　泽兰9g　香附9g　桃仁9g　红花9g　生姜3片　大枣3枚　葱白3寸

二诊：3月15日。服药8剂，烦躁消失，口渴减轻，颜面瘀斑消退1/3，嘱继服原方药。

三诊：3月30日。原方药继服12剂，诸症均瘳，颜面瘀斑消退。

[按语] 心主血脉，血脉充盛则面润泽，血脉空虚则面皖无华。肝主藏血，血瘀气滞则颜面瘀斑生焉。此病属心肝二经，与月经胎产关系密切，多发于肝郁气滞月经延后之体，产后瘀血亦是其成因。化瘀祛斑汤适用于非妊娠期及产后患者，疗效甚佳。本方由柴胡9g，当归9g，赤芍9g，川芎9g，桃仁9g，红花9g，丹参9g，泽兰9g，香附9g，生姜3片，大枣3枚，葱白3寸等味组成。方中桃红四物养血化瘀，柴胡条达肝郁，丹参、泽兰调经活血，香附行血中之气，配合姜

枣调和营卫，大枣并能入脾悦颜色，更加葱白通阳气，合而用之，具有通阳活血、养血化瘀、调和营卫之作用。气血协调，营血得和，则瘀去斑消而病自愈。

五、海藻玉壶汤治愈石瘿一例

徐某，女，42岁。

初诊：1973年8月5日。

主诉及病史：颈部左侧包块渐大，已历2年。自觉吞咽时有阻格感，并觉咽中痰液较多，纳食佳，二便调，月经后延，轻度痛经。在省立某医院诊断为良性甲状腺瘤。

诊查：脉沉弦，苔白微腻，项部左侧包块5cm×6cm，中等硬度，可随吞咽上下活动，无压痛。

辨证：石瘿。

处方：生牡蛎15g　玄参9g　连翘9g　海藻9g　夏枯草9g　香附9g　柴胡9g　昆布9g　杭芍9g　青皮9g　瓜蒌15g　半夏9g

二诊：8月18日。上方药服10剂，瘿瘤无明显变化，仅咽中痰减少，食欲较差。脉弦，苔白微腻。原方加陈皮9g、海蛤壳9g，继服。

三诊：8月28日。又继进10剂，瘿瘤逐渐回消1/2，食欲好转，余无著变。脉弦苔白。继服上方药。

四诊：9月12日。共服药30剂，瘿瘤已全部消平，一切正常。

[按语] 瘿之病因为外感六淫、内伤七情，痰气交阻而成。但通过临床观察，以内因为主，多由忧思恼怒，心情抑郁，久之五志化火，与湿痰凝结而成；亦有因肾阴亏损，肝肾之火上越与痰浊上结者。总的病机为郁火痰结。因此治疗原则应为舒肝解郁，软坚散结，化痰清热。方中柴胡条达肝郁，香附和血理气，青皮破气散结，牡蛎软坚散结，夏枯草清肝经热，连翘清心，瓜蒌宽胸散结，海藻、昆布、半夏化痰软坚，元参育阴清热，杭芍平肝养阴。合而用之，具有舒肝解郁、软坚散结、化痰清热之功，同时还有祛邪而不伤正、化痰而不伤阴之效。

临床治疗石瘿（甲状腺瘤）32例，服用本方均收到不同程度的疗效，疗程最短1个月，最长者半年。大抵初服药无明显变化，服至10余剂后肿块开始回消，有的很快消失，有的消失较慢，这可能与肿块的大小、病程的长短、患者自身的抵抗力和夹杂病的有无有关。

[编者评注] 西医讲的甲状腺瘤，就其症状和发病部位来说，属于中医的瘿病范围。瘿有五种：肉色不变者，为肉瘿；其筋脉粗露者，名筋瘿；若赤脉交络者，名血瘿；随喜怒忧愁而消长者，名气瘿；坚硬似石推之不移者，名石瘿。陈氏临床治疗瘿病，抓住郁火痰结的主要病机，采用舒肝解郁，软坚散结，化痰清热法，方用海藻玉壶汤加减，祛邪而不伤正，化痰而不伤阴，故每获良效，值得后学者深究。

史道生医案

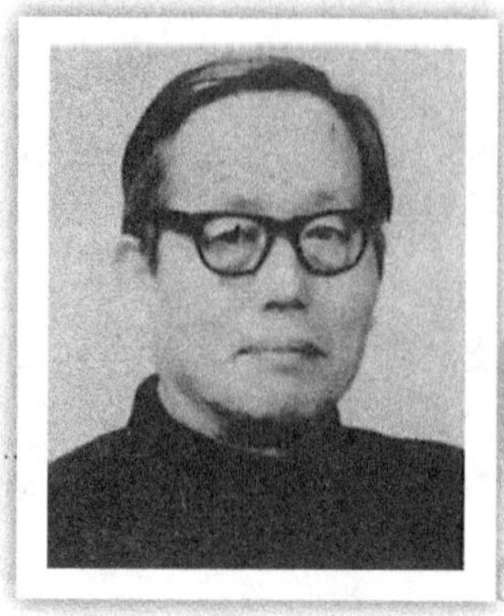

【生平传略】

史道生，1919年生，山东省掖县人。中医教授。

1940年6月毕业于北平华北国医学院，曾悬壶于北京、青岛等地。解放后，曾先后担任青岛市中医进修学校教师、青岛医学院中医教研室主任及附属医院中医科主任等职。曾任青岛医学院教授，青岛市中医学会第一副理事长，青岛市中西医结合研究会顾问，山东省中医学会顾问，中华全国中医内科学会顾问等职。

从事中医临床教学工作40余年，对心血管系统、呼吸系统、消化系统疾病及妇科疾病的治疗，有较深入的研究。

一、瓜蒌薤白半夏汤治愈胸痹两例

例一 贾某，男，60岁。

初诊：1975年9月10日。

主诉及病史：1975年4月13日在山西临汾市某医院诊断为冠心病、心绞痛。1975年5月1日心电图诊断，慢性冠状动脉供血不足（T波于Ⅰ、awF导联倒置，T波于V_4、V_5、V_6导联双向）。患者素日喜进肥甘，嗜好烟酒，心区闷胀，隐痛频繁，呼吸不畅，微喘痰滞，依息难卧，倦怠无力，纳呆，脘腹满胀，夜寐不安，颜面浮热。

诊查：苔白根腻，脉缓寸尺无力，血压偏低（120～92/70～64mmHg）。

辨证：痰湿内阻。

治法：通阳泄浊，化痰降逆。

处方：全瓜蒌30g 薤白9g 丹参30g 桑白皮12g 生薏米30g 茵陈18g 半夏10g 旋覆花5g（布包） 松香10g 生甘草6g

二诊：9月24日。服上方药12剂后食欲、睡眠好转，但胸闷痰滞、心前区隐痛无明显减轻。上方去桑白皮，加青皮9g，橘叶9g，苦桔梗12g，琥珀粉2g（分2次冲服），继续服用。

三诊：10月8日。服上方药12剂，心前区闷胀隐痛缓解，气喘痰滞减轻，夜可平卧，胃纳、夜寐好转。苔薄白，根腻已除，脉缓，寸尺较以前有力。上方去生薏米，再加牡蛎30g、炒枳壳9g继续服用。

四诊：10月22日。服上方药12剂，心前区滞胀作痛完全消失，其他脉症明显好转。1975年10月11日心电图诊断：正常范围心电图。患者四诊后已出院参加工作。

例二 陈某，男，59岁。

初诊：1975年9月3日。

主诉及病史：1975年3月经安徽某医院诊断为“冠心病”。心前区滞闷，隐痛不舒，泛恶纳呆，吞酸嗳气，脘腹胀满，夜寐不安，倦怠无力，下肢浮肿。

诊查：苔黄腻，中根明显，脉缓寸无力、右关偏浮滑。1975年8月30日心电图诊断：心肌损害（ST段于Ⅰ、V_5、V_6导联水平下移>0.05mV）。

辨证：痰湿内阻。

治则：化痰泄浊，舒畅气机。

处方：全瓜蒌30g　姜半夏9g　蒲公英18g　薤白9g　丹参30g　苏梗12g　橘络6g　夜交藤30g　炒枳壳9g　生甘草6g　水煎服

二诊：9月24日。服上方药20剂，脘腹胀满、吞酸嗳气明显减轻，但仍夜寐不安、胸闷隐痛，肢楚乏力改善亦不明显。继用上方药再加琥珀粉2g（分2次冲服），茵陈30g，炒山楂12g，白术12g，砂仁9g，生牡蛎18g。

三诊：10月22日。服上方药20剂，心区滞闷、隐痛、脘腹胀满、反酸嗳气已缓解，夜寐较前为安，但活动后仍有下肢浮肿。上方去橘络，加汉防己12g，菖蒲根18g。

四诊：11月7日。服上方药12剂，下肢已无浮肿，其他症状基本消失，已能做一般活动。1975年10月29日心电图大致正常（Ⅰ、V_5、V_6导联ST段斜行下移≤0.05mV）。

［按语］ 上述两例症情均属本虚标实，平日喜进甘肥，嗜食烟酒，日久脾失健运，痰湿内蕴，浊气上泛，心阳痹闭，血运受阻，故而心绞痛作。二者病因虽同，但观其脉症则又有各自不同之点，故在治疗上虽同样采用通阳泄浊之瓜蒌薤白半夏汤，然例一伍以生薏米、旋覆花、桑白皮、苦桔梗等味，以其兼有咳喘痰滞之故。例二伍以蒲公英、白术、砂仁、山楂等品，因其并发泛恶吞酸脘腹不和之症也。

根据《素问·脉要精微论》“夫脉者血之府也……细则气少，涩则心痛”的论点，结合近代药理提示和临床实践体验，在2例病案方剂中均伍以丹参、茵陈；盖以丹参活血通络，能扩张冠状动脉，增加冠脉血流量，对改善循环障碍有其独特效能。而茵陈对消除肝郁络滞，增强冠状动脉血流量可谓价廉功贵之品。《本经》谓其“久服轻身益气，耐老华色长年”，确可信而有征。

二、清热利湿、祛瘀生新法治愈胃脘痛一例

汪某，男，51岁。

初诊：1958年11月22日。

主诉及病史：患者1个月来上腹部疼痛，剧时病痛难忍，放射肩背，近半月来病情进展，痛厥3次而于1958年11月22日入本院内科病房。

X线钡透：①胃小弯溃疡；②溃疡恶性变？西医诊断为胃溃疡合并出血，恶性变。患者入院后输液、输血，内服颠茄合剂、氢氧化铝等治疗月余，效果不大，故于1958年12月26日请中医会诊。

诊查：患者面色苍白，唇淡尤剧（血色素6g），苔白腻中薄黄质淡，脉关弦寸尺偏沉细，声低

息短，胃脘胀痛频作拒按，有时波及两胁，泛酸，腹不和，纳谷极弱，全身浮肿以下肢为著，大便潜血强阳性。

辨证：脾虚湿滞，脘痛衄血为患。

治法：清热利湿，祛瘀生新。

一号方：凤凰衣 30g　三七参 24g　乌贼骨 18g　浙贝母 12g　黄连 15g　元胡 15g　制乳没各 1.5g　生甘草 10g

以上共为细末，作散服。

二号方：赤白芍各 12g　生薏米 24g　丹参 18g　佩兰叶 15g　野于术 6g　冬瓜子 30g　鲜茅根 60g　草决明 10g　茯苓 24g

三号方：杭白芍 12g　内金炭 10g　制乳没各 1.5g　丹参 15g　香附 10g　酒元胡 6g　鲜茅根 60g　生甘草 10g

二三号方药水煎服。

本例患者是以粉剂治疗为主，配合汤剂。治疗中每次服一号方粉剂 2g，白开水送服，每日 3 次，持续服用。与此同时每日服二号方药 1 剂，连续服 3 剂后再进 3 号方药 3 剂，二方药交替服用。截至 1959 年 1 月 22 日，除药粉每日坚持服用 3 次外，二号方药已服 9 剂，三号方药已服 15 剂，上述诸症迅速缓解，病情基本稳定。1959 年 1 月 18 日钡餐复查，胃小弯溃疡已基本愈合。又据二号方及三号方意化裁，加重缓肝和胃之品，继进药 10 余剂，2 月 20 日经钡餐透视复查，胃及十二指肠未见器质病损，于是出院。半年后信访，患者除消化力稍弱外，其他均正常。

[按语] 患者初诊病势急，脘痛剧，贫血严重，面苍神疲，面目及下肢浮肿，趋于严重衰弱状态，大便潜血强阳性，西医认为胃小弯溃疡合并出血，考虑为恶性变。笔者因其脘痛频剧，高度面苍色夭，亦虑其胃中有坏血凝聚，故急进凤凰衣，因其为雏出之蛋膜，内含胚血有情之物，性味甘平，清肺而护胃膜，尤为增强体质、控制胃膜恶变的价廉功贵之品；三七参对胃出血后之血瘀肿痛，有止血散瘀止痛之独特功效，故一号粉剂方即以此 2 味为方中主药，伍以乳香、没药、元胡以增强祛瘀定痛之功；乌贼骨制酸敛疮；浙贝母清胃散结，并缓解乌贼骨收敛过剧之弊；黄连清胃热泻心火而安神宁志；生甘草解热毒，中和诸药之偏，并对缓解胃痉挛，促进溃疡面愈合有积极作用。

汤剂内服为其兼症而设，故先予二号方药以清利脾胃湿热，意在健运中州，消除苔腻腹胀虚浮等以扶正而祛邪，继进三号方药以缓肝祛瘀，清热生津，意在祛蠲脘痛，护胃而止匿血，运用 3 方药不同效能而终收全功。

三、利湿祛瘀散结法治愈淋浊两例

例一　王某，男，30 岁，已婚。

初诊：1972 年 3 月 10 日。

主诉及病史：自述婚前有手淫恶习，婚后又时忍精不泄，故虽青壮而疲惫难支，近年来溺时尿路涩痛，晨起则尿道口粘液堆积，腰痛腹坠，会阴滞胀不舒，曾于国外医院确诊为慢性前列腺炎，在急性发作时曾在国外针药并进，2 个月无效。回国后治疗近半载，效不理想，精神形体逐日衰弱，内心烦恼难诉。

诊查：面色萎黄不泽，精神疲惫，形体消瘦，行路则屈腰难伸，尿路涩痛余沥不尽，腰髂痛，腹股沟及会阴区痛胀不舒，苔薄黄根腻，尖质绛，脉滑关浮弦有力。

辨证：下焦湿热，瘀精留滞。

治法：清热导滞，行瘀散结。

处方：萹蓄 30g　瞿麦穗 12g　滑石粉 12g　竹叶 12g　灯心 1.5g　酒大黄 10g　琥珀粉 2g(冲)　甘草梢 10g

二诊：3 月 16 日。前方药已服 6 剂，尿道涩痛大减，尿道口粘液极微，然腰髂痛、腹坠、会阴胀痛依然如故。下焦湿热已见衰减，而瘀精宿腐尚须缓图，固予清热利湿、祛瘀散结法。

处方：赤芍 12g　桃仁 10g　五灵脂 10g　红花 5g　丹皮 10g　生地 15g　山甲珠 10g　全瓜蒌 30g　甘草梢 5g

三诊：3 月 27 日。上方药连进 9 剂，尿道涩痛和会阴胀痛已消解，腰髂痛少，腹坠亦明显减退，为求痊愈，于上方加琥珀粉 2g(冲)、炒王不留行 15g，长期服用。

例二　陈某，男，34 岁，已婚。

初诊：1975 年 4 月 28 日。

主诉及病史：自述幼年手淫斫丧过甚，及至婚后又时忍精延泄。近 2 年来伴有头晕目眩，遗精阳痿，排尿涩痛，腰髂酸痛，左腹股间区坠滞不舒，尿后有粘液溢出。上周误服补肾壮阳之桂附辛热药物 5 剂，出现血尿涩痛，睾丸、会阴及肛周垂胀灼痛难忍，因急来青岛我院泌尿外科检查，诊断为慢性前列腺炎急性发作。

诊查：患者痛苦病容，面色萎黄不泽，排尿刺痛难出，脐下胀滞不舒，夜难入睡。大便干燥，舌缘质绛而瘀暗，苔薄黄脉滑偏数。因前列腺炎急性发作，故未做前列腺液化验。尿液化验：红细胞(＋)、白细胞(＋)、脓细胞(＋)、蛋白微量。

辨证：证属败精化腐，误药助焰。

治法：解毒利湿，清肝散结。后议祛瘀散结，清涤余热。

处方一：龙胆草 10g　柴胡 10g　黄芩 10g　炒栀子 10g　当归 10g　生地 12g　木通 5g　炒泽泻 10g　牛膝 12g　黑豆 30g　酒大黄 10g　琥珀粉 2g(冲)　甘草梢 10g

处方二：桃仁 10g　红花 10g　五灵脂 10g(炒)　丹皮 10g　生地 12g　赤芍 12g　山甲珠 10g　全瓜蒌 25g　败酱草 20g　琥珀粉 2g(冲)　车前草 15g　王不留行 15g(炒)　生甘草梢 10g

患者于 4 个月后(1975 年 8 月)来青复诊。自述第 1 方药服完 7 剂，第 2 方因药难配齐仅服 10 剂而止。复诊时前列腺炎诸症悉平，阳痿证好转，惟仍难持久。嘱其仍服第 2 方药 15 剂，然后用白蒺藜 12g 煎水送服六味地黄丸，早晚各服 1 丸，坚持服用 2 个月可期全功。

[按语] 根据前列腺炎的发病机理和症状，本病应属中医学的“淋”、“浊”等范畴；以中医机理而言，常因忍精延泄，败精宿腐凝阻溺窍，终必久瘀化火，染而为疾。西医认为，前列腺具有丰富的神经节网，有多种多样的神经终末装置，从而使前列腺通过这些神经装置更密切地与机体其他器官相联络。前列腺位于中医学所说的任、督二脉交会之处的会阴部位，因此每当前列腺炎症发生，势必波及周围的邻近器官，产生复杂的临床症状，医者如忽视详诊，误认为“肾虚”，妄投辛温壮阳之剂，恰如抱薪救火，贻害匪浅。本病缠绵反复，极难根除，中外医家均感棘手。陈姓病案着重证明，误诊妄治则险境立见，临床尤应引以为戒。

四、加味凉膈散治愈石淋两例

例一 李某，男，40岁。

初诊：1970年4月9日。

主诉及病史：自述以往体健神充，偶有腰痛，旋即消失。1970年4月8日晨起左腰区及左胁下腹部突感阵发剧烈绞痛，腹部平片未见结石阴影，经多次注射止痛针剂，但剧痛有增无减。于4月9日邀余会诊。

诊查：患者面色苍白，出冷汗，轻度头痛、寒热，精神疲惫，左腰腹部阵发性剧痛拒按，大便燥，小便短赤涩痛，苔黄而燥，脉滑数沉取有力。

辨证：湿热蕴结三焦(左输尿管结石待排除)。

治法：清解上焦、荡涤中下焦。

处方：连翘12g 薄荷6g 黄芩10g 芒硝12g 炒栀子12g 酒大黄10g 金钱草60g 竹叶12g 生甘草6g 3剂

初服上方药1剂后，腰腹剧痛即渐缓解；2剂后腑气已通，大小便荡下而畅；3剂服尽即由尿中排出黄豆大珊瑚状结石1枚，诸恙悉平。

例二 崔某，男，54岁。

初诊：1975年8月29日。

主诉及病史：1975年8月27日上午右腰腹部突然剧烈疼痛，冷汗出，腰难直立，故住我院内科病房治疗。入院后检查：右肾区叩痛触痛明显，尿常规检查红、白、脓细胞均少许，肾及输尿管X线平片未有阳性发现，临床诊断：①肾绞痛，②肾结石可能性大。住院治疗曾注射阿托品及度冷丁，剧痛稍缓，但腰腹胀痛仍著，故于8月29日邀请中医会诊。

诊查：患者面色苍白，精神疲惫，头晕目眩，烦躁不宁，右腰痛波及右腹部胀痛阵作，脐腹坠胀，小便灼热涩痛，大便溏而不畅，苔白根腻，脉滑尺沉。

辨证：湿热蕴结下焦。

治则：祛瘀散结，清利下焦。

处方：赤芍30g 金钱草50g 海金沙12g 冬葵子15g 萹蓄30g 酒川军10g 王不留行30g 牛膝30g 竹叶12g 六一散12g 2剂

二诊：8月31日。药进2剂，右腰腹阵痛稍缓而脐腹胀坠未已，咽喉痰滞不爽，尿道涩痛缓而灼热依然，大便仍溏而不畅，苔白根腻稍减，脉滑尺沉。上方去赤芍、冬葵子，加元胡20g、薄荷10g、枳实10g、鱼脑石10g、银花30g、预知子15g，继进3剂，并嘱其加强自身活动。

三诊：9月3日。腰及右腹痛胀明显缓解，脐腹仍感不和，并伴轻度风热束表之头痛、鼻塞症状，大便溏而不畅，尿路较前稍畅，苔白根稍腻，脉滑尺偏沉。前方去预知子，加炒芥穗12g、连翘12g、芒硝10g，改金钱草60g，继服2剂。

四诊：9月5日。患者自述9月4日夜服中药后，进行短时跳跃活动，突感腰区一阵剧痛，继而排尿时尿道有异物刺激痛，终于尿出灰黄色结石1块(0.3cm×0.2cm×0.1cm)，腰腹痛减，尿路亦畅。嘱其继服前方药1剂，以蠲余邪，3日后出院工作，至今体健。

[按语] 中医药治疗石淋虽有许多方药，但结石体积稍大或属于溶石碎石者则很难排出。就以上两案来说，李案腰痛剧，冷汗出，说明主因是输尿管壁刺激剧烈，而结石已有活动下移的倾向，急用凉膈散加金钱草以荡涤三焦湿热蕴结，药进3剂结石竟顺尿而出，如此药到病除，实

属药与时机相适应也。崔姓案虽腹部平片未见结石，但临床见症实因结石刺激输尿管壁过剧而诱腰腹剧痛，暴作难忍，予利湿散结，药进7剂而石排证除。

五、温经汤加减治愈痛经两例

例一 安某，女，25岁，已婚。

初诊：1960年4月4日。

主诉及病史：自诉于17岁开始每于经前数日即感脐腹滞痛时作，1959年以来每次经行发展到疼痛难忍，剧时厥不知人，而今尤甚，每月痛经发作须由同学抬送医院急救，故只好休学回青求治。症呈经前三四日少腹部绞痛，喜温喜按，而重按又感不舒，痛剧则晕厥肢逆，经色淡而不畅有血块，腰骼痛楚，便溏纳呆，头晕痛。

诊查：诊时距经期尚有10日。患者面色萎黄不泽，精神疲惫，苔白偏腻，尖质偏绛，脉沉弦偏缓。

辨证：为虚寒型之经前腹痛。

治法：予陈氏温经汤加减治之。

处方：当归10g　川芎6g　桂心6g　莪术10g　丹皮6g　党参10g　干姜10g　怀牛膝6g　赤芍12g　盐附片6g　六一散10g　3剂

依据上方化裁，相继共诊14次，至8月17日复诊，恰值月经应时而至，仅脐腹区感寒凉，无明显腹痛反应，有少量小血块，腰骼痛楚亦减。以陈氏温经汤去人参加干姜、五灵脂、小茴香继服3剂。

二诊：8月29日。患者精神极佳，初露笑容，体力大增，即日将回北京复学。仍予陈氏温经汤去人参加失笑散、干姜、小茴香。嘱其经前一二日及经潮之时服药3～4剂，以防痛经再发。

例二 李某，女，24岁。

初诊：1963年7月24日。

主诉及病史：近3年来每逢经水来潮前二三日，少腹部即感寒凉滞坠，经血一见少腹即开始疼痛难忍，喜按喜温，经色淡有少量小血块，腰痛楚，便溏纳呆，肢逆神疲，素有头晕，心悸烦满，经期尤剧。

诊治：患者面色不华，苔白少津，脉虚濡左关尺沉缓无力。诊时距经期尚有20日。

辨证：应属虚寒型之经潮腹痛。

治法：先予健脾温中养肝肾法。

诊治2次，药进6剂，头晕心悸颇缓解。8月15日三诊时，少腹部寒凉滞坠、腰楚带多便溏等症表现明显，苔白脉濡缓尺沉，已值经潮之征兆，因予温经散寒、调理冲任为治。大温经汤去半夏、阿胶，加桃仁，生姜易干姜。

处方：当归10g　川芎6g　白芍10g　吴茱萸5g　桂枝6g　党参10g　干姜12g　酒桃仁6g　寸冬10g　丹皮10g　炙甘草6g　3剂

相继又诊3次，药进9剂，患者于9月12日又诊，自述月经超前3日而潮，经前腹凉滞坠及经潮腹痛难忍之症状已基本消失，现仅少腹部微感不和，经色淡有极微量小血块（已近经净期），大便仍溏，苔白脉沉缓，仍予大温经汤去半夏、阿胶，加白术、山药，生姜易干姜等健运中焦之品，并嘱其节饮食，慎激动以善其后。从此月信正常，痛经治愈。

［按语］“痛经”是妇科发病率较高的疾病之一，以青年女性特别是未婚少女为多见。一般原发性痛经多于继发性，未婚少女以原发性痛经居多。

对于痛经的治疗，既不能为前人“实痛多痛于未行之前……虚痛者痛于既行之后”的理论所限制，更不可被本文中所述的两个案例所约束。痛经的治疗原则应在“辨证求因”的前提下，针对主要病因进行治疗。

六、龙胆泻肝汤加味治愈阴挺两例

例一 梁某，男，33岁，已婚。

初诊：1966年11月20日。

主诉及病史：因性交后阴茎持续勃起5日，于1966年11月11日入青岛某医院外科病房治疗。住院后曾组织院内外专家会诊多次，经用针灸、骶前封闭、连续硬膜外麻醉、全身肝素化等治疗，但阴茎勃起有增无减，故于11月20日邀中医会诊。

诊查：患者形体腴壮，今因病累而精神紧张惶恐，被子用铁篦衬起，揭视阴茎坚勃，肿胀，色深暗，排尿难出而涩痛，波及腰髂，痛楚难述，烦躁难寐，有时彻夜不能入睡，苔薄白根稍黄，脉弦滑。

辨证：阳强、茎瘀络滞。以滋肾散瘀法。方用知母、黄柏、百合等以滋阴而泻相火，佐以桃仁、泽兰叶等品以化瘀透络。药进4剂，毫无效机，继则改进王清任之通窍活血汤加生地、知母，4剂服后而阴茎坚勃如故，茎色更趋瘀暗，精神极度惶恐。笔者抽暇夜巡病房，详询其感病始末，方悉患者素日善饮，并常酒后交接，忍精延欢。本病初起，即因酒后起兴，贪欲频战，终致勃起不衰，瘀胀坚挺。深思病由，细辨见症，始悟此属茎脉瘀阻，湿热下注厥阴也。

治法：当先祛逐厥阴湿热之邪，佐以散瘀透络。11月29日方即以龙胆泻肝汤加黑豆治疗观察。

处方：柴胡6g　龙胆草6g　炒泽泻9g　木通6g　生地9g　车前子9g　黄芩9g　栀子9g　当归9g　黑豆60g　生草梢30g

另予甘草梢30g，黑豆60g，煎汤频服。

药进2剂，尿道胀痛为缓，阴茎坚挺未已。又予前方加土茯苓15g，百合15g，继服2剂，阴茎已趋软敛之势，疼胀大减，唯仍夜寐不安，苔白脉弦滑。前方去百合加桃仁9g，红花6g，琥珀粉2g(冲服)，并仍予甘草黑豆汤频服。

12月5日诊，阴茎已明显松软，尿路稍感不舒，苔脉同前。上方加山甲珠9g，元胡9g，继服4剂，以期散瘀活络更为有力。

12月11日会诊，患者已喜形于色，阴茎持续性勃起35日至此方松软正常，阴茎色瘀暗之症已消，嘱其继服12月5日方药4剂。患者12月17日痊愈出院，后在门诊又予六味或左归等益阴补肾，佐以活血通络之品善后，调补2个月余，性机能完全恢复正常。

例二 于某，男，36岁，已婚。

初诊：1969年9月26日。

主诉及病史：患者于1969年9月19日晚饮酒助兴，同房忍精不泄，性交后突排溏便1次，阴茎即感痛胀，继则持续勃起，而包皮亦肿，排尿困难，逐日加重。9月24日入院后曾给予导尿及腰麻，阴茎坚挺胀痛依然如故，因于9月26日邀请中医会诊。

诊查：患者阴茎肿痛、持续性勃起，为时已周余，茎色瘀暗，痛胀波及肛、睾，排尿涩痛难出，全靠导尿维持，烦躁不安，夜难入睡，苔黄腻，脉弦滑，左关尺弦滑而劲。自述平日嗜酒如命，常忍精延欢。

辨证：此乃湿热蕴注厥阴，宗筋血瘀络滞而发病。

治法：因予清泻厥阴湿热，佐以逐瘀透络法，以龙胆泻肝汤加黑豆、赤芍等增损为治。药进5剂效不明显，由于患者平日对中医中药治病根本不感兴趣，是以又进数剂证不见缓而丧失信心，停止中药治疗。10月12日外科曾邀请市内各医院泌尿外科专家多人会诊，一致认为阴茎血栓形成的可能性大，目前尚无特效药物治疗，如有坏死倾向，只能做阴茎背部切开术处理。患者自感绝望，精神更感苦痛紧张。后经病房护士介绍梁某同病治验，其亲属奔赴梁家走访，转日携梁某亲临病房如实相告，患者始感信心倍增，故于10月18日又重邀请中医会诊。

患者除精神更加疲惫惶恐、阴茎持续勃起而茎色更显瘀暗外，其他脉症大致同前，因除予龙胆泻肝汤加黑豆、琥珀、桃仁增损每日1剂内服外，并予大剂量甘草黑豆煎汤频服，以期清泻厥阴湿热之毒，通透阴茎血脉之瘀。11月14日，阴茎完全松软正常，至此阴茎持续勃起45日始告平息。

[按语] 阴茎如此累月持续坚挺勃起不衰，确为临床所罕见，是以例一梁姓案，治疗开始就走了弯路，认为相火过旺所致，故处方中多以黄柏、知母等苦寒滋阴降火药物为主。二诊时虽已察觉到单纯使用滋阴降火的药物欠妥，而改用活血透络的通窍活血汤，但是仍然佐以知母，辨证仍未离开阴虚阳亢的病理机制。迨详询病由，细辨见症，始悟证属湿热下注厥阴，茎脉瘀阻之病也。方用龙胆泻肝汤以引竭厥阴湿热之邪，佐以甘草黑豆汤以解毒而散瘀结，终以药进10剂，病即霍然而愈。《内经》所谓“治病必求于本”，信有证矣。例二于姓案，初乏信心，中途停服中药，延误2周后始为梁某治验所感，而又急切求治，虽宗前法阴茎亦消软，但治延45日后始效。

总之，根据两例典型病案的临床体验，充分体会到中医药对本病具有较好的治疗效果，但是首须祛逐厥阴湿热之毒，佐以消散阴茎血脉瘀阻，终必养血益肾，庶可全功。

[编者评注] 阴挺一证，古人虽有论述，但认识尚属肤浅，发病因素至今尚无定论，临床治验极少。史氏从临床实践中观察到，本证患者多数喜饮啖肥，欲念易于猖动，且多酒兴助欲，以期延欢不泄，故致湿热蕴结、茎瘀筋捐而为阴挺；或则施丹石房术，延时取快，致使败精留滞，热毒内伏而发阴挺；亦有意淫恶习，妄施兴举，则虚幻迷惘，终因阴精耗伤过剧，相火难以自制，日久则湿热乘虚，流注厥阴，茎脉瘀阻，导致阴茎兴衰失调，进而肿痛坚挺不收而发病也。史氏抓住湿热下注厥阴的病因，方用龙胆泻肝汤祛逐厥阴之邪，佐以甘草黑豆汤解毒汤散瘀结，药中病机，故取效明显。

李廷来医案

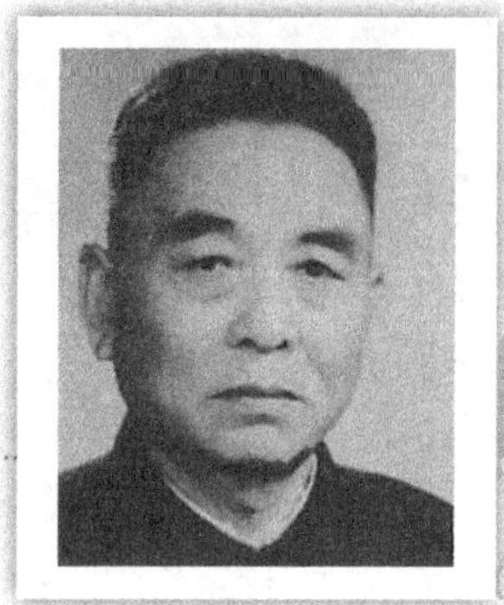

【生平传略】

李廷来，1919年生。山东省阳谷县人。中医外科主任医师。出身于中医外科世家，从事中医外科临床和教学40余年，经验丰富。对痈疽、发背、对口、疔疮、流痰、脱疽、恶脉、乳痈等病的治疗，有独到之处。痈疽初起，治以消散，酿脓者可消则消，当发即发，绝不拘泥；阴证深伏者移深居浅，免伤筋骨；溃烂者治以扶正祛邪，临床颇多取效。他拟订的"五型分类法"治疗"脉管炎"，使许多脱疽患者免于截肢之苦。

曾任济南市中医医院外科主任医师、副院长，并被选为济南市和山东省人民代表大会代表、济南市中医学会副理事长。

曾在刊物上发表过学术论文多篇。

一、茵陈赤小豆汤治疗脉痹两例

例一 张某，女，34岁。

初诊：1968年7月。

主诉及病史：患者两腿肿痛，卧床不起已4个月余。经某部队医院诊断为深静脉血栓形成。经用扩张血管药物及抗炎药物治疗未愈。

诊查：两腿肿胀，左轻右重，朝轻暮重；右大腿肿胀，周径56cm，小腿肿胀周径38cm；右下肢疼痛不能站立，皮色潮红，肌肤紧韧，压痛明显，患肢皮温略高，按之凹陷。身重乏力，纳呆口粘，不欲饮，溲赤而短。脉细数，舌苔白腻。

治则：清热利湿，芳香化浊，佐以通络。茵陈赤小豆汤加减。

处方：茵陈30g　赤小豆12g　炒薏仁18g　泽泻9g　苦参12g　木防己9g　炒苍术9g　黄柏9g　忍冬藤30g　栀子9g　白蔻9g　木通9g　生甘草3g　佩兰9g

服上方药6剂后症状未减，小便较多。原方加青滑石30g继服。连服药20余剂，小便增多，腿肿明显减轻，饮食渐进，但腿痛未减，不能步履。仍以原方增炒地龙、鸡血藤等活血通络之品，但疼痛未解。原方去木防己，加桃仁活血破瘀，兼服四虫丸。疼痛大减，但时消时复，又改活血通脉饮，予当归、赤芍、桃仁、牛膝、牡丹皮、炒地龙、土茯苓、忍冬藤等活血通脉之品。以上方药轮服，经过年余治疗，症状消失，行动自如，今已10余年未复发。

例二 王某，女，35岁。

初诊：1978年10月14日。

主诉及病史：患者右下肢胀硬，皮色暗红，肌肤紧韧，大腿内侧板硬、剧痛，步履困难，某医院诊断为下肢静脉血栓形成。

诊查：测其大腿肿胀，周径58cm，小腿周径37cm；皮温高，按之凹陷。胸闷，食少，口干不欲饮，恶油腻，小便黄。脉滑数，舌苔白厚浮黄。

治则：清热利湿，芳香开窍，佐以活血通络之剂。以茵陈赤小豆汤加减。

处方：茵陈30g　赤小豆12g　生薏仁18g　泽泻9g　炒苍术12g　黄柏12g　苦参12g　炒栀子9g　泽兰9g　白蔻9g　佩兰9g　木通6g　生甘草3g

药后疗效不显，恶寒发热，体温39℃以上，查：白细胞总数16800/mm^3、中性84%，患者口渴欲饮、口苦、脉洪数。原方去渗湿之品，加蒲公英、忍冬藤、黄芩、紫地丁、大青叶等清热解毒之品，待其热退体温正常，再以原方加用忍冬藤60g，以清血管中之热；滑石30g，滑能利窍，以利六腑之热。兼服四虫丸活血破瘀、通行血脉。如此调理半年有余，肿消痛止，症状消失而愈。今已8年未复发。

［按语］本病属湿热下注，瘀血凝滞，脉道不通。因湿性下趋，故多发于下肢。湿邪为患，经脉阻滞；水道不通则泛溢，水湿泛溢则肌肉水肿。古人云："治湿不利水，失其治也。"故以清热利湿、芳香化浊治其标，以消水肿；瘀血凝滞，经络阻塞，隧道不通，血不得行则疼痛。《经》云"痛则不通"，故以活血破瘀、疏通经脉治其本。标本兼治，方可达到治愈之目的。

二、苦寒泻火法治愈脱疽一例

韩某，男，38岁。

初诊：1976年11月8日。

主诉及病史：数年前因露天工作，受寒时间较久，两下肢开始酸胀麻疼，曾在当地医院诊断为"血栓闭塞性脉管炎"，多方医治疗效不显。故于1976年11月8日来我院住院治疗。

诊查：右下肢酸麻胀痛，左下肢麻木不仁，日轻夜重，小腿肌肉萎缩，步履艰难，持双拐可行30～40m，生活不能自理。右脚小趾外侧有2cm×2cm之溃疡面，左脚踇趾内侧之溃疡面为3cm×5cm，足背红肿，其疮面为5cm×5cm，肉色紫褐，有少量脓液。两脚趺阳脉（即脚背动脉）、太蹊脉（胫后动脉）、腘动脉及左手桡动脉、左下肢股动脉搏动均消失。患者疼痛难忍，不能入眠，常抱膝待旦，食欲不振，精神委靡。初期给予清热解毒、活血化瘀之"四妙勇安汤"，加桃红、赤芍、牛膝、鸡血藤。外用黄连膏油纱布敷局部，经过2周治疗，效果不显，病情有所发展，红肿面积扩大，疮口溃烂延伸。

辨证：经过研究，认为仍是热毒炽盛所致。

治法：应给予大剂量的清热解毒，苦寒泻火之品。四红汤加味。

处方：紫参30g　紫草9g　丹参15g　茜草24g　金银花30g　生地30g　栀子12g　黄连9g　赤芍9g　紫花地丁18g　生甘草3g　羚羊角粉1.5g（冲服）

同时配合抗生素，首先控制急性炎症，减轻感染。

服药10余剂，局部红肿略瘥，疼痛减轻，但有时神志不清，增服安宫牛黄丸1粒，以开心窍。

经过1个多月治疗，炎症基本控制，症状减轻。患者仍是久病多虚、气血双亏，拟以扶正固本、补气养血、活血通脉为法，佐以清热解毒。用顾步汤加味，大补气血，以泻其毒。

处方：生黄芪 30g　高丽参 9g　当归 30g　银花 60g　霍石斛 18g　牛膝 15g　紫花地丁 30g　丹参 18g　生甘草 6g

治疗 2 个月后，疼痛基本消失，溃疡面渐趋向愈，可以弃拐而行。又以活血化瘀之剂和补益之品，以善其后，症状消失，疮口愈合，体重增加，部分脉搏恢复，于 1978 年 2 月临床治愈出院。

[按语] 脱疽（血栓闭塞性脉管炎）的主要病机是气血瘀滞，经脉阻塞，气血运行受阻而致"瘀血"（血栓）。根据"以通为用"的法则，采用活血化瘀，开塞通脉的方法，是治其本。对 3 期 2 级以上的热毒炽盛的患者，应以清热解毒法或凉血解毒法为主，因热毒是主要矛盾，首先要控制急性炎症的蔓延。因病程日久，阴血耗损所致的阴虚内热者，应予滋阴清热法，以养其阴。病程日久，气血耗损，身体虚弱者，当以扶正固本。由于脱疽病征错综复杂，故临床治疗应当灵活；局部用药亦应辨证，内外兼治，方能达到治愈的目的。

三、黄连救苦汤合三星汤化裁治愈对口疽一例

郝某，男，55 岁。

初诊：1971 年 10 月 26 日因脑疽入院。

诊查：颈后红肿胀 10 多天，面积为 28cm×28cm，多脓头，状若蜂窝，寒热往来，体温 39℃以上，口干，颈淋巴结肿大，血象：白细胞总数 $39000/mm^3$，中性 91%、淋巴细胞 70%。

辨证：此乃火毒炽盛。

治法：急以黄连救苦汤合三星汤化裁施用。

处方：黄连 9g　赤芍 9g　黄芩 9g　柴胡 9g　银花 45g　连翘 12g　当归尾 9g　玄参 18g　紫花地丁 30g　野菊花 9g　炒山甲 9g　皂角针 9g　大青叶 24g　生甘草 3g　犀角粉 1.5g（冲服）

同时配合有效抗生素，兼服紫雪丹 3g。局部用化腐散、黄连膏。

上方药连服 10 剂后症状明显减轻，颈后肿胀范围缩小，溃烂坏死局限，但腐肉较多，排脓欠畅。以多个小"十"字切开，三七丹药捻及化腐散交替应用引流通畅，又以托里消毒散加味，重用黄芪补气托毒。20 天后脓尽，肿消痛止，疮面用白灵药、紫草膏，以后用生肌散、玉红膏，生肌收口而愈。

[按语] 对口疽是一种阳性疽症，其致病原因不外乎风温外感、湿热内蕴、阴虚火旺等，临床上常见的以"火毒"者居多，正虚邪实者次之，阴虚火旺者较为少见。本例乃火毒而成，治疗上侧重于清热解毒、扬汤清热，故收效甚速。

四、辨证治疗发背疽两例

例一　张某，男，61 岁。

初诊：因背部生疮于 1971 年 10 月 16 日住院治疗。

诊查：患者右肩背部红肿，发热，疼痛，局部高起，中央有一溃口多脓头，糜烂，红肿面积 10cm×12cm，伴有严重的全身症状，发热恶寒，体温 38℃以上，口干而渴，食欲不振，夜间疼痛不能安眠，白细胞总数 $18000/mm^3$，中性 94%、淋巴 12%。

治法：急用清热解毒之剂，以仙方活命饮加味。

处方：穿山甲(炒)9g　皂角针9g　当归尾9g　天花粉12g　银花60g　蒲公英30g　制乳香9g　制没药9g　赤芍9g　浙贝母12g　白芷9g　防风6g　陈皮9g　生甘草3g

局部三七丹、紫草膏换药。

服药10天后全身症状减轻，红肿面积局限，但腐肉仍不易脱，排脓欠畅，再以化腐散及手术清除腐肉，用化腐散药捻及油纱布祛腐引流，脓液畅通，疼痛顿减，饮食略增。但因患者年老体弱，故改服托里消毒散，扶正托毒。10数天后，局部情况好转，腐肉渐渐脱落，边缘局限，脓液减少，但肉芽生长迟缓，疮口不敛，改用十全大补汤加减，气血双补。继用白灵药、生肌散及生肌玉红膏外敷，肉芽及上皮生长良好，溃口渐封，痊愈出院。

例二　祝某，男，45岁。

初诊：1982年7月。

主诉及病史：患者背部生疮已20余日，曾经诊治未愈。

诊查：背部肿胀，疼痛，疮口面积约7cm×8cm，腐肉满布，脓多难出，背如负重，闷痛不舒，发热38℃以上，厌食、口干、唇焦、心烦意乱，脉象弦数，舌苔白而少津。

辨证：此乃正气不足而邪气有余，毒多难出而成斯疾。

治法：内外兼治以除痛苦。

处方：透脓散加银花45g，连翘15g，桔梗10g，生甘草3g，内服。

局部用化腐散及手术清除腐肉。再以九一丹清热提毒，黄连膏外敷。

6日后腐肉大部脱落，脓液增多，自感肢体轻松，饮食渐进，二便调。但仍虚烦不寐，精神委顿，口渴思饮，自汗，乏力。脉濡细，舌苔白少津。此乃大病之后，邪毒虽去，正气未复，气血耗损之故，拟以益气生津，以观后效，生脉散加味主之。

处方：高丽参9g　麦门冬12g　五味子3g　当归30g　生牡蛎30g　炙甘草3g

服上方药3剂症状悉退，再拟人参养荣汤调理以善其后，局部用白灵药、生肌散、珍珠散、紫草膏、生肌玉红膏交替换药，2个月后疮口愈合而痊愈。

[按语] 以上2例，均系发背疽，三阳督脉之证，但因年龄不同，体质各异，病情不一，在辨证施治上就各不相同。例一虽年龄已逾花甲，而其体质尚健，症状表现属实证、阳证，故以清热解毒为主，佐以透脓。例二虽属壮年，因病程日久，气血亏耗，症状表现为虚证，其治疗方法，先以扶正托毒为要，后以生津为主。由于辨证施治得当，二者均获痊愈。

五、大剂四妙勇安汤加板蓝根治疗坏疽两例

例一　王某，男，58岁。

初诊：1979年4月6日。

主诉及病史：患者病经四五年之久，有冠心病、动脉硬化病史，曾偏瘫过两次。右腿麻木，发凉、酸痛、肌肉消瘦，右脚踇趾紫褐，三趾及四趾干枯坏死已2个月余，曾经当地医院治疗未愈。

诊查：入院当晚心脏病急性发作，胸闷气短、呼吸短促、四肢厥逆、汗出如珠、被褥尽湿，呈半昏迷状态，脉象细数，心跳120次/分，面色苍黄。立即抢救，输液，输氧，并予参附汤，以回其阳。服药两剂，症状缓解，精神好转，稍进饮食；3剂后病情大有好转，胸闷气短已除，睡眠安宁。惟脚凉、脚痛明显，改服顾步汤大补气血，以解其毒，加玄参30g，以育其阴。连服10余剂未应，脚痛、脚凉依然，坏疽有所发展，胆固醇230mg，白细胞总数10800/mm^3，中性78%。改

用四妙勇安汤加味，局部以白芷粉制剂干包。

处方：银花45g　当归30g　板蓝根24g　玄参45g　生甘草18g

经过3个多月的调治，待坏疽界限清楚予以残端清除，而用血竭膏封口而愈出院。

例二　李某，男，70岁。

初诊：1979年10月。

主诉及病史：患者右手红肿疼痛，五指末端及左手中指小指均呈干性坏死，已4个多月。入院后神志不清，言语謇涩，发热，食少，疼痛影响睡眠，伴有高血压，冠状动脉硬化、中风病史。

治法：予以四妙勇安汤加味滋阴清热，和营止痛，兼服安宫牛黄丸清心开窍；外以紫草膏纱布或黄连膏纱布包扎。

处方：银花45g　当归30g　玄参45g　板蓝根24g　牡丹皮12g　丹参18g　生甘草12g

服上方药6天后症状减轻，神志清醒，语言较前清楚，睡眠达4个小时左右。血压仍在180/120mmHg，胆固醇246mg，右手红肿未退，脉象滑数、舌苔白腻。此乃湿热所致，故改用五神汤和二妙散化裁施用。

处方：银花30g　茯苓12g　车前子9g　紫地丁30g　炒苍术9g　黄柏9g　生薏仁18g　滑石30g　生甘草3g

服药后肿痛已消，饮食增进，二便调。法宜扶正解毒，改服《外科真诠》之顾步汤。

处方：高丽参6g　生黄芪18g　霍石斛12g　当归12g　银花30g　菊花9g　蒲公英18g　紫地丁30g　川芎9g　生甘草6g

局部用药同上。经过4个多月的治疗，坏疽自脱而痊愈出院。

［按语］ 本病亦属“脱疽”范围。虽然亦是血管闭塞(瘀血)，但其发病机理和症状表现与其他血管疾病有所不同。本病是继发性疾病，多为阴虚内热所致，发病快，疼痛轻，余认为初期应为“阴虚实证”，后期应为“虚热实证”，亦即“虚中有实”、“实中有虚”。热毒盛极，津液枯涸，气血亏耗，血不养筋，最后肢端脱落、坏死，而治疗方法宜以养阴清热为主，活血解毒为辅。后期应以“扶正托毒”以善其后。余用“四妙勇安汤”加板蓝根曾治数10例闭塞性动脉硬化坏疽，均获显效。本方药味少而量重，玄参滋阴清热，银花清热解毒，当归活血养血，甘草解毒缓急止痛，加之板蓝根以助养阴清热。板蓝根、玄参二者合用具有抑火之妙，诸药合方，可谓是养阴清热、活血解毒之良方。

六、清热利湿、滋补肾阴法治疗糖尿病性坏疽两例

例一　周某，女，57岁。

初诊：1983年2月8日。

主诉及病史：患糖尿病已数年之久，近年来病情加重，面黄浮肿，双目失明，口渴引饮，食量不多，肢体羸瘦，虚热心烦，腰痛腿酸，两脚浮肿，行动困难，右脚五趾末端均有溃疡，左足二趾、三趾及小趾已干枯坏死。

诊查：血糖260mg、尿糖(＋＋＋＋)，血象：白细胞总数11800/mm^3、中性78%。脉象濡弱、苔少而质红。便溏，溲浊。

辨证：病属糖尿病性坏疽。

治则：养阴清热，佐以扶正固本。生脉散合大补阴丸方化裁。

处方：北沙参15g　麦门冬12g　五味子3g　熟地黄30g　盐知母9g　盐黄柏9g　牡

丹皮 12g　山萸肉 9g　黄精草 12g　天花粉 18g　甘草 3g

上方汤药连服 20 余剂未应，坏疽有所发展，疼痛日增，脉象虚数，惟舌质红稍退。改杞菊地黄加减，兼服麦味地黄丸。

处方：枸杞子 30g　菊花 12g　茺蔚子 9g　牡丹皮 12g　玄参 45g　蝉蜕 9g　生甘草 3g

兼服麦味地黄丸，早晚服 1 粒。玉米须 30g 煎汤冲服。

药后 2 个多月，双目复明，但视物仍模糊不清，尿糖（++），血糖 146mg，口渴已解，虚烦已除，右脚坏疽已渐干燥。左足趾呈现剥离，但仍面黄肌瘦，腰酸乏力，脉象浮虚。此为正气不足，阴阳俱虚之候。以八珍汤调理阴阳，兼服金匮肾气丸以固肾源，局部以全蝎膏促其坏疽脱落。又经 3 个多月的上述治疗，患者基本痊愈，坏疽自脱，疮口愈合。

例二　李某，男，67 岁。

初诊：1985 年 4 月 6 日。

主诉及病史：因脱疽住院，素有糖尿病史。多饮善饥，尿多。

诊查：患者体形肥胖，发热，右脚背红肿，右足第二趾溃烂坏死，根部溃疡向足背发展，紫黑色呈条状块约 2cm×5cm。患腿肿胀按之凹陷，脉象滑数，舌苔白腻，舌边有瘀血斑。查血糖 230mg，尿糖（+++），血象：白细胞总数 15600/mm^3，中性 87%。

辨证：此乃阴虚火旺兼有湿热下注。

治法：治宜先清湿热，再议他症。茵陈赤小豆汤加减，局部用白灵药、黄连膏纱布换药。

处方：茵陈 18g　赤小豆 12g　生薏米 30g　泽泻 9g　炒黄柏 9g　炒苍术 9g　苦参 12g　栀子 9g　银花 30g　蒲公英 30g　白蔻 6g　佩兰 9g　滑石 30g　生甘草 3g

10 天后腿肿减轻，脚背红肿有增，坏疽继续发展，溃面向足背扩大，疼痛较甚，夜眠不宁，再以四妙勇安汤加板蓝根、紫地丁养阴清热、解毒，局部用抗生素滴浸，经治疗月余未应。右足腐烂组织已至前蹠骨，溃疡面宽约 3cm，长约 5cm，筋骨暴露，脓液增多，予以残端清除。改用“五神汤”加栀子、连翘、黄柏，重用地丁。10 日后病情趋向稳定，但尿糖未减，血糖仍高，疮口长期不愈，肉芽亦无生机。又改知柏地黄汤加减，以冀其效。外用紫草膏纱布合生肌玉红膏纱布交替换药。

处方：生熟地各 30g　茯苓 9g　怀山药 12g　牡丹皮 9g　山萸肉 12g　泽泻 9g　盐黄柏 9g　盐知母 9g　银花 18g　紫地丁 30g

兼服麦味地黄丸，早晚各 9g。而后以扶正固本，标本兼施、生肌敛口为法，嘱其长期服用知柏地黄丸或六味地黄丸及金匮肾气丸，以固肾阴。患者共住院 10 个月，痊愈出院。

［按语］“糖尿病性坏疽”亦属中医的“脱疽”范围。本病的主要原因是“肾阴虚，不能抑火”。如《疡科心得集》说：“有先渴而后患者，有先患而后渴者，皆肾水亏涸，不能制火也。”又如《医宗金鉴·外科心法要诀》云：“盖手足十指乃脏腑枝干，未发疽之先，烦躁发热，颇类消渴，日久始发。”这都阐明了本病的病因及其发展过程。今患者足趾溃烂坏死，多成湿性坏疽，因肾主水，肾之功能失调，故水湿泛滥，多为湿性。故治疗之法，先以清热利湿治其标，后以滋补肾阴固其本，往往取效。

七、三段法治疗骨疽三例

例一　王某，男，34 岁。

初诊：1958 年 5 月 7 日。因骨疽入院。

主诉及病史：患者腰痛数年之久，初起时痛时止，多在阴雨天加重，而后逐渐病重，蹲下起不来，俯仰转侧均感困难，腰部左侧肿块(冷脓肿)约8cm×12cm，不疼不痒，色白漫肿，木硬不坚，月余后局部顶端高凸，疼痛引及左胯。伴有咳嗽、心悸、自汗、盗汗、日晡发热，肢体日渐消瘦，乏力，食少。经某医院X线拍片检查诊断为“脊椎结核”，手术一次未愈而来本院。

诊查：入院后患者面色苍白，二目浮肿，精神疲惫，转侧困难，仰卧不能坐，第11、第12胸椎和第1腰椎均高凸。腰部脓肿面积已发展到24cm×20cm，顶端已溃，流出大量败浆脓液，并带有败絮状物，带有秽气味。体温38℃，脉象沉弦、苔淡白。血沉54mm/h，白细胞总数9200/mm^3、淋巴20%、中性69%。

辨证：肾阴亏损，脾阳不足为本病之本；但溃后脓血大泄，气血已亏为病之标。

治法：按“急则治其标，缓则治其本”的原则，应以扶正托毒，佐以补肾为法。

处方：生黄芪18g　高丽参9g　当归12g　白芍9g　熟地黄30g(砂仁3g拌)　川芎6g　茯苓9g　白术6g　甘枸杞12g　银花30g　连翘12g　生甘草3g　生姜3片　小枣2枚

犀黄丸3g，早晨服。

外用：拔毒散撒布疮面，以拔毒散药捻提脓祛腐亦可起到引流作用，贴拔毒膏，每日换药。

服药30余剂，心悸、自汗、盗汗已基本消失，面部浮肿已瘥，睡眠、精神较好，饮食略增。但仍午后发热，脓量未减，口干，咳嗽同前，腰胯疼痛，肢体酸楚，梦遗，小便清而频，大便溏，脉沉细，舌苔薄白，两颧潮红。查血沉51mm/h，胸透：有浸润性肺结核。改服青蒿鳖甲汤加减。养阴清热、以退虚热。外用红升丹药捻拔毒祛腐排脓，化腐散或50%升丹粉剂撒于疮面，贴拔毒膏，间日换药。

处方：青蒿12g　炙鳖甲12g　牡丹皮9g　生地黄30g　知母9g　地骨皮9g　川贝母9g　何首乌30g　甘草3g　继服犀黄丸

连服10数剂，虚热退，口干、咳嗽均减，余症同前。此乃肾阳不足，正不胜邪之故。宜温阳补肾、佐以扶正之品。

处方：熟地黄30g　白芥子6g　鹿角胶9g　炮姜炭1.5g　肉桂3g　麻黄1.5g　熟附子6g　甘枸杞12g　当归12g　生黄芪12g　甘草3g

服药50余剂，症状缓解，腰痛减轻，遗精已除，脓水稠粘而量减，体温正常。血沉18mm/h。但仍咽干、气短，体力欠佳、食欲不振、头晕、睡眠不宁、便溏，脉濡数，舌淡白，面色苍黄。此为正气虚而邪气有余。拟以扶正、养阴为主，佐以解毒为辅。以四妙汤加味，兼服小金丹。

处方：生黄芪24g　当归15g　银花30g　白芍9g　鹿角霜12g　天花粉9g　甘枸杞12g　黄精12g　石斛12g　菟丝子9g　知母9g　北沙参12g　甘草3g

连服药80余剂，症状基本消失，疮口仍流少量脓液。X光拍片复查病灶已稳定，脊椎间隙模糊不清。血沉16mm/h，白细胞总数11000/mm^3、淋巴27%、中性69%。仍以四妙汤加减，兼服大补阴丸、六味地黄丸，或小金丹交替内服，以巩固善后。于1959年3月症状消失，疮口愈合，体重增加出院。

例二　孙某，女，32岁。

初诊：1969年5月15日来院就诊。

主诉及病史：病经8年之久，经省级医院确诊为腰椎第4、5节结核，曾手术1次，疮口未愈。

诊查：患者平卧不能转侧，左腹股沟部之溃口约3～4cm、出黄色稀薄脓液。午后发热、两颧潮红，体温38℃，面色萎黄、自汗、口干、食少、二便调，脉沉弦、苔白。血沉95mm/h，白细胞总数11800/mm³、中性70%、淋巴21%。

辨证：此属阴寒虚证。

治则：治宜温阳化滞，以回其阳。

处方：阳和汤加减。外用红升丹药捻，拔毒散、膏盖之。阳和汤原方加何首乌18g、熟附子4.5g，以厚其脓浆。

服药月余，脓液稠粘，疮口向愈。但患者又感周身不适，体温增高，局部疼痛、高突、疮口复裂、排出血性脓液。此为假性愈合，余毒未尽。治宜托里消毒，佐以养阴清热。以托里消毒散合清骨散化裁，兼服犀黄丸。外用化腐散、九一丹等药捻引流。

处方：青蒿9g　地骨皮9g　炙鳖甲12g　胡黄连9g　银柴胡9g　秦艽9g　知母9g　银花30g　皂角针9g　天花粉9g　浙贝母9g　生甘草3g

连进药12剂，体温正常，脓液增多，成稀白脓，其他症状如故，脉象细数，舌淡红。血沉59mm/h。此为正虚邪实。治宜扶正托毒兼养阴，四妙汤加减。

处方：银花30g　当归9g　生黄芪12g　白芍9g　茯苓9g　鹿角霜9g　天花粉12g　知母9g　石斛9g　甘枸杞12g　玉竹12g　甘草3g

兼服小金丹6g，晨服。

外用50%升丹粉剂，贴拔毒膏，间日换药。

上方药服50余剂，诸症悉退，患者能自由转侧，有时坐起，但仍不能下床，二便已能自理，疮口逐渐凹陷缩小，脓量减少，饮食正常。血沉39mm/h，胸透肺结核吸收好转。再以滋阴补肾以固其本。方用六味地黄汤加减。外用拔毒散，生肌玉红膏。

处方：熟地黄18g　怀山药12g　山萸肉9g　牡丹皮9g　茯苓9g　泽泻9g　甘枸杞12g　川断3g　巴戟天9g　补骨脂9g　当归12g　白芍9g　甘草3g

经过一阶段的治疗，疮口愈合，经X线拍片检查，原发病灶稳定，血沉13mm/h。行动自如，于11月29日出院。

例三　吴某，男，53岁。

初诊：1978年9月。

主诉及病史：患者腿痛有年，经治疗未愈，近年来右腿疼痛减轻，右胯部肿胀木硬，皮色不变，漫肿无头，肿块面积约12cm×12cm，右腿伸不直，呈跛行，朝轻暮重，午后低热，饮食、二便正常。

诊查：X线拍片检查，有骨质疏松，血沉94mm/h，白细胞总数10800/mm³、中性68%、淋巴33%。

辨证：此乃肾虚骨空、风寒侵袭所致。

治法：治宜和阳化滞、温经通络、促其消散。阳和汤加味，兼服犀黄丸，每服3g。

处方：熟地黄30g　鹿角胶9g　白芥子6g　麻黄1.5g　炮姜炭1.5g　肉桂3g　当归9g　牛膝6g　甘草3g

月余后症状大减，肿块消其大半，行走较前好转，血沉51mm/h。再以原方加桃仁9g，继服20余剂，症状消失，行动自如，血象正常而愈。

［按语］本病多为阴寒虚证、毒气深伏、附骨生疽。古人云：“骨疽者，皆起于肾，因肾虚则骨冷而为患也，故用辛温以补肾，肾实则骨有生气，疽不附骨矣。”故治疗之法应当灵活，辨证论治，一般可分两个阶段来治疗。未溃之前，正盛邪实，寒痰凝滞，故多采用辛温补肾之剂，用阳

和汤、桂附地黄丸、犀黄丸等，以补其阴虚，解其寒凝，冀其消散。已溃之后，气血已衰，法当扶正祛邪，用四妙汤、十全大补汤、人参养荣汤等，以补益气血、扶正托毒。病程日久，骨质破坏，肾气必虚，故应滋阴补肾，以固其本，用六味地黄汤、大补阴丸、麦味地黄丸等，滋补肾阴，以固肾源。

八、辨证治疗乳痈四例

例一 张某，女，25岁。

初诊：1985年3月26日。

主诉及病史：患者产后10日，左侧乳房红肿胀痛3天，并伴有头痛，恶寒发热。

诊查：体温39℃，胸闷恶心，口干欲饮，肢体酸楚，左上腋淋巴结肿大，压痛明显，脉象浮数，舌苔微黄。血象：白细胞总数18600/mm^3、中性88%、淋巴16%。

辨证：此由肝胃郁热、乳络不通、外邪侵袭、壅滞而成。

治法：治以瓜蒌牛蒡汤加减。外用消炎膏敷患处。

处方：全瓜蒌30g　牛蒡子9g　银花15g　栀子9g　青陈皮各9g　穿山甲9g　柴胡9g　黄芩9g　荆防各6g　天花粉12g　漏芦12g　当归9g　蒲公英30g　生甘草3g

服药3剂，寒热悉退，乳房胀痛大瘥，乳汁增多，但仍胸闷恶心，饮食不香，大便秘、小便黄，体温37.4℃。此为表证已除，里证未清。再以原方加减，以清肝胃之热。外用药同上。

处方：全瓜蒌30g　当归9g　蒲公英30g　栀子9g　柴胡9g　黄芩9g　青陈皮各9g　天花粉9g　制半夏6g　连翘12g　橘叶9g　王不留行12g　通草6g

3剂后症状消失，乳汁畅通。

例二 高某，女，31岁。

初诊：1978年2月6日。

主诉及病史：患者右乳生疮已3个多月，曾经多方治疗未愈，手术6次，仍有两外创面流脓出水（带有乳汁），近日来患乳突然红肿并有肿块。

诊查：入院后患者发热怕冷，体温38.2℃，肢体不舒，口干食少，二便调，脉象弦数，舌苔白，白细胞总数13800/mm^3、中性78%。

辨证：此乃余毒未尽，恐有传里之变。

治法：以瓜蒌散加清热解毒之品，佐以回乳之剂，以望好转。

外用药：白灵药药捻插入孔内，清热祛湿排脓；九一丹撒布疮面；贴拔毒膏每日换药；再以棉垫加压法，减少其乳汁从疮口流出；红肿硬块处，用消炎软膏敷涂。

处方：全瓜蒌18g　当归12g　制乳没各9g　银花30g　杭白芍9g　连翘12g　柴胡9g　黄芩9g　青陈皮各9g　炒麦芽45g　生甘草3g

兼服犀黄丸3g，晨服。

10天后寒热已退，肿块消失，但疮口内仍大量排泄乳汁，影响溃面愈合，患者情绪苦闷，饮食欠佳。再以回乳四物汤，令其回乳，以冀疮口早日愈合。外治法同上。

处方：当归9g　川芎6g　熟地黄12g　白芍6g　炒麦芽60g　焦山楂核9g　炙甘草3g

服药20余剂，乳汁稍减，患乳又有肿块出现，原方加浙贝母9g，怀牛膝9g，以期消肿散乳。又服10余剂，肿块消失，乳汁减少。但体质较前虚弱，有时心慌、气短，面色萎黄，自汗，口干，食减，睡眠不宁，脉濡数、舌苔白。此由脓液排泄过多，气血亏损所致，治宜补益气血，以扶正气。归脾汤加减。

处方：高丽参 2g　当归 12g　白术 9g　茯苓 9g　黄芪 12g　远志 9g　炒枣仁 12g　桂圆肉 12g　木香 6g　麦门冬 9g　五味子 3g　焦麦芽 30g　甘草 3g　生姜 3 片　大枣 2 枚

外用药：白灵药、珍珠散交替换药，贴朱砂膏，每日换 1 次。

药后诸症悉退，共服 10 余剂，体力有所恢复，饮食增进，但局部仍流水，疮口不敛。再以托里消毒散扶正祛邪。外用药，以九一丹、生肌散交替换药。经过一段时间的治疗，始告痊愈。血象检查均属正常，疮口结痂而出院。

例三　程某，女，29 岁。

初诊：1984 年 7 月。

主诉及病史：患者两乳肿硬已月余，始终未溃。自产后 3 天因下乳而引起乳房胀痛、发热，曾经注射抗生素、内服中药、外敷仙人掌或桐油石膏等法治疗，效果不显。

诊查：患者两乳坠痛，色紫如茄、木硬，按之如石，乳汁全无；食欲不振，二便正常。化验检查均属正常。脉沉弦，舌苔薄白而润。

辨证：此由凉药太过，以致寒凉克伐、气血凝滞、结聚而成。

治法：治宜软坚散结，活血化瘀，以期消散。内服仙方活命饮，外敷冲和膏。

处方：当归尾 9g　赤芍 9g　穿山甲 9g　皂角针 9g　制乳没各 9g　银花 30g　天花粉 9g　防风 6g　浙贝母 9g　白芷 6g　川芎 6g　陈皮 9g　甘草 3g　白酒为引

服药 6 剂，乳房坠胀减轻，隐痛已瘥，皮色好转，两乳有皮肤皱纹，惟乳房硬度不减，饮食如常，仍继服原方加桃仁、红花以助活血化瘀之力，兼服犀黄丸 3g，以助消散。外用药同前。

经过一段时间治疗，服药 30 余剂，肿硬消失，始告痊愈。

例四　吴某，女，30 岁。

初诊：1979 年。

主诉及病史：1978 年 9 月，因乳房患病半年有余，多方治疗，经久不愈，而来院就诊。

诊查：患者两乳胀痛，乳体略大，皮色不变，亦无肿块，略有发热。哺乳后则两乳房空痛难忍，面色苍白，两手颤动，过后如常。饮食可，二便调，舌苔薄白，脉象濡数。

治法：血虚可知，急用芎归汤加味，以补血养血。

处方：当归 30g　川芎 15g　鹿角胶 9g　霍石斛 12g　黄精 15g　生黄芪 30g　甘草 3g

外用：全艾 120g 煎汤熏洗。

药进 1 剂疼痛见轻，3 剂痊愈。后用四物汤以调理善后。

［按语］以上 4 例，病情各异，症状不一，治疗之法，分别论之。例一为乳痈初期，表症正盛，须先解表退热，故以瓜蒌牛蒡汤加荆防，以祛表邪；以瓜蒌散加减清肝胃之热，表证已除，里证得清，其病自退。例二病情复杂，反复发作，多次手术，乳腺破裂，因而成漏，长期漏奶，疮口不易愈合，故先令回乳，再议扶正托毒，重用清热解毒，以防复作；后期补气养血，以冀康复。例三寒性药物用之过多，以致寒凉克伐，气血凝滞，结聚成块，难消难溃，长期不愈，治宜和营解凝，消散于无形，故以仙方活命饮加桃、红以活血化瘀，软坚消肿，令其内消，幸未成脓，是为侥幸。例四乳房胀痛长期不愈，既无炎症，又无壅滞，是为血虚，余用芎归散加味，蕲艾浴，是疗“乳悬”之意；哺乳后乳房空痛，是为气虚，故用黄芪以补气，亦暗合当归补血汤之意。上述 4 例，各从其意，辨证施治，因而均获治愈。

九、泻火燥土法治疗舌下痰包两例

例一 仉某,女,19岁。

初诊:1974年10月。

主诉及病史:患者舌下生一肿物已3个月,在北京某军医院诊断为“舌下囊肿”。曾经切除1次,2周又复发如故,再以穿线结紮,囊肿缩小,7天后又长大如初,后以带环疗法月余,仍未愈。

诊查:舌下肿物大如杨梅,其色紫红,光亮软韧,内含液体,唾液较多,有碍言语及饮食,二便均正常。

辨证:此为痰火湿盛,壅结而成。

治法:治以燥湿化痰,清泄心脾之火。用黄连泻心汤合二陈汤化裁施治。

处方:黄连9g 制半夏9g 茯苓12g 陈皮9g 栀子9g 川贝母9g 生地黄18g 冬瓜仁30g 木通6g 竹叶心6g 生甘草3g 莲子心1.5g

外用:生蒲黄以蜂蜜调成糊状涂患处,日四五次。

服药6剂,红紫稍退,囊肿缩小,继以原方去生地、竹叶心、莲子心;加马勃清热去湿,又服10剂,肿物消失,未再复发。

例二 舒某,男,30岁。

初诊:1985年9月11日。

主诉及病史:舌下生痰包半月余,经某医院诊治未愈。

诊查:患者舌下包块如杏核,紫红色柔韧胀痛,痰涎盛,口干,心烦,大便干,小便黄,脉数,舌尖红。

辨证:此由心火旺盛,结聚而成。

治法:治宜清泄心火,渗湿利痰。

处方:生地30g 木通9g 栀子9g 黄连9g 连翘12g 半夏9g 茯苓9g 川贝母9g 竹叶9g 生甘草3g

外用药:生蒲黄、蜂蜜调涂。

服药3剂,口干、疼痛、红紫减轻,但痰涎仍盛,包块同前,脉象滑数。此乃心火略退,痰湿未减。继服原方去生地、连翘;加冬瓜仁30g、白扁豆皮12g、马勃(布包)9g以清脾肺之湿热,兼以祛痰。外用青黛粉涂局部。连服药15剂,诸症悉除。

[按语] 本病系痰火湿盛,炼液而成。其色红紫者,心经有热,心火上炎也;痰涎唾液较盛者,内有湿热,脾不化湿所致。故治疗之法,“泄心火,燥脾湿”,取效颇多。《经》云“舌为心之苗”,故用黄连、栀子、竹叶心、莲子心以清心经之实热,以二陈燥脾湿、化痰涎,用川贝祛痰,冬瓜仁清热除湿,以助二陈汤之力,有合经权;痰火兼治,湿热并清,则病自除矣。

十、加味二陈汤治疗痰核一例

刘某,男,47岁。

初诊:1985年6月19日。

主诉及病史:3年前两前臂生结核,如白果、栗子大小不等,连接三五枚,皮色不变,不痛不痒，按之柔软，质地较硬，边缘光滑，稍能移动，近年来胸腹、背部有所发现。曾经数个医院诊断均为“多发性粉瘤”，令其摘除，因不愿手术，故来本院就医。

辨证：此由痰湿凝聚而成。

治法：治宜化痰祛湿，软坚散结，望其消散。加味二陈汤主之。

处方：橘红 12g　制半夏 9g　茯苓 12g　白芥子 9g　川贝母 9g　海蛤壳 12g　生甘草 3g

服药 10 日，效果不显，结核如故，原方去甘草，加昆布、海藻各 9g 继服。半月后，肿块缩小，质地紧韧度较瘥，再以原方去贝母，加生牡蛎 18g；连服 20 余剂，结核大部分消失，3 个月后肿块全部消失。

[按语] 本病生于皮里膜外，因痰湿结聚而为痰实，其形大小不一，小而硬者谓痰核，大而软者谓粉瘤。《医宗金鉴·外科心法》说：“此症生于皮里膜外，结如果核，坚而不痛”，谓之结核。其治法，主要是化痰燥湿，以冀消散。用二陈汤燥湿化痰，白芥子去皮里膜外之痰实；加贝母协其驱痰；海藻、昆布以软坚；用海蛤、牡蛎滋阴清热以软坚。余用此方加减，治疗本病 10 数例，效果颇佳。

十一、阳和汤治疗伏兔疽一例

田某，女，41 岁。

初诊：1985 年 5 月 12 日。

主诉及病史：左腿疼痛有年，曾经治疗未愈。数月前膝部上方起 1 肿块，高若覆碗，疼痛很轻，皮色不变，按之僵硬，推之不移，腿酸木乱，患肢跛行，伸屈困难，夜间盗汗，饮食正常，二便调。

诊查：脉沉细、舌苔白。血象：白细胞总数 11200/mm^3、中性 70%、淋巴 21%，血沉 79mm/h，胸透心肺正常，局部 X 线拍片检查无异常发现。

辨证：此由寒邪侵袭、气血凝滞。

治法：治以温经通络、和阳化滞。阳和汤主之。外贴麝香回阳膏。

处方：熟地黄 30g　鹿角霜 9g　白芥子 6g　肉桂 3g　炮姜炭 1.5g　麻黄 15g　生甘草 3g　熟附子 6g　当归 12g

兼服犀黄丸 3g，早晨服。

10 天后，腿酸木乱已除，肿物肿硬如前，再以原方加桃仁、红花继服，症状无明显变化。改服仙方活命饮。

处方：当归尾 9g　赤芍 9g　炒穿山甲 9g　皂角针 9g　制乳没各 9g　防风 6g　银花 18g　天花粉 9g　浙贝母 9g　白芷 6g　陈皮 9g　炒桃仁 9g　生甘草 3g　黄酒 1 两（为引）

兼服犀黄丸 6g，每日 1 次。外用药同前。

服药 3 剂，症状减轻，肿块较前缩小，硬度较软，继服原方药 6 剂，局部又无变化。化验血沉 35mm/h，白细胞 10600/mm^3、中性 68%，再以阳和汤去附子，加浙贝、牛膝，仙方活命饮去黄酒，加忍冬藤，停外用药。以上 2 方交替服，经过一段时间的治疗，症状消失，行动自如，痊愈出院。

[按语] 本病发病数月，肿块按之僵硬，推之不移，状若覆碗，当为阴疽。盗汗、血沉加快乃阴虚之象，故治以阳和汤以温经通络，和阳化滞，药后经络通，腿酸木乱除，但肿硬如前，加用活

血之剂亦未显效。查白细胞11200/mm³，当考虑寒极生热，热盛肉腐，恐有化脓之势，改服仙方活命饮加犀黄丸3剂症减，肿大消，又继服则效减，仍应考虑阴寒偏重，故最后以温凉并举、交替服用，并减附子、黄酒之燥，加双花藤活络解毒，用牛膝引药直达病所，终以阴证转阳，滞解阳和，使之消散于无形。

十二、疏肝和胃、调理冲任法治疗乳癖两例

例一 陈某，女，32岁。

初诊：1984年12月18日。

主诉及病史：两侧乳房肿块已有2年之久，时轻时重，经某医院诊断为“乳腺小叶增生”。

诊查：现两乳房上方均可扪及扁平形肿块，右轻左重，边缘不清，质地不硬，触之不痛，皮色不变，月经后期量少，每临经期则两乳房胀痛，易怒，劳累时痛亦加重。脉沉细，舌苔白。

辨证：此乃肝气郁结，气滞痰凝所致。

治法：治宜疏肝理气，化痰散坚，佐以调经。

处方：当归9g　白芍12g　茯苓9g　白术9g　柴胡9g　青陈皮各9g　木香6g　制香附12g　炒玄胡9g　牡丹皮9g　薄荷6g　生甘草3g　生姜3片

服药10剂后，乳房疼痛减轻，肿块如前，脉象沉弦，舌苔薄白。再以原方去姜、薄荷，加桃仁9g、红花9g。继服药15剂后，月经来潮，肿块缩小，食欲增进，精神好转。仍以上方加减，服药2个多月，乳房痞块即将消失，改用逍遥丸长服，以善其后。

例二 魏某，女，41岁。

初诊：1985年2月。

主诉及病史：患者左乳房生1卵圆形肿块，扪之软而不坚，不红不热，皮肉不相亲，经常隐隐作痛，随喜怒而消长，月经行后则症减。

诊查：面色萎黄，情绪烦燥，心慌，心跳，睡眠不宁，食欲欠佳，二便调。脉象弦数，舌苔白。

辨证：此由思虑伤脾、郁怒伤肝、郁结而成。

治法：治宜疏肝解郁、调理冲任。

处方：柴胡9g　青皮9g　制香附12g　当归9g　白芍9g　木香6g　甘草3g

药后心慌心跳已除，睡眠好转，饮食渐进，再以逍遥散加减继服。

处方：柴胡12g　当归9g　白芍9g　白术6g　薄荷4.5g　茯苓9g　青陈皮各9g　制香附12g　炒玄胡9g　生甘草3g

兼服小金丹3g。

以上两方药交替服用，治疗3个月，乳房肿块消失，月经正常，后未复发。

[按语] 本病主要病机是肝郁气滞和冲任不调，故治疗时多以疏肝解郁、和胃化痰、调理冲任为主，取效颇多。因此类疾病易于复发，更应注意使患者心情舒畅，消除抑郁，善于调理，以防愈而复发。

十三、薏米防桑汤治疗水鹤膝两例

例一 孙某，男，56岁。

初诊：1978年10月2日。

主诉及病史：右膝肿胀已三四个月，经某医院诊断为“滑膜炎”。曾几次抽液，尔后仍复发。

诊查：患者右膝关节肿胀不舒，行动时自觉髌骨移动，不敢用力，不红不热，皮色不变，不痛，触之有波动感，自觉身乏体重，口渴不欲饮，大便正常，小便黄。脉象滑数，舌苔白腻。

辨证：此由风湿侵袭经络所致。

治法：治宜疏风祛湿，薏米防桑汤主之。

处方：霜桑叶 60g　生薏仁 30g　防风 9g　木蝴蝶 6g　陈皮 3g　赤茯苓 12g　通草 9g　忍冬藤 12g　生甘草 3g

药后 10 天，腿肿减轻，余症同前，再以原方去通草、忍冬藤，加泽泻 9g、苍术 9g、黄柏 9g。经过一段时间治疗，症状消失，行动自如而出院。

例二　张某，男，43 岁。

初诊：1983 年 6 月。

主诉及病史：患者素有风湿性关节炎，近日来患肢膝部水肿较重，不红不热，行动困难，呈跛行。在某医院抽液 3 次，一二日即复肿如故。

诊查：查血沉 103mm/h，脉象滑数，舌苔微黄而腻。身有微热，乏力。

辨证：此由风邪袭于三阴之络，湿热阻滞而成。

治法：治宜疏风利湿、清热通络。以薏米防桑汤和二妙散化裁施治，以观其效。

处方：霜桑叶 60g　生薏米 30g　防风 9g　秦艽 9g　木蝴蝶 6g　苍术 9g　黄柏 9g　独活 6g　生甘草 3g

服药 5 剂后，患膝肿胀略减，但仍不敢行走，浮膑明显。再以原方加茯苓 9g、萆薢 9g 继服。1 个月后症状大减，膝关节积水消其大半，浮膑已瘥，能以步履，但仍感膑骨移动。仍以前方药继服，2 个月后患膝水肿全消，血沉 29mm/h，行动自如，方使停药。

[**按语**]“水鹤膝”一证，同是关节积水，但其治法应同中有异。用薏米防桑汤加减治疗本病，亦应辨证用药，方能收到较好疗效。例一是湿多于风，其侧重点在于“利湿”，佐以散风。例二是风胜于湿，其侧重点在于“祛风”，佐以祛湿。古语云“差之毫厘，失之千里”，诚哉斯言。余用此方治疗膝关节积液，经过多次验证，其效可鞠。

十四、八正散加味治愈下疳一例

崔某，男，37 岁。

初诊：1983 年 3 月。

主诉及病史：不慎将龟头戳破，因而发炎，龟头及阴茎红肿，继而溃破溢脓，今已月余。曾注射大量抗生素未愈。

诊查：发热、体温 38℃，阴茎溃烂，溢脓，痛如火燎，口干而苦，小便黄赤。两侧腹股沟可扪及肿大之淋巴结，脉数，舌苔黄。

辨证：此由肝肾湿热，染毒而成。

治法：治宜清热解毒，泄火利湿。

处方：萹蓄 12g　瞿麦 12g　生栀子 9g　车前子 9g　木通 6g　大黄 9g　牡丹皮 9g　盐炒黄柏 9g　泽泻 9g　竹叶心 6g　滑石 30g　甘草梢 6g

洗药：羌独活各 9g　荆防各 9g　白芷 9g　苦参 12g　威灵仙 9g　生艾叶 30g　葱须根 7 个

煎后熏洗患处，每日 3～5 次。

服药后二便通利，热已退，肿消痛平，溢脓亦瘥。以原方去大黄、竹叶心，加银花 30g 继服。共服药 6 剂，熏洗 2 剂，痊愈。

［按语］本病系由肝肾积热，外感风邪，染毒所致。故用八正散清泄湿热，通泄二便，以泻火毒，加银花清热解毒，用黄柏以泄肾火。外用洗药以祛风邪，内外兼治，故而速愈。

十五、凉血消风散治愈紫斑风症一例

米某，女，32 岁。

初诊：1985 年 9 月 4 日。

主诉及病史：10 天前突然发高烧，体温 39.1℃，在某医院静脉点滴抗生素，两天后烧退，体温正常出院。3 天后高烧复作，周身不适，口干、口苦，经治疗高烧退，但全身出现卵圆或圆形红斑、丘疹。

诊查：红斑、丘疹大小不等，脱鳞屑，大者如铜钱，小者如豆，布满全身，尤以面部、口唇、四肢、前阴、会阴等处较甚，瘙痒，口干、喜冷饮，大便干，小便赤，脉数苔黄。

辨证：此乃血热，外感风邪所致。

治法：治宜凉血祛风。凉血消风散主之。

处方：生地黄 18g　当归 9g　蝉蜕 9g　荆防各 9g　苍术 9g　苦参 12g　知母 9g　大胡麻 9g　牛蒡子 9g　生石膏 30g　木通 6g　生甘草 3g

服药 3 天后症状减轻，瘙痒已瘥，未见新丘疹、斑块出现，口渴已瘥，二便通畅，惟阴唇部有糜烂现象。脉象数，舌苔白而质红，仍以原方加减，去知母、苦参、木通，加牡丹皮 12g、白鲜皮 9g、黄柏 12g。连服药 15 剂，斑块消失，痒止而愈。共治疗 19 天，痊愈出院。

［按语］此病以痒热色红而论，痒者属风，色红而热者属血燥，风胜则燥，故瘙痒脱屑；血热郁于皮肤，其色红紫，聚而不散，易生瘀斑，二者相合，则成紫斑风症。其治疗之法，凉血消风。采用凉血消风散治疗此类疾病，取效颇著。

［编者评注］李老先生是中医外科专家。本病例高热热退后出现红斑、丘疹、瘙痒，李老以凉血清热祛风法治愈。可见中医内外科必须互参。高热引发斑疹，本为热入营血，可用清热凉血之法，外科斑疹色焮热肿痒也多用清热凉血，内外科本为一体，攻外科者必以内科为基础。李老辨证精确，立法中肯，用药得当，疗效卓著，值得学习。

安徽名医医案

谌运甫医案

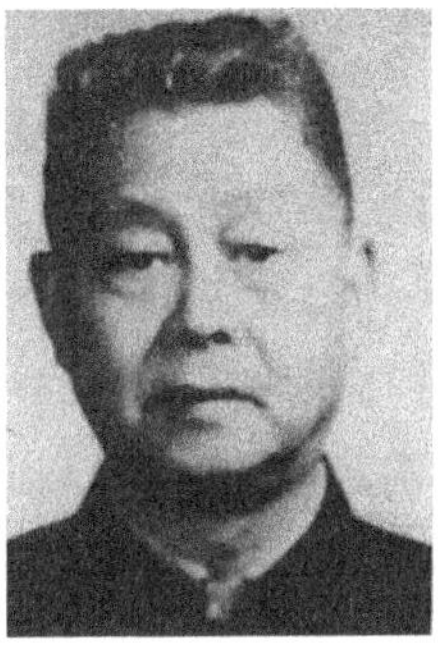

【生平传略】

谌运甫，1909年生，祖籍江西南昌。副主任中医师。世代业医，自幼从其父学儒学医，随诊侍诊。20岁时独立开业行医。1956年调安徽省中医进修学校从事教学，1959年后调安徽中医学院从事中医内科教学和临床工作。现为中医教授、中医内科主任医师。曾任安徽中医学院内科教研室主任、附属医院内科主任、安徽省中医学会常务理事、安徽省生物医学工程学会副主席等职。

主要著作有：《伤寒论通俗讲义》（主编）；《中医临床手册》（协编）；《单方草药选编》（协编）；并在报刊上发表论文10余篇。在学术思想上强调肾主藏精，脾主统血，肾为精的主库，脾乃血的生源，肾精的支援和脾血的营养，是脏腑强壮、人体长寿的根本保证。因而认为，补肾与补脾两者同样重要，不可偏废；在临证中，每治大病、重病、疑难病，多以双补脾肾而获全功；临床擅长肾病的防治，尤其对蛋白尿和尿毒症的治疗更有独到之处。

一、益血之源法治愈虚损一例

李某，男，成。

初诊：1974年9月5日。

主诉及病史：头昏无力，时有低热。

诊查：查红细胞、白细胞、血小板计数均低于正常值，其中白细胞为2000～3000/mm^3。脉细，舌淡苔少。

辨证：属气血两虚。

治法：拟健脾益气养血法。

处方：潞党参 12g　焦白术 12g　生白术 12g　西当归 12g　生熟地各 12g　肥玉竹 10g　钗石斛 10g　旱莲草 12g　炙甘草 10g　白茅根 15g　生首乌 12g　清阿胶(另炖) 20g　7 剂

二诊：9 月 14 日。时感腿酸肢冷，血小板稍增，白细胞仍低，拟原法出入。

处方：炒杭芍 15g　川桂枝 10g　炙甘草 10g　炙黄芪 15g　西当归 12g　生白术 12g　潞党参 10g　旱莲草 12g　大熟地 12g　净萸肉 10g

上方加减服药 30 余剂，自我感觉良好，连查两次血象，各项指标均基本正常，原方加减，再服药 7 剂，以资巩固。

［按语］气血为生命之本。气属阳主神，血属阴主形，其来源皆生化于脾，脾胃纳化之功能衰弱，生血之源不足，即不能充实形体，灌溉全身。上例患者常感头昏无力，时有低热，肢冷，即其脾生血少之明证。处方中多从“四君”、“四物”法加减，再合“小建中汤”、“当归养血汤”化裁，补脾气以养血生血。因此，血象得以恢复正常。

二、温阳化气法治愈少腹定时膜胀一例

薛某，男，51 岁。

初诊：1985 年 2 月 4 日。

主诉及病史：平时血压低，白细胞减少，经服中药后，恙情已有好转。近因工作劳累，血压又见下降，且多在晚间或夜间发病，初感腰酸，继而少腹膜胀、气多，约半小时缓解。西医确诊为：腹型癫痫，但治疗效果不显。

诊查：兹诊脉象缓弦无力，舌质淡白少苔。

辨证：病系脾肾阳虚，气化不利。

治法：拟温阳化气法。

处方：熟附片 12g　上肉桂 10g　益智仁 12g　云茯苓 15g　制半夏 15g　广陈皮 12g　紫蔻仁 10g　沉香曲 10g　楮实子 10g　巴戟肉 10g　肉苁蓉 15g　淡干姜 6g

二诊：经投温阳化气之方药 10 余剂后，血压已上升至正常值。晚间胀气已全消失，迄未发作。脉象缓细，舌质深红中裂少苔。脾胃之气已能鼓舞血行。拟于原方中去半夏、陈皮避其燥，加乌药 10g、香附 12g 以加强行气之力，经服 5 剂后，再未复发。

［按语］因脾肾是脏腑的根本，五脏之阳气非此不发；而命门为阳气之根，脾阳司运化之职。患者平素血压低、腰酸，乃命火衰微所致。白细胞减少，乃脾运衰弱、血源不足之故。由于夜间阴气旺盛，阳气低下，故其少腹膜胀多发于夜间。脉见缓弦无力，舌质淡白少苔，均属脾肾阳虚、气化无力。是以投大剂桂附温肾壮阳，姜、蔻、苓、夏健脾燥湿，再加以沉香、乌药、香附疏理气机。虽属重症急症，竟在月余内治愈。

三、清肝解郁、养胃宁心法治愈瘿瘤一例

杨某，女，31 岁。

初诊：1984 年 11 月 12 日。

主诉及病史：右侧甲状腺肿大，胸闷、心慌、气急，多汗，食欲亢进，性情急躁，足胫肿，失眠，经当地医院诊断为：“甲状腺功能亢进”；但治疗无显效。

诊查：兹诊脉象细促，舌淡多裂纹，苔白。

辨证：证属肝郁胃虚。

治法：拟清肝解郁，养胃宁心法。

处方：夏枯草 15g　川郁金 10g　生龟板 30g　生鳖甲 30g　生牡蛎 30g　生杭芍 15g　海蛤壳 12g　北沙参 15g　大寸冬 15g　五味子 10g　钗石斛 10g　青龙齿 15g（先煎）

二诊：1985 年 1 月 29 日。前方药服 30 剂后，右侧甲状腺大消，诸恙均大减，又于前方中去海蛤壳，加象贝母 15g。又服 10 剂而诸症消除。

［按语］甲状腺功能亢进，属于中医学“瘿瘤”范畴，李梴《医学入门·瘿瘤篇》说：“原因忧患所致，故又曰瘿气。”上例患者因肝郁气结郁久化火，伤及胃阴、心营，故除出现肝郁证状外，还见心慌、食欲亢进、失眠等，脉象细促，舌淡多裂纹，说明阴营虚、内有郁热。投夏枯草、杭芍、郁金以疏肝解郁，佐三甲及海蛤壳以潜镇祛瘿，生脉散加石斛、龙齿以养心胃阴液，除虚烦。不用一般治瘿常药，如海藻、昆布类，反能取效，足见辨证之重要。

四、升阳益气法治疗肌痹一例

宋某，女，17 岁。

初诊：1982 年 10 月 21 日。

主诉及病史：患“重症肌无力”，左眼睑下垂，影响视力，气短，全身无力，朝轻暮重，劳累加重。

诊查：舌淡光红，苔白，脉极细弱。

辨证：系脾虚清气下陷。

治法：拟健脾益气，佐以升举祛湿法。

处方：炙黄芪 30g　潞党参 15g　炙甘草 10g　炒白术 15g　茯苓神各 10g　肥玉竹 15g　怀山药 15g　炒扁豆 15g　西当归 15g　绿升麻 3g　春柴胡 3g　大枣 5 枚　10 剂

二诊：12 月 30 日。上方药断续服用，眼睑下垂有所改善。但近日感冒愈后，不欲饮水，舌光淡红，脉右缓左细，再拟益气健脾法。

处方：肥玉竹 15g　炙黄芪 30g　西当归 15g　潞党参 15g　炙甘草 10g　伸筋草 10g　绿升麻 3g　大寸冬 12g　生枳壳 10g　生白术 15g　10 剂

三诊：1983 年 7 月 25 日。断续服用上方药 7 个月，恙情尚稳，近已停药。虽忙于应考，非常疲劳，尚能应付。仍感眼胀无力，手时微颤，左侧肌肉略瞤，舌光淡尖略红，脉象细缓无力。再拟益气养血法。

处方：炙甘草 10g　炙黄芪 30g　炒白术 15g　潞党参 15g　西当归 15g　炒杭芍 15g　云茯苓 15g　福泽泻 10g　肥玉竹 15g　绿升麻 3g　柴胡 3g　大枣 5 枚　10 剂

四诊：12 月 11 日。恙情稳定，仅左眼睑微见下垂，右手足指（趾）时有搦搐现象，脉象缓细无力，舌尖红，苔薄白。拟益气升阳，佐以疏肝养血法。

处方：炙黄芪 30g　炙甘草 10g　潞党参 15g　生白术 15g　肥玉竹 15g　谷精草 10g　伸筋草 10g　大熟地 15g　炒杭芍 15g　升麻 6g　柴胡 6g　10 剂

五诊：1984 年 2 月 12 日。恙情尚稳，仅微感左臂酸麻，左眼疲惫，日来又稍感喉痒，脉象缓细无力，舌淡苔少，再拟益气愈痿法。

处方：生黄芪 30g　生白术 15g　润防风 10g　肥玉竹 15g　肥桔梗 10g　生甘草 10g　潞党参 15g　西当归 15g　茺蔚子 15g　炒白芍 15g　抚川芎 10g　10 剂

[按语] 本例学生患左眼睑下垂，西医诊为“重症肌无力”。按中医辨证，当是素体阳虚，又加伏案学习疲劳过度，以致气虚不能固卫腠理。眼睑属脾，脾气虚则肌痿下垂。《素问·痿论》说：“大经空虚，发为肌痹，传为脉痿。”《经》云：“劳者温之，损者益之”，是以李东垣创立“补中益气汤”。治本患者方中用升麻引气上腾而复本位，用柴胡使少阳之气上升，意义深刻。本病前后断续治疗3年余，用方药百余剂，大体以补中益气汤为主，根据临时症情配合愈痿、养血、柔肝、熄风诸法，以达到补而不腻，温而不燥的目的，既升脾阳，又不伤阴，是以最后才能取得成功，得到满意的疗效。

五、益肾健脾、养血安胎法治愈子肿一例

是某，女，31岁。

初诊：1981年6月18日。

主诉及病史：原有慢性肾炎病史，于5月中旬在某医院妇产科检查确认为妊娠3个多月。现出现全身高度浮肿、腰酸、头晕眼花、胸闷、小便短黄。尿蛋白(+++)，管型3～4，拟诊为“妊娠中毒症”，建议终止妊娠。患者夫妇思想顾虑重重，既想保胎，又怕大人不安全，当即托人求诊于余。

诊查：患者年龄大，又是第1胎，病情虽是棘手，但患者目前胃纳尚好，气血之源有望，如能蠲痰护胎双管齐下，还有可能母子两全。诊得脉象细而微滑，左关稍弦，舌淡质红苔白。

辨证：证系脾肾两虚，气化失运，胎气受湿邪阻滞，郁而为水肿。

治法：拟益肾健脾养血安胎法。

处方：熟地15g　当归15g　白芍15g　白术10g　黄芩10g　桑寄生15g　益母草15g　泽泻12g　茯苓15g　蝉衣10g

上方药服5剂，加减后又服5剂，小便增多，由短黄转为清长，浮肿渐消。

二诊：6月30日。现惟脘闷不舒，纳不多，此时肾气胎元虽稍固，但气机郁滞，水湿潴留仍较严重，乃于原方略去补腻之品，增化气行水之味。

处方：生地15g　当归15g　白芍15g　白术10g　桑寄生15g　茯苓15g　陈皮10g　藿梗10g　佩兰10g　猪苓12g　泽泻12g　益母草12g　蝉衣8g

上方药进服5剂，加减后又服5剂，浮肿腰痛消失，食欲大增，六脉和缓有力，至7月11日复查尿常规：蛋白(－)、管型(－)、白细胞(－)，以后复查数次均正常。于1981年底足月顺产1女婴。

[按语] 本例病情复杂，但本着“有故无殒，亦无殒也”和“邪去则正自安”的原则仔细分析病情，慎重用药，认为本病患者妊娠期间血聚养胎，影响脾肾功能的运化，加以胎气阻滞，气机升降失调，引起气血水湿交阻而发病。当补益脾肾气血与理气利水并举，标本兼顾为治。以熟地、山药补肾，黄芪益气，白术健脾，黄芪、当归、白芍清热养血安胎，寄生固肾安胎，茯苓、猪苓、泽泻、冬瓜皮等利尿行水，陈皮、藿佩等行气化湿，益母草、蝉衣协助调和血水以消蛋白尿。辨证清楚，用药恰当，方收母女两全之功。

六、益肾补脾、温阳利湿法治愈淋浊一例

吴某，男，59岁。

初诊:1975 年 8 月 3 日。

主诉及病史:于 1974 年 9 月 9 日经某医院诊为“乳糜血尿”而住院,因不愿手术,于 7 月 15 日出院。8 月 3 日来我院门诊求治。

诊查:当时面貌呈严重贫血状,尿中有箸状血条,行动腿抬不起。脉象缓细无力,舌苔淡如菜根。

辨证:证属下元虚损。

治法:亟宜益肾补脾,温阳利湿法。

处方:大生地 12g　怀山药 12g　净萸肉 10g　炒胶珠 10g　旱莲草 12g　鹿角霜 10g　云茯苓 12g　菟丝子 10g　焦白术 12g　炮姜炭 3g　熟附片 10g　西当归 12g　炒杭芍 12g　炙甘草 6g

二诊:8 月 22 日。上方药服 15 剂后,尿检复查乳糜(—),小便亦恢复正常,仍感头昏乏力。此乃体虚未复,再拟健脾养血法以善其后。

处方:焦白术 15g　潞党参 12g　炙黄芪 15g　怀山药 12g　熟附片 6g　生熟地各 10g　云茯苓 12g　菟丝子 10g　西当归 12g　炒杭芍 12g　炮姜炭 3g

三诊:10 月 5 日。前方药又服 14 剂,小便已完全恢复正常食欲日增,精神渐振,唯貌仍贫血,脉右缓左细,再守前法增损继进。

处方:炙黄芪 15g　西当归 12g　炒白术 12g　云茯苓 12g　潞党参 12g　炒杭芍 10g　益智仁 10g　怀山药 12g　川续断 10g　炒扁豆 12g　炒胶珠 10g　炙甘草 10g　大枣 5 枚　7 剂

从 8 月 3 日至 10 月 5 日,前后共历 2 个月零 3 天,服药 29 剂,病情痊愈,恢复健康。

[按语] 按中医辨证分析,患者在初发病时因未能重视,争取早治,故出现尿血而导致贫血。初诊时,即认为有肾气不固,以致小肠、膀胱不能分清泌浊,才出现饮食精微(血)不断下流,尿如脂膏和箸状血条。但根据不痛、面萎黄贫血、脉细舌淡,又认为虽是血尿伤阴,而久延则脾肾阳虚,下元亏损,故处以益肾补脾、温阳利湿法出入 15 剂,乳糜即转阴性。再拟益气养血出入 21 剂,完全恢复健康。

七、舒肝解郁、养血安神法治愈产后脏躁一例

余某,女,28 岁。

初诊:1985 年 3 月 6 日。

主诉及病史:患者于产前曾浮肿,经妇幼保健院诊为“中度妊娠中毒症”。已于 2 月 7 日产婴,出血较多,于 2 月 30 日艾水洗浴后,即出现意识模糊,自言自语,时有哭笑。

诊查:现将近满月,恶露犹未净,面黄浮肿,贫血貌,严重失眠,梦多。舌体胖嫩口淡,边有暗红斑,苍白不华,脉沉细微弦。

辨证:证系先有气郁,后由产后血虚引起诸症。

治法:拟舒肝解郁,佐以养血安神法。

处方:炒柴胡 6g　西当归 15g　炒杭芍 15g　抚川芎 10g　川郁金 10g　菖蒲 10g　紫丹参 15g　粉丹皮 12g　青龙齿 15g(先煎)　紫贝齿 15g(先煎)　北沙参 15g　大寸冬 15g　5 剂

二诊:3 月 11 日。药后神志清楚,不再自言自语,哭笑无常亦止,自我感觉良好,唯稍感全

身微痛，食欲虽增，但消化仍差，舌脉同前。原方去沙参、寸冬，加广橘白 10g。5 剂。

三诊：3 月 18 日。面微浮，肤痒，子宫脱垂，脘微痛，均属虚象，再拟益气养血法。

处方：炙黄芪 30g　潞党参 15g　炒白术 15g　西当归 15g　茺蔚子 15g　仙鹤草 15g　炒杭芍 15g　潼白蒺藜各 10g　广木香 10g　炙甘草 10g　龙牡各 15g　5 剂

另：五倍子 30g，分 3 次煎水熏洗阴部。

四诊：3 月 25 日。前方药继进，面浮、肤痒、子宫脱垂已除，仍稍感少腹沉坠，全身无力，失眠，舌边暗斑已大减，脉细。系气虚未复，血尚未和，再仿前方加减。

处方：炙黄芪 30g　西当归 15g　潞党参 15g　焦白术 15g　炙甘草 10g　绿升麻 6g　春柴胡 6g　炒杭芍 15g　茺蔚子 15g　黄精 15g　藿佩梗各 10g　7 剂

［按语］患者因妊娠中出现浮肿，产后又出血过多，以致气血两虚，五脏失养，故出现精神症状，后又出现面浮肤痒、子宫脱垂、失眠等症，均属心脾大虚，神不守舍，故先投舒肝解郁，佐养血安神法；后以大剂补益气血佐升举和胃而收效。

八、辨证施治治愈水肿四例

例一　周某，男，22 岁。

初诊：1984 年 12 月 5 日。

主诉及病史：从 1983 年 6 月发现浮肿、尿少，尿检：蛋白（＋＋），红细胞（＋），管型（＋）。经当地医院诊为“慢性肾炎”。迭经中西医治疗，蛋白久不消失，于 1984 年 10 月 24 日又住某医院检查，确诊“隐匿型肾炎”。经过一段治疗，蛋白仍不消失，建议中医治疗。患者于 12 月 5 日就诊于余，前两医投以一般滋肾养阴清湿之剂，均未见效果。

三诊：1985 年 1 月 1 日。

诊查：经细询恙情，有恶心、腰酸、上眼睑浮肿，舌淡苔白，脉细弱。

辨证：肾虚而水无所主，精复外泄，以致肾不纳气、胃虚上逆，出现上述症状，仍按一般治疗自然无效。

治法：拟益肾纳气，和胃降逆法。

处方：炙黄芪 30g　怀山药 15g　焦白术 15g　楮实子 10g　金樱子 10g　怀牛膝 12g　白茅根 15g　太子参 15g　制半夏 12g　广陈皮 12g　佩兰梗 10g　茯苓神各 10g　生姜 3 片　5 剂

上方药服后尿检正常，后又连服药 20 剂，以资巩固，经连续尿检均属正常，精神食眠正常，返回工作岗位。

［按语］本例患者，从患“肾炎”以来，前后数月均未见明显症状，仅于尿检中发现蛋白（＋＋），管型（＋），红细胞（＋），以后尿检蛋白（＋＋）～（＋），但久不消失。余初以一般治疗亦无效。后经投黄芪、山药、楮实子、金樱子、怀牛膝等摄纳肾气之品，复佐以白术、半夏、陈皮、茯苓神、太子参、佩兰、生姜等和胃降逆，白茅根利水清营，病情乃有转机，终于使蛋白全消，健康恢复。

例二　王某，男，27 岁。

初诊：1984 年 12 月 4 日。

主诉及病史：素患肾性高血压，近年来血压持续上升。

诊查：现达 180/110mmHg，肾功能损害，尿素氮 34mg%，肌酐 3.6mg%，尿蛋白（＋＋），

面色萎黄，腰酸目昏，头胀痛，舌淡尖红苔薄白，脉右细左弦。

辨证：显系水不涵木。

治法：拟滋肾平肝法。

处方：大生地 30g　怀山药 15g　净萸肉 15g　嫩钩藤 15g　夏枯草 15g　苦丁茶 10g　生石决明 30g(先煎)　西枸杞 15g　杭菊花 12g　桑寄生 15g　益母草 15g　怀牛膝 10g

二诊：1985 年 1 月 7 日。近月来仿上方连续加减 4 次，血压始终徘徊在 164～140/130～100mmHg，尿蛋白(＋)～(＋＋)，且感腰酸，时常胁痛，脉左弦减弱，舌胖淡有齿印，苔多。综合分析，乃肾阴虚、脾不散津之故。改拟滋肾健脾，养阴散津法。

处方：大生地 30g　怀山药 15g　桑寄生 15g　旱莲草 15g　女贞子 15g　五味子 10g　金樱子 15g　石莲子 12g　茺蔚子 15g　枸杞子 15g　生白芍 15g　10 剂

三诊：1 月 21 日。于原方中去石莲子，加炒杜仲 15g、桑椹子 15g 继续服后，血压降至 146/100mmHg，尿检 10 余次均无蛋白。

[按语] 本病重点固在肾，但由于肾阴久虚，脾阴又不足以散津，是以肾水更告涸竭，木无水养，阳易上亢，水无土制，精易外泄，是以持久不愈。投以滋肾健脾、养阴散津法；血压及尿蛋白一并下降，从中可见中医整体辨证论治的重要性。

例三　王某，男，49 岁。

初诊：1977 年 3 月 18 日。

主诉及病史：患慢性肾炎住院已 3 年，诊为“尿毒症前期”。于 1977 年 3 月 18 日由某医院介绍前来就诊。

诊查：当时尿检：蛋白(＋＋＋)，肾功能损害(非蛋白氮 77mg％，肌酐 4mg％)，二氧化碳结合力 40 容积％，血沉 96mm/1h，血浆蛋白特低，严重贫血貌，高度浮肿，轻度恶心呕吐，抽搐，腹部膨隆，胀满，小便少，舌质胖淡，边缘齿印，脉细弱。

辨证：证属脾肾亏虚、精血不足。

治法：先拟益肾健脾、养血祛湿法。

处方：大生地 15g　怀山药 15g　怀牛膝 10g　生白术 15g　云茯苓 12g　太子参 12g　生苡仁 15g　福泽泻 10g　益母草 10g　西当归 12g　炙黄芪 12g　车前子 12g

本方药出入服 40 余剂，未见明显效果，以后分 3 阶段治疗。

第一阶段诊治：5 月 13 日。近来食欲稍好，未见呕吐抽搐，蛋白(＋＋)，血色素稍见上升，但水肿依然，脉缓细无力，舌苔淡白。拟益肾柔肝健脾法。

基本方：冬虫夏草 12g　仙灵脾 10g　怀山药 12g　嫩钩藤 10g　西枸杞 12g　茯苓神各 10g　生黄芪 15g　怀牛膝 10g　太子参 12g　灵磁石 12g　紫珠草 12g　金匮肾气丸 10g(包煎)

上方药服 70 剂后，非蛋白氮 48mg％，肌酐 2.8mg％，血沉 30mm/1h，血钾 27mg％，二氧化碳结合力 42 容积％，血色素 7.5g。

第二阶段诊治：6 月 20 日。改用温养脾肾法，加服黄芪，并配合当归煨老母鸡及龟肉等血肉有情之品，以加速恢复气血。

基本方：炒白术 15g　炒扁豆 12g　炒山药 15g　炒骨脂 10g　巴戟天 10g　冬虫夏草 10g　潞党参 12g　炙黄芪 12g　熟附片 10g　西当归 12g　藿佩梗各 6g　福泽泻 10g

上方药出入服 21 剂，水肿消失，贫血渐有好转，已能外出散步。

第三阶段诊治：7 月 22 日。再拟健脾养血益胃法。

基本方:炙黄芪 12g　潞党参 12g　炒白术 12g　云茯苓 12g　炒扁豆 12g　怀山药 15g　冬虫夏草 10g　西当归 12g　黄精 12g　泽泻 12g　藿佩梗各 6g　生姜 3 片　大枣 3 枚

截至 10 月 6 日,计服本方药 49 剂,实验室复查:非蛋白氮 40mg%,肌酐 2.6mg%,尿蛋白(±),血沉 25mm/1h,面上稍露红色,脉稍有力,舌胖消失,满布薄白苔,眠食均好。

[按语] 本例系住院 3 年的慢性肾炎患者,诊时已进入氮质血症,尿毒症前期。经投 40 剂中药未见明显效果,经慎重考虑,分 3 阶段治疗。第一阶段拟益肾柔肝健脾法。方中以冬虫夏草为主药,取其滋肺阴而补肾阳,配仙灵脾、怀山药以其同温养肾阳,参、芪、苓以健脾气,钩藤、牛膝、枸杞以柔肝,佐以茯神、磁石镇静安神以抑抽搐、呕恶,紫珠草防止感染出血,外加金匮肾气丸同煎,意在加重补肾功能。第二阶段改用温养脾肾法,外加血肉补品以促进气血恢复;仍以冬虫夏草、骨脂、附片、巴戟天等温肾,配以黄芪、焦白术、党参、山药、藿佩、姜枣等以缓补脾胃,佐当归养血,泽泻利尿而不伤肾。第三阶段再用健脾养肾法,先后天同补以作善后,以参、芪、术、苓、扁豆、藿佩等为主药,以当归、黄精补血,以冬虫夏草、怀山药继续益肾,稍佐姜枣助气血的生化。因此,最后取得满意的效果。

例四　陈某,男,73 岁。

初诊:1984 年 9 月 24 日。

主诉及病史:1953 年曾有肾炎史,近以心脏病住某院,经治疗好转。前天腹泻后,又出现神疲,不思饮食,尿少,浮肿,肾功能损害(尿素氮 82mg%,肌酐 6.7mg%),当即诊为"尿毒症",请外院中西医会诊。

诊查:余诊得脉象细弱,舌质边尖如镜,中苔薄黄。

辨证:证明肾功能既衰于前,胃气将复败于后,高龄若此,殊堪顾虑。

治法:亟应先复胃气,后再缓图治肾可也。

处方:生白术 15g　北沙参 15g　怀山药 15g　淡竹茹 10g　新橘皮 12g　云茯苓 15g　冬虫夏草 12g　大寸冬 10g　福泽泻 10g　3 剂

二诊:9 月 26 日。投前方药后,食欲较振,浮肿稍消,尿素氮已下降至 60mg%,惟小便尚少,舌边略见生苔。拟滋肾健脾利尿法。

处方:大生地 15g　怀山药 15g　云茯苓 15g　楮实子 10g　冬虫夏草 12g　怀牛膝 10g　生白术 15g　太子参 15g　结猪苓 12g　福泽泻 12g　3 剂

三诊:9 月 27 日。前方药刚服 1 剂,稍见腹泻,因即去生地,泻即止,饮食渐佳。尿素氮再降至 29mg%,舌已生白腻苔。再拟健脾益肾利湿法。

处方:焦白术 15g　制半夏 15g　广陈皮 12g　云茯苓 15g　藿佩梗各 6g　菟丝子 12g　福泽泻 12g　太子参 12g　怀山药 15g　冬虫夏草 10g　3 剂

四诊:9 月 30 日。精神饮食均佳,舌脉均好转。尿素氮 39mg%,肌酐 5.2mg%,仅膝以下仍浮肿,脉象右缓左细,舌满布白腻苔。乃气虚水不化,改投温阳益气利水法。

处方:云茯苓 20g　川桂枝 10g　焦白术 15g　炙甘草 10g　太子参 15g　炙黄芪 15g　汉防己 12g　怀山药 15g　冬虫夏草 10g　冬瓜皮 15g　3 剂

五诊:10 月 2 日。足肿已消,日来又突发呕吐,可能与饮食不节有关,再拟和胃降逆法。

处方:缩砂仁 6g　白蔻仁 10g　广木香 10g　制半夏 15g　广陈皮 12g　焦白术 15g　云茯苓 15g　炒扁豆 15g　生苡仁 15g　藿佩梗各 10g　冬瓜皮 15g　生姜 3 片　3 剂

六诊:10 月 4 日。药后呕吐已止,仍感体倦腿软,舌苔滑腻,脉转缓濡。再拟健脾化湿法。

处方:苍白术各 10g　制半夏 15g　广陈皮 12g　白蔻仁 10g　炒扁豆 15g　怀山药

15g　藿佩梗各 10g　炒苡仁 15g　茯苓神各 10g　福泽泻 18g　3 剂

七诊：10 月 13 日。经复查，肾功能、肝功能、血压均已接近正常。脾胃功能恢复较快，心肾功能恢复较差，脉象右缓弦，左迟钝无力，舌苔白嫩。再拟益肾养心健脾法。

处方：怀山药 15g　淫羊藿 10g　楮实子 10g　菟丝子 12g　茯苓神各 10g　焦白术 15g　西当归 15g　益母草 15g　制半夏 15g　广陈皮 12g　紫丹参 15g　5 剂

患者通过多次会诊，连续服中药调理脾肾，以西药维持心脏功能，直至恢复健康。

［**按语**］本例尿毒症，实际是心、肾功能不全，胃气将败之候。心肾固在危急，而胃气又当首要。古人云："有胃气则生，无胃气则死"，是以李东垣提倡"以胃气为本"。患者在服 3 剂中药后，精神食欲即好转，尿素氮由 82mg％降至 60mg％，证明胃气来复，肾气亦见好转，岂不是后天养先天之明证。该证以后虽出现过腹泻、浮肿、呕吐等现象，但均抓住肾、脾、胃几个重要环节，随证变化。在治疗过程中，肾功能稳定在接近正常值而稍偏高水平，直至第七次会诊，才定下益肾养心健脾法。对肾、心、脾做到全面照顾，以使患者机体内阴阳渐步平衡，气血逐步恢复。

［**编者评注**］治病必求于本是中医治疗的根本法则。明代著名中医学家李中梓指出："治病必求于本，本之言根也、源也。世未有无源之流，无根之木，澄其源而流自清，灌其根而枝乃茂，自然之经也。故善为医者，必责于本。"人的根本是什么？李中梓吸取《内》、《难》以来各家的学说，提出"先天之本在肾，后天之本在脾"的论点。至于"先天之本"与"后天之本"孰为重要？有的前贤主张"补脾不若补肾"肾比脾重要；而有的先哲认为"补肾不若补脾"，脾比肾重要。这个问题已经争论几个世纪。谌氏在临床实践中体会到，先天之本与后天之本，是人体同样重要的两大根本，先天之本与后天之本是相辅相生、相互影响、相互促进的，二者不可偏废。他在临证治疗中，注重脾肾双补来固本壮元强身，因而常获全功。谌氏用调补脾肾的方法所治愈的 4 例水肿，均是宝贵的经验，可供后学者借鉴。

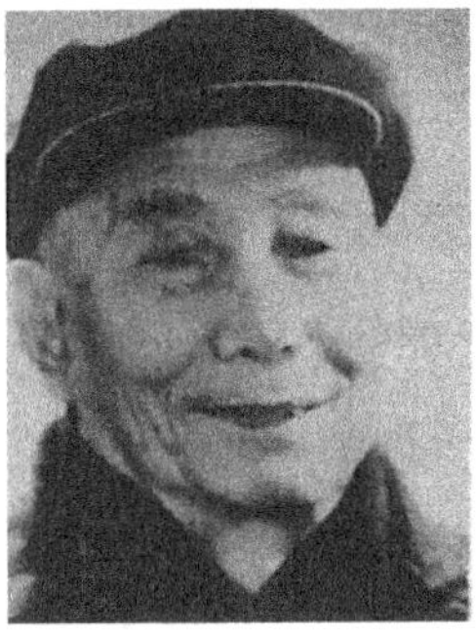

邹云翔医案

【生平传略】

邹云翔(1896—1988),江苏无锡人。中医教授。中国共产党党员。早年毕业于江苏省立第三师范,肄业于国学专修馆,旋任教于乡里,因为秉性刚直受排挤而失业。1925年夏,江南暑火流行,其母患大头瘟,为众医杂治,卒至不救,恨己之不知医,遂发愤学医,救人之疾苦,师事孟河费伯雄之高足、武进名医刘莲荪先生,卒尽其学。

在临床实践过程中,博采众学,先后又师事6人之多。孟河丁仲英先生,创办《光华医学杂志》,延其主事,对揭露当时国民党扼杀中医药的反动措施,团结中医药人员,推动中医学术交流,起了一定的作用。抗日战争期间,业医重庆,曾为我党同志和一些进步人士做了不少保健工作。1954年到南京参与创办江苏省中医院,嗣任南京中医学院领导职务,坚持贯彻党的中医政策,积极培养中医人才。先后当选为第二、第三、第四届全国人大代表。

对内、妇、儿科有着丰富的临床经验和较高的理论造诣。特别对中医学中肾的生理机能,肾炎的病因、治疗和预防等方面有其独特见解。

在立方遣药方面,善用以补配消,以塞配通,以温配清,以降配升,以敛配散等法。对肾脏虚损和老年病患者,特别重视肾的气化作用,以及它与其他脏器间的相互关系,不主张过用苦寒克伐之方,善于灵活应用补法,而扶正祛邪。投药讲究轻重、缓急、多少及先后之活法,主张病情万变,医亦善变。

编著有《中医肾病疗法》、《中医验方交流集》和《中医验方交流集续编》等书。

一、温中健脾、祛风和络法治愈邪毒内陷一例

曾某，女，15岁。

初诊：1977年11月28日。

主诉及病史：11月19日因患急性咽炎致高烧，体温40℃，右侧颈淋巴结肿大，有压痛。血常规检查：白细胞22600/mm^3，中性89%，淋巴11%。用青霉素40万单位，肌内注射，每日2次；链霉素0.5g，肌内注射，每日2次，连用4天，高烧向退。但面目颈项出现浮肿。尿检：蛋白(+)，上皮细胞少数，脓细胞0～6，红细胞少数，颗粒管型0～2；血沉24mm/h，诊断为急性肾炎。

诊查：诊时面目轻度浮肿，低烧绵绵(体温37.7℃)，胃纳减少，口生溃疡，头痛，胃脘疼痛，脉细，苔白厚腻。

辨证：证属脾虚湿滞。

治法：治以温中健脾，祛风和络，佐以渗利。

处方：绵黄芪15g　净防风4.5g　制苍术4.5g　生苡米12g　云茯苓12g　炒山药15g　杜红花4.5g　穞豆衣24g　炒青蒿9g　老干姜2.4g　杭白芍9g

二诊：12月15日。面目肿退而又咳嗽痰多，关节疼痛，夜间汗出，此内陷之风热邪毒仍可从里透达外出之征，胃纳尚可，尿检：蛋白(-)，上皮细胞少许，脓细胞少许，红细胞0～2，颗粒管型0～1。体温38℃，脉细，苔白。治当因势利导，拟疏风宣肺法。

处方：炙麻黄0.6g　光杏仁4.5g　炒青蒿12g　北沙参9g　信前胡9g　炒牛蒡子4.5g　炒子芩2.4g　炙甘草3g　糯根须9g

三诊：12月19日。

咳嗽已减，低烧逗留，胃脘仍痛，头昏，骨节酸痛，体温38℃。尿检(-)。胃不和则九窍不利。原方去牛蒡子、前胡、糯根须，子芩改1.2g，杏仁改3g，加吴萸1.5g，姜川连0.9g。

四诊：12月29日。服上方药5剂，低烧退尽，脘痛已止，精神好转，面色红润，尿检阴性，胃纳好，大便偏稀，两天一行，脉细，苔白，治从补肾益胃以资巩固。

处方：补骨脂9g　枸杞子12g　灵磁石9g　炒当归9g　炒白芍9g　绵黄芪12g　炙甘草3g　小红枣4个　淡吴萸1.2g　姜川连0.6g

［按语］外邪侵于肺卫，高热咽痛，经用抗生素后，高热虽退，而增面目浮肿，胃脘疼痛，此邪毒内陷脾肾之征。其所以陷入者，因其素虚，而邪凑之。初诊方温中健脾，祛风和络，佐以渗利之品，使中宫健运，托邪外出，药效应手。二诊时咳嗽、关节痛、出汗，是内陷之邪可以透达之象，再以因势利导治之，尿检结果得以迅速恢复正常。胃不和则肢体不利，骨节酸痛，低热不退，寒热错杂，乃以原方益以“左金”之意，泻心火而制肝木。本例治法，概从叶天士《外感温热篇》中脱化而来。

二、滋养肝肾、平潜虚阳法治愈阴虚阳越一例

顾某，男，35岁。

初诊：1970年2月3日。

主诉及病史：患慢性肾炎已10年。1年来血压偏高，经治未降。

诊查：头痛乏力，腰酸，脉细弦，苔薄白，舌质红。尿检蛋白（＋），酚红排泄试验53%，血非蛋白氮34mg%，血压134/100mmHg。

辨证：证属肾阴亏损，虚阳上扰。

治法：从滋养肝肾，平潜虚阳治疗。

处方：潼白蒺藜各9g　枸杞子12g　细生地9g　活磁石9g　川续断9g　潞党参9g　川黄连1.5g　肉桂心1.5g　云茯苓9g

二诊：2月8日。头痛腰酸之症减轻，血压降至120/90mmHg。仍给原方药治疗。

三诊：2月23日。血压112/90mmHg，尿检正常。原方药续进。

四诊：2月25日。无明显自觉症状，血压112/88mmHg，给原方药巩固。

［按语］慢性肾炎之证属阴虚阳越者，仅以熄风潜阳法治疗多难取效。邹老认为此等慢性肾炎虚是基本，当从滋养肝肾着手，佐以少量肉桂，引火归元，平调阴阳，病情可迅速稳定，本案即是一例。

三、补肾脾、调阴阳、养气血法治愈阴阳两虚一例

周某，男，17岁。

初诊：1975年6月23日。

主诉及病史：患慢性肾炎7年，久治未愈。

诊查：精神委顿，腰酸怕冷，纳少便溏，浮肿，面黄少华，脉细，苔白。尿检：蛋白（＋＋＋），红细胞少数，白细胞（＋＋），透明管型少许，颗粒管型少许。

辨证：病在脾肾，阳损及阴，气血俱虚。

治法：方拟补肾脾，调阴阳，养气血。

处方：黄芪24g　酒炒杜仲12g　酒炒牛膝9g　炒潞党18g　炒白术12g　炒山药15g　云茯苓9g　生苡米12g　淡附片5g　枸杞子12g　生地炭5g　炒当归9g　炒白芍12g　全鹿丸9g（分吞）

上方药服用至7月2日，尿检蛋白（＋＋＋），管型已无，红细胞（＋＋），白细胞（＋＋＋）。服药33剂后，病情明显好转，胃纳增加，大便正常，浮肿减退，8月13日尿检蛋白（＋），红细胞偶见，白细胞少数。仍以原方调治而巩固。

［按语］《内经》说："形不足者，温之以气；精不足者，补之以味。"张景岳注云："形不足者，阳之衰也，非气不足以达表而温之；精不足者，阴之衰也，非味不足以实中而补之。"邹老根据这一理论，以黄芪、党参、白术以养其形；全鹿丸、杜仲、牛膝、杞子、山药、地黄、当归、芍药以补其精；附子暖脾肾之阳；云苓、苡米渗湿下行而从小便排出，制方甚精。然此慢性疾病，调养之剂，必须守服不懈才能获效。倘朝秦暮楚，定难收功。

四、气血双补法治愈肾劳一例

赵某，男，38岁。

初诊：1966年9月16日。

主诉及病史：患者于1958年因浮肿乏力，尿检异常，某医院诊断为慢性肾炎，经治疗病情稳定。1966年5月下旬，恶寒头痛，气短乏力，眼睑浮肿，腹胀便稀，日行五六次，无脓血及粘

液，继则呕吐，而于5月25日住入某医院，经检查，诊断为慢性肾炎、早期尿毒症。经西医治疗，病情有所好转，于1966年7月1日出院。

诊查：现症见头昏乏力，腰府酸痛，苔色淡嫩，脉象弦细。血压170/100mmHg，尿检仍有蛋白、管型、红细胞、白细胞等。

辨证：证属肾劳，气血不足，肝肾两虚。

治法：治当脾肾兼顾，气血双补。

处方：潼沙苑9g　白蒺藜9g　枸杞子12g　煅磁石18g(先煎)　怀牛膝5g　西当归9g　绵黄芪9g　潞党参9g　炒红花5g　金狗脊9g　核桃肉9g　炒菟丝子12g　南沙参9g　海蛤壳9g(先煎)

药后精神渐渐好转，至10月，尿常规检查阴性。时觉腹胀，吃凉食腹胀明显，甚则腹泻。脾肾阳虚之征，以原方加胡芦巴、紫河车、佛手片，服后腹胀减轻，然头昏腰酸仍作。1967年4月加服药酒方。

处方：制狗脊15g　炒巴戟天15g　怀牛膝15g　川断肉15g　西当归24g　麦门冬12g　潞党参15g　大熟地9g　杜红花9g　小红枣7个(切开)　陈橘皮9g　生苡米9g

用优质黄酒2斤半，浸1周后服用。

服药酒后头昏好转，但停药后即发。配合煎剂持续服用。

1967年5月中旬起，又纳少，便稀不能成形，矢气频转。以扶脾升阳，芳香化湿法治疗。

处方：午时茶3g　炒山药12g　炒扁豆12g　炒党参9g　云茯苓9g　焦六曲9g　干荷叶9g　藿香正气丸5g(吞服)

药后胃纳好转，大便成形。又继服初诊补益肝肾原方。1969年8月复查血非蛋白氮38.5mg%，二氧化碳结合力54体积%。1970年起参加重体力劳动。

1971年6月23日，因工作忙累，致腰酸头昏，口干便难，肢麻抽搐。尿检：蛋白(++)，红细胞(+++)，脉细缓。血压110/90mmHg。仍宗补益脾肾着手，服用药酒、汤剂。

汤剂方：炙黄芪18g　潞党参18g　枸杞子15g　川石斛12g　功劳叶15g　怀牛膝9g　活磁石9g(先煎)　佛手片9g　杭白芍12g　炒山药12g　二至丸9g(包煎)

药酒方：制狗脊18g　巴戟天18g　制首乌30g　枸杞子46g　大熟地24g　潞党参30g　潼沙苑30g　怀牛膝30g　川断肉30g　杭白芍15g　炒川连9g　黑玄参24g　肉桂心0.9g　炒杜仲24g　西当归18g

黄酒3斤，浸1周后服用。

上药服至1971年7月初，头晕、肢麻、抽搐等症均好转，服至7月底，尿常规检查(—)，肾病已达临床治愈。病情稳定而停服中药。1971年8月，患者来本院复查，自觉无不适感，体力充沛，能参加重体力劳动，已长期不服任何药物。观其面色红润，复查血尿素氮18mg%，肌酐正常，二氧化碳结合力50.8体积%，血浆白蛋白4.6g%，球蛋白3g%，胆固醇253mg%。

[按语] 本例肾劳，气血阴阳俱虚，脾肾功能衰退，木失涵养，肝阳上亢，故用气血双补，阴阳平调，健脾益肾以养肝木。必须坚持长期服药，方能获得如此效果。

邹老常用药酒方治疗肾功能不全，多能取效。肾功能不全，症见血脉不和，肾络不通，邪气蕴结，腰府酸痛，血压升高者，用调补和血通络之品，黄酒浸渍，去渣取汁服用，其效较之丸散膏丹为佳。盖酒能行药性之滞，通邪气之结，逐隧道之涩，开血脉之壅。药酒尚有能长久保存，服用方便，患者易于接受等优点。

药酒制法有两种：①将药料浸渍酒内，密封，经过一段时间(夏季1周，冬季适当延长)，去滓应用;②将药料浸酒中,置瓦罐中隔水加热,至酒沸腾,然后连滓入缸内,趁热密封,静置一定时间,去滓澄清收贮备用。

五、独活寄生汤治愈湿热下注一例

臧某,女,29岁。

初诊:1972年3月。

主诉及病史:患者于4年前曾患尿频急痛,腰痛,某医院疑为“肾盂肾炎”,使用呋喃咀啶和青霉素、链霉素等,症状消失。1972年3月上旬又出现与上次相似的证候,同时发热,尿赤如浓茶,在某医院用呋喃咀啶及中药等不效,尿检有大量脓细胞,尿培养有大肠杆菌,计数每毫升10万以上,乃于1972年3月18日由急诊室收住院治疗。

诊查:高热39.7℃,恶寒,腰痛如折,尿频尿急尿痛,尿色如浓茶,头昏,面部微浮,恶心欲吐,不能饮食已3天,脉象细数,苔薄白腻。

辨证:产后(生产4个月)体虚,湿热下注。

治法:拟仿独活寄生汤意治之。

处方:炒独活4.5g　桑寄生15g　十大功劳叶15g　川断肉12g　穞豆衣15g　滋肾丸12g(包煎)　茅芦根各60g　佛手片9g　半夏9g　云茯苓12g　车前子12g(包煎)

药后,翌日上午11时体温降至37℃,但下午又升至39.7℃,恶寒已解,尿频急痛稍有改善,恶心已止。至第3日,体温退至37℃以下,腰痛、尿痛已解,尿频急仍未尽除,微微有汗,纳谷不多,脉细,苔薄。气血不足之体,肾虚湿蕴下元。再拟原法出入。

处方:炒独活1.5g　桑寄生9g　潞党参15g　功劳叶12g　川断肉9g　西当归9g　滋肾丸9g(包煎)　佛手片9g　云茯苓12g　小红枣5个(切开)　芦茅根各60g

以此方出入调理,病情日见改善,除觉腰酸、小便偏黄外,余无不适感。4月7日尿培养阴性,尿检见白细胞少许。住院32天,于4月18日出院。

[按语] 邹老认为,肾为至阴之脏,故治疗慢性肾盂肾炎,寒凉药物特别是苦寒之剂宜慎用,清利之剂亦不宜过用,以防损伤肾气。就是在急性发作期,出现湿热下注标象,亦不宜纯用苦寒清利之剂。本例西医确诊为慢性肾盂肾炎急性发作期。邹老辨证为产后体虚,肾气不足,而湿热之邪乘虚所致,治以独活桑生汤意,而不泥其方,用独活、桑寄生、川断肉强肾和络;知母、黄柏、十大功劳叶、穞豆衣、车前子、芦根、茅根清利湿热;肉桂反佐知母、黄柏,且助膀胱之气化;佛手、清半夏、云茯苓和中运脾,标本兼顾,虚实并调,疗效满意。

六、淡渗化湿、脾肾同治法治愈尿浊一例

某外宾,男,成年。

主诉及病史:1970年因宿恙乳糜血尿发作,而住某医院治疗,由于患者自称昔用西药治疗少效,欲求中医诊治,乃请邹老前往会诊。

诊查:初诊症见晨起小溲浑浊,午后则渐转清,脉象沉细而缓,苔薄白。尿常规检查:蛋白(++),红细胞(+),脓细胞(+)。

辨证:脾肾不足,湿热下注为患。

治法:法拟化湿淡渗,脾肾同治。

处方：怀牛膝 9g　制苍术 9g　黄柏炭 5g　生苡米 12g(包)　云茯苓 12g　当归炭 9g　川断肉 12g　肉桂粉 1.2g(吞服)　血余炭 9g(包煎)　生甘草梢 3g　红枣 5 枚(切)

复诊：药后自觉晨起首次小便已较前为清，午后则清澈无物，苔薄，脉象如前。上法切合病机，予原方加黄芪 9g 续治。

连服药 15 剂，诸症消失。

[按语] 本例患者脾湿郁热，流注膀胱，致水道瘀而不清，小溲浑浊，苔薄白，脉象沉细而缓。大凡尿液浑浊，多属于热。方用苍术燥中州之湿，黄柏清下焦之热；苡米、茯苓、生草梢淡渗利湿；当归炭、血余炭止血消瘀而利尿；牛膝、川断、肉桂心益肾通经；大枣补脾胃，又加黄芪鼓动脾肾之气，以利州都之气化。合之俾脾湿得化，则无湿郁热恋之患，坎宫热清，则州都之液不浊矣。

七、化湿祛痰、益肾通络法治愈腰痛一例

陈某，男，61 岁。

初诊：1977 年 6 月 2 日。

主诉及病史：右侧腰部疼痛已 1 周，5 月 28 日患者因持续性右下腹痛、阵发性加剧，历时 4 小时而至某医院就诊，查血白细胞 9600/mm^3，中性 79%，拟诊为阑尾炎，医用青霉素、颠茄合剂治之，痛未止。至 5 月 29 日因痛势加剧，又至某医院急诊，诊时右腰部绞痛，放射至右腹部，摄腹部 X 线平片未见阳性结石影。尿常规检查：蛋白微量，上皮细胞极少，脓细胞(0～2)，红细胞少许。医者根据临床表现，拟诊为泌尿系结石，用阿托品肌注，呋喃呾啶口服，但疼痛仍不止，阵发性绞痛日夜皆作。1977 年 6 月 2 日转来门诊。

诊查：诊时诉右侧腰痛，阵发性绞痛日发 3～4 次，面色黧黑呈痛苦貌，昨大便泄泻 8 次，质如稀水，今解 3 次，微咳有痰(有慢性气管炎史)，平素嗜酒，向有胃痛，脉滑，苔黄厚上罩灰黑。

辨证：酒湿阻络，痰火内蕴。

治法：治当化湿祛痰，清解酒毒，益肾通络止痛，兼以补气健脾，温中止泻。

处方：苍术炭 5g　石菖蒲 3g(后下)　炙远志 9g　云茯苓 12g　干葛花 12g　炒山药 15g　功劳叶 30g　杜红花 9g　炒党参 15g　淡干姜 3g　淡附片 3g

二诊：6 月 6 日。药后疼痛止，黑苔已化，胃纳好转，大便正常，劝其戒酒，并拟原方加减，以巩固疗效。

处方：苍术炭 5g　炙远志 9g　生炒苡米各 5g　干葛花 9g　云茯苓 12g　炒山药 12g　杜红花 9g　炒潞党 15g　淡附片 2.4g　全当归 5g　白茅根 60g

[按语] 酒家湿蕴，化热生痰，流经入络，壅泄脉道，气血不畅，不通则痛。投抗菌消炎之品，解痉止痛之剂，痛不能止，概因酒湿痰热未祛，脉道不和故也。患者舌苔黄厚，上罩灰黑，是湿热痰火为患之据，长期嗜酒为湿热内生之因，酒家中阳多伤，高年下元多亏，胃痛便泄，面色黧黑是其证候。方中苍术化湿祛痰；菖蒲宣气逐痰；远志解郁化痰；葛花清解酒毒，引湿热从肌腠而出；茯苓和中益气，引湿热从小便而去；红花和瘀血、通络脉；党参、山药、干姜温中补气以健脾，功劳叶、熟附片补肾之阳，温通经脉而止痛。服初诊方药后，腰痛即已，复查大小便常规和血白细胞计数分类皆正常，随访至今未见复发。

八、冬虫夏草为主治愈虚劳一例

叶某，女，27岁。

初诊：1965年11月19日。

主诉及病史：患者自幼体弱，1958年觉腰痛，次年在某医院确诊为肾结核，同年7月施行左肾摘除术后，腰痛得已。1965年4月结婚，同年8月又觉腰痛，难以转侧，又至某医院检查发现尿中有大量结核杆菌（共查3次），确诊为右肾结核。使用抗结核药物，疗效不著，不能再施行摘除手术，乃求治于中医。

诊查：当时面色萎黄，形体消瘦，右侧腰痛、难以转侧，头昏，精神疲乏，整日欲寐，纳谷呆顿，有时微有尿频，经行后期。脉象细而少力，舌淡苔白。

辨证：此为患者先天不足，后天失调，肾虚脾弱，是病之本，证属虚劳。

治法：治以益肾健脾，补气养血。

处方：炙黄芪 12g　潞党参 9g　炒当归 6g　炒白芍 9g　枸杞子 9g　冬虫夏草 6g　桑寄生 9g　南沙参 9g　云茯苓 9g　小红枣 5个（切开）

另方：冬虫夏草 9～15g，同栗子入鸡腹内，炖熟后食之。需连续服用1～2个月。

二诊：11月25日。服药5剂，并食冬虫夏草炖鸡，无不良反应，病情亦未见进退。原方益以血肉有情之品紫河车 3g，并加芡实 12g，炙甘草 3g。

三诊：12月2日。共服药13剂，腰痛、乏力、头昏等症状皆有好转，纳谷亦稍振，治守原方踵进。

四诊：12月15日。叠投益肾健脾、补气养血之品，颇合病机，纳谷增加，精神较振，小便如常，自觉症状已不甚明显，脉细，苔薄。效不更张，原方以冀续效。

五诊：12月30日。1周来无明显不适，精神好，饮食二便及睡眠均佳，去某医院复查尿找结核杆菌3次，皆为阴性。原方以巩固疗效。

六诊：1966年1月8日。迩来除略感纳谷欠香外，无明显自觉症状。脉细有力，苔色薄白微腻。再以原方巩固疗效，并拟炒陈皮 3g、炒苡米 3g、炒玉竹 3g，每日1剂，泡茶饮之，以化湿健胃。

患者服煎剂和冬虫夏草同栗子蒸鸡食用，治疗月余，自觉症状消失，尿找结核杆菌阴性。1966年3月和4月又复查4次，并导尿培养1次，皆为阴性。1969年生1子。随访13年未见复发。

[按语] 肾结核，中医虽无此病名，但于虚劳、腰痛、血淋等门中有类似此病之记载。

本例患者，自幼体弱，先后天不足。夫肾为先天之本，为水火之脏，内藏元阴元阳，主骨生髓，藏精。脾为后天之本，主运化，输布水谷精微，升清降浊，为生化之源，五脏六腑，四肢百骸皆赖以养。先后天不足，亦即脾肾不足。“邪之所凑，其气必虚”。患者左肾结核摘除后，调摄不善，劳累过度，以致右肾又复感染结核，且用抗结核西药少效。邹老分析其病史经过及其临床证候，结合西医诊断，认为此为先后天不足之虚劳病证。虚则补之，劳者温之。重用甘温补肾益精髓之冬虫夏草为君，以温中补虚之母鸡佐之。紫河车、当归、甘杞子、桑寄生补肾之精血；参、芪、茯苓、芡实、红枣补气以健脾；甘草安五脏，调和诸药。本方补而不腻，温而不燥，使肾能作强，脾能健运。

邹老常用冬虫夏草伍以他药治序虚劳，例如肺结核、肾结核等，多获良效。考冬虫夏草，又名夏草冬虫，其功用，《本草从新》云：“甘平保肺，益肾止血，化痰已痨嗽。”《本草纲目拾遗》谓“功与人参同”，“能治诸虚百损”。《药性考》云：“味甘性温，补精益气，专补命门。”《文房肆考》云：“气阳性温，保肺气，实腠理。”综上所述，冬虫夏草其性甘温，补肺补肾，能治诸虚百损。虫草与鸡、鸭和鱼肉炖食，是民间早已采用的食疗法之一，历代医籍亦多有记载。如陈镛《樗散轩丛谈》云：虫草“土人往往取以炖鱼、肉、鸡、鸭食之，大补肾水。亦可配合补药。老人食之更宜。”又如朱排山所著《柑园小识》还有“以酒浸数枚啖之，治腰膝间痛楚，有益肾之功”的记载。据现代报道冬虫夏草酒浸剂在1∶100 000浓度下，仍有抑制结核杆菌的作用。

九、温清并用、补泻兼施法治愈肾咳一例

郑某，男，50岁。

初诊：1962年2月23日。

主诉及病史：肾咳不已，则膀胱受之。咳嗽月余，日日服药，未能奏效，痰黄不易咳出，咳而遗尿，腰府作痛。

诊查：面色萎浮，脾亦虚也。脉象沉细，苔色微黄。

治法：拟方兼顾。

处方：菟丝子9g　核桃仁9g　旋覆花3g(布包)　玉苏子9g　倍前胡3g　嫩白薇9g　海蛤粉9g(包煎)　广郁金3g　南沙参9g　合欢皮15g　制苍术3g　水炙草3g　净麻黄0.3g　小红枣3个(切开)

二诊：2月26日。服药后咳嗽基本痊愈，腰痛遗尿消失，唯觉头昏(夙恙)，原方增入平肝之白蒺藜9g。

[按语] 上例咳嗽患者，罹恙月余，治无间日，投药罔效，何也？邹老曰：“五脏六腑，皆令人咳，非独肺也，五脏各以其时受病，非其时各传以与之，可知心肝脾肾四经，亦各有咳嗽之症，不过假途于肺耳。”肾经之咳，咳而遗尿，乃肾虚不能受气归元，膀胱虚而不能气化固约，故咳则气不能禁而遗尿也。腰者肾之外府，肾虚是以腰背相引而痛。又面色萎浮，脾亦虚也。其治用菟丝子、核桃仁益肾纳气固摄；麻黄、前胡、苏子宣肺降气；合欢皮、郁金解肺气之郁。然痰黄难咳，肺蕴虚热，故方中配白薇、沙参、蛤粉润肺化痰，清虚热之品。因痰而咳治在脾。患者面浮无华，脾虚蕴痰，故还配苍术、红枣、炙甘草培土生金。是法温清并用，补泻兼施，摄降同归一途。

十、温补下元、和络定痛法治愈腰痛一例

李某，男，40岁。

初诊：1963年12月12日。

主诉及病史：右侧腰部(右肾区)酸痛坠胀5个月许，动则更甚，转侧不利，难以俯仰。X线摄片示右肾下垂(在第3腰椎以下)。某医院认为无有效疗法，乃来求治。

诊查：外形不变，叩之痛剧，面色不华，身体较瘦，脉象沉细，苔色淡薄。

辨证：病属肾虚阳弱，阴寒乘袭，气滞血瘀，络隧不通。

治法：方用温补下元，益气养血，和络定痛法。

处方：鹿角片9g　龟板胶3g　胡桃肉9g　活磁石15g(先煎)　桑寄生15g　川断肉9g

金狗脊 15g　菟丝子 15g　枸杞子 15g　全当归 9g　紫河车 9g　炒补骨脂 6g　潞党参 15g　绵黄芪 9g　肥玉竹 9g　炙甘草 3g　大熟地 4.5g(砂仁 1.5g 拌炒)　大枣 5 个(切)

经用上方药 1 个月许，自觉症状明显好转，3 个月后自觉症状消失，X 线摄片复查，右肾已复位第 2 腰椎以上。继续服药 5 个月，3 年后随访未见复发。

[按语] 腰痛是指腰部一侧或两侧疼痛而言，是一种常见的症状，可由多种疾病引起。但"腰为肾之府"，所以腰痛和肾的关系至为密切。

本例腰痛，西医认为是由右肾下垂所致，邹老根据患者症状和体征，认为其本病在肾阳虚弱，精血亏损，其标是阴寒乘袭，气滞血瘀。方用鹿角、核桃、补骨脂、菟丝子强壮肾阳；磁石、河车、地黄、龟板补精填髓；参、芪、枸杞子、玉竹、甘草、大枣益气养血；桑寄生、川断、金毛狗脊舒筋活络。本方宗"虚者补之"之旨，收到良效。

十一、益肾理湿和络法治愈淋浊一例

杨某，男，42 岁。

初诊：1960 年 3 月 25 日。

主诉及病史：患者 7 年来腰府酸痛，尿道灼热，常有乳白色分泌物淌出，有时溲色黄赤或浑浊，并伴有全身关节酸痛。曾经某医院多次前列腺液检查，诊断为"慢性前列腺炎"，使用磺胺、抗生素和中医补肾清利药，疗效不佳。

诊查：来诊时除上述症状外，尚自汗，少眠，脉象细弦，舌苔薄黄。

辨证：肾虚夹湿，络脉失和。

治法：方拟益肾，理湿，和络，标本兼顾。

处方：桑寄生 12g　怀牛膝 9g　炒独活 3g　制苍术 3g　法半夏 5g　炒子芩 3g　左牡蛎 12g(先煎)　天花粉 6g　云茯苓 9g　生苡米 9g　荷叶 9g　鲜芦根 2 尺(去节)　六一散 9g(包)

二诊：4 月 3 日。药后腰府虽然轻松，但小便极浑浊，如糜粥样，其味奇臭，乃湿浊外出之征，拟方踵武前制。

处方：炒桑寄生 15g　怀牛膝 12g　枸杞子 6g　炒巴戟天 6g　炒独活 3g　法半夏 3g　鲜芦根 3 尺(去节)　制苍术 3g　炒子芩 3g　生薏苡仁 9g　云茯苓 9g　麦门冬 9g　六一散 9g(包)　左牡蛎 12g(先煎)　鲜荷叶 9g　天花粉 6g

三诊：4 月 6 日。诉服第 1、第 2 剂药时，腰酸明显，小便浑浊、色白，尿道已不觉灼热。第 3 剂药后，小便转清晰，腰府舒适松快，全身关节亦有好转，汗出如前，脉细弦，苔色淡黄。湿浊十去八九，肾虚尚未尽复，原方增损。

处方：桑寄生 15g　怀牛膝 12g　枸杞子 9g　炒巴戟 9g　制苍术 3g　法半夏 3g　炒子芩 3g　天花粉 6g　麦门冬 2g　左牡蛎 12g(先煎)　云茯苓 9g　花龙骨 12g(先煎)　鲜芦根 1 尺(去节)　鲜荷叶 5g　薏苡米 5g　六一散 5g(包)

四诊：4 月 9 日。迭投补肾、理湿、和络之剂，腰部已无明显感觉，小便清晰，尿道无分泌物淌出，全身关节亦不酸痛，唯仍自汗，夜眠不佳，苔色淡黄，脉细。拟方转从敛汗安神，用甘麦大枣汤加味。

处方：浮小麦 15g　炙甘草 3g　大枣 4 个(切)　炒白芍 9g　煅牡蛎 12g(先煎)　枸杞子 5g　龙骨齿各 9g(先煎)　大生地 5g　潼沙苑 5g　云茯苓 9g　朱灯心 3 尺

五诊:4 月 14 日。药合病机,汗得敛,寐亦佳,腰府舒适,小便清晰,苔脉如常,为巩固计,拟丸方调理。

处方:潼沙苑 120g　干地黄 60g　枸杞子 60g　大白芍 120g　云茯苓 30g　法半夏 30g　炙甘草 60g　浮小麦 90g　鲜荷叶 30g　大枣 20 个

以上研粉,另以龙骨齿各 180g,煅牡蛎 120g,朱灯心 1 丈,煎汤水注丸,如绿豆大小,每次服 4.5g,每日 2 次,开水送下。

1964 年 5 月见患者,询其前列腺炎事,称自 1960 年治疗后,迄未复发,并述丸方药共服 2 料。

[按语] 中医学无前列腺炎病名,但据其主症,如尿道常有白色分泌物,尿道灼热,腰痛等表现,应属于"肾虚夹湿"、"湿热下注"、"淋浊"、"腰痛"等证候范畴。

本例病程长达 7 年之久,不知服过多少导赤散、八正散之类,亦不知用过多少左归、右归之剂,清利不效,补也无益,必别有故在。邹老认为,本例属虚实夹杂之病,虚在肾,实在湿浊。肾虚则外府失养,故腰酸痛;肾虚固摄无权,则精微脂液下流,故尿道常有乳白色分泌物淌出,此为虚象。肾气不化于膀胱,则积湿生热,湿热下注,故尿道灼热,溲黄赤而浑浊,此属实证。关节酸痛,风湿痺于络脉,亦是虚实参半之候。全疗程五诊,可分两个阶段,一至三诊治以标本兼顾。治本以补肾固摄,治标以化湿和络。初诊方药服后,小便浑浊如糜粥样,味奇臭,是湿浊从小便排泄之趋势,是以二诊方守原制而加重补肾之药物,以增强肾脏之功能,俾湿浊继续下泄。药效应手,二诊方药服至第 3 剂时,小便已得清晰,腰府舒适,关节酸痛亦好转,湿浊大势已去。除恶务尽,是以三诊方删去独活,易龙骨、牡蛎,以加重固摄之力,将清利之品小其制,以继续清除残余之邪。三诊 9 剂汤药,使湿污清,络脉和,肾虚初复。此为第一阶段。

四诊时除自汗依然、夜寐不佳外,余无明显自觉症状,方用甘麦大枣汤加味,敛虚汗,安魂魄,效如桴鼓。五诊是用补肾养心,稍佐升清降浊之品组成丸方,巩固疗效,以收全功。此为第二阶段。

[编者评注] 邹公云翔教授,对中医内、妇、儿科有着丰富的临床经验和较高的理论造诣,在继承前人经验的基础上自己又有所发挥,特别是对中医学中肾的生理功能、病理变化,肾病的治疗和预防等方面,都有其独特的见解。本例淋浊(慢性前列腺炎),病程长达 7 年,五诊竟获全功,收效之速,实为中医同仁所敬佩。细味本例处方用药,补不用滋腻,清不用苦寒,尤妙在用荷叶一味,升举清阳之气,促湿浊之邪不断下泄,从而使甘寒渗利之芦根、云茯苓、生薏苡仁等品之效益彰。这种妙手之验,深为后学师范。

周筱斋医案

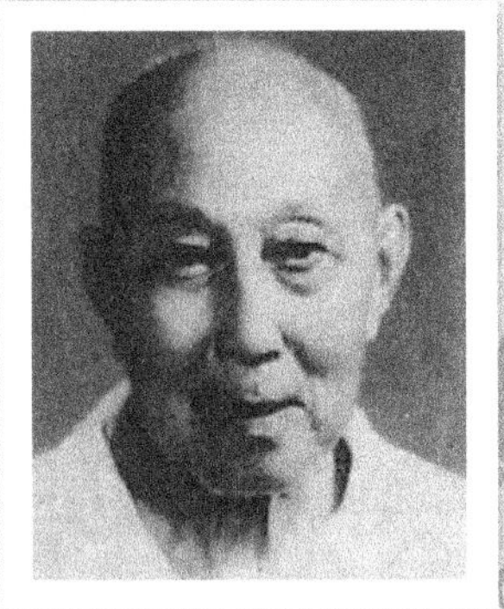

【生平传略】

周筱斋，原名周倜生。1899年生。中共党员。江苏省如东县人。南京中医学院中医副教授。家世业医，6岁入私塾时，便兼读医书。12岁时医术高明的祖父早逝，生活所迫到堂叔所设“大德生”药号一面执行药业，一面攻读医书，历经8年，学有所成，22岁设案开诊，在家乡悬壶33年。1954年应江苏省卫生厅征聘，到南京参加江苏省中医院、南京中医学院的创建工作，并任教。

行医66年，擅长内科，兼事妇科。早年善治时病重症，尝以“治外感如将，治内伤如相”为训，胆识具备，辨证准确，选方用药中肯，常能转危为安，治愈者众，深得病家颂扬。到南京后转以调治内科杂症见长，治疗重在调整人体阴阳，用药轻灵，精纯不杂，平淡中寓有至理。

历任南京中医学院医史、方药、各家学说等教研组组长，撰写了该院第一部中医学史讲义，负责编写和审定全国中医学院统一教材《方剂学讲义》。为中医临床和中医教育事业做出重要的贡献。

一、清热凉肝法治愈子痫一例

汪氏。

主诉及病史：怀孕足月，忽患肝风痉厥之子痫，当痉厥剧烈时，竟分娩矣，产妇则昏厥不省人事，肢痉肉瞤，面青目赤，龂齿咬唇，恶露不能畅行。邀余诊时，已逾30小时。

诊查：按脉数劲，观舌则勉强将牙关撬开，见其舌边红刺。

治法：一反产后忌用凉药以免瘀阻之说而治之。

处方：羚羊尖2g磨汁服　生石决明30g(先煎)　明天麻10g　钩藤钩10g　生地15g　鲜石斛12g　元参10g　甘菊花10g　白芍药10g　丹皮10g　阿胶10g(烊冲)　淡菜10g

制成大剂煎服。药后1剂知，再剂而痉平神清，调理旬余而瘥。

[按语] 盖素体阴虚，当怀孕期间，尤须血养，营血不足，则化燥生风。《经》云“阴虚生热，热生燥，燥生风”，即此理也。况产前已见痉厥，肝阴大伤，产后阴虚，更属明显，故亢阳飞越，风动不定，壮烈之火，势必灼尽有限之阴而后已，倘泥“产后必须逐瘀，产后忌用凉药”，则必致阴

伤液竭，不救而亡。

二、和解少阳、清化瘀血法治愈热入血室一例

黄姓妇。

主诉及病史：患温热病，周身赤疹布达时，经潮忽至，神昏谵语，耳聋脉数，热度骤增，而疹点亦呈异色。

辨证：此系邪热陷入血室，瘀热交凝。

治法：和解少阳，清化瘀血。

处方：拟小柴胡汤，去人参、姜、枣，加入丹参、赤芍、归尾、桃仁、楂肉、丹皮、益母草等。

上方药服2剂，神清，而疹点复转红润，经尽热减。越数日，疹靥肌和，病渐就痊。

［按语］此案与《伤寒论》“妇人伤寒，发热，经水适来，昼日明了，暮则谵语，如见鬼状者，此为热入血室”一条，适相符合，而治疗之法，仲师取小柴胡汤，从少阳解。但小柴胡汤仅可清泄无形之热，焉能攻逐有形之瘀？“随其实而取之”亦仲师之训。爰宗斯旨，于方中加入丹参、丹皮、桃仁等活血祛瘀之品，使无形之热与有形之瘀同祛，故能热退神清，疹靥而病愈。

三、通腑下瘀、涤化痰浊法治愈中风一例

赵某，男，40岁。

主诉及病史：卒然昏仆，不省人事，肢痉，遗尿，痰声辘辘，大便秘结不行。

诊查：血压高至200/130mmHg，脉息滑数。撬齿视苔黄腻。询知平素嗜酒、吸烟。

辨证：其证显系痰热肝火随气上逆，激犯清空，血络阻滞、瘀闭清窍所致，为中风闭实之重症。正如《内经》中所谓：“血之与气，并走于上，则为大厥，厥则暴死；气复反则复生，不反则死。”

治法：急当泄其上逆之气血痰火，乃亟投桃仁承气合温胆汤以通腑下瘀，涤化痰浊。

处方：生大黄10g　芒硝10g　桃仁10g　竹沥半夏10g　陈皮6g　茯苓12g　甘草3g　枳实10g　石菖蒲10g　钩藤12g(后下)　炙远志6g　竹沥水20ml冲服

药后大便排出多量粪块，神志转清，痉定。唯右侧肢体偏瘫，续予涤痰化浊之剂，用指迷茯苓丸及和营通络之品，调治半月，逐渐恢复，行步自如。越8年后方殁。

［按语］通腑祛瘀、清化痰热是治疗中风病多种疗法之一，临证当以具有瘀、热、痰等邪实的病理表现为据，运用桃仁承气汤合温胆汤，下其瘀热、泻其痰火，往往能获气平血降、痰消火清之效，从而使病情转危为安，迅速向愈。此外，桃仁承气汤合温胆汤治疗中风，不但适用于瘀、热、痰的闭证，对闭象解除后的后遗症，及中经络症，有瘀、热、痰等病理表现者，亦同样可以取用。

四、当归四逆汤加味治愈痛经一例

赵某，女，27岁。

初诊：1960年7月10日。

主诉及病史：自1954年起经前乳房胀痛且多愆期，1957年7月结婚，婚后3年来每至六七月间出现腹部右下角剧痛而昏仆，经至尤多痛楚。

诊查：来诊时，乳核胀痛，手臂屈伸不利，肢麻，食欲不振，呕吐；胯腹引涉腰际疼痛，有抽掣

感,得温则舒;头昏而痛,痛从额际上引;面色青苍,发音不亮,苔白,脉细而迟。

辨证:证属血分虚寒,气滞血郁,波及奇经,侵犯冲任,致月经失常,甚则乳房凝核而胀痛,臂酸络疼。

治法:治选当归四逆汤加味。

处方:当归 10g　川桂枝 3g　炒白芍 10g　粉甘草 3g　细辛 2g　大枣 5 枚　川通草 3g　橘核 12g　鹿角霜 10g　干姜 2g　制乳香 6g　青木香 10g

用本方加减,于经前服 6～8 剂,调治 3 个月,经汛按期来潮,腹痛不作,乳房凝核渐消,不感胀痛,呕吐能平,精神好转;惟头眩甚于午后,脘部有似饥非饥之感,腹胀肠鸣,矢气则舒,脉体细。脾阳不振,体力犹欠,转拟温脾化气、养血和血并施。

处方:当归 6g　川芎 2g　炒白术 6g　干姜 2g　老木香 2.5g　连壳砂仁(后下)2.5g　细辛 1g　炒黑豆皮 10g　陈皮 6g　制香附 6g　淡吴萸 2g　云茯苓 10g　炒枳壳 10g

调治 3 个月,诸症得平,精神如常,食欲亦好,病告痊愈。

[按语] 书云"女子以肝为先天"。《经》云"肝藏血",又云"冲脉为血海",故《内经》谈到女子生理时有"二七而天癸至,太冲脉盛,月事以时下"之语。这说明妇女月事,要以肝脏和冲脉为主,月经正常与否,当决定于肝之调节,冲之盈虚。今寒邪久羁血分,厥阴、太冲均病,首先表现于月汛失常,因血遇寒则凝,凝则郁滞,血滞波及于气,气滞又复导致血郁,从而经汛愆期,痛胀剧甚。故治疗取法温运血行,方用当归四逆汤为主,针对乳房凝核胀痛,加入相应药物,6 年宿疾,得获佳效。

五、甘麦大枣汤加味治愈脏躁一例

王某,女,已婚。

主诉及病史:心悸,眩晕,恐惧,时而战栗,发时卧床震摇,格格作响,头痛,失眠,寐则多梦,自汗,胸闷,纳差,大便偏干,间日或数日一行,历时数月,症情不减,剧时甚则一日数次战栗。迭进诸药未效。

诊查:舌淡,脉细。

辨证:据证乃作"脏躁"论治。

治法:拟甘麦大枣汤为主方,随症加味,先后加入枣仁、柏子仁、夜交藤、代赭石、太子参、茯神、磁朱丸等药。

5 剂得效,约服至 20 剂时,战栗得止,饮食增加,睡眠良好,逐渐恢复正常劳动。4 年后因其他疾病来院诊治,言及恙未再发。

[按语] "脏躁"一证,多由情志久郁,血燥神伤,气血不足,心神失养所致。因此病较多见于妇女,故《金匮·妇人杂病脉证并治》有"妇人脏躁"的记载,并以甘麦大枣汤养心安神,和中缓急为治。临证当根据具体病情,随症加味。同时还当重视精神治疗,须靠病人移情易性,心情舒畅,才能有助于康复。

六、耳聋左慈丸治愈耳鸣耳聋一例

周某,男,40 岁。

主诉及病史:素有遗泄、滑精病史,多方治疗未效。忽然两耳失聪,终日感有鸣响之声,疲乏无力，纳差，睡眠不实。

辨证：证为肾阴亏虚，精不上承。

治法：书耳聋左慈丸方，嘱服1个月，每日二服，每次6～10g。

服后有效，复诊时嘱其守方继服，约2个月后，两耳竟能逐次聪复，遗泄亦减。在治疗过程中，因久服丸剂，似有妨碍胃纳，乃阴药久服致胃阳不振，辅以五味异功散数剂，即转正常。

［按语］查耳聋之由，一属足少阴（肾经），一属足少阳（胆经）。此例患者先有遗泄、滑精史，导致耳聋失聪、鸣响，询之有腰酸，胫骨酸楚之特征，更有疲乏无力、纳差、睡眠不实等状，当为足少阴证之表现，思考《内经》“精脱者耳聋”、“液脱者……胫痠耳数鸣”之说，颇与此证相符，故从滋肾通窍施治而获良效。

七、泰山磐石散加减治愈激经一例

马某，女。

主诉及病史：素体甚健，长于体育，于30岁结婚。婚后怀妊至3个月，月月下红，量少而色淡。有泛恶呕吐，不思饮食，头痛，腰酸等症。

诊查：脉象软小少力，与形体不侔。

辨证：断为气虚，血失摄固，此所谓“激经”是也。患者虽素体甚健，但脉来软小无力，红下色淡量少，故非血盛有余之实证，而为脾气虚弱，血失固摄之象。

治法：拟补气健脾、养血安胎为治，方选泰山磐石散加减。

处方：党参10g　白术10g　炙草3g　当归10g　熟地12g　川断10g　砂仁3g（后下）　黄芩10g　阿胶10g（烊冲）　苎麻根60g

服药10余剂，下红已除，一切正常，及期顺产。

［按语］考“激经”之名，见《脉经》卷九、第二节。关于“激经”，历来医家认识不一，其关键在于是虚是实，如《济阴纲目》说，大抵妊娠经来不多，而饮食精神如故，六脉和缓，滑大无病者，血盛有余也，儿大能饮，自不来矣。因而有胎盛之名，说它是实，没有考虑它有半产之虞。清末张山雷在笺正沈尧封的《女科辑要》时，阐述了他的认识：“若妊娠月月行经，又不碍胎，惟旺盛者，偶或有之，然虽如期而来，亦必不如平时之多，方为有余而溢之征。如其按月能行，且亦如未孕之状，则终恐固摄无权，半产可虑。胎盛一说，已非确论，又曰胎垢，更是无知妄作，可鄙已极。”临证所见激经若见身反洒淅，不欲食饮，头痛心乱，呕哕欲吐等症者乃属虚候，诚如《脉经》所云：“今阳不足，故令激经也。”所谓阳不足实乃气不固摄，与血盛有余者虚实有别。毫厘之差则有千里之误。临床治疗激经之虚证，投以泰山磐石饮，每得良效，可知胎盛之名与激经不尽相洽，胎垢之说，尤为荒诞。

八、运脾燥湿化痰法治愈肥胖症一例

董某，女，38岁。

初诊：1978年7月10日。

主诉及病史：五六载来形体逐渐肥胖，并伴眩晕、闭经、漏乳等症，至1976年底体重增至88kg，于1978年7月10日来诊。

诊查：见患者形体呈均匀性肥胖，眩晕耳鸣，步履不实，时欲倾跌，肢体重滞不利，手握不紧，心悸间作，咯吐多量白色稠粘细沫痰，痰出则神清气爽，口干欲饮，月经常延期或闭，舌苔腻，脉象沉滑。

辨证：证属水谷成痰，痰凝气滞血瘀。

治法：治拟运脾燥湿化痰，执中央以运上下。

处方：炒苍术 6g　炒白术 6g　法半夏 9g　陈皮 6g　茯苓 15g　黑豆皮 9g　生苡仁 12g　石菖蒲 3g　竹茹 9g　荷叶 15g　梗通草 3g

服药 17 剂，形肥减，腹围小，眩悸均轻，大便三四日一行；月汛后期旬日来潮，量较多，5 天告尽；咯痰减而不已，质稠粘；苔脉同前。拟初议增其制，参入活血通瘀。

处方：制半夏 9g　茯苓 12g　陈皮 5g　炒枳壳 9g　竹茹 6g　风化硝(分冲)4g　全瓜蒌 12g　大麻仁 12g　川贝母 5g　桃仁 6g　石菖蒲 3g　荷叶 15g

连投药 24 剂，体重已降至 76.5kg，肢体灵活，两手伸握自如，体力增加。又间断服用上方药 30 剂，最后来诊，已无不适。

［按语］本例肥胖患者，通过中药治疗，时经 5 个月，服药 90 余剂，体重由 88kg 降至 76.5kg，自觉症情亦基本消失，疗效较为满意。历来方书大多认为：肥人形盛气虚，多湿多痰。说明肥胖的病理，气虚（主要是脾虚）是本，痰湿是标。联系本例见症分析，实属一派痰浊标实为主的现象，眩晕、耳鸣为痰浊上蒙，清阳不展；心悸是痰浊凌心，心神不宁；经常咯吐粘白痰，痰出则神思爽利，是脾家痰浊于肺蒙心之征；肢体重滞、手胀，为痰浊阻络所致；脉沉滑乃痰浊内蕴，气机郁滞之候。综观诸症，俱属因“痰”致病，故治疗始终以化痰、祛痰为主要大法，以温胆、导痰为主方，随证配伍加减，并据“荷叶灰服之令人瘦劣”之说，取荷叶以消肥脂。

九、解毒清血法治愈疔疮走黄一例

李某，男，27 岁。

初诊：1959 年 10 月 21 日。

主诉及病史：于 4 天前右颧部生小疖肿，微有疼痛，继则逐步增大，痛势加重，昨起又加恶寒高烧，上腹部绞痛，右腮明显肿胀，中央有一破口。今晨体温高达 41℃，至下午 3 时神志转迷而邀请中医会诊。

辨证：据证当为颧疔，疮毒内攻而致走黄，故头面肿大，下及颈部，肢凉神迷，脉象数疾，齿燥、苔黄，体温高至 41℃，大便未行，小溲黄浊，最虑毒盛，闭而趋脱。

治法：亟拟解毒清血、护心安神法。

处方：穿心莲 5g　紫草 5g　人中黄 5g　白菊花 15g　灯心 30 支　黄芩 10g　黄柏 10g　生大黄 10g　焦山栀 10g　连翘 10g　生银花 30g

煎汤鼻饲。并用琥珀蜡矾丸 10g，温水化开，于药前先服。另以鲜野菊叶汁，频频饮服。

服药 2 剂，神志渐清，头面肿消，张目环视，体温下降，接近正常；小溲量增而畅、色黄；视苔黄浊，中心犹嫌板滞。大便未行，但有矢气先兆，知饥思谷，且能睡眠，惟疮口曾稍出血，但旋即停止。据状已转入佳境，当仍以解毒凉血为主治，原方加丹皮、赤芍各 10g。续服药 2 剂，神清气爽，大便得行，但见咳嗽，咯吐血丝，口干，舌苔燥黄干滞，边缘滑赤，脉细滑数，是疔毒侵肺，肺热内盛，而胃热亦炽，拟肺胃两清之法。

处方：生桑白皮 12g　知母 6g　川贝母 10g　生冬瓜仁 5g　焦山栀 6g　炒瓜蒌皮 10g　黄芩 6g　元参 12g　青竹茹 10g

连服药3剂，咳嗽咯血消失，精神渐复，眠食均已正常，痊愈出院。

[按语]《素问·生气通天论》说："膏粱之变，足生大丁。"认为过食肥厚炙煿、药酒，可积热成毒，所谓"诸经火毒"，说明疔疮虽然生于身之外表，然与内脏相通。陈实功《外科正宗》中载有五脏发病的外在特征，结合本例证候，初起于面部颧颊处患小疖，因挤压而增剧，乃至头颈肿大，高热神昏，甚则肢凉，恶候频起。符合于发自脾经者在腮颊，发自肺经者重则腮损、咽焦之说。尤其是手足厥冷，神昏不语，形如尸胖，乃疔毒内攻脏腑，危在旦夕之死证，致六脉暴绝，内闭外脱而死亡。今诊脉象数疾，尚属一线生机，爰取大剂三黄解毒，配以琥珀蜡矾丸及野菊叶自然汁，理由是先予琥珀蜡矾丸以防止毒邪攻心，继以大剂解毒药清热凉血，野菊叶汁乃善治疔毒之良药，故收效既捷而良。咳嗽排痰夹血，呼吸急促，乃疔毒侵肺，故药治改用两清肺胃，所幸此时大便已通，邪热下行，毒有出路，因而获得转危为安之速效。

十、复阴退热法治愈温热病一例

陆某。

主诉、诊查：湿热交结滞留肠腑，下痢色酱，热势稽留，日晡为剧，刻幸高峰较挫，泄泻停止，但舌苔剥滑，脉象虚数，素体阴虚，病程2周有余。

治法：亟冀热净阴复方是坦途。

处方：生牡蛎20g　白薇5g　益元散10g(包)　生冬瓜仁10g　生银花6g　焦山栀5g　冬桑叶5g　地骨皮10g　青竹叶16片　鲜秧稻根洗净30g

药后热降，午后仅37.5℃；大便1次，质溏色酱；舌苔边见灰黄，中剥之处今幸萌生；脉象虚数；邪未能净，正复虚惫，仍以复阴退热为治，方用二甲养阴汤。

处方：牡蛎15g　鳖甲15g　白薇10g　地骨皮10g　青蒿梗10g　益元散10g(包)　银花12g　赤芍10g　茯苓10g　冬瓜仁10g　鲜稻根30g　竹叶20片

两投复阴退热之剂，热度渐降，苔渐萌生，灰黄稍退，夜来睡眠亦安，脉得冲缓，病久体虚，甫得向愈，切宜谨慎看护，续以育阴醒胃为法。

处方：生鳖甲12g　生牡蛎18g　地骨皮10g　元参5g　白薇5g　霍石斛10g　冬瓜仁10g　炒苡仁10g　黑豆皮10g　生熟谷芽12g　山淡竹叶3g

药服2剂，热已清，舌苔新生，灰黄之迹已退，脉缓神静，惟大便仍溏，是脾阴受伤，肠胃未复，再予甘润补脾，醒胃整肠。

处方：生牡蛎15g　炒苡仁10g　炒冬瓜仁6g　生熟谷芽12g　怀山药10g　云茯苓10g　穞豆皮10g　霍山石斛10g　橘白5g　省头草3g　石莲肉10g

[按语]本例为一素质阴虚而患湿温病者，故治疗应重视顾其阴津，先后选用一甲煎、二甲煎、青蒿鳖甲汤等，加入滋阴津、增胃液、退烦热等药，四诊而瘥。

十一、新加黄龙汤治愈湿温病一例

冯某。

主诉、诊查、辨证：患湿温病，温热夹湿与积滞交凝，羁于阳明，高热燔炽，营阴大伤；牙龈、舌端糜烂生疳；咽痛，水饮难下；齿燥唇焦，神识昏昧；大便秘结18日不行，腹部热度独剧；小溲一昼夜仅得通行1次，艰涩难下，量少色赤；疹痦层出不穷；舌质绛赤，红刺毕露；脉数而少力。当此之际，正虚邪实，证殊危笃，倘听其自然，有邪盛正亡之势，如侧重驱邪，有贼去城空之虑。

治法：选用新加黄龙汤，略事增损，复以紫雪解毒清热，作背水之战。

处方：西洋参6g　太子参10g(两味另作浓煎和服)　生大黄10g(后下)　芒硝5g(冲服)　粉甘草5g　元参15g　大生地15g　大麦冬10g　当归5g　知母10g　川黄柏5g　海参30g

另以紫雪丹每次1.5g，银花露调服，药前先进。

药后便下黑粪燥块多量，热降神清。继续调治，渐趋向愈。

[按语] 新加黄龙汤为吴鞠通所创制，方中"以人参补正，大黄逐邪，冬地增液，邪退正存一线，即可以大队补阴而生，此邪正合治法也"，针对温热病易于伤阴的特点，气阴已伤而邪仍实的具体病情，在前人成方的基础上，作了缜密的增损，故获良效。

十二、清下法治愈伤寒一例

陈某，年近30。

主诉及病史：于夏秋间患暑湿病，已20余日，壮热已退，大便从溏泄转为秘结，浊苔不脱，不思谷食，忽自感视物昏糊，目中不了了，以手拭目不休，次日即陷入昏迷状态，家属急来邀诊。

诊查：诊察时除上述症状外，视其睛不和，按脉甚数，呼之能应。

辨证：此与伤寒论条文相符，因失下所致，断为实热上犯清空。

治法：乃阳明证，不作厥阴神昏论治。

处方：大黄10g　芒硝10g　枳实10g　瓜蒌实15g　火麻仁15g　元参10g　芦根30g

药后便通，神志随清，目睛亦和，续服养阴增液剂，如石斛、麦冬、元参、银花、天花粉、竹叶等品，调理而愈。

[按语] 伤寒论252条"伤寒六七日，目中不了了，睛不和，无表里证，大便难，身微热者，此为实也，急下之，宜大承气汤。"仲师在无表里证、大便难、身微热，而目中不了了、睛不和的情况下，毅然断为实证，采用急下法，选取大承气汤，有其特殊见解。目中不了了，睛不和何以是实证？何以须急下？张隐庵论之最当，他说："目中不了了者，乃悍热之气循眼系而上走空窍。睛不和者，脑为精髓之海，而髓之约为瞳子。悍热之气循眼系而入脑，故睛不和。大便难而无燥屎，身微热而非壮热故曰无表里证。实热在里而悍气独行于上，故谓之实。设下之不早，有脑膜爆裂而死者，故当急下。"曹颖甫甚赞此说。阳明实证一般是在痞满燥实四证兼备的情况下运用大承气汤，此条仅在实字上着眼，而断为实证的根据不在大便秘结、胸痞腹满或潮热烦渴，而在目中不了了、睛不和，采用大承气汤釜底抽薪，反映经脉通路与疾病的关系。

十三、滋阴解表法治愈妊娠温热一例

范右，年30外。

主诉及病史：怀妊3个月余，时在季春，忽患壮热，微恶寒，头痛，口渴，气促，汗不通泄，医以辛温发汗剂治之，汗大泄而热仍不解，头痛更剧，复以黄芩白术谋泄热安胎，并声称恐热剧有损胎元，言之颇能成理，服后竟汗敛而热反增高，神志时清时糊，间作谵妄。

诊查：及余诊视，按其脉浮滑洪数，视舌中剥，质赤而干，苔色黄，气促呛咳，目赤齿燥，便溏溲黄。

辨证、治法：病属温热本在卫气，但汗不如法，势已伤阴，所幸病程尚短，素体强实，虽系重身，刻见肤糙汗闭，当于辛凉解表剂中复以滋阴药，冀其一汗而热撤神清，免其传变，为拟加减葳蕤汤。

处方：炒陈香豉 10g　白薇 6g　葳蕤 10g　桔梗 5g　薄荷后入 5g　菊花 5g　大贝母 10g　粉葛根 6g　炙甘草 8g　葱白 2 支　红枣 3 枚

服药 1 剂，身润而热稍降，口干仍著。于前方去葱白、豆豉、葛根，加入天冬 6g。续服 2 剂，热平，咳减，舌润，津回，头痛如失，便实，溲清，脉见滑利，进调理之剂数剂而愈。

[按语] 妊娠重身，胎需血养，阴血不足之体，外感温邪，复加汗不如法，妄用辛温，而致津伤热郁，邪热有内陷之势，故取滋阴解表法，滋阴以助汗源，发汗以透邪热，通过邪正合治而表解热清。

十四、五苓散治愈交肠病一例

李姓妇。

主诉及病史：观剧归来，如厕，忽有稀粪自前阴出，惊异非常，星夜来诊。

辨证：知为交肠病。想系忍溲气胀，脬肠损伤，清浊混淆所致。

治法：为疏五苓散全方。两投竟获效果。

[按语] 交肠病为妇人之特有之病，且为罕见之症，询诸临证数十年之老医，亦往往未见。考古人治疗大法，多主分利，故疏五苓散。盖五苓散虽无补复之功，而有分水之力，气化能复则清浊自分，二便自行其道。

[编者评注] 交肠一病，颇为难治。前阴粪出，必为肠与阴道相通也，今则多请外科诊治。周老先生抓住清浊混淆，必有气化不行之病机，故投五苓散以分利法主之，使其清浊自分、二便自行其道，故药仅 2 剂而奏效。本例文字虽短，但说明了两点：一是说明周老先生学验俱丰，胆识具备，辨证精确，选方用药中肯，故常能使病家转危为安；二是说明中医药宝库中，确有取之不竭、用之不尽的财富，确有不少至今尚未被人们所认识、掌握和利用的医学理论和临床经验，急待后人去挖掘整理，继承发扬。

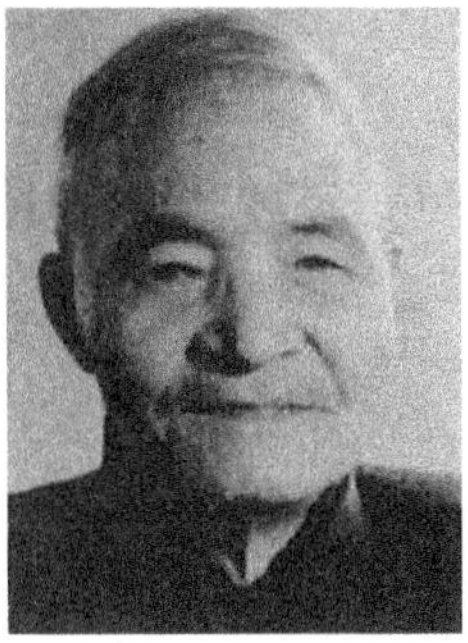

吴考槃医案

【生平传略】

吴考槃，1903年生。江苏省海门县人。中医教授。1922年毕业于海门中兴医学校。1925年开业行医，从事中医临床和教学工作60余年，精通内、外、妇、儿、伤、喉等科。创办海门保神医学校，讲授过古文、医史、内经、伤寒、金匮、温病、内科、外科、妇科、儿科、伤科、喉科、本草、诊断、方剂、各家学说及医案等课程，是中医界一专多能的中医专家。

历任上海浦东中国医药专门学校讲师、海门保神医学校校长兼教师、江海日报医学检讨编辑、南京中医学校医经教研组组长。

编著出版的著作有:《伤寒论百家注》、《金匮要略五十家注》、《本经集义》、《难经集义》、《麻黄汤六十五方释义》、《黄帝素灵类校勘》。还编有《伤寒论集义》、《金匮要略集义》、《神农本草经选解》、《黄帝素问集成》、《脉学释义》、《江苏医著》、《医学随录》等。发表论文有《黄帝内经素问灵枢考》、《难经厘定》、《伤寒论研讨》、《金匮要略方论题义》等30多篇。

曾任南京中医学院教授、光明中医函授大学顾问、张仲景国医大学名誉教授。

一、麻黄汤加味治愈伤寒一例

庞某，男，30岁。

主诉及病史:劳动后脱衣受凉，头疼恶寒、发热无汗、咳吐痰沫。

诊查:舌微白腻，脉息浮弦。

辨证:病属太阳伤寒。

治法:治宜麻黄汤加味。

处方:净麻黄9g　桂枝6g　苦杏仁9g　炙甘草3g　独活6g　紫苏5g　紫菀9g　葱头3个

1剂汗出而愈。

[按语] 外感寒邪，麻黄汤是对证之方，于此知南方无伤寒麻黄证之说是完全站不住脚的。

二、重用麻桂治愈寒湿一例

朱某，男，36岁。

主诉及病史：开会卧地铺1星期，回家即感身疼骨楚。

诊查：面浮肤黄、神倦纳呆、小便时清时黄，舌苔微腻，脉息软涩。

辨证、治法：感受寒湿、清阳失宣，治宜疏解。

处方：净麻黄9g　桂枝6g　杏苡仁各9g　生茅术9g　苏藿梗各9g　陈皮6g　防己9g　茯苓9g　炙甘草5g

1剂未见多大变化，再剂麻黄加至15g，桂枝加至9g，服后微汗，诸症都解，调理而痊。

[按语]《金匮要略》曰："湿家身烦疼，可与麻黄加术汤发其汗为宜。"又说："病者一身尽疼，久伤取冷所致也。"卧于地铺，感受寒湿，湿性迟缓，故当时不觉，回家即感身疼。方以麻黄汤加味，服后未解，从桂枝汤不汗更服之例，加重麻桂之量，始得微汗而解。

三、宣散和中法治愈头痛一例

张某，女，21岁。

诊查：头疼昏胀、泛恶纳减、神倦舌淡。

辨证、治法：劳役过度，中阳失健，气逆失顺，拟宣散和中。

处方：防风6g　杭菊花6g　藿梗6g　白蒺藜9g　蔓荆子9g　陈皮6g　白蔻壳3g　神曲6g　姜竹茹3g

据询药尽3剂即愈。

[按语] 劳累过度，清阳一时失顺，故以防风、菊花、蒺藜、蔓荆清疏头部，陈、藿、曲、蔻调运中州，更以姜、茹清其泛恶，面面俱到，所以服完即愈。

四、养营柔肝法治愈头晕一例

贾某，男，45岁。

主诉及病史：头晕胀痛，游移而无定所，左肩升抬转侧感痛，甚或臂手指节麻木。

诊查：舌微燥红，脉息虚弦。

辨证：《素问·风论》说："风者善行而数变，至其变化而为他病也，无常方，然致有风气也。"《阴阳应象大论》说："肝生筋"、"风伤筋"、"风气通于肝。"《举痛论》说："血虚则痛。"《调经论》说："肝藏血。"肝血不足，洒陈式微，是以麻木。肝脉挟督脉而上顶颠，肝血不足，肝阳随络上激元神之府，是以头晕胀痛。脉为血府，弦为肝脉，肝血不足，是以脉亦虚弦而失柔和也。舌为心苗，血虚失润之，是以舌微燥红。

治法：拟养营调络，柔肝熄风。

处方：防风5g　天麻9g　甘杞子9g　谷精珠5g　桑枝9g　桑叶络6g　钩藤9g　秦艽9g　当归须9g　清阿胶9g(烊冲)　炙甘草3g　丝瓜络6g(红花水拌炒)　3剂

二诊：头晕已停，舌燥已润，麻木亦减，脉息软弱。邪退正衰，原方进退主之。

处方：原方去谷精珠、桑叶络，加菊花 6g、葛根 6g，3 剂。

［按语］医之与药，犹工之与器，工欲善其事，必先利其器；医欲治愈病，必先达其药。防风，《神农本草经》谓其治大风头眩痛，风行周身，骨节疼痛。天麻，《珍珠囊》谓其治风虚眩晕头痛。甘杞子，《食疗本草》谓其除风补精气。秦艽，《别录》谓其治风无问久薪，通身挛急。甘草通经脉。桑枝，《本草汇言》谓其治风气挛痛。钩藤，《本草纲目》谓其治头旋肝风。谷精珠治风头痛，当归和血补血。阿胶，《本草求真》谓其养血除风。桑叶络、丝瓜络疏经通络，诸药同用，共奏祛风养血通络之效。《素问》所谓气味合而服之，邪气乃服是也。再诊去谷精珠、桑叶络轻缓，加菊花、葛根，以消散头部游风、宜通经脉之气，亦是"因其衰而彰之"之法。

五、疏邪宣络法治愈偏风一例

夏某，男，48 岁。

主诉及病史：酒后卧床，醒来突感左半身麻木不仁，难以行动，语言欠清。

辨证、治法：醉卧腠理空疏，风邪乘客，经络失运，病属偏风中络。《灵枢经》曰："偏风身偏不用，病在分腠之间。"拟疏邪宣络。

处方：防风已各 6g　独活 9g　秦艽 9g　炒桑枝 9g　干菖蒲 9g　生牛膝 9g　红花 3g　磁石 9g　丝瓜络 3g　3 剂

二诊：语言已清，麻木亦有好转，略可移步。药已有效，原方加减再进。

处方：原方去菖蒲，加太子参 9g、橘络 1.5g。3 剂

［按语］偏风邪从外来，治宜仍从外出。防风，治大风、风行周身，独活治风寒所击。菖蒲治风寒湿痹、通九窍。防已，《别录》谓其治中风，通腠理，利九窍。秦艽治风无问久新。磁石通关节，桑枝去风气。牛膝、丝瓜络通经达络。红花，《金匮要略》云其治 62 种风。诸药合用，共奏祛风宣络之效。但邪之所凑，其气必虚，故再诊去菖蒲，加太子参、橘络以补气通络。

六、控涎丹合射干麻黄汤加减治愈悬饮一例

杜某，男，42 岁。

主诉及病史：咳嗽多痰，咳引胁痛，舌腻纳减，多医不愈。

诊查、辨证：脉息微弦，病属悬饮。

处方：净麻黄 5g　洗半夏 9g　细辛 6g　五味子 6g　橘红 6g　甘遂 5g　白芥子 9g　紫菀 9g　炙冬花 9g　3 剂

二诊：据述初服药大便一度溏泄，胁痛旋停，舌腻亦化，咳嗽亦微，治宜原方加减。

处方：原方去甘遂，加鲜生姜 6g、红枣 4 枚。3 剂。

［按语］悬饮非攻不去。用药如用兵，故仿兵家易帅之法，方以治咳之射干麻黄汤去射干而易控涎丹之甘遂、白芥子攻逐之；加橘红者，增其化痰利气力也。不用姜枣者，攻邪宜急也。再诊胁痛已停，则甘遂无用武之地，故去之，而仍用姜枣以和之。

七、射干麻黄汤加味治愈哮喘二例

例一　王某，男，55 岁。

主诉及病史：咳吐痰沫，甚或气喘，胸有痰声，冬天易作，已有多年，近来入春未解，有时腹痛，便不易解。

诊查、辨证、治法：舌苔微腻，脉息弦滑，弦为有饮，滑为有痰，肺位胸中，痰饮阻之，肺失通调，饮气相激为病。《金匮要略》云："咳而上气，喉中有水鸡声，射干麻黄汤主之。"此证是也。

处方：射干 6g　净麻黄 9g　洗半夏 9g　细辛 9g　五味子 9g　炙紫菀 9g　炙冬花 9g　川厚朴 6g　全瓜蒌 9g　鲜生姜 6g　3 剂

二诊：喘咳都减，腹痛亦因大便易解而停。药已有效，不必更张，原方去厚朴再进。3 剂。

［按语］哮喘之病不易除根，一方面由于病邪顽固，一方面由于病重药轻，去疾不尽。如麻辛五味之属，均为治哮常用之药，但用量过轻，邪气不服。射干麻黄汤为治哮效方，用如其量，药病相当，所以有效。加厚朴瓜蒌者，以其便不易也。再诊去厚朴者，以其便易解也。

例二　周某，女，19。

主诉及病史：喘而上气，喉中水鸣声，遇寒即作，已有多年。

诊查：脉息微弦，舌苔微腻。

辨证：感寒引及伏饮泛溢，治节为病。

治法：拟射干麻黄合苏葶法。

处方：射干 6g　净麻黄 9g　细辛 9g　五味子 9g　洗半夏 9g　炙紫菀 9g　炙冬花 9g　苏子 6g　葶苈子 6g　鲜生姜 5g　红枣 3 枚　3 剂

二诊：据述服药 1 剂即减，2 剂痊愈。伊兄也有是病，第 3 剂伊兄服之亦愈。近因天阴气冷，又有发作，但较前次为轻，要求再处原方。原方药 3 剂。

［按语］射干麻黄汤、苏葶丸，俱是有效名方，合而用之，相须相使相得益彰，其效如桴鼓。

八、半夏厚朴汤加味治愈梅核气一例

赵某，女，32 岁。

主诉及病史：咽中如有物阻，吞之不下，吐之不出，颈转不利，胸闷，脉涩。

辨证：此即《金匮要略》所谓"炙脔"是也。

治法：宜半夏厚朴汤加味。

处方：洗半夏 9g　厚朴 9g　茯苓 12g　苏叶 6g　鲜生姜 6g　葛根 9g　黄药子 9g　凤凰衣 3g　3 剂

二诊：诸恙悉退，嘱怡情悦志，以免复发。原方加绿萼梅 5g。3 剂。

［按语］半夏厚朴汤，为治梅核气良方，加葛根、黄药子、凤凰衣、绿萼梅，无非增强其宣络解郁之效也。

九、宣肺调中法治愈胸痛一例

李某，女，27 岁。

主诉、诊查：胸痹作痛，脘间欠适，头昏目糊，纳减作胀，舌白脉弱。

辨证：劳役过度，治节失宜，中运失顺，肺胃两病，清阳失布。

治法：宜宣肺调中，振作清阳。

处方：杭菊花 6g　苏藿梗各 6g　干菖蒲 6g　全瓜蒌 9g　香橼皮 6g　广陈皮 6g　枳

壳实各 5g　厚朴花 3g　白蔻壳 3g　竹茹 3g　炙甘草 3g　3 剂

服完即愈。

［按语］此由劳役过度，清阳一时失宣，故以大队通宣利气之品，更以菊花清其头目，竹茹止其烦乱而愈。

十、扶阳固卫法治愈寝汗一例

罗某，男，65 岁。

主诉及病史：寝汗多年，有时尿后感冷。

诊查：舌淡少华，脉虚大而迟。

辨证：《素问·生气通天论》说："阴者藏精而起亟也，阳者卫外而为固也。"《阴阳应象大论》说："阴在内，阳之守也。阳在外，阴之使也。"卫为阳，营为阴，卫虚失固，则阳虚外寒，是以尿后感冷。营虚失守，则阴液失藏，故寐则汗出。舌为心苗，脉为血府，心主血脉，心营虚而失润，所以舌淡少华，脉虚大来迟。《伤寒论》所谓"迟则营气不足，血少故也"。

治法：拟扶阳固卫、敛阴戢汗，使"阴平阳秘，精神乃治"。

处方：明附块 9g　生白术 9g　五味子 6g　炒枣仁 9g　合欢皮 9g　花龙骨 15g　生牡蛎 15g　料豆衣 9g　浮小麦 9g　炙甘草 3g　3 剂

二诊：药尽汗止脉平，余无他苦。原方去附块，加黄芪 9g。继服 3 剂以巩固之。

［按语］寝汗阴虚者多，此是阳虚为主，故以附术扶阳止汗，而以龙牡、五味固摄为佐，枣仁、合欢、料豆、小麦、甘草等宁神戢液为使。再诊去附块易黄芪者，避辛窜而重其补虚之力也。

十一、疏肝和胃法治愈胁痛二例

例一　陆某，男，50 岁。

主诉及病史：右胁肿痛，时微时甚，已有半年。最近纳减感胀，得气见适。

诊查：舌苔微腻，脉息微弦。

辨证：肝郁失疏，中运失顺。

治法：拟疏肝解郁，调理中州。仿大小柴胡法。

处方：软柴胡 9g　黄芩 5g　西党参 6g　洗半夏 6g　赤芍 5g　枳实 5g　青陈皮各 5g　藿梗 5g　大腹皮 6g　炙甘草 5g　鲜生姜 5g　5 剂

二诊：肿痛都减，胃纳见醒，舌腻已化，脉息微弦而滑。肝郁见疏，中运亦有好转，拟原方进退。

处方：原方去藿梗、大腹皮，加当归 6g、丹参 6g。5 剂。

三诊：诸症基本消失，胃纳亦可，邪阻已散，正亦见振，拟两调肝胃。

处方：软柴胡 9g　党参 9g　赤白芍各 6g　枳实 5g　陈皮 6g　白蔻壳 3g　制香附 9g　绿萼梅 6g　路路通 6g　玫瑰花 3g　炙甘草 5g　鲜生姜 5g　5 剂

［按语］胁为肝部，胃主纳谷，胁痛纳减，肝胃两病。大、小柴胡汤，为治肝胃常用方药。去大枣者，以其胁部肿痛也，加青陈皮、藿梗、腹皮者，助其疏运也。再诊胃纳已醒，胁痛未停，故去藿梗、腹皮，加当归、丹参和营。三诊诸症基本消失，故去芩夏苦燥，而以香附、绿萼梅、路路通调理之。

例二 郑某,女,41岁。

主诉及病史:胁右隐痛,疲劳见剧,纳减作胀。

诊查:头晕脉小,舌淡少华。

辨证、治法:肝生于左,其藏在右,其脉挟督而上顶颠,主藏血而司疏泄,为罢极之本。肝血不足,脉失洒陈,而疏泄不力,用藏两病,痛由作也。故宜调营和肝。

处方:软柴胡9g 甘菊花6g 煨蒺藜9g 全当归9g 西党参9g 赤白芍各6g 旋覆花6g(包) 海螵蛸9g 鳖甲15g 炙甘草6g 3剂

[**按语**] 肝喜条达而恶抑郁,《六元正纪大论》曰:"木郁达之。"故方以逍遥散之柴胡归芍以调之,菊花蒺藜以疏之。虚者宜补,故以参草补之。痛者宜通,故以《素问》治肝伤之海螵蛸、《金匮要略》治肝著之旋覆花、《别录》治胁下坚之鳖甲以通之,通补疏调并施而使病愈。

十二、通阳化湿法治愈胃痛一例

张某,男,34岁。

主诉、诊查:胃痛五六年未发,最近又作,纳泛欲吐,脉来弦细。

辨证:中阳失运,湿阻失宣。

治法:宜通阳化湿。

处方:苏藿梗各9g 洗半夏9g 生茅术9g 厚朴6g 陈皮6g 荜澄茄9g 煨草蔻6g 石菖蒲9g 茯苓9g 3剂

据询服完药病愈。

[**按语**]《素问·痹论》曰:"痛者寒气多也。"故以二陈平胃温中化湿,加苏藿、荜蔻助之,去甘草者,以其泛吐也。

十三、通阳散寒法治愈腹痛一例

薛某,女,45岁。

主诉及病史:脐腹阵痛,时止时作,已有2年。痛时瘕聚突起,甚或肢冷汗出。

诊查:脉细沉弦,舌苔薄白。

辨证:寒伤厥阴,络阻失宣。

治法:宜通阳散寒。

处方:当归6g 桂枝6g 细辛5g 淡吴萸3g 青皮6g 乌药6g 制香附9g 八月札9g 桃仁9g 炙甘草3g 3剂

二诊:药后2个月未发,近劳又作,原方加广木香5g。3剂。

[**按语**] 脐腹为厥阴经行之地,故方以当归四逆之当归、桂枝、细辛、甘草、吴萸温通厥阴。乌药、香附、青皮、桃仁、八月札利气化瘀佐之。药病相当,效即随之。再诊加木香者,因《本草正义》谓其专治气滞诸痛故也。

十四、调元益气通络法治愈腰痛二例

例一 江某,女,23岁。

主诉及病史：腰痛时作，甚则肢冷、汗出，纳减作嗳，难以成寐。

诊查：脉息沉弱。

辨证：腰为肾府，肾络上通于心。沉为肾脉，弱为不足。病属肾虚失振。

治法：拟调元益气。

处方：太子参 9g　黄芪 9g　桑寄生 9g　川断 9g　细辛 3g　菟丝子 9g　肉苁蓉 9g　磁石 9g　陈皮 6g　茯苓 9g　3 剂

二诊：诸症都痊，有时头昏。原方加减主之。原方去细辛，加菊花 6g。3 剂。

［按语］肾病多虚，故方以参芪、寄生、川断、细辛、菟丝、苁蓉温补肾元。加磁石、茯苓以宁神，陈皮以和其中气。再诊去细辛辛散，加菊花者，以治其头昏也。

例二　王某，男，73 岁。

主诉及病史：腰背酸痛，脘闷吐痰。

诊查：舌淡白，脉微迟。

辨证：肾阳不足，感邪阻络为病。

治法：宜散邪振阳，通络调中。

处方：独活 9g　狗脊 9g　片鹿角 9g　仙灵脾 9g　川断 9g　菟丝子 9g　鲜生姜 3g　细辛 3g　炒桑枝 9g　陈皮 6g　天仙藤 9g　丝瓜络 6g

二诊：3 剂药后脘闷吐痰都停，腰疼亦减，外邪已散，真元未复。治宜原方加减。

处方：独活 9g　狗脊 9g　桑寄生 9g　仙灵脾 9g　川断 9g　菟丝子 9g　天仙藤 9g　丝瓜络 6g　炙甘草 3g　3 剂

［按语］高年肾虚，散邪之外，必须注意扶元。故方以独活、细辛散邪，桑枝、天仙藤、丝瓜络通络，鹿角、狗脊、仙灵脾、川断、菟丝子扶元。佐以陈皮、生姜者，以其脘闷吐痰也。再诊外邪已散，脘闷吐痰已停，但余腰酸，故去辛热之品，易桑枝为寄生，加甘草以调理之。

十五、黄芪桂枝五物汤治愈众痹一例

刘某，女，55 岁。

主诉及病史：遍身关节作痛，上下流窜，彼伏此起，右甚于左，已有年余。多方诊治无效。

辨证：病属众痹。

处方：黄芪 9g　桂枝 6g　当归 6g　忍冬藤 9g　天仙藤 9g　路路通 6g　木通 5g　炙甘草 3g　丝瓜络 6g　3 剂

二诊：药后痛停未作，但感头痒，痒则为风，风浮于上，欲去而未彻也。原方加白蒺藜 9g。3 剂。

［按语］众痹病在血络不和，方以黄芪、桂枝为主者，仿《金匮要略》治血痹之黄芪桂枝五物汤意，佐以活血通络诸药，所谓以络治络。再诊加白蒺藜者，加强其祛风之力也。

十六、疏风清营法治愈肤痒一例

赵某，男，65 岁。

主诉及病史：遍身皮肤干燥作痒，每年至冬春易发，已有多年。

辨证：《灵枢经》说："痒者风也""气往来行为痒"。《金匮要略》说："痒者为风。"风性善行而属阳，风邪化燥，淫及肌腠所致。

治法：拟疏风清营。

处方：浮萍草 9g　薄荷叶 3g　杭菊花 6g　白蒺藜 6g　生山栀 9g　益母草 6g　青连翘 6g　忍冬藤 9g　白鲜皮 9g　玉竹 9g　鲜生地 3g　甘草 3g　5 剂

二诊：肤痒大减。原方加青蒿梗 9g，续进 5 剂。

［按语］风燥血液，痒病因来，故方以菊花、蒺藜、薄荷、白鲜皮祛风，栀子、连翘、忍冬、玉竹清燥。据《本草经》记载，浮萍、益母草，均为治痒之药。重用鲜生地者，大清血热也，所谓治风先治血。再诊加青蒿梗者，强其去痒之力也。

十七、调补气营法治愈寒热往来一例

顾某，女，36 岁。

主诉及病史：产后逾月，入夜先寒后热如疟，难于入睡。

诊查：舌淡脉弱。

辨证：气营两虚，营卫失调。

治法：拟调补气营。

处方：西党参 6g　黄芪 9g　白术 6g　白芍 6g　当归 9g　茯苓 5g　熟地 12g　远志 3g　陈皮 3g　肉桂 3g　五味子 3g　炙甘草 3g　鲜生姜 3 片　红枣 3 枚

于发作前 1 小时服。

二诊：药后寒热虽来而微，时亦由原来 3 小时，缩短为 20 分钟左右，后经调理告痊。

［按语］此是气血虚而营卫失调，非正邪交争之往来寒热，故以人参养荣汤而愈。于此知病同因异，药亦须随之而异。

［编者评注］小柴胡汤固然可治往来寒热之少阳证，但并非所有往来寒热都用小柴胡汤。气营两虚亦可致寒热往来，吴老先生此案树立了抓病机、看本质的临床典范。不能将症状孤立看待，必须细察精详，全面考虑，方能像吴老所说的“知病同因异”，真正做到对症施治而获良效。

干祖望医案

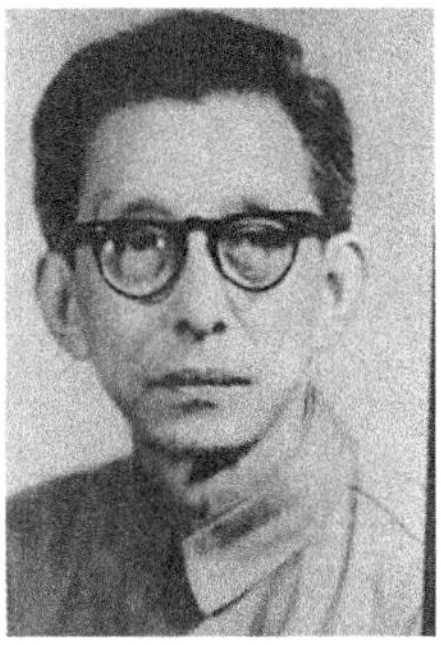

【生平传略】

干祖望，1912年生。上海市金山县人。中医教授，是全国著名中医外科学家，中医耳鼻喉科奠基人之一。

18岁开始从师学医，博览群书，勤求古训，兼采众长，食古而化。由于50多年来不倦地探索，在中医外科尤其是中医耳鼻喉科方面积累了丰富的经验，如耳聋治肺，咽燥健脾，清涕补肾，以及用三甲散治疗声带肥肿，脱敏汤治疗过敏性鼻炎等，都独具风格。

主要著作有：《中医耳鼻咽喉科学》、《中医耳鼻咽喉科护理学》、《耳鼻喉科中医古代文献选读》、《注疏尤氏喉科》等，此外，还曾在全国刊物上发表过学术论文20余篇。

曾任南京中医学院耳鼻咽喉学科教授，江苏省中医耳鼻喉科学会主任委员，全国高等医药院校中医专业教材编审委员等职。

一、辨证论治治愈失聪二例

例一 钱某，女，44岁。

初诊：1985年3月4日。

主诉及病史：感冒后引起左耳失聪闭塞，听力下降，自声增强，伴以鸣响，西医诊断为"卡他性中耳炎"。

诊查：舌薄苔，脉细。

辨证、治法：邪侵笼葱，始失一表，暂取宣泄与升清。

处方：麻黄3g　杏仁10g　甘草3g　升麻3g　葛根6g　陈皮6g　半夏6g　茯苓10g　菖蒲3g　5剂

二诊：1985年3月9日。药进4剂，听力即有所提高，已能听到手表声，耳鸣也减轻。左耳鼓膜潮红。舌薄苔，脉细。久困之残邪一泄，清升而阴霾必清，故听力回升，聊啾告息，不过腐津败液，滞潴听宫，亟需清化，踪进王氏二陈汤。

处方：白芥子6g　陈皮6g　半夏6g　茯苓10g　升麻3g　葛根6g　菖蒲3g　路路通10g　甘草3g　5剂

例二 高某，男，48岁。

初诊：1985年1月31日。

主诉及病史：西医诊为卡他性中耳炎。粘液屡抽屡生，在进中药后，头痛缓解，听力稍回升，聊啾亦逐渐式微。

诊查：右鼓膜浑浊，光锥存在、缩短，有鼓膜穿刺的疤痕，左鼓膜轻度潮红。舌薄苔，脉大。

辨证：卡他潴液，乃败津腐液之停留，抽而再积，当然炎症使然，但长期循环不已，则显然土不制水所致。

治法：欲制水，先培土，取六君。

处方：党参10g　白术6g　茯苓10g　陈皮6g　白芥子6g　苏子10g　车前子10g（包煎）　甘草3g　葛根6g　辛荑6g　5剂

二诊：2月7日。2周来病耳（右）未抽积液，有些胀感，健耳（左）也有些闭气及胀，听力似有下降。右鼓膜下陷不明显，左侧鼓膜轻度潮红。舌薄苔染灰，脉平。败津腐液，因不若囊者之无限酿积，但也未明显吸收，再步原方。

处方：党参10g　茯苓10g　陈皮6g　半夏6g　白芥子6g　苏子10g　天竺黄6g　胆星3g　葛根6g　菖蒲3g　5剂

三诊：2月16日。3天前，耳中作痒，很不舒服，之后听力即逐渐恢复，憋胀皆消，现已经正常。鼓膜正常，舌薄苔，脉平。《内经》无痰病一证，中医无卡他一词，以理推揆，黑箱结论，取消痰药，显效已来，另巩固计，用六君子汤合参苓白术散以扫尾。

处方：党参10g　白术6g　茯苓10g　白扁豆10g　陈皮6g　半夏6g　米仁10g　山药10g　葛根6g　菖蒲3g　5剂

［按语］ 卡他性中耳炎，是由于耳咽管阻塞所致。中医认为“肺经之结穴在耳中，名曰笼葱，专主乎听”（《温热经纬·卷四》），一旦肺经受邪，蒙闭笼葱，就会出现听觉失聪。所以疾病初起，不论属热属寒，均应宗刘河间“耳聋治肺”之法，先从宣肺论治，风热者用桑菊之品，风寒者取三拗之剂。若疾病进一步出现中耳积液，《冯氏锦囊秘录》谓其“浊阴遮闭其窍，外声不得入内”。属于中医痰饮范围，治疗当然从痰着手，常用王氏二陈汤（二陈汤加白芥子）加减。

例一患者由感冒引起，邪困笼葱而聋。治疗用三拗汤加味以疏风宣肺，升清回聪。例二患者发病已久，无明显外邪，而以积液为主，故用六君子汤加味健脾化痰，开窍回聪。两者同为一病，由于病机不同，治法亦异，体现了中医辨证施治、同病异治的特点。

二、玉屏风散合缩泉丸治愈多涕症一例

丁某，男，8岁。

初诊：1985年2月5日。

主诉及病史：（母诉）患“鼻炎”已4年，主症涕出奇多，初期清稀，迩来偶有稠浊，通气尚可，四时迭更而症状不减，且善泄汗，汗多时涕更多，尿炕频繁，几无虚夕。

诊查：鼻前庭红赤粗糙、潮润，鼻腔有分泌物，舌薄苔，脉平。

辨证、治法：肺怯则肺液滂沱，4年来无法控制，肾虚则摄纳失权，遗尿已成习惯，好在金水同治，古有先例。

处方：黄芪10g　白术6g　防风6g　乌药5g　山药10g　百合10g　诃子肉10g　益智仁10g　7剂

二诊：4月1日。母诉：进药20剂，涕多清稀及尿炕明显改善。鼻前庭充血已轻淡，粗糙区已完整。鼻腔内多粘液性涕。舌薄苔，脉细。肺怯未见充壮，肾虚逐渐改善。仍取玉屏风散合缩泉丸大意，再参敛药。

处方：黄芪10g　防风6g　白术6g　乌药5g　山药10g　益智仁10g　诃子肉10g　五味子10g　乌梅10g　5剂

三诊：6月17日。母诉：药累进40剂，涕量已减少到正常。小便次数减少3/4，基本无遗尿。鼻前庭及鼻腔未见异常。舌薄苔，脉细。肺窍多涕者已敛，肾窍多尿者已少。药求扫尾，量取维持。

处方：黄芪10g　白术9g　防风6g　山药10g　桑螵蛸10g　诃子肉10g　益智仁10g　五味子10g

5剂，隔日1剂，即维持量服法。

［按语］“多涕症”一词，古今中西无此病名。以往对单纯鼻流清涕就诊者，多归为鼻渊、脑漏之类。通过多年的临床观察，认为老年人清涕滂沱、自淋而不能控制，与儿童入冬鼻涕悬挂者，和鼻渊、脑漏毫无关系，而是由于“肺肾阳虚，七窍缺温煦之照，垂髫皓首，五液乏摄纳之权”所致。所以对这类病症创名“多涕症”，临床用缩泉丸、金匮肾气丸、玉屏风散之类治疗，效果显著。本例患者伴有尿炕，乃肺肾同虚，选用缩泉丸加味，金水同治，更是一箭双雕。

三、柔肝伐木法治愈喉痹一例

蒋某，女，成人。

初诊：1985年7月17日。

主诉及病史：患咽病已久，咽喉奇干、疼痛、烧灼、发热且有辣感，频频清嗓求舒，伴有胸膺发闷失畅，甚至泛泛然欲呕吐，经行两乳必痛，经净亦宁，阴道作痒而多带，夜寐多梦。

诊查：咽后壁淋巴滤泡增生、粘膜充血（红艳型）。舌薄黄苔，脉细弦。

辨证：木火刑金，金被烁而生水功能消失，咽喉焉能不干；水不济火，当然烧灼内焚，肝失条达，跋扈横逆，故乳房瘰块而经来必痛；肝经湿热下注，则带下而阴痒。

治法：病也林林总总，安能遍就各科，只能惟肝经是问，有擒王射马之功，拟柔肝伐木入手。

处方：柴胡3g　白芍6g　龙胆草3g　夏枯草10g　川楝子10g　橘叶10g　元胡10g　白鲜皮10g　菊花10g　墓头回10g　5剂

二诊：7月16日。药进5剂，除泛恶有所改善外，其他无甚变化。舌薄苔映黄，脉细弦。药仅5剂，性量未达；时只6天，天癸未临，所以疗效如何势难判断，原方再进，毋问秋收。5剂。

三诊：7月25日。咽喉干燥疼痛、烧灼、辣感完全消失，但吃胡椒后，干痛又作。带下不多，腰有酸感。咽后壁淋巴滤泡稍有增生，充血接近消失，舌薄苔，脉细弦。口禁一开，前功尽弃，从头做起，续取柔肝养阴。

处方：柴胡3g　白芍6g　川楝子10g　橘叶10g　延胡索10g　墓头回10g　白鲜皮10g　元参10g　桔梗6g　甘草3g　5剂

［按语］慢性咽炎，中医习惯上称为“阴虚喉痹”，发病因素一向认为是肺阴亏损和胃阴不足，但在临床上其他因素所致者并不少见。本例患者平时性情抑郁，暴躁易怒，稍有不遂即大动肝火，此次发病除咽喉干燥、疼痛外，尚有胸闷不畅、经行乳痛、阴痒带下等症，诊为肝经郁

火，木火刑金。所以治疗取柔肝伐木同用。药用柴胡、白芍、橘叶、川楝子、延胡索以柔肝理气，龙胆草、夏枯草、菊花以伐肝利湿，稍以白鲜皮、墓头回燥湿止带。方中未用一味滋润肺肾之品，而至三诊时咽干咽痛若失，带下亦少，惜未禁口，卷土又来，仍取原法加减追踪得愈。说明中医治病贵在审证求因，不可拘泥于常法套药。

四、培土健脾法治愈内燥证一例

谢某，女，53岁。

初诊：1985年1月31日。

主诉及病史：口、眼、鼻、咽喉干燥已2年左右。口干舌燥，不耐多言，咽喉堵塞感，两目干涩，视物模糊，视力下降。两膝关节乏力，活动不利。

诊查：鼻粘膜苍白少液，咽部两侧索肥大，余(一)。舌质胖苔薄，脉来左细右沉。

辨证：人谓干燥综合征即中医之燥证，实则决非尽然，中医燥证泛指急性之劫液者也。考水谷入胃经熟腐而脾化精微之后，肾藏之，肺布之，以滋养五官百骸。病历2年，事非劫液，良以脾失生化之源而然。正以津血同源，津枯者血亦无从自荣，血不荣于经脉，故关节除待濡养于津液外，血之滋养更为重要。津枯血槁，关节焉得平安?!

治法：拟取培土健脾，则生津益水在其中矣。不过病缠2年，求覆杯也非旦夕之功。

处方：党参10g　白术6g　茯苓10g　白扁豆10g　怀山药10g　陈皮6g　甘草3g　当归10g　石斛10g　黄精10g

试进20剂。忌辛辣、煎煿、花生、荸荠等。

二诊：2月28日。药后目已有泪，口干稍轻，两膝关节无劲及运动不灵活似乎也有所改善。诊查同上诊。舌质胖苔薄，脉细。中州不健，难化精微，七窍之清明恃津液，关节之濡养也赖津液，仍取健土以生津液为法。

处方：党参10g　茯苓10g　山药10g　白扁豆10g　石斛10g　桑寄生10g　杜仲10g　秦艽6g　功劳叶10g　黄精10g　乌梅10g　5剂

三诊：4月2日。药治之后，咽干唯在夜间出现，鼻腔已有舒服感，眼睛稍滋润，两膝关节也有不同程度的好转。鼻腔少液，咽部两侧索肥大，舌胖苔薄，脉细。血不营于关节，则酸痛乏力；津不濡于七窍，乃诸窍干涩。良以津血同源，共荣同辱，息息相关。投药以来，俱取健脾入手，盖精微生化、津血来源皆在中土之故。看来疗效已来，前途有径，不过慢性病毕竟善消时日，难赋之速痊。

处方：党参10g　茯苓10g　白扁豆10g　山药10g　当归10g　白芍6g　石斛10g　黄精10g　乌梅10g　桑寄生10g　功劳叶10g　5剂

四诊：5月2日。口干、咽燥、眼涩、鼻槁，虽不若曩者之甚，任终难告失。两膝关节已轻松，但腰酸，肩胛部有牵掣感。鼻粘膜较干，两侧索肥大潮红。舌胖苔薄，脉细。症称干燥综合征，津液之干枯可知，治当生津养液，但以脉细舌胖，主在脾衰，而难化精微，事非肺肾失职。取培土生金一法，盖兑金一旺，坎水亦充。

处方：党参10g　茯苓10g　白术6g　白扁豆10g　山药10g　石斛10g　天花粉10g　芦根30g　沙参10g　乌梅10g　油松节2个　5剂

五诊：5月30日。诸窍干燥较前又润，唯眼睛干燥，视物总难明察。久坐则腰酸。除咽部两侧索肥大外，余无病变。舌胖苔薄，脉细。培土生金，似最恰切。估养胃阴，俾抄捷径。

处方:党参 10g　茯苓 10g　白扁豆 10g　山药 10g　石斛 10g　黄精 10g　沙参 10g　乌梅 10g　功劳叶 10g　杜仲 10g　5 剂

六诊:7 月 4 日。累进参苓白术散加减 130 剂,五官之干燥基本消失。鼻咽无异常,舌质胖苔薄,脉细。培土生金,津液充沛,得以灌溉七窍,覆杯在望,切莫功亏一篑。唯药量可取维持以巩固。

处方:党参 10g　茯苓 10g　白扁豆 10g　山药 10g　石斛 10g　黄精 10g　玉竹 10g　沙参 10g　乌梅 10g　功劳叶 10g

5 剂,隔日 1 剂。

[按语] 干燥综合征,中医多言为劫耗阴液之燥证。其治疗:急性燥证者,多为外燥,为肺肾阴劫所致,故可从肺肾论治;慢性燥证者,多为内燥,则为脾虚生化失职,津液乏源所致,当从脾胃着手。本例燥证虽属阴虚之病,但病程 2 年,观其舌脉,都为脾虚之象,是津液乏源,无以补充肺肾润窍。实乃燥证为标,脾虚是本。李东垣所谓"胃气一虚,耳目口鼻俱为之病"者是也。故用参苓白术散培土健脾,生金益水,以治其本;佐以养阴之石斛、黄精等药压抑其标。从而使缠身 2 年之病渐愈。可见在治疗错综复杂的疾病过程中,用药主次适宜,注意标本兼顾,实为重要之至。

五、三甲散加减治愈口疮一例

杨某,男,30 岁。

初诊:1985 年 4 月 8 日。

主诉及病史:咽头、舌根疼痛,有摩擦感。西医诊断为"口腔白斑溃疡",做过 3 次冷冻,无效。

诊查:左侧舌背部有 2cm×2.5cm 卵圆形斑块 1 个,基底韧硬。右颊粘膜也有白斑 1 块,形如糜烂型扁平苔癣,约 1.5cm×1.5cm。舌薄苔,脉细弦。

辨证、治法:斑在浅表,而韧硬于中,当从攻坚为主,拟三甲散大意。

处方:炮山甲 10g　鳖甲 10g　三棱 6g　莪术 6g　九香虫 10g　地鳖虫 10g　乳香 3g　没药 3g　桃仁 10g　落得打 10g　白芥子 10g　5 剂

二诊:6 月 10 日。2 个月中,仅服药 10 剂,病无变化。左侧舌背部白斑 2cm×3cm,右颊粘膜白斑同上诊。舌薄苔,脉细弦。画饼不能充饥,弗药焉可去疾,裁方得失之责在医,求痊与否之择在己。继进原方药 5 剂。

三诊:7 月 4 日。药进 30 多剂,摩擦痛明显减轻,新增烧灼感,头痛集中于眉心,四肢倦怠,神疲。右侧舌背的损伤面缩小为 2cm×2cm,右颊处损伤面亦明显缩小。舌薄苔,脉平。药不对"病"而方也对"证",再欲何求?唯新添烧灼之感及四肢乏力,神疲者,良以时临长夏,湿浊司令,上蒸而烧灼,困脾则神疲乏力。在短期内原方稍事增减。

处方:炮山甲 10g　三棱 6g　莪术 6g　白芥子 6g　九香虫 10g　土鳖虫 10g　苍术 5g　川柏 3g　六一散 12g(包煎)　5 剂

四诊:7 月 16 日。局部已舒服,唯还有些辣痛。精神已振作。口中有腥味。舌背和右颊白斑面积又见缩小。舌薄苔,脉平。古来医糜有法,治斑无方,运用活血化瘀,虽谓摸索,已见端倪。

处方:炮山甲 10g　三棱 6g　莪术 6g　九香虫 10g　土鳖虫 10g　当归 10g　赤芍 6g

晚蚕沙 10g(包煎)　佩兰 10g　元参 10g　5 剂

药进 5 剂后，又随症加减进服 20 余剂，诸症消退。检查：舌背和右颊白斑消失。

[按语] 口腔粘膜白斑，属中医的口疮，传统治疗多从心脾积热或虚火上炎论治。本例患者因斑块基底坚韧而硬，症情较顽，已非一般草木所能奏效。根据古人“怪病皆生于痰，顽病多属于瘀”的说法，方选三甲散加减以攻坚破瘀。由于大量活血破瘀之品的“冲击”，使坚韧的白斑逐渐软缩消失，最后疾病痊愈，取得良好的疗效。

六、安神养血法治愈弄舌一例

韩某，男，60 岁。

初诊：1985 年 5 月 13 日。

主诉及病史：舌头跳跃摇动不息，终日无片刻安宁，夜间更严重，但在熟寐时则不动，已有 1 年之久，言语困难，饮食不能。曾经中西医治疗均无效。

诊查：舌体跳跃摇动不止，摆动幅度极大。舌体柔软，舌薄苔，脉弦。

辨证：赤龙狂舞，终日无休，唯在熟睡之际苟安片刻。以归经言，心开窍于舌，熟睡则神安舍守，故暂得一宁。以活动言，则血虚生风，风动则摇。

治法：病例不多，难言把握，姑从安神养血，是否有效？殊难予卜。

处方：柏子仁 10g　朱茯神 10g　朱灯心 3 扎　磁石 30g(先煎)　珍珠母 30g(先煎)　莲子 10g　当归 10g　白芍 6g　熟地 10g　菖蒲 3g　5 剂

二诊：5 月 20 日。舌头摇动已减轻一半，饮食言语较前顺利。舌薄苔，脉细弦。赤龙狂捣坤宫，药后稍稍抑制。虽未能潜蛰乎东海，却得以雌服于南潮。效方不更。原方药 5 剂。

7 月份通函追访，回信称服药 20 多剂，病已告痊。后因胃病服他药又引动而发，但程度较轻，再服原方药又愈。

[按语] 弄舌一证，病例虽然不多，但临床上常可见到，而如此疯狂翻腾的跳跃，实属少见。本例发病已有 1 年之久，一直辗转求医无效。后慕名远道前来就诊，诊时语言不清，需家人代诉病史，饮食更受限制，经常嚼破舌头，痛苦异常。对此奇证，用药平平，何能获得捷效？以归经言，心主神志，开窍于舌，心神不定则苗窍不宁。《灵枢·口问》云：“心动则五脏六腑皆摇。”况苗窍乎？故从镇心安神着手。以活动论，乃由心血不足，血虚生风，风动而摇，故配伍当归、熟地、白芍等以养血灭风。奇病处常法，以常取胜，获得疗效，说明中医学整体观点、辨证施治的优越性和可靠性。

七、犀角地黄汤合导赤散治愈舌疮一例

李某，男，18 岁。

初诊：1985 年 10 月 25 日。

主诉及病史：5 天前，舌背中心起水疱，翌日在周围也涌出不少疱疹。第 3 天上腭也出现水疱。之后破溃溢出血水，疼痛，言语、进食不利，全身无明显不适。西医做过活检，治疗未效。

诊查：舌背大面积糜烂，并有活检缝线 5 针，舌上流淡血水，有臭气。上腭见疱疹及破碎。舌苔无法辨别，脉细。

辨证、治法：热毒炎炎，引动心火，犀角地黄汤证。

处方：水牛角 10g(另煎)　川连 1.5g　山栀 10g　生地 10g　丹皮 10g　赤芍 6g　灯心 3 扎　茅根 10g　甘中黄 3g(包煎)　1 剂

珠黄散 3 支，吹口。

二诊：10 月 26 日。疼痛大减，言语已方便，能进半流质，已不流血水。但新添口中干燥感。舌背炎性症状已消失大半，充血亦很轻，但有四块较厚的义膜，分别为 0.2cm×0.2cm、0.3cm×0.3cm、1cm×0.8cm、0.2cm×0.8cm 大小。用双氧水擦不掉，缝线处尚有充血及水肿。上腭有一小溃疡。脉实。炎炎离火，一泄而清，大局已定，覆杯在望。刻下撤犀角地黄汤，用导赤散加减。

处方：生地 10g　川连 1.5g　山栀 10g　双花 10g　芦根 30g　竹叶 10g　灯心 3 扎　茅根 10g　甘中黄 3g(包煎)　人中白 6g(煅)　2 剂

三诊：10 月 28 日。疼痛已无，缝线已拆，干燥感亦轻。凌厉高潮，一药而定，已踏痊途，覆杯在即。

处方：双花 10g　大青叶 10g　竹叶 10g　灯心 3 扎　木通 3g　茅根 10g　芦根 30g　甘草 3g　穿心莲 10g　5 剂

养阴生肌散 5g，吹口。

[按语] 如此严重之舌疮临床上少见。患者开始就诊于西医，往来三四家医院之间，但因治疗无效而转来我院。初诊时病人舌痛较剧，不能言语，精神负担很重。因为舌为心苗，且溃烂溢血，诊为热毒扰心、动血上行。服犀角地黄汤加味 1 剂后，病人即能言语，喜告疼痛大减，出血已止，舌上义膜消去大半。此时血热已去，心有余火，更进两剂导赤散，病即基本告愈。再稍事增损，巩固疗效。由此可见，中医对疑难病症，常能出奇制胜。

八、益水制火法治愈舌痛一例

钟某，女，61 岁。

初诊：1985 年 6 月 24 日。

主诉及病史：前半端舌头疼痛已 2 个月，口干求饮，多言更痛。左耳昼夜轰鸣，饮食无异常，伴有胀感。

诊查：舌无破溃，质红柔软，苔薄白腻，脉细。

辨证、治法：脾湿蒸蒸，心火炎炎，一宜淡渗，一宜清离。

处方：生地 10g　茅根 10g　川连 3g　竹叶 10g　灯心 3 扎　车前子 10g(包煎)　苡仁 10g　陈皮 6g　益元散 15g(包煎)　5 剂

[按语] 舌痛泻心，尚属在理，但口干求饮，多言更痛，右耳轰鸣，乃一派水亏不济之象，当以益水才能制火，而因脘胀、苔腻取渗湿，使已衰之水而更亏，似有缘木求鱼之慨。

二诊：7 月 1 日。疼痛上午已轻许多，下午仍痛，但比过去轻些，口干稍润，近来右耳轰鸣更加严重，而且睡眠也很差，舌薄苔，脉平。舌为心苗，心火一旺，舌焉得平安，疼痛木胀，理所必然。心寄窍于耳，离火一炽，坎水被蒸。陈士铎在《辨证录》中曾谓：水经火煮，沸腾有声。安眠基础在乎水火交泰，火上炎则不可下交，安能求得酣睡，纵然病出三处，源出一宗，仍取泻心，稍参化痰，盖火为痰本，痰为火标。

处方：川连 1.5g　生地 10g　天竺黄 6g　法半夏 6g　茅根 10g　灯心 3 扎　竹叶 10g　益元散 12g(包煎)　菖蒲 3g　5 剂

［按语］水愈亏，右耳轰鸣愈加严重，睡眠亦差。舌痛仍减，口稍润，乃火减之后暂时敛迹，填坎制离，才是治病之本。所以此诊泻火化痰之法，又是一误再误。

三诊：9月2日。时临盛暑，不得已停药至今，而且面对水药已生嫌恶，舌头前半端作痛，伴以烧灼感，多言更甚，右耳鸣响如“叭”、“叭”之击打声。右耳(一)，舌质柔软正常，苔薄，脉平。心火旺则舌痛，肝火盛则耳鸣，治当清心泻肝以求其本。提颖裁方，补诉胃脘长期不舒，食后常有痞塞感觉，则法仍原旨，力避苦寒。

处方：生地10g　木通3g　竹叶10g　灯心3扎　菊花10g　苦丁茶10g　夏枯草10g　山楂10g　六曲10g　穿心莲10g　5剂

［按语］水亏未济，烧灼又添，右耳“叭”、“叭”鸣响。清心泻肝，虽仍方向有所旋转，惜乎还未真正找到症结。

四诊：1985年9月16日。舌尖及前半端舌体烧灼疼痛，一如往昔，口中作干，喜凉求饮，晨起作苦味，近来胃脘部已舒服，痞塞感消失，耳鸣未息。舌苔薄，脉平。舌疼无法稍缓，历来清心凉剂不可谓不重，情同“反跳”，“效似蒸梨”。事可重温《石室秘录》取法，重用益水之剂，以济炎炎之火。

处方：熟地10g　山药10g　泽泻6g　茯苓10g　丹皮6g　女贞子10g　桑椹子10g　龟板10g　墨旱莲10g　菟丝子10g　5剂

［按语］“效似蒸梨”，症状依然，改泻火法为重益水，以水济火，以水制火。此诊方找到症结所在，惜于嫌迟。

五诊：9月23日。舌痛已减轻，不舒服感及右耳鸣响俱退，药后胸腹部有胀感，胀甚则痛，舌苔薄，脉平。屡屡伐离一无成果，乍尝济坎疗效即来，惜乎难进滋腻，致药后胸腹胀痞不适，以暴易暴之举，当然亦理所不允，今也法当坚，药则易更。

处方：山药10g　泽泻6g　丹皮6g　茯苓10g　山萸肉10g　桑椹子10g　覆盆子10g　女贞子10g　陈皮6g　六曲10g　5剂

［按语］果然坎水一增，舌痛、耳鸣俱退。惜滋腻碍胃，只能兼顾而进，不过已步入痊途，覆杯指日可待。综上五诊，可知辨证精确之难，喜潜心竭虑以求，方不致一误再误。

（以上由申斌整理）

九、理气化瘀法治愈耳聋一例

张某，男，38岁。

初诊：1985年4月18日。

主诉及病史：右耳因爆竹震聋，时历2个月。自感鸣响不息，耳边如有高声，则耳内倍觉不舒。西医诊断为“爆炸性耳聋”，经治未见好转。

诊查：鼓膜完整，标志存在。音叉测验正常。舌薄苔，脉有弦意。

辨证：巨响惊魂骇魄，肝藏魂，肺藏魄，肝胆之经络环耳外，肺穴之笼葱在耳中，从此而鸣聋俱作，亦合乎情理之中。

治法：肝藏血，肺主气，责是理气化瘀，正是对策手法，拟《窦太师疮疡经验全书》诸流气饮化裁，数味以应。

处方：黄芪10g　枳壳6g　木香6g　乌药6g　桃仁10g　红花6g　大腹皮6g　苏梗10g　葛根6g　菖蒲3g　5剂

二诊：4月25日。服上方药后鸣响大减，耳内已感舒服。患者要求再进上方药5剂以求巩固。

［按语］本例是由爆炸声引起的耳聋，中医认为，肝经循环于耳外，肺经结穴于耳中，且肝藏血、藏魂，肺主气、主魄。所以本案的发生是因惊魂骇魄，肝肺被伤，气滞血瘀所致。所选方药，则古为今用，师古而不泥古，宗“流气饮”而出“流气法”，灵活变通，达到活血化瘀，理气宣通之意。理法方药似成法之外，但又在情理之中。

十、四妙汤治愈耳脓一例

姚某，男，79岁

主诉及病史：左耳廓肿痛流脓20余日，开始由左耳冻疮结痂自以手揭之所致。刻下左耳廓肿胀疼痛，流脓量少，大便秘结。西医诊为化脓性耳软骨膜炎。

诊查：左耳廓肥厚韧硬，充血不明显，部分已被腐蚀，有少量脓性分泌物附着，耳下区可扪及数个肿大的淋巴结，舌苔黄腻，脉大而软。

辨证：杖朝之年，气血已衰，脓腐之恙，热毒内蒸。疼痛不甚，肿势不焮者，乃系正虚难以托毒耳。

治法：此非归芪不能扶正祛邪，舍银甘无以解毒清热，四妙汤主之。

处方：生黄芪15g　当归15g　银花30g　甘中黄4g(包煎)　5剂

九一丹加青敷药，换药每日1次。

二诊：左耳廓肿痛减轻，脓出量多而稠。左耳廓肿胀渐消，脓液较前略稠。舌苔薄白。脉平。药进5剂，正气渐充，得以托毒外泄，方尚中的，毋事更章。原方药5剂。换药同前。

三诊：左耳疼痛消失殆尽。左耳廓上部肿退，创口排脓通畅，创口下部有脓腔，周围略红肿。舌苔薄白，脉平。炎炎之势似已得挫，但脓液潴积有阻痊途，迩来又作红肿，可知伏热仍盛，重用清热。

处方：银花10g　连翘10g　紫地丁10g　蒲公英10g　蚤休10g　甘草3g　太子参10g　当归10g　5剂

九一丹钉加青敷药，每日换药1次。

四诊：肿痛消失，左耳廓上有3个创口，有脓性分泌物外溢。恙已衰其大半，断耳之虞可免。原方增损。

处方：银花10g　连翘10g　蚤休10g　半枝莲10g　生黄芪10g　当归10g　甘草3g　5剂

九一丹加黄连油纱条，加金黄膏外敷。

五诊：患者感左耳瘙痒。左耳上部皮肤已红润如常，下部不肿胀，有1个创口流脓量少而稠，舌脉正常。毒以脓出而泄，虚以归芪而充，愈期指日可待。

处方：黄芪10g　当归10g　银花10g　白芍6g　甘草3g　白术6g　山药10g　蚤休10g　5剂，换药同前。药后痊愈。

［按语］断耳之恙，来势颇急，热毒壅盛不言而喻，然观其患者年过古稀，老态龙钟，气血已衰可想而知。热毒内蒸，灼损气血，而正气益虚；气血虚衰，难以托毒，而热毒日盛。本虚标实，助桀为虐；清之过甚，正何以堪；补之益之，又恐恋邪。事当两顾，方取四妙汤。其中黄芪补益气血而托毒生肌，乃疮家之要药；当归“治痈疽”，排脓止痛，和血补血(《本草纲目》)；银花、甘中

黄味甘性寒，清热解毒，消肿排脓。4药合用，虽扶正而无碍泄邪，虽清解而不伤气血，相辅相成，相得益彰，用药虽简，但力专效宏，故疗效甚捷。

十一、清肝泻火法治愈急性乳突炎一例

常某，女，42岁。

主诉及病史：右耳疼痛1周，且日趋加重。刻下右耳剧痛，波及右侧颈部及颞部，大便数日未解。右耳无流脓。

诊查：右侧外耳道未见明显异常，鼓膜完整。乳突部压痛明显，乳突后上方约1cm处有一5分硬币大肿块，质软有压痛，右耳下区淋巴结肿大，有压痛。舌苔薄黄，脉弦数。

辨证：肝阳夹火，旋沸奔腾，炎炎上燃，头面被灼。

治法：急拟清肝以挫其势。

羚羊角粉1支，分3次吞服。

处方：龙胆草3g　黄芩3g　生地10g　车前子10g(包煎)　菊花10g　夏枯草10g　桑叶6g　石决明30g(先煎)　白蒺藜10g　荷叶半张　钩藤10g(后下)　1剂

二诊：药后耳痛大减，但右乳突部仍压痛明显，其后上方的肿块已明显缩小。舌苔薄黄，脉弦数。伐木平肝，初生效益。余邪动荡，乘胜一追。仍拟清肝泻火为治。

处方：龙胆草3g　生地10g　山栀10g　黄芩3g　菊花10g　石决明30g(先煎)　草决明10g　钩藤10g(后下)　夏枯草10g　桑叶10g　荷叶半张　3剂

三诊：右耳部疼痛减轻，且痛点已分散，二便如常。右乳突部尚有轻度压痛，其后上方之肿块消失。炎炎之肝火已挫，内蕴之余邪难清，再当清解，以肃残邪。

处方：柴胡3g　山栀10g　白芍6g　夏枯草10g　菊花10g　桑叶6g　大青叶10g　银花10g　碧玉散15g(包煎)　蚤休10g　5剂

[**按语**] 耳痛之症，其因不一。观其患者，完骨剧痛，且耳窍无疾可寻，当属锐毒之恙，良以肝阳木火，熏灼头面所致也。盖火炎于上，毒助其虐，火毒交蒸，搏结耳后，则完骨痛势颇剧。急拟清肝泻火、解毒止痛之剂以救其燃眉。方中羚羊角清肝解毒之效甚佳，用此治疗肝经火炽之头面诸窍急症，加之合用胆草、黄芩、夏枯草、钩藤等清肝泻热之属，使肝火蕴毒告失而剧痛锐减，获效之速，实难预料。

（以上由俞军　徐泳整理）

十二、清心泻肝法治愈狐惑一例

杨某，男，27岁。

初诊：1977年3月26日。

主诉及病史：肇于舌烂，继则阴囊及包皮糜烂，终则两目红赤疼痛，如此反复发作已近3个月，刻下正处间歇期间。西医诊断为白塞综合征。

诊查：舌体肥胖，未见溃疡，包皮、阴囊皮肤呈斑状暗红色泽改变。舌有黄苔，脉来弦劲有力。

辩证：邪伏厥阴，故病在两目、前阴；火郁心脾，乃口腔糜腐。刻在间歇期间，故而病亦在韬晦阶段。诊之脉弦有力，显然邪毒有待机蠢动之象。舌有黄苔，亦证明蕴热未清。至于舌体肥胖，则绝非脾虚见症。

治法：可按“舍舌从证”之旨而不究，故以清心泻肝之法。佐以补益，取张洁古扶正自能邪去之意耳。

处方：胡黄连 1.2g　夏枯草 9g　柴胡 3g　银花 9g　茵陈 12g　太子参 9g　当归 9g　朱茯苓 9g　莲子 9g　枸杞子 9g　碧玉散 15g(包煎)　5 剂

二诊：4 月 11 日。进药 15 剂，曩者至多间隔 20 天必发，现 22 天症状未作。舌苔薄黄，舌质红润而胖，脉平有弦意。病在肝脾心三经，固无疑义。症及脉舌，仍以实证为主；苔黄有热，质红怀火，舌体之胖，可能由脾热之蒸。脉弦平者，肝经之火，仍泄而未彻，微功已建，宜从前法步进。

处方：柴胡 4.5g　菊花 12g　胡黄连 1.5g　甘中黄 1.5g(包煎)　煅人中白 6g　滑石 18g　丹皮 9g　茵陈 12g　太子参 9g　元参 9g　5 剂

三诊：5 月 27 日。迩来间日服药未辍，平稳未发已近 3 个月。舌薄白苔，质色正常，脉平。求其巩固，可从脾经着眼，盖毕竟主症在口，口为脾窍之故也。古云“丸缓汤荡”，刻下以丸缓图，归脾丸口服。

处方：归脾丸 100g，每日 2 次，每次 9g。

1977 年 6 月 18 日来信云：已离宁返家，“一直很好”，因当地无此丸药，要求处一煎药方，以资续服。方以归脾汤化裁。

1977 年 7 月 25 日，再函告“至今没有发作”。

［按语］ 白塞综合征又名口、眼、生殖器综合征，表现为口腔损害、虹膜睫状体炎和生殖器痛性溃疡，病程呈周期性加剧和缓解。本病相当于中医的狐惑病，前人有“蚀于喉为惑”、“蚀于阴为狐”的记载。根据“目属于肝”、“肝脉络阴器”、“脾开窍于口”、“舌为心之苗”的理论，干老认为本病的病机是湿热蕴毒客于肝脾心三经，与虚火交炽上炎而为患。本案患者肇于舌烂，继则阴蚀、目赤、脉弦苔黄，乃湿热蕴结三经所致，治当清泄肝、脾、心，使邪去而正安。方中曾用甘中黄、人中白 2 味，此药多年来少为人用，其实甘中黄、人中白善清血分之热，其渗透力强，既有苦寒药之力，又似甘寒药无流弊，对慢性病患者无克伐之害。另外还具有“骨肉”之情，远非“草木无情”之品难与人体糅合。

十三、凉血止血法控制鼻癌出血一例

黄某，女，85 岁。

初诊：1979 年 11 月 20 日。

主诉及病史：患者自 30 多年前发现鼻翼部有红斑，一直未加重视，近 2 年来，鼻腔常不通气，并流血水，红斑渐渐糜烂、发痒，范围日趋扩大，疼痛由轻转重，经活检报告为“鳞状基底细胞癌”。

诊查：目前既出血又疼痛，血水有臭气。舌苔薄，脉弦。

辨证：癌肿已属晚期，叹无回天之术。所幸舌为薄苔，胃气未绝；脉来弦劲，正气尚存，不过斯人斯疾，已抵暮穷，虽援戈而为之，能否日反三舍？

治法：方取抗癌解毒，凉血止血法。

处方：菊花 10g　夏枯草 10g　白花蛇舌草 10g　蚤休 10g　山豆根 10g　石上柏 10g　龙葵 10g　茜草 10g　太子参 10g　5 剂

黄连膏 40g，局部搽。

二诊：12 月 18 日。服用上方药 1 个月，疼痛减轻，臭气见少，出血基本已止，仍发痒。舌苔薄，脉小弦。不治之症，事已定局，后顾茫然，拟取扶正抗癌之法，不过挥戈返日，以尽医责。前方去太子参，加黄芪、党参各10g，或改服两仪膏、夏枯草膏。

［按语］八旬老人，身患癌症，且属晚期，可谓不可救药也。但医者并不袖手旁观，而将辨病与辨证相结合。抓住病人整体情况和局部症状，选用多种抗癌解毒和扶正药物，寓凉血于抗癌之中，容补虚于解毒之内，仅治1个月，便血止痛减，出现回旋之机。

（以上由潘加珑整理）

十四、三甲散加味治愈声带息肉一例

周某，男，57岁。

初诊：1983年6月2日。

主诉及病史：声音嘶哑，已历匝月，自知多言所致。喉间胀滞不舒，频频清嗓，但无痰咯。曾在某医院诊断为"右侧声带息肉"，但手术摘除2次均未成功。

诊查：咽粘膜轻度充血，会厌较肥厚，声带暗红，右侧声带边缘前、中1/3交界处有一息肉，半粒米大，色微红，基底广泛，声门闭合不严，舌苔如常，脉有涩意。

辨证：喉镜燃爝，声带见有息赘，早已越乎"金实"、"金破"范畴，良以多言损气，气病则血滞，瘀乃积矣。

治法：法依"抵当"，方宗"三甲"。

处方：酒制地鳖10g　醋炒鳖甲10g　炮山甲10g　僵蚕10g　柴胡6g　桃仁10g　三棱5g　莪术5g　落得打10g　蝉蜕3g

上方药服10剂，患者声渐亮朗，复查声带息肉明显缩小。原方加毛慈菇10g，续进10剂。复检声带已如常人，咽喉诸症逐一告退，发音清亮。

［按语］声带为喉部韧带，乃发声之关键。古人缺乏喉部检查，仅认识到声出于喉而赖于肺气，故叶天士提出"金破不鸣"、"金实不鸣"之理论，近三百年沿用，未越雷池一步。干老从"肝生筋"理论出发，提出"声带为筋，当肝所主"的论点，为理气化瘀治疗声带疾患的方法正名。此案采用的三甲散，原载于吴又可《温疫论》下卷"主客交"条下，方由鳖甲、龟甲、穿山甲、蝉蜕、僵蚕、牡蛎、蜜虫、白芍、当归、甘草组成，主治外感病"客邪胶固血脉"。后薛生白改变此方成六味：醉地鳖虫、醋炒鳖甲、土炒穿山甲、生僵蚕、柴胡、桃仁，治疗"暑湿不得外泄，遂深入厥阴，络脉凝瘀"而致"口不渴，声不出"等症。海昌许益斋释此方义配伍甚妙："用异类灵动之物，鳖甲入厥阴，用柴胡引之，俾阴中之邪尽达于表；䗪虫入血，用桃仁引之，俾血分之邪尽泄于下；山甲入络，用僵蚕引之，俾络中之邪亦从风化而散。"干老用三甲，专取其直入肝经，散血祛瘀之能，另加三棱、莪术，加强化瘀散结之功；落得打清热活血，以制诸药温燥之性，且以蝉蜕开音，诸药合力，竟将有形之息赘化为乌有。

（严道尚整理）

十五、清轻宣肺法治愈急咽风一例

邓某，女，4岁。

初诊：1985年7月5日。

主诉及病史：起病3天，声音嘶哑。在本市儿童医院直接喉镜检查："声门水肿，充血"。

诊查：舌淡苔很薄，脉未诊。

辨证、治法：时邪束伏手太阴经，似乎已逾多天，但仍宜以清轻宣肺为是。

处方：蝉衣 3g　射干 3g　甘草 3g　薄荷 3g(后下)　桔梗 6g　5 剂

二诊：7 月 11 日。药进 5 剂，发音已基本正常，舌淡苔薄邪从宣而泄，音由哑转清，乘胜追击，以求巩固。

处方：蝉衣 3g　桔梗 6g　玉蝴蝶 2g　甘草 3g　莱菔子 10g　5 剂

［**按语**］急性喉炎，属于中医的“喉风”，因发病急骤，又称为“急喉风”，往往小儿较成人多发且较重。其病因不外风、热、痰三者作祟。例如《诸病源候论》谓：“喉痛者，风热毒客于其间故也。”《外科大成》认为：“紧喉，其发暴，咽喉肿痛，痰涎壅盛。”由于禀质强弱及邪毒轻重不同，临床表现也有风热、胃热、肺热、痰热之异。凡脏腑娇嫩之患儿，外邪易袭，首先犯肺，当然治疗从宣肺利喉着手，因为抓住了病机，用药虽性平味少(总共计 18g)，却能很快使病情化险为夷，说明中医在急症处理中亦大有用武之地。

［**编者评注**］急喉风为喉科急症之一，救治不及时常可壅塞咽喉闭阻气道而引起窒息。干老先生从事中医外科临床、教学和科学研究 50 余年，博览群书，勤求古训，兼采众长，既有高深的医理，又有丰富的临床经验，对此危急重症，不是用大剂清解，而是用轻清宣透而获捷效，既体现了中医治疗急症的特色，也充分反映了干老先生医术之高超，的确值得后学师法之。

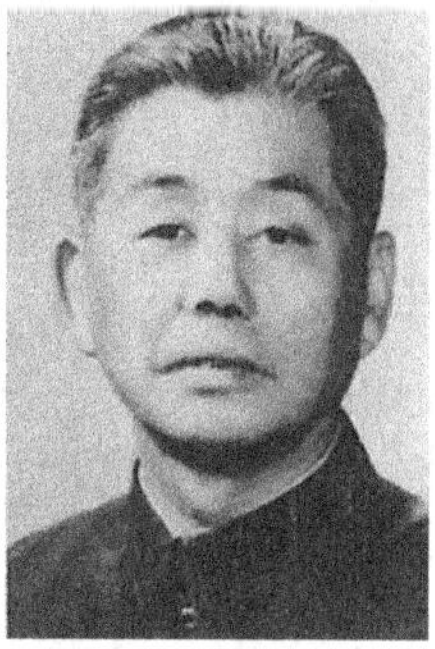

江育仁医案

【生平传略】

江育仁，1916年生。江苏省常熟县人。中医教授，主任中医师。早年从虞山儒医刘馨山学内科，后随上海名医徐小圃专习儿科。1938年毕业于上海中医学院，行医50年，临床擅长小儿急症，并以温阳法和温清法同用治疗危重疑难症著称。

江氏曾任南京中医学院教授、附属医院主任医师，中华全国中医学会理事、儿科专业委员会副主任委员、江苏省中医学会副会长、江苏省科学技术协会常委、江苏省卫生厅科学技术委员会副主任委员、《中医年鉴》编委、江苏省六届人民代表大会代表，省人大常委会委员、省人大常委会教科文卫委员会委员等职。

主要著作和主编的书籍有：《中医儿科诊疗学》、《中医儿科临床手册》、《中医儿科学》、全国高等中医药院校《中医儿科学》五版教材等。此外还在期刊杂志上发表有重要学术价值的论文多篇。

一、苦辛通降、解毒搜风法治愈急惊风一例

俞某，女，12岁。

主诉及病史：患者开始右腮肿胀疼痛，继即伴见高烧头痛（体温39～40℃），持续8天不退，曾使用各种抗生素及激素，病情不见改善。第9天时症情加重，乃邀请急会诊。

诊查：当时患儿头痛剧烈，频繁呕吐，精神委靡，嗜睡，两目闭而不张，颈项有抵抗感，体温39.4℃，神志清楚，有轻度抽动，右腮部仍坚硬肿痛。自诉腹胀难忍，不思进食，大便3天未更，舌苔黄厚腻，舌质红而干，脉数有力。

辨证：为邪毒化火，热结阳明，夹风内陷厥阴。

治法：药用苦辛通降，解毒搜风法。

处方：姜川连3g　半夏8g　干姜3g　生石膏30g（先煎）　生大黄10g（后下）　玄胡粉10g（分2次冲服）　僵蚕10g　全蝎5g　蜈蚣2条

当日上午11时开始服药，少量少次，以防呕吐，1剂中药分作8次服完。当日晚10时左右，头痛减轻，腹中有鸣响声，但未大便，而体温渐降至38℃，夜间能安静入睡。

第二天复诊：体温已下降为37℃，两目张开有神，不诉头痛，亦未呕吐，但仍感脘腹部不适，不想进食，见食干呕，舌苔虽仍厚腻，而苔面见有浮糙。风火邪毒虽杀，而阳明结热未除，再嘱接服原方药。午后大便畅解，量多色褐，秽臭异常，精神好转，能进稀粥、烂面，体温未见升高，病情稳定。

第三天复诊时，原方中去黄连、大黄、干姜、全蝎、蜈蚣，加元参15g、银花15g、生甘草5g以护阴，清热解毒善其后。

［按语］本例外感邪毒，热结阳明，扰动肝风。苦辛通降，清泄肠腑，解阳明之热，热势清则扰乱心肝之邪火亦平。僵蚕、全蝎、蜈蚣，皆搜风定痉之品，灵动窜达，善逐经络之邪风、惊风、顽痹，均常取用，除入煎剂外，研末为散亦可，力专效宏。

二、豁痰开窍、安神熄风法治愈慢惊风一例

李某，男，11个月。

主诉及病史：患儿为未足月早产。2个月前患流行性乙型脑炎，至今未愈。

诊查：就诊时，右手有抽掣，时伴惊惕，两目无光，反窜上视，哭声低微，音似猫叫，面色㿠白，泪涕俱无，舌红少苔，舌下肿胀（重舌），不能饮食，脐右旁触有银元大小结块，不甚坚硬，大便两天未行，身无发热。

辨证：证属久病伤阴，水不涵木，是属肝风内动。

治法：即于养阴平肝之品，洋参、元参、麦冬、钩藤、白蒺藜、天麻等。

服药2剂后，手搐减轻，但目仍上视，啼哭声低，大便虽行而脐旁结块依然，重舌已愈，但仍不欲进食，拟按痰浊未清，心肝不宁治之，改用豁痰开窍，安神熄风之法。

处方：真珠粉0.3g　西月石0.3g　真雄精0.3g　制天虫0.3g　川贝母0.6g　全蝎尾1条　天竹黄0.5g　石菖蒲0.3g

研末，白蜜调，每日分3次服。

上方药连用5天，诸恙已得平静，抽搐停止，两目转动灵活，视物正常，胃纳亦增。惟头颈软弱，抬举乏力。于是屡进补气平肝、健脾和胃等品，黄芪、党参、白芍、白术、甘草、茯神、钩藤、川贝等，缓加调理，终至痊愈。

［按语］流行性乙型脑炎，属于中医学暑温。其发病机理，不外痰、热、风三者之间的演变与转化。恢复期之痰，有痰浊、痰火之别。痰火内扰者，狂躁不宁，嚎叫哭闹；痰浊内蒙者，神识迷蒙，视听不明。恢复期之热，多属热；风者，则多阴虚风动。本例以养阴熄风治于先，风象稍缓，然痰浊未清，风势难熄，复转豁痰开窍，渐见神清目明，抽搐停息虚再取健脾平肝收功。证属慢惊，又有痰浊作祟，若一味施补，浊邪不去，便难以取效。

三、桂枝龙骨牡蛎汤加减治愈长期发热一例

杨某，女，5岁。

主诉及病史：患儿因发烧持续不退（体温常在39～40℃之间），在当地医院治疗1个月，诊断不明，乃来南京某医院住院治疗。经该院各种检查，均未发现任何阳性体征。反复使用各种抗生素、激素、输血及对症治疗6个月，病情未见缓解，身热不降，该院请中医会诊。会诊前，患儿仍每日输液，隔周加输血浆。

诊查：精神委软，面带晦滞，形体消瘦，饮食量少，体温每日早晨最高（39～39.5℃），午后较低（38～38.5℃），全身有微汗，晚上睡眠时全身汗出，头颈尤多，抚之不温。高烧时四肢发凉，时有惊惕。舌苔薄净，边质有齿痕，舌质淡红潮润，脉息细数少力，二便尚正常，余无特殊见症。

辨证：当时认证为病不在邪盛，而在正虚，乃营虚不能内守，卫虚失于外护，营卫俱虚，阴阳失调，是为长期发烧之根本所在。

治法：治病必求其本，虽长期高热，假象也。宜从调和营卫入手，佐以益气潜阳，以防其阳越无制，卒至暴脱。方选桂枝龙骨牡蛎汤，重用黄芪固表。

处方：炙桂枝 5g　生白芍 10g　炙甘草 5g　煅龙牡各 30g　炙黄芪 20g　生姜 2 片　红枣 5 枚

上方药嘱服 5 剂，每天 1 剂，分次喂服。并嘱停止其他一切治疗，5 天后复诊。

患儿服药至第 3 剂，身热已趋下降，早晨 38.5℃，午后 37.5～38℃，出汗明显减少。服完第 5 剂药后，体温最高未超过 38℃，精神、食欲亦见明显好转。复诊时面已有华色，汗出减少；小便转多，色清不黄；舌有薄白苔，质见滑润。营卫有谐和之象，元阳亏耗之征渐见显露，乃于原方中去黄芪，加熟附子 10g，人参须 10g。续服药 5 剂，体温完全正常。面色转红润，证情稳定，同意出院。

[按语] 本证治疗重在扶正，乃根据小儿“稚阴稚阳”的体质特点。《素问·生气通天论》说：“阴阳之要，阳密乃固。”若卫阳不足，则肌肤不密，津液外泄，阳随阴失，虚阳浮越，甚者出现阴阳竭脱之危象。本例身热长期不退，但四肢不温，面晦形瘦，神委食少，皆气阳不足之象；常自汗出，乃营阴失守；发热、惊惕，系阴不潜阳；舌质潮润，可见阴伤未甚，故断为气虚阳衰、营卫不和，属真寒假热证，采用热因热用之反治法，使绵延六月之长期发热，遽然退去。

四、温肺化痰法治愈哮喘一例

杨某，男，13 岁。

主诉及病史：患儿 4 岁时，因高热、咳嗽、气喘，诊为肺炎，如此连作 3 次。此后，经常咳嗽、气喘，每月大发作 1～2 次，已 9 年之久，经多次西医及中医针灸治疗，未能根除。

诊查：此次发作已两天，气急喘息，不能平卧，咳嗽阵发，喉头痰嘶，声达户外，吐白沫痰，面色发青，有许少温，舌苔白腻，脉来细滑。

辨证：前人云：脾为生痰之源，肺为贮痰之器。是证为风寒诱发，肺虚不能降气，肾虚不能纳气，肺脾肾三脏同病。

治法：以急则治标，缓则治本之旨，先从温肺化痰，降气平喘着手。

处方：炙麻黄 3g　炙桂枝 1.5g　光杏仁 10g　炙射干 3g　陈皮 5g　苏子 10g　半夏 3g　五味子 1.5g　旋覆花 6g

连服药 5 剂，气喘已平，咳嗽轻微，咳中痰鸣消失，精神振作。乃改用成方南烛丸，每次 3g，每日 2 次，缓缓图治。

1 个月之后，气候转冷，哮喘又发，但来势较已往为轻，喉头痰嘶不重，能平卧，面色不发青。仍为风寒诱发，治予肃肺化痰平喘。

处方：炙麻黄 3g　杏仁 10g　射干 3g　茯苓 10g　陈皮 5g　苏子 10g　白芥子 6g　莱菔子 10g　半夏 3g

服药 3 剂，诸症告平。仍常用南烛丸治之，以巩固疗效。嗣后半年内，哮喘虽几度发作，但每次发作之势均较前为轻。乃改用金匮肾气丸、河车片治本，长期服用。3年内虽经多次寒冷气候袭击，哮喘迄未发作，面色日转红润，肌肤丰腴，精神振作，恢复正常。

［按语］喘为夙疾，感寒即发，根治比较困难。其病在肺、脾、肾三脏，又总有伏痰作祟。发时治标，证分寒热，总须肃肺化痰。平时治本，以肺脾气虚与肺肾两虚分论，前者常用玉屏风散以益气固表，后者常用金匮肾气丸以温肾纳气。惟痰浊宜化，亦不可忽视，本例发病之后常服南烛丸，即属此意。

五、温脾安肠、平肝解痉法治愈腹痛一例

陆某，男，12岁。

主诉及病史：患周期性腹痛，呕吐3年余。起病于饮食生冷，每于饮食不节即诱发。曾经摄片、剖腹探查未确诊。后经检查发现脑电图异常，诊断为腹型癫痫，用大仑丁等治疗亦未奏效。每半月左右便大发作1次。

诊查：患儿发作时弯腰捧腹，唇白面青，额出冷汗，呕吐如射，缓解后则一如常人。舌苔薄白，舌质偏红。

辨证：为脾寒肝旺，胃气上逆。

治法：温脾安肠，平肝镇痉。

处方：炒乌梅 10g　淡干姜 5g　生白芍 15g　炙甘草 10g　炒川连 2g　淮小麦 30g　胆南星 10g　法半夏 10g　茯苓 10g　代赭石 20g(先煎)　大枣 6 枚

每服5剂后，停服5天，再服。

另方：血珀粉 10g　飞朱砂 10g　蜈蚣粉 15g　矾郁金粉 30g　僵蚕粉 30g

混匀，每服1.5g，每日2次。

服上药后，1个月未见发作。复诊时嘱继服2个月，此后迄未复发。

［按语］小儿腹痛，多从寒实、伤食、虚寒、瘀血证治，责之肝脾不和者少。本例起于贪食生冷，发于饮食不节，唇白苔薄，为脾寒之象；发时大腹剧痛，面色发青，呕吐如射，舌质偏红，又系肝木上亢，胃失和降之征。《幼科铁镜》谓："肝木乘脾痛者，肝木克脾，脾虚不胜其克，则肝气无所泄，故乘脾之衰而作痛也。其候唇白，口中色淡，面多青色，痛则腹连两胁，重按其腹则痛止，起手又痛是也。"可资临床辨证。本例汤、散并进，汤药温脾散寒，和胃降逆；散剂平肝宁神，解痉缓急，乃相伍为功。

六、益阴津清肠热温脾阳法治愈泄泻一例

刘某，男，18个月。

主诉及病史：起病已1个月。初时突作呕吐、腹泻，住某医院，经输液等治疗，半月后呕吐方止，泄泻仍日有三四次，因来就诊。

诊查：患儿形瘦神委，两目凹陷，皮肤干燥，四肢阴冷，口渴频饮，烦躁不安；大便日行三四次，为稀水及乳片，色淡黄有热臭，便时肠鸣溅射；卧时露睛，汗出不湿，胃纳不振，苔腐质绛，脉细。

辨证：患儿感受暑热，中州升降失司，久利气脾两伤，津液被劫，有内陷猝惊之险。

治法：急以酸甘和阴，佐以清其肠热、温运脾阳，复方图治。

处方:鲜石斛 10g　川连 1g　炮姜炭 1.5g　乌附块 2.5g　白术 5g　白芍 6g　碧玉散 12g(包)　五味子 1.5g

药后大便日行一二次、较浓,烦躁转安,惟仍面苍目陷,唇红燥裂出血,口渴索水,皮肤干燥,小便清,舌糜质绛红。仍为气阴兼伤之象,宗前意增损。

处方:洋参 3g　霍石斛 10g　乌梅干 2g　生白芍 10g　乌附块 2.5g　姜川连 1g　炙甘草 1g

另用月石 2g,泡汤洗口。

服药 3 剂后,大便日行 2 次,已渐转干,嗜睡减轻,神疲略振,但面色仍苍,唇红,脉细未振。是热毒已清,气阴之伤未复,再以原方去炙甘草,加牡蛎 10g,龙齿 10g。另用谷芽 10g,煎汤代水。服药 2 剂后,患儿痊愈。

[按语] 泄泻三旬,肠热未清,阴阳已伤,系虚实夹杂之证,邪少而虚多。非清化不能除其肠热;非补益不能安其脾胃,乃取温清兼施。先则护阴益胃,继之补气复阳,佐以清肃余邪,章法分明,方寸有序。

七、益气健脾、化湿杀虫法治愈蛔疳一例

张某,男,16 个月。

主诉及病史:1 岁断乳,继起腹泻,至今 4 个月有余。喉音嘶哑,亦将 1 个月。所下大便色白如水,带有不消化食物,日夜共六七次,近 1 周内且便下蛔虫 11 条。

诊查:腹部膨隆且坚硬,青筋显露,时有腹痛,形瘦骨立,面色㿠白,哭声音哑不扬,喜食香味,烦躁不安,两足浮肿。

辨证:为断乳之后,食物无节,贪食生冷不洁之物,以致损脾伤胃。夫脾者主腹而实四肢,湿遇脾困,则腹大而四肢肿胀;精气生于谷,谷气行于脾,运化失司则形瘦面㿠,食滞、虫积内停;脾虚则肝木上亢,故烦躁多啼。

治法:益气健脾,化湿杀虫消积。

处方:焦白术 8g　神曲 10g　胡黄连 5g　茯苓 10g　党参 10g　黄芪 10g　煨益智 10g　焦山楂 10g　谷麦芽各 10g　砂仁 3g　陈皮 3g　鸡内金 3g

另用川楝片 4 片,空腹服。

上方加减治疗,计 21 天,便出蛔虫 18 条,大便次数渐减,色亦转黄,后趋正常。患儿面色转润,精神振作,烦躁转安,哭声响亮,腹部柔软,形体渐丰,终至痊愈。

[按语] 疳证有疳气、疳积、干疳之分。虚实夹杂,是为疳积。积为有形实邪,非消不去,故疳积治疗以消为主,但亦须顾及正气,《幼幼集成》谓:“壮者先去其积而后扶胃气;衰者先扶胃气而后消之。”实际运用,健脾益气与消导去积兼施亦为常取。

疳积之积,有食积、虫积、气积、血积之分,而以食积、虫积尤为多见。前人治疳积之肥儿丸等方中,皆用消食、驱虫之品。

八、宣肺运脾法治愈水肿一例

陈某,男,4 岁。

主诉及病史:浮肿 5 天。浮肿前曾患皮肤湿疹,经治疗已愈。继而出现面部浮肿,尿常规

检查：蛋白(+++)，红细胞(+++)，脓细胞(+)，颗粒管型(+)。已用青霉素，浮肿未消而来我院门诊。

诊查：患儿面目周身浮肿，小便不多，腹部肿满，脉来浮滑，舌苔薄白。

辨证：良由风邪外客，脾湿不化，夫面肿曰风，足肿曰湿，风湿相搏，是以一身尽肿。

治法：拟从肺脾同治。缘肺主一身之气化，且肺主皮毛，宣肺则可以胜湿；脾主运化，脾健则水湿自行矣。

处方：炙麻黄 3g　桂枝 3g　防风己各 3g　生白术 6g　生姜衣 3g　猪茯苓各 6g　冬瓜皮 10g　赤小豆 15g

服药 3 剂，小便增多，肿势见退。6 剂后，浮肿大消，腹胀轻微。服药 12 剂，浮肿、腹胀尽消，二便正常。中土已有坐金制水之权，拟从原意，减宣肺之制，增益气之品，巩固疗效。

处方：黄芪 10g　党参 10g　防风己各 3g　白术 6g　泽泻 6g　桂枝 3g　猪茯苓各 6g　赤小豆 15g

3 剂后，诸恙均退，精神振作，胃纳正常，尿常规已转阴。改用成药加味五苓片，以善其后。

［按语］水肿一证，有阳水、阴水之分；病有在肺、在脾、在肾之别。脾土制水之理尤应重视，《景岳全书》谓："脾属中土，主传化水气，为水之堤防。脾健土旺，则水湿自得运行。"健脾去湿之法，有宽中燥湿，如平胃、二陈之属；有利水渗湿，如五苓、五皮之类。然湿为阴邪，非温不化，凡表热疏解、疮毒已清，热象不著而肢肿腹胀者，利水之剂均宜用通阳之品，如桂枝、黄芪、姜皮、附子辈，阳气布散，则水湿阴霾自消。

九、化湿健脾法治愈疰夏一例

徐某，女，3 岁。

主诉及病史：入夏以来，胃纳不香，疲软乏力，精神委靡，自汗颇多，手足心热，渴而不喜多饮，大便泄泻，舌苔白腻，体温持续在 38℃左右，淹缠已 1 个月余。去年夏季亦患此疾。

辨证：本证乃因暑湿当令之季，中阳不足，气机运化失常，湿气停阻所致也，属疰夏之证，偏重于湿。

治法：拟化湿健脾治之。

处方：白术 6g　茯苓 10g　扁豆衣 10g　藿香 6g　苏梗 6g　青陈皮各 3g　半夏 3g　青蒿 3g

此方药连服 4 剂，胃纳转佳，大便调匀，身热渐平，渴饮消失。继续服药，先后去青蒿、苏梗，加党参、六一散等味，调治七八日，终至精神振作，食欲旺盛，体温正常而恢复健康。

［按语］疰夏一证，非属外感，病在脾胃，乃元气不足，遇长夏润溽之令，清阳失举而患。治法不外健运中气、化湿醒脾，惟以恢复气机运化为是。

夏季热亦发于夏令，除长期发热之外，以口渴多饮、多尿、汗闭为特征，足资与本证鉴别。

十、五虎汤加味治愈痧毒闭郁证一例

胡某，女，3 岁。

主诉及病史：患儿发热 6 天，痧透 3 日，胸腹虽多，面少不显，无汗嗜卧。体温 40℃。两肺满布细湿啰音。胸透：肺部两侧纹理增加，右肺下部可见小片状阴影。西医诊断为麻疹合并肺炎。

诊查：咳嗽气粗，鼻扇面赤，肢凉，便溏而粘，舌苔白腻、舌尖红。

辨证：为痧毒失宣，闭阻肺胃，有内陷之势。

治法：治以开宣肺气，透痧达邪。取五虎汤加味。

处方：麻黄 3g　杏仁 10g　生石膏 30g(打碎先煎)　前胡 6g　牛蒡 6g　桔梗 3g　大贝母 10g　枇杷叶 10g　射干 3g　苏子 10g　菖蒲 5g　茶叶 3g　甘草 5g

服药 1 剂，肤有微汗，痧疹透齐，体温降至正常，肢凉转温，气喘告平，但喉间尚有痰声。改予宣肺化痰轻剂。

处方：前胡 6g　杏仁 10g　桔梗 3g　冬瓜仁 10g　大贝母 10g　牛蒡 6g　枳壳 6g　莱菔子 10g　批杷叶 10g

药后痧点趋回，痰鸣渐平。再以养阴清肺善后而愈。

［按语］“麻宜发表透为先，形困毒解便无忧”，身热微汗则痧毒易透，如《麻科活人全书》所谓：“潮热和平方为顺”。若身炽热而无汗，则痧毒内逼，易成肺闭。初有内闭之势时，以宣表达邪为佳，汗出疹透，则痧毒自泄，肺气宣发。

十一、凉血益气法治愈疹毒合并出血一例

夏某，男，5 岁。

主诉及病史：发热、咳嗽五六天，无汗。初起曾有恶寒，鼻干，咳则恶心呕吐，面色苍白。腹泻已 1 个月，日行五六次。昨日咯血 2 次，大便下血 3 次。

诊查：口腔见麻疹粘膜斑，舌质淡红，苔白。入院后又呕血块两口，大便下多量紫血，精神委顿，体温 39℃。肺部听诊闻及痰鸣音。

辨证：为痧毒内逼，灼伤血络，邪热迫血妄行，势将内陷而致闭脱。

治法：治予辛凉达表，清营凉血，益气固脱合进，以冀正气回复而邪从表达，毒热解则出血自止。

处方：浮萍 6g　牛蒡子 6g　冬桑叶 10g　黑山栀 10g　仙鹤草 10g　地榆炭 10g　旱莲草 10g　藕节炭 10g　白茅花 6g　十灰丸 10g(包煎)

参三七粉 2g，分 2 次冲服。人参粉 2g，以陈京墨汁调下。同时输血及补液。

入夜，患儿颜面前额透出大块斑点，指压不退色，胸部痧点明显，但又大便下血 1 次。此乃痧邪毒热壅郁过盛。次晨痧转紫褐，即予大剂清营凉血解毒。

处方：紫草 10g　生地 10g　丹皮 6g　银花 10g　连翘 10g　旱莲草 10g　藕节炭 10g　白茅根 15g　十灰丸 10g(包煎)　薄荷 2.5g　牛蒡 6g

药后痧点透发，出血停止，舌苔花剥，舌质红，咳嗽阵作。续以养阴清营解毒治之。先后用沙参、玄参、银花、连翘、紫草、丹皮、赤芍、芦根、甘草、绿豆衣等出入调治而愈。

［按语］麻疹出血，为痧毒邪热迫血妄行，量多者气随血脱，殊为凶险。治疗方法，一予清营凉血止血以治其标；一予益气补血扶元以固其本。参三七凉血止血而不留瘀，可去血热之壅滞；人参益气固脱，又得陈京墨汁之助，无温散之险，均为本案要药。

十二、凉血解毒法治愈疹毒合并牙疳一例

宋某，女，4 岁。

主诉及病史：发热 7 天，痧透 5 日，已渐现回没之象。但热势未减，仍起伏于 39～40℃

之间。

诊查：咳嗽剧烈，呼吸急促，口气秽臭，牙龈腐烂，色现紫黑，易于流血，胃不思纳，大便溏薄色黑，精神萎软，面色晦滞，脉象细数，舌光无苔，舌质红绛，尖有刺。

辨证：痧毒之邪炽盛，燔灼于气分、血分之间，阳明毒火循经上炎，已成牙疳重症，深恐猝然变化。

治法：予凉血解毒清热法治之。

处方：鲜生地 10g　川连 2g　赤芍 6g　丹皮 6g　玉泉散 10g　玄参 10g　大青叶 10g　板蓝根 10g　银花 10g　连翘 10g

外用绿袍散、珠黄散混合吹于牙龈。

治疗 3 天，麻疹尽回，皮肤脱屑，身热下降至 38℃，牙龈出血已止，颜面转为淡红，口臭大减，气急平定，精神好转，舌质转淡而布有黄苔，大便转干结。营分之热渐泄，气分之邪未楚，仍不思纳，乃胃阴耗伤之故。原方去大青叶、板蓝根，加甘中黄、全瓜蒌、玄胡粉。又服药 2 剂，大便通畅，身热平降，继转以养胃清热以肃余邪而愈。

［按语］麻疹合并牙疳，多见于正气衰弱、热毒炽盛而口腔不洁者，若治疗稍怠，邪毒猖獗，势如走马。《幼科金针》谓："走马疳，其名有五。初起因热奔上焦，口焦出血，名曰臭息；次第齿黑，名曰崩砂；致于断根，名曰溃槽；热血迸出，名曰宣露；甚者牙皆脱落，名曰腐根。"本例已成"崩砂"之候，为热燔气血、胃火上炎之证，故以清热解毒凉血治疗，后期顾其胃阴，终收全功。

十三、养阴清肺化痰法治愈顿咳一例

张某，女，5 个月。

主诉及病史：咳嗽已 20 天，起病前有顿咳接触史。

诊查：刻诊咳嗽阵作，每咳连作 10 余声，咳毕有回声，面部潮红，舌向外伸，涕泪俱出，剧则引吐，如是每日约 10 余次，夜间尤甚。眼睑浮肿，目珠微赤，舌苔薄白有黄晕，脉滑。

辨证：以风寒外袭，深伏于肺，肺气失肃。

治法：用止嗽散加半夏、车前子、黄连等。

治疗半月，病情未见减轻。阵咳如旧，晚间尤剧，影响睡眠，口渴，舌质转红。盖以患儿素体虚弱，又为风邪所袭，痰热留肺，久咳未已，肺阴必损，乃转以养阴清金化痰。

处方：天门冬 10g　北沙参 10g　百部 6g　车前子 10g　半夏 3g　陈皮 3g　款冬花 6g

连服药 2 剂。复诊时，其母云：服药当晚，咳嗽即趋减轻，睡眠亦较安静。原方药继服 3 剂，诸症悉除。

［按语］顿咳之痉咳期，以火郁痰热、肺失肃降为主，常予清化痰热、肃肺降逆之桑白皮汤加减治疗。痉咳不止，呕恶频频，面部潮红，目赤睛红，或鼻衄，痰中带血者，从木火刑金论，伍入钩藤、僵蚕、黛蛤散、龙胆草之属。蜈蚣、甘草等分研末吞服，有解痉止咳之功。然久咳者定伤肺阴，故徒清无益，必佐润肺养阴之品，乃能取效。

十四、附子泻心汤治愈痢疾一例

方某，男，3 岁。

主诉及病史：10 天前先起腹泻，继则下痢后重，日行 10～15 次。

诊查：面色苍白，四肢欠温，并有呕逆之象，苔白舌红，脉细乏力。

辨证：此乃暑湿热三气郁阻，肠胃不清，正虚邪恋，胃失通降，脾不升清，阳失展布，寒热夹杂，属重危之候。

治法：治以苦辛通降，温阳理气，以附子泻心汤加减。

处方：乌附块 3g　川连 3g　炮姜炭 3g　橘皮 5g　木香 5g　赤白苓各 10g　泽泻 10g　竹茹 5g　荷蒂 5g　丁香 1.5g

服药 2 天，呕逆止，下痢后重亦随之而减。面色仍是㿠白，纳食依然不香，脉象较前有力，舌象如前。乃正气损伤尚未恢复，再从前法参入党参、白术等和胃益气之品，连服药 3 天，下痢基本消失，继转入调理脾胃而愈。

[按语] 下痢为暑湿热与饮食积滞胶固而成，其赤痢伤在血分，白痢伤在气分。热重者通之以苦降，湿重者通之以分利，滞者通之以攻下，此为一般治法。然湿热阻滞于中，阳失宣达，下痢不止而肢冷脉细者，若不及时救治，常可导致内闭外脱之险。本例不从痢疾一般常规治疗，而及时以辛开之，以苦降之，方用温阳理气，故疗效较为满意。

十五、熄风平肝、导痰通络法治愈小儿麻痹一例

谢某，男，5 岁。

初诊：7 月 13 日。

主诉及病史：患儿于 7 月 8 日发热，精神欠佳，思睡倦怠，未就诊。7 月 11 日，头痛，轻咳，呕吐 1 次，大便 2 日未更，家长发现患儿走路不稳，口角歪斜，入睡时口角流涎，肢体轻度抽搐。于 12 日住院。查：体温 38℃，咽部红，四肢感觉过敏，活动正常，克尼格征(±)，膝反射未引出。血液检查：白细胞 $11000/mm^3$，中性 42%，淋巴 57%，酸性 1%。脑脊液：无色透明，细胞数 144，中性 19%，淋巴 81%。西医诊断为小儿麻痹症(脊髓前角灰白质炎)，以中药治疗。

诊查：始起发热恶食，继则出现抽搐，两足痿软乏力，口角向左歪斜，频流口涎，大便秘结，舌苔垢腻，脉浮不数。

辨证：时值暑令，由于气血不足，肌肉脆薄，暑风夹痰，乘隙侵袭，入络走窜，扰动肝风。

治法：首宜熄风平肝，豁痰导痰，辅以通络之品，以防风淫末疾而致痿痹。

处方：陈胆星 2.5g　天竹黄 6g　枳实 6g　干菖蒲 3g　莱菔子 10g　钩藤 12g　明天麻 3g　桑寄生 8g　丝瓜络 6g

另用羚羊角粉 0.6g，分 2 次冲服。

二诊：7 月 14 日。翌日身热已退，抽搐得止，两腿虽能站立，但行动少便，口角仍歪斜，流涎减少。痰浊渐化，风阳未平，难许旦夕收功。

处方：钩藤 10g　明天麻 2.5g　石决明 20g　干菖蒲 2.5g　郁金 5g　丝瓜络 10g　怀牛膝 6g　络石藤 10g　远志 2.5g

三诊：7 月 16 日。服药 2 天后，食欲好转，大便已行，抽搐停止，流涎减少，但口角仍歪斜不正，脉浮带弦，苔转黄腻，今日又有低热(38℃)。良以暑风未除，宗前法参以清暑泄热。

处方：明天麻 2.5g　钩藤 10g　络石藤 10g　伸筋草 5g　干菖蒲 3g　蝎尾 2 条　鸡苏散 10g(包)　山栀 8g　白芍 6g

四诊：7 月 18 日。药尽 2 剂，热退身和，胃纳开，精神振，惟口角仍歪斜，两足步履欠力，略呈跛状。因暑邪伤气，气虚则血不濡筋，风留颔颊，转以益气舒筋活络，气为血之帅，气旺则血

自行，舒筋则筋脉自利矣。

处方：生黄芪 5g　怀牛膝 10g　防己 3g　独活 2g　秦艽 6g　健步虎潜丸 12g(包)

上方药连服 10 剂，精神活泼，二便正常，两足步履有力，行走自如，且可跳跃，惟嬉笑时口角仍略向左歪斜，其余体检亦均正常。原方加桑寄生 10g，蝎尾 2 条，续服 5 剂后停药观察。于同年 8 月 7 日痊愈出院。

［按语］本例患儿就诊时，已由瘫痪前期进入瘫痪期。根据本病的临床症状，前期属温病范畴，后期则属于“软脚瘟”、“痿证”、“小儿中风”等病证。病由风邪夹痰，走窜经络，引动内风。治法首宜豁痰通络，平肝熄风以祛实邪，然后转以益气舒筋、疏风活络之品，以治虚中夹实，标本并顾，以助康复。

十六、搜风活血法治愈小儿瘫痪一例

刘某，女，3 岁。

主诉及病史：重症“乙脑”，经抢救治疗后高热虽退，四肢拘挛，颈背强直，角弓反张，神志不清，牙关紧闭，痰多失语，病历 1 个月。

辨证：为暑温病后，风邪留络。

治法：治以搜风活血，佐以护阴。

处方：乌梢蛇 9g　全蝎 9g　红花 9g　生地 12g　鳖甲 12g

上方药服用 3 日，四肢、颈背拘急已见弛缓。继服此方药，结合针刺治疗，症情日渐改善，住院 2 个月，神识清明，能说话，肢体柔和灵活，痊愈出院。

［按语］本例为乙脑恢复期之风邪留络证，取虫类搜风通络治疗。常用药如全蝎、蜈蚣、蕲蛇(或乌梢蛇)、地龙、僵蚕之类，惟其温燥辛窜，恐劫液伤津，故宜佐以生地、当归、红花等养血润燥活血之品，亦寓治风兼治血，血行风自灭之意。

十七、开闭救逆法治愈肺闭咳喘重症一例

刘某，男，5 个月。

主诉及病史：起病 11 天，持续发热。

诊查：刻下咳嗽，鼻扇，气喘，烦躁，呻吟不安，面色灰滞无华，腹微胀满，大便溏泄，啼哭无泪，眉心颤动。

辨证：乃风温之邪闭郁于肺，肺气不宣，而面色灰滞，腹胀，大便溏泄不臭，溲清量多，舌质淡白，脉促无力，指纹紫暗，冲出三关，显示稚年气阳不足，脾败正虚征象。病属上盛下虚之肺闭重症，势有正不胜邪，喘甚致脱的猝变。

治法：暂拟开闭救逆，标本并治。

处方：麻黄 2g　紫菀 6g　杏仁 10g　牡蛎 12g(先煎)　天竺黄 10g　乌附块 3g　甘草 1g　磁石 12g(先煎)　龙骨 2g(先煎)　菖蒲 3g　黑锡丹 10(包)

针刺：肺俞、尺泽、丰隆。

二诊：昨日下午 4 时后服上药。今晨身热已平，但咳嗽依然，喉有痰声，面色㿠白无华，仍进原法，着重化痰。

处方：杏仁 10g　紫菀 10g　胆南星 3g　天竺黄 6g　益智仁 6g　乌附块 1.5g　白

术 5g　茯苓 10g

另用猴枣散 2g，吞服。针刺同前

三诊：上方药连进 2 剂。症情好转，身热未起，两目有神，气急渐平，啼哭有泪，喉间痰声稍减，舌质转淡红，生黄白苔。乃气阳有回复之兆，肺闭有开泄之机，转以气阴并补。

处方：沙参 10g　麦冬 6g　杏仁 10g　菖蒲 3g　乌附块 2.5g　洋参 2.5g　扁豆衣 10g

四诊：患儿脉静身凉，气息平定，诸恙均减，惟咳嗽多痰，转以肃肺化痰。

处方：旋覆花 5g　紫菀 10g　白芥子 2.5g　胆南星 2.5g　橘红 3g　橘络 3g　枇杷叶 10g　白术 6g　茯苓 10g

服药 2 剂，康复出院。

［按语］本例风温痰热闭郁于上，脾肾阳气衰败于下，有内闭外脱之势。其肺闭宜开，阳虚宜温，但总以扶阳救逆为急，若脱象毕现，则势难挽回。故取附子、黑锡复其阳，龙骨、牡蛎固其脱。阳回正复，病有转机，再予肃肺化痰，乃丝丝入扣，步步为营之计。

［编者评注］小儿稚阴稚阳，病情变化较快，极易由阳证转阴，阳气一受伤损则肢冷舌淡脉细，虚象显露，且往往虚中夹实，虚实并见，治疗颇为棘手。风温肺热常以清解宣透为大法，但亦应根据病证变化而异，不能套用。本例患儿若套用清热解毒，必难以收效。江老先生乃我国著名的中医儿科学家，学验俱丰，治疗本案抓住患儿阳气不足、脾败正虚的病机，选用附子、黑锡丹温阳，龙骨、牡蛎、磁石救逆，麻黄、紫菀、杏仁开闭宣肺，竺黄化痰，菖蒲开窍，并配合针刺而获良效，树立了热病救阳的范例。

屠揆先医案

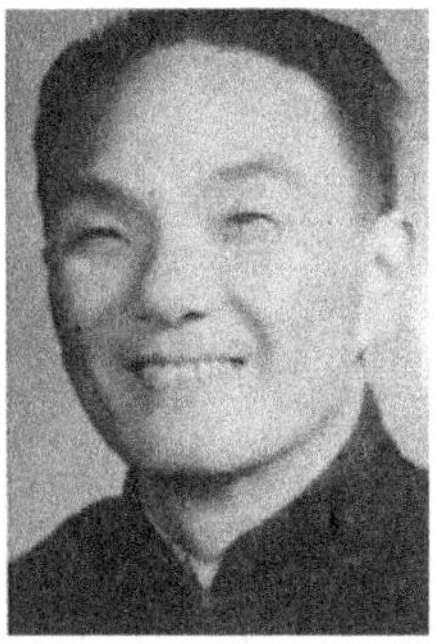

【生平传略】

屠揆先，1916年生。江苏省常州市人。主任医师。出身于中医世家，其伯祖父屠厚之，乃清代名医费伯雄嫡传弟子。幼年即从当地名医叔父屠士初、堂兄屠贡先学医。学术观点属孟河学派。行医48年，以内科见长，善治消化道疾病，对糖尿病、高血压的治疗亦有独到之处。

1982年曾应香港知名人士邀请，去港为港澳同胞治病。1985年8月，应日本青森县东洋医学会邀请，曾赴日本参加东洋医学会成立五周年暨学术交流会，在会上作了《中国传统医学对糖尿病的认识与治疗》的学术报告，引起日本医学界的兴趣。

解放后历任常州中医院副院长、中华医学会常州分会副理事长、江苏省中医学会理事、中华全国中医学会第一届理事会理事。曾任常州中医院技术总顾问、中华全国中医学会常州市分会副理事长、中华医学会常州市公会名誉会长、常州市红十字会副会长等职。

历年来在医学刊物上发表的论文有30余篇。

一、扶正化浊、和络消瘀法控制血络瘀滞一例

江某，女，57岁。

初诊：1981年8月25日。

主诉及病史：1980年春季起患胸骨痛，于1981年3月3日在上海某结核病院行胸骨切除术。病理报告：甲状腺滤泡性腺癌，未侵犯肌层。出院后，每隔3周化疗1次，共6次。又服过呋喃氟尿嘧啶1瓶。但于1981年7月上旬起左臀部疼痛，逐渐加剧，经过骨盆摄X片诊断：骨盆转移性癌。于1981年8月25日来诊。

诊查：诉左臀剧痛，不能行走，身体转侧亦甚困难，并感胸闷、口干，咽喉有粘痰，睡眠不佳，情绪烦躁，精神不振。脉象弦滑，舌苔微黄腻。

辨证：为正气不足，痰浊阻于经络，血络瘀滞。

治法：拟用扶正化浊、和络消瘀法。

处方：京元参15g　大贝10g　制南星10g　络石藤20g　猪苓30g　茯苓15g　威灵仙15g　参三七片10g　人中白10g　木灵芝15g　桃仁10g　黄芪20g　汉防己10g

另：每日早晚各服小金丹1粒，开水化服。

用上方煎剂，每日1剂，连续服用20余天，方中小金丹服30粒，后因无药，未能续服，左臀部之疼痛开始减轻，身体之活动度及精神状态均稍有改善。仍持续用上方药，一直服至1981年11月，左臀部疼痛停止，仅右臀部尚有隐痛。此方药在长期服用中，虽有个别药物随症加减，但处方基本未作重大变更。至1982年4月29日，患者病情又有波动，于骶骨部发生剧痛，牵及臀部，食欲减退，大便干稀不一，胸部有不适感，脉象弦细。故改用扶正化浊，健脾和络法。

处方：黄芪20g　茅白术各12g　宣木瓜12g　参三七片10g　川连4g　干姜4g　公丁香5g　川芎8g　地鳖虫12g　肉桂6g(后下)　猪苓30g　茯苓10g

上方药服用至1982年7月中旬，骶骨部之疼痛渐消，食欲增加，大便正常。继续按照上述处方原则治疗至1983年2月，骶骨部疼痛基本消除，但右臀部及大腿尚有轻度疼痛。1983年2月25日再次摄骨盆片复查：两侧髂骨部病灶无明显改变。病灶虽未消除亦未扩展。1983年6月以来，患者精神、食欲均显著改善，臀部、腿部疼痛亦基本消除，能独自行走，并能做轻微家务及自理生活。但于劳累时仍感两臀部及两腿疼痛。

［按语］ 中药治癌症，虽尚缺特效，但对缓和病势、延长生命确有一定作用。此患者经中药治疗，情况一直良好，后因不慎跌仆，下肢骨折，卧床不起，至1985年春天因感染死亡。从发现骨转移至死亡，生存4年多。

二、小青龙加石膏汤治愈哮喘一例

宋某，男，55岁。

初诊：1978年6月19日。

主诉及病史：原有肺结核病史，患哮喘病10多年。有肺气肿(胸部X线透视：肺纹增加、肺气肿、肺门淋巴结钙化)。近半个月来，喘咳发作，下午重。畏寒鼻塞，口干，服过氨茶碱10天无效。

诊查：舌苔黄腻、脉象浮弦。

辨证：属肺虚夹痰火，外束风寒。

治法：先治其标，拟用小青龙加石膏汤加减。

处方：麻黄5g　细辛3g　制半夏10g　干姜4g　五味子5g　桂枝7g　甘草5g　生石膏30g　北沙参10g　麦冬10g　苦杏仁10g

二诊：1978年6月21日。服上方药后哮喘较轻，但未完全停止，仍感畏风，口略干，脉舌如前，原法加筹。

处方：麻黄7g　细辛4g　制半夏10g　干姜5g　五味子12g　葶苈子(包)12g　桂枝10g　生石膏30g　苦杏仁10g　炙兜铃7g　北沙参10g　生甘草10g　党参10g

第二方药服后，哮喘全平，改用扶正化痰善后。

［按语］ 本例之哮喘发作，因肺虚痰火、外感风寒所引起，先以攻邪为主，用小青龙加石膏汤加减。本例在服中药之前，已服过10天氨茶碱无效，服上面两个方药，哮喘平定，尤其第二方加重药量，并增进化痰火药物，显效更速。说明用麻黄素或氨茶碱无效之病例，按中医辨证论治，用复方治疗仍能有效。

三、滋肾水清心火治愈尿频尿痛一例

徐某，男，45岁。

初诊：1985年6月12日。

主诉及病史：尿频尿痛已2年多，近半年加剧。1984年5月天津市某院膀胱镜检查诊为：膀胱炎、前列腺炎。前列腺液涂片：卵磷脂(++)，白细胞少许。少腹按痛，腰部时有坠痛感，口渴，早年有遗精病，1960年曾做精索静脉曲张手术。平时容易烦躁。

诊查：脉弦滑带数，舌布微黄苔，有淡紫斑。

辨证：此属肾阴下虚，心火偏旺。

治法：宜滋养肾水，佐以清心安神。

处方：生地12g　知母12g　茯苓10g　泽泻12g　黄柏12g　甘草梢12g　干地龙12g　柏子仁18g　川连4g

二诊：6月19日：服前方药小便较畅，但次数仍较多，排尿时尿道不痛，但阴茎后段及少腹下部经常痛。睡眠欠佳。舌苔黄腻，质不鲜明，脉弦滑带数。再以滋养肾水，以交心肾。

处方：生地12g　丹皮12g　茯苓10g　肉桂(后下)4g　泽泻12g　黄柏12g　知母12g　甘草梢15g　干地龙12g　柏子仁12g　川连4g

三诊：9月4日。上方加减治疗2月余，夜尿4次，尿尾有时微痛，舌微黄苔，脉弦带数，少腹中部按之微痛，睡差。久病属虚，再以补肾养心为主。

处方：生地20g　丹皮15g　生山药10g　茯苓10g　泽泻10g　山萸肉10g　知母12g　黄柏10g　生甘草12g　柏子仁10g　车前草30g

服用上方至10月，症状消失。

［按语］本例泌尿道症状虽不严重，但颇顽固，持续2年多未治愈。分析其原因，并非下焦之湿热太甚，而是肾水不足、心火偏旺，一则早年有遗精病，肾水早亏；再则因精索静脉曲张作过手术，肾虚络瘀，势所难免。加以平时用脑烦劳，心火偏旺，故治法用知柏地黄汤之滋养肾水，苦寒坚阴为主，配合养心安神。在治疗过程中，并参用和络化瘀药物，但主要得力于持久应用知柏地黄汤之滋肾坚阴，肾水足、心火平，故症状随之而消除。

四、调养脾肾法治愈痫证一例

邱某，女，6岁。

初诊：1983年9月9日

主诉及病史：出生9个月时，曾突然面色苍白约1～5分钟即消除，1～5个月发作1次，至1983年3月每于早晨觉上腹不适，约1分钟即消。食欲欠佳，大便干结。

诊查：舌中根微黄腻，脉细。

辨证：先后天不足，脾肾本虚，肝风肝气易于上逆。

处方：党参5g　白术5g　甘草5g　茯苓5g　陈皮5g　煅珍珠母12g　制香附12g　紫河车粉4g(分2次服)

二诊：11月7日。上腹不适已消除，食欲增加，脉细，舌微苔。再当调养脾肾，以和胃气。

处方：党参5g　白术5g　甘草5g　茯苓5g　陈皮5g　煅珍珠母12g　制香附12g

制首乌 10g　紫河车粉 4g(分 2 次服)

三诊:11 月 28 日。11 月 14 日早晨突然昏倒 1 次,近来食欲尚可,脉细数,舌微苔。再以调养脾肾,兼熄风化痰。

处方:党参 5g　生白术 5g　甘草 5g　茯苓 5g　陈皮 5g　蝉衣 10g　白僵蚕 10g　制南星 6g　紫河车粉 5g(分 2 次服)

四诊:12 月 12 日。食欲良好,未再昏倒。舌微苔,脉细数。原方加龙衣 2g。

五诊:1984 年 1 月 9 日。1983 年 12 月 27 日又昏倒 1 次。有时面色苍白,食欲欠佳,查脑电图正常,未见痫样放电。

处方:党参 5g　白术 5g　甘草 6g　茯苓 5g　陈皮 5g　蝉衣 10g　白僵蚕 10g　制南星 6g　龙衣 2g　石菖蒲 5g　紫河车粉 5g(分 2 次服)

六诊:1 月 23 日。未再昏倒,食欲好转,舌苔均匀,脉细数。再用补脾肾、熄风化痰法,仍守原方。

以后每日服此方药 1 剂,至 1984 年 5 月 2 日改为隔日服 1 剂,未再昏倒。

[按语] 此患儿经西医诊断为癫痫,久治未愈,据其母诉述:患儿婴幼时体弱,加以哺乳不多,生下 9 个月即得此病。考虑病机为先后天不足,脾肾均虚,虚风易于上扰,故发为突然昏倒。治疗原则不同于痰火实证之癫痫,而应以培补先后天为主,故以异功散及胎盘粉为主,配合熄风化痰药物,经长期调治而愈。

五、疏肝熄风、和络清化法治愈乳头流黄水、血水一例

严某,女,50 岁。

初诊:1983 年 7 月 25 日。

主诉及病史:10 多年前因子宫肌瘤切除子宫。1982 年起患高血压症,时常头昏心慌,睡眠欠佳。1983 年 6 月,发现右乳头有黄水流出,有时为深红色血水,以手指压乳房则黄水、血水更多。但乳头及乳房外观均无红肿,亦不剧痛。

诊查:触诊亦摸不到肿块及小结核。脉象双侧俱弦,舌苔微黄腻。

辨证:平时郁怒伤肝,肝气失调,肝风上扰,故血压偏高而头昏、睡不安。肝郁化火,夹湿浊入于足厥阴、阳明之络,故乳头流黄水、血水。

治法:拟用疏肝熄风,和络清化法。

处方:桑叶 10g　杭菊 10g　丹皮 10g　生赤白芍各 10g　连翘 15g　夏枯草 30g　蒲公英 30g　广艾叶 10g　橘叶 10g　青皮 10g　黄芩 15g

二诊:8 月 3 日。服前方药后,血压下降(130/80mmHg),头昏较轻,右乳头流黄水、血水减少。原方去丹皮,加王不留行 10g。

三诊:8 月 16 日。右乳头流黄水、血水已基本停止,但用手挤压乳房时仍有黄水、血水流出,有时乳房有不适感。除仍服原方药外,外用野菊花 60g,煎汤热敷右乳部,每日 3 次。

经 3 次诊治,症状虽明显好转,但患者怀疑乳癌,不能安心,故去上海肿瘤医院检查。1983 年 8 月 24 日,上海肿瘤医院乳头排液涂片报告:见成堆腺上皮细胞及少量梭形细胞、淋巴细胞。8 月 31 日右乳房摄片报告:右乳腺导管增粗。符合导管分泌性疾病,目前未见钙化影及肿块影。肿瘤医院因患者用中药治疗后,症状改善较快,认为无恶变指征,可以不需手术,嘱回常州继续中药治疗。

四诊:9 月 3 日。右乳头已无黄水、血水流出;用手指挤压乳房,仅有少许黄水排出。因前方已见效,不需改弦易辙,仍守原法。

患者坚持每日服药,至 1983 年 10 月,右乳头流水完全消除,即手指用力挤压乳房亦无点滴黄水流出。乳房亦无不适感,血压正常,即停止用药。

[按语] 乳头流黄水、血水,西医认为系乳腺导管疾病,或为乳腺导管乳头状瘤的症状。乳头状瘤有的很小,不易查出,有的会转变为乳部恶性疾病。尤其是流血水者,要警惕乳腺癌的发生。根据患者的情绪、症状、脉象,按中医辨证分析,本例应属肝郁化火、郁火夹湿浊流窜于足厥阴、阳明经络。络伤,故乳头流出黄血水。方用夏枯草、橘叶、青皮以舒肝解郁,而青皮、橘叶既能疏利肝气,又为乳疾要药。连翘、公英、黄芩泄肝经之火,化阳明之湿。白芍、桑叶、杭菊平肝熄风。丹皮、赤芍、艾叶和血通络。王不留行善于通乳脉,作者遇妇女乳部疾患,常用之为引导药,能加强其他药物的效应。野菊花煎汤热敷乳部,是从外部疏导经脉,清解郁火,以奏内外合治之功。

有人提出因郁火而病乳头出血者,是否可用丹栀逍遥散?作者认为:丹栀逍遥散固可作为治郁火证之正方,但柴胡之升发不适于本病,因本例患者除乳头流黄水、血水以外,还有高血压、头昏、睡眠不佳等症状,改用清肝火、散郁结之夏枯草以取代柴胡,似较妥善。

六、调养脾胃、清化湿热法治愈脉痛、胃脘痛、泄泻一例

薛某,女,55 岁。

初诊:1984 年 8 月 6 日。

主诉及病史:腹痛便泄已有 1 年,近 3 个月来纳减,食后胃部不适,消瘦,1984 年 7 月 19 日化验检查肝功能不正常,胃镜检查呈浅表萎缩性胃炎。头昏乏力,口干苦,有时下肢抽筋,肝区隐痛,睡差。

诊查:舌布黄腻,质略偏淡,脉细软。

辨证:病属心脾本虚,湿热久恋不化,胃气失和。

治法:治宜调养脾胃,清化湿热。

处方:党参 10g　白术 10g　甘草 8g　茯苓 10g　川芎 6g　酸枣仁 15g　川连 2g　白花蛇舌草 20g　荆芥 12g　一见喜 10g　刺蒺藜 10g

二诊:8 月 16 日。纳食增加,肝区尚隐痛,腰酸痛,睡眠较前好转,口干苦较减。昨因感冒,形寒、头昏、喷嚏,舌苔黄腻较化,脉细软。治以标本兼顾,仿参苏饮意。

处方:嫩苏梗 10g　党参 10g　白术 10g　甘草 8g　茯苓 10g　佩兰 10g　一见喜 10g　陈皮 10g　荆芥 12g

三诊:8 月 20 日。感冒退,右肋下尚隐痛,口干苦已轻,舌苔黄腻渐化,脉濡。再当调养脾胃,清化湿热。

处方:党参 10g　茅白术各 10g　甘草 8g　茯苓 10g　川连 2g　广木香 10g　白花蛇舌草 20g　荆芥 12g　一见喜 10g　陈皮 10g

四诊:8 月 27 日。食欲好转,右肋下痛未平,舌中黄腻未清,脉濡,头昏乏力。湿热未化,脾胃尚虚,原方加茵陈 20g。

五诊:9 月 17 日。食欲佳,右肋下痛如前,舌中黄腻,腿酸无力。再当调养脾胃,清化湿热,仍用原方。

六诊：10 月 5 日。右肋下痛轻，右眼微赤，舌腻未清，脾胃虚而湿热不净。

处方：党参 10g　茅白术各 12g　甘草 8g　茯苓 10g　川连 2g　广木香 10g　白花蛇舌草 20g　荆芥 12g　广陈皮 10g　一见喜 10g　茵陈 12g　黄芩 12g

持续服用上方药至 1984 年 10 月 17 日，肝功能复查有明显好转，后继续服药，处方虽略作增减，原则未改变，症状逐渐消失。1985 年 6 月 13 日肝功能化验正常。

［按语］本例患者之特点为：脉象偏细，舌质偏淡而苔甚黄腻，口干苦较著，此脾胃之气既虚，而湿热之邪又重，故治法以补化兼施而获效。荆芥能走肝经血分，为治肝病之妙药，对有齿鼻出血之肝病，炒黑用之更妥。

七、补脾活血、清化湿热法治愈胁痛、癥瘕一例

焦某，男，57 岁。

初诊：1984 年 4 月 5 日。

主诉及病史：1982 年 10 月谷丙转氨酶及麝浊、锌浊均增高，至 1984 年未恢复正常，触诊肝脾肿大，西医诊断为肝硬化、脾肿大。

诊查：口干，尿黄，少量鼻血，疲倦，脉浮弦，舌苔黄腻中根厚。

辨证：湿热久蕴，脾胃虚弱。

处方：党参 10g　黄芪 15g　茅白术各 12g　黄芩 12g　甘草 6g　一见喜 12g　生山栀 10g　茵陈 15g　荆芥 12g　茯苓 10g

二诊：5 月 16 日。食欲尚可，口干，右胁下痛，舌微黄腻中根较厚，脉浮弦，再当调养脾胃，清化湿热，佐以和络，前方加丹参 15g。

三诊：10 月 19 日。连续服用前方药，食欲较好，舌苔黄腻较化，右胁下痛平，小便尚黄，脉弦滑。原法进筹。

处方：党参 10g　黄芩 15g　甘草 10g　一见喜 12g　丹参 15g　生山栀 10g　茵陈 15g　荆芥 12g　茯苓 10g　丹皮 12g　生苡米 30g　茅白术各 10g

四诊：12 月 14 日。持续服药以来，食欲良好，舌中根黄腻渐化，肝功能转正常；口苦，身体弯曲时胃部有胀感，脉弦滑。原法加疏肝理气（1984 年 12 月 7 日化验肝功能正常，白蛋白 5.25，球蛋白 2.95）。

处方：党参 10g　丹参 12g　茅白术各 10g　一见喜 12g　天花粉 20g　甘草 10g　砂仁 3g(后下)　广郁金 10g　青陈皮各 5g　石见穿 30g　白花蛇舌草 30g　黑山栀 10g　红枣 5 个

［按语］患者患肝炎 1 年多，肝功能未恢复正常，肝脾均肿大，为湿热甚而脾气虚，血络瘀滞。法用补脾清化配合和络化瘀而得效。方中之丹皮、丹参、荆芥，目的是和血清血，使血络流畅。肝为血脏，血脉之流动通畅，有利于肝病患者之康复。

八、补中益气汤加味治愈胁痛一例

张某，男，47 岁。

初诊：1983 年 1 月 29 日。

主诉及病史：1982 年患慢性肝炎及慢性胆囊炎。

诊查:右胁下隐痛,食欲一般,口干,腿酸,全身乏力,舌苔黄,脉弦细。

辨证:属脾胃虚弱,湿热不化。

处方:党参 10g　茅白术各 10g　茯苓 10g　甘草 5g　一见喜 10g　黑山栀 10g　柴胡 10g　升麻 10g　陈皮 10g　当归 10g

二诊:2 月 25 日。食欲尚可,下肢仍无力,右胁下不适,舌中黄腻,脉弦细。再当调养脾胃,清化湿热。

处方:党参 10g　黄芪 10g　茅白术各 12g　甘草 6g　升麻 10g　柴胡 10g　陈皮 10g　当归 10g　一见喜 10g　白僵蚕 12g

三诊:3 月 9 日。右胁下较舒适,食欲较好,下肢尚无力,舌中黄腻较化,小便微黄,脾胃尚虚,肝胆湿热未清。

处方:党参 10g　黄芪 10g　茅白术各 12g　甘草 7g　升麻 10g　柴胡 10g　陈皮 10g　当归 10g　一见喜 10g　白僵蚕 15g

四诊:3 月 25 日。因疲劳右胁下又痛,小便微黄,夜晚口干,舌微黄腻,脉弦细。当再调养脾胃,清泄肝胆。

处方:党参 10g　黄芪 10g　茅白术各 12g　甘草 7g　升麻 10g　柴胡 10g　陈皮 10g　当归 10g　一见喜 10g　白僵蚕 15g　紫地丁 24g

用前法治疗至 1983 年 6 月 16 日症状消失,肝功能化验正常,以后病情未反复,肝功能定期复查亦无波动。

[按语] 本例系脾胃虚弱,湿热郁于肝胆,故用补中益气汤加清湿热药而获效。补中益气汤既能补脾胃之气,又能疏泄肝胆,对脾虚而肝胆郁滞,右胁有不适感及疼痛者,最为适宜,但有湿热者必须配合苦寒之品。

九、益气养阴法治愈消渴三例

例一　黄某,男,50 岁。

初诊:1983 年 6 月 22 日。

主诉及病史:口渴口苦,小便多,体重减轻已 1 年多。

诊查:食欲佳,乏力,早晨咯痰多,舌微黄腻,脉弦细带数。今日尿糖化验(++++)。

辨证:始因阴虚火旺,津凝为痰,发展为气阴两伤而痰火未化。

治法:当以益气养阴,清火化痰。

处方:黄芪 20g　茅术 15g　生地 40g　天花粉 30g　泽泻 15g　生山药 30g　桑白皮 30g　地骨皮 30g　生白芍 15g　丹皮 10g　知母 12g　白僵蚕 15g

二诊:7 月 1 日。口渴尿多减少,但易出汗,舌微黄腻,脉弦滑数,大便偏稀。再以益气养阴,清化痰火。

处方:黄芪 20g　茅术 15g　生地 40g　天花粉 30g　泽泻 15g　生山药 30g　桑白皮 30g　地骨皮 30g　生白芍 15g　丹皮 10g　川连 3g　白僵蚕 15g

上方加减进药 2 个月余,口苦、口干、尿多均渐消失,体力亦增强,1983 年 9 月 7 日化验:血糖 120;胆固醇 240;三脂 40。血压 140/80mmHg。惟早晨痰多。用前方药再进以巩固疗效。

[按语] 患者因长期用脑过度,精神紧张,五志之火,耗伤津阴,久则脾气亦伤,即《内经》所

谓“壮火之气衰”，故处方中既用芪、术以补气健脾，又用六味地黄、泻白散等方加减以养阴化痰，综合治疗。其中茅术与生地同用，使生地养阴而不腻，茅术健脾而不燥。僵蚕为心肝两经之药，能“清肃降火”，有人报道能降低糖尿病之血糖。作者体验：本品对治疗因糖尿病引起的下肢麻木，颇有疗效。对预防因糖尿病产生下肢麻木或亦有益。

例二 李某，男，62岁。

初诊：1984年7月11日。

主诉及病史：1984年7月起患糖尿病，空腹血糖200mg%，血沉30mm/h，尿糖(+++)。

诊查：近来口干饮水不太多，但小便次数尚多，消瘦乏力，咽喉有痰，舌微黄苔，脉弦细带滑。

辨证：病属气阴两虚，夹有痰火。

处方：黄芪30g 茅术12g 天花粉30g 生白芍12g 生熟地各20g 丹皮10g 生山药30g 茯苓10g 泽泻10g 桑皮30g 地骨皮30g

二诊：8月22日。口干尿多均好转，仅感乏力，脉舌如前，原方加太子参10g。

三诊：9月19日。近来口渴尿多虽有好转，但舌苔尚带黄腻，血糖未降(血糖250mg%)，脉弦细。气阴尚虚，痰火未净。

处方：生黄芪40g 茅术12g 天花粉40g 生白芍12g 生熟地各30g 生山药30g 泽泻12g 桑皮30g 地骨皮30g 白僵蚕15g 知母12g 川连4g

四诊：10月4日。近来口渴尿多均不著，精神好转，面色红润，但咽喉尚有痰，舌苔黄腻未清，脉弦细。暂守原方。

五诊：10月17日。病情虽有好转，但舌苔黄腻仍未清，脉弦细。气阴伤而痰火未尽。

处方：生黄芪40g 茅白术各12g 天花粉40g 生白芍15g 生熟地各30g 川连4g 桑皮30g 地骨皮30g 白僵蚕15g 知母12g 乌梅15g 生山药30g

六诊：10月25日。症状好转，血糖减低(血糖188mg%)，脉舌如前。仍用原方。

后患者长服前方药，终至告愈。1985年3月20日血糖105mg%。

[**按语**] 本例糖尿病与单纯阴虚火旺者不同，患者既有气阴两虚之证，又有痰火相兼之象，故口渴不甚、消瘦乏力、咽喉有痰而脉象偏细。治法始终用益气养阴、化痰清火之剂，而非单用养阴壮水之方。经3个多月的治疗，症状消失，血糖转为正常。

例三 罗某，女，37岁。

初诊：1985年6月20日。

主诉及病史：口干、小便量多已1个月余，1985年6月8日血糖化验：282mg%，尿糖(++)。

诊查：头部两侧痛，多梦烦躁，舌质偏红，苔微黄，脉弦细。

辨证：属阴虚水方，肝火内燔。

处方：生地30g 丹皮10g 茯苓10g 泽泻5g 生山药30g 生白芍12g 天花粉30g 白僵蚕15g 知母12g 黄柏10g

二诊：9月24日。口渴轻，尿量减少，头痛亦轻，下肢有时抽筋，舌微苔，脉弦细。再以养阴平肝和络。1985年9月15日血糖化验：122mg%，尿糖(—)。

处方：生地40g 丹皮10g 茯苓10g 泽泻5g 宣木瓜12g 生山药30g 生白芍12g 天花粉30g 地骨皮30g 白僵蚕15g 知母10g 黄柏10g

三诊：10月12日。口渴尿多明显好转，但头晕、眼眶痛、骨节酸痛。再以补养肝肾。10月5日血糖化验：84mg%，10月10日尿糖(—)。

处方:生地 40g　丹皮 10g　茯苓 10g　泽泻 5g　黄芪 18g　宣木瓜 12g　生山药 30g　生白芍 12g　黑桑椹 15g　天花粉 30g　地骨皮 30g　白僵蚕 15g

以后用上方药继续治疗至症状完全消失,血糖保持正常。

[按语] 本例糖尿病因发现较早,用大剂量补肾水以涵木熄风而得效。糖尿病发现愈早,治疗效果愈好,如病程达 1 年以上,则治疗效果即较差。另外,治疗糖尿病,必须叮嘱病人戒烟酒及停服肥甘之品。

十、归脾汤加味治愈胸痹、胁痛一例

邹某,男,54 岁。

初诊:1983 年 12 月 5 日。

主诉及病史:1972 年发现血压高,3 年前查出冠心病、慢性肝炎。

诊查:现头昏、心悸乏力,有早搏,胃纳欠佳,早晨口干,脉象弦代,舌中黄腻。查体:肝脏剑突下 4.5cm,肋下 2cm,血压 150/100mmHg。

辨证:证属心脾两虚,肝木偏旺,夹有湿热。

治法:治宜调养心脾,清化湿热,拟归脾汤加味主之。

处方:党参 10g　黄芪 15g　茅白术各 12g　当归 12g　酸枣仁 15g　茯苓 10g　广木香 10g　木灵芝 12g　黄芩 10g　生杞子 15g　生首乌 12g　丹皮 10g

二诊:12 月 26 日。近来血压较稳定,但早搏未消除,食后嗳气,舌苔微黄,脉弦代。当再调养心脾,清化湿热,兼以柔肝。

处方:党参 10g　黄芪 15g　茅白术各 12g　丹参 15g　当归 12g　酸枣仁 15g　木灵芝 12g　生杞子 15g　生首乌 15g　黄芩 12g　白僵蚕 15g

三诊:1984 年 1 月 6 日。近来睡眠、食欲尚可,早搏减少,有时食后尚嗳气,脉舌如前。原方加五味子 12g。

四诊:1 月 16 日。早搏未消除,大便干稀不一,早晨少许涕血,舌苔微黄,脉弦代。原方去首乌,加莲子心 10g。

五诊:1 月 21 日。大便成形,食欲尚可,血压稳定,早搏略减,口干苦。心脾尚虚,湿热未清。原法加强清化湿热之品。

处方:党参 10g　黄芪 15g　茅白术各 12g　丹参 15g　当归 12g　生杞子 15g　莲子心 10g　黄芩 12g　白僵蚕 15g　五味子 12g　一见喜 12g　茵陈 18g

六诊:4 月 19 日。持续服上方药至今,早搏明显减少,口苦较轻,睡眠、食欲均好转。舌苔黄腻亦化,脉弦偶见代象。再以调养脾胃,清化湿热。

处方:党参 10g　生于术 12g　甘草 7g　生山栀 10g　川石斛 15g　川连 4g　一见喜 12g　茵陈 18g　连翘 12g　黄芩 12g　茯苓 10g

七诊:5 月 26 日。早搏基本消除,仅下午尚感疲倦,舌苔微黄,质偏红,脉弦,已无代象。

处方:党参 10g　于术 12g　甘草 7g　生山栀 10g　川石斛 15g　川连 4g　一见喜 12g　茵陈 18g　连翘 12g　荆芥 12g　莲子心 10g

治疗至 1984 年 10 月 25 日,复查心电图:窦性心律(未发现早搏),化验肝功能正常。症状基本消除。

[按语] 本例因烦劳过度,风阳上升而为高血压症,继以心气不足,出现早搏及代脉,后又

因脾虚湿热久恋，成为慢性肝炎。肝、心、脾三经俱病，病情复杂，故久治未愈。本例之治疗原则，系依照“见肝之病，知肝传脾，当先实脾”之古训立方，以补脾为主，且心为脾之母，脾为心之子，子能令母实，补脾有利于心气之恢复。再配合和血养肝及大量清化湿热之剂，经较长时期治疗，症状消失，肝功能及心脏机能均恢复正常，血压亦稳定。

［**编者评注**］本证虚中夹实，颇难处理。屠老先生据证候分析病机，据病机决定治法，据治法而选方遣药，理法方药严谨，丝丝入扣，为后学处理虚中夹实病证树立了范例。归脾汤原为治心脾两虚之主方，但本例病人虚中夹实，夹有湿热，仅用归脾汤原方则不能攻其实，故相机加入黄芩、茵陈、僵蚕、一见喜等品以清化湿热；若单纯攻其湿热则脾气更易损伤。故取归脾汤原意加味标本兼顾，调养心脾与清化湿热并进而收显效。

傅宗翰医案

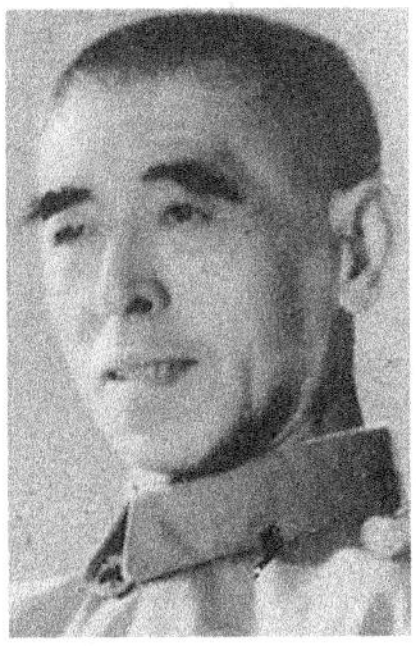

【生平传略】

傅宗翰，1917年生。满族。江苏省南京市人。主任中医师。出身于中医世家，少年随父习医，后受业于中医界耆宿张简斋，早年毕业于南京中央国医馆国医研究班。1953年又入南京中医进修学校学习。执医40余年，擅治内科杂症。

傅氏在临床实践和理论研究中，坚持"古为今用，推陈致新"的原则，先后创立和发展了"瘀血论"、"浊脂内生论"、"乙肝病毒藏营论"等理论，在许多方面阐发了前人所未发，曾先后在《中医杂志》等刊物上发表学术论文20余篇，并多次获南京市科技成果奖。在其门人协助下，还编写出版了《傅宗翰医术集锦》一书。

历任南京中医专科学校副校长、江苏省中医学会副理事长、中华全国中医学会理事。1980年5月曾率江苏省中医考察团赴日本参观讲学，深受日本医界的欢迎。

一、辨证治愈真心痛两例

例一 朱某，女，57岁。

初诊：1983年8月30日。

主诉及病史：曾确诊为"冠心病、缺血性心绞痛"，住院治疗好转，出院未几，心痛复作，痛在胸膺之左牵及同侧肩胛，或稍劳即作，或一日数发，持续时间虽不长，但痛势颇重，伴有肢冷心慌。平时常感胸闷，活动登楼则气短不敷，偶有心悸，寐短不实，头昏疲乏指麻，有时午后低热，曾用过西药潘生丁、ATP、消心痛、硝酸甘油片及复方丹参片等均不能控制其发作。

诊查：苔薄、舌边有浅齿痕，脉形细涩。

治法：从气虚血涩论治。

处方：党参12g　黄芪15g　炙甘草5g　当归10g　川芎6g　五灵脂6g　蒲黄5g　赤芍8g　红花6g　降香4g　肉桂3g　5剂

二诊：9月13日。久患冠心病，以不典型心绞痛频发为苦，脉突无力，虽然古有"痛无补法”之训，毕竟久病气虚，气不催血，亦可形成心痛，当循此立法。其下午低热者，元气虚颓、浮而为热也，原方加白术5g，枫斗3g。5剂。

三诊：9月27日。用保元汤进治后，心痛逐渐消失，午后微觉肌热，以往有长期低热史，舌体略胖边有浅齿印，脉虚软。不囿于“痛无补法”之说，爰以甘温为主治之。

处方：党参12g　黄芪15g　炙甘草5g　当归10g　赤白芍各5g　生姜2片　大枣4枚　菖蒲5g　桂枝5g　瓜蒌皮5g　5剂

药后心痛先缓，随访1年，诸症消失。

［按语］中医学对痛证的认识，古有“不通则痛”之论。真心痛者，心脉痹阻不通所致也。而本例心脉痹阻之由，良由心气虚馁，不足运血所致，故其治疗不囿见痛化瘀之说，宗“气为血帅”之旨，一诊方采保元汤意以参、芪、草培元助气，盖气充则血运是也。当归、川芎、赤芍活血养血，蒲黄、五灵脂、降香、红花利气化瘀拈痛，加肉桂辛热一味，温蒸血脉推血供布，以血得热则行故也。药症合拍，是以服后心痛大缓。虽并见午后低热，但脉虚无力，舌胖边有齿痕，非阴虚渐热之象，乃元气亏乏、营卫失调之征，故继以参芪当归温补气血，桂枝汤调和营卫，菖蒲、瓜蒌利心气开胸痹，辨证精当，收效佳良。

例二　王某，男，48岁。

初诊：1976年12月2日。

主诉及病史：胸闷心痛，断续发作已十载，业经西医确诊为“冠心病”。1周来心痛频作，日发2～3次，痛作之际则胸中窒塞，气憋不畅，唇绀肢麻，含服亚硝酸甘油片方缓。

诊查：察其色面黫暗红，左目红赤胬肉攀睛，舌质深红泛紫；按其脉强缓有力；查血胆固醇260mg%，心电图运动试验“阳性”，胸透“心脏向左扩大，主动脉弓增宽”，血压100～200/70～90mmHg。

辨证：书云“包络之痛……更有本经血滞气郁，久从火化”，此证乃气郁化热，血滞络痹，不通而痛。

治法：拟小陷胸汤加味。

处方：瓜蒌15g　枳实5g　黄连2g　橘叶3g　降香5g　苏子木各5g　川芎10g　当归10g　毛冬青10g　地鳖虫2g　活血藤10g　生焦山楂各10g

二诊：服药10剂，心痛次数减为日或间日一作，作亦轻缓，面色转润，目赤渐退，脉象小弦，再步原法。

处方：瓜蒌15g　枳实5g　黄连3g　橘叶3g　陈皮5g　半夏10g　蒲黄5g　五灵脂5g　红花6g　苏木6g　毛冬青10g　生焦山楂各10g

嘱服7剂。此次诊后未再来诊，访患者药后心痛发作更稀，已停用硝酸甘油片。

［按语］冠心病、心绞痛，中医辨证认为，病机不同，证候各异。本例既无寒凝痰扰之因，又无阳亢阴亏之象，显系心脏本经血滞气郁，久而化热，灼炼津液，浊邪害清，以致痰热浊脂互扰，壅塞阻遏心脉，心气因之不畅，心血因之不利，心痛乃作矣。故选用小陷胸汤泻热化痰，以橘叶、苏子、降香调气和络，用川芎、当归、苏木、地鳖虫、活血藤活血通络，取山楂、毛冬青以降脂扩冠。药后痰化热平，气调血活，心脉自和，心痛遂缓。二诊继步原法出入，增半夏、陈皮理气化痰，失笑散消瘀止痛，再助一臂之力，心痛遂止。将辨病与辨证有机结合，相辅为用，故能得心应手。

二、脱敏解痉法治愈哮喘一例

汤某，男，38 岁。

初诊：1976 年 12 月 23 日。

主诉及病史：夙患有过敏性支气管哮喘，近因从甘肃来宁，旅途旧病举发，喘息痰鸣，常有狂嚏。

诊查：两肺闻及较多哮鸣音，苔薄白，脉弦滑。

辨证、治法：鼻为肺之窍，肺为气之主，外邪犯肺，触动肺中伏痰，开合宣降一时逆乱，辨证以宣肺平喘，辨病为脱敏解痉，遵古学今，未识当否。

处方：麻黄 5g　细辛 2g　干姜 2g　苏子 9g　银杏 6g　陈皮 5g　诃子 6g　乌梅 2 枚　五味子 6g

二诊：药尽 4 剂，幸获效机，喘息渐平，狂嚏锐减，两肺哮鸣音已少。法方虽无先例，开合不悖机宜。

上方加太子参 9g。继服 4 剂。

为观察治疗结果，旅舍随访，患者对疗效甚为满意，即将回陇。

［按语］病员长期在西北地区工作，夙患哮喘，可见肺气素虚、寒痰伏肺。此次旅途中感邪失表，邪伏肺腧，引动寒痰，以致诱作哮喘。拟方给予麻黄、细辛、干姜温肺散寒；苏子、银杏、陈皮降气化痰；诃子、五味子、乌梅敛肺平喘，并结合中草药实验研究报道，诃子、乌梅有脱敏解痉作用，故在辨证立法的基础上汲取新知，纳辨证辨病于一方。一诊后喘势大平，狂嚏少作，复诊邪势虽煞，虑其不尽，且推测致敏之理，必系人体抗御能力不足。《经》云“邪之所凑，其气必虚”，故加太子参助正抗邪，冀能巩固。

三、清营解毒、搜剔络邪法治愈肝经湿热入营一例

周某，男，14 岁

初诊：1976 年 5 月 24 日。

主诉及病史：1975 年 6 月患肝炎以来，转氨酶一直高而不降，肝功不正常，HBsAg 持续阳性，超声波示“肝上界 6 肋间，肋下 1.5cm，剑突下 2.5cm”。

诊查：今日门诊主诉食欲不旺、精神欠振、间或鼻衄，无腹胀便溏。舌质红、苔薄黄，脉小弦。近次肝功检查。麝浊 20 单位，锌浊 20 单位，谷丙转氨酶 135 单位。

辨证：合参脉证，是肝病日久，湿热逗留不尽，深入营分，一时难以清化，拟方如次。

处方：生地 12g　赤芍 6g　丹皮 6g　垂盆草 12g　紫草 5g　连翘 6g　金刚刺 12g　绿豆衣 10g　穞豆衣 12g　生草 2g

二诊：服药 2 周，精神食欲渐渐好转，偶有鼻衄，舌质略红脉偏弦，复做肝功：麝浊 12 单位，锌浊 14 单位，谷丙转氨酶 40 单位以下，HBsAg 暂转阴性。营分余邪，负隅顽抗，除恶务尽，穷寇当追。

处方：生地 12g　丹皮 6g　赤芍 6g　紫草 9g　垂盆草 12g　绿豆衣 9g　大黑豆 12g　绿梅花 3g　广角粉 0.6g　鲜石斛 12g　生草 3g　明党参 6g

三诊：鼻衄已止，舌红转淡，肝功正常，HBsAg 虽曾转阴，但有反复，自觉疲乏，形瘦脉小，

舌边略有齿痕。贼去城空,当为剿抚兼施。

处方:太子参 10g　黄芪 10g　生炙草各 2g　丹皮 6g　紫草 9g　绿梅花 3g　垂盆草 12g　玄参 6g　鲜石斛 10g　大黑豆 12g　广角粉 0.6g

先后治疗 3 个月,恙情步步向愈,随访观察 5 个月,4 次肝功正常,HBsAg 均为阴性。

[**按语**] 此类肝炎,虽然不如阳黄病势之急,症状不如阳黄之重,但往往邪势留恋迁延难治。中医向有"病久入络"之说,何况肝炎以湿热为主因,湿热之邪,最易胶滞粘着,既可阻碍气机于上焦,又能渗透侵扰于营络,因而一般清利湿热、调理气机之剂,不啻隔靴搔痒。本病古无此名,今无专方,遂独立思考,别开生面,从犀角地黄汤、三豆汤悟出清营解毒、搜剔络邪之法,一诊投紫草、生地、赤芍、丹皮为清营向导,以垂盆草、连翘、金刚刺、绿豆、穞豆衣、生草清肝解毒,泄化湿热。二诊再进一步,以广角代犀角,直走营分,深入巢穴。三诊时,舌红转淡,HBsAg尚有徘徊,意为童年稚阴稚阳之体,气阴不充,不能一举而尽除余邪,改增参芪斛等,遂获痊愈。

四、青蒲饮加味治愈胃脘痛一例

于某,男,37 岁。

初诊:1977 年 4 月 8 日。

主诉及病史:胃痛有年,屡治罔效。1976 年底经西医院纤维胃镜检查并活体组织病检确诊为"慢性浅表萎缩性胃炎"。

诊查:脘痛日剧,持续不已,频频嗳气,口咽干苦,大便秘结,脉弦,舌质红。

辨证:乃肝气郁结日久,气从火化,横乘胃土,形成热郁气滞,肝胃不和之证。

治法:取清疏和胃而不耗液者为当,方用青蒲饮加味。

处方:青木香 5g　蒲公英 6g　四季青 9g　川黄连 2g　玫瑰花 3g　索罗子 6g　佛手片 3g　杭白芍 10g　粉甘草 2g　鸡内金 5g　石斛 10g

二诊:间断服药近月,胃痛已平,嗳气渐止,口亦不干,舌偏红,苔薄少,脉弦滑。前法已获效端,循意追进,冀以巩固。

处方:青木香 6g　蒲公英 10g　四季青 10g　杭白芍 10g　粉甘草 3g　太子参 10g　凤凰衣 5g　鸡内金 6g

继又服药近半年,恙情一直平稳;偶在饮食不慎时,胃病小发。胃镜复查,已示好转,苔薄,舌略红。嘱以清养和胃之剂间服巩固疗效。

[**按语**] 肝为刚脏,性喜条达,疏泄失度,则易犯胃。病者虽胃痛多年,但形气不恶、脘痛不已,频频嗳气,足见肝气有余,木郁日久,化热伤阴,乃致胃阴受伤,出现一派热郁阴伤之症,故一诊以青木香、索罗子、佛手片、玫瑰花疏肝郁;蒲公英、四季青、黄连清胃热;石斛、白芍养胃阴、柔肝体;芍药配甘草缓急止痛。书云"治肝即可安胃",此例得验。二诊再以清疏养胃之剂配以太子参、凤凰衣扶正护膜,诸症渐安。

五、旋覆代赭合小半夏汤化裁治愈反胃一例

卓某,女,20 岁。

初诊:1981 年 2 月 19 日。

主诉及病史：食后呕吐已2年余，常于餐后10～30分钟即发呕吐。有呕吐之征，而无恶心之感，至吐出所进饮食遂安，脘腹无明显胀痛不适感。餐后口干，喜进汤饮或喝水，但饮后又复呕吐。大便干结不畅，形体消瘦。患者一度不思饮食，曾查肝功能、上消化道钡餐均无异常发现，诊为“神经性呕吐”，屡经中西药物治疗，效果不彰。

诊查：患者诉自发生呕吐以来，月经不潮长达7个月之久，去年一度潮后又复闭经，迄今未潮，且常感头昏，面色略显晦滞，但形体不变，性情沉闷，寡言不欢，懒于动作，时易气恼，大便5日一更，苔薄脉和弦小。

辨证：为肝胃冲三经之疾，藏血之脏郁而失疏，水谷之海滞而不纳，经血之海阻而不盈。据此立方。

处方：旋覆梗(包)4g　代赭石20g　合欢皮10g　半夏12g　茯苓12g　麦冬5g　石斛10g　丹参6g　红花5g　生姜1片　全瓜蒌10g

另：蛇胆陈皮末10支，每日2次，每次吞服1支。5剂。

二诊：2月26日。用旋覆代赭与小半夏汤合法，久病呕吐次量均有减少，知饥思纳，大便较前爽畅，但诉疲乏头昏，治用原法再进一筹，并嘱怡情自朗，宽怀达观以助药饵。原方加太子参12g，枳实6g。5剂。

药后呕吐显著好转，原方又进5剂后停药，半年后随访，呕吐未再发作，经事亦能应期来潮。

［按语］“反胃”一证，究于胃气不降，而本例胃气所以不降，当责之于肝之失疏。盖患者餐后即吐，虽经2年，但形体不变，诊见弦脉，非一般虚寒无火不腴水谷之反胃可知，且见面色暗滞、性情沉闷、寡言易恼、经期不潮等一派肝气失疏、气机失畅之征。肝既郁而不疏，则中运滞而失降，此系本例反胃呕吐之病机癥结。所谓“受病在胃，主病在肝”是也。故以旋覆、代赭、瓜蒌、合欢疏调达郁和降肝胃；半夏、茯苓、生姜和胃化饮，消痰止呕；麦冬、石斛顾护胃之阴液，恐其呕吐日久，胃阴受损；丹参、红花和血调经、理冲利气，盖缘久病气滞血必瘀，冲脉阻塞经事当期不潮故也。药后肝疏胃和气顺血活冲利，故得呕止经潮，收效迅捷。

六、利尿通淋、排石护肾法治愈石淋一例

苗某，男，68岁。

初诊：1981年9月10日。

主诉及病史：早年曾患左肾结核，经治已钙化，于今年8月23日突感左下腹疼痛，伴有尿血，查血沉正常，尿找抗酸杆菌均阴性，当时拟诊为“泌尿系结石”，近行静脉肾盂造影示“左肾及输尿管积水，左肾内见3枚阳性小结石影”。

诊查：刻诊常感左侧腰部隐痛，有时牵引少腹不适，小便较黄，无尿频尿痛。口干，尿常规检查除红细胞0～2外，余均正常，苔薄黄、舌略红脉弦细。

辨证：肾阴不充，湿热蕴结成石。

治法：通利排石为主兼以护肾。

处方：地黄12g　女贞子12g　炒川柏5g　金钱草15g　海金沙10g　白茅根12g　桑寄生10g　杜仲10g　炮山甲10g　地龙6g　丹参10g　甘草梢5g

二诊：9月24日。上方药连服14剂，腰痛渐缓，左侧少腹偶感不适，口干咽干，小便短黄，大便偏干，原有肾结核史，新病泌尿系结石，曾出现梗阻症状，苔薄而黄，舌红露底，鉴于病情虚

实夹杂，不任一味攻伐，议用滋肾坚阴，化石利水。

处方：猪茯苓各 10g　阿胶珠 6g　泽泻 10g　地黄 12g　黄柏 5g　龟板 12g　金钱草 15g　石韦 10g　冬葵子 10g　荸荠苗 12g　生草梢 4g　7 剂

三诊：10 月 22 日。迭服中药自觉症状改善，但未见结石排出，1 周前同位素肾图报告“右侧肾图曲线各段正常，左侧肾图曲线 C 段延缓”，提示“左肾尿路不全梗阻”，原法损益续治。原方去荸荠苗，加炒地龙 5g，炮山甲 5g，玄参 10g，继服 7 剂。

四诊：1982 年 2 月 1 日。患者服前方药 14 剂后仍未见结石排出，遂于 1981 年 11 月 13 日住院，拟行手术治疗，但术前经肾盂造影、肾图等项全面检查结石影已不复见，肾盂积水已消失，故予出院。今诊无明显自觉症状，苔薄舌底红，脉弦，遂用滋肾利水法匡扶肾元，廓清尿路，巩固疗效，防其再发。

处方：地黄 10g　阿胶 6g　猪茯苓各 8g　泽泻 6g　地龙 5g　龟板 12g　女贞子 12g　墨旱莲 10g　白茅根 12g　怀牛膝 10g　丹参 10g

1 年后门诊随访，一切正常，复摄腹部平片，亦未再见结石阴影。

［按语］泌尿系结石，依其主要临床表现，归属“石淋”、“砂淋”范畴，其发病机理主要在于肾和膀胱湿热蕴结、熬煎尿液，使其由浓而浊，日久无形湿热酿成有形砂石，如汤瓶久熬底结白碱然。故本例一诊主以通利排石，借增尿而推动结石下移。但药后出现口咽干燥、舌红露底，脉弦而细，兼之患者病久体弱，乃肾阴不足之象外露，虚实夹杂。若再重用通利，譬犹求渔竭泽、枯涸肾阴、结石愈益固着，遂转以猪苓汤法滋阴利水，增以地黄、龟板、黄柏加强养阴泄热之力，金钱草、荸荠苗、石韦通利化石，冬葵子、甘草梢甘淡滑利，取“滑以去著”之意，炮山甲攻坚排石。诸药相配，药后肉眼虽未见结石排出，但自觉症状消失，且经复查原结石影不再复见，遂得治愈。法随证转，方随法移，乃辨证施治之精华所在，缘木求鱼，殊属不取也。

七、仿三丰伐木丸治愈血虚一例

史某，女，51 岁。

初诊：1977 年 5 月 10 日。

主诉及病史：头晕、全身无力已 4 年。患者原有“先天性心脏病、萎缩性胃炎、胃下垂、子宫肌瘤”史，于 1973 年患“急性肠胃炎”后，身体转弱，经常纳少便溏，头晕眼花，心悸气短，艰寐手麻，经来量多间或腹痛，目前查血红细胞 250 万，血色素 6g，西医诊断为“缺铁性贫血（胃酸低）”。

诊查：面色蜡黄微浮，指甲淡白，舌色淡而不华，脉象细实。

辨证：脾胃不足，不能化生气血，血失统摄，供奉不及。

治法：拟用三丰伐木丸意，健脾益胃化生气血，制丸缓图。

处方：醋煅针砂 12g　煅透皂矾 5g　生晒苍术 12g　内金 6g　大熟地 30g　制首乌 15g　肉桂 2g　陈皮 6g　谷麦芽各 12g　六神曲 10g

照方 4 剂，共碾细末，用大枣半斤煮糊为小丸，早晚饭后服 6g。忌食浓茶、生冷肥腻食物、螃蟹等，服药期间停服其他补血药物。

二诊：服丸药 1 料后，纳谷增加，精神转振，头晕目眩、气短心悸、肢麻均有减轻，复查血色素 8.8g，红细胞 340 万，已恢复半天工作。唯诉舌不知味，仍不耐劳，口干但饮不多，时或头昏，夜寐多梦，大便易溏、日解 1～2 次，面色稍显憔悴少华，脉实舌淡。中宫虚弱，气不化血，与脾失升运有关。原丸药1料，制服如前。另配汤方服之，嘱服7剂。

处方：炙升麻5g　葛根10g　柴胡5g　党参12g　黄芪12g　炙甘草3g　当归10g　白芍10g　菟丝子12g　陈皮5g　谷麦芽各12g　荷蒂2枚

［按语］本例血虚患者取用三丰伐木丸合《医学津梁》绛矾丸意化裁。考伐木丸由苍术、煅皂矾、黄酒曲组成，绛矾丸由醋煅针砂、绿矾、五倍子、炒神曲、大枣组成，均为黄肿病而设，主治面色萎黄，浮肿，头晕心悸气短，肢软无力等症。本患者择用熟地、首乌滋肾补血；苍术健胃和脾，促营血之化生，且借以减缓熟地之腻；针砂、皂矾富含铁质，以益生血之源；陈皮、内金、二芽、六曲和中助运，以利水谷精微之化生；加肉桂一味，温下煦土蒸腾气化，促进营血之变生，是以药后血虚诸症改善，血色素升至8.8g，红细胞340万。继用原丸增益汤剂补中益气法化裁，益气升清补脾生血善后。辨证辨病相辅为用，其效乃彰。

八、通阳化瘀法治愈脉痹一例

张某，女，54岁。

初诊：1983年9月13日。

主诉及病史：右下肢深层浮肿半年余，按无明显凹陷，初时腨胀，继则肿势上下延，下至足，上至髀关，无自觉痛感，但局部深按重按有压痛，步履牵强，不便远行。

诊查：胫骨中段右侧皮肤有紫斑一块，约2cm×1cm，周围有散在红点，舌有紫气，舌下络脉粗肥而张，脉象沉涩。

辨证、治法：此瘀阻络脉之象，试仿四妙勇安汤意助气化瘀活血通络。

处方：银花15g　黄芪20g　蒲公英10g　当归尾10g　桃仁5g　红花10g　川芎10g　牛膝10g　桂枝6g　茯苓12g　水蛭3g　地鳖虫3g　甘草5g

二诊：9月20日。药尽7剂后，自觉患侧腨部胀势著松，往返行路数里亦感自如，舌下紫筋之色渐淡，局部触压之痛亦缓，药尚应手，踵步前进。原方加紫草5g。继服7剂。

本方药连进二转，局部肿胀基本消除，步履活动健如常人，遂未再复诊。

［按语］"深部静脉炎"，似属中医"脉痹"之类，《医宗金鉴》言其病机，乃有"脉痹，脉中血不流行而色变也"之说，与本例临床表现有相似之处。脉者，血之道也，今血瘀道必阻，是以病脉。方用黄芪、桂枝助气通阳化瘀，以畅血脉之流行，犹工兵之排障清道然；归尾、川芎、桃仁、红花活血化瘀；血瘀既久，势恐热郁蕴毒，故以银花、蒲公英解毒清热，寓防于治；其瘀阻之处在深层筋脉，犹曲径通幽之区，非虫类搜剔剿伐不克清化，故配以水蛭、地鳖虫；茯苓、甘草利湿和中；牛膝引诸药下行以达病所。药简力专，思路清晰，药后证情顿松，效出意外。

九、天仙藤散加减治愈水肿一例

夏某，女，40岁。

初诊：1981年12月10日。

主诉及病史：经常面浮足肿已3年余。曾住某院，血尿、大便常规及胸透、肝功、肾功、心电图、^{131}I甲状腺功能试验均属正常范围，妇科检查亦无异常发现，诊断为"特发性浮肿"。

诊查：患者面足浮肿，下肢按之没指，其肿常随体位变动而增减，躺卧则尿量增多。周身关节肌肉困楚，肢端麻木，腹部微胀，大便欠畅，口干饮水不多，平素常服避孕药，脉濡带弦，苔薄滑。

辨证：综合脉症及病史，乃系肝郁失调，不能为脾疏泄。

治法：议方疏肝以助泄，和脾以运湿。

处方：天仙藤 12g　香附 10g　陈皮 5g　甘草 3g　苏叶 4g　槟榔 5g　制豨莶 6g　木瓜 5g　丹参 6g　白术 6g　5 剂

二诊：1981 年 12 月 17 日。特发性浮肿，用天仙藤散法施治，着重疏肝和脾化气利湿，药后周身酸痛渐缓，汗泄甚多，旋即肿消，大便艰解，苔薄脉弦，此气开湿动，肝气疏泄调达之象。前法踵进。原方中苏叶易苏梗 5g，加郁李仁 5g。再服 5 剂。

药后肿消，诸症亦相继消失，随访 18 个月未复发。

[按语] 对于水肿，传统认识多归咎于肺脾肾三脏功能失调，而本病之肤胀水肿，其证候既有其独特之处，且在病机上亦非三脏职司偏颇所可解释。盖水得阳则化为气，气得阴则化为水，水不运行则留贮而为之肿。而水之行止，全赖乎气，气行则水行，气滞则水聚。而人身气之流行，莫不仰赖肝之疏泄，肝用稳健，疏泄得当，则气机流行，水道畅利，水液随之升降上下；反之，则气机郁结，水液因之滞留。综观本病浮肿，既无病肺水风水象征，又无病肾之阴水所属，病脾者乃为肝所累。故本例在病机上首责于肝，治则首当疏利，择用《妇人大全良方》原为“子肿”而设的天仙藤散化裁，天仙藤、香附疏肝行水为君，苏叶、槟榔香窜行气为臣，冀达“气行则水行”的目的，佐以陈皮、白术、木瓜、豨签、丹参理气和中活血通络，甘草调和诸药为使。药证契合，使之共奏疏肝调气、利水化湿、和营通络之功。古方发挥新用，此或可为治肿之又一途径耳。

[编者评注] 治疗水肿素来多采用通利之法。本案病机在于脾失疏泄，脾失健运以致气郁水停，故傅老先生治疗时，不用通利而取疏肝和脾水肿亦顿消，足见中医辨证论治、同病异治具有高度的科学性。本例治法独出心裁，为腹胀水肿的辨治开辟了新的门径，按语分析中肯，乃水肿案中之杰作也。

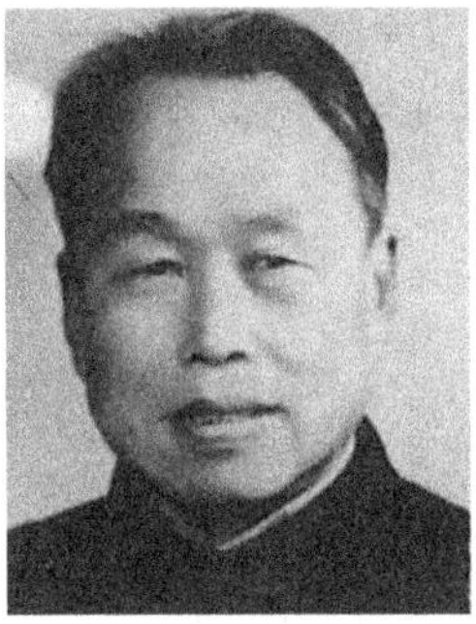

谢昌仁医案

【生平传略】

谢昌仁，1919年生。江苏省南京市人。主任中医师。出身于中医药世家。1935年考入南京国医传习所学习中医，5年毕业后又随其父、南京名中医谢浩如深造，颇得心传，1942年悬壶于南京。1956年调南京市中医院内科工作，定为副主任医师，任内科主任。1962年晋升为内科主任医师。

从事中医临床40余年，擅长内科杂症。曾在医药期刊杂志上发表学术论文30余篇。

曾任南京市中医院内科主任医师、江苏省中医学会理事、江苏省中医内科分会副会长、《江苏中医杂志》编委、南京市人民代表大会代表、南京市人大常委会教科文卫委员会委员。

一、化痰开窍、平肝通腑法治愈卒中一例

陈某，男，67岁。

主诉及病史：患者以神志昏迷、右侧肢体偏瘫3天而住院。入院时血压160/106mmHg，神志昏糊不强，右侧上下肢0度瘫痪，完全失语，大便不通。西医诊断为脑溢血、高血压、动脉硬化、高血脂症。

诊查：舌质红、苔黄，口有秽味，脉弦。

辨证：乃老年体丰，肝阳上亢，引动内风，风阳痰火交炽，肠府积热、更助阳亢，以致清窍受蒙。

治法：予以化痰开窍、平肝通腑之剂。

处方：菖蒲6g　郁金6g　天竺黄12g　川贝6g　全瓜蒌12g　风化硝6g　炒枳壳6g　石决明15g　钩藤12g　蒺藜10g　全蝎2条　桑枝12g　生大黄6g(后下)

药后解出积粪较多，3天后神志由昏迷转为朦胧，血压为160/98mmHg。原方加连翘12g，继服药7剂，神志转为晴朗，血压降到130/70mmHg，后配合针灸；中药改从滋阴平肝、活血通络为治。

处方：地黄12g　麦冬12g　川石斛12g　桑叶枝各12g　决明子12g　炒甘菊6g　丹

参 12g　赤芍 10g　桃仁 6g　全瓜蒌 12g　全蝎 2 只　僵蚕 10g

药后失语及肢瘫逐渐恢复。

［按语］中风闭实之证，大多肝阳痰火偏盛。心窍受蒙，腑气不通，临床治疗虽须化痰开窍，更应清热通腑；有时独用通腑，能使病人早日清醒，转危为安。余治疗中风不下数十例，喜用通腑之剂，可取捷效，此亦釜底抽薪之意也。

二、清利湿毒法治愈小儿肾病一例

俞某，男，8 岁。

初诊：1982 年 6 月 15 日。

主诉及病史：患儿于 1980 年 9 月中旬，因肌肤发出湿疹，色红而痒，伴有轻度浮肿，而到当地医院治疗。检查小便常规：尿蛋白（＋＋＋＋），管型（0～2），红细胞（＋），脓细胞（0～1），诊断为急性肾炎。经治疗 2 个月未效，后又在当地请中医治疗数月，亦未见效。患儿家属因其肾病已转慢性，焦急异常，后经南京亲友介绍，请余治疗。

诊查：时值初夏，患儿肌肤仍现湿疹、色赤微痒，肌肤微肿，形瘦乏力，腰酸腿软，食纳不香，小溲稍黄，尿检：蛋白（＋＋＋＋），红细胞（0～4），管型（0～1），脓细胞（0～1），苔薄黄、舌质略红，脉濡小。

辨证、治法：乃因湿毒偏盛，伤及于肾，须清其湿毒，始能安肾。

处方：麻黄 5g　连翘 12g　赤小豆 12g　赤茯苓 12g　赤芍 10g　银花 12g　甘草 3g　细生地 12g　丹皮 6g　地肤子 10g　白鲜皮 10g　白茅根 12g

二诊：上方药连服 10 剂，湿疹消退，浮肿不显，尿检蛋白（＋），管型（0～1），红细胞（0～1），脓细胞（0～1）。小儿纯阳之体，阴常不足，肾虚精微不能固摄，方药改用滋肾淡化。

处方：地黄 12g　丹皮 6g　怀山药 12g　茯苓 12g　泽泻 12g　女贞子 10g　赤芍 10g　白茅根 12g　连翘 12g　银花 12g　玉米须 12g

三诊：又服上方药 10 剂。尿检蛋白微量，余阴性，续服上方药。

四诊：续服药 10 剂后，湿疹一直未起，尿检 3 次均属正常，病已治愈，适巧为 1 个月。嘱其续服上方药 2 个月，以巩固疗效。暑假后来信告知，患儿一切正常，多次尿检均为阴性，已上学读书。1983 年 8 月 17 日特来南京复查，证明病已治愈，余亦感到十分欣慰。

［按语］中医学认为本病之发生是由于“外邪侵袭，内伤脾肾”。其主要原因是由于脾肾功能失调，易受邪侵。小儿患此病者较多，多因患化脓性扁桃体炎，或湿毒内攻而引起肾炎。余喜用经方麻黄连翘赤小豆汤加减，以清利湿热而安其肾，每多奏效。

三、黄连温胆汤治愈胃脘痛一例

王某，男，40 岁。

初诊：1983 年 11 月 3 日。

主诉及病史：1 年前因过度劳累，始感胃脘不舒，加之家事烦恼，一度情怀不畅，饮食渐减，常常胃中饥嘈不宁，时而腹胀不适。近 3 个月来又伴胃痛隐隐，偶有加剧，大便秘结，数日一行，小溲短少。近周来，夜寐不谧，甚感疲乏。在某医院做胃镜检查，诊断“浅表萎缩性胃炎”，服中西药均未奏效，遂来就诊。

诊查：舌质偏红，苔两侧薄黄，中少而裂，脉象小弦。

辨证：为肝气犯胃，胃失和降，气滞热郁，损耗胃阴所致。

处方：炒川连 2g　橘皮 6g　姜半夏 10g　炒枳壳 6g　茯苓 10g　炒竹茹 6g　甘草 3g　北沙参 12g　白芍 10g　石斛 12g　蒌皮 12g　火麻仁 10g

嘱服 5 剂，并忌食粗糙辛辣、滋腻及刺激性食物。

二诊：上方药迭进，大便畅通，纳谷渐香，余情如前，治守原方连服药 10 剂。

三诊：自服药后，诸症递减，胃脘胀痛已少发作，唯因昨日稍涉冷菜饮酒之后，吐泻并作。仿葛根芩连汤加焦楂曲各 12g、熟木香 6g。3 剂药后，吐泻遂愈。

四诊：标症已除，仍从本治，方用黄连温胆汤加味。

处方：炒川连 2g　橘皮 5g　白芍 10g　姜半夏 10g　茯苓 10g　甘草 3g　炒枳壳 5g　炒竹茹 5g　蒲公英 12g

上方药继服 1 个月，诸症向愈，半年后随访，恙安未发，胃镜复查"胃粘膜正常"。

[按语] 临床多年观察，萎缩性胃炎患者大多有痛、胀、嘈三大主症，病机可概括为"热郁气滞，胃失和降"，气滞不通则痛，胃失和降则胀，热郁中焦则嘈杂。余以黄连温胆汤加味法治疗此病，颇为应手。

四、达原饮治愈邪伏募原一例

韩某，男，50 岁。

初诊：1984 年 8 月 18 日。

主诉及病史：恙起两旬余，初感恶寒、微热，鼻流清涕，经治上呼吸道症状逐渐消失，嗣后恶寒发热呈规律性，每天傍晚 6～7 点钟即感恶寒，翌晨二三点钟寒战，每欲盖两条棉被方缓，继之发热，体温高达 39～39.8℃，但无汗出，须臾体温渐降，然至傍晚六七点钟又感恶寒，如此反复，缠绵不已。病程中，曾予中药及抗生素治疗，均未奏效。遂邀我会诊。

诊查：察其面色不华，形体偏瘦，舌质暗红，苔黄腻满布。细询之，口渴而不欲饮，神疲纳差，小溲微黄，大便一二日一解，质干；按其脉，弦而稍数。

辨证、治法：余谓为感受暑湿，邪伏募原，浊滞中阻，脾胃受困之候，方用达原饮意。

处方：青陈皮各 5g　柴胡 9g　甘草 3g　黄芩 6g　姜半夏 10g　草果 3g　槟榔 10g　厚朴 5g　枳壳 5g　煨姜 1 片　红枣 4 枚

二诊：服达原饮 3 剂后，寒战平，发热轻，身有微汗；数日来身出风疹，瘙痒不适；舌质绛，苔薄黄腻，大便尚通，解而不爽。证属湿热夹滞血结，胃腑失清，表邪未尽，方用宣透清热之剂。

处方：麻黄 5g　连翘 12g　赤小豆 12g　赤芍苓各 10g　鸡苏散 12g(包)　豆卷 12g　杏苡仁各 10g　银花 12g　风化硝炒枳壳 6g　大黄 5g(后下)

药后热势渐降，风疹略少，有时微汗。再予清热利湿、和中导滞之剂，调治半月，体温正常，诸恙均愈。

[按语] 此例为不明原因发热，在住院期间曾作多项理化检查，但仍未明确诊断。余认为系感受暑湿，邪伏募原，浊滞中阻，脾胃受困之咎，故以达原饮损益投之。方用青皮、陈皮行气理脾，燥湿导滞；柴胡透达少阳之邪，疏利气机之壅滞；黄芩清泄少阳之郁热，姜半夏和胃宽中；草果辛香辟秽，燥湿化浊，宣透伏邪；枳壳、槟榔理气导滞；生姜、大枣和营卫，调寒热。诸药同用，实为清透达原、化浊导滞之良方。后因风疹并见，予宣透清热、和中导滞法治之，而使证安。

此例在病程中，始终未配合西药。

五、固经汤合二至丸治愈阴亏血崩一例

龚某，女性，44岁。

主诉及病史：行胃切除已10余年，经常中脘嘈杂灼热，纳食素少，每餐仅能吃两余，大便恒结，四五日一解；形体瘦弱，而每月经行涌甚，几至不能支持。

诊查：两目干涩而痛，不能视物。刻下行经3天，经多如注，面色㿠白，心慌自汗出，舌光红，无苔；脉细小而数。

辨证：结合体质与舌脉。证系阴亏虚热内生，迫血涌行，冲任之脉失固。

治法：方用固经汤、二至丸合参加减主之。

处方：地黄15g　怀山药15g　白芍12g　败龟板12g　阿胶珠10g　川石斛12g　麦冬12g　女贞子12g　墨旱莲炭10g　黄芩6g　杜仲12g　椿根皮12g

二诊：自诉服药1剂后经行即少；2剂即净，精神好转，目珠未痛，脘宇仍有嘈灼之感。改以养胃滋阴之剂，从本治之。

处方：北沙参12g　麦冬12g　川石斛12g　白芍12g　玉竹12g　火麻仁10g　败龟板12g　地黄12g　女贞子10g　枸杞子10g

[按语] 诊治此病时，进修医生某君询问曰："此病血崩，依愚生之意，应从心脾两虚，统蕴失司治，可用归脾汤加艾炭、阿胶之属。请问为何用固经汤、二至丸合参加减？"答曰："患者胃损多年，饮食素少，后天之本已伤。体弱阴亏，虚热内生，冲任失固，不宜用益气补血之剂，因气有余便是火，往往益促其涌行。采用养阴固经，阴复则虚热自平，滋阴则冲任可固。"果然药用颇合病机，获效显著，某君心悦诚服。

六、宣肺平喘、运脾行水法治愈水肿一例

赵某，男性，45岁。

主诉及病史：患慢性肾炎已有数年，面色晦暗不华，腰酸腿软，神倦乏力，轻度浮肿。前医曾从补肾法治无效，浮肿反而增重。

诊查：一身尽肿，腹大有水。咳嗽气喘，迫坐呼吸，厌进饮食，小便少。尿检：尿蛋白(＋＋＋＋)，管型(0～2)，红细胞(0～2)，脓细胞(0～1)，胸透两侧胸膜均有中等量积液，苔薄白，脉沉小。

辨证：乃久病脾肾两虚，运化失权，水气上迫于肺则为喘，聚于中州则为臌，泛溢肌肤则为肿，肺脾肾三脏同病。

治法：当前治疗，应以肺脾为主，法用宣肺平喘，运脾行水。

处方：麻黄6g　杏仁10g　甘草3g　苏子10g　陈皮6g　姜半夏10g　桑白皮10g　连皮茯苓15g　泽泻12g　大腹皮12g　姜皮3g

上药连服10剂，小便增多，浮肿渐退，喘势亦轻，腹大见松，知饥思食，大便通畅，苔淡黄，脉濡。水运通调得畅，水气迫肺已降，久病脾运失健，膀胱气化失常，水湿浸渍肌肤，方用健脾化气行水。

处方：太子参10g　连皮茯苓12g　泽泻12g　猪苓10g　苍白术各10g　桂心2g(后下)

大腹皮 12g　桑皮 10g　姜皮 3g　荸荠苗 12g

上方药连服半月喘已平，腹胀松，浮肿逐渐消退，苔薄白，较常人怕冷，脉濡小。病久脾肾阳虚，运化无力，开阖不利，改以补脾益肾法治之。

处方：黄芪 20g　太子参 15g　炒白术 10g　茯苓 12g　泽泻 12g　附片 6g　炙干姜 3g　熟木香 6g　制厚朴 6g　草蔻 3g　陈皮 6g　苡仁 12g

另服别直参粉，每日 2g，每日 2 次。

上药续服 20 剂，精神佳，食纳增，腹大已消，浮肿不显，小便量每日多在 1500～2000ml，尿检蛋白(＋～＋＋)、管型(0～1)。改以益气补肾法。

处方：黄芪 20g　党参 15g　大熟地 15g　怀山药 15g　白术 10g　茯苓 15g　附片 6g　巴戟天 12g　当归 6g　白芍 10g　杜仲 12g　菟丝子 12g

［按语］此例成人肾炎，以全身水肿为著，《金匮》称为“水气”。肺、脾、肾三脏失调，皆能令人肿。《内经》云：“诸湿肿满，皆属于脾”，又言“其本在肾，其末在肺，皆积水也”。治疗此病重在宣肺平喘，以通调其肺而缓其急，然后健运其脾使能转输，后则着重治肾，温阳益肾，缓急分明，先标后本，因而能获显效。

七、清肺化痰、利湿通腑法治愈风温夹痰一例

唐某，男性，59 岁。

主诉及病史：6 天前开始恶寒、发热，继则咳嗽、吐黄稠痰，巩膜及皮肤轻度黄染。

诊查：舌质红，苔黄腻，脉数。急性病容，体温 39.8℃，白细胞计数 18900/mm^3，中性 89%，胸透发现右下肺片状模糊阴影，提示为“右下大叶性肺炎”。

治法：入院后即以疏清肺之法，仿银翘散治疗。2 天后体温退至 38.3℃，咳嗽咯铁锈色痰，不思饮食、小便短赤，大便 6 日未解，舌苔淡黄腻。右下肺闻及湿性啰音，巩膜及皮肤黄疸加重。查肝功能：黄疸指数 35 单位，凡登白试验呈双相反应，谷丙转氨酶正常，转肽酶 142 单位。白细胞计数 32000/mm^3，中性 95%。西医认为系肺炎感染中毒引起肝损害所致。

辨证：属风热夹痰伏肺，湿热夹滞互结，清肃与疏利功能失职。

治法：改从清肺化痰、利湿通腑法证治。

处方：银花 12g　连翘 12g　鸡苏散 12g　豆卷 12g　杏仁 10g　焦栀 10g　冬瓜仁 12g　生苡仁 12g　茵陈 15g　赤茯苓 12g　泽泻 12g　生大黄 6g(后下)

日服 3 剂，药后解出大量腐臭大便 2 次，精神食欲均见改善，体温降至正常。白细胞计数降为 18700/mm^3，中性 88%。药既应手，毋庸更章。原方去豆卷，改为日服 2 剂，共服 5 天，发热未起，咳嗽减轻，黄疸消退，大便通畅，苔薄舌质红。白细胞计数 9500/mm^3，中性 66%。胸透复查：右下肺炎较前明显吸收。遂按肺经痰热未清，津液受耗辨证，改以养阴清肺化痰方药调治。

处方：南沙参 12g　麦冬 10g　川石斛 12g　冬瓜仁 12g　生苡仁 12g　杏仁 10g　浙贝 10g　蒌皮 10g　黄芩 6g　茯苓 12g　枇杷叶 12g(包)

1 周后自觉症状消失，胸透复查示：右下肺炎吸收。血象、肝功复查恢复正常。

［按语］江南之地，潮湿多雨，或因患者素体湿重，以致风温之疾在临床中每多夹湿，常伴有胃肠道或肝胆系证候群，出现风温夹湿型证候。治疗须清热利湿并用。若一味清肺热，往往病势不减，只有参入淡渗利湿之剂，才能提高疗效，缩短疗程。叶天士认为：“挟湿加芦根、滑石

之流，或透风于热外，或渗湿于热下，不与热相搏，势必孤矣。”我在临床中对风温夹湿者，喜在银翘散、麻杏石甘汤、苇茎汤等方基础上选加藿香、鸡苏散、淡竹叶、苡仁、冬瓜仁、茵陈、赤苓、泽泻等药。

八、润肠止血法治愈久病失血一例

张某，女，66岁。

初诊：1986年2月20日。

主诉及病史：1983年底发现宫颈癌，1984年初作放射疗法，不久出现便血，腹痛不显，至今已2年余未愈。

诊查：形瘦，面色淡黄不华，神倦食少，苔淡黄。以往有便秘史。

辨证：乃因放疗后肠络受损，血从下溢；久病失血较多，气血两伤。

治法：方用润肠止血为先。

处方：当归6g　赤小豆12g　干地黄12g　甘草3g　地榆炭10g　槐花炭10g　炒枳壳6g　侧柏炭10g　阿胶10g　火麻仁10g

二诊：1986年2月27日。

服上药7剂，大便已成形，便血显著减少。病已2年余，仍须继续调治。方用理肠止血。

处方：当归6g　赤小豆12g　槐花炭10g　地榆炭10g　炒枳壳6g　干地黄12g　黄芩6g　阿胶10g　白芍10g　甘草3g　怀山药12g　陈皮5g　14剂

三诊：3月13日。放射疗法所致之便血，经治每周偶有1次便血少许，大便成形。续服前方药14剂。

四诊：3月27日。大便下血偶见极少，大便成形能爽解；苔薄，食纳香；近查血色素由原5.5g%上升为10g%。治守前法，续服上方药2个月，便血一直未见，神爽食香，面色转润，病见显效。

［按语］ 此例便血虽是因放射疗法所引起，久延不愈，体质日衰，但经中医辨证治疗能获佳效，可见中医药之良好作用。

九、健脾行水法治愈臌胀一例

陈某，男，60岁。

主诉及病史：腹部胀大，两胁隐痛，下肢水肿已20余天。纳少嗳气，脘腹痞闷，神倦乏力，大便稀溏，小溲量少。

诊查：检查肝功能：麝浊15单位、锌浊20单位、白蛋白3.2g%、球蛋白2.8g%。腹部叩诊有移动性浊音，两下肢呈重度凹陷性水肿，腹围84cm，体重60kg。苔薄黄微腻，脉细弦。

辨证：病为臌胀，证属肝病传脾，脾失健运，水湿停聚。

处方：太子参12g　连皮苓12g　炒白术6g　青陈皮各6g　紫丹参12g　泽泻12g　马鞭草12g　半枝莲12g　醋鳖甲12g　车前子10g

服药2个月余，精神好转，腹胀消失，腹围减至72cm，体重56kg，小便增多，下肢浮肿消退，大便正常，腹部叩诊移动性浊音消失。复查肝功能：麝浊15单位、锌浊19单位、白蛋白3.08g%、球蛋白2.70g%，未经用西药利尿剂。共住院73天出院。

［按语］肝硬化腹水的主要病机是脾土虚弱、运化失职、升降失衡，清浊相混、水湿停聚、壅滞中焦所致。如动辄用攻下逐水之剂，不仅腹水难消，而且易损伤肝功能，往往导致昏迷而死亡。近几年来，余采用健脾行水法治疗30例肝硬化腹水，一般都获得良好的效果，而且多未配合西药利尿剂。治疗本病，采用健脾行水，从本治疗的方法是可取的。

十、消瘿散结法治愈瘿瘤一例

王某，女，28岁，未婚。

主诉及病史：发现颈脖粗大有肿块已4个月，常感气闷，经检查无甲亢而系甲状腺肿瘤，已在部队医院约定秋凉时施行手术治疗。因系同事，余毛遂自荐为其治疗。

辨证：余揆度其病因，乃因肝气久郁，痰瘀交阻发为瘿瘤。

治法：方用消瘿散结之剂。

处方：昆布12g　海藻12g　海蛤壳12g　夏枯草15g　赤芍10g　紫丹参12g　郁金6g　橘皮5g　橘核10g　茯苓12g　红花6g

上方药连服30余剂，瘿瘤竟然消失，亦不闷气，免受手术之苦，心颇喜悦。翌年结婚得生一女，观察已2年至今未发。

［按语］瘿瘤多由气滞、肝郁、痰瘀交阻所形成，用消瘿散结之剂能舒肝解郁，化痰活血，故取得较好效果。

十一、清热滋阴为主治愈肝经湿热蕴结一例

张某，男，45岁。

主诉及病史：患者能食善饥已2年余，自以为健康无病。半个月前头昏乏力，嗜睡懒动，在当地县医院检查，发现尿糖（＋＋＋），血糖150mg％（空腹）。肝功能：谷丙转氨酶182单位。心电图提示：一度房室传导阻滞。

诊查：就诊时症见形体消瘦，能食善饥，每餐能吃稀饭20碗，口渴多饮，尿多，舌中根黄。

辨证：此因胃热炽盛，灼伤阴津，加之肝经湿热蕴结。

治法：治以清热滋阴为主，清利湿热为辅；嘱其控制饮食。

处方：石膏30g　知母10g　甘草3g　生地12g　丹皮10g　茯苓12g　泽泻12g　内金6g　天花粉12g　茵陈12g　苡仁12g　石见穿15g　12剂

二诊：药后“三多”症状基本消失，今日早餐后尿糖（－），血糖降为81.5mg％，舌质嫩红，苔中根黄。前方既合病机，效不更章，原方药续服15剂。

三诊：糖尿病“三多”症状已消失，复查肝功能、谷丙转氨酶降至40单位以下；中根苔仍然黄厚。胃热仍重，阴分受耗，原方去茵陈、苡仁、石见穿，加麦冬12g、川石斛12g。8剂。

四诊：经治以来，“三多”症状一直未发，多次查尿糖、血糖均在正常范围。此证经治颇为应手，嘱回乡后经常服用六味地黄丸，并间断服用清热滋阴之方药，以巩固疗效。

［按语］糖尿病患者，阴虚燥热为数不少。余常用白虎汤、六味丸合参，再加生津化阴之品，多能取效。此例患者初期因兼患肝炎，故加清热利湿之药。

十二、通腑利尿法治愈癃闭两例

例一 程某，男，70岁。

主诉及病史：年已古稀，溲解不畅，次频势急，茎中作痛，尿有中断，努挣难出，少腹拘急，5日未得更衣，肛门坠胀不适。曾服西药己烯雌酚无改善。

诊查：苔中根黄腻。肛门指检：前列腺肿大如鸡卵，右叶明显，中央沟变浅。尿检：尿蛋白(＋)，红细胞，(＋)，脓细胞(＋＋＋)。两乳增大如馒头，自觉痛苦之至。

辨证：此为湿热阻滞，瘀血凝结，膀胱不利，腑气不通。

治法：治以清热逐瘀，利尿通腑，方选桃仁承气汤加味。

处方：桃仁6g　大黄6g(后下)　桂枝5g　甘草3g　风化硝6g(后下)　土牛膝12g　蒲公英12g　车前草12g　赤芍10g　3剂

二诊：3日后复诊时诉：服头煎药后2小时，解出大便半痰盂，小便随之而出，尿中粘液甚多，少腹拘急顿减。遂以上方增赤茯苓12g再进。

患者连服上方药，坚持半年，症情改善显著，多次复查尿常规蛋白极少，脓细胞少；肛诊前列腺缩小，横径3.5～4cm，中央沟清楚，两乳大亦消平如常。

例二 裴某，男，75岁。

主诉及病史：七五高龄，溲频难解，滴沥不爽，住某院诊断为“老年性前列腺肥大伴炎症”，以西药治疗数日未效；因有尿毒症趋势，已决定施行手术。然本人虑已年老体弱，家属亦希不做手术，恐生意外，遂延余会诊。

诊查：其时除上症外，尚伴胸闷纳呆，小腹作胀，大便秘结，舌苔黄厚，午后低热。

辨证：乃因湿热结于下焦，膀胱气化不利而生“癃闭”。《巢氏病源》曰：“小便不通，由膀胱与肾俱有湿热故也。”湿热蕴结，中焦受阻，故胸闷纳呆；宿滞内困，腑气不通，见腹胀便秘；舌苔厚腻为湿热浊滞内困之象。

治法：通腑泄浊，清利州都。

处方：橘皮6g　姜半夏10g　全瓜蒌12g　枳壳6g　炒苡仁12g　赤茯苓12g　泽泻12g　土牛膝12g　车前草12g　蒲公英12g　生熟军各5g　5剂

二诊：服上方药后，大便爽解3次，小溲亦随之而通，苔腻始退，胸畅思食。此湿浊渐祛，然老年肾气早高，前法再进，兼顾其本。原方去全瓜蒌、生军，加生地12g，丹皮6g。

追访上方药又服5剂，诸恙悉平，不久即出院。2年来体健如常人，小便通畅无阻。

［按语］前列腺肥大一病，为最常见的老年疾病，常缠绵难愈痛楚亦大，能造成严重后果，并常伴感染，甚至损害肾功能而导致死亡。例一系瘀热阻滞，膀胱不利，腑气不通为主，施以清热逐瘀，利尿通腑，方选桃仁承气汤加味，竟能获如此之速效。例二辨为湿热蕴结膀胱，兼有阳明腑实。正如华岫云说：“若二便俱闭，当先通大便，小便自利。”

十三、犀角地黄汤治愈肌衄一例

叶某，女，23岁，已婚。

主诉及病史：患者于3天前周身出现散在紫斑，逐渐增多，伴有头昏心慌，纳差乏力，便溏色黄，3天后出现鼻衄。停经3个月。血小板2万/mm^3，西医诊断为急性血小板减少症。

诊查:舌红有紫泡,脉滑数。

辨证:肌衄,乃邪热伏于营分,迫血妄行。

治法:治以清热凉血,滋阴降火,仿犀角地黄汤意。

处方:水牛角 30g　生地 30g　玄参 30g　白芍 15g　龟板 20g　女贞子 15g　旱莲草 15g　知母 10g　侧柏炭 10g　仙鹤草 10g　阿胶 10g　3 剂

因病情危重,须防血脱之变,并输血 200ml。

二诊:精神好转,鼻衄停止,紫斑渐减。前方加羊蹄 15g,丹皮 6g。

三诊:服上方药 4 剂,诸症渐平,面潮红,舌质嫩红,乃营血余热未尽,原方续进 7 剂。

四诊:诸症虽平,但偶有心慌,舌质偏红,脉细,一派阴伤未复之象。“炉烟虽熄,防灰复燃”。

处方:水牛角 30g　丹皮 6g　阿胶 10g　白芍 10g　石斛 10g　墨旱莲 10g

共住院 20 天,症情均愈,血小板升到 6.7 万/mm^3,痊愈出院。

[**按语**] 本例急性血小板减少症,皮肤粘膜广泛性严重出血,血小板计数仅 2 万/mm^3,病情危笃,中药采用清热凉血、滋阴降火大法,仿犀角地黄汤化裁。连服药 3 剂,霍然血止,继服则使血小板上升到 6.7 万/mm^3,说明中药不仅止血力卓,且能提高血小板数量,再配用输血、补液等支持疗法,使能奏效更速。

十四、回阳救逆、芳香化浊法治愈暴痢一例

曹某,男,48 岁。

主诉及病史:患者今早 9 时突然寒战,体温不升(35℃),汗出肢冷,腹痛便泄稀水 4 次,并曾呕吐 2 次,先夹食物,后为酸苦水。

诊查:苔白腻,脉沉细。

辨证:此因饮食不慎,感受暑湿,清浊相干,乱于脾胃。

治法:方用回阳救逆,芳香泄浊;颇虑正不敌邪而生厥变。

处方:米炒太子参 12g　茯苓 12g　炙甘草 3g　焦苍白术各 6g　附片 6g　炮姜炭 3g　沉香 6g　佩兰 6g　砂仁 3g　橘皮 6g　姜半夏 10g

1 剂,另服纯阳正气丸 3g。

下午复诊:药后不久寒战即平,呕吐未作,但突发壮热,高达 39.8℃,袒胸露体,有汗不多,口干思饮,胸闷腹痛,下痢频频,夹有红白粘液,里急后重,苔白转黄,脉象濡数。乃暑邪湿热夹滞互结,胃肠失清。便常规化验:粘液(++)、红细胞(+)、脓球(+++)、吞噬细胞(0～3)。处方改用清肠荡积之剂。

处方:葛根 12g　黄芩 6g　黄连 4g　甘草 3g　连翘 12g　广木香 6g　银花 12g　枳壳 6g　槟榔 10g　炒楂曲各 10g　马齿苋 12g

再诊:服上方药 3 剂后,外热见退,胸畅腹痛缓,下痢次数明显减少,偶有粪便,苔根黄。此系暑邪湿热夹滞渐化,胃肠未清,仍进上方药 3 剂以清余邪。后访诸症告愈,便检正常。

[**按语**] 暴发性急性菌痢,中医认为系疫毒痢,其伤人最厉。此例患者初病表现为感受暑湿之邪,积滞生冷困中,清浊相干,乱于脾胃。其症寒战,汗出肢冷,呕吐泻利,故用回阳救逆,芳香泄浊之剂,以拨乱反正。药后寒战平、呕吐止,突发壮热,腹痛加剧,由水泻转为下痢红白,苔黄口干,此乃经治正气稍振,病情由阴转阳,此为佳兆;但疫毒灼伤肠胃气血,热盛伤津,故用

葛根芩连汤清解胃肠湿热,银花、连翘清热解毒,枳壳、槟榔调气通利,马齿苋、炒楂曲治痢化滞;方主清热荡积,邪去则津存。

[编者评注] 痢疾之为病,以湿热为多。但暴发之痢,常来势迅猛而致阳气暴脱,与湿温等湿热病有所不同,不能见痢下无度,阴液耗损过多而轻易投以滋腻阴柔之品。盖吐泻猛作损伤阴阳之际,必当先扶阳、挽生机,然后方能论及救阴。否则缓不济急,易于失误。谢老先生前后用药,体现了这一学术观点。用回阳救逆法后出现高热,此乃说明阳气已经有所回复,是病有转机的象征而非恶兆,故再以葛根芩连汤清化而愈。倘若初诊即投葛根芩连等味,而后再用回阳救逆,则恐难奏效,若一味用回阳救逆之法,病亦难愈。古人云"用药如用兵",何时该用何法何方何药,的确是学习中医临床者最宜于下工夫之处。

浙江名医医案

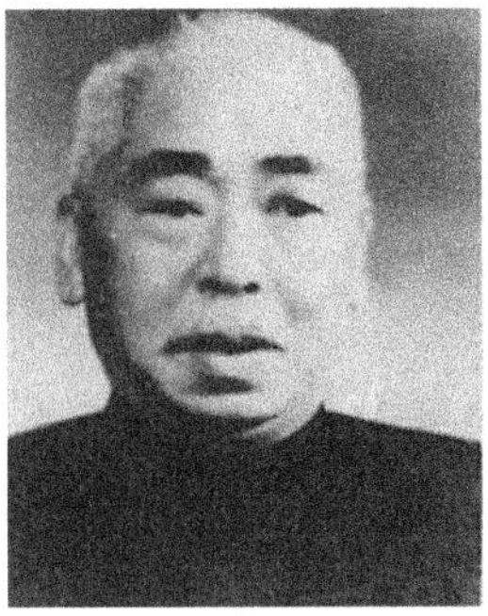

叶熙春医案

【生平传略】

叶熙春(1881—1968),浙江省杭州市人。著名中医学家。幼年学医于莫尚古,刻苦研读。医业学成后,先悬壶于余杭,后开业于杭州。屡起重证,声誉鹊起。1929年迁居上海,名大噪。1950年应浙江省人民政府之邀返回杭州,历任浙江省卫生厅副厅长,第一、第二、第三届全国人大代表。1956年出席全国先进生产(工作)者大会。

在学术思想方面,叶氏认为诊治湿温,必须特别重视湿邪的轻重与转化,应以除湿为要务。治疗胃脘痛,应首辨太过与不及。太过者如胃火内炽,应清胃家有余之火;不及者如胃阴不足、脾胃两虚,则应以养阴建中为法。治饮则以表里、脏腑为辨,病在表,治从肺胃;病在里,则治以脾肾为主。调治月经,则首重冲任,以调治心、脾、肝为法。

一、扶正托邪法治愈湿温发瘖一例

谭男,23岁。7月。

主诉及病史:身热两候未解,朝轻暮重,胸闷懊侬,口渴喜饮,神识似清似昏,入夜喃喃自语。

诊查:胸前虽见瘖点,但细小不密,两脉濡数,舌尖边绛,苔黄燥。

辨证:湿热蕴蒸气分,漫布三焦,奈禀体素虚,正不敌邪,致瘖难透达,有内陷之虑。

治法:亟拟扶正祛邪,标本兼治。

处方:北路太子参二钱　扁石斛三钱(劈,先煎)　青连翘四钱　川贝三钱　鲜芦根一两　天花粉三钱　蝉衣一钱　炒牛蒡三钱　茯神四钱　苡仁四钱　通草钱半

二诊:服前方药热势虽减,胸闷如前,瘖仍不多,至夜昏沉嗜卧,脉濡而数,苔黄燥。正虚邪

盛，原法继之。

处方：北路太子参三钱（先煎） 炒于术钱半 霍山石斛钱半（先煎） 川贝三钱 炒牛蒡子三钱 黑山栀三钱 郁金二钱 青连翘三钱 茯神四钱 天花粉三钱 干芦根五钱

三诊：服前方药两剂后，胸颈瘖点满布，色泽鲜明，热势递减，懊烦已除，神清寐安；大便溏薄不爽，脉象弦数，舌苔黄腻。湿热已从外达，再拟标本兼顾。

处方：米炒上潞参三钱 苡仁三钱 青连翘四钱 赤苓四钱 炒牛蒡子三钱 白蔻仁八分（杵，后下） 黑山栀三钱 飞滑石三钱（包） 淡子芩二钱 淡竹叶三钱 广郁金二钱

四诊：热退，神安得寐，胸闷虽宽，不思纳谷，大便转干，脉濡软，舌苔薄黄。湿热得化，正虚未复，调理脾胃以善其后。

处方：米炒上潞参三钱 苡仁三钱 茯苓神各三钱 炒竹茹二钱 原干扁斛三钱（劈，先煎） 川贝钱半 新会皮钱半 通草钱半 米炒怀药三钱 炒麦芽三钱 炒神曲二钱（包）

［按语］白瘖为湿热蕴郁气分而成，湿热证中所常见，透达之际，往往与病情进退有关，尤其色泽之荣枯，多为邪正盛衰之标志。本例瘖出细小不多，气津已伤，欲透无力，故于清透之中加用参、术、霍斛扶正托邪，乃得瘖透神清，湿化热解。

二、益气补肾法治愈哮喘一例

张男，65岁。11月。

主诉及病史：喘嗽已历20余年之久，每在气候转变或过于疲劳即发。入冬以来，宿喘举发，咳嗽短气，抬肩掀肚，饮食不进。

诊查：口干唇燥，脉象沉细而软，舌淡苔燥。

辨证、治法：实喘治肺，虚喘治肾，如今肺肾同亏，治拟益气补肾。

处方：移山参三钱（先煎） 麦冬四钱 北五味子八分 炒玉竹三钱 川贝二钱 熟地炭六钱 茯苓四钱 炒杜仲四钱 紫石英五钱（杵） 胡桃肉三枚（连衣打）

二诊：虽能略进饮食，而喘促未平，口干咽燥如故，小溲短少，脉象沉细。本元已虚，病深日久，难图速效，再宗原法出入。

处方：移山参三钱（先煎） 麦冬四钱 大熟地炭五钱 淡苁蓉三钱 炒杜仲三钱 茯苓四钱 北五味子八分 煨骨脂三钱 紫石英五钱（杵） 川贝三钱 胡桃肉三枚（连衣打） 炒怀牛膝三钱

三诊：前方药服后，气逆略平，胃纳渐增，而小溲仍然短少，脉象沉细，舌苔转润。既见效机，原意毋庸更改。

处方：移山参二钱（先煎） 麦冬四钱 北五味子一钱 茯苓四钱 炒杜仲四钱 淡苁蓉三钱 大熟地炭四钱 萸肉二钱 泽泻二钱 米炒怀山药三钱 胡桃肉三枚（连衣打）

四诊：气逆已平，纳食如常，而小溲仍然不多，脉象沉细，苔白。肺气虽得肃降，而肾虚未复，再以济生肾气丸加减。

处方：桂心六分（研粉，饭丸吞） 大熟地四钱 淡附片钱半 萸肉二钱 淡苁蓉三钱 车前子三钱 炒怀牛膝三钱 茯苓五钱 泽泻三钱 甘杞子三钱 米炒怀山药四钱 制巴戟二钱 胡桃肉三枚（连衣打）

五诊：气平，小溲增多，肾气丸四钱，每日分2次送吞。

［按语］治喘不离肺、脾、肾三脏。病在脾肺，化源未亏，根蒂未伤，其病犹浅；在肾者，病出下焦，肾不纳气，阴阳枢机失交，其病则深。本例证属肺肾同亏，本末俱病，故以金水同治。前

三诊用生脉散合温肾镇纳之剂，服后肺得清宁，肾得蛰藏，气逆渐平，口干咽燥转润，而独小便不多，乃肾虚开阖失司，故续用济生肾气丸加减，温肾、化气行水。五诊小溲增多，脉转细缓，易汤为丸，以资巩固。

三、千金苇茎汤合白虎汤治愈肺痈一例

金男，50岁。8月。

诊查：咳嗽痰多腥臭，而夹脓血，咳时胸胁作痛，下午身热，脉滑数，舌尖绛，中燥白。

治法：仿千金苇茎合白虎法。

处方：鲜芦根二两(去节)　冬瓜仁五钱　生苡仁四钱　生石膏八钱(杵，先煎)　知母四钱　生甘草三钱　桃仁七分(杵)　淡子芩二钱　鱼腥草六钱　川贝钱半　白薇三钱

二诊：前方药服后，热退咳减，胸胁之痛亦差，痰少，腥臭尚存。原法增减续进。

处方：生石膏八钱(杵，先煎)　鲜芦根一两五钱(去节)　生甘草二钱半　淡子芩二钱　川贝母钱半　天花粉二钱　鱼腥草四钱　半枝莲三钱　冬瓜仁六钱　桃仁六分(杵)　蒲公英三钱　忍冬藤四钱　知母四钱

三诊：两进清肺排脓之剂，腥臭之痰日渐减少，胸痛咳嗽亦差。再清肺热化痰浊。

处方：生石膏七钱(杵，先煎)　生甘草二钱　知母四钱　冬瓜仁四钱　生苡仁二钱半　桃仁一钱(杵)　鱼腥草四钱　败酱草八钱　白薇三钱　炙前胡二钱　鲜芦根一两(去节)

［按语］叶师治肺痈，常用千金苇茎合白虎加淡芩，以清热散结。若脓已成，则增入鱼腥草、败酱草、半枝莲等解毒排脓，效果颇好。

四、大青龙汤治愈肿胀一例

林女，22岁。2月。

主诉及病史：始有寒热，治后虽退，而咳嗽不已，由上而下全身漫肿。

诊查：头大如斗，双目合缝，气逆不耐平卧，小溲短少，食入腹笥作胀，按脉浮滑而数，舌苔白薄。

辨证：水气内停，风邪外袭，两者相搏，溢于皮肤成肿。

治法：《经》云："病始于上而盛于下者，先治其上"。拟大青龙法。

处方：生麻黄一钱　白杏仁三钱(杵)　生石膏五钱(杵先煎)　甘草八分　桂枝木八分　陈皮钱半　粉猪苓三钱　生姜皮五分　茯苓皮四钱　清炙桑白皮三钱　炒椒目钱半(包)

二诊：气逆略平，汗出无多，咳嗽如故，肿势未消，按脉浮滑，舌苔白薄。水气逆肺，肺失肃降，气机不利，水湿难消。再拟疏风宣肺，行气利水。

处方：生麻黄一钱　白杏仁三钱(杵)　桂枝木钱半　生石膏五钱(杵，先煎)　冬瓜子皮各四钱　带皮苓三钱　清炙桑白皮三钱　炒椒目一钱(包)　生姜皮八分　紫背浮萍二钱　陈皮钱半

三诊：肺气得宣，汗出尿增，水肿十去五六，咳嗽大减，气逆渐平，脉浮，苔白。病势转机，再以原法出入。

处方：生麻黄五分　白杏仁三钱(杵)　桂枝木一钱　茯苓三钱　炒晒白术钱半　炙陈皮钱半　炒枳壳钱半　泽泻二钱　大腹皮三钱　防己钱半　清炙桑白皮二钱

四诊：水肿已退八九，气逆亦平，食后腹笥仍胀，脉弦而细，舌苔白薄。水为阴邪，水湿久停，中阳不展，脾失健运，再拟温中化气行水。

处方：桂枝木钱半　姜皮一钱　冬瓜子皮各四钱　清炙桑皮三钱　茯苓皮五钱　泽泻二钱　炒晒白术二钱　猪苓三钱　炒椒目一钱　平地木五钱　大腹皮三钱　红枣五只

五诊、六诊：水肿已消，咳嗽气逆俱平，接服六君子汤加猪苓、泽泻、桂枝等健脾化湿，连续进药10余剂而告痊愈。

［按语］古人以先喘后胀治肺，先胀后喘治脾。肺主一身之表，与皮毛合，风邪袭表，则肺气不宣，气滞则水不行，流溢肌肤成肿。《金匮》云："诸有水者，腰以下肿，当利小便；腰以上肿，当发汗乃愈。"患者起初形寒身热，先肿头面，由上而下，属风水，治当发汗。迭进泄表行水，服后汗出，咳逆渐平，水肿消去大半，病势显有转机，而两脉仍有浮象，既已汗不宜过汗，故接用通阴利水，五苓、五皮加减，少佐麻黄，宣肺利水，以通水道。以后水肿已消，但水湿之内聚，缘于阳气之不足，故续以六君子加味和中煦阳，使中焦阳气日隆，则水有所制而不复聚。

五、苦辛淡化法治愈黄疸一例

方男，35岁。5月。

诊查：湿称重浊之邪，性本阴浊，宜于下渗，过服升散，湿蒸为热，上抑清阳，头胀如裹，身热，两目皮肤皆黄，小溲黄短，脉象濡滑，舌苔白腻。

辨证、治法：病属阳黄，拟苦辛淡渗法。

处方：绵茵陈五钱　制茅术钱半　赤苓五钱　猪苓三钱　制川朴钱半　建泽泻三钱　大豆卷四钱　生苡仁四钱　晚蚕沙四钱(包)　梗通草二钱　草决明二钱半　海金沙四钱(包)

二诊：前方药服后，小溲增多，目黄见褪，头胀亦轻，身热略减，惟胸脘未舒，肢疲无力，舌苔仍腻。再守原法。

处方：制茅术二钱　赤苓五钱　猪苓三钱　麸炒枳壳八分　炒建曲三钱　炙内金二钱　晚蚕沙五钱(包)　海金沙四钱(包)　粉萆薢五钱　生苡仁三钱　五灵脂二钱(包)　梗通草二钱

三诊：湿热渐化，黄疸趋褪，胸宇见舒，胃气转苏，宿恙痞块未消，不时小有寒热，此肝脾未协，内留湿浊犹未尽蠲也。

处方：醋炒蓬莪术钱半　制茅术二钱　麸炒枳壳八分　山楂炭二钱　川楝子二钱　小青皮钱半　猪苓二钱　生鳖甲五钱　大豆卷四钱　晚蚕沙五钱(包)　建泽泻二钱　亳州草三七二钱

［按语］湿本阴浊，宜于下趋，过服升提，助阳化热，熏蒸于上，头胀如裹，肤目皆黄，小溲黄短，此皆湿郁化热之征。叶师以茵陈胃苓、二金、蚕矢三方加减，苦辛通降，芳香开泄，导湿浊从下窍而出，服后小溲增多，黄疸头胀皆减，所谓浊阴得降，清阳始展；但脾为湿困，胃为浊踞，中焦阳气尚失旷达，故仍见脘痞纳钝。二诊去茵陈、草决明等，增入枳、曲、鸡金健运消滞，服后黄疸已褪，胃气苏醒；而宿块未消，不时小有寒热者，此乃肝脾失协，气血郁滞，湿浊未蠲，又以二术、青皮、川楝、枳壳、山楂、鳖甲、亳三七等以疏肝脾之滞，猪苓、泽泻、豆卷、蚕沙以化湿浊余邪。揆度证情，为湿初化热之症，虽见身热、黄疸、溲赤，而舌苔尚呈白腻，脉无数象，故清热不用栀芩之苦寒，恐伤中焦之脾胃也。

六、苏合香丸合黄连温胆汤治愈肝风一例

张，48岁。10月。

诊查、辨证：阴虚多火，灼液为痰，复受惊恐，肝胆阳升，痰气郁结，扰及心神，以致心烦懊

侬，悸惕不安，彻夜无眠，颧红烘热，手指清冷，肢臂作麻，脉来弦劲，舌红苔黄。

治法：肝风内动，势虑厥闭。亟拟激浊扬清，以平气火。

处方：苏合香丸一粒（用竹沥一两和入姜汁六滴，先化吞） 雅连六分 麸炒枳实一钱 姜汁炒竹茹三钱 双钩藤四钱（后下） 天竺黄二钱 化橘红钱半 川贝三钱 粉丹皮二钱 黑山栀二钱 青龙齿五钱（杵，先煎） 广郁金二钱 瓜蒌仁四钱（杵） 鲜枇杷叶四张（刷）

二诊：前方药服后，神志见安，夜能酣寐，懊侬烦闷顿解，烘热肢麻亦除，肝胆风阳稍戢；痰浊内滞未清，有痰不易外吐，大便未落。再拟涤痰泄下，以通腑气。

处方：全瓜蒌四钱（杵） 火麻仁三钱（杵） 广郁金二钱 白杏仁三钱（杵） 京川贝三钱 化橘红钱半 甘菊二钱 双勾四钱（后下） 生白芍钱半 粉丹皮二钱 川雅连四分 姜汁炒竹茹三钱 麸炒枳实一钱 鲜枇杷叶四张（刷） 苏合香丸一粒（另吞）

［按语］患者多火多痰，本缘水亏木旺，复加惊恐，则肝风胆火随之而升，扰及心神，证见烦懊悸惕，烘热不眠。盖痰得火而沸腾，火得痰而煽炽，内风暗动，故而手冷肢麻，厥闭之萌，即肇于此。方用苏合香丸合黄连温胆汤加味，开结导痰，降火安神，使火降痰消，则内风自熄。

七、益肾养肝、健脾蠲湿法治愈痿证一例

赵男，31岁。10月。

诊查、辨证：湿热久蕴，营卫受阻，气血无以润养诸筋，䐃肉消瘦，筋骨痿软，下肢不能伸缩，脉象濡细，舌苔白薄。

治法：治拟气血并补，舒筋通络。

处方：炙黄芪五钱 酒炒当归四钱 桂枝尖八分 炙广地龙三钱 炒天虫三钱 老钩藤四钱 丝瓜络五钱 杜红花一钱 伸筋草四钱 酒炒川断三钱 千年健二钱

二诊：《经》云："气主煦之，血主濡之。"气血俱亏，不能温濡肌肉筋脉，故渐而成痿。脉症如前，仍守原意出入。

处方：清炙黄芪五钱 酒炒当归三钱 大熟地五钱 杜红花一钱 清炙地龙三钱 桂枝尖八分 炒赤白芍各二钱 泽泻三钱 炒怀牛膝三钱 茯苓四钱 炒黄柏钱半

三诊：湿热浸淫，气血不充，无以濡养肌筋；两足痿软，肌肉消瘦，伸缩活动，略有好转，苔薄黄，脉仍濡细。再仿丹溪加味二妙散法。

处方：炒黄柏二钱 炒苍术钱半 酒炒当归三钱 防己三钱 川萆薢三钱 怀牛膝三钱 炙龟板五钱 熟地五钱 炙黄芪五钱 炙甘草钱半 茯苓四钱

四诊：前方药服后，湿热日渐清化，筋脉得气血之濡养，下肢软痿好转，尚能任地移行，伸缩已趋正常。再拟补气血填肝肾继之。

处方：米炒上潞参三钱 炙黄芪五钱 酒炒当归三钱 熟地八钱 怀牛膝三钱 炒黄柏钱半 酒炒川续断三钱 炒白芍三钱 炙甘草钱半 防己二钱 盐水炒杜仲五钱 健步虎潜丸四钱（分吞）

［按语］《经》云："湿热不攘，大筋软短，小筋弛长；软短为拘，弛长为痿。"邪阻气血无以荣筋故也。治痿之法，病起中焦，独取阳明；病起厥阴，填补肝肾。本例病在厥阴太阴之间，故于两补气血之中，增入化湿清热之味，此治痿之又一法也。

八、生脉饮治愈咳血一例

蒋男，48岁。2月

主诉及病史：去年曾经咳血，治后血止，咳嗽迄未根除。入春肝旺阳升，头昏目眩，夜来盗汗，五心作热，午后面红升火。昨夜痰中夹血，今日盈口不止。

诊查：胸痛气逆，四肢乏力，面色皖白，形瘦骨立，两脉芤而兼数，已入劳损之途。

辨证、治法：如今失血过多，气血涣散，须防阴阳脱离之变，病已入险，亟拟生脉散一法。

处方：吉林人参二钱(先煎)　麦冬四钱　五味子一钱

二诊：昨服生脉散，已奏显效，咳血大减，气逆略平，脉象转缓，而重按无力，口渴喜饮，精神委顿，面乏华泽。出血过多，气阴俱伤，虽见生机，未逾险境，再以原法加味。

处方：别直参钱半(先煎)　麦冬四钱　十大功劳三钱　蛤粉拌炒阿胶三钱　川贝三钱　侧柏叶三钱　盐水炒怀牛膝三钱　墨旱莲三钱　白茅根一两

三诊：前方药连服2剂，咳嗽已稀，气逆渐平，盗汗亦收，昨日痰中见有紫色血块，胸胁仍然隐痛，口渴喜饮，脉象濡软。离经瘀血未去，应防出血再来，花蕊石散继之。

处方：别直参一钱(先煎)　川贝二钱半　煅花蕊石四钱　麦冬四钱　十大功劳三钱　鹿衔草三钱　茜草四钱　冬瓜仁四钱　墨旱莲三钱　参三七粉七分(吞)　盐水炒怀牛膝三钱

四诊：气平血止，精神好转，咳嗽胸痛不若前甚。瘀血已去，新血得生，惟独寐况欠安，脉缓无力，尺部仍然虚数。一波虽平，无如损怯已成，恢复非易何。再拟肺肾同补，药外当宜珍摄。

处方：北路太子参三钱(先煎)　川贝钱半　天麦冬各二钱　炒白薇三钱　细生地四钱　蒸熟百部三钱　蛤粉炒阿胶三钱　甜杏仁三钱(杵)　冬瓜仁四钱　怀牛膝四钱　琼玉膏一两(冲)

五诊：咳嗽已平，脉象较前有力，治以原方，以北沙参易太子参续服。

［按语］患者去冬曾经咳血，治后血止而咳未休，至春风木行令，木火上犯，肺叶本损，一触即发，血涌而来，出血过多，乃致气阴俱伤，阴不抱阳，阳不摄阴，势将阴阳离决，而成虚脱。用生脉散确为背水一战之策，旨在两救气津，服后症势即见转机。二诊仍宗原意，加阿胶、旱莲、茅根养阴止血，怀牛膝引火下行，病势遂见好转。三诊因痰中见有紫色血块，又仿人参花蕊石散，加三七扶正化瘀，以后次第调摄而安。

九、益气挽脱固崩法治愈产后恶露不尽一例

田女，39岁。11月。

主诉及病史：产后半月余，恶露仍多，来势如崩，血去过多，气阴大伤。

诊查：面色苍白，四肢厥冷，自汗淋漓，头昏眼花，精神恍惚，舌色光淡，脉象沉细。

辨证：有阴竭阳脱，危在顷刻之虑。

处方：别直参三钱(先煎)　淡附块三钱　川桂枝钱半　炙归身三钱　炙黄芪四钱　北五味钱半　麦冬三钱　五花龙骨五钱(先煎)　生牡蛎一两(先煎)　炮姜一钱半　炙甘草一钱半　阿胶四钱

二诊：进服前方药，崩虽止而淋漓未净；四肢虽转暖，但自汗未尽收；头晕神倦如故，舌如前，脉仍细软无力。前方既效，增减再进。

处方：别直参二钱(先煎)　大熟地八钱　炙归身三钱　炙黄芪四钱　阿胶珠四钱　北五

味一钱二　麦冬三钱　五花龙骨五钱(先煎)　生牡蛎一两(先煎)　炒续断三钱　淡附块钱半　炙甘草一钱半

三诊:恶露已净,自汗亦止,头昏见瘥,惟神倦如故,苔转白薄,脉细而缓。再拟两顾气血。

处方:炙黄芪六钱　炙归身三钱　龙眼肉三钱　阿胶珠四钱　制续断三钱　炒冬术二钱　炙甘草八分　砂仁五分捣　熟地六钱　炒枣仁四钱　茯神三钱　米炒上潞参四钱

［按语］患者产后两旬,恶露仍多,乃冲任已虚、调摄无权,继之来势如崩,势必营血大伤,故症见肢冷自汗、脉象沉细,为气血涣散,阴不抱阳,阳不摄阴,有阴阳离决之险;立方重用参、芪、附、桂挽脱救逆于顷刻,崩止之后,复投黑归脾合理中,心脾两益,以使中气鼓动,主统有权,卫气营血,自得恢复。

十、大定风珠治愈春温一例

毕男,45岁。2月。

主诉及病史:禀赋素虚,且有淋患,肝肾之阴先伤,又得春温。初时微寒,以后壮热无汗,烦躁不安,耳聋目糊,口渴喜饮。

诊查:昨夜起神识昏迷,手足瘈疭,颧红面赤,脉来细数,似丝无神,舌紫绛,苔燥黑如龟壳,齿龈衄血。

辨证:病乃伏邪不得从阳分而解,内陷厥少二经,阴液涸竭,虚阳浮越。温病到此,既笃且极矣。

治法:亟拟养阴潜阳,宣窍达邪。

处方:吉林人参钱半(先煎)　麦冬四钱　元参心四钱　大生地八钱　紫丹参三钱　阿胶三钱　生白芍二钱　生龟板八钱(先煎)　鳖甲八钱(先煎)　生牡蛎六钱(杵,先煎)　川贝三钱　人中黄二钱　陈胆星八分　鲜竹茹四钱　鲜菖蒲汁一匙(和药冲)　至宝丹二粒(先化吞)

二诊:温邪深扰厥少二经,灼耗津液,大有吸尽西江之势。昨投扶正祛邪,营热犹炽,神昏如故;风阳未清,瘈疭难定;金受火烁,气促鼻扇。症势虽笃,所幸脉象稍见有神,生机尚未绝望。

处方:吉林人参钱半(先煎)　天麦二冬各四钱　大生地八钱　粉丹皮钱半　生白芍钱半　元参四钱　丹参三钱　蛤粉炒阿胶四钱　人中黄钱半　天花粉二钱　生龟板八钱　鳖甲八钱(先煎)　生牡蛎八钱(杵,先煎)　至宝丹二粒(化吞)　犀角尖一钱(先煎)

三诊:今日衄血已止,鼻扇亦定,舌苔黑壳渐落,而舌本干燥起有芒刺,神识时昧时清,瘈疭未已,再以原法出入。

处方:吉林人参钱半(先煎)　天麦二冬各四钱　元参四钱　细生地八钱　阿胶三钱　川贝三钱　天花粉二钱半　粉丹皮二钱　青蛤散四钱(包煎)　杏仁三钱(杵)　生龟板八钱(先煎)　生鳖甲八钱(先煎)　灯蕊五十支

四诊:营热未清,变幻多端,神明仍为所蔽。阴液大伤,内风鸱张,两手颤动。舌绛且糙,脉见沉细。证属正虚邪实,当拟大定风珠加减。

处方:别直参钱半(先煎)　西洋参钱半(先煎)　霍石斛二钱(先煎)　犀角尖五分(先煎)　阿胶三钱　大生地八钱　生白芍二钱　川贝二钱　生牡蛎八钱(杵,先煎)　天竺黄钱半　甘菊二钱　鸡子黄一枚(打匀,冲)

五诊:昨进大定风珠,诸恙已十去七八,风定则不易扬焰,热退则不劫阴。神识已清,瘈疭已定，胃气初见来复，稍思饮食。元神散而复敛，自能酣寐，惟唇舌尚燥，脉细无力，大势虽已由逆转顺，调护仍需在在留意。再拟养阴扶正以清余邪。

处方：别直参钱半（先煎）　西洋参钱半（先煎）　麦冬四钱　蛤粉炒阿胶三钱　元参心四钱　炙甘草八分　生白芍四钱　生牡蛎八钱（杵，先煎）　川贝三钱　茯神四钱

［**按语**］春温之邪，变化多端，王氏所说："伏邪留恋不去，犹如抽蕉剥茧，层出不穷，"即斯意也。患有素体阴虚，又感春温，始有微寒，继而壮热，邪不从汗解，而见神昏瘈疭，此乃病邪深陷，由气入营，液涸风动。叶师治用三甲复脉汤法加至宝丹，育阴潜阳，清营解毒，是为拨乱反正之意。复诊虽然症势未减，而脉稍见有神，可见初方已中肯棨，再加犀角一味，意在清营解毒，沃焦救焚。三诊衄血止，鼻扇定，舌苔黑壳始脱，而舌本干燥起有芒刺，为营热犹炽，阴液难复，故四诊用大定风珠，养阴、柔肝、熄风、济涸辙之水，而滋化源，服后热退神清，风定痉止，胃气见苏，病情出险入夷，邪去正伤，续予气阴两顾之法，是属善后之计也。

［**编者评注**］叶老先生是我国著名的中医学家，自行医以来，屡起重证，声誉鹊起。他治春温一例，尤见功夫之深。患者宿有淋疾，又得春温，辨其肝肾之阴先伤，伏邪不得从阳分而解，内陷厥少二经，阴液涸竭，阴枯则阳扰动风，形成恶性循环，故抓住肝肾阳竭之本，治以养阴潜阳，于大队育阴剂中，佐犀角、三甲以清心潜阳，并以至宝丹开窍，以贝母、胆星、竹茹、菖蒲、杏仁等豁痰醒神；营热动风之际，却以人参为主药，乃因脉细无神，一则可以扶正、益气以生津，二则可防厥甚转脱。

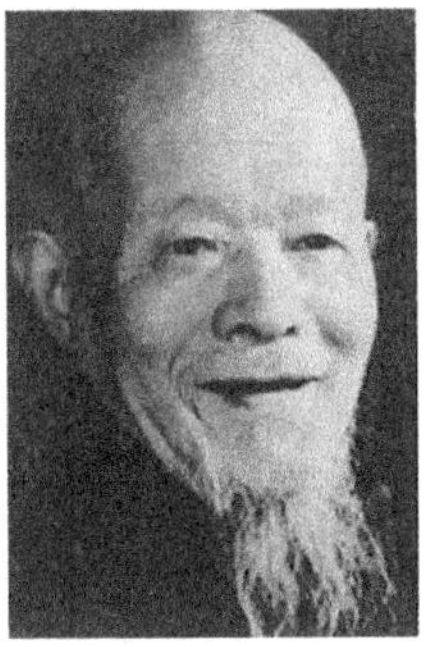

魏长春医案

【生平传略】

魏长春，字文耀，1898年生。浙江宁波慈城人。主任中医师。曾先后随姚精深、颜芝馨学业。1918年悬壶，1956年受聘赴杭，1957～1982年任浙江省中医院副院长，1980年评为主任医师，并先后担任浙江省人大代表、浙江省政协常委、浙江省中医学会副会长、浙江省中医学会顾问等职。

行医已67年，积累了丰富的经验。早年以治外感时病为擅长，后又致力于内伤杂病之调治，尤精于脾胃、肝胆疾病。临证胆大心细，明辨体质，因人施治；并以"去本无，保固有，因势利导，引邪外出"为原则。凡属外邪致病者强调祛邪务尽；若系邪陷、邪伏者必先予透达。内伤杂病因其多与郁相关，故常以开郁为先，善用轻灵之品调拨气机。若久病元虚则分别选用东垣、丹溪、景岳、叶桂之法调和阴阳。逢危症重病则首重分辨闭脱。立法处方虽多遵古训，但灵活变通，不拘一家之言，平时除兼用经方、时方外，还自拟不少验方。此外，对摄生颐寿、饮食保健亦均有所研究阐发。

朝夕省览，勤于著述。除省内外期刊中常有论文医案登载外，尚有《慈溪魏氏验案类编初集》、《魏长春医案》、《魏长春临床经验选辑》等著作刊行于世。

一、开闭法为主治愈暑病两例

例一 张某，女，34岁。

初诊：1962年8月16日。

主诉、诊查：发热数日，昨起呕吐泄泻，目赤神昏，脉沉细，舌深红。

辨证、治法：此为暑热内闭之证。治宜清暑开闭。

处方：黄连3g　黄芩6g　竹茹9g　鲜荷叶1角　六一散(包)12g　紫雪丹1.5g(灌服)　1剂

二诊：药后神志转清，今晨能言，大便溏薄，每日3行，呕吐未作，胃纳呆钝，舌质红润，脉数，面色红活。拟继清暑湿。

处方：黄芩 6g　黄连 3g　苦参 6g　竹茹 9g　炒白芍 6g　鲜荷叶 1 角　六一散(包)12g　升麻 3g　葛根 6g　1 剂

三诊：热退，泻止，神清。口渴喜饮，食欲不佳，失眠，脉软，舌淡、苔薄。治拟调中化湿安神。

处方：陈皮 3g　制半夏 9g　朱茯神 12g　炙甘草 3g　枳壳 3g　竹茹 9g　黄连 3g　石菖蒲 6g

四诊：2 剂诸症皆瘥。拟轻剂调理。

处方：人参叶 9g　扁豆花 9g　茯神 12g　炙甘草 3g　木瓜 3g　枣仁 9g　淮小麦 30g　红枣 4 只

[按语] 暑多夹湿，湿遏中州，升降失司，浊气上逆则呕，清气下陷则泄，治宜清暑化湿。本案初诊仿葛根芩连汤，以荷叶易葛根，清香解暑，升清降浊。芩连苦寒，清火燥湿。加六一散清暑利尿，既使热邪从下而出，又有利小便以实大便之妙。药后神清，但便溏每日 3 行，此为清气未升之象，故加升麻葛根汤和中化湿清肠热。病瘥之后，用清淡之品，补气调中，扶元培本。处方仿四君子汤之法，以参叶代参，扁豆花代白术，加甘、麦、大枣、木瓜酸甘化阴。方中人参叶系魏老常用之品，该药为五加科植物大叶三七的叶，气清香，味苦微甘，有西洋参滋味。补中带散，具调和肺肝、生津润燥、开郁祛暑、清头目、降虚火、利四肢等作用，适合于病后调理之用。魏老常用以代西洋参、北沙参、石斛等取效。

例二　计某，男，49 岁。

初诊：1961 年 7 月 3 日。

诊查：壮热(40.8℃)，无汗，面赤气粗，神昏，两手撮空，四肢抽搐，尿赤，便稀，脉伏不起。

辨证、治法：此乃暑热内闭，邪入厥阴，热深厥深。治宜开闭达邪。

处方：紫雪丹 3g(分灌)　枳实 3g　焦山栀 9g　淡豆豉 9g　黄连 3g　益元散 12g(包煎)　鲜石菖蒲 9g　钩藤 30g　1 剂

二诊：服清透开闭药后，热势略平(38℃)，神识转清，抽搐已止，面容转红，脉伏已起，转为滑数，舌红苔黄糙。邪热虽达，内脏未清。治暑热当以清心利小便为法，今从此意处方。

处方：黄连 3g　黄芩 9g　焦山栀 9g　郁金 6g　连翘 9g　银花 9g　鲜芦根 30g　淡竹叶 9g　白茅根 30g　益元散 15g(包煎)　1 剂

三诊：神志清，能自述病况，体温 37.9℃，头昏体倦，目黄尿赤。仍用前法清暑热。上方去郁金，加元参 12g，2 剂。

四诊：精神困倦，潮热未尽，脉滑，舌红苔黄。再用辛凉苦寒清解。

处方：黄连 3g　黄芩 9g　黄柏 6g　淡豆豉 9g　焦山栀 9g　生石膏 15g　滑石 9g　元参 15g　鲜芦根 30g　白茅根 30g　知母 9g　生甘草 3g

五诊：1 剂热势虽平(37℃)，伏湿未清，湿困热蒸，郁而发黄。神倦纳钝，脉左涩、右滑数，舌苔黄腻。治以清化暑湿。

处方：黄连 3g　黄芩 9g　焦山栀 9g　银花 9g　连翘 9g　鲜石菖蒲 6g　生石膏 15g　六一散 12g(包煎)　知母 9g　2 剂

六诊：暑病已瘥，湿热未清。目黄、头晕，胸闷，腹胀，脉缓，舌苔黄腻。肝功能化验异常。拟清肝胆之热，化肠胃之湿。

处方：绵茵陈 15g　焦山栀 9g　黄柏 6g　六一散 12g(包煎)　大豆卷 9g　连翘 9g　泽泻 9g　车前子 9g　龙胆草 3g　苦参 9g　4 剂

七诊：湿热伏邪从大便下泄，便溏日解2次，黄腻之苔已蠲。再拟清热化湿。

处方：绵茵陈 15g　焦山栀 9g　黄柏 6g　六一散 12g(包煎)　龙胆草 3g　苦参 9g　葛根 3g　黄芩 6g　银花 9g　2剂

八诊：湿热渐解，目黄已退，头晕胸闷亦瘥，胃纳佳，脉缓，舌色淡红苔薄。仿陈氏六神汤法，调和脾胃，清利余湿。

处方：羊乳参 15g　炒白术 6g　茯神木 30g　炙甘草 3g　白扁豆 9g　炒白芍 9g　生米仁 12g　天花粉 9g　银花 9g　车前子 9g　8剂

九诊：暑湿已清，胃纳佳，面容红润，肝功能化验正常。以和脾胃法善后。

处方：厚朴 3g　苍术 3g　生甘草 3g　茯神木 30g　桔梗 3g　泽泻 9g　白扁豆花 12g　车前子 9g　羊乳参 15g　5剂

[按语] 此案先有伏湿内蕴，后病中暑。高热无汗，则邪无从外泄，邪热内陷厥阴心包，则神昏谵语；热极生风，风火相煽，则四肢抽搐。此为阳热实证，脉当洪大，今反见沉伏，是阳证见阴脉，火邪内伏，热深厥深之重症。故先用紫雪丹芳香开闭达邪，佐以枳实栀豉汤开胸膈之热闭，黄连益元散清暑利尿，菖蒲开窍达邪，钩藤平肝熄风。药后神清厥回，病情由凶转夷，但暑湿未清，郁蒸发黄，乃继以清暑湿、利小便。六诊暑病已瘥，目黄未减，故以龙胆泻肝汤、栀子柏皮汤合方减味，再加茵陈、豆卷、苦参等，使肝胆、肠胃之湿热从表里三焦分消。其中苦参一味，为《千金方》治疗暑湿黄疸之专药，价格廉，货源广，魏老常用以代黄连，清热燥湿退黄，治效颇佳。八诊黄疸退，改以陈氏六神汤去怀山药、党参，加羊乳参、银花、米仁、车前子等，和脾胃、清余热、化湿。末诊以平胃散加味善后。

二、透达伏邪法治愈伏邪晚发类疟一例

宋某，男，16岁。

初诊：1975年3月1日。

主诉及病史：患者于2月3日转入本院前，已恶寒发热40余日，体温在39～40℃之间，持续3～5小时，汗出热退。曾有咽痛、左膝关节及全身肌肉酸痛，并出现过红色皮疹。发疹时体有腹泻，每日4～5次，混有粘液。曾用多种抗生素和激素未效。根据体检结果，西医确诊为变态反应性亚败血症。

诊查：刻诊发热已65天，体温39.8℃，每次发热持续3～5小时，汗出热退，热前稍有恶寒，其状如疟。胸闷神清，稍有鼻衄，纳少，脉滑，舌红润，苔薄白。询其去岁夏秋，经常玩水，恣食生冷。

辨证、治法：按温病伏邪学说论治，拟轻清透达，甘淡渗湿。

处方：蝉衣 15g　僵蚕 15g　桑叶 9g　菊花 9g　人参叶 9g　鲜芦根 30g　甘露消毒丹 15g(包煎)　2剂

二诊：晨起热退，但入夜仍有高热(39.3℃)，口渴喜饮，纳少尿黄。治以清化湿热，透达伏邪，调和脾胃。

处方：人参叶 9g　白扁豆花 9g　糯稻根 30g　生米仁 12g　西党参 12g　白术 9g　茯苓 12g　炙甘草 3g　甘露消毒丹 9g(包煎)

三诊：胃纳香，食欲增，热势减，面容红润，微咳有痰，脉滑，舌苔微黄。伏邪有外达之象。治宜因势利导，用柴胡桂枝汤加味主之。

处方：柴胡 3g　黄芩 3g　姜半夏 3g　西党参 9g　生姜 3g　红枣 4 只　炙甘草 3g　桂枝 1.5g　白芍 6g　人参叶 9g　白扁豆花 9g　5 剂

四诊：药后汗出热退，体温恢复正常。纳香，胸宽，眠安，虚里穴小跃动，脉缓，舌红润。从病后余邪未净论治，并须注意饮食起居，慎防反复。

处方：桑叶 9g　丹皮 3g　陈皮 6g　姜半夏 6g　茯神 12g　炙甘草 3g　竹茹 9g　桑枝 12g　佛手柑 6g　白茅根 15g　5 剂

五诊：病新瘥，脾胃之气尚弱，患者欲求速愈，多进饮食，反致碍胃。遵仲景"治食复，损谷则愈"之说，宜减饮食。今患者复有低热（37.7℃），微咳有痰，体倦肢酸，脉缓，舌淡红，面红润，恐有新感。以玉屏风散合二陈汤加味治之。

处方：生黄芪 9g　防风 3g　白术 6g　陈皮 6g　姜半夏 6g　茯苓 9g　炙甘草 3g　红枣 4 只　糯稻根 15g　5 剂

六诊：胃纳复香，体温正常，皮肤瘙痒，发出片状红疹，胸腹尤著，有微咳，脉滑，舌淡红。用自订五叶二根白薇汤加减清化透达。

处方：桑叶 9g　人参叶 9g　佩兰叶 9g　建兰叶 9g　橘叶 9g　鲜芦根 9g　白茅根 30g　白薇 9g　白扁豆花 9g　5 剂

七诊：脉缓，舌红润，精神可，胃纳增，小溲黄，体温正常。治宜清肃伏邪。

处方：桑叶 9g　人参叶 9g　枇杷叶（刷去毛）9g　泽泻 9g　白茅根 30g　生米仁 12g　通草 3g　蒲公英 15g　夜交藤 15g　5 剂

八诊：咳嗽止，皮肤又发痒疹，右膝关节略感酸胀，脉缓，舌红润。治宜清化血分湿热。

处方：黄芩 6g　大生地 15g　知母 9g　秦艽 9g　旱莲草 15g　女贞子 15g　人参叶 9g　生米仁 12g　白扁豆花 9g　糯稻根 30g　5 剂

九诊：皮肤痒疹未退，余无殊。仍须凉血解毒化湿。

处方：银花 9g　野菊花 9g　蒲公英 12g　玄参 12g　紫花地丁 12g　天葵子 9g　白茅根 15g　蝉衣 9g　桑枝 15g　5 剂

十诊：皮肤红疹已隐，头微晕，夜盗汗，脉缓，舌红苔薄。以辛凉清解，清肃余邪。

处方：蝉衣 9g　僵蚕 9g　元参 12g　生米仁 12g　连翘 9g　蒲公英 12g　人参叶 9g　桑枝 15g　白茅根 30g　白菊花 9g　14 剂

十一诊：病瘥。面红润，脉缓有力，舌红润，食欲正常。以清补气血善后。

处方：西党参 6g　生米仁 12g　炒白芍 6g　炙甘草 3g　大生地 12g　丹皮 3g　冬桑叶 9g　蒲公英 5g　白菊花 9g　桑枝 15g　10 剂

［按语］ 变态反应性亚败血症，以间歇性弛张热、多形性皮疹、暂时性关节疼痛为主症。用中医中药治疗本病，虽有多次报道，但立法、处方仍无统一见解。本案以温病伏邪学说为依据，审证求因，定为伏邪晚发类疟，以透达伏邪、清化湿热为治则。初诊取杨栗山《伤寒温疫条辨》以蝉衣、天虫为主治疗温病杂气之经验，用此二味清热、解毒，透达伏邪；加桑叶、菊花轻清表散，芦根清热生津，人参叶补中带散、扶元达邪；甘露消毒丹清化留恋气分之伏热湿浊。三诊热势已减，伏邪有外达之象，邪正交争于表里之间，治当因势利导，开达逐邪，用《伤寒论》柴胡桂枝汤加味治之。《证治准绳》认为本方能"治疟，身热汗多"，与本案病证颇为类似。四诊热退，改按久病体虚论治，以扶正祛邪并用。六诊纳香，但皮肤又发出片状红疹。此为伏邪未尽之象，故以五叶二根白薇汤清化透达。五叶二根白薇汤原为余治疗外感风寒暑湿失于透达、留邪内伏、低热不退之常用验方。方中桑叶、人参叶、淡竹叶、藿香叶、紫苏叶调和肝肺，和中化湿，

疏解肌表，宣透伏邪；芦根、茅根甘寒多汁，有清热凉血之功，而无凉遏恋邪之弊，既能利尿化湿，又能生津增液；白薇入血分，透伏邪、退低热。本案去苏叶、藿香之温香，加辛平之佩兰叶、甘寒之建兰叶、苦平之橘叶，调肝和中，疏滞解郁，芳香化湿，使之更合病情。九诊继用凉血解毒之品清化血分湿热。终以清补气血善后。

三、温阳固脱等法治愈伏暑昏厥一例

吴某，女，35 岁。

初诊：1953 年 11 月 13 日。

主诉及病史：夏受暑湿，至秋而发，高热持续，且曾便血，3 周来曾用多种药物，病情未减。

诊查：今面黄肢冷，咳嗽，呕逆，纳钝，口渴，便秘，两耳失聪，神志蒙昧，精神躁扰，不能静卧，脉左软右伏，舌淡红，体温 38.1℃。

辨证：此病久邪闭，元气欲脱之危症。先用银针试刺内关、支沟、后溪三穴，患者能知酸痛，病尚可为。

治法：急拟温阳固脱先救其逆。

处方：桂枝 3g　生白芍 6g　炙甘草 9g　生姜 3g　红枣 4 只　化龙骨 12g　生牡蛎 9g　麦冬 9g　西党参 9g　黑锡丹 6g(研细灌)　1 剂

二诊：药后神清，四肢温和，夜能安眠，脉转弦滑而数，苔黄白厚粘，体温 38.7℃。此为元复邪达之兆。但咳嗽、便秘、欲呕之症尚存，慎防病情反复。治拟清热化痰降逆。

处方：黄连 3g　黄芩 9g　秦艽 9g　银柴胡 9g　生甘草 3g　天花粉 9g　薤白 9g　瓜蒌皮仁各 9g　前胡 3g　北沙参 9g　1 剂

三诊：大便已行，呕咳俱减，夜寐亦安，能进薄粥，体疲肢软，体温 39.2℃，脉弦滑大而数，舌红润，面转红活。正气渐复，病有转机。治拟表里双解。

处方：银花 9g　连翘 9g　生牛蒡子 9g　桔梗 3g　炙甘草 3g　川黄连 3g　黄芩 9g　制半夏 9g　西党参 9g　鲜石菖蒲 6g　郁金 6g　1 剂

四诊：昨日药后，便解色黄，身热，舌苔灰黑干燥。仍须清解伏热。

处方：银花 15g　鲜淡竹叶 9g　鲜芦根 4 尺　葛根 6g　冬瓜仁 9g　生石膏 30g　玄参 15g　知母 9g　生米仁 15g　生甘草 3g　麦冬 9g　1 剂

五诊：伏邪未清，苔黄厚腻，脉弦滑数，身热未减，体温 39.8℃，纳钝微咳。治以前意增损。

处方：生石膏 15g　黄芩 9g　黄连 1.5g　淡竹叶 9g　玄参 12g　麦冬 9g　茯苓 9g　生米仁 15g　浙贝 9g　瓜蒌皮 9g　苦桔梗 1.5g　制半夏 9g

六诊：2 剂热势已减，胃纳呆钝，脉象弦滑，舌红苔微黄。治拟清热养阴润肺胃。

处方：冬桑叶 9g　枇杷叶(刷去毛)9g　瓜蒌皮 9g　地骨皮 9g　玄参 9g　麦冬 9g　秦艽 9g　鳖甲 9g　银柴胡 9g　天花粉 9g　鲜茅根 15g　炙甘草 3g

七诊：阴液不足，肝火内炽，潮热，纳钝，尿后少腹不舒，脉弦滑，舌质红。治以滋阴降火，调和肝胃。

处方：龙胆草 3g　黄柏 3g　知母 9g　生地 9g　怀牛膝 9g　车前子 9g　青蒿 9g　秦艽 6g　乌梅 3g　淡竹茹 9g　佛手片 3g　生龟板 12g　生牡蛎 9g　2 剂

八诊：病后阴虚，尚有潮热，肝胃不和，时有嘈杂，泛吐清水，脉弦滑，舌红苔薄。治以养肝肾、退虚热善后。

处方：大生地12g　茯苓9g　泽泻9g　丹皮3g　萸肉9g　怀牛膝9g　车前子9g　玄参9g　生米仁12g　银柴胡9g　秦艽9g　生牡蛎9g　2剂

［按语］本例伏暑在转魏老治疗前曾高热便血，初诊时患者神志不清，脉伏肢冷，是内闭外脱之象。此与温病初起、邪热逆传心包及阳明热盛痉厥之证迥然不同。应按坏症论治，用仲景桂枝龙骨牡蛎汤加味，秘阳固阴，扶正达邪。《内经》云："得神者昌，失神者亡。"外感病尤重在神。今药后神清肢温，脉转弦滑，正气欲脱之危已解，而热象更著，此乃内闭之邪外达，治宜因势利导，透邪外出。续诊按温病学说立法处方，以辛凉苦寒清解邪热，兼顾其虚。五诊后以养脏阴清余邪为法，随症加减，灵活变化，直至病愈。由于本案初诊不惑，续诊有方，温清补泻，运用得当，故能短期收效。

四、扶正达邪法治愈产后发热一例

郑某，女，25岁。

初诊：1961年1月16日。

主诉及病史：素体虚弱，形体消瘦，13天前分娩后受寒发热，至今未解，测体温39℃。

诊查：血瘀胞宫，恶露不畅，胃痛阵作，大便泄泻，脉滑数，舌淡红，苔白，指甲高叠堆花。

辨证、治法：内伤外感合病，拟甘温退大热法治之。

处方：生龙骨12g　生牡蛎12g　炒白芍9g　炙甘草3g　生姜3g　红枣4枚　淡附子3g　白薇9g　荆芥炭3g　丹参9g　3剂

二诊：热势稍减，体温38.5℃，夜寐亦安，胃痛虽止，泄泻未愈，大便日解8次，脉滑数，舌淡红而润，苔如白粉。仍拟强壮元神法。前方加茯苓15g、杞子9g、白术9g。2剂。

三诊：汗出热减(37.7℃)，泄泻止，胃纳香，夜卧安，脉滑，舌淡红，苔退。前法增损。

处方：化龙骨12g　生牡蛎12g　炒白芍9g　炙甘草3g　枣仁9g　红枣4枚　炮姜3g　西党参9g　茯神12g　姜半夏6g　2剂

四诊：高热已除，体温36.3℃，寐安纳增，微有咳嗽，腹胀尿少，脉右滑左细软，舌质淡红。高热病后肾亏气化不调，拟温肾利尿，佐以理气消胀。

处方：淡附子3g　白芍6g　茯苓皮30g　冬瓜皮9g　陈皮3g　桑白皮9g　车前子9g　瓜蒌皮9g　薤白9g　丹参15g　3剂

五诊：热退后体温反低，形寒肢冷，胃纳佳，舌淡红苔白，脉细软。此乃邪去正虚，拟真武汤加味补益脾肾，调和气血，巩固疗效，以冀康复。

处方：淡附子3g　干姜3g　白术9g　白芍9g　茯苓皮30g　五加皮9g　生黄芪皮9g　陈皮3g　干蟾皮9g　丹参15g　怀山药15g　5剂

［按语］本案高热系产后阴精亏耗、阳失涵养、浮火外越、复受外感所致。证属内伤外感合病，故用甘温退热为法，以《金匮》附方(小品方)二加龙骨牡蛎汤加味治之。本方即桂枝加龙骨牡蛎汤去桂枝加白薇、附子。方中龙牡潜阳入阴，附子温肾阳托内陷之邪，白薇清里热，芍、草、姜、枣调和阴阳，使之阴平阳秘；今再加丹参活血祛瘀，防其产后留瘀；加荆芥入下焦，能逐从产道下袭之风寒。药后热势减，胃痛止，因泄泻又加入白术、茯苓益气健脾，杞子补肝肾，阴阳并治。四诊后热退邪去，再以扶元消胀善后。对元虚发热之人，须用扶正达邪之法。本案治疗即本于此。

五、生化汤加味治愈血瘀发热一例

卢某，女，27岁。

初诊：1964年8月11日。

主诉及病史：患者于6月26日在当地医院引产未经休息而离院，回家后即持续发热，体温在38℃以上，于7月2日又重新入院，曾用多种抗生素、促肾上腺皮质激素等治疗未见好转，乃于7月23日转入本院病房。根据胸部X线检查，诊为肺囊肿继发感染、贫血。曾用过青霉素、链霉素、金霉素、氯霉素、二甲氧苯青霉素钠、强的松、维生素及输液、输血等治疗17天，体温仍在39℃以上，精神疲软，除增加二甲氧苯青霉素剂量外，邀请魏老会诊。

诊查、辨证：小产后，血分不清，风寒下袭，由损成痨，发热持续不退，面色苍白，皮肤干燥，足膝无力，胃纳呆钝，泛泛欲吐，脉细，舌淡苔白。

治法：治以温经逐瘀。

处方：当归9g　川芎3g　桃仁3g　炮姜3g　炙甘草3g　红花9g　荆芥炭3g　白薇9g　3剂

二诊：服药有效，热减，面有神采，脉缓，舌淡红，苔微白。原法踵进，上方去桃仁、红花，加独活6g、竹茹9g。3剂。

三诊：以初诊方去桃仁、红花，加丹参9g、红枣4只、桂枝1.2g。3剂。

四诊：咳止、纳增，胸腹宽畅，仍有微热，脉缓，舌红润。处方调内脏，退虚热。

处方：当归9g　丹参15g　胡黄连3g　秦艽6g　地骨皮9g　银柴胡9g　枳实3g　白芍9g　炙甘草3g　红枣4只　4剂

五诊：病已好转，面有神采，脉缓，舌红，苔薄黄。以疏通气血善后。

处方：当归6g　川芎1.5g　炒白芍6g　丹参12g　生黄芪9g　防风3g　白术6g　泽泻9g　茯苓9g　红枣4只　5剂

[按语]“审证求因”是中医治疗疾病的重要方法。本案病因引产后调摄失宜所致，故仿产后发热、恶露未净、瘀血内停、营卫不和之例，以温药调理内脏气血为法，用生化汤加红花逐瘀，荆芥炭驱风，白薇凉血退热。四诊病减，但有微热，此为邪热稽留血分之象，改以调内脏、补血、凉血为法，以退虚热。五诊再以调补气血善后。本案治疗，魏老未用清热解毒之品，而以调理内脏、活血祛瘀为主，合用西药新青霉素即获显效，充分说明着眼整体、调动人体抗病能力，是治疗疾病的重要途径。

六、清泄少阳经腑治愈痄腮一例

冯某，男，25岁。

初诊：1963年7月26日。

诊查：两耳下、颐部及睾丸肿大疼痛，高热口渴，体温39℃，大便6日未解，四肢抽搐，神志清醒，脉沉数。舌红绛。

辨证：邪热内壅，少阳经腑同病。

治法：治宜清热解毒通腑，用凉膈散加减治之。

处方：生大黄9g　玄明粉9g(冲)　焦山栀9g　连翘9g　鲜淡竹叶9g　薄荷3g　生石

膏 24g　益元散 12g(包煎)　1 剂

二诊：药后便解 3 次，热减(38℃)，抽搐止，颐肿减退。热毒上炎，头痛面稍赤，舌红润，苔薄黄，脉弦滑。前法踵步，上方加元参 30g，再进 1 剂。

三诊：昨日药后，大便又解 3 次，热退(37.6℃)，脉沉弦，舌红苔薄，仍有头痛，稍有呕逆。治宜气血两清。

处方：玄参 30g　麦冬 9g　鲜生地 24g　生石膏 24g　知母 9g　生甘草 3g　竹茹 9g　1 剂

四诊：颐肿退尽，呕瘥纳增，面容红活，精神已振，脉滑，舌红润，体温 37.3℃，睾丸肿痛尚存。治宜继清肝胆湿火。

处方：龙胆草 1.5g　焦山栀 9g　黄芩 6g　木通 3g　泽泻 9g　柴胡 6g　赤芍 6g　丹皮 3g　川楝子 9g　玄胡 9g　滑石 9g(包煎)　3 剂

五诊：体温正常，大便干艰，少腹及阴部稍有胀痛，脉缓，舌苔微黄。再拟清泄。

处方：柴胡 9g　白芍 9g　生大黄 8g　厚朴 3g　枳实 3g　天花粉 9g　生山楂 9g　连翘 9g

[按语] 本案由于外感温毒壅于少阳经所致，上下俱病则两颐胀痛、睾丸肿大；经腑同病则高热口渴、脉数舌红、便艰，故初诊先以凉膈散加石膏，表里两解。四诊以龙胆泻肝汤加减，清肝胆之实热。五诊以大柴胡汤通腑气清余邪。

七、扶元截寒止疟法治愈久疟虚证一例

萧某，男，26 岁。

初诊：1962 年 7 月 4 日。

主诉及病史：幼年曾患疟疾，至今 20 余载，每值夏秋即易复发。近日寒热隔日而作，发于晚间。

诊查：面色青暗萎黄，眠劣多梦，舌淡红中裂。

辨证：此为久疟虚证。

治法：治用四逆汤合变通何人饮，以扶元截寒止疟。

处方：淡附子 9g　干姜 6g　炙甘草 6g　制首乌 30g　人参叶 9g　5 剂

二诊：药后寒热未作，夜梦亦除，面萎黄，舌淡红，右脉软，左脉迟。前方加萸肉 9g。5 剂。

三诊：疟病瘥后，元阳未复，体疲肢软，面色萎黄，食后腹部胀满。治拟保元汤合变通何人饮，温阳扶元。

处方：生黄芪 15g　西党参 9g　炙甘草 6g　肉桂粉 3g(吞)　萸肉 9g　制首乌 15g　5 剂

四诊：面色转佳，已有神采，腹部亦感宽畅，脉缓，舌红。拟培补元气，调和营卫以善后。

处方：桂枝 3g　白芍 6g　炙甘草 6g　炮姜 3g　红枣 4 只　制首乌 15g　人参叶 9g　淡附子 3g　萸肉 9g　10 剂

[按语] 本案疟疾，多次发作，病久体虚，呈现寒热之象，故仿景岳治虚疟要方何人饮合四逆汤，扶元阳驱虚寒。其中首乌能补肝肾，敛精气；人参叶清香，补中解表，益肺和肝，配合首乌一敛一散，具开阖之妙。

八、清暑涤热凉血法治愈咯血一例

李某，男，19 岁。

初诊：1963 年 7 月 29 日。

主诉及病史：素喜辛辣，内有郁火，入夏天气酷热，咯血宿恙又作，自用三七误以黄酒吞服，以致动血伤络，咯血加剧，量多盈碗，色泽深红，伴有高热。

诊查：神倦目闭，脉芤，舌红。

辨证：此为外感暑热引动郁火，非肺痨阴虚之证。

治法：治宜清暑热，凉血止血。

处方：神犀丹 1 粒(研灌)　鲜生地 18g　炒白芍 9g　丹皮炭 3g　仙鹤草 30g　白茅根 60g　1 剂

二诊：热降血止，寸关脉缓，尺泽脉弦急，舌红苔薄。再以养阴凉血。

处方：大生地 30g　大熟地 30g　鲜生地 30g　玄参 15g　北沙参 15g　天冬 15g　麦冬 15g　白茅根 30g　仙鹤草 30g　枣仁 24g　2 剂

三诊：大便未解，复加郁怒，又吐黑色瘀血 1 口，舌红苔灰粘，脉弦滑，尺脉尚大。暑热未尽，继以养阴清肺柔剂治之。

处方：十灰丸 15g(包煎)　仙鹤草 30g　鲜芦根 60g　叭杏仁 9g　瓜蒌皮 9g　旱莲草 30g　竹茹 9g　生米仁 24g　冬瓜仁 9g　2 剂

四诊：今晨又吐瘀血 1 口，大便闭结，情绪急躁，右尺脉滑大，舌苔灰腻。治以滋阴润下，佐以止血。

处方：旱莲草 30g　仙鹤草 30g　鲜生地 30g　生白芍 9g　知母 9g　鲜芦根 30g　冬瓜仁 9g　瓜蒌皮 12g　十灰丸 15g(包煎)　白蜜 30g(冲)

[按语] 根据吴澄《不居集》中有关论述，“治内伤须慎防外感”。本案系暑热引动郁火，热伤血络，而致高热咯血，此与一般肺痨咯血不同，必须区别对待。故以犀角地黄汤凉血止血为治，复以神犀丹易犀角，功在清暑涤热，清里达外，果获显效。

案中尺泽脉指肘部尺泽穴部位的脉搏。

九、祛瘀降逆、养阴润燥法治愈瘀阻肠结一例

何某，男，33 岁。

初诊：1963 年 10 月。

主诉及病史：患溃疡病 10 余年，时发时止。近 2 个月来食后腹胀泛酸，吐后方舒，大便秘结。

诊查：形体消瘦，舌淡红，苔黄腻，脉弦滑。X 线摄片示幽门不全性梗阻。

辨证：此乃溃疡病日久，留瘀为患。

治法：祛瘀降逆，养阴润燥。

处方：生大黄粉 6g(吞)　参三七粉 3g(吞)　鲜梨 1 只　苹果 1 只(煎汁)　龟板胶 15g(炖烊冲入)　白蜜 60g(冲入)　5 剂

服药后腹痛如绞，大便连解 10 余次，呕吐泛酸好转，胸腹宽畅，继以原方加减，共服药 14

剂，病愈。经X线复查示“钡剂通过顺利”。

［按语］本案患病日久，体虽虚且病属实。魏老取仲景治疗胃反呕吐以大半夏汤和胃降逆、补虚润燥，大黄甘草汤通腑止呕之意，组方用药，以参三七活血化瘀、补虚止血；生大黄通腑降逆、开闭止呕；白蜜和中缓急润下；龟板胶、生梨、苹果养胃阴、扶元气、软坚润肠。全方攻中寓补，法古而不泥古，既泻实又扶正，既化瘀又止血，相反相成，配合得当，别具一格。

十、通阳利水为先治愈水肿一例

胡某，男，21岁。

初诊：1959年5月13日。

主诉及病史：患者于5月3日在烈日之下跑完1万米后，烦躁，谵妄，手足躁动，曾有呕吐，继而昏迷。急送当地医院，测血压80/50mmHg。次日虽神志清醒，但发热39℃，且有少量鼻血。第3日尿量显著减少，每日在400ml左右，全身浮肿，血压增高，每日呕吐七八次，于5月13日转入本院。经全面检查，诊断为“急性肾功能不全”，屡用西药无效，应邀会诊。

诊查、辨证：烈日之下剧烈活动，暑湿内闭，高热昏厥。现神志虽已转清，但暑热大汗伤心，劳倦厥逆，损伤脾肾，以致气化不利，水湿内停。面浮足肿，小便短少，呕吐气急，血压偏高，脉象滑大，舌红、苔黄。

治法：治以化气利水，兼清暑热。

处方：桂枝1.5g　茅术3g　泽泻9g　茯苓12g　猪苓9g　瞿麦15g　白茅根30g　车前子9g　滑石12g　怀牛膝9g　天花粉12g

2剂，当日连服。

二诊：药后尿量增多，浮肿渐消。口干，头昏，血压偏高。脉大，舌红。上方去桂枝、茅术，加谷精草60g，旱莲草30g、龙胆草3g。2剂。

三诊：小便转长，脉左缓、右滑大、重按无力，曾呕吐1次。上方去龙胆草，加黄连1.5g、竹茹9g。4剂。

四诊：脉缓，舌苔厚腻灰黄。前方去滑石，再进2剂。

五诊：血压仍偏高。脉大而缓，苔粘。前法踵进。上方去竹茹，加黄芩6g，8剂。

六诊：病瘥，水肿退尽，血压已降，面容已转红润，胃纳、精神均佳。舌淡红、苔微黄。拟调肝益肾，清热化湿善后。

处方：谷精草30g　旱莲草30g　怀牛膝15g　泽泻9g　瞿麦9g　白茅根30g　车前子9g　茯苓9g　地骨皮9g　桑白皮9g　5剂

［按语］本案先病暑厥，后病水肿，属暑湿内闭、厥后脾肾气化失司，故与一般水肿不同。初诊参照仲景五苓散、瓜蒌瞿麦丸加减，以通阳利水为先。服后小溲增多，水肿渐退。二诊病减去桂枝，茅术之辛温，加旱莲草、谷精草、龙胆草清肝热、止头痛。三诊加黄连、竹茹以止吐。由于辨证正确，用药得当，故用药18剂后，水肿退尽，病愈出院。

十一、活血化瘀法治愈癥瘕一例

亢某，女，34岁。

初诊：1974年7月14日。

主诉及病史：西医妇科诊为子宫肌瘤。

诊查：小腹胀痛，上腹不舒，神倦，纳减，肠鸣阵作，下肢可见紫斑，大便时坚时烂。舌红少苔，脉象无殊。

辨证：病属癥瘕，乃气滞血瘀所致。

治法：宗仲景桂枝茯苓丸之意，理气活血兼清下焦郁热。

处方：桂枝 3g　茯苓 9g　丹皮 6g　赤芍 9g　白芍 9g　桃仁 9g　香附 9g　益母草 9g　佛手柑 6g　蒲公英 30g　青皮 4.5g　陈皮 4.5g　大青叶 9g　败酱草 15g　7 剂

二诊：病症如前，纳呆便溏，咽喉燥痛。仍须活血消癥，清血分之热。

处方：桂枝 3g　茯苓 9g　赤芍 9g　丹皮 6g　桃仁 9g　五灵脂 9g　佛手柑 6g　蒲黄 9g　青蒿梗 9g　银柴胡 9g　白薇 9g　7 剂

三诊：脉弦细，舌深红无苔。

处方：桂枝 3g　茯苓 9g　赤芍 9g　丹皮 9g　泽兰叶 9g　红花 9g　焦山楂 9g　泽泻 9g　通草 3g　5 剂

四诊：近查子宫肌瘤已消失。唯感左侧腹部有胀痛，大便夹有粘液，体疲乏力，偶有头痛恶心。此乃本元虚弱，虑其留瘀未尽。仍用祛瘀生新以善后。

处方：桂枝 3g　茯苓 12g　赤芍 9g　丹皮 6g　干姜 3g　红枣 6 只　炙甘草 3g　肉桂粉 3g(吞)　10 剂

[按语] 子宫肌瘤，属中医癥瘕范畴。《金匮要略》有"当下其癥，桂枝茯苓丸主之"的记载。本方为祛癥之平剂，方用桂枝通血脉，茯苓安正气，芍药调营，丹皮、桃仁化瘀。今将丸方改为汤剂，随症加入失笑散、红花、泽兰、焦山楂、佛手柑等理气活血之品，服后少腹胀痛见瘥，经量极多，挟有瘀块。瘀血渐清，癥瘕渐消，病获痊愈。足见活血化瘀是治疗癥瘕的有效之法。

十二、辨证治愈臌胀两例

例一　黄某，男，59 岁。

初诊：1971 年 11 月 13 日。

主诉及病史：全身浮肿，腹大尿少，反复发作 4 年，近半月加剧，于 1971 年 9 月 16 日入院。经检查诊断为肝硬化腹水、肝肾综合征。经用中西药护肝、利尿等，效果不显，腹水逐日增多，遂请魏老会诊。

诊查：诊见腹膨大坚硬起亮光，心悸气急，不能平卧，肢冷，尿少便溏，下肢肿胀。脉象沉弦，舌红。

辨证、治法：此属脾肾阳虚，以致大气不行，水湿泛滥，治宜温运三焦。

处方：桂枝 6g　炙甘草 6g　生姜 6g　红枣 15g　生麻黄 3g　细辛 1.5g　淡附片 6g　西党参 12g　茯苓 12g　益坎散 3g(吞)　镇坎散 3g(吞)　4 剂

二诊：服药后尿量明显增多，每天 2000ml 以上，腹部已转柔软，心悸气急咳嗽皆瘥，能平卧。原方药续服 20 剂后，腹水基本退净，下肢浮肿亦消，精神佳，胃纳增，脉弦滑，舌淡红；尿检：蛋白痕迹，红细胞(＋＋＋)，白细胞少数。再拟肺脾肾三脏并治。

处方：桂枝 6g　炙甘草 6g　干姜 3g　红枣 9g　生麻黄 1.5g　细辛 3g　淡附子 6g　生黄芪 12g　防己 6g　生白术 9g　茯苓 15g　地骷髅 12g　大小蓟(各)30g

上方药又服 1 个月，尿检：蛋白痕迹，红细胞(0～3)，白细胞少数；血检：总蛋白 4.9g%，白蛋白3.2g%,球蛋白1.7g%。后乃以防己黄芪汤、六味地黄汤加减调理,好转出院。

[按语] 人身气血贵于流通,一有阻滞,百病丛生。患者全身浮肿,腹部臌大,曾用益气健脾、清热利尿之剂未效,此因元气虚弱,气血升降失调所致。魏老用《金匮》桂甘姜枣麻辛附子汤加党参、茯苓,运大气、通三焦。大气一转,气血通调,气运水行,肿胀自消。方中桂、麻、细辛温经宣肺;参、苓、甘草益气健脾;附子温肾散寒;姜枣调和营卫;又加益坎散(活蟾蜍剖腹入砂仁,泥封煅灰)、镇坎散(西瓜、大蒜泥封煅灰)消胀利尿。最后以六味地黄汤加黄芪、白术等健脾益肾,巩固疗效。

例二 俞某,男,40岁。

初诊:1973年5月26日。

主诉及病史:患肝病5年余,腹部逐渐膨大如鼓。

诊查:脐突,腹露青筋,胸闷气急,腿部疼痛,胃纳尚可,大便溏薄,脉弦,舌红苔白粘。

辨证:此乃气滞血瘀,肝强脾弱,水湿内停之候。

治法:治宜疏肝和脾,消胀利水。

处方:对坐草30g　白茅根30g　白毛藤30g　路路通30g　厚朴6g　青皮9g　蒲黄9g　五灵脂9g　茜草9g　鸡内金9g　玉米须30g　马鞭草30g　5剂

二诊:尿量增多,腹脓宽,按之软,大便仍溏,目睛微黄。上方去青皮,加苍术9g、陈皮9g、香橼皮9g。

三诊:上方药共服19剂,腹部明显缩小,气平胸宽,胃纳增,尿量多,大便正常,尚感头昏,脉弦滑,舌红苔薄。拟健脾温肾,利尿消胀,标本兼顾。

处方:对坐草30g　白茅根30g　白毛藤30g　路路通30g　车前子9g　泽泻9g　白术9g　茯苓9g　狗脊9g　麦冬9g　淡附子6g

上方药又服25剂后,来信述经某医院检查腹水退尽,胃纳佳,二便正常。嘱原方去麦冬、狗脊、附子,加失笑散、鸡内金、茜草各9g,再服10剂。

[按语] 本例属肝脾同病,症情虽重,但胃气未败,尚属可治。魏老认为,肝硬化腹水多属虚中夹实之证,用大戟、芫花、甘遂之类峻剂猛药,虽能一时获效,但易损伤元气,故常以健脾化湿、行气活血、疏通积滞,放邪出路为法。案中所用对坐草、白茅根、白毛藤、路路通4药,即魏老自订验方消臌利水汤,具有逐伏水、消肿胀、清湿热、退黄疸之效,性味平和无毒,无伤正之虞,能缓以建功。

[编者评注] 魏老先生行医67年,积累了丰富的经验。立法处方遵循古训而灵活变通,其用药多寡、轻重,常悬殊不一,因人因病而异;辨证立法胸有成竹,循序井然。如治臌胀两案,首例虽见舌红,但腹膨气急、肢冷便溏尿少,故舍舌从证,辨为脾肾阳虚所致,果断地以大辛大热之桂甘姜枣麻辛附子汤为主,再入自制益坎散,镇坎散消胀利尿,果获显效。次例病系虚中夹实,则以自制消臌利水汤加健脾化湿、行气活血、疏通积滞诸法,为邪水寻其出路,也获显效。证不同则治法截然有别,用药能神机独运,别具匠心,这是取效的关键所在。

潘澄濂医案

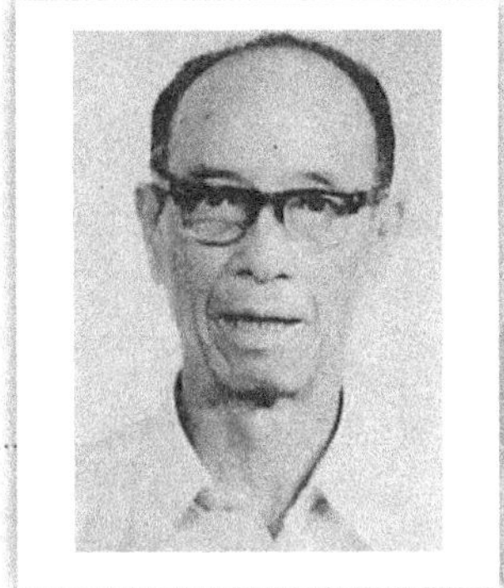

【生平传略】

潘澄濂，1910年生。浙江省温州市人。中医研究员，16岁入丁甘仁先生创办的上海中医专门学校学习中医，19岁毕业后，曾任教于上海中医学院、上海中国医学院，并任温州普安药局医务主任。解放后，历任浙江中医学院副院长、浙江省中医研究所副所长、浙江省中医药研究所所长。曾为全国政协委员。

潘氏从事中医临床及研究50余年，学验俱富，力主中西医学在理论上的结合，主张融经方时方于一炉。在辨证论治、遣方用药方面有自己独特的风格和特点。

主要著作有《伤寒论新解》、《潘澄濂论医集》等。

一、加减复脉汤治愈湿温并发肠出血一例

王某之妻，26岁。

初诊：1947年11月。

主诉及病史：患者发热已二旬，西医诊断为伤寒病，治未见效，乃邀余诊。

诊查：症见高热不解（体温40℃），神识朦胧，常默默然，渴不欲饮；肠鸣便溏，日四五次，甚秽臭；回盲部触之有过敏感。舌苔黄浊，前半质绛，呈三角形；脉象细数。

辨证：证系湿温邪热，盘踞肠道，热迫旁流，气营被扰。

治法：投以葛根黄芩黄连汤加鲜生地、银花之清热解毒，嘱服2剂。

服上药方第2剂的翌日凌晨，突然大便下血，色紫黑，未待黎明，其母前来叩门邀急诊，即驱车往，据其夫告知，大便下血2次，量约300～400ml，测体温为36.5℃，神疲懒言少语，舌苔根部黄浊，前半绛红而干，脉象细弱常数。

肠络损伤，瘀热下窜，逞失血气伤之象，所幸腹无满痛，防其穿孔，急投以大剂加减复脉汤，药用西洋参、鲜生地、龙骨、牡蛎、麦冬、黄连、阿胶，赤芍、丹皮、陈皮、甘草等。嘱先服1剂，每煎分2次服，每隔1小时服1次。

翌晨往诊，患者精神稍见好转，脉象细缓，体温回升至37.3℃，大便下利及出血均止，腹无满痛，再以原方减去龙牡，加玄参，再服2剂。

隔日下午复诊，体温37.5℃，下利、出血均未再作，舌质转润，脉象细弱，虑其炉烟始熄以免复燃，再以原方加豆卷、山栀，以净余氛。继进4剂，体温恢复正常，舌苔黄浊亦消，转光薄，脉象细弱，知饥欲食，嘱其仍以流汁充饥，禁进油腻，后以人参养荣汤加减，调理而愈。

［按语］肠出血属湿温重症，为湿热邪气蕴久化热、灼伤肠络所致。出血量多势必耗血伤气，故本案属虚实夹杂之证，治疗时急投加减复脉，以洋参、生地、麦冬、阿胶益气补阴血，用黄连、赤芍、丹皮凉血清热，配牡蛎、龙骨固涩止血。既复阴血之不足，又清血中之余热，标本兼顾，药到病除。

二、清热凉营法治愈热毒入营一例

陈某，女，18岁。

初诊：1971年9月。

主诉及病史：患者于1971年1月间发现畏寒发热，体温高达39～41℃，伴有恶心呕吐。在院外，经用青霉素治疗，身热不退，转入某医院传染科，心率102次/分；实验室检查：血白细胞计数6600/mm^3，分类：中性79%，淋巴20%，嗜酸1.0%；尿检：蛋白痕迹，白细胞少许，脓细胞(3～8)。西医诊断为泌尿道感染。住院期间，应用大量抗生素，如青霉素、链霉素、四环素和激素等，将近月余，体温虽见降低，而低热未净，于9月初，面及躯干四肢皮肤出现潮红，继而变为大块水疱，下腿及臀部大片融合。西医认为系用抗生素及激素过多，药物过敏所致，并继发败血症，不宜再用西药治疗，因此延请中医诊治。

诊查：神疲倦怠，烦躁不安，呼吸急促，目睛微见黄染，纳呆口干，大便不通，小便短赤，舌质干绛，苔黄糙，脉象细数。

辨证：证属热毒入营，煎熬气血，肝肾具损，营卫凝泣，症势凶险。

治法：以清热解毒、和营凉血法，药用鲜生地、赤白芍、丹皮、地肤子、白鲜皮、紫地丁、紫草、黄柏、银花、红枣、甘草等，服3剂。外以青黛散撒于皮肤疱疹，日3～4次。

经上述内外合治法3日后，皮肤疱疹已部分吸收，而目黄加深，腹痛不大便，舌苔黄燥，脉滑数。营血之热虽轻，肝胆郁热益炽，再以凉血清营、疏肝利胆法。方用鲜生地、赤白芍、黑山栀、柴胡、黄芩、制军、郁金、枳壳、蒲公英、茵陈。并以开塞露、针刺足三里治之。

治后下燥屎及蚘虫数条。继以原方去制军，加乌梅、鲜石斛，再服6剂，黄疸消退，体温正常，病愈出院。

［按语］本例初为热病轻症，因大量服用抗生素而致过敏，遂成热毒入营及血之候。潘老以清热凉营治其内，解毒疗疱治其外，内外并治，而见转机，终以疏肝利胆之法而收全功。

三、黄土汤治愈胃出血一例

郑某，男，38岁。

初诊1967年10月。

主诉及病史：患者素有胃痛史。某日于午餐后自觉胃中嘈杂，且有灼热感，突于当夜腹痛欲便，下酱黑色血便，量较多，来邀急诊。

诊查：见患者面唇皖白，神疲倦卧肢冷，嗢嗢欲吐，肠鸣幽幽，舌苔中微黄薄腻，边尖质淡红，脉象细弱。

辨证：胃络破损，气不摄血。

治法：仿《金匮》黄土汤意以进。药用干地黄、炮姜、黄芩、焦白术、阿胶、别直参、陈皮、赤石脂、侧柏炭、炙甘草。服1剂。

次日下午复诊，患者自诉腹中温舒，呕恶肠鸣亦除，肢温，但大便1次，色仍黑，脉濡缓，舌苔薄腻。于前方加乌贼骨、生白芍，减轻炮姜用量，继服2剂。

三诊时，大便色已转黄，再以原方减去阿胶，加山药、茯苓等出入之方药持服10余剂，逐渐恢复。随访1年，未见复发。

［按语］出血一证，多因实火，亦有因虚而发者，如张景岳所言"于火热之外，则有脾肾阳虚，不能统血者……故治血者，当知虚实之要。"本例便血，伴见面色㿠白、神疲肢冷、噁噁欲吐等一派虚寒之象，足见胃络损伤，气不摄血之所为。治疗取黄土汤温阳坚阴止血之意，加炮姜助温阳，配赤石脂，侧柏炭以止血，理法方药，丝丝入扣，故取效迅速。

四、通泄结热、开窍利湿法治愈水毒淫溢一例

费某，男，30岁。

初诊：1970年3月20日。

主诉及病史：患者于某日晚11时，突发呼嚎，自诉喉中有痰梗塞，呼吸不利，旋即不语，陷入昏迷，次日清晨送往本院抢救，在来院途中四肢抽搐，发作频繁，约有6次之多，体温37.9℃，血压140/90mmHg，二氧化碳结合力26容积％，非蛋白氮164mg％，肌酐8.4mg％。西医诊断为急性肾功能衰竭，用西药治疗3天，神识仍未清醒，乃延中医会诊。

诊查：症见意识障碍，神志昏迷，瞳孔等大，对光反射迟钝，项颈稍有强直，腹胀满，大便已七八日未行，尿量减少，色黄赤，舌苔焦黑而干，质红。脉象弦数。

辨证：此属热结阳明，邪蒙心窍，三焦阻塞，化源枯涸，决渎不通。

治法：急投通泄结热、开窍渗利之剂，用生大黄、枳壳、百合、滑石、茯苓、菖蒲、远志、知母、生地、竹叶、甘草等加减治之。

服药2剂后，得燥屎三四枚，意识转清，但腹仍胀满，有移动性浊音，小便短少。经服前方药，阳明结热虽轻，而肾气受损，关门不利，决渎不通，以致水毒淫溢。遵"大小便不利者，必利其前后"之法，改投徐长卿汤加减，用徐长卿、白茅根、生地、冬葵子、茯苓、菖蒲、远志、黄柏、知母、玄明粉、枳壳等加减之剂，连服5剂，尿量增多，大便通畅，腹满减轻。实验室检查非蛋白氮74mg％，肌酐3.6mg％。继以前方加麦冬、车前子等出入，再服药7剂，症状消失，嗣后以济生肾气丸加减，调治半月，肾功能恢复而出院。

［按语］本病为素体阳虚，三焦不利，水湿内停，突发大小便闭，热毒水湿上攻，清窍受蒙，属危重急证。治疗上，遵标本缓急之法，急投通腑泄热、利湿开窍之剂，泻阳明以去热毒，利水道而除水湿，前后同治，以图开关门，洁净府。缓解之时，则以济生肾气补肾助阳固其本。

五、苏叶黄连汤治疗肝胆郁热重症一例

方某，男性，62岁。

初诊：1985年1月28日。

主诉及病史：患者于1月中旬自觉上腹部不适，纳差，尿黄。先住校内医院2周，病症及肝

功能未见改善，经某医院B超检查，提示有胰头癌可能。乃转入某医院外科病房，于2月4日行剖腹探查，排除胰头癌（胆系造影亦无异常）。术后第3天，黄疸加深，并出现腹水。经请某医院会诊，诊为重症病毒性肝炎，转住传染科病房，以西药治疗，病情逐渐恶化，于2月24日邀请中医会诊。

诊查：诊见面目、遍身发黄，神疲，语声低微，嗢嗢呕吐，吐咖啡色样物，水浆不入，脘腹胀满、动摇有水声，小溲短赤，大便色如酱，足跗微肿，舌质光薄而不鲜，少苔多细纹，脉象细弱而数。

辨证：证属肝胆郁热，胃络损伤，降利失司，气营两虚。

治法：治宜益气和胃，活血疏肝，佐以渗利。

处方：生晒参6g（另煎） 黄连3g 苏叶2.5g 竹茹6g 茯苓12g 泽泻12g 茵陈15g 郁金9g 丹参15g 枳壳6g 红枣4枚 三七3g（入煎）

服药3剂后，精神好转，呕吐减少，能进稀粥。再予原方加旋覆花9g，继服3剂，黄疸、腹水减轻，病情稳定，停服中药。谁料于3月上旬，病情又见波动，乃于3月13日再次会诊。黄疸虽轻（总胆红素4.0mg%）。但呕吐又作，且有呃逆，水饮少进，大便又现柏油样，舌质淡而不鲜，脉象细弱。湿热虽见减轻，胃气虚衰未复，宿瘀未净，降利失司，再以扶正和胃，调气止血。

处方：生晒参6g（另煎） 黄连3g 吴萸1.5g 旋覆花9g 三七3g（入煎） 茯苓12g 郁金10g 枳壳6g 地榆炭12g 丹参15g 姜半夏9g 红枣6枚

服药3剂后，呕吐呃逆均止，能进稀粥。嗣后仍守益气健胃法，调理月余，精神恢复，诸症消失，肝功能基本正常，于4月4日出院。

［按语］ 本例自病发至痊愈，均用西药护肝、消炎、止血、补液等对症疗法，并精心护理，于转危为安不无关系。但在剖腹探查后，病情恶化，似有难以控制的趋势，加用中药治疗，病情好转，中途停药，又见反复，再度加用中药，直至诸症消失，肝功基本正常而出院。实践证明，中西医结合，确能起到相得益彰的作用。

六、泻热生津法治愈湿温并发肺风痰喘一例

张某，弟妇，17岁。

初诊：1947年冬。

主诉及病史：新婚后2天，病头痛、恶寒发热、微咳，旬日未愈，始延余诊治。

诊查：症见发热（体温39℃）不解，无恶寒，不大便亦已有10余日，腹硬满，烦躁不安，气粗微咳，时谵语，舌苔黄燥，尖质红，脉象滑数，经事于婚前2个月甫净。

辨证、治法：湿热蕴结胃腑，以急下救津法，药用生军、玄明粉（冲）、枳壳、厚朴、生石膏、银花、炙甘草。

服药1剂，次晨得燥屎五六枚，腹硬满减轻，热仍不解，继以栀子豉汤合凉膈散加减，服2剂，热势未戢，咳喘增剧，咳痰稠粘，肺部闻及干性啰音，乃改投清热宣肺、化痰之剂。方用炙麻黄、杏仁、生石膏、银花、瓜蒌皮、象贝母、生杷叶、鲜芦根、炙甘草、鲜竹沥、鲜莱菔等。

继服药2剂，咳喘虽轻，烦热不解，体温升至40℃，手指痉动，舌苔黄糙，质红绛，脉细数。将有入营肝风煽动之象，故以清热生津、熄风涤痰法，方用羚羊角、鲜生地、豆卷、黑山栀、银花、连翘、杏仁、竹叶、竹沥、莱菔汁、芦根等。

服药2剂，体温降至38.5℃，病情趋向稳定，继以原方加减，再服4剂，体温正常，调理半月余而愈。

[按语] 病起冬温，入里化热，蕴结胃肠而成阳明腑实，投大承气急下存阴，虽得燥屎，但余热未消，反灼于肺。继进清肺化痰之品，热势有增，观其脉症，为肝风欲动之象，改用清热熄风涤痰之法而病痊愈。可见中医理论"有者求之，无者求之，谨守病机"在辨证过程中的重要性。

（以上由潘毓仁　潘跃飞整理）

[编者评注] 潘老先生是我国著名的中医专家，从事中医临床、研究工作50余年，学验俱丰，他主张融经方、时方于一炉，在辨证论治，遣方用药方面也有自己的风格和特点。他在临证中特别强调抓住主要病机，及时修正自己的治疗方案，真正做到对证施治。如本例新婚外感，初诊时虽寒热不解，但他以腹部硬满、烦躁气粗、谵语为主症，以大承气汤急下阳明燥实，得燥屎后，腹硬满虽减，但热仍不解，且伴咳喘咯痰，虽迭经栀豉汤、凉膈散、麻杏石甘汤加味治疗，热势反趋鸱张，而见手颤，舌绛苔黄糙，脉细数等候，潘老先生认为此乃邪入营分、厥阴，肝风夹痰之证，及时改用养阴熄风涤痰法而最终取效。这个案例说明中医临床辨证，其思维应有高度的灵活性，随时因症而施，才能取得最佳的疗效。

裘笑梅医案

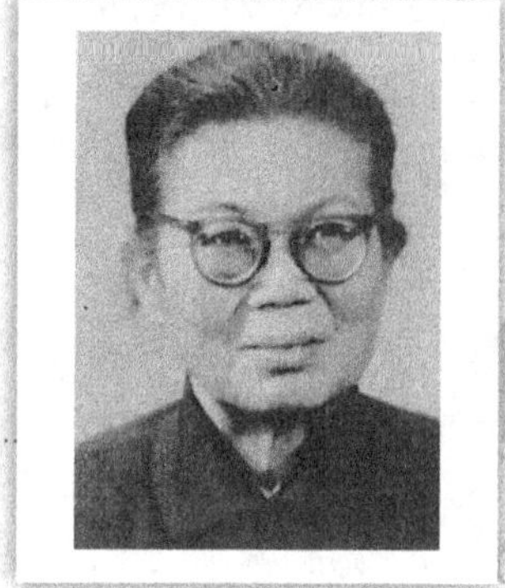

【生平传略】

裘笑梅，女，1911年生。浙江杭州人。主任中医师，师传妇科，从事中医临床、教学、科研工作近60年。专擅妇科，于经、带、胎、产、杂病等方面积累有丰富的临床经验。曾创制妇科中成药妇乐冲剂、妇宁胶丸、调经定痛冲剂、蛇床子洗剂等。

曾任全国中医学会浙江分会顾问、浙江省妇科学会顾问、中国中西结合学术研究会顾问、浙江省中医学院妇科刊授中心顾问、浙江省人大代表、杭州市政协委员。著有《裘笑梅妇科临床经验选》、《裘氏女科》等。

一、滋阴益肾法为主治愈月经不调两例

例一 董某，30岁。

初诊：1984年9月7日。

主诉及病史：月经错乱，净后10天复转，于7月28日至今持续淋沥未净，腰酸腹胀，更衣难下。

诊查：情绪烦躁，脉象弦细，舌质偏绛艳红。

辨证：证属阴虚内热，经夙失调。

治法：治用三黄忍冬藤汤化裁。

处方：制军炭10g 黄芩炭6g 川柏炭6g 忍冬藤炭12g 生地榆10g 丹皮9g 茜草9g 当归炭6g 木贼草9g 炒贯众10g 马齿苋10g

二诊：9月12日药后经量反增多，色转鲜红，腰酸腹胀有改善，脉细缓，舌质偏绛，改用生地龙牡汤。

处方：炒生地15g 煅牡蛎30g 煅龙骨15g 旱莲草10g 黄芩炭6g 荆芥炭6g 川断炭10g 狗脊炭10g 冬桑叶12g

三诊：9月19日经淋已净，仅感口干咽燥，腰脊酸楚，夜寐不酣，肢软头晕，舌质偏绛干燥，脉细，改用养阴生津补肾调冲。

处方：制玉竹10g 制首乌10g 制黄精10g 怀山药12g 桑寄生10g 炒杜仲10g 川石斛10g 炒知母9g 潼蒺藜12g

四诊:9 月 28 日。前用养阴生津补肾法,诸恙大有好转,食欲正常,夜寐已安,口干咽燥已除,脉细,舌质润。前方药继服,以防复发。

例二 汪某,32 岁。

初诊:1984 年 4 月 18 日。

主诉及病史:月经先期,半月一行已年余,量多如崩,色鲜红,夹有血块,伴腰酸、带多、头晕。经子宫内膜诊刮诊断为"功能性子宫出血"。

诊查:脉弦细,舌质红绛。

辨证、治法:为肾阴亏损,冲任失固。治用补肾固摄。

处方:炒生地 20g 陈萸肉 12g 川断炭 9g 煅牡蛎 30g 煅龙骨 15g 旱莲草 13g 炙龟板 30g 狗脊炭 9g 制黄精 12g

二诊:前投养阴补肾之剂,经期推迟 4 天,血量减少,5 天净。惟觉潮热、头晕、腰酸,舌脉如前,治宜秦艽鳖甲汤。

处方:地骨皮 12g 炒知母 9g 陈青蒿 9g 柴胡 9g 天花粉 9g 川秦艽 9g 茯神 12g 当归 9g 大生地 12g

三诊:经期已转正,潮热已退,脉细缓,舌质红,拟原方继进,善后之治。

[**按语**] 例一系素体阴亏,津液不敷,久而伤于肝肾,不能摄纳冲任,致经淋数月难洁。初诊投三黄忍冬藤加味,旨在养阴固涩补肾,清血海之热,故经淋 2 个月得净。三诊投以养阴生津补肾,使肝肾得养,冲任得调,效如桴鼓。例二辨证为阴虚内热,冲任不固,其主要表现为月经先期,量多,色鲜红,潮热,舌质红。初诊以滋养肾阴为主,"壮水之主,以制阳光"。服药后阴液得养,虚阳渐敛,是以月经转调,惟潮热未退,继用秦艽鳖甲汤化裁取效。

二、辨证治愈痛经两例

例一 王某,女,26 岁。

初诊:1984 年 12 月 5 日。

主诉及病史:月经后期,经行腹痛甚剧,放射至下肢及臀部,步行困难,体温 38℃左右。"B"超提示:左侧子宫内膜异位兼右侧附件炎症,肿块略大于山核桃,囊性改变。病延二载,多方求治无效。末次月经 10 月 30 日。

诊查:脉沉细涩,苔薄白,质隐约呈紫色。

辨证、治法:由两次流产,受于风寒,寒入胞宫,治用桂枝加桂汤化裁。

处方:炙桂枝 6g 肉桂末 1.5g(冲入) 炒当归 9g 炒川芎 6g 炒川楝 9g 醋元胡 9g 台乌药 10g 炒小茴香 3g 赤白芍各 9g 制香附 10g 煨姜 3g 忍冬藤 10g 半枝莲 10g 5 剂

二诊:12 月 10 日。药后经转,经色经量均正常,腹痛已瘥,发热未现。仅觉腰腿酸楚,脉细,舌质润。嘱患者经前按月连服此方药 3 个月。

药后经律按期,腹痛消失。于 1985 年 6 月 B 超复查:肿块已消失。7 月中旬来院复诊,停经 50 余天,经验血绒毛膜激素,证实已受孕。

例二 宋某,29 岁,已婚。

初诊:1981 年 6 月 20 日。

主诉及病史:患痛经 10 余年,近年逐年加重,痛势难忍,伴胸闷,烦躁易怒,畏寒呕吐,甚则自汗如珠，四肢厥冷，不省人事，半小时后方苏醒。每遇经痛，急诊治疗，虽用大量镇痛剂，痛势不减。须卧床数天，至肉样组织排出，痛势始轻。末次月经 5 月 25 日，周期正常，经色暗，经量少。妇科诊断为膜样痛经。

诊查：情志忧郁，脉沉涩，舌质绛紫。

辨证、治法：证属气血瘀滞，脉络受阻。治用祛瘀化癥汤增删。

处方：当归 9g　赤芍 9g　川芎 6g　红花 9g　灵脂 6g　炒蒲黄 9g　京三棱 9g　苏木 9g　王不留行 9g　木香 6g　乌药 6g　炒小茴 6g　乳香 4g　没药 4g　花蕊石 9g　元胡 9g　炒山楂 9g　炙鳖甲 9g

复诊：服药 5 剂，经转按期，量较前增多，色转红，未见肉样组织排出，痛势大减。连服药数月，于 1981 年 10 月停经 50 余天，尿妊娠试验阳性。

［按语］ 前例系流产后体虚寒邪侵入胞宫，血因冷而滞行，致成瘀积、方用桂枝加桂汤，旨在助阳逐寒、活血散瘀，为寒者热之之法。后者为气血瘀滞，脉络受阻，方用祛瘀化癥汤，旨在行气活血祛瘀，为寒者通之之法。同为痛经，病同因异，治法迥别。

三、辨证施治治愈闭经两例

例一　许某，女，28 岁。

初诊：1985 年 3 月 8 日。

主诉及病史：闭经年余，头晕目眩，畏寒肢踡，腰酸腿软，幸食欲尚可，曾先后流产 2 次，当时出血过多。末次月经 1984 年 1 月 2 日。注射黄体酮而转，嗣后停药经闭。

诊查：脉细，苔薄白，舌质淡红。

治法：拟养血助阳补肾，方用当归养血汤合桂仙汤。

处方：当归 10g　黄芪 12g　陈皮 4g　紫石英 30g　仙灵脾 12g　仙茅 9g　肉桂末 1.5g(冲入)　巴戟肉 10g　甜苁蓉 9g　鸡血藤 15g　赤芍 9g　香附 9g　陈阿胶珠 12g

二诊：3 月 15 日。服药 7 剂，精神振作，感腹痛伴胀，腰酸增剧，畏寒已除。前方去黄芪、陈皮，加胡芦巴 9g、红花 6g。

三诊：4 月 5 日。前方药连服 14 剂，经闭于 3 月 29 日转，色鲜红，量中等，夹小血块，腹痛腰酸均除，5 天净；脉细弱，舌质略紫红润，改用八珍汤化裁，以资巩固。

处方：太子参 20g　白术 9g　茯苓 9g　炙草 3g　当归 9g　赤白芍各 9g　巴戟肉 9g　香附 9g　大熟地 9g　仙灵脾 9g　紫河车粉 3g(吞服)　龟板 12g

［按语］ 患者因流产 2 次，出血过多，致血海空虚。初以当归养血汤合桂仙汤，养血活血，助阳补肾；继用桂仙汤为主，重在助阳补肾，加入阿胶、龟板血肉有情之品，入肝经以养血，入肾经以填精，阴阳俱补；后以八珍为功，使脾肾之气充足；精能化血，冲任得养，血海充盈，经血得行。

例二　陈某，女，34 岁。

初诊：1981 年 12 月 12 日。

主诉及病史：自诉溢乳闭经年余，经妇科检查，诊断为溢乳闭经。曾作人工周期，服克罗米酚、促绒毛膜激素等，但经律不按期。末次月经 1980 年 11 月 21 日，量极少，色暗不泽，行 1～2 天即净。病自断乳后起，服西药无显效，要求中药治疗。

诊查：体形肥胖，身重思卧，四肢不暖，畏寒，平时痰多，食欲不振，脉沉细，舌质偏淡红。

治法：治用健运化湿，养血活血。

处方：大豆卷 10g　平地木 10g　杜赤豆 20g　土茯苓 20g　炒山楂 10g　鸡血藤 15g　制香附 9g　当归 12g　赤芍 9g

二诊：药后困倦思卧较前好转，食欲已振，四肢较暖，舌脉如前。

处方一：前方去平地木、鸡血藤；加仙半夏 9g、制南星 6g、皂角刺 9g，嘱平时服，以化湿祛痰为主。

处方二：桃仁 9g　红花 6g　当归 10g　川芎 9g　赤芍 10g　鸡血藤 15g　制香附 9g　益母草 9g　泽兰 9g

嘱经前 7 日服，以养血活血祛瘀为主。

三诊：自云按医嘱治疗，服药 3 个月，乳胀已除，溢乳亦消，体形渐趋正常，经汛按期而转。

嗣后于 1983 年 5 月 10 日，月经逾期 10 余天，自觉有早孕反应，尿妊娠试验阳性。

［按语］溢流闭经，中医无此病名，临床表现痰湿瘀血互阻胞宫之象。前贤曰："上为乳汁，下为月水。"故用化湿祛痰健脾、养血活血祛瘀为治。

四、自拟归经汤加味治愈经行吐血一例

林某，女，24 岁。

初诊：1984 年 11 月 8 日。

主诉及病史：经行吐血，经净方止，量多色鲜，来势较猛。平时月经经律尚规，经量减少，色暗淡。

诊查：腹胀痛，情志忧郁，大便干燥，口干鼻燥，手足灼热，食欲不振，病延近年。经汛将届，苔薄，质艳红隐紫，脉细弦。

辨证：证属肺阴不足、肝郁化火。

治法：急则治其标，用自拟归经汤加味。

处方：煅瓦楞子 30g　炙卷柏 10g　川牛膝 15g　益母草 9g　当归 9g　粉丹皮 9g　软柴胡 9g　炙白薇 9g　薄荷 4g　天麦冬各 9g　琼玉膏 10g(冲入)　7 剂

二诊：1985 年 4 月 1 日。患者由外地而来，自云每遇经前自服上方药 7 剂，至今已 5 个月，未再吐血，仅感口干咽燥，易于感邪，拟生脉饮合玉屏风散，以养阴清肺，连服数月，以资巩固。

［按语］《内经》曰："诸逆冲上，皆属于火。"倒经之由，多因肝经郁热，久而化火，伤及他经，气火上炎，血随火升，为其病因之一。方用瓦楞子，味咸质重，有平肝降逆之功；配牛膝引血下行；合益母草祛瘀行经；加卷柏清热凉血，旨在热者清之、逆者降之，经归常道而无逆行之患。

五、小柴胡汤加味治愈经行发热一例

郭某，女，33 岁。

初诊：1983 年 12 月 12 日。

主诉及病史：每遇行经则伴高热（T 39℃左右），经量多色暗夹血块，伴有少腹疼痛，面浮肢肿，情烦意怒，乳胀腰酸。曾在 3 年前产时子痫，亦有高热，病延半年。前医曾投秦艽鳖甲汤，经行高热未呈，继用无效；改用清热凉血之品亦未见效。

诊查：测其舌质偏艳红，苔薄腻，按其脉象弦细。

辨证、治法：证属热入血室。拟小柴胡汤加味。

处方：软柴胡 15g　仙半夏 9g　淡子芩 9g　潞党参 9g　生草 3g　红枣 12g　生姜 3 片　藿佩兰各 9g　炒扁豆 10g　丹皮 9g　5 剂

二诊：药后经转，未现高热与浮肿，经行通畅，情烦减轻。本方有效，再嘱其经前 7 大继服药 5 剂，嗣后随访。上方药连服 3 个月，经行未呈高热，经汛按期。

[按语] 本例每值经汛来潮，血海空虚，热邪乘虚而入，与经血相搏，正邪相争，血结胞宫热入血室。仿仲景法，用小柴胡汤和解清热，药证相符，收效甚速。

六、辨证治愈崩漏三例

例一　李某，女，32 岁。

初诊：1973 年 3 月。

主诉及病史：经淋 5～6 年，淋净带下混血，绵绵难清。面时潮红，脚底隐痛，烦躁腰酸，溲赤便秘，入夜难寐。

诊查：脉弦，苔薄黄腻，舌质红绛。

治法：治用龙胆泻肝汤。

处方：龙胆草 10g　焦山栀 9g　软柴胡 9g　车前子 9g　黄芩炭 6g　细木通 6g　当归炭 6g　生地炭 15g　凤尾草 10g　荆芥炭 6g　泽泻 9g

二诊：服药 5 剂，经淋方净，即有带下混血，大便已润，小便转清，夜能入睡，食欲正常。脉细弦，苔薄黄，舌质紫绛。前方有效，原方增删。去当归、木通、凤尾草，加煅牡砺 30g、炙白鸡冠花 10g。

三诊：服药 7 剂，经汛来潮，色鲜红，量多，无腹痛胀感，脚底隐痛如前，腰酸头晕，神倦肢软。脉细缓，苔薄，舌质红绛。治用养阴补肾清热法。

处方：怀山药 10g　大熟地 15g　陈萸肉 10g　泽泻 9g　茯苓 10g　丹皮 9g　冬桑叶 12g　制黄精 10g　紫丹参 10g

四诊：前方药服 5 剂，经汛早净，带下混血未现，头晕腰酸、脚底隐痛已除。脉舌如前，原方药继服，以资巩固。

[按语] 患者经漏，是由肝胆之火内扰而起。《经》云："厥阴为肝木之脏，少阳相火内寄……肝经郁热。"一二诊泻肝胆之火，以清热凉血为主，三四诊养阴补肾清热，意在滋水涵木。因肝胆之火横逆，日久必耗阴液，先实后虚，证治合拍，获效显然。

例二　汪某，女性，35 岁。

初诊：1961 年 1 月。

主诉及病史：月经淋漓 8 年余，头晕目眩，耳鸣腰酸，潮热，盗汗，心悸，口干咽燥，纳减神倦，无腰酸腹痛感。病于 1952 年开始，初月经先期 7～10 天，量多、夹大血块 2～3 天，其后绵绵淋漓 10～20 天，经色由红转淡红，几乎终年流血，曾多次住院未能获效，做诊断刮宫 3 次，无器质性病变，注射各种止血剂，并输血数次，最后一致嘱其做子宫切除术。患者顾虑，要求服中药观察。

诊查：脉沉虚数，重按无力，苔薄白，舌质淡红中剥，面色苍白而浮。

辨证：系气血两亏，肝肾之阴不足，虚火内扰，冲任失固。

治法：治用固气补血汤。

处方：炙黄芪 20g　上潞参 15g　晒白术 9g　当归身 10g　熟地 15g　茯苓 9g　甘草 3g　陈萸肉 9g　冬桑叶 15g　参三七末 1g(吞)

服药 20 余剂后，淋漓已除，惟周期未调，仍量多夹血块，须 10～15 天净。次用固经汤与固气补血汤交替而服。于 1961 年 10 月起，经行按期，6～7 天净，经量偏多。再用大补阴丸 9g，每日服 2 次，以桑椹膏调服，以资巩固。于 1962 年 4 月受孕，1963 年 11 月顺利分娩。

［按语］患者久漏，气血两亏，血海空虚而生内热，冲任受损，经漏不止。治用固气补血法，先塞其流；继用固经汤，以清血海之热；后用丸剂，调补肝肾，复八脉摄奇经。使水得滋生，虚火自平，缓图其功，以杜覆辙。

例三　罗某，女，16 岁。

初诊：1973 年 6 月 14 日。

主诉及病史：初潮月经 1973 年 1 月。开始数月尚属正常，于 5 月 13 日适值行经，劳累过度，致量多暴崩不止，至今月余，来院门诊求医。

诊查：头晕心悸，腹痛，候诊时突然昏厥。验血色素 4g%。诊脉濡细带芤，苔薄质淡，面色皖白无神。

辨证：已入失血之途，气血涣散，须防阴阳离脱之变，病入险境。

治法：速以培元补气摄血、急则塞流之计，并输血 200ml，方用参芪胶艾汤。

处方：潞党参 15g　黄芪 20g　阿胶 15g　艾炭 1.5g　仙鹤草 30g　陈棕炭 10g　地榆炭 10g　黄芩炭 6g　当归炭 9g　煅牡蛎 30g　煅龙骨 30g

二诊：服药 3 剂，经量显减，腹痛除，仅感头晕痛，心悸，胃口稍振。脉细缓，苔薄白，舌质淡红，面泛华泽。再从原方去黄芩、陈棕，加石榴皮 10g。

三诊：前方药继进 3 剂，月经已净，尚有少量淡黄色分泌物，一般正常。脉舌如前，改用归脾汤，以养心脾。

四诊：阴道已无血性分泌物，食欲大增，睡眠佳。前方药已服 5 剂，复验血，血色素 7.5g%，其他血象均正常。患者要求出院，带回归脾汤 7 剂，嘱门诊继治。

五诊：1973 年 7 月 24 日来复诊，服前方药 14 剂而经转，色量均正常，6 天即净，面色红润，精神充沛。验血色素 11g%，给以济生归脾丸、参麦六味丸各 250g 以善其后。

［按语］患者系劳累过度血崩，冲任受损，气阴俱耗，阴不敛阳，阳不摄阴，势将阴阳离决而成虚厥，病入怯途。急以参芪胶艾汤，旨在两补气血，以防下陷，以塞其流，药后症势显转；继用归脾汤调和心脾，使气壮则能摄血，血和自得归经；接服丸剂，以资巩固。辨证中肯，证治切因，深为可法。

七、茵陈蒿汤化裁治愈妊娠黄疸一例

朱某，女，27 岁。

初诊：1983 年 5 月 8 日。

主诉及病史：妊娠 5 个月，胎动已显，口干溲少，更衣难下，左胁下胀满不适，腰膂酸楚。第 1 胎由于患黄疸型肝炎而终止妊娠。第 2、第 3 胎足月分娩，婴儿因患溶血性黄疸而亡。现要求服中药保胎。经浙一医院血型检查：女方为 O 型，男方为 A 型，胎儿 HA 阴性。孕妇免疫球蛋白、抗 A 抗体 1∶512。

诊查：两脉弦涩，苔薄燥，质偏绛。

辨证：证属肝郁失宣，湿热内蕴，久而不化。

治法：治用茵陈蒿汤化裁。

处方：制川军 9g　绵茵陈 30g　焦山栀 15g　炒川柏 9g　黄芩 9g　炒枳壳 9g　地骨皮 12g　炒知母 9g　茯苓 9g　泽泻 9g　生草 3g　红枣 12g

嘱其连服药 5 剂后，隔日 1 剂服 1 个月，每日晨起喝淡盐水 1 杯，多食水果。

二诊：6 月 10 日。药后口干溲少好转，大便转润，胁下胀满减轻。复查免疫球蛋白、抗 A 抗体下降为 1∶128。脉弦细，舌质绛。再宗前意。前方去枳壳、茯苓、地骨皮、炒知母、红枣，加葡伏瑾 12g、半枝莲 9g、蒲公英 15g、黄毛茸草 20g，嘱其连服 2 个月，再来复查。

1983 年 8 月底，其家属来诉，婴儿早产，体重 4 斤多，虽发黄疸但 3 天后已退，产妇复验免疫球蛋白、抗 A 抗体 1∶30，婴儿 1∶2，均属正常，痊愈出院。

[按语] 本例妊娠黄疸属肝经蕴热，仿用仲景茵陈蒿汤，以茵陈为君，泄太阴、阳明之湿热，为泻黄之主药；栀子为臣，大黄为佐，分泄湿热从大小便而出。二诊时，病情显著好转，血象下降，去养阴生津之药，加重泻湿热之品而取效。

八、震灵丹化裁治愈产后恶露不净一例

赵某，女，34 岁。

初诊：1985 年 6 月 29 日。

主诉及病史：阴道出血持续或间歇至今已 4 个月，于 1985 年 2 月间因早孕 2 个月人工流产引起，平时腰酸腹胀重，下肢酸软，食欲不振，西医妇科嘱再次刮诊，病者不愿，要求服中药。

诊查：脉细涩，舌质淡红呈紫。

治法：治用震灵丹化裁。

处方：紫石英 30g　代赭石 15g　炒贯众 10g　蒲黄炭 9g　禹余粮 9g　赤石脂 9g　补骨脂 9g　乳香 4g　川断炭 10g　狗脊炭 10g　炙樗皮 9g　荆芥炭 6g

二诊：服药 5 剂血止，用归脾汤随症加减以资巩固。

[按语] 患者人工流产后，冲任两脉受损，督脉失司，不能固摄。先用震灵丹祛瘀生新，继用归脾汤气血两顾，气壮则能摄血，血和自能归经，服后经汛按期，色量正常，获效显然。

九、加味桂车汤治愈产后癃闭二例

例一　汪某，女，35 岁。

初诊：1966 年 2 月。

主诉及病史：产后尿潴留 25 天，系二胎二产，足月分娩，婴儿已亡。分娩后即有尿闭，曾在某医院行奴佛卡因封闭、针灸及服中药均告无效。后到省某医院再次封闭、电疗、留置导尿管，但拔管后仍不能自行排尿，故转中医院门诊治疗。

诊查：少腹拘急胀痛，小便混浊，点滴难出，畏寒，面色㿠白无神，恶露尚未净，脉濡细无力，苔薄白，质淡紫。

治法：治用自拟桂车汤化裁。

处方：生黄芪 10g　肉桂末 1.5g　车前子 10g　忍冬藤 15g　冬葵子 10g　淡竹叶 4g　小木通 5g

二诊：1剂药后，小便即能自排而畅行，少腹作胀已除，食欲亦振。

例二 李某，女，25岁。

初诊：1958年6月16日。

主诉及病史：患者系第1胎第2产，分娩后尿闭不能自排已20余天；腹胀胸闷，乳汁不多，动则自汗；脉细苔薄，舌质红。经当地医院治疗无效，转入省妇保院治疗。曾注射氨甲酰胆素，耻骨封闭，留置导尿管等均不能获效，即采用中药治疗。

处方：生黄芪 10g　肉桂末 1.5g(冲入)　车前子 10g　冬葵子 10g　淡竹叶 4g　小木通 6g

二诊：服药2剂，即感小便通畅，能自排尿，继服药3剂而痊愈。

［按语］ 加味桂车汤，乃是循理究源所制订之经验方。方中肉桂味厚性升，为阳中之阳药，通百脉而入下焦肝肾之经，补命门之火而引火归原。车前味甘性降，为阴中之阴药，入肝经小肠之经，为行水泄浊之品，利小便而不泄气。二药合用，一温一寒，一升一降，相互促进，温阳利水，则州都气化得行，小便自通。加黄芪、冬葵子，取其补益肺气而利水。

十、牡蛎龙齿汤加味治愈子痫二例

例一　产前子痫

陶某，女，20岁。

初诊：1959年10月19日。

主诉及病史：身怀第1胎已38周，因头痛头晕甚剧来院急诊。

诊查：产前检查胎位胎心正常，血压170/124mm汞柱，浮肿(＋＋)，蛋白尿(痕迹)，收入病房，抽搐1次，脉弦而滑，舌质红绛。

辨证：阴虚风动，脾虚水泛。

治法：治用牡蛎龙齿汤加味。

服药6剂，浮肿消退，血压降至130/90mmHg，于10月28日顺利分娩，住院11天。

例二　产后子痫

郑某，女，21岁。

初诊：1959年10月16日。

主诉及病史：第1胎，预产期1959年10月12日，临产入院。产科检查：胎位胎心正常，血压170/130mmHg，两下肢轻度浮肿，蛋白尿痕迹。于当天中午12点20分分娩顺产。顷刻，四肢痉挛抽搐，两目直视，唇紫，牙关紧闭，持续约2分钟，前后抽搐4次，曾用25%硫酸镁、鲁米那、度冷丁、针灸等治疗，效果不显，停药改服中药。

诊查：脉弦细、重按无力，舌质淡白。

辨证：产后血虚，内风夹痰。

治法：方用牡蛎龙齿汤加琥珀末1.5g、钩藤9g、当归10g、川芎5g、菖蒲6g、竹沥半夏9g、紫丹参20g，徐徐灌服，约5～6小时，抽搐停止，次日血压降至130/90mmHg，病情逐日稳定，于10月24日出院，住院8天。

［按语］ 主方牡蛎龙齿汤，以牡蛎15～30g、龙齿12～18g镇肝潜阳；杜仲15～30g、桑寄生9～15g补肾养肝，且能安胎；女贞子9～12g、白芍9～12g滋阴养血；夏枯草9～15g、石决明15～30g平肝熄风；配合泽泻9～12g、茯苓9～12g健脾利水。若水肿者，加车前草、赤小豆，夹

痰者，加竹沥半夏、制胆星、石菖蒲。

十一、五海汤加减治愈乳房肿块一例

麻某，女，44岁。

初诊：1978年2月29日。

主诉及病史：双乳结块，疼痛作胀，经前较剧，牵及腋下，触之则痛势难忍。病延4～5年，经省肿瘤医院与浙一医院检查，乳房右侧肿块3cm×3cm×4cm，左侧肿块2cm×4cm×2cm，嘱其手术探查，因患者有顾虑，要求服中药。

诊查：形体消瘦，食欲不振，畏寒烦热，脉弦带滑，苔薄质尚润。

治法：用活血疏理、软坚消积法。

处方：炙鳖甲30g　生牡蛎30g　生蛤壳15g　白毛藤30g　蒲公英15g　香茶菜12g　山海螺12g　当归12g　昆布9g　海藻9g　留行子15g　宣木瓜15g　橘核络各5g　10剂

外敷：紫金锭5粒，用醋化烊外涂。

二诊：服药20剂，痛势减轻，食欲稍振，经汛按期，经量适中。又经以上医院复查，肿块大小如前，继服前方药加蛇舌草12g、半枝莲12g、越鞠丸10g(包)，外用药同前。

三诊：连服活血理气消积之剂40剂，精神已佳，乳胀疼痛亦止。再经原医院复查，乳房肿块缩小2/3。嘱其继服原方药。嗣后半年随访，服上方药5个月，肿块消。

［按语］乳房肿块属中医“乳癖”，因肝气郁结、气血失调，久而成块。内服五海汤加减以消癥，佐清热理气药，外用紫金锭以芳香行气活血。内服外敷，终使乳核消散。

十二、辨证治愈不孕症两例

例一　李某，女，32岁。

主诉及病史：婚后13年未孕。素体虚弱，平时常感头晕目眩，心悸动，小便溏，困倦嗜卧。

诊查：形体消瘦，经事恒多后期，经量少，经色淡；面色萎黄，脉濡细，舌质淡红。

治法：治用健脾补气养血，以养精种玉汤为主。

处方：大熟地30g　陈萸肉15g　炒当归15g　炒白芍15g

加黄芪、党参、白术、龟板、阿胶、鹿角胶，上方随症加减，隔日1剂，治疗半年余，月经按期，经色、经量均趋正常，食欲大振，大便成形，乃于次年5月受孕。

［按语］妇人以血为本，摄精育胎最赖营血为之充养。本例平素体虚，失血伤营兼之脾胃虚弱，化源不充，致冲任空虚，胞脉失养，不能摄精成胎。方用《傅青主女科·种子篇》养精种玉汤不特补血，而纯于填精，再加阿胶、龟板、鹿角胶等血肉有情之品，益气养血，以奏全功。

例二　童某，女，35岁。

初诊：1970年4月。

主诉及病史：婚后10年未孕，妇科检查：子宫后倾，大小正常，两侧附件未触及任何包块。诊刮提示“子宫内膜不规则成熟”，激精素测定轻度至中度影响；同年10月作子宫输卵管碘油造影术，提示为“两侧输卵管远端梗阻”。经用西药治疗无效，来本院中医治疗。

诊查：经汛后期，量少，色淡。经前乳胀腰酸，少腹时感不暖，畏寒怯冷，小便清长，舌质淡红，脉沉细。

治法：治宜温肾暖宫，佐以疏肝理气。

处方：仙灵脾 12g　仙茅 9g　紫石英 20g　甜苁蓉 9g　巴戟肉 9g　制香附 9g　肉桂末 1.5g　甘杞子 9g　菟丝子 10g　荆芥穗 6g　防风 3g　路路通 9g　越鞠丸 10g(包煎)

嘱本方药在经净后第 3 天服至经前，行经期本方去荆芥穗、防风、路路通、越鞠丸，加当归、红花、川芎、赤芍，服 5 剂。患者连续服药近 5 个月，经汛按期，色、量均有好转，乳胀已消，畏寒已除，少腹已暖。以后间歇服药年余，乃生育 1 女。

［**按语**］肾阴不足，命门失衰，则胞宫虚寒，不能受精成胎。治用验方桂仙汤加味，旨在温阳暖宫，填精益肾，则冲任脉充，胞胎受荫，如春日温和之气，使之絪缊化成，从而受孕。至于卵管阻塞，本方配合荆芥穗、防风、路路通 3 味，以达疏通之功。

十三、补中益气汤化裁治愈阴吹一例

许某，女，33 岁。

初诊：1984 年 9 月 5 日。

主诉及病史：阴吹已近 4 年，前阴簌簌有声，如后阴矢气状。

诊查：食欲不振，形体消瘦，情意急躁，两腰酸坠，下肢乏力，小溲频数。脉沉细，苔薄白，舌质淡红。

治法：治用补中益气汤化裁。

处方：炒潞参 9g　清炙芪 12g　煨升麻 6g　柴胡 9g　炒枳壳 9g　炙鸡金 9g　川连 9g　炒白芍 9g　淡竹叶 4g　忍冬藤 12g　3 剂

二诊：药后阴吹减少，精神较前振作，夜寐较安，食物已香，腰酸，肢软不若前甚，今日经转，脉细，舌质艳紫。前方减升麻、黄芪，加入当归、赤芍、香附。继服 3 剂。

三诊：经淋已净。阴吹偶有发作。继投补中益气汤 10 余剂，药后病除。

［**按语**］阴吹一证，因谷气不能上升清道，又不能循经下走后阴，阴阳乖僻，脾胃失于运行，胃气下泄。治用补中益气汤，使脾胃健运，阳气上升，阴吹自愈。

［**编者评注**］裘老先生从事中医妇科临床教学、科研工作近 60 年，对妇科的经、带、胎、产以及其他杂病，积累了丰富的临床经验。至于辨证，用药精练，构思灵巧，因此取效甚捷。本例阴吹已近 4 年，裘氏抓住后气不能上升清道，不能循经下走后阴的病机，投以补中益气汤，使脾胃健运，阳气上升，故药仅 10 余剂，4 年沉疴即告痊愈。

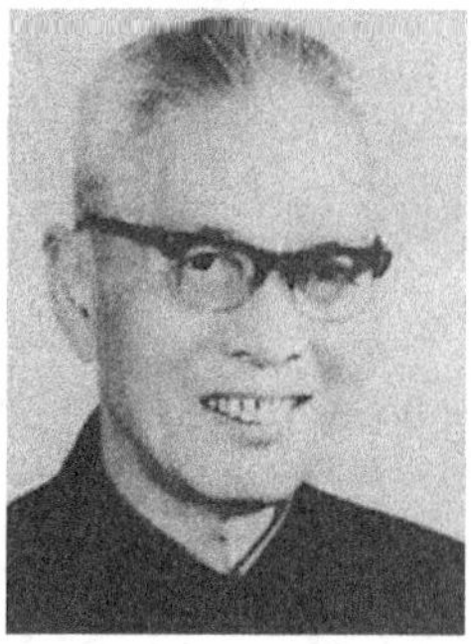

楼百层医案

【生平传略】

楼百层,1913年生,浙江诸暨县人。中医研究员。1930年考入5年制浙江中医专门学校,励志苦学,奋发图强,成绩优异。1935年毕业后,即行医于故乡诸暨,方药治宗仲景《伤寒杂病论》;针灸效法继洲《针灸大成》。每以针药并施,救治重症沉疴,屡获良效。1947年夏,迁杭开业。1949年乃倾注全力研探针灸秘奥,在针灸治疗疑难杂证中,每取卓效。1956年应聘参加浙江省中医研究所筹备工作。历任浙江省中医药研究所针灸研究室主任、浙江省针灸学会主任、全国针灸学会委员及全国中医学会浙江分会常务理事等职。

楼氏涉足医林50余年,致力于针灸研究,兼及内科,尤对各种针刺手法颇多创见。1980年,他与浙江省计算技术研究所合作,成功地将其针灸经验输入电脑应用于临床,获得1981年浙江省优秀科技三等奖。1985年5月,应邀出访澳大利亚,在悉尼、墨尔本及布里斯本3大城市进行针灸巡回讲学,深受欢迎并获好评,澳大利亚自然疗法协会授予他名誉会员称号。楼氏先后在各种医刊上发表论文30余篇,著有《针灸疗法》、《针灸手法》等书。

一、提插补泻法治愈阳痿、遗尿各一例

提插补泻法,是以《难经·七十八难》:“得气因推而内之是谓补;动而伸之是为泻”及明代“急提慢按……泻也;慢提急按……补也”的记载而化裁立法的。具体操作手法是:针下得气后,将针上下提插,先浅部后深部,反复重插轻提(急按慢提)为补法;反之,先深部后浅部,反复重提轻插(急提慢按)为泻法。其目的重在调整荣卫内外阴阳之气,多用于躯干部腧穴。

例一　阳痿案

张某,男,30岁。

主诉及病史:婚后不久即发现阴茎不能勃起,现已3年半余,并伴有头晕多梦。婚前有手淫史。曾经当地医疗机构长期治疗无效,遂于1963年3月中旬来我院行针灸治疗。

取穴:关元、命门、肾俞(双)、三阴交(双)。

操作：均用提插补法。第 1 次针后，翌晨已开始能举阳，针 3 次后自诉已能随意举阳，仅硬度较差。针满 1 个疗程(10 次)后，其勃起情况及硬度均已基本正常，即停针观察。半年后经函询，针治后性生活已基本正常(仅接触时间稍短)，其爱人已经怀孕。

［按语］导致阳痿的原因是多种多样的，临床上常分为器质性和功能性两类。前者系指其他疾病所引起的阳痿，如性腺功能不全，生殖器畸形等；后者是因神经系统的生理改变而发生阳痿，这是最常见、最主要的原因。中医认为，本病主要由于肾气亏损、命门火衰所致。故取命门、肾俞、三阴交、上髎等培补肾气而复肾阳，取关元以壮其元，使真元得充，则病自愈。

例二　遗尿案

胡某，男，12 岁。

主诉及病史：自幼尿床，经治未愈。现每夜尿床 2～3 次，午睡时亦常遗出。夜寐特深，不易唤醒，即或拖唤起床，促其排尿，亦迷迷糊糊，很少有清醒状态。

取穴：关元、肾俞(双)、三阴交(双)。

操作：均用提插补法。开始每天针 1 次，3 天后隔日针 1 次。第 1 次针后即无尿床出现，针至 6 次，因患儿要求停针而结束治疗。嗣后曾联系观察达 1 年余，未见复发。

［按语］本例由肾气不足、气化功能减弱所致。取用关元、肾俞、三阴交等穴，以振奋肾气，温补肾阳，使肾气充盈，则尿床可愈。

二、捻转补泻法治愈颜痹、脉痛、鼻塞等四例

例一　颜痹案

吴某，男，36 岁。

主诉及病史：头痛伴面部麻木 3 天，嗣后发现左侧面肌弛缓，眼睑、口角下垂，不能作皱额、蹙眉、撮唇及鼓腮等动作，左侧闭目不紧，眼裂增宽，鼻唇沟消失。

取穴：瞳子髎、阳白、下关、颊车、地仓，均取患侧。

操作：均用捻转补法。开始每日针 1 次，3 日后隔日针 1 次。针治 3 次后，面部麻木感减轻，4 次后麻木全除，5 次后诸症好转，口歪转正，10 次后眼睑已能闭合，诸恙悉除，病已痊愈。

［按语］本病多由脉络空虚，风寒之邪侵入阳明、少阳之脉，以致经气阻滞，经筋失荣，肌肉纵缓不收所致。今遵《标幽赋》“大抵疼痛实泻，痒麻虚补”的治则，取阳明、少阳两经经穴，施以捻转补法，以通经脉气血而恢复经筋之失荣。

例二　手术后肠粘连案

纪某，男，32 岁。

主诉及病史：1963 年 3 月因患急腹症入遂昌县医院剖腹检查，发现肠梗阻，行肠吻合术，2 周后治愈出院。1 个月后发现有下腹部胀伴疼痛，脐下时起硬块，间有肠鸣，大便不畅，食欲佳，但不敢多食，否则胀痛尤甚。翌年 5 月来杭诊治，经浙江医大某附院 X 线钡餐摄片检查，发现空肠上段粘连成团，无明显肠梗阻，诊断为手术后肠粘连。由该院转来我所针灸治疗。

取穴：大肠俞(双)、肾俞(双)、肓俞(双)、大赫(双)。

操作：均用捻转泻法。针治 1 次后，患者即感腹胀痛减轻，腹鸣减少，但食后仍胀。至第 4 次，腹胀痛已消失，胃纳增加，每餐可吃 4 两饭而不觉胀痛。针满 4 次，诸症基本消失。至第 15 次，诸症悉除而停止治疗。6 个月后随访，未见复发。

［按语］手术后肠粘连症，目前尚乏良好的治法。针刺治疗可能减缓粘连部肠管紧张度，

从而减轻或消除腹痛腹胀等症。取肾俞以调节机体元气，用大肠俞、肓俞、大赫等疏通胃肠之气。元气旺，腑气通，则腹部痛胀可愈。

例三　胁痛案

沈某，男，36岁

主诉及病史：患者曾染有血吸虫病，肝脏肿大至脐旁，伴有乏力肢软，大便时夹粘液，但尚能从事田间劳动，胃纳良好。近因春耕繁忙，疲劳过度，夜间突发肝脏剧痛，难以忍受。患者家属要求前往急诊。

诊查：诊脉弦紧，舌苔薄净，右胁部剧痛拒按，身形踡缩，不能转动。

取穴：阳陵泉、内关，均取右侧。

操作：均用捻转泻法，两穴各留针15分钟，每隔5分钟运针1次，疼痛即趋缓解，至出针时已完全恢复正常。翌日即可照常从事田间劳动。

［按语］笔者当时尚系首次见到这种肝脏痛病人，因思及《通玄指要赋》“胁下肋痛者，刺阳陵而即止”和《标幽赋》“胸满腹痛针内关”等记载，遂针刺此两穴，以冀缓和剧痛。针后其痛果然顿失。由此深感熟记古人针灸歌赋，确对临证颇有裨益。

例四　鼻塞案

恭某，男，30岁。

主诉及病史：经常鼻塞已逾4年，尤为左侧鼻孔为甚，不时流出粘性分泌液，每日早晨或气候骤寒时喷嚏频作，鼻粘膜肿胀呈红褐色，嗅觉减退。

辨证：病由肺气失宣、客邪上干、壅于鼻窍所致。

取穴：上迎香（双）、通天（双）、风池（双）。

操作：均用捻转泻法。针刺3日后，晨起喷嚏大减，鼻粘膜肿胀及红褐色渐退，6次后粘性分泌液减少，左侧鼻腔亦觉通气，近虽遇气候骤变寒冷，亦无喷嚏。11次后，两侧鼻腔通气及嗅觉恢复正常，诸症悉除。

［按语］上迎香为治疗鼻塞之要穴（位于鼻骨下凹陷中，鼻唇沟上端之尽处），针刺时可立即引起喷嚏而鼻塞顿通，再合风池、通天诸穴，共奏疏风利窍之功。

三、平补平泻法治愈腰痛、落枕、遗精等五例

例一　腰痛案

合耐尔娜托，女，28岁。

主诉及病史：腰部酸痛已7～8年，自诉起病于滑雪运动。现腰部终日僵硬不适，遇寒更甚，稍用腰劲或劳累后，腰痛更剧。曾经X线摄片检查，腰椎无病变发现，在联邦德国经多种方法治疗未效，特来试行针灸治疗。

诊查：脉细滑，苔薄白，眠食正常。

辨证：腰为肾所主，病由肾气虚弱，太阳经气着寒使然。

取穴：肾俞（双）、大肠俞（双）。

操作：均用平补平泻法。予上述四穴交替运针共10～15分钟。隔日针治1次。针至3次后，患者腰部僵硬转松；10次后，腰痛基本消失，唯弯腰或工作长久时，仍有酸痛出现，15次后，诸症消失。嗣后患者曾去内蒙古旅游，虽骑驼长途远行，亦未见复发。

［按语］本例系来杭任教的联邦德国专家，因滑雪运动致腰部软组织劳损，病患既久，则肾

气亏虚,寒湿羁留太阳经脉。腰为肾府,取用肾俞、大肠俞,法用平补平泻,既可调益肾气,又能祛除腰部寒湿,因而获效。

例二　落枕案

张某,女,55 岁。

主诉及病史:数日前因家事繁忙而较少休息,昨夜睡眠特深。今晨起床后,即感右侧颈项强直不舒,早餐后局部疼痛加剧,无法环顾,动则痛引肩背。

辨证:病由睡眠时体位失常、经脉违和、局部气血壅阻所致。

取穴:百劳、肩中俞、阿是穴,均取患侧。

操作:均用平补平泻,以阿是穴为运针重点,交替运针 15 分钟后出针,患者顿觉活动自如,环顾转灵。嘱患者回家后再行局部热敷以善后。

[按语] 遵循《内经》"以痛为输"、"必刺其处"之旨,取病变局部输穴进行治疗,运用平补平泻之法,可使逆乱的经脉之气恢复正常运行,壅滞于局部的气血得以疏通,因此奏效甚捷。

例三　瘿瘤案

丁某,女,45 岁。

主诉及病史:2 年前因丈夫病故,终日抑郁,情志不畅,后发现右侧颈部有一肿块约 3cm×3cm 大小,硬度中等,迄今年许,曾经某医院诊为甲状腺腺瘤,建议手术摘除。患者惧怕手术,且无其他症状,故未予同意,后经其亲友介绍,前来针灸治疗。

诊查:诊脉弦滑,舌苔薄净。

辨证:病由情志怫郁,气结不化,痰瘀互凝,结于颈部而成。

取穴:水突、天鼎、天突,均取患侧。

操作:针刺得气后,每穴运用平补平泻手法,1～2 分钟后即出针。每日针治 1 次,连续 10 次为 1 疗程。针满 1 疗程,休 1 星期,再行第 2 疗程。本例患者在第 1 疗程结束时,腺瘤缩小到原来的 2/3。至第 2 疗程结束,腺瘤已完全消失。

[按语] 本病中医谓之"瘿气",主因局部经络阻塞,气血郁滞。故取分布于颈部的水突、天鼎、天突穴,以通调经脉之气而奏化瘀散结之功。因其虚实辨证并不明显,故以平补平泻法为治。

例四　遗精案

王某,男,26 岁。

主诉及病史:夜梦遗精每周 2～3 次,已逾半年。伴精神不振,倦怠乏力,头晕耳鸣,记忆力减退,腰背酸楚,饮食无味,每于就寝前思想紧张。

诊查:苔薄,舌红,脉象细数。

辨证:病由心血不足,肾阴亏损,相火内炽,扰动精室所致。

取穴:关元、肾俞(双)、三阴交(双)、心俞(双)。

操作:均用平补平泻法。每穴行针 1～2 分钟,开始每日针治 1 次,3 日后隔日针 1 次,共针 10 次为 1 疗程。患者自针刺后夜寐转好,奇梦未作,遗精未再发生,1 疗程结束,诸恙悉平,病告痊愈。

[按语] 本例为心血不足,心阳偏亢,肾阴亏损,相火内炽而致遗精,故取关元扶下元之虚,肾俞、三阴交补肾阴之亏,心俞、神门降心火以安神。诸穴合用,共奏交通心肾之功。因在治疗时,既要补心血之虚,滋肾水之亏,又要平心阳之亢、泻相火之炽,故法用平补平泻而使虚实兼顾。

例五　痛经案

罗某，女，32岁。

主诉及病史：患者13岁月经初潮，经行正常。至15岁时，每当经行第1天，自觉小腹胀痛及头昏，但不严重，未予重视。以后胀痛逐年加重，从20岁开始，因情绪不畅，除经行腹痛外，于经前5～6天出现腰酸、乳胀等。22岁时，因经期饮冷，致上述症状更为严重，腹痛剧烈时不能走动，常赖止痛药缓解。经色紫黑，量少夹块，血块下后，痛亦渐趋缓解。因药物治疗乏效，特来针灸治疗。

诊查：患者形体偏瘦，面色㿠白，舌苔薄白，脉象弦细。

辨证：病由肝气郁滞，寒阻胞宫所致。

取穴：归来(双)、中极。

操作：均用平补平泻法。月经周期前1周开始针治，日针1次，至经行停针。第1周期针后，诸症减轻，痛经出现1次，未服止痛药。第2周期针治后，经行通畅，腹痛诸症消失。为巩固疗效，第3周期再行针刺。随访2年未见复发。

［**按语**］本例系肝气郁滞，血凝胞宫，经行不畅，以致不通则痛，故取归来以温通气血，中极以调理冲任之气，且因患者体质较弱，气血不足，经行量少，证系虚实相兼，故用平补平泻手法。

四、运用烧山火与透天凉手法治愈肩痹等三例

烧山火与透天凉的针刺补泻手法，是根据《素问·针解》“刺虚则实之者，针下热也，气实乃热也；满而泄之者，针下寒也，气虚乃寒也”的记载发展起来的。

烧山火的操作方法是：将针刺入应针深度的1/2时，运行左右捻捻手法9次以候气，若觉针下沉紧，再刺入应刺深度，急行三出三入，慢提紧按的提插捻捻手法，一般就能使针下产生热感。

透天凉的操作方法是：将针刺入应针深度，即行左右捻捻手法6次以候气，若觉针下沉紧，再将针提起1/2，急行三入三出、紧提慢按的提插捻转手法，一般能使针下产生凉感。

上述两种手法，同样是以“阴阳立法”、“寒热正治”为目的。

例一　肩痹案

吕某，女，52岁。

主诉及病史：右侧肩关节疼痛已逾2年，病起于家务劳累及夜寐露肩受凉。肩臂疼痛逐渐加重，以致肩关节功能活动障碍，上举不能平肩，内收手指仅能触及左锁骨下缘，后伸难抵腰部。每遇寒冷疼痛更甚，肩臂终年怕冷，即在夏季，肩肘部亦需保暖。肩臂动作不利，略不注意，即感剧痛难忍。曾经中药和针灸治疗，效果不显。局部外观无异常。

辨证：病由劳累后复受风寒湿邪稽留经络，致气血受阻所致。

取穴：肩髃、曲池、臑俞、外关、云外(云门穴外侧约2寸，直对腋横纹)。

操作：肩髃、曲池用烧山火手法，其余各穴用捻转泻法，留针15分钟，开始每日针1次，3次后隔日针1次。针3次后，患者肩痛怕冷等症减轻，8次后冷痛全除，上举已能至耳平，内收可至左锁骨上端，后伸可达腰部。此后各穴均用捻转泻法，针至15次而愈。

［**按语**］本病又称“肩凝证”、“漏肩风”等，属中医“痹证”范畴。《金匮要略·中风历节病》有“……或但臂不遂者，此为痹”的记载。痹者，闭也，闭阻不通之意，故按经络循行部位选穴，针刺手法除应用捻转泻法疏通经络气血外，再结合寒热正治的烧山火手法以治之。

例二　寒痹案

范某，男，40岁。

主诉及病史：10年前，因身处战争环境，常野餐露宿，涉水过河，以后逐渐出现两侧肘膝关节酸痛，每遇天气变化时加剧。现肘膝关节处冷痛难受，即在炎夏酷暑，关节亦须覆盖衣被。曾服中西药治疗乏效。

辨证：病由卫气不固，腠理空疏，致风寒湿邪乘虚侵袭，经络受阻而发。

取穴：曲池（双）、犊鼻（双）、足阳关（双）、阳陵泉（双）、梁丘（双）。

操作：曲池、犊鼻穴用烧山火手法，足阳关、阳陵泉用捻转泻法，开始针时仅取这4穴。针治2次后，肘膝关节冷痛减轻，8次后两肘关节冷痛全消。两膝关节冷痛虽继续减轻，但尚未能根除。遂于第14次时，停用前4穴，独针梁丘穴，当夜关节冷痛几近消失，继针2次后，终获痊愈。

［按语］ 本例采用局部取穴，疏通闭滞之经络气血，而使营卫调和，是以风寒湿三气无所依附而痹病得解。虽然肘关节冷痛仅取曲池1穴而告愈，但对膝关节首取犊鼻、足阳关、阳陵泉等穴，冷痛仅减轻而已，遂改弦易辙，法外求法，独针梁丘穴3次而收全功。考梁丘穴系足阳明经的郄穴，"郄"有空隙之意，是诸经经气深聚的部位。本例风寒湿三气入侵较深，非郄穴难胜重任，验诸临床果效，由此亦证实经穴所具有的特异性。

例三　肌热骨蒸案

程某，男，40岁。

主诉及病史：左小腿腓肠肌疼痛已10年，每于身体疲劳或气候变化时发作。近1个月经常麻木疼痛，且灼热难忍，影响睡眠。现股外侧和膝、踝关节等处，亦出现疼痛。局部外观无殊。曾屡服中药和施行针灸9次，均无明显效果。

诊查：苔薄舌红，脉象细数。

辨证：病由经络违和，血不营筋所致。

取穴：承山、阳陵泉、风市，均取患侧。

操作：均用透天凉手法。第1次针后，腓肠肌灼热感几近消失，疼痛显减，夜寐亦安。针治3次后，除左小腿尚觉麻木外，余无其他痛苦，即改用捻转补法于承山、阳陵泉2穴，继针2次而愈。

［按语］ 从本例可以看出针刺手法的重要性。由于病证表现以灼热为主，故采用透天凉手法。此即根据《金针赋》"治肌热骨蒸……退热之可凭"而施用。针治3次后热感全消，仅存麻木，转遵《标幽赋》"大抵疼痛实泻，痒麻虚补"之旨，而改用捻转补法，2次竟获痊愈，说明古人经验不可忽视。

五、运用灸法治愈哮喘、肺痨两例

例一　哮喘案

楼某，男，13岁。

主诉及病史：起病于麻疹后，迄今已逾5年。开始每年发作2～3次，近年发作频繁，常遇寒即发。发作时喉间哮鸣，胸部窘迫，甚则张口抬肩，面色青紫。曾经中西药物治疗，效果不显。

诊查：患儿形体消瘦，面色㿠白，舌淡苔薄，脉象细弱。

辨证：病由痰浊内阻，肺失宣降，故遇风寒则气郁痰壅而哮喘顿作。反复发作，则肺气受损，母病及子，累及于肾，肺肾两亏，则病演愈剧。

治法：治当求本，法用隔姜灸，以益肺肾之气，顺气豁痰。

取穴：①肺俞（双）、灵台。②肾俞（双）。③天突、膻中。

以上3组，顺序轮换使用。

操作：均用隔姜灸法。以生姜切片约1分厚，置于施灸穴位，上放艾柱（约半个枣核大）燃烧。每日施用1组穴位，每次每穴灸5～7壮，以9天为1疗程。本例灸治1疗程后，曾追踪观察5年，未见复发。

［按语］ 针灸治疗本病，效果堪称满意。在哮喘发作时，针刺合谷、列缺、定喘（大椎旁开0.5～1寸）穴，用捻转泻法，结合留针10～15分钟，常可立即使哮喘缓解。在缓解期（常在夏季伏天），则灸治上述3组穴位，以“断其根株”。取肺俞培益肺气，肾俞填补肾气，合膻中以顺气，灵台以止喘，天台利咽喉而豁痰，则哮喘可治。此法尤以儿童疗效为佳。

例二　肺痨案

张某，男，34岁。

主诉及病史：患者于1962年4月体检时经胸部X线摄片检查，发现患浸润型肺结核。1963年2月出现晨起痰中夹带血丝，复查胸部平片，发现左上肺有1个空洞。自觉胸痛、睡眠欠安。1963年6月1日经X线摄片复查：左肺锁骨下前一肋间上缘近外带可见直径约1cm×1.8cm的椭圆形透明区，腔内无积液，腔壁较厚，境界尚清晰，同一肋外带伴有带条状肥膜增厚。诊断为浸润型肺结核浸润期$\frac{(-)}{(\underline{v}o)}$。痰菌检查（浓缩法）2次均阳性。自1962年5月开始一直服用异烟肼、对氨柳酸钠，注射链霉素等，但效果不显。1963年6月17日与7月1日改用瘢痕灸治疗，并停用一切抗结核治疗及其他疗法。

取穴：①大椎、肺俞（双）、膏肓（双）。②膈俞（双）、胆俞（双）。

操作：先在施灸穴位皮内注射2%普鲁卡因约0.5ml进行局部麻醉，再将艾柱（底部直径约0.7cm，高0.8～0.9cm，重约1g）直接置于穴上点燃施灸，每穴连续灸3～7壮后，贴以灸疮膏药，俟其化脓结痂。以上两组穴位顺序施灸（间隔1～2周）各1次。本例灸治后第2周，胸痛消失，睡眠好转。1个月后睡眠基本正常。10月中旬2次胸部拍片复查：空洞已完全闭合，病灶趋向稳定，诊为：浸润型肺结核吸收期$\frac{(-)}{(\underline{v})}$。痰菌检查（浓缩法）2次均阴性。

［编者评注］ 楼老先生既通晓中医内科，更精中医针灸，在几十年针灸临床实践中反复磨砺，练就了一套独具风格的针法，凡治疑难杂证，辄取卓效。如本例哮喘，病程已逾5年，屡经中西医药物治疗，效果不显。但经楼老先生灸治1疗程后，5年沉疴即告痊愈，足见其功力之深厚。

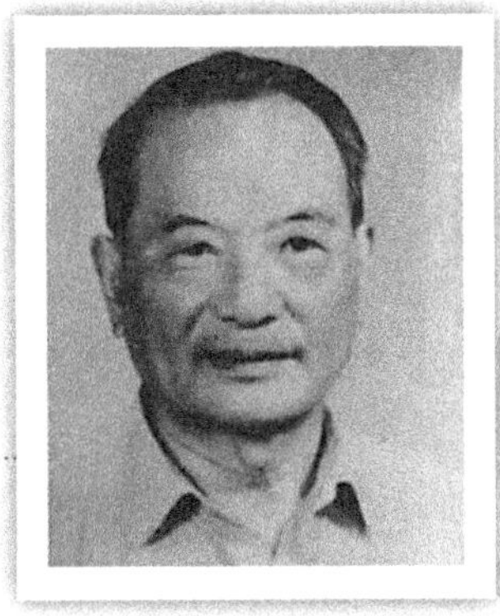

杨继荪医案

【生平传略】

杨继荪，1915年生。浙江省余杭县人。主任中医师。高中毕业后，曾先后跟随祖父杨耳山先生及徐康寿先生学医5年。刻苦钻研，孜孜不倦，治学严谨，学术上造诣较深。

解放后历任杭州市广兴联合中医院院长，浙江省中医进修学校教师，浙江省中医研究所临床组组长，浙江医院中医科副主任，浙江省中医院内科主任、院长、浙江中医学院副院长等职。1978年评定为主任中医师职称。

1965年与有关同志合作，曾主持编写《叶熙春医案》，1973年撰写《中医对肺心病认识与证治》一书，1975年又与陈述教授合写《肺心病防治手册》。为促进中医事业的发展，作出了积极的贡献。

曾任浙江中医学院顾问、浙江省人大常委会委员、浙江省科协副主席、浙江中医学会副会长等职。

一、宣湿清热法治愈湿温一例

陶某，男，27岁。

初诊：1982年10月27日。

主诉及病史：持续高热9天，伴头痛、身痛、呕吐，于1982年10月24日入院。检查后诊断：①上呼吸道感染；②伤寒？入院前曾用抗生素，解热镇痛剂，板蓝根冲剂等治疗无效。入院后用银翘散加减，服2日后体温未降。

诊查：应邀会诊时见：高热（T 40℃）11天，伴头痛头胀、全身肌肉肢节酸楚疼痛。病起恶寒无汗，继而汗出，胸闷，恶心呕吐，大便溏薄，溲短赤热，口干不欲饮，舌质红苔黄腻，脉滑数。

辨证：属湿热蕴蒸气分，弥恋三焦。

治法：治以清化湿热、宣畅气机。方用三仁汤合连朴饮加减。

处方：白蔻仁4g（杵细后下）　杏仁12g　生米仁30g　连翘15g　炒黄芩12g　薄荷5g（后下）　川连3g　制川朴9g　大豆卷12g　炒大力子12g　郁金12g　姜夏9g　淡竹叶12g　鲜芦根40g

每日2剂，分4次服。

二诊：服药2日后，汗出较多，热势略挫(T 39.3℃)，头痛头胀好转，胸闷恶心减轻，溲仍短赤。上方去白蔻仁、杏仁、姜夏、大力子、郁金，加青蒿12g、藿苏梗各9g、滑石12g，每日2剂，分4次服。

三诊：服上方药2日后，身热如故(T 39.3℃)，但咽痛、头痛、全身疼痛显减，小溲黄，舌质红、苔转薄。湿趋化，热尚盛。上方去薄荷加万氏牛黄清心丸2粒化服。每日2剂，分4次服。

续服药1日后，身热稍降(T 38.7℃)，稍恶心，泛吐清水。上方加白蔻仁5g、姜夏9g、白茯苓15g再进，每日2剂，分4次服。

3日后热退，体温恢复正常，诸症消失，痊愈出院。

[按语] 本病属湿温之湿热并重，表邪未尽。故于清热化湿中佐轻宣透表，以使邪从表里双解。

二、通阳活血、祛风蠲痹法治愈心悸一例

陈某，女，49岁。

初诊：1983年12月5日。

主诉及病史：心悸多年，曾诊断为"风湿性关节炎"、"风湿性心脏病"、"阵发性房颤"。

诊查：近来心悸阵作，甚则怔忡不安，胸闷，四肢关节肿痛，畏寒，面浮跗肿，小溲短少，苔薄白脉弦细而促结。心电图示"心房纤颤"。

辨证：属痹证日久，反复感邪，渐致心阳不振，心脉瘀阻。

治法：治宜通阳宽胸，祛风活血。

处方：桂枝6g　全瓜蒌12g　丹参30g　大生地30g　桑枝30g　鬼箭羽15g　威灵仙12g　防己12g　泽泻30g　川芎15g　米仁30g　炒杜仲30g

二诊：上方药连服1个月后，心电图检查无房颤出现，胸闷心悸怔忡均减，关节肿痛亦轻，小溲增多，跗肿消退。唯面部尚有轻度虚浮，大便干结，舌苔白腻，脉来细弦已无结代。前法继进。

处方：桂枝9g　川芎18g　丹参30g　全瓜蒌12g　青皮12g　泽泻30g　大生地30g　炒当归12g　枳壳12g　防己12g　茯苓30g　太子参30g　炒杜仲30g

后据患者来信诉：上方药间断服5年之久，阵发性房颤迄未出现，关节肿痛有明显好转。

[按语] 本例为风湿性心脏病。有阵发性房颤，系从痹证发展而来。《素问·痹论》"脉痹不已，复感于邪，内舍于心"而成心痹。血脉瘀阻，致令心脉不畅，心神失宁，故脉促结，心动悸。治拟通阳活血、祛风蠲痹，乃心悸怔忡、风湿痹证双顾之法。同时注重守方久服。

三、健脾运清湿热治愈休息痢一例

高某，女，57岁。

初诊：1984年3月19日。

主诉及病史：腹痛、里急后重、脓血便反复发作5年。每于进食生冷或受寒后诱发。经某医院诊断为"慢性菌痢"。多次服用白头翁汤、葛根芩连汤、黄连素等有小效。

诊查：刻诊大便日行4～5次，均为脓血便，腹痛隐隐，里急后重，胃纳显减，倦怠乏力，舌淡

苔白腻，脉来细弦。大便常规检查：白细胞(＋＋)、红细胞(＋＋)、脓球(＋＋)、粘液(＋＋＋)。

辨证：痢疾日久，脾阳虚弱，湿热滞留肠道，虚实相间，寒热错杂，属休息痢。

治法：应以益气健脾、清化湿热为主。

处方：炒潞党参12g　炮姜6g　炒扁豆衣12g　煨肉果6g　炒枳壳12g　川连5g　山楂炭30g　炒黄芩12g　槐米15g　广木香6g　制川朴12g　炒白芍12g　老鹳草15g

二诊：服上方药3剂，大便脓血与次数均减，里急后重亦轻。唯脘腹仍有胀感，大便时腹部隐痛。上方去槐米，加煨葛根15g继进。

三诊：服上方药7剂后，大便日行1次，无脓血及粘液，腹痛、里急后重消失，胃纳如常，苔薄腻。原方加红藤15g，继服7剂。

尔后以益气健脾之香砂六君调理而愈。

[按语] 本例为慢性菌痢，病程日久，脾胃受损，每为外邪或饮食不慎而诱发。治疗中分清标本缓急、邪正虚实。发作期用补中寓清、寒温并举之法；休止期则用益气健脾以培其本，药证相符，取效甚捷。

四、补益气血、健脾温肾法治愈痿证一例

单某，女，20岁。

初诊：1984年11月13日。

主诉及病史：四肢逐渐痿软无力2个月余。经神经科诊断为"重症肌无力"。

诊查：症见手指无力握笔写字，下午走路常易跌倒，右眼皮下垂，倦怠嗜睡，苔薄白脉沉细。

辨证：属气血不足、脾虚肾亏。

治法：益气养血、温补脾肾。

处方：炙黄芪15g　炒当归12g　炙甘草6g　丹参30g　红花9g　川芎12g　白菊花12g　枸杞子12g　制黄精15g　制玉竹15g　桂枝6g　鹿角片15g

二诊：前方药连服3周后，四肢无力、嗜睡倦怠已有好转。原方续进。

三诊：继进7剂后，右眼皮复常，能举手梳发，步履较稳，胃纳稍差，口淡苔薄白脉沉细。原方去白菊花、甘草、红花，加制巴戟肉9g、甜苁蓉9g、制苍术9g、炒米仁30g续服。

[按语] 重症肌无力，以手足弛软无力为主症，属中医痿证之类。其中上睑下垂，中医称之"上胞下垂"。综合病情，属脾肾两虚，气血不足，故治用补益气血，健脾温肾，以期肌肉筋骨得其所养，而渐趋恢复。

五、峻补肾元、健脾养血法治愈产后虚劳一例

郭某，女，30岁。

初诊：1984年10月15日。

主诉及病史：产后大出血致头发全脱，头昏乏力，不思纳食，腰酸、肢冷、时有恶心，寐况不佳。经某医院诊为"席汉综合征"。

诊查：脉细舌淡苔薄。

辨证：属肾元虚衰，气血不足。

治法：先拟温补肾阳、益气养血为主。

处方：淡附片 9g　淡苁蓉 12g　仙灵脾 30g　炒胡芦巴 12g　炒补骨脂 15g　杞子 12g　黄芪 15g　炒当归 12g　天门冬 18g　大生地 18g　丹参 30g　生楂肉 15g　炒陈皮 9g　炙甘草 6g

二诊：服药 20 剂后，头昏显减，未恶心，纳食略增，腰酸肢冷、寐况均有改善。脉沉细。原方加鹿角片 12g 续进。

三诊：继进药 20 剂后，新发已有生长，余症续有好转。原方去甘草、陈皮，加熟地 30g、制黄精 12g 长服。

［按语］席汉综合征起于产后大出血，属中医学“虚劳”范畴。由于气血亏损伤及肾元，故立法以峻补肾元、益脾养血着手。

六、杞菊地黄汤治愈视瞻昏渺一例

张某，男，40 岁。

初诊：1983 年 7 月 8 日。

主诉及病史：右眼视野中央出现黑色暗影及视物变形年余。眼科诊断为“中心性视网膜脉络膜炎”。屡用杞菊地黄、明目地黄之类乏效。

诊查：诊时右眼视力 0.3，舌淡，脉虚无力。

治法：治拟滋补肝肾、养血活血，杞菊地黄丸加味。

处方：杞子 12g　白菊 12g　大生地 30g　制萸肉 9g　怀山药 15g　泽泻 18g　丹皮 9g　制首乌 15g　茺蔚子 20g　丹参 30g　赤芍 9g　青葙子 15g　茯苓 15g

二诊：服药 20 剂后，右眼暗影已淡，视力恢复至 0.6，但视物尚有变形缩小感。原方加决明子 30g、陈皮 9g 再进。

三诊：继服药 20 剂后，右眼暗影范围明显缩小，颜色由黑转呈淡黄色，惟在强光下右眼下方有雪花样闪光出现，视物变形感尚存。右眼视力恢复到 1.0。方中加潼蒺藜 15g 长服。经年余随访病情稳定。

［按语］中心性视网膜脉络膜炎属于中医学“视瞻昏渺”、“视惑”之类。本例为肝肾阴亏，精血不能上荣所致。用杞菊地黄丸益肝肾以明目乃属正治。然久病窍络瘀滞，故于方中加丹参、赤芍、茺蔚子等活血行瘀之品，以使络道疏通，目睛更得其养。

七、清热解毒、养阴凉血法治愈火赤疮一例

王某，女，60 岁。

初诊：1976 年 8 月。

主诉及病史：全身遍发大小不等红斑、丘疹、水疱，剧烈瘙痒半月。入院时体检：T 37.2℃，脉搏 90 次/分，呼吸 17 次/分，血压 120/80mmHg。腋后、肩胛部、臂部、四肢伸侧等处皮肤可见风团、丘疹、水疱，并有色素沉着。皮损呈簇集性成群分布，水疱自蚕豆至乒乓球样大小不等，疱壁厚而紧张饱满，周围有红晕。前臂外侧、臀部等处因搔后水疱破裂而成大片红色糜烂面，表面附有黄色结痂。尼氏征阴性。入院诊断：疱疹样皮炎。住院 124 天，先后用 DDS、强的松、硫唑嘌呤、红霉素、氯霉素、去敏灵、安定、硫酸亚铁等药内服，外用炉甘石洗剂、金黄散洗剂等。住院期间，共输血 12 次，总输血量为 2400ml，白蛋白 60ml，丙种球蛋白 10 支。经上述

治疗后，皮疹仍不断反复发生，自觉奇痒难忍，糜烂面扩大。体温持续在38～39℃之间，精神软弱，伴恶心呕吐。因症情始终未能控制，患者自动出院。出院后停用全部西药，而请杨老诊治。

诊查：全身风团、红斑、水疱仍不断发生，躯干、臀股、四肢等处皮肤仍见大片鲜红色糜烂剥离面，血水淋漓，瘙痒难忍，伴高热、心烦，口干欲饮，大便秘结，胃纳尚可，舌红苔中光剥，脉来细数。

辨证：证已缠绵百日，高热持续匝月，热毒炽盛，阴液耗伤。

治法：当大剂清热解毒，养阴凉血。

处方：银花30g　连翘15g　黄连6g　紫地丁30g　丹皮9g　鲜生地45g　紫草15g　蚤休12g　生甘草9g　鲜石斛30g　元参15g　麦冬15g

10剂，分5天服完。

二诊：身热退，口干减轻，皮肤瘙痒渗水亦减，但大片剥脱糜烂依然，舌质红，苔中光剥。原意增入补益气血之品继进。

处方：原方去黄连、连翘、紫花地丁、鲜石斛、丹皮，加潞党参30g、生黄芪30g、炒当归12g、生米仁30g。

三诊：前方药续进10剂后，皮肤剥脱糜烂之处渗液减少，部分渐趋愈合，口干减轻，胃纳尚可。再以清热解毒，益气养阴并进。

处方：蚤休15g　生米仁30g　大生地30g　生甘草6g　生黄芪30g　党参30g　天麦冬各15g　生白术9g　肥玉竹12g　制黄精15g

四诊：上方药连进30剂，新疹未再发生，渗液大量减少，剥脱糜烂皮肤大部分愈合。口不干，胃纳亦佳，舌质红苔已生，脉细。热清毒尽，正气渐复，立方以扶正为主，兼清余邪。

处方：生黄芪30g　党参30g　当归12g　生熟地各30g　丹参24g　制玉竹15g　天麦冬各15g　炒白术90g　丹皮9g　银花30g　生甘草6g　制萸肉9g

五诊：上方药服10剂后，皮肤剥脱糜烂全部愈合，渗液已无，唯原糜烂处微有瘙痒。仍以上方去萸肉、丹皮，加防风、地肤子续进。服药10剂后患处皮肤正常，瘙痒亦除，即停药。至今随访9年，未复发。

［按语］疱疹样皮炎属中医“火赤疮”之类。本证迁延百日，高热匝月，热毒炽盛，气阴耗伤，属邪实正虚。先投清热解毒、养阴凉血之品，大剂频服。5日后热毒之邪少挫，即用参芪益气生肌与清热解毒之味并举。尔后邪趋尽而正未复，则治以扶正固本为主。立法处方，条理井然，经治2个月余，病即痊愈。

八、阳和汤治愈皮痹一例

王某，女，62岁。

初诊：1983年11月3日。

主诉及病史：颜面部及两上肢皮肤肿硬4个月。经某医院皮肤科诊为“硬皮病”。

诊查：面部上肢皮肤肿硬，指端厥冷、色呈紫暗，舌体亦硬而难以外伸，舌淡苔白滑、脉细。

辨证：证属阳虚卫外不固，肌肤寒凝血瘀，腠理痹塞不通之皮痹。

治法：治拟温阳散寒、活血祛瘀。

处方：桂枝9g　麻黄4g　鹿角片12g　炒白芥子9g　炒当归12g　生黄芪15g　炒蓬

术 12g　丹参 30g　泽泻 30g　炙地龙 12g　青陈皮各 9g　川芎 12g　红花 9g

二诊：服药 1 个月后，自述两上肢皮肤稍有松软，颜面部如前，胃纳佳。上方加乌梢蛇 12g 继进。

又服药 30 剂，皮肤渐有松软，仍予前方再进。

[按语] 本例由寒邪凝滞、血脉瘀阻、肌肤痹塞而起。故用阳和汤加减，温阳散寒、活血化瘀。二诊佐乌梢蛇搜风通络，则效更宏。守方连用，终得获效。

九、活血通腑法治愈腹痛二例

例一　胃大部切除术后粘连

方某，女，60 岁。

初诊：1983 年 6 月 2 日。

主诉及病史：胃大部切除术及肠粘连松解术后，右侧腹胀腹痛年余。曾历用糜蛋白酶等治疗乏效。

诊查：目前腹部胀痛日趋加重，纳减，便结，舌下瘀筋明显，苔根黄腻，脉象弦滑。

治法：先拟疏运气机、活血通腑。

处方：枳壳 12g　降香 9g(后下)　制香附 12g　青陈皮各 9g　路路通 9g　制玄胡 18g　丹参 30g　郁金 12g　赤芍 12g　留行子 12g　花槟榔 9g　生大黄 9g(后下)

二诊：服药 1 周后，腑气已通，腹胀腹痛减轻，渐思纳谷，黄腻之苔趋退，脉弦滑。原方去槟榔、郁金、路路通，加当归 12g、蒲公英 30g，生大黄改制大黄(量同前)。

三诊：前方药服 14 剂，大便日行，腹胀消失，尚有隐痛，胃纳日增，苔微腻，脉弦滑。再拟活血行瘀、疏运理气继进。上方去降香、青陈皮，加蓬术 12g、广木香 6g。

四诊：上方药连服 1 个月，腹胀腹痛消失，胃纳复常，大便日下，苔薄白，脉细弦。续以益气扶中、理气活血调理善后。

处方：生黄芪 15g，　太子参 30g　炒当归 12g　丹参 30g　炒白术 9g　赤芍 15g　留行子 12g　广木香 6g　枳壳 9g　青陈皮各 9g　制川军 6g　生楂肉 15g　红枣 15g

上方药继服 1 个月后停药，随访 2 年间，腹胀痛未发作。

例二　胆囊切除术后粘连

朱某，男，37 岁。

初诊：1983 年 6 月 6 日。

主诉及病史：1965 年、1971 年曾先后作胆囊手术，术后右上腹部经常作痛，痛连肩背，伴明显胀气，口苦纳减，泛恶，便秘。时有形寒发热，苔黄，脉弦数。曾以糜蛋白酶等治疗无效。

治法：先拟清热利胆、活血通腑。

处方：柴胡 9g　炒黄芩 15g　制大黄 9g　过路黄 30g　马鞭草 30g　蒲公英 30g　枳壳 12g　制元胡 30g　赤白芍各 15g　广木香 9g　炒蓬术 12g

二诊：服药 7 剂后，右上腹部疼痛显减，腹胀亦轻，形寒身热除，渐思饮食。苔脉如前，原方去吴萸、川连、过路黄，加炒当归 12g、丹参 30g、留行子 12g、桃仁 9g。

三诊：继进药 14 剂后，右上腹疼痛续轻，腹不胀，大便已得，日行 1 次，纳增而有馨味。苔薄白，脉弦。原方去元胡，加潞党参 15g。

四诊：又进药 14 剂后，腹部痛胀均消，纳谷复常，大便尚见偏干。以下方调理善后。

处方：太子参 30g　丹参 30g　炒当归 12g　炒白术 9g　柴胡 9g　马鞭草 30g　制大黄 9g　枳壳 12g　炒蓬术 12g　赤芍 12g　留行子 12g

［**按语**］腹部术后粘连，多属气滞血瘀之证，但临床症情不一，故治法亦异。例一偏重气滞，故重在理气行滞；例二肝胆郁热较盛，则以大剂清泄为急。

［**编者评注**］杨老先生临诊处方用药紧扣病机，故常能愈顽症痼疾、沉疴大病。如治腹痛两例，例一腹部胀痛便结，先以疏达气机、活血通腑为法，俟腑气一通，胀痛消除后，就转以益气扶中、理气活血巩固善后；例二因痛胀伴形寒发热，故用大柴胡汤加减，重用马鞭草、蒲公英、过路黄、元胡，药后腹部痛胀显减，寒热亦除，则以益气养血、活血化瘀调理而愈。由此可见其用药不凡，功底之深厚也。

盛循卿医案

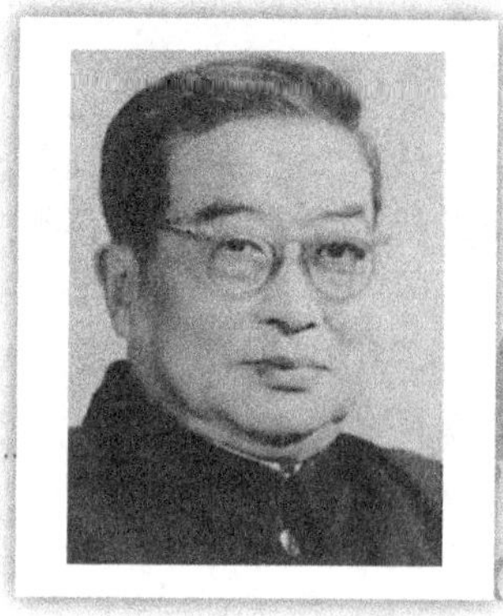

【生平传略】

盛循卿，1917年生。浙江省杭州市人。中医内科主任医师。初受业于杭州名中医杨仰山先生门下，复得皖五世儒医汪清白先生精心传授，凡医籍经典，皆悉心研习，博汲精要。弱冠时尽得师传，旋于杭城悬壶设诊。每每扶危救厄，屡起沉疴；且免费义诊，赠药于贫病者，自此远近闻名，医誉鹊起。

解放后，致力于卫生保健事业，为浙江省和杭州市中医事业的发展作出有益的贡献。临床对中医内科、儿科殊有研究，更善于将仲景学说灵活施用；对四逆散古方的应用阐发，造诣尤深。对医治中风、情志病、高血压、糖尿病、泌尿系疾病及小儿泄泻、疳积等病也皆有经验。

曾在《浙江中医杂志》等刊物上发表《糖尿病五十例治疗小结》、《悬饮》、《盛循卿医师治高热急症案例》等论文十几万字。古稀之龄，还亲自主持《盛循卿胃脘痛电脑诊疗程序》的科研工作。

历任杭州市第三届政协委员、浙江省第四届政协委员、杭州市中医院副院长、中国农工民主党杭州市副主委。曾任第六届全国人大代表，杭州市四届政协委员，市科协常委，浙江中医学院特邀顾问，省中医学会副会长等职。1985年加入中国共产党。

一、小柴胡汤加减治愈春温一例

周某，女，24岁。

初诊：1978年4月25日。

主诉及病史：春初起病，往来寒热如疟，热多寒少，脘胁痞闷，默默不欲饮食。

诊查：近1周来热势日增，午后壮热，体温达39℃，口干而苦，烦躁不安，尿赤短少，汗出而热势有减。舌质红，苔根黄燥，口甜，脉弦数。

辨证：证属春温，热在少阳阳明。

治法：治拟和解少阳，清泄里热。

处方：柴胡10g　黄芩10g　竹沥半夏10g　生石膏30g　陈青蒿10g　知母10g　佩兰10g

二诊：4 月 27 日。服药 2 剂后，体温降至 37.5℃，寒热渐退，入暮尚有口渴烦热，大便尚顺。仍宗原法。

三诊：4 月 29 日。服药 2 剂后，热退、口渴亦减，小溲转清，纳谷渐思，唯感夜有盗汗，神倦乏力，舌苔淡黄而腻，脉细弦。拟益气健脾化湿苏胃，以善其后。

处方：炒党参 10g　茯苓 12g　陈皮 5g　浮小麦 30g　炒谷芽 12g　果仁 12g　滑石 12g　佩兰 12g　4 剂

［按语］本例起病于春令季节，临床特征以发病较急，病程较长，表证未罢，里热已灼，变化迅速，有内传趋势，故属热在少阳阳明之春温证。昔人治春温，热在少阳胆经，以黄芩汤直清里热。但结合临床实践，若单用苦寒清热却无透邪作用，且方中白芍不免有酸收之弊，故改用柴胡透表泄热。《本草正义》曰："柴胡主治……一为邪实，则为外邪之在半表半里者，引而外出，使达于表而外邪自散"。加用青蒿以助柴胡透邪外出，并清阴分之伏热。又因午后壮热烦渴，尿赤汗出，可见无形邪热充斥阳明胃肠，故以石膏之辛寒消阳明无形邪热而解肌，清而兼透；知母之苦寒泄热润燥以养阴，清而兼润；方药纯正简练。本病发热已达 24 天，血检及其他检查无阳性体征，曾用各种抗生素及清热败毒中药无效，今仅用 7 味中药 4 剂即将热退，可见法不在乎奇，药不在乎多，而在于辨证正确。临床实践中凡是遇原因不明的周期性寒热往来，伴汗出口渴者，应用本法屡取奇效。

二、生脉散合清暑益气汤加减治愈暑伤气津一例

袁某，男，61 岁。

初诊：1974 年 9 月 17 日。

主诉及病史：10 天来身热不退，体温 38.5℃，时自汗出，气短懒言，午后热增。

诊查：口干喜饮，小溲黄赤，肢倦神疲，舌质红苔薄，脉濡数重按无力。

辨证、治法：证为暑伤气阴，津气欲脱，拟生脉散合清暑益气汤加减。

处方：粉沙参 12g　麦冬 12g　五味子 4.5g　鲜生地 12g　鲜石斛 12g　淡竹叶 10g　陈青蒿 6g　地骨皮 10g　知母 12g

太子参 30g，另煎代茶饮服，4 剂。

二诊：服益气养阴之剂，身热已退，汗出减少，仍感神倦乏力，脉濡软无力，舌红苔薄。拟宗前意。

处方：太子参 12g　麦冬 10g　鲜石斛 12g　生谷芽 12g　怀山药 12g　地骨皮 10g　制玉竹 10g　冬瓜子 12g

药尽剂而愈。

［按语］暑热之邪易伤元气，尤易耗伤津液。本例身热，午后热增、溲赤为里有邪热；自汗出、气短懒言、口干神疲为暑热津液已伤，元气虚衰；脉濡数无力，需谨防津气欲脱，故以沙参、太子参补益肺脾元气以生津；麦冬养阴，清肺以生津；五味子固表敛肺而生津，3 味配合，一补一清一敛，而达生津止渴、补气敛汗之目的，更加青蒿、竹叶、生地以清解暑热，知母、地骨皮清解血中之伏热，服药 4 剂热退汗止。

三、泻心汤加味治愈结胸一例

来某，女，61 岁。

初诊：1978 年 2 月 20 日。

主诉及病史：西医诊为幽门不全性梗阻。

诊查：中脘阵痛，呕吐频繁，便结数日不下，口干舌燥，苔黄腻糙质红，脉细弦。

辨证：湿热互结，郁滞胸脘而成结胸。

治法：拟大黄黄芩黄连泻心汤加味。

处方：生军 3g(后下)　黄芩 9g　黄连 2.5g　制川朴 6g　郁金 9g　佩兰 9g　炒竹茹 9g　代赭石 12g　炙杷叶 9g　鲜石斛 12g　1 剂

二诊：药后中脘疼痛即止，泛恶亦减，大便下而不多，已能少量进食。脉细弦右略滑，苔根黄腻舌质红。以辛开略佐苦泄再入。

处方：川朴 6g　郁金 9g　制半夏 9g　炒竹茹 9g　佩兰 9g　炙杷叶 9g　黄连 2.5g　大腹皮 9g　炒谷芽 12g　鲜石斛 12g　3 剂

[按语] 本例为急诊病人，西医诊断为“幽门不全性梗阻”，血检白细胞 22700/mm^3，中性 82%。中医辨证乃湿热蕴积，气机郁滞，则中脘疼痛大便秘结；气壅上逆则呕吐频繁。取大黄黄芩黄连泻心汤，方中芩连清热燥湿，川朴辛开苦泄，大黄泻下去滞，佩兰芳香醒脾胃，佐以杷叶、竹茹等降逆止呕恶。湿去热清，气机则行，中下焦运矣。1 剂大便通，犹如釜底抽薪，诸症悉减。血检：白细胞降至 9600/mm^3，中性 75%。

叶天士一再强调“伤寒化热，邪热在里，劫烁津液，下之宜猛”。湿热证之里热，乃系湿滞中焦，妨碍气机而致硬结，并非燥屎，所以下之宜轻宜缓。若用承气汤，力猛下行虽速而气徒伤，湿仍胶结不去。故本例首剂用大黄泻下，待呕吐停止、大便略下后即停止攻下，而用辛开佐以苦泄、芳香健脾为主，终使邪去正安。

四、疏肝利胆化湿法治愈胁痛一例

俞某，男，43 岁。

初诊：1985 年 8 月 2 日。

主诉及病史：有胆囊炎、胆石症病史。近日脘胁胀满疼痛，纳食腹胀，进油腻后更明显；倦怠乏力。

诊查：巩膜黄染、苔根黄腻脉细弦。B 超检查，见胆囊内有强光回声团，直径为 3cm。

辨证：证属肝胆气滞，湿热蕴积成石。

治法：拟疏肝利胆化湿为先。

处方：柴胡 10g　炒赤白芍各 10g　郁金 10g　炒枳壳 10g　炙草 5g　广金钱草 20g　茵陈 15g　对坐草 15g　炙鸡金 6g　马鞭草 15g　焦山栀 10g　制军 6g

二诊：药进 7 剂后，胁痛仍明显，目黄退而未尽。苔根淡黄。前方去马鞭草、焦山栀，加广木香 6g，制香附 10g，续服 7 剂。

三诊：胁痛已减，目黄已退。脉细弦，苔根淡黄。上方去赤芍、香附，加党参、黄芩，7 剂。

四诊：肝胆湿热渐清，气机日调，目黄胁痛均未发，大便通畅，胃纳欠佳。脉细弦、苔根淡黄。拟疏肝利胆排石。

处方：柴胡 10g　杭白芍 10g　炒枳壳 10g　炙草 6g　郁金 10g　广金钱草 20g　炙鸡金 6g　焦山楂 10g　炒川楝子 10g　制香附 10g　青陈皮各 6g　制军 6g

五诊：连服 14 剂。肩背及右胁微胀，纳便均正常。上方续服 7 剂。

六诊：1985 年 9 月 22 日复查 B 超：胆内结石已排出，脘胁胀滞已无，倦怠乏力。拟四逆散加太子参、郁金、鸡金调理再进。

［按语］患者因湿热日久，胆失疏泄，气滞湿热胶结而成胆石症。以四逆散疏肝理气化滞，茵陈善于化湿清热退黄疸，并用金钱草、对坐草、郁金、鸡内金以化结石。根据患者在服药过程中曾淘洗大便数次，均有绿豆大小砂石排出，由此推测药物起到荡涤结石的作用，使结石化为碎粒而逐步排出。

五、养阴清热汤加食疗治愈消渴病一例

汤某，男，60 岁。

初诊：1985 年 3 月 16 日。

主诉及病史：素体肥胖，近月来纳食增多，食后饥嘈，形体反见消瘦，头昏目糊，神疲乏力，口渴引饮，小便清白起泡，夜尿尤多。

诊查：尿糖(＋＋＋＋)，血糖 318mg％，脉滑、苔黄腻而燥，质偏红，边有齿痕。

辨证、治法：此乃肺、胃、肾三脏积热伤阴，治拟养阴清热。

处方一：杞子 50g　鸡内金 15g　怀山药 250g

上药焙干研成细粉，每次 25g，每日 2 次吞服。

处方二：制首乌 10g　制玉竹 10g　麦冬 10g　葛根 10g　元参 10g　生石膏 15g　生地 10g　7 剂

二诊：服药后口渴已减，夜尿已少，仍头昏目糊，神疲乏力。尿糖(＋＋)。续服前方药。

服药 1 个月后复查尿糖均阴性，血糖降至 120mg％，续服前方药半月而停药，情况良好。

［按语］消渴之因，主要是由于肾阴虚亏，肺胃火旺所致，患者因肺热而津耗口渴，胃热则消谷善饥，肾虚则不能制水而多尿。治以滋水治本，制火治标，取得较好效果。其中以怀山药、杞子等研粉吞服，能起到食疗作用。

六、引火归原法治愈齿衄一例

赵某，女，57 岁。

初诊：1976 年 2 月 9 日。

诊查、辨证：肾阳不足，阴寒内盛，浮阳上越，形寒指凉，牙龈渗血，色淡红，面黧黑，头昏神倦乏力，腰腿酸冷，脉沉细，苔薄白。

治法：拟温补肾阳，引火归原。

处方：肉桂 3g　制附片 9g　生熟地各 12g　萸肉 4.5g　炒丹皮 6g　怀山药 15g　菟丝子 12g　川断 10g　猪苓 12g　泽泻 4.5g　陈皮 5g

二诊：2 月 14 日。服桂附八味汤 5 剂后，手足渐温，牙龈血已减，续进原方药 5 剂。

三诊：2 月 20 日。牙龈出血已止，腰腿酸冷渐轻，乃阴阳渐调也，再拟温补调理之。续方：六味地黄汤加补骨脂、菟丝子、党参。

［按语］真阳失守，命门火衰，火不归原，血随火行，血不归经，上行故出现齿衄。用桂附八味汤温补肾阳，“益火之源以消阴翳”。方中桂附 2 味辛热纯阳之品加入 6 味纯阴之中，滋肾阴而摄肾阳，以复“真阴之水，引无根之火”。故妄行之血也随游离之火而下行归源于肾，使之水火相济，阴退阳复矣。故曰：不用寒凉而火自降，不必止血而血自止。

七、助阳散寒平冲法治愈奔豚气一例

徐某，女，25岁

初诊：1972年5月14日。

主诉及病史：产后2个月，因惊恐而起，心悸不宁，先有呕吐，继则腹痛，发时自觉有块从少腹上冲至胸，苦闷甚剧，发后痛止块消。延来2个月，经治未效。

诊查：精神委弱，夜寐惊恐，畏寒肢冷，脉象细弦，舌苔白腻。

辨证：病属奔豚。

治法：治拟桂枝加桂汤助阳散寒平冲。

处方：桂枝9g　炒白芍4.5g　炙草4.5g　柴胡4.5g　生姜2片　郁金9g　红枣3枚

二诊：前方药连进2剂，冲气已减，饮食略思，神色转佳。仍守原意，再进3剂而愈。

［**按语**］本例奔豚证为产后体虚，受惊感寒，惊恐伤肾，寒邪客于下焦，阴邪上逆而成，故拟以温中散寒、助阳降逆之桂枝加桂汤而取效。

八、百合地黄汤加味治愈百合病一例

刘某，女，12岁。

初诊：1974年10月3日。

主诉及病史：高热之后，日晡低热，延来半年有余。

诊查：口苦溺赤，情绪时静时躁，神志恍惚，意欲食而不能食，寤而不寐，脉象微数，口干舌燥。

辨证、治法：此百合病也。拟百合地黄汤加味。

处方：百合15g　生地12g　制玉竹12g　蒿梗10g　炙草10g　炙白薇10g　炒知母10g　地骨皮10g　炒谷芽12g　淮小麦15g　红枣15g

二诊：进前方药5剂后，低热已除，烦躁较宁，寤寐略安，胃纳渐振。拟原方药再进4剂。

三诊：寤寐已安，纳谷亦香，口苦口干已愈，精神日趋正常。拟前法加减。

处方：制玉竹12g　炙白薇10g　淮小麦30g　炙草6g　地骨皮10g　生白芍10g　蔓荆子10g　茺蔚子10g　炒天虫10g　白芷4.5g　白蒺藜10g　5剂

［**按语**］本证为大热伤津，心肺阴虚，心阴不足则神不明，出现精神恍惚；肺阴内损，百脉受累。《金匮》云："百合病者，百脉一宗，悉致其病也。"由于阴虚日久，必生内热，故有口苦、溺赤、脉象微数等热象。百合地黄汤加玉竹、知母，增强生津之力；地骨皮、青蒿、白薇以除虚热，红枣、小麦养心神，炙草、谷芽和胃以生津，故连服9剂，病情基本好，14剂则津复热除，精神复平。

九、桂枝加龙骨牡蛎汤治愈遗精一例

傅某，男，17岁。

初诊：1982年10月5日。

主诉及病史：滑精，每日或隔天1次，精下清冷，已近2年，多方求治无效。

诊查：少年之体，屡屡滑泄，日久形瘦神惫，形寒肢凉，头昏眩晕，面色不华，尿量频多，夜寐多梦，纳呆健忘，尺脉沉细，苔薄质淡。

辨证、治法：肾阴不足渐致肾阳亦虚，疾已痼也。试拟桂枝加龙骨牡蛎汤。

处方：桂枝 5g　炒白芍 10g　清炙草 3g　土龙骨 30g（先煎）　牡蛎 30g（先煎）　夜交藤 30g　生姜 2 片　红枣 3 个

二诊：服桂枝加龙牡汤 4 剂后，夜寐略安，遗滑 4 天未发，头晕肢冷，神疲少力，脉细苔薄。药到病所，如矢之中的；也赖少年人脏气清灵，随拨随应。再拟前方加减：加炒谷芽 15g，改杭白芍 6g。叮嘱病人早寐少劳，善自将息。

三诊：药后已旬日未发滑精，手足也温，夜寐安好，面色转润，惟近日脘腹间隐隐作痛，食后较甚。脉细弦，苔白。遗泄诸症悉瘥，胃肠功能未和，改进芍药甘草汤加味。

［按语］历代医家多推桂枝加龙骨牡蛎汤为治本证要方，惜近人应用不多，而本方对阴阳失调、心虚肾亏之遗滑精冷尤为适用。本病人诸症正是由于阳失阴涵、浮越不敛，阴失阳固、精走不守使然。《素问·生气通天论》曰："凡阴阳之要，阳密乃固。"故选用桂枝加龙骨牡蛎汤加味，使阳固阴守，精涩神宁。药病相应，则数年之顽疾霍然而愈于旬日之间。

十、地黄饮子加减治愈风痱一例

孙某，女，46 岁。

初诊：1962 年 10 月 31 日。

主诉及病史：禀体不足，形体瘦弱，操作过劳，气阴早衰，近因情志所伤，于月初清晨小便时，突然昏仆，不省人事，身体僵直，口噤不语，水饮不入，片刻苏醒后，右侧肢体偏废不用，不能言语。前服平肝熄风药 20 余剂未效。

诊查：就诊时，四肢厥冷，面色青黄，右半手足废而不收，冒昧不知痛觉，唇缓失音，时有遗尿，胃纳甚差，精神软弱，脉沉细，苔白。

辨证：此为久病及肾，下元虚衰，痰浊阻络。病属风痱也。

治法：治拟补肾填精，宣窍化痰。《宣明论方》地黄饮子加减。

处方：熟附片 10g　肉桂 3g　熟地 12g　砂仁 3g　麦冬 10g　石斛 10g　萸肉 6g　苁蓉 10g　巴戟天 10g　茯苓 12g　炙远志 5g　石菖蒲 5g

二诊：药尽 2 剂后，四肢略温，已能言三四字。前方收效，续守方再进 15 剂。

三四诊：连服上方药，四肢温和，言语渐清，右手稍能握物，可缓步而行，溺也固摄。此乃水火相济，精气复生之兆。再拟滋阴温阳扶正为要。前方砂仁倍量，菖蒲改 6g，去茯苓、石斛、附片、肉桂，加菟丝子 12g、郁金 10g。服药 14 剂而告愈。

［按语］本病即《金匮》之"中风痱"。尤在泾曰："痱者废也，精神不持，筋骨不用，非邪气所扰，乃真气之衰也。"河间曰："语声不出，足废而不用，中风瘫痪，非为肝木之风实甚，亦非外来中于风，良由将息失宜，心火暴盛，肾水虚衰不能制之。纯属虚极，方用地黄饮子。"方中熟地培根本之阴，桂、附、巴戟、苁蓉返真元之火，远志、菖蒲宣窍化痰，石斛、麦冬滋水清火。总之，本方以温补下元，滋补肾阴，引火归原，使水火相济，精气渐旺，则"作强"、"伎巧"皆复矣。

此例属虚极之证，与阴虚肝旺的类中风在诊治上有很大差异，须细辨，方不致误。

十一、祛风化痰、益脾平肝法治愈类中一例

刘某，女，57岁。

初诊：1977年10月10日。

主诉及病史：昨夜气候忽变，今晨外出时，朔风袭面，顿感头胀头痛，返家后既感肢软无力，随之突然跌倒于地，猝觉四肢厥冷。

诊查：右侧手足偏瘫，步履维艰，神态呆滞，颜面呈痴笑状，舌謇语难，水饮偶入，谷食衰少，脉三部皆浮滑，且右大于左，独尺脉稍沉细，舌有齿痕。

辨证：年将花甲，素体肥盛，脾弱湿困，正气本虚，难以御邪，复受风邪侵袭，阴阳失调，致痰阻窍络，证属风中心脾（类中）。

治法：治宜祛风化痰，益脾平肝。方用《沈氏尊生》资寿解语汤佐菖蒲郁金汤出入。

处方：羚角 3g　羌活 3g　明天麻 3g　附片 3g　甘草 3g　菖蒲 10g　陈胆星 10g　郁金 10g　制半夏 10g　茯苓 10g

二诊：初服上方药3剂，已略见好转，后续服7剂，复测二手三部脉象，已由浮滑转沉细，此危象已除，阳复阴散。患者诸恙大减，神识清爽，手足转温，语言略清，可少量进食薄粥及离床扶杖而步。由此可知，病家风邪已疏，阴霾之象亦散，治予改用补阳还五汤培补气血，畅络搜滞。此后先后服补阳还五汤加减方药月余；同时嘱病者以体育疗法辅助药疗，又半月后，病人弃杖步行来院辞谢。

［按语］ 此类类中，临床鲜见，故应用上方药治疗中风也少有报道。明张景岳曾有描绘："冬季大风起西北……中风暴死者甚多，余始悟经谓西北之折风伤人也，此一说。"因此，在辨治中抓住心脾不足，络脉空虚，缘风邪侵犯，诱生中风，并表现出一派风、痰、虚夹杂之证的临床特征，施之资寿解语汤。方中羌、防祛外袭之风邪；羚角、天麻平熄内生之肝风；炙甘草、附子及茯苓温经益火，补脾化痰，功能扶正祛邪；胆星及菖蒲郁金汤化痰开窍，遂使风痰消，诸症除。

十二、葶苈大枣汤合控涎丹治愈悬饮一例

蔡某，男，21岁。

初诊：1973年8月20日。

主诉及病史：身热2个月余，咳嗽气急，动则心悸，胸闷、胸痛连胁，苔薄腻，脉弦沉细。检查：体温38.5℃；血常规：白细胞17100/mm^3，中性86%，淋巴14%；胸片显示：右侧渗出性胸膜炎。曾给抗结核、抗菌及中药养阴润肺类药物治疗1周。因病势日重，而承邀会诊。

辨证：证属痰饮，为水邪上凌心肺。

治法：治拟葶苈大枣汤合控涎丹加减。

处方：葶苈子 10g　黑白丑各 9g　桑白皮 10g　南北沙参各 12g　麦冬 12g　炙百部 10g　炙草 4.5g　冬瓜子皮各 12g　红枣 15g　控涎丹 1.5g（吞）

二诊：服前方药3剂，咳嗽气急，胸闷心悸均好转。检查：T 37.5℃；血常规：白细胞7100/mm^3，中性73%，淋巴24%，大单核1%，酸性2%。再拟原方，控涎丹改日服2次，每次1.5g。

三诊：又服上方药4剂，身热除，纳食增，咳嗽痰白难咯。苔薄白，脉细。原方去桑白皮，加

炙紫菀 9g、瓜蒌皮 12g。控涎丹改日服 3 次，每次 1.5g。

四诊：连服前方药 4 剂，气急心悸消失，咳嗽胸痛大减，痰浊转少。拟前方去麦冬，加茯苓皮 12g。

五诊：上方药服 2 周，咳嗽胸痛除，饮食正常，惟大便转溏，日行 2 次。治拟益气扶脾。

处方：炙黄芪 12g　炒党参 12g　茯苓 12g　焦冬术 9g　炙甘草 4.5g　陈皮 4.5g　车前子 9g(包)　炒米仁 12g　红枣 15g

服本方药半月后，大便恢复正常。X 线复查示：右侧胸膜炎症消失，横膈清晰，肋膈角锐利。痊愈出院。

[按语] 结核性渗出性胸膜炎，大致属中医"悬饮"范畴。《金匮》云："水流胁下，咳唾引痛，谓之悬饮。"本例病人因肺痨久羁，气阴两亏，复因贼邪犯肺，宣肃失司，水道不行，水留为饮，饮流胁下。宗仲景治悬饮之法，辨证择取控涎丹合葶苈大枣泻肺汤加味。方中控涎丹、葶苈子、黑白丑、桑白皮、冬瓜子皮等泻肺逐饮，下气行水，气畅则水行，水行则热退喘平；南北沙参、麦冬、百部润肺生津、杀虫抗痨；大枣缓峻下药之急亦补中；甘草益气调诸药。全方攻逐饮邪而不伤正，故奏效迅捷。继一鼓作气，迭服 20 余剂，邪势方平。前人对峻猛之剂虽有"衰其半则止"之说，但临证尚须视邪正消长而定。或攻补兼施，或攻补交替，旨在除邪务净。邪除后，即转手治脾，复进益气健脾，全力治本。由于善后得法，致收全功。追访 5 年未复发。

（以上由贾卫平　孙卫平整理）

[编者评注] 盛老先生临证，善用仲景方出入化裁。如治春温、结胸、遗精、奔豚、齿衄、胁痛等皆是。盛老先生运用此方，贵在灵活，如桂枝汤加减，既运用奔豚，又用于遗精，而均获显效，此乃特点之一。特点之二是善于化裁，如治风痱，取地黄饮子化裁而取效，治类中则取资寿解语汤合菖蒲郁金汤化裁而成功，治悬饮则取葶苈大枣泻肺汤合控涎丹而痊愈。理、法明了清晰，方、药有理有据，使后学读后心领神会，能悟其神运之妙也。

何任医案

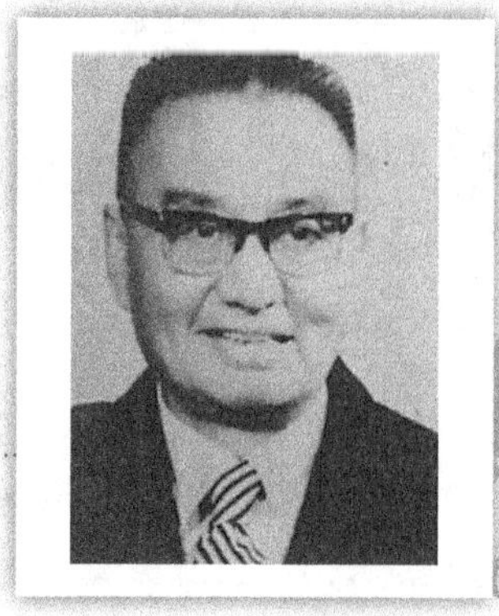

【生平传略】

何任，1920年生。浙江杭州人。中医教授。医学得自家传，并于1939年毕业于上海新中国医学院。解放后，潜心于中医教育事业，历任杭州市中医学会会长，中华全国中医学会常务理事，浙江分会会长，全国高等中医院校教材编审委员会副主任委员，浙江省中医进修学校校长，浙江中医学院院长，浙江省人大常委，第七届全国人大代表等职。

行医近50年，桃李遍布浙江，海内享有盛誉。对于中医经典，特别是对《金匮要略》有较深研究，著有《金匮要略通俗讲话》、《金匮要略归纳表》、《金匮要略新解》、《金匮要略提要便读》、《金匮摭记》、《金匮方临床应用》、《实用中医学》、《医摘便览》、《医宗金鉴四诊心法白话解》、《何任医案选》、《湛园医话》等著作，在国内外中医药刊物上发表近百篇学术文章。数十年来，临床以内科、妇科为主，专于温热时病；晚年于疑难杂症潜心钻研。喜用仲景方，亦长于江南叶氏时方。

曾于1981年冬代表我国中医界在北京参加中日《伤寒论》学术交流会，作《伤寒论的博涉知病，多诊识脉，屡用达药》的学术讲演，深得国内外专家好评。1985年12月应日本东京医药专门学校的邀请，去东京讲学，作《张仲景方之应用》；同时应东京东洋学术出版社之请，作《金匮要略之认识》的学术讲演，均得盛誉。

一、清解熄风法治愈热盛动风一例

贾某，男，10岁。

初诊：1970年6月5日。

主诉及病史：头痛身热已数日，纳滞不展，恶心呕不出，渴欲饮。今晨起头痛转剧，嗜睡唤之不醒。

诊查：苔白黄，脉浮数，腋下体温39.5℃。

辨证、治法：此乃热盛动风。先予清解。

处方：连翘12g　银花9g　淡竹叶9g　生石膏15g　生甘草4.5g　知母6g　桑叶9g

黄芩 9g　生山栀 9g　鲜芦根 1 尺　2 剂

二诊:6 月 7 日。高热未已(腋下 39.5℃),神志昏沉,手足抽搐,闭目扰动,大便 3 日未下。唇红而燥,脉数盛。治宜清热熄风解毒。

处方:炒天虫 9g　大青叶 9g　全蝎 15g　连翘 12g　生石膏 30g　知母 6g　生甘草 6g　生山栀 9g　生大黄 4.5g　黄芩 9g　石菖蒲 4.5g　安宫牛黄丸 1 颗(研灌)　2 剂

三诊:6 月 10 日。服上方药后(因购药耽误迟服 1 天半),神昏一度清醒,唤之张目,呕恶已解,大便下 1 次,稀滥臭秽,尿少而棕赤色,搐动已止。唇干舌绛,腋温 38.5℃,脉细数。续当清热解毒救阴。

处方:生石膏 15g　知母 9g　生甘草 4.5g　粳米 1 小盅　原连翘 12g　鲜生地 30g　玄参 9g　赤芍 9g　石菖蒲 4.5g　丹皮 6g　淡竹叶心 6g　大青叶 9g　3 剂

四诊:6 月 15 日。神志转清,身热亦平,偶尚见手足颤动,倦怠溲少。舌绛苔薄脉虚。

处方:鲜生地 30g　麦冬 12g　白芍 12g　焦枣仁 9g　火麻仁 6g　牡蛎 12g　炙鳖甲 12g　阿胶 9g　朱茯神 12g　炙甘草 9g　元参 9g　原连翘 9g　3 剂

五诊:6 月 18 日。脉静身凉,神清,溲亦长,色转黄,渐思饮食。已入坦途矣。

处方:北沙参 12g　麦冬 9g　生甘草 6g　天花粉 60g　原连翘 6g　白术 6g　茯苓 9g　牡蛎 9g　净滑石 9g　白扁豆 12g　4 剂

[按语] 本例初起以高热、头痛、恶心、渴饮、嗜睡为主要症状。乃热邪逗留气分,有渐入心营的趋势,正如叶天士所说:"不从外解,必致成里结。"拟方以清气分邪热立法。由于热毒壅盛,内传之机已露,故很快出现化风症状,同时气分之邪未罢。二诊时呈现气营两燔现象,何老采取两清气营、熄风宣窍法,两剂而热降神清,挽狂澜于既倒。三诊以养阴清热解毒立法,既清余邪,又培本元。只缘阴液过耗,邪热虽解,而终见虚风内动之象。四诊以二甲复脉立法,阴复风靖。最后转以调理而安。本例病情实属险恶,而何老善于抓住病机关键,得力于二、三、四诊 3 方,胆大心细,层次井然,所以仅 10 天而告痊愈。

二、清解清导法治愈暑湿夹食一例

沈某,男,13 岁。

初诊:1964 年 9 月 6 日。

主诉及病史:身热已两天,晨达 38℃以上,脘不适,大便 3 日未下,头晕,夜有谵语,苔根腻。

辨证、治法:证属暑湿夹食,以清解进。

处方:净连翘 9g　佩兰 6g　淡竹叶 9g　炒枳壳 4.5g　神曲 12g　元明粉 9g　生山栀 9g　川朴 5g　生军 4.5g　益元散 9g(包煎)　1 剂

二诊:9 月 7 日。药后大便 2 次,头已不晕,脘部尚不甚舒,身热见解但未净(37.8℃),苔白薄,脉滞。

处方:净连翘 9g　蒿梗 9g　淡竹叶 9g　生山栀 9g　佩兰 6g　桑叶 9g　银花 9g　炒枳壳 4.5g　神曲 12g　益元散 12g(包煎)　1 剂

[按语] 暑湿夹食,三焦阻痹,治不得法,往往能酿成重证、大证。本例阳明胃肠受病已极明显,症见身热、脘闷、苔腻、大便结、夜有谵语。第一方举重若轻,以清解宣化药加朴、曲消食,生军、元明粉通滞,1 剂而便通热减,诸症缓解。复方清疏分利,使逗留三焦之暑、湿、食,从表里上下分消。药对病机,剂不多投而获效。

三、开噤散治愈噤口痢一例

蔡某，男，46岁。

初诊：1971年8月14日。

主诉及病史：痢下20余日未作治疗，脘腹胀满，不能进食，日下痢八九次，夹有粘液脓血。

诊查：形羸色败，苔垢脉微。

辨证：土虚而积滞未消，痢成噤口。

处方：党参9g　石莲肉6g　川连4.5g　红曲3g　广木香4.5g　枳壳4.5g　山楂6g　鲜荷叶2角　槟榔4.5g　黄糙米1小盅　3剂

二诊：8月17日。上方药初进，腹鸣矢气；服3剂后，脘腹胀减，痢下次少，能进稠粥。苔根尚垢，脉已有力。

处方：党参9g　石莲肉6g　广木香4.5g　黄连4.5g　焦山楂6g　枳壳4.5g　砂仁2.4g　红曲2.4g

三诊：8月20日。3剂，痢下日仅2次，诸症均瘥。

处方：香连丸每日2次，每次3g吞服。

[按语] 痢疾古代称之为"肠澼"、"滞下"。《诸病源候论》根据排泄物的颜色、性质分为"赤白痢"、"血痢"、"脓血痢"、"热痢"等。宋、元时期发现本病能相互传染流行，又提出"时疫痢"，亦即"疫毒痢"。某些痢疾在其病变的发展过程中，由于湿热疫毒结于肠中，上攻于胃，胃失和降，又可出现上为呕吐或不能食，称之为"噤口痢"。本例痢下20余日，脾胃已虚而积滞未消，出现"噤口"，故以开噤散加减为治。方中荷叶、川连、槟榔辟秽解毒降逆；党参、莲肉、糙米以健脾和胃；木香、山楂、枳壳理气导滞。全方疏中有补，补中有疏，寓补于疏，使邪浊去而肠胃洁，脾胃健而正气复，投药3剂，痢下次数减少，腹胀减轻，能进稠粥；二诊后痢下日仅2次，即以香连丸调治告愈。

四、圣愈汤治愈胎漏一例

许某，女，28岁。

初诊：1963年7月2日。

主诉及病史：妊娠7个月，阴道出血，轻度腹痛，有胀坠感，腰酸，平时多带下。妇科检查疑为胎盘早期剥离。

辨证、治法：胎元不固，慎防漏堕，宜固胎止血。

处方：熟地30g　黄芪15g　红参片4.5g　炒黑当归6g　白芍12g　川断6g　杜仲12g　桑寄生12g　黄芩4.5g　炒阿胶12g　糯米1盅　4剂

二诊：7月6日。上方药服后，漏红已止，腹隐痛尚有，然已不下坠，神情稳定。仍以安胎为妥，并宜继续卧床养息。

处方：党参15g　黄芪12g　熟地12g　白芍12g　川断6g　杜仲9g　桑寄生12g　白术9g　枯芩4.5g　炒阿胶珠12g　龟板12g　5剂

[按语]《妇人良方》说："妊娠胎漏者，此由冲任脉虚，不能制其经血。"《大仓》也说："有下血……食少体倦，此脾气虚而不能摄血也。"本例胎漏，为脾气及冲脉均虚，故以圣愈汤补中益气，加补肾养血止血之品，补奇脉而固胎元，故其奏效甚速。

五、下瘀血汤治愈产后瘀血一例

蔡某，女，32 岁。

初诊：1971 年 3 月 10 日。

主诉及病史：流产以后，未有瘀血排出，小腹胀满难忍，大便 4 日未下，身热 37.8℃。近日阴道出血，色暗，口干目赤，体素健壮。

治法：以下瘀为先。

处方：生大黄 9g　桃仁 9g　生甘草 4.5g　银花 12g　牛膝 6g　丹皮 6g　制香附 9g　䗪虫 4.5g(炒微焦)　2 剂

二诊：3 月 12 日。前药服 1 剂后，大便解 2 次，身热已平；续服 1 剂，大便又下极多，小腹胀满尽解，阴道出血量少。以调理为续。

处方：桃仁 4.5g　当归 6g　赤白芍各 6g　忍冬花 12g　生甘草 6g　桂枝 4.5g　茯苓 12g　丹皮 6g　制香附 9g　蜂蜜 1 两(冲)　5 剂

［按语］产后瘀血，称为“恶露”。胞宫内遗留之残血浊液，未能排出体外，停留不下，引起儿枕痛，甚至可形成癥瘕，疼痛拒按。凡产后腹痛，当先辨别胀甚于痛或痛甚于胀，胀甚于痛者为气滞，利其气则胀自消；痛甚于胀者属血瘀，化其瘀则痛自止。本例流产后无瘀血排出，加以大便 4 日未下，故小腹胀满难忍，由于郁滞生热，故身热口干目赤；阴道出血色暗，显是瘀血停留；留者攻之，故用《金匮要略》下瘀血汤。以䗪虫下血闭，且咸能软坚；大黄主下瘀血，苦能泻滞；桃仁下瘀血，滑以去著；再加牛膝破血下行，丹皮活血清火，银花、甘草以解热毒，香附调肝理气，仅 1 剂便通热平，再剂胀满尽除。续以桂枝茯苓丸加减，取桂枝之和血脉，当归、赤白芍、桃仁之活血消瘀，忍冬、丹皮之清热，茯苓以理脾，香附以理气，蜂蜜之滋液润肠以为善后调理。医治此病非熟读仲景书、善用仲景方者不能。

六、益肾渗利法治愈低热一例

张某，女，43 岁。

初诊：1979 年 5 月 5 日。

主诉及病史：1974 年开始低热，在 37.5℃左右，尤以午后为甚，至今未愈。纳健，腰酸坠而带下，原有肾病。

诊查：尿检尚基本正常，苔白脉濡。

治法：益肾并渗利。

处方：干地黄 12g　平地木 15g　茯苓 12g　泽泻 6g　糯稻根 9g　女贞子 9g　大功劳叶 9g　石斛 9g　薏米仁 15g　红枣 10 个　7 剂

二诊：服上方药后，体温明显转正常，腰酸带下亦瘥，原方加减。

处方：干地黄 12g　平地木 15g　茯苓 12g　泽泻 6g　糯稻根 9g　女贞子 9g　大功劳叶 9g　冬瓜子皮各 9g　石斛 9g　薏米仁 15g　红枣 10 个　10 剂

［按语］本例属于肾虚有热，阴分尚不甚亏，湿滞得不到疏化。低热 4 年余，腰酸，脉濡、苔白。凭此脉症，药用六味汤之半，以益肾、清热、渗湿，加药相助调理。其中十大功劳叶，《本草汇言》称其“去风湿，活气血，利筋骨，健腰脚”。何老用此，可称药尽其用。

七、桂枝茯苓丸治愈癥病一例

胡某，女，29岁。

初诊：1979年1月8日。

主诉及病史：1978年1月15日做右侧宫外孕手术后，月经混乱，每行超前、落后或淋漓10余日不止。

诊查：右侧腹部有块状物，推之固定不移，溲时腰部不舒，脉微弦，苔薄。

治法：以散癥结理血脉为主。

处方：丹参12g　桂枝6g　当归9g　制香附9g　川楝子9g　桃仁6g　茯苓9g　白芍9g

二诊：1月22日。上方药服5剂后感觉舒服，原方加川芎4.5g续服。

三诊：2月12日。上方药服7剂后，右侧腹部块状物已消失，左侧略感牵掣作痛。本次经行时日较短，亦未见淋漓。脉微弦，苔薄。以原意进并益气血。

处方：丹参12g　川桂枝6g　当归9g　制香附9g　川楝子9g　桃仁6g　茯苓9g　白芍9g　鸡血藤12g　太子参12g　陈皮4.5g　7剂

四诊：2月26日。肿块消失以后，溲时腹部尚有牵掣感，经将行。以解痛调达为续。

处方：丹参9g　元胡9g　川楝子9g　桂枝6g　当归9g　制香附9g　大腹皮9g　白芍9g　广木香4.5g　玫瑰花4.5g　沉香化气丸12g(包煎)　7剂

五诊：3月5日。服上方药后溲时腹牵掣痛已解。原方续进。

处方：丹参9g　延胡9g　川楝子9g　桂枝6g　当归9g　制香附9g　生甘草4.5g　大腹皮9g　白芍9g　桃仁4.5g　沉香化气丸12g(包煎)　7剂

六诊：3月12日。腹痛解，肿块消，诸恙悉瘥，再予巩固。

处方：丹参9g　延胡9g　川楝子9g　陈蒲壳9g　桂枝6g　制香附9g　生甘草6g　大腹皮9g　桃仁4.5g　沉香化气丸12g(包煎)　7剂

［按语］本例腹部癥块，起于1年前宫外孕手术后。治程共2个月，癥块消失仅用20天左右。治疗全过程分为3个阶段：初诊二诊为第1阶段，以《金匮》桂枝茯苓丸为主方，疗效显著，癥块消失，经行接近正常；三诊四诊为第2阶段，宗原法加疏理气血药，四诊方的元胡、川楝子、沉香化气丸等，是服桂枝茯苓丸后的理气蠲痛法；五诊六诊为第3阶段，所用方药是癥消痛除后的调理剂。治疗层次，有条不紊。值得注意的是，前后6方，全用丹参、桂枝，伍用归、芍、桃仁，而丹皮则未见用，说明丹参活血行瘀之功胜于丹皮，特志之以待验。

八、济生肾气丸治愈癃闭一例

杨某，男，70岁。

初诊：1978年8月30日。

主诉及病史：小便点滴，排出困难，畏冷，大便溏。

诊查：神疲气弱，腰酸膝软，面色㿠白，脉沉细，舌苔白。

治法：先宜益肾气之虚衰。

处方：云茯苓12g　山萸肉9g　山药12g　熟地12g　泽泻9g　肉桂1.5g　附片4g　丹皮3g　车前子9g　补骨脂9g　牛膝4g　4剂

二诊:9月4日。服上方药后,小便已利,惟便后尚有余沥,大便成形。

原方去丹皮,加淡苁蓉6g,继服7剂。

[按语] 癃闭一证,有小便淋沥、点滴而出,亦有小便不通、闭而不出。本案属老年肾气虚衰所致之小便不利,故投以济生肾气丸加减以益肾化气,二诊而愈。

九、痫证方治愈癫痫一例

蔡某,男,25岁。

初诊:1978年9月6日。

主诉及病史:据信述,患痫证已9年之久,多方求医未得控制,现每天服用苯妥英钠治疗,病尚每隔20天发作1次,发则大叫一声,然后昏倒,口吐泡沫,抽搐。

治法:予痫证方,视疗效再议。

处方:天竺黄(研细)15g　沉香9g　天冬60g　白芍90g　茯神120g　远志肉(蒸熟)60g　麦冬60g(去心)　炙甘草18g　旋覆花45g　苏子30g　制香附90g　姜半夏30g　皂角荚60g(去黑皮、去子炒酥)　怀山药适量(以粉糊丸)

以上药研细末,为丸。朱砂为衣,每服9g。

二诊:10月12日。信述服用上次方药后,病一直未发作过,按上方续配1料继服。

三诊:11月7日。信述前药共服用2料,病至今未发,也无副作用。再续服1料,服完后可再继续配服1料以巩固。

[按语]《素问·大奇论》有"心脉满大,痫瘛筋挛","肝脉小急,痫瘛筋挛"及"二阴急为痫厥"等提示。"二阴"指少阴心,是《内经》已明确指出痫证的病变在心。朱丹溪阐述说:"痰涎壅盛,迷闷孔窍。"张景岳认为:"凡气有所逆,痰有所滞,皆能壅闭经络,格塞心窍。"此即为缪仲醇创制"补心宁志丸"治痫证的依据,亦为何老对本例议治的依据。

本例患者是通讯问治,据说病已9年,起于冬季寒气外袭,情绪波动,积岁累月,寒郁化热,痰涎因心气虚而阻滞,痫证乃越发越勤(每隔20天发1次)。何老据证检方,给以补心宁志丸(方见缪仲醇《先醒斋医学广笔记》),即所谓"痫证方"。竺黄、苏子、半夏、皂角化痰涎;沉香、香附理逆气;旋覆花降气消痰;远志、茯神益志安神(远志兼有祛痰开窍作用);天麦冬清心宁神;白芍、甘草合用,治疗脚挛急;山药糊丸,朱砂为衣,主要是滋养和镇静。全方具有理气化痰、滋养镇静作用。

何老以此方连投3料,初服痫证得到控制,二服而疗效巩固,可见古方运用得当,疗效是可靠的。

十、乌头赤石脂丸治愈胃脘痛一例

项某,女,47岁。

初诊:1978年3月27日。

主诉及病史:胃脘疼痛,每遇寒或饮冷而发,发则疼痛牵及背部,绵绵不已,甚则吐酸泛漾,大便溏泄,曾温灸中脘而得缓解。

诊查:脉迟苔白。

治法:以散剂缓进。

处方：制川乌 9g　炒白术 15g　川椒 9g　高良姜 9g　干姜 12g　制附子 9g　炙甘草 9g　党参 15g　煅瓦楞子 30g　赤石脂 30g

上方药各研细末，和匀再研极细。存贮。

每日服 2 次，每次 1.5g，开水吞服。

随访：药后胃脘痛大减，大便亦成形，续服上方药料以巩固疗效。

[按语] 本方是《金匮》乌头赤石脂丸加参、术、甘草、瓦楞子。《金匮》原方治："心痛彻背，背痛彻心。"方意是附子、乌头温中散寒止痛，协同川椒、姜、脂以除其沉痼。本例则加入参、术、甘草，以和胃缓急，扶脾止泻，而赤石脂亦发挥治泻实肠的作用；煅瓦楞子治脘痛泛酸有显效，近人叶橘泉配合 1/3 橘皮末服，治胃酸过多、胃溃疡（见《现代实用中药》）。诸药配合，并以散剂缓进，故病告愈。

十一、清解法治愈狐惑一例

姜某，女，34 岁。

初诊：1979 年 4 月 28 日。

诊查：唇及口腔出现瘰疹及溃疡，外阴部亦然，大便较艰，舌上红瘰，以经行时更甚。

辨证、治法：证类狐惑，治宜清解。

处方：生甘草 9g　黄连 3g　忍冬花 9g　当归 6g　赤白芍各 6g　黄芩 6g　淡竹叶 6g　连翘 9g

二诊：5 月 3 日。5 剂药后，口唇及外阴部瘰疹及溃疡有所好转（某医院西医诊断为白塞综合征），以清解为续。

处方：生甘草 9g　黄连 3g　忍冬花 12g　当归 6g　赤白芍各 6g　黄芩 6g　连翘 9g　生山栀 9g　淡竹叶 6g　川柏 9g　7 剂

三诊：5 月 10 日。狐惑证经以甘草泻心法治疗后，溃疡未见再作，惟舌上红瘰而已。原方加减。

处方：生甘草 12g　龙胆草 3g　黄连 3g　忍冬花 12g　当归 6g　赤白芍各 6g　连翘 9g　生山栀 9g　黄芩 9g　黄柏 9g　薏米仁 9g　7 剂

四诊：5 月 17 日。前方加珍珠粉外用。7 剂。

五诊：6 月 12 日。按上月方用药至今，溃疡未见复发，舌上红瘰亦除。仍宗前法。

处方：生甘草 12g　龙胆草 3g　黄连 3g　银花 12g　当归 6g　赤芍 6g　黄芩 9g　川柏 9g　生山栀 9g　泽泻 6g　薏米仁 9g　红枣 7 枚　10 剂

[按语] 本例与《金匮》的狐惑证颇相近似，是湿热内蕴、上蒸下注的一种疾患。《金匮》出甘草泻心汤内服；苦参汤外洗。本例内服药按照《金匮》方化裁，服药月余，病愈不发。甘草泻心汤亦见于《伤寒论》，方中甘草用炙，意在补虚和中；此案则用生甘草，量较大，旨在清热解毒。可见炙用、生用炮制不同，在治疗上可取得不同的疗效。

[编者评注] 何老先生是我国著名的《金匮》学专家，善治杂病，尤长于《金匮》方，从上述诸案可见，经方用之得当，确能愈沉疴大疾。如何老借用治厥心痛之乌头赤石脂丸治胃寒之胃脘痛，取得显效；又如治狐惑一病，从湿热上蒸下注论治，在甘草泻心汤基础上加化瘀解毒清湿利热之品，重用生甘草，取效亦快。这种方、法、药的灵活使用，充分体现了中医辨证的灵活性，是值得后学者借鉴的。

江西名医医案

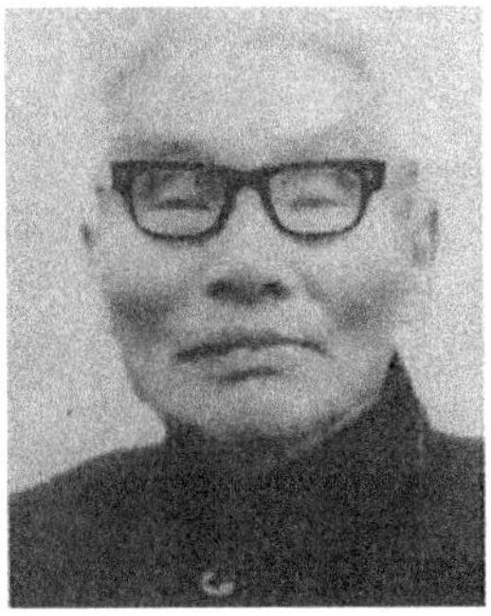

肖俊逸医案

【生平传略】

肖敏，号俊逸，1900 年生。江西省吉安县人。主任中医师。出身中医世家。自幼随父习医。1924 年悬壶于吉安，行医 60 余年。不仅继承家传，并精通典籍，融汇前人之长，实践于临床，擅长内妇儿科，用药巧妙，配伍灵活，尤以善用大黄著称，故有“肖大黄”之美誉，在中医界和广大群众中享有很高的声誉。

新中国成立后，先后任江西省政协委员，吉安市政协常委，中华全国中医学会江西分会理事，吉安地区分会副理事长，地区医院中医科主任，吉安地区卫校，市中医院顾问等。主要著作有《伤寒标准疗法》、《血液病变论》、《大黄临证发挥》、《肖俊逸医论医话方剂汇集》等。

一、五虎追风散治愈脐风一例

周某，男，6 天。

初诊;1981 年 10 月 28 日。

主诉及病史(代述):婴儿频繁抽搐伴张口困难 1 天。初则哭声嘶哑，继则无声。伴频繁抽搐，发作时颜面及口唇青紫，面呈苦笑，牙关紧闭，并时有呼吸暂停。追问病史曾使用不洁剪刀断脐。体温正常，白细胞 $16000/mm^3$，中性 41%，淋巴 59%。西医诊断为新生儿破伤风。曾用破伤风抗毒素、青霉素加庆大霉素控制感染，应用镇静抗惊厥药物，以安定为主，并辅以复方冬眠灵及水合氯醛、鲁米那，兴奋呼吸应用洛贝林，并及时吸氧、保温、鼻饲、输液等支持疗法。10 月 28 日请中医会诊。

诊查:患儿不发热，身体强直，口噤不开，面青唇紫，筋脉拘挛，频频抽搐，不会吮乳，苦笑面容，口溢痰涎，指纹青紫，已过气关。

辨证:证属金创破伤，风毒之邪外袭，引动肝风，发为脐风。

治法：凉肝解毒，祛风镇痉。五虎追风散合玉真散加羚羊角粉、钩藤。

处方：羚羊角粉 0.6g　钩藤 3g　虫蜕 3g　制南星 1g　防风 3g　全虫 6g　僵蚕 2g　制白附 1g　蜈蚣 1g　每日 2 剂

因鼻饲困难改为保留灌肠，药量加倍。6 天后病情有所好转，改为鼻饲。10 天后出保温箱，能啼哭开眼；抽搐次数减少，时间缩短，程度减轻；尚不能吮乳。中药每日改服 1 剂。服药 25 天后，能自行吮乳，抽搐基本消失。11 月 27 日痊愈出院。

［按语］新生儿破伤风，中医称为“脐风”，死亡率很高。中药五虎追风散及玉真散均属古方，在临床上使用屡见效验。白附、南星祛风化痰，虫蜕、全虫、僵蚕、蜈蚣解毒止痉，羚羊角、钩藤凉肝熄风。中途出现身冷肢凉加川乌 2g，大便秘结不通的加大黄 1g、枳实 1g 豁痰逐秽。因药证相符，终于邪去正安，痊愈出院。

二、活血化瘀法治愈癫狂一例

刘某，女，25 岁。

初诊：1978 年 10 月 21 日。

主诉及病史：患者于 10 月 12 日中午骑自行车时突然摔倒，头先着地，顿时昏迷不醒，口吐白沫，小便失禁。左额角见 2.5cm×1cm 轻度擦伤痕，同侧颞部见 4cm×3cm 血肿。西医诊断：①脑挫伤；②脑震荡（重度）。昏迷 10 余小时，经外科抢救脱险后，于 15 日出现烦躁发狂、头痛、失眠多语、手足乱动。而后病情逐日加重，发展到精神错乱，动手打人，故于 10 月 21 日请中医治疗。

诊查：患者烦躁，胡言乱语；时而痛号、不知痛处；左侧肢体不灵，右侧乱动；不识亲疏，甚则打人；口渴喜饮，食欲极差；虽有便意，但常失禁，量少不畅。舌红苔黄灰黑，脉细弦。

辨证：此非情志所伤、痰气郁结、痰火上扰等一般癫狂证，而是脑外伤所引起的血瘀发狂。

治法：因血瘀蕴结化热，热盛化火，法当活血化瘀治其本，治火清热治其标。

处方：当归 12g　川芎 9g　赤芍 9g　生地 30g　菊花 9g　桃仁 9g　红花 7g　丹参 20g　大黄 12g　羚羊角粉 1g（冲服）　3 剂

二诊：昨天下午仍发狂打人，纳食稍增，脉舌同前。上方大黄增至 20g，加黄连 6g，黄芩 12g，2 日服药 3 剂。

三诊：服药当天，大便日下 10 余次，今日大便 1 次，神志较清醒，但头仍痛，口向右歪。守上方 2 剂，每日 1 剂。

四诊：头痛减轻，已不打人，口和不干，食饮增加，大便通畅，左手亦较灵便，但有时说胡话。舌红苔薄黄中剥脱。继服药 3 剂。

五诊：头痛大减，饮食大增，左手灵便，不说胡话。苔转苔白。改用补气养血、活血安脑的桃丹饮。

处方：桃仁 10g　丹参 20g　当归 12g　川芎 9g　赤芍 10g　生地 20g　苏木 9g　甘草 6g　党参 20g　北黄芪 20g　鸡血藤 20g

连服上方药 20 余剂，痊愈出院。

［按语］本例系头部外伤引起的血瘀发狂，瘀血蕴结而化热，热盛化火，神明受扰，此即《素问·至真要大论》所云“诸躁狂越皆属于火”。故出现烦躁发狂、胡言打人、口渴舌红、苔黄黑等症。外伤血瘀是病根，故活血化瘀以治其根本；但瘀血化热化火是其标症，非大剂清心泻火之

三黄泻心汤不足以挫其炽盛之火。活血化瘀，清热泻火，标本兼治，双管齐下，故疗效显著。大黄用 20g，当即便泻 10 余次，神志顿较清醒，大黄一直用至神清、苔化方止。羚羊角入肝，亦入心，治热盛神昏谵语、头痛、发狂有良效，非专为平肝之品。菊花有镇静和清热作用。后期因病人气血虚弱，故采用益气补血、活血安脑的桃丹饮以收全功。

三、清暑解表、经腑并治法治愈暑温一例

曾某，男，7 岁。

初诊：1975 年 8 月。

主诉及病史：西医诊断为乙脑重症。

诊查：症见高热，嗜睡，烦渴无汗，有时抽搐，大便闭结。舌红苔黄，脉弦滑数。

辨证、治法：此乃表里同病，法当清暑解表，经腑并治。

处方：柴胡 12g　香茹 6g　大黄 9g　银花 20g　大青叶 30g　条芩 10g

服上方药 2 剂高热退，便通神清，渴解。予银翘白虎汤善后。

处方：银花 20g　连翘 12g　生石膏 45g　知母 12g　大青叶 20g

药尽 3 剂而安。

［按语］本例为表里经腑同病。便闭、口渴、苔黄，乃里热实证。高热应有汗，今无汗乃表邪郁遏。设只见里热实证一面，而斤斤于清热泻下，不敢佐以解表之品，则里虽通而表复闭，势必热愈高而神昏抽搐愈甚；反之，若见高热无汗而忽视里证，仅着重解表发汗，则表虽解而里热愈炽，终非两全之剂。既系表里经腑同病，则必表里经腑并治，庶能两全。

四、泻热通下、平肝熄风法治愈中风一例

周某，男，53 岁。

初诊：1979 年 2 月 16 日

主诉及病史：2 月 6 日下午看电影回家后，自觉不适，7 日凌晨 2 时感头昏，前额针刺样痛，阵发性加剧，呕吐 4 次，无发热抽搐。自 1973 年至今发生类似病情 4 次。血压 126/94mmHg，克氏征阳性，布氏征阳性。脑脊液检查：脑压 $73mmH_2O$，白细胞 $540/mm^3$，红细胞 1.5 万/mm^3。西医诊断为珠网膜下腔出血。曾用颅内降压、镇静、镇痛、止血等药物，痛未止。故于 2 月 16 日请中医会诊。

诊查：症同上述。口渴，纳差，每餐 1 两，四肢乏力，大便 7 日未解。舌质红，苔黄厚干糙；脉弦滑。

辨证：证属阳明腑实，肝风内动，肝阳上亢。

治法：治以泻热通下、平肝熄风。

处方：栀子 10g　黄芩 9g　大黄 9g　元参 20g　钩藤 12g　枳实 6g

二诊：连服上方药 5 剂，头痛减轻，纳增，便通，舌红、苔薄黄，脉弦滑。上方药继服 15 剂，头痛消失，能下床步行，又服药 5 剂返家疗养。

［按语］中风起初多为闭证，为血热。阳气暴升，血热上冲，痰风热相互结合、相互助长，迅速蒙蔽神机，形成闭证。其治法不出于平肝熄风、清热泻火、滋阴潜阳、祛痰开窍的范围。本案有大便秘结、舌苔黄厚的胃肠实热证，故配用大黄清肠泻热，促使病情转化，缩短病程。

五、清下法治愈温毒一例

李某，男，32岁。

初诊：1978年11月21日。

主诉及病史：高热腰痛1周，神志恍惚，烦躁呻吟，呈急性重病容。右眼红肿疼痛。肝在右肋缘下可触及边缘，脾左肋下可触及1横指，两侧肾区有压痛及叩击痛，以左侧为甚。体温39.3℃，血压110/60mmHg。尿检：蛋白(++)，红细胞(+)，白细胞(+)，脓球(+)，颗粒管型(0～5)。血检：白细胞18000/mm^3，中性80%，淋巴20%。血培养出白色葡萄球菌。西医诊断：急性肾炎并感染；血源性右全眼球炎。曾用青霉素、链霉素、氯霉素、白霉素治疗，高热未退。故于11月21日请中医会诊。

诊查：症见高热，大渴，神志恍惚，呻吟烦躁，右眼肿痛，便闭1周，腹胀膨隆，尿灼痛。舌红苔黄起芒刺，脉洪大。

辨证：热在气分，阳明腑实。

治法：当清热解毒，通里攻下。

处方：银花30g　连翘12g　黄芩30g　地丁12g　厚朴9g　枳实9g　赤芍9g　丹皮9g　花粉20g

另用大黄15g泡水代茶饮，2日服3剂。

二诊：仍高热，大便未通，身目俱黄，余症同上。上方加茵陈25g、柴胡12g、川连7g、芒硝12g(冲服)，大黄加至20g以加强清热泻下之功，去地丁、丹皮。3剂，2日服完。

三诊：热渐退，便通，口渴及腹胀明显减轻；汗多尿黄，苔转薄黄。上方去芒硝、柴胡、花粉，大黄减为10g。守服5剂，诸症消失，饮食正常，二便通畅。

［按语］本例系毒邪侵袭，正气亏虚，正不胜邪，邪热鸱张，化火化毒。热结阳明，故见高热口渴，便秘尿赤，脘腹胀痛，脉洪大；热毒内燔，上扰神明，故见神志恍惚，烦躁呻吟；湿热熏蒸肝胆，胆汁外溢，身目俱黄；热毒走窜攻冲，目赤肿痛。似此非大剂清热解毒、通腑泻火不足以荡涤火毒，挫其嚣张病势。用之6剂果热退症减，11剂诸症消失。

六、八正散合四苓汤治愈臌胀一例

龙某，男，48岁。

初诊：1959年9月26日。

主诉及病史：因患肝硬化腹水由外地医院转来本院。腹胀如鼓，腹肤光亮坚硬，脚肿如斗，近1个月。西医诊为肝硬化腹水。请中医会诊。

诊查：巩膜微黄，小便深黄，大便涩少色黑，一日七八次，渴甚，平日嗜酒，脉弦数。

辨证：臌胀病，属于阳盛肝热型。八正散合四苓汤加丑牛末。

处方：大黄20g　滑石12g　萹蓄12g　木通9g　瞿麦12g　车前仁12g　茯苓12g　泽泻12g　猪苓12g　白术9g　甘草4.5g　丑牛末12g(一次空腹吞下)　栀子9g

药尽6剂，腹较松轻，大便日约10次，量不多。服药至9剂，小便转长，腹虽大已不觉胀，大便越泻精神越爽，渴甚。服药至12剂加元参、生地各20g，腹部逐渐消软。但大便一日六七次，因此，每日加服丑牛末12g(并原有的共24g，分2次吞服)再药服6剂，每日泻近20次，量多，不但不觉头昏，而且每泻一次精神又觉爽快些。照原方又服药6剂，至此，小便多而长，大便一日十七八次，腹水已完全消失。患者自诉无不适，神爽食增，遂去丑牛，减大黄为9g，加当归、白芍各12g。服上方药8剂后，恢复如常而出院。

［按语］本案系阳盛实热证。湿热酒毒，弥漫三焦，充盈内腑，病势鸱张，非大肆攻下不能挫折病势，故重用大黄、丑牛连续攻泻24日，病始痊愈。当然，大黄、丑牛为攻泻峻剂，在临床中不可轻率使用。治病固宜照顾正气，正气不存，纵有妙方，亦难挽救；但邪盛之证，当以抑邪为急，邪去则正复，正如张子和所说："陈莝去则胃肠洁，癥瘕尽而营卫昌。"据此，徒斤斤于照顾正气，而忽于去邪，则适足以戕害正气，病亦难除也。

七、化瘀清下法治愈肠痈一例

肖某，女，57岁。

初诊：1959年1月13日。

主诉及病史：因急性阑尾炎收入外科住院治疗。患者不同意手术，故请中医会诊。

诊查：诊见发热，下腹紧张板硬拒按，阵发剧痛，不能行走，便闭4日，尿赤热，舌质红，苔黄腻，脉滑数。

辨证：此乃湿热壅盛，肠痈已成脓。

治法：急当化瘀清下法。

处方：大黄20g　芒硝20g　银花24g　冬瓜仁20g　桃仁9g　川连6g　木香5g　陈皮15g

服药4剂泻下紫黑血便5～6次，腹痛消失，可以行走。减大黄、芒硝各为15g，再服药4剂痊愈。

［按语］阑尾炎病势进展迅速，况已届脓肿阶段，病势尤急，非采用大剂泻下、即有阑尾穿孔之虞。

八、滋阴清火、补血安神重剂治愈彻夜不寐一例

万某，男，55岁。

初诊：1974年9月。

主诉及病史：彻夜不能交睫，头晕，神疲，不能坚持工作，治疗年余，病不稍减，且日益严重。

诊查：口干苦，大便干结，夜溲短数，舌偏红少苔，脉弦细数。

辨证：证属阴虚血乏，水亏火旺，心神不安，故不能寐。

治法：非守方久服，不得痊愈。治以大剂滋阴清火，补血安神之剂。

处方：党参12g　麦冬12g　天冬12g　北沙参12g　枸杞12g　枣仁12g　女贞子12g　旱莲草12g　夜交藤18g　生地18g　黄柏9g　当归9g

嘱服药后如无不良反应，即当守方久服。但患者急于速效，常来改方。余对患者说："病非不治，贵在守方，必须坚定信心，满意小效，服至百剂以上，必有痊愈希望。"嗣后，患者坚持守方，病情逐渐好转，服药至百剂以上，果痊愈。随访10年多来，邻居曾有锣鼓声或其他噪声，亦能安眠，不为所扰。

［按语］顽固性失眠，本难收功，要在医者认真识确病情，坚定服药信心，守方缓图，尚可痊愈。本例由于阴亏火旺，心神失养，导致失眠，治疗之法，必须大剂滋补，守方久服，一俟肾水充足，心火下降，自能安眠。

九、凉血解毒、滋阴清热法治愈营血热毒一例

李某，女，20岁，已婚。

初诊：1959年10月25日。

主诉及病史：1959年10月10日剧烈腹痛两次，乃于10月13日入院，经妇产科检查，疑为宫外孕。10月16日上午手术，经过良好。是日下午微有发热，到19日高热，腋温达40℃，神志不清，谵语。化验室检查：白细胞12900/mm^3，中性85%，淋巴14%，单核1%，诊断为腹膜炎引起毒血症。曾用青霉素、链霉素、金霉素等治疗无效，病势濒危，乃于25日邀予会诊。

诊查：此时患者神志昏迷，高热谵语，满腹膨胀如牛肚，口渴，舌绛干起刺，脉转疾数170次/分。

辨证：诊为热毒侵入营血。

治法：法当大剂凉血解毒，滋阴清热，选用犀角地黄汤合黄连解毒汤加银花、连翘、元参。

处方：犀角9g　黄芩9g　元参30g　银花30g　连翘12g　黄连9g　生地60g　栀子12g　黄柏12g　赤芍12g　丹皮9g　至宝丹1粒(化服)　每日2剂，连服6剂。

二诊：10月28日下午。体温退至38℃，神志转清，较能安睡，舌绛转淡而稍润，腹仍臌大，渴甚。将原方加麦冬15g再服药2剂。

三诊：10月30日上午。热又升至39℃，神志时清时昏，全身浮肿，腹虽臌大但已柔软，渴减，舌绛起黄疱，脉搏126次/分。原方药再服2剂。

四诊：11月1日。病势大见好转，神志正常，体温38℃以下；舌仍干绛，舌面溃疡结痂，甚感痛苦。

处方：犀角9g　生地60g　元参30g　银花30g　麦冬30g　丹皮9g　连翘9g　赤芍12g　川连9g　条芩9g　栀子12g　黄柏12g

五诊：11月4日。连服上方药3剂，热已完全退清，口不渴，全身浮肿消失，腹臌亦消软如常，食欲渐复，可进稀饭1碗，唯口舌糜烂，不便进食，二便正常。

处方：生地30g　元参30g　麦冬18g　白芍12g　黄柏9g　银花15g　连翘9g　黄芩9g　栀子9g　蒲黄9g　龟板24g　6剂

六诊；11月11日。诸症愈，时感饥饿，食量倍常，唯耳鸣，脉细无力。

处方：北沙参12g　党参12g　当归9g　生地18g　阿胶12g　白芍12g　麦冬12g

服上方药6剂，神旺体健出院。

［按语］此病来势极其险恶，属“热毒侵入营血”的范畴。苟非大剂甘寒救液，苦寒泄热解毒，恐难收效。至于满腹臌大胀急，敲之其声如鼓，此乃邪热毒气内充，非同肠中燥结之坚实，只须泻下即可内消；观其舌绛无苔，即可察其肠中无燥结或湿热之邪，而其热毒只侵入营血之中，若用攻泻消胀，徒事克伐。其所以中途出现全身浮肿者，乃热毒之气涣散使然，故仍坚守原方不变，当时若改弦易辙，妄用利水消肿之剂，势必重伤其阴而变生不测。

十、托里排脓、清热解毒法治愈脓尿一例

鼓某，男，65岁。

初诊：1974年10月14日。

主诉及病史：脓尿20余日。

诊查：头晕，神疲，肌肉消瘦，口渴，不思食，下肢浮肿，大便闭结，小腹有1碗大包块，坚硬不移，压痛明显，苔黄厚，舌心灰黑，脉细弦。

辨证：证属下焦湿热蕴结，形成膀胱痈肿（脓疡）。

治法：当托里排脓，清热解毒。

处方：黄芪12g　甘草9g　皂刺9g　银花18g　条芩10g　花粉18g　冬瓜仁18g　乳没各10g

二诊：4剂小腹痛减，精神较好，大便已通，脓尿无变化，守方再服药4剂。

三诊：脓尿已明显减少，小腹包块已见缩小，纳食增加，黄苔转薄，舌心已不灰黑。效不更方，仍守服上方药4剂。

四诊：脓尿已止，唯大便时尿道有少许脓汁泌出，小腹包块消退大半，诸症明显好转。

处方：黄芪12g　甘草10g　党参12g　白术9g　银花15g　花粉18g　乳香10g　陈皮4.5g　皂刺9g　冬瓜仁12g

上方药服5剂后，小腹包块全消，精神饮食如常。

［按语］ 本例苔黄厚，舌灰黑，便闭，本系实热证，治当清热解毒为主，但年老体衰，病延日久，气血亏耗，肌消神疲，不思饮食，且疮形坚硬，流脓不止，此时已形成正虚邪实、半阴半阳之局，只有采取托里排脓、清热解毒之法。服药旬余，毒净，苔化，脓尿渐止，包块日消，精神食欲俱见好转。此时邪衰正复，故将原方去其苦寒之黄芩，而加益气健脾之参术，促其生长肌肉，疮口能早日愈合，而恢复健康。

十一、芪皂汤除肉刺一例

肉刺，系指竹、木等异物刺入肌肉。有时难于取出，余用自拟芪皂汤托里排毒，可去肉刺。

芪皂汤的组成：黄芪12g、皂刺9g、当归9g、白芍9g、生地12g、木别子3g、川连3g、全蝎4.5g、花粉12g、连翘9g、银花12g、甘草6g。

吉安县横江刘某。

初诊：1978年7月。

主诉及病史：1978年春季上山采银花时，不慎左脚跟部刺入小柴尖，当时疼痛不堪，归家后未能拔出，不予介意。越月余，伤处感染，肿痛流脓，且肿延至踝上，步履艰难，遂住县医院治疗。经X线检查两次亦未见病灶所在，仍肿痛流脓。转请西医治疗，历2个月余，左脚跟划开9处，亦未拔出柴尖，延至7月始就诊于余。

治法：余投以芪皂汤，服药4剂后，创口自露少许柴尖，拔出长寸许，粗如麦管，痛即顿减，夜得安寐。继服原方药3剂。2日后，左脚跟又绽出1个新创口，亦露少许柴尖，又复拔出1根如棉签大小的柴尖，痛即止，肿渐消。守原方继服药7剂，脓尽肿消后改用固本养荣汤调理善后。

处方：党参9g　黄芪9g　白术9g　怀山12g　当归9g　川芎4.5g　丹皮6g　白芍9g　熟地12g　山茱萸9g　五味子4.5g　肉桂3g　甘草4.5g

迭服10剂，疮敛而愈。

［按语］ 余拟芪皂汤，有托里解毒、排脓消肿止痛之功，原为治疗急慢性骨髓炎而设。肉刺虽不若是证之重，然此例患者木刺久留不出，诸治无效。应用芪皂汤后，不但排脓止痛，而且使木刺显露于创外，患者得以去除病根，故能收此奇效。

十二、三黄汤治愈小儿久泻一例

夏某，男，8个月。

初诊：1975年10月27日。

主诉及病史(代述)：腹泻2个月余，日五六次，曾用中西药不效。

诊查：患者不发热，奶食较差，舌苔黑而厚。初用葛根芩连汤加减3剂，服后腹泻次数较多，迸迫作声，手心发热，舌苔仍黑厚。

辨证、治法：余认为舌苔黄厚，乃湿热泄泻无疑，当用三黄汤加减。

处方：大黄3g　黄芩3g　黄连3g　枳实3g　焦山楂9g

服药6剂，腹泻毫不见减，舌苔黑厚如故。余断为肠中湿热太盛，药不胜病，须守方再进，自能见功；但病家对治法有怀疑，不愿再服，要求更方，经再三解释后，守方不变。又服药3剂，腹泻减为日二三次，舌苔较黄，神爽食增。后再服药6剂，大便日解一次。据患儿母亲说："以前不能吃米糕，吃了就泻，现在虽吃米糕也不泻了。"

[按语] 本例泄泻2个月余，属于久泻类型，但久泻中只有脾虚泄泻、肾虚泄泻和肝木乘脾等类型，唯暴泻中始有湿热泄泻和风寒泄泻，今患儿泄泻2个月余，不能归于暴泻。盖病情变化多端，不能以常规论。

既诊为湿热泄泻，服三黄汤加减至6剂之多，应多少有些疗效；结果不然，无怪病家对治法有怀疑。久泻用大黄，临床较少见，但余根据病理加以分析，如果是脾虚泄泻，则断不能用大黄，但今服大黄之剂6剂之多，虽不见效，而病无剧增，况舌苔黄厚仍是湿热之明证，其所以不效者，必系药不胜病，再服必效，后果如所言。

十三、平补阴阳法治愈阳痿一例

陈某，男，31岁。

初诊：1981年元月10日。

主诉及病史：患者阳痿已3年余，遍尝参茸等温补之药无效。

诊查：诊见形瘦体弱，面色苍黄，头晕素甚，常不能起床，肢体清冷，虽迭服参茸亦不得温暖。食欲尚可，口干不欲饮，大便二日一行，舌苔薄白，质淡红，脉弦细数。

辨证、治法：此乃阳损及阴、阴阳两虚，不宜温燥太过，当平补阴阳，滋阴助阳，补血生精。

处方：北沙参12g　天冬15g　生地20g　熟地24g　首乌20g　枸杞12g　补骨脂12g　菟丝子15g　覆盆子15g　淫羊藿15g　肉苁蓉12g

初服药10剂，疗效不显，然辨证已确，当守方缓图，若急切峻补，难期速效。嘱其照方再服药1个月。

二诊：2月23日。患者喜形于色，谓服上方药40剂，阳茎坚壮，有胜于初。头亦不昏，通体温暖，食欲显增。令其再服药10剂，以资巩固。

1982年元月，患者偕同母亲到余舍面谢，告知去年12月已举1男，合家欢喜。

[按语] 阳痿证，多责之阳虚火衰，动辄喜用温补。余经40余年阅历，体会到治此不能偏执温补，宜双补阴阳。张景岳所谓："善补阴者，必于阳中求阴；善补阳者，必于阴中求阳。"本病平补、双补阴阳而效者，尤重从阴中求阳，乃遵景岳之理也。

十四、重用大黄治案四例

例一　治愈妊娠高热一例

胡某，女，24岁。

主诉及病史：1976年8月21日至28日持续高热(40～41℃)，前医拟诊外感风热或暑热，服辛凉解表与清热解暑之剂，体温未降。西医检查未见异常体征。前后曾用安痛定、强力霉素、病毒灵、“201”注射液、强的松、氢化可的松、氯霉素、保泰松等治疗罔效，建议转上级医院治疗。患者有习惯性流产史(堕胎2次)，今乃第3胎，妊娠8个月，持续高热8天，体质极度虚弱，惟恐路远天热，乘车震动，发生意外。乃请余诊治。

诊查：诊得高热烦躁，大渴喜冷饮，面赤气粗，大便干结，脉疾数，舌红苔黄燥。

辨证：脉证合参，诊为热在气分，兼邪结阳明。

治法：治以清热泻火、攻里通下为主，少佐益气生津之品。用白虎人参汤合小承气汤加减。

处方：党参13g　石膏60g　花粉20g(代知母)　竹叶13g　川朴7g　枳实7g　白芍13g　麦冬17g　连翘13g　甘草3g　大黄10g(泡开水饮)

每隔6小时服药1次，2日服4剂。服第3剂后，大便泄泻10余次，随后体温降至正常。诸症均除，惟久热伤阴耗气，精神疲惫，微咳汗多，口稍渴，予竹叶石膏汤加陈皮、黄芩，连服7剂，调理善后恢复健康。后足月顺产一男。

[按语] 本例乃热毒蕴结，毒深热重，毒邪一日不除，则发热一日不退，所以必须要用重剂大黄为主，日夜追服，以清肠解毒，驱邪外出。泻下毒除，热退病除。但大黄为妊娠所忌，医多惧用。本例既孕8月，又有习惯性流产，更使人不敢用大黄，即使用之，也不敢重剂日夜追服，如此则杯水车薪，无济于事。故认证用药务要准确，方能保证疗效。

例二　妊娠哮喘一例

王某，女，成人。

初诊：1970年初秋。

主诉及病史：患支气管哮喘，住某院内科经用西药不效，请余会诊。

诊查：患者发作时，呼吸异常困难，胸高气粗，端坐呼吸。痰黄稠粘，汗出淋漓，面色青紫。四肢发凉，日夜不得安枕，痛苦不安。口渴，舌苔黄厚而腻浊，脉象弦滑有力。

辨证、治法：根据脉舌症分析，属于热哮，痰热实证。当用定喘合剂。

处方：防风6g　荆芥6g　连翘9g　麻黄4.5g　薄荷3g　川芎4.5g　当归6g　白芍6g　山栀6g　白芷6g　大黄18g　芒硝12g　条芩9g　滑石12g　甘草6g　胡莲子9g

此时患者妊娠3月，方内大黄、芒硝均为孕妇忌用，有坠胎之虞。若用其他方剂，疗效不显。而病人又十分痛苦，不能再事拖延，坐视不救。审其脉证，只有定喘合剂适宜，最后从挽救病人出发，大胆使用该方，且每剂大黄用到24g，芒硝用至18g。服药后，每日泻10余次，解下凉粉冻样粪便甚多。泻后，哮喘立见好转，精神稍振，饮食增加，服上方药10余剂后，哮喘显著减轻，可以平卧入睡。守方服药20余剂后，病竟痊愈，胎儿无恙。至产期，在本院安全分娩。本案共计服大黄500余克，芒硝近500g。

[按语] 本例妊娠哮喘，呼吸困难，大汗淋漓，面青肢冷，已濒危候。但脉症合参，属于热哮病，痰热实证型。其机制是肺与大肠相表里，热邪滞于表里两经而不去，其特点是以下降为顺，上逆则病。故对痰热壅肺的有效疗法是泻下，以荡涤肠胃，泄其积热，清肃肺气，则哮喘自平。

若当时识力不足，墨守成规，认为硝、黄是妊娠禁药，不敢泻下，则病势必日剧而导致母殆胎坠。《内经》已明确指出："有故无殒，亦无殒也。""故"是"病邪"，意思是说治疗妊娠疾患，只要认清有病邪，则所用之药自有病邪来抵挡，不会碍胎；"亦无殒也"，是说同时产妇之疾亦会痊愈，而不会损伤母体。

本例所用硝黄，不仅剂量很大，同时还持续使用20余日之久，可谓大胆之举，亦证明《内经》所说并非欺人之语。

例三　妊娠疫痢一例

江某之妻。

主诉及病史：怀孕9月，下痢腹痛，脓血稠粘，壮热凛寒，里急后重，痛苦莫名，便次频数，难以计数，嗳气呕吐，六七日未进食。曾经中西医诊治，病情如故。

诊查：舌苔黄厚、脉数。

辨证：此乃疫痢，病情十分危险。余认为肠内湿热郁积，肠壁溃烂；身壮热者乃病邪炽盛，正如前人所谓"热不休，死不治"。

处方：荆芥6g　连翘9g　川朴6g　枳实6g　半夏9g　蔻仁2.5g　川连6g　黄芩9g　当归9g　白芍19g　甘草6g

连服上方药2剂，病不少减。病家亲友均谓黄连、半夏有碍妊娠，不宜再服，而病日剧，小腹疼痛，片刻难恶，痛声震邻。余谓："病尚可好，非用大黄不可，盖大黄有强大清肠解毒作用，但恐病家怀疑见阻，难收全活之功。"得允，即将前方去荆芥、蔻仁，加大黄9g。嘱其每隔3小时服药1次，一剂二煎分2次服，一昼夜连服4剂。

次日腹痛大减，下痢次数也减少；脉洪滑，呕止思食，苔仍黄厚。将原方去半夏，嘱其一昼夜仍服药4剂。至第3日，腹痛全无，脓血亦止，遂将大黄减为6g，一昼夜服3剂。至第4日，大便正常，但苦虚努挣扎，患者此时反要求酌加大黄。余曰："此即肠中热毒将去之良好征象，不得再加大黄。"余反将大黄减为5g，黄连减为3g，日只服药1剂。第5日改用当归、白芍、银花、甘草、黄芩、枳壳，日1剂，连服2剂，竟得母子安全。

[按语] 孕妇用药每多禁忌，但有是病而用是药，则何禁忌之有？无如吹毛求疵，故意与医者为难之事，时有所闻，于是医者为求慎重计，对于治病处方，不求有功，但求无过，至于治疗孕妇，更无论何病，先存保胎之想。虽明知病当用攻，攻则病去胎安，然转念万一不效，必招怨谤，瞻前顾后，惟有投以安全之药，方能寡过，效与不效，原不计及。殊不知病当攻而不攻，不攻则病进，病进则胎堕；当攻则攻，攻下得当，才可以退病保胎，而用补不当，反致坠胎。故临证须明保胎之理，不可偏执保胎之方。

例四　治愈不寐一例

刘某，男。

主诉及病史：1971年患神经衰弱，头昏失眠，有时彻夜不能交睫，异常烦躁，屡欲自尽。下肢痿软，怯于行动，稍一合目，阳即勃起，每隔四五夜必梦遗一次。有时白天觉阳物刺痒而自遗。有时阴囊两旁皮肤瘙痒，一经搔抓，则情难自禁而自遗。脉细微，但重按滑数。腹胀矢气，便溏艰涩，粪黑若酱并臭，小便短赤。尿道一觉刺痒即须排尿，排尿后复余沥不净。病人时虑虚脱，而医者亦不详察病情，皆以脉象细微、头昏失眠、梦遗脚软不能行走等症为虚象，投大剂温补。阅其所服之方药，石柱参用至一两，党参、黄芪各用至二两，其他补肾之药亦皆四五钱。治疗月余，病不稍减。后又住院月余，仍无疗效。后请余治。

辨证、治法：详审脉症，认为肠中湿热郁积，腐败毒邪滞阻，上蒙清窍所致。此乃肠管病变引起神经衰弱之症。法宜清肠解毒为主。

处方：黄芩 9g　黄连 9g　黄柏 9g　怀山药 12g　苡仁 12g　莲子心 5g　通补丸 5g(吞服)

通补丸是我自备，系由 80%大黄和 20%厚朴、枳实、藿香组成。上方加减，但三黄和通补丸始终未除，共服药 50 余剂，患者始得痊愈。

[按语] 当余受理此病时，曾将病原病理对患者详细说明，无奈其深虑虚脱，认为补虚且尚虑不足，怎能再进苦寒攻伐之三黄？故对余之治法半信半疑。经良言相劝，释其疑虑，坚持守方守法连进 50 余剂，始收全治之功。肠管病变引起的神经衰弱较为难治，余每于强壮神经方剂中佐以三黄及通补丸，或单独用通补丸，以清肠解毒，多能应手取效。

考大黄不仅能将肠内腐败残余物质排至体外，且有清血解毒作用，亦为预防衰老的有效药物，因大黄有降压及降胆固醇的作用。

[编者评注] 昔人曾谓“人参鹿茸杀人无过，附子大黄治病无功”。于今观之，喜补不喜泻者亦大有人在。肖老先生据证用药，当补则补，应泻则泻，确为后学楷模。《本草》曾言大黄有推陈致新之功，故由肠中湿热郁积所致之不寐，用大黄剂攻逐则神安寐宁。肖氏所创“通补丸”，以通为补，并以自己亲身体会证实大黄剂为“预防衰老的有效方剂”。这一论点给我们许多有益的启示，符合金元四大家张子和“气血以流通为贵，汗吐下三法治病尽痊”的学术思想。它说明对补药和泻药不能绝对划分，应结合病人的实际情况来决定，实证以泻为补，虚证当宜调补。这在肖老先生的医案中可以看到许多精彩的例证，如治妊娠高热、妊娠哮喘均用大黄，所用有理、有据、有效，貌似冒险，实为中肯。学习中医者，可从肖老先生的这些宝贵经验中悟出很多道理。

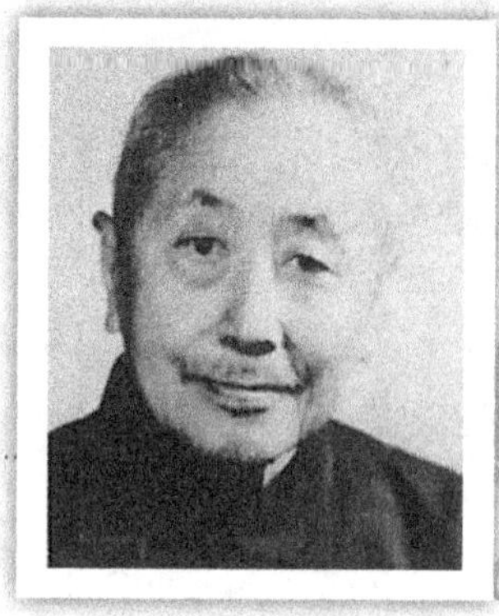

陆剑尘医案

【生平传略】

陆剑尘，1909年生。江西赣州市人。主任中医师。年少体弱多病，乃立志学医。1932年考入上海中国医学院，曾在上海名中医朱鹤皋、徐小圃、丁仲英、顾渭川、祝味菊、王仲奇、夏应堂诸先生门下临证学习。1936年毕业后返乡梓，以行医为业。

解放后曾任赣州市立医院中医师，赣州市人民政府卫生科副科长，赣州公费医疗门诊部副主任，赣南中医药研究所副所长，赣州地区人民医院中医科主任。1980年定为主任中医师，并被选为赣州市中医药学会主席，赣州地区科协委员，中华全国中医学会江西分会理事，中华全国中医学会赣州分会名誉会长。历任赣州市人民代表，市人委委员，市政协委员，省五届人大代表等职。

50年来，勤于临床，积累了丰富的经验，擅长中医内、儿、妇科。治疗内科杂病和调理虚劳痼疾，多抓住脾肾两关，把调理脾肾作为治疗的重要环节。

主要著作有：《赣南中医秘验方汇编》、《赣南草医秘验方汇编》、《赣南药用植物志》、《赣南中药炮制汇编》（赣南行政区科学院、赣南行署文教卫生处印）、《临床集锦》等。

一、温补脾肾法治愈虚损一例

杨某，女，24岁。

初诊：1980年12月25日。

主诉及病史：患者迭经多医院骨髓穿刺，均确诊为再生障碍性贫血。曾用中西药治疗2年多，病势有增无减，靠输血维持生命。近又出现黄疸。血检：红细胞90万/mm^3，白细胞2800/mm^3、血小板2万/mm^3。肝功能检查：黄疸指数50单位，麝香草酚浊度试验10单位，硫酸锌浊度试验8单位，谷丙转氨酶85单位。已属病危，邀陆老会诊。

诊查：诊见头面虚肿，㿠白无华，巩膜发黄，下肢浮肿，午后低热，头昏乏力，心悸气短，口苦纳少，大便溏薄，舌质淡红，苔薄白，脉虚弦。

辨证、治法：病属虚损，治宜大力益脾肾以充先后天，脾肾功能振奋，气血营卫日充，贫血自然纠正。

处方：黄芪 60g　白术 18g　怀山药 18g　熟地 30g　枸杞 15g　菟丝子 15g　附片 9g　鹿角胶 10g(烊化)　陈皮 6g　砂仁 3g　当归 6g　茯苓 30g　茵陈 15g

上方加减，服药至 1981 年 2 月，病情逐日改善，低热已退，目黄消失，肝功能及转氨酶降为正常范围，并停止输血。1981 年 2 月 24 日复查血象：红细胞 270 万/mm^3，白细胞 3200/mm^3，血小板 2.7 万/mm^3。自觉症状好转。月经淋漓，经量不多，舌淡苔薄，脉虚缓。仍以补脾益肾，填精益气调治。

处方：黄芪 60g　当归 9g　熟地 40g　龟板 15g　怀山药 15g　黄精 15g　芡实 15g　砂仁 4g　陈皮 6g　苍术 6g　女贞子 15g　旱莲草 15g　玉竹 15g　五味子 9g　制首乌 15g　鹿角胶 10g　阿胶 10g(烊化)　炙甘草 15g

另每日用鹿茸末、晒白参各 1.5g 炖汁服。

药后血象上升稳定，1981 年 4 月 21 日复查血象：红细胞 350 万/mm^3，白细胞 3800/mm^3，血小板 2.8 万/mm^3。自觉无何不适，经行也正常。仍以前方加减，服药至 1981 年 6 月 19 日。复查血象：红细胞 390 万/mm^3，白细胞 5000/mm^3，血小板 11 万/mm^3。痊愈出院。出院后曾往上海、苏州等地医院检查，一切正常。随访至今，病未复发，已重返工作岗位。

[按语] 再生障碍性贫血为难治之病，属中医“虚损”范畴。临床表现以贫血、出血为主。根据中医理论，血液的化生主要与脾肾密切相关。脾为后天之本，气血生化之源。肾为先天之本，是藏精之脏，主骨生髓。精血同源，补脾益肾、填精益气为本案病例获效的要著。

二、清心凉营、开窍熄风法治愈暑温一例

熊某，女，30 岁。

初诊：1981 年 8 月 28 日。

主诉及病史：7 月 28 日自觉“感冒”，皮肤灼热。3 天后感全身麻木，烦躁不安，心慌心跳，步态不稳，于 8 月 22 日来院就诊，收入住院。入院后出现发热、呕吐、小便失禁、进行性精神障碍，继而神志昏迷。经西医系统检查，诊为病毒性脑炎、病毒性心肌炎。使用脱水剂、激素、抗生素、抗病毒感染等药物及对症、支持疗法，病情无好转，仍发热神昏，并呕吐咖啡色液体，送检潜血(＋＋)，为上消化道出血征象。病情危重，乃邀陆老诊治。

诊查：患者发热面赤，神昏不语，牙关紧闭，颈项强直，右上肢痉瘫，小便失禁，大便 7 日未解，撬口察舌，舌质红、苔薄白腻，脉弦大数时有间歇。向其家属详询发病情况：患者病前曾游泳，当日又犯房事，翌日感头痛，全身灼热。

辨证：根据发病季节、起病情况及临床症状综合分析，炎夏盛暑，入水游泳，暑热外干；房事之后，肾精亏虚，暑邪乘虚内窜厥少两经，灼伤气阴，引动肝风。

治法：病情危重，虚实夹杂，治宜清心凉营，开窍熄风，佐益气阴。

处方：晒白参 15g　郁金 12g　莲子心 5g　石菖蒲 9g　连翘 9g　生栀仁 10g　竹茹 2 团　麦冬 15g　北沙参 15g　生槐角 15g　生甘草 5g

安宫牛黄丸 2 丸，局方至宝丹 2 丸，均分 2 次鼻饲，每日 1 剂。

3 剂后病情显著好转，体温渐降，面赤已退，神志较清，牙关不紧，目向右斜视，亦能短时间左视，语言謇涩，右上肢稍能活动，遗尿稍有感觉，大便仍未解，舌红苔薄白，脉弦仍有间歇。病

有转机，宗前方出入又服药3剂。药后神清热微，语言清晰，口干引饮，右侧肢体活动不灵，大便干结，小便已不失禁。

此乃余热未净，肝风未熄，津气两伤，筋脉失养之候，继用清热平肝、益气养阴、舒筋通络之剂。

处方：晒白参15g　生石膏18g　全蝎9g　双钩藤10g　连翘9g　银花18g　北沙参18g　玄参15g　郁金12g　石菖蒲9g　生甘草3g

上方出入连服药13剂，病情逐日好转，已能起坐及下床活动，唯留右肢活动欠灵，下肢乏力，后以补益肝肾、强壮筋骨、益气活血通络法调理3个月，后遗症悉除而康复出院。

[按语] 本案暑温，先受暑热，后犯房事，肾精亏虚，暑邪乘虚而袭。发病较急，传变迅速，伤津耗气，闭窍动风。症见高热，昏迷，项强，牙紧，舌红，便秘，尿失禁等危候。治疗上既注重祛外邪，又注重扶正气，首用清心凉营，开窍熄风，佐益气阴法同治，使营分之热邪透出气分而解，神志较快得到恢复，化险为夷。恢复期邪热渐解，津气未复，络脉阻遏，筋脉失养，则根据病情以清热平肝，益气养阴，滋补肝肾，濡润通络等法调治，终使重危病毒性脑炎患者完全康复且无后遗症，疗效显著。

三、涤痰宣窍、潜镇降逆法治愈中风一例

张某，男，37岁。

初诊：1971年2月18日。

主诉及病史：卒然昏仆，不省人事已经7日。

诊查：发热面赤而现油光，呼吸气粗，喉间痰鸣如拽锯，左侧偏瘫，肢体强痉，躁动不安，手撒尿遗，大便不利，舌苔薄黄腻，脉弦大数。

辨证：风中脏腑，气血上逆，病情严重，须防内闭外脱。

治法：治以涤痰宣窍，潜镇降逆，兼以扶正。

处方：胆南星9g　法夏12g　石菖蒲9g　天竺黄6g　橘皮6g　云苓15g　枳实6g　红参15g　生龙骨15g　生牡蛎15g　石决明15g　怀牛膝18g　黄芩9g　生大黄5g(开水泡汁兑)　甘草1.5g

另予至宝丹1丸，鼻饲1剂。

翌日复诊，发热退，神昏不清，但瞳孔对光反射已稍有，痰鸣减轻，解大便少许。上方去云苓、橘皮、枳实、黄芩，加羚羊角6g(先煎)、珍珠母18g，服药2剂。药后神志稍清，喉间痰鸣已平，面赤较退，下溏黑臭秽便甚多，舌苔薄黄腻，脉弦不大。腑气已通，痰热得泄，气血上逆之势已降，清窍渐开，病入坦途。后经数诊，均宗前方略事加减，服药11剂，药后神志全清，左下肢稍能活动，左上肢仍瘫。舌强音謇，舌苔薄润，脉弦虚。宜滋肾阴上通舌本，仿地黄饮子加减。

处方：生地18g　苁蓉12g　山萸9g　远志5g　石斛12g　五味子6g　石菖蒲9g　菊花12g　茯神15g　怀牛膝30g　枸杞9g　细辛1.5g　胆南星8g　珍珠母24g　生牡蛎24g　甘草5g

此方药加减服9剂后，语言清晰，左下肢活动更灵，左上肢也稍能伸缩。后以益气养血通络之补阳还五汤为主，进药30余剂，左偏瘫肢体逐渐恢复，能在家属扶持下步行，遂出院回家调养。半年后完全康复，恢复工作。

[按语] 本案西医诊为高血压、脑出血，治疗7天神昏不醒，病已危殆，属风中脏腑重症，中

风阳闭。但病发神昏已7天，面赤而现油光，手撒遗尿，兼见部分脱证，为防内闭外脱，故治疗上以涤痰宣窍、平肝熄风、潜镇降逆为主，兼以扶正，以涤痰汤加减扶正涤痰，合咸寒潜降的龙牡、石决明以平内风，大黄以通腑气，至宝丹宣窍等。由于治疗得宜，三诊后即转危为安。神清以后，舌强音謇、半身不遂，为风痰阻络，肾虚精气不能上达舌本所致，故转为化痰通络、滋肾利窍，用地黄饮子加减，语言遂爽利。因其后遗半身不遂，则以益气活血通络之补阳还五汤善后调理而愈。

四、和解表里法治愈类疟发热一例

郭某，女，36岁。

初诊：1970年6月12日。

主诉及病史：病经二旬，寒热如疟，每日发作。经验血检查未见疟原虫，曾试用氯喹治疗，寒热不退。

诊查：现每日午后寒热交作，周身酸楚，口苦恶心，心烦渴饮，胸脘痞闷，不思饮食，神疲乏力，小便黄赤，舌苔浊腻、脉弦数。

辨证、治法：表里失和，痰湿阻遏，邪正交争，发如疟疾，拟调和表里，兼化痰湿。

处方：柴胡9g　黄芩9g　法夏12g　知母12g　川朴6g　草果5g　白术12g　青皮9g　党参12g　槟榔15g　生姜3片　甘草3g

3剂后，寒热大为减轻，发热时间缩短，周身轻松，食纳好转，舌苔薄白腻，脉弦数。上方加谷麦芽各15g，继服3剂。药后午后寒热已罢，周身舒畅，纳食增加，口苦不渴，稍感疲困，二便正常。舌苔薄白，脉弦缓。处以六君子汤加草果、黄芩、谷麦芽理脾化湿。3剂后复常。

[按语] 本案寒热如疟，每日午后发作，西医拟诊为疟疾，但血中未见疟原虫；试用氯喹治疗无效。中医以辨证为主，往来寒热，口苦胸满，邪在少阳；胸脘痞闷，舌苔浊腻，内有痰湿阻遏。抓住邪在半表半里、痰湿阻遏的病机，采用和解表里，兼化痰湿为法，以清脾饮加味，3剂病退大半，服药9剂而愈。

五、益气养血、通行心脉法治愈胸痹心痛一例

邱某，男，63岁。

初诊：1983年3月7日。

主诉及病史：患者近3个月来常感胸闷气短，心悸不宁，偶尔心痛，活动加重；头晕头痛，神疲乏力，夜寐不安，两膝软弱，步履不实。心电图提示：慢性冠状动脉供血不足，并行心律。诊断为冠心病。住院月余，曾用低分子右旋糖酐加丹参静滴，口服复方丹参、乳酸心可定、二胺碘呋酮治疗，疗效不显而转服中药。

诊查：舌质稍紫，苔薄润，脉弦虚结代。

辨证：此属心气不足，心血亏耗，气滞血瘀，心脉痹阻。

治法：治宜补益心气、调养阴血、通行心脉。

处方：党参15g　丹参15g　生地20g　元参15g　川芎9g　枣仁15g　柏子仁9g　郁金15g　菖蒲9g　决明子15g　怀牛膝12g　炙甘草6g

服上方药3剂，头昏减轻，头痛已除，夜寐较安，胸闷好转，仍时有心痛，大便溏稀。舌稍

紫、苔薄白，脉虚弦结代。前法加入通阳散结化痰之品。

处方：瓜蒌皮 9g　薤白 9g　法夏 10g　昆布 9g　菖蒲 9g　丹参 15g　郁金 15g　枣仁 15g　怀牛膝 12g　薏苡 20g　红花 5g　元胡 15g　怀山药 19g　川楝 15g

4 剂后胸宇舒畅，闷痛已除，步履有力，大便正常，舌稍暗，苔薄润；脉虚缓，已无歇止。宗前法加重益气化瘀之品，上方加黄芪 18g、田七 5g，7 剂后心电图检查，早搏消失。继服药 7 剂，诸症悉除，痊愈出院。随访 2 年，未再复发。

［按语］本案胸痹心痛，本虚标实，心气不足为本，痰浊血瘀为标。初诊以补益心气、调养阴血、通行心脉为主，心得所养，夜寐转安，胸闷心悸减轻。二诊时心痛未除，脉来歇止，故加入通阳散结化痰为治，药后胸闷痛除，结代脉消失。“气为血帅”，三诊又加重黄芪益气、田七化瘀，标本兼顾，用药切中病机，诸症乃能渐除。

六、凉血解毒、清热生津法治愈疫毒痢一例

曾某，女，13 岁。

初诊：1971 年 7 月 6 日。

主诉及病史：患中毒性痢，急邀会诊。

诊查：诊见高热谵语（T 40.5℃），躁扰不安，腹痛剧烈；里急后重，痢下鲜紫血便，日行 10 余次；小便深黄；舌质红绛有裂纹，舌苔焦黄带黑；脉弦数。

辨证：外感疫毒，毒邪内陷，肠热致溃。

治法：治宜苦寒清热，凉血解毒，甘润生津为主。病势危重，须防内闭动风。

处方：元参 18g　麦冬 24g　北沙参 24g　田七 6g　石菖蒲 6g　生槐角 15g　玉竹 15g　犀角 6g(先煎)　黄柏 9g　黄连 9g　黄芩 12g　苦参 12g　白芍 12g　地榆炭 18g　生大黄 6g　甘草 5g

服药 2 剂后发热较退，痢次减少，便色黄赤相夹，腹痛里急后重减轻，能进流质食物少许，有时仍作谵语。舌红绛，苔焦黄起刺，脉弦数。宗上方出入，继服 2 剂。再诊时体温已复正常，粘液血便已止，解黄溏稀便，脘腹闷痛。口苦作渴、舌苔焦黄渐退已有津润。脉弦细数。以滋润胃燥，苦坚清肠继进。

处方：北沙参 24g　知母 9g　花粉 12g　黄连 9g　石菖蒲 9g　黄芩 12g　元参 18g　麦冬 18g　山楂炭 9g　黄柏 8g　桔梗 5g　白芍 12g　生地榆 15g　六神曲 1 块　麦芽 15g　甘草 5g

2 剂药后大便正常，腹痛消失。以扶脾养胃善后调理而安。

［按语］本案系中医之疫毒痢，起病急，高热谵语，神烦躁扰，腹痛剧烈，痢下鲜紫血便，舌质红绛起裂纹，苔焦黄带黑，脉弦数。为疫毒之邪犯及肠胃，侵入营血，伤津灼液，幸未动风。病情危重，急以苦寒清热、凉血解毒以泻实邪，甘润生津以救阴液，杜其内闭动风。服药 2 剂，高热得降，下痢也减。再诊热退痢止，继用益气生津、扶脾养胃而安。

七、益气强心、养阴解毒法治愈白喉心悸一例

袁某，男，12 岁。

初诊：1975 年 11 月 6 日。

主诉及病史：患者感染白喉，住市传染病医院治疗，喉头白膜已脱落，但精神委靡，心跳缓慢，心律不齐。诊断为白喉并发中毒性心肌炎，建议中医药治疗，故邀请陆老会诊。

诊查：诊见患儿面色灰白，呼吸气短，心悸胸闷，神疲乏力，自汗不止，睡眠不安，口咽干燥，胃纳呆滞。舌质红少苔，脉细弱并见结代。

辨证：外感时邪疫气，热毒内侵，损伤心气，耗损心阴。

治法：治宜益气强心、养阴解毒为主。

处方：朝白参 30g　连翘 15g　银花 18g　茅根 18g　板蓝根 18g　生地 18g　麦冬 15g　北沙参 24g

另六神丸早晚各服 10 粒。

服药 6 剂后面色由青灰转见微有红润，胸闷减轻，心区隐痛，心动悸不安，自汗仍多，咽干减轻，食纳较增。舌红减仍少苔，脉细弱仍见结代。拟益气养阴，通阳活血化瘀。

处方：党参 30g　麦冬 15g　龙眼肉 15g　枣仁 15g　五味子 9g　石菖蒲 9g　薤白头 9g　郁金 9g　黄芪 18g　丹参 15g　制乳没各 4.5g　炙甘草 9g

连服药 5 剂，各症均减。又服药 15 剂，自觉无明显不适。听诊偶有早搏。嘱服天王补心丹 1 个月。药后诸症消失。病愈后随访一直体健，后已参军服役。

[按语] 本案西医诊为白喉并发中毒性心肌炎，心脏功能渐渐衰退。中医认为是外感疫毒入里，耗损心气和心阴，故出现神委气短、胸闷心悸、口咽干燥、舌红少苔、脉细弱并见结代等症。初诊用大剂益气强心，养阴解毒，方以朝白参、六神丸益气强心，生地、麦冬、北沙参养阴生津，银花、连翘、板蓝根及六神丸清热解毒，伍以茅根利尿以分解毒素余邪。复诊仍以益气养阴为主，防其余毒未消而郁滞气血，殃成瘀血，故又以乳没、丹参、郁金等活血化瘀之品配合组方；药后诸症均减渐至消失，终以天王补心丹巩固疗效，获得较好的效果。

八、扶正育阴、清热熄风法治愈惊风一例

郭某，男，5 岁。

初诊：1969 年 3 月。

主诉及病史：因发热半月伴头痛嗜睡入院，住院 1 周后出现神昏抽搐，儿科诊为结核性脑膜炎，病情危重，邀陆老会诊。

诊查：诊见低热不退，神衰形羸，面灰无华，神昏不语，目睛外露，时见抽搐，角弓反张，口环唇青，二便失禁。舌质红，苔薄乏津，脉数无力。

辨证：证属先天不足，正气亏虚，邪乘虚入，耗伤气血，损伤阴津、肝阴不足，血不养筋，邪热蕴积，引动肝风。

治法：此小儿惊风大证，姑以扶正育阴，清热熄风急治。

处方：红参 9g　生地 15g　麦冬 12g　杭芍药 9g　羚羊角 3g(先煎)　双钩藤 9g　全蝎 5g　蜈蚣 2 条　生龙牡各 15g　珍珠母 15g　松毛 9g　2 剂

药后危象已减，神识渐清，抽搐大减，角弓反张已平。前方继服 3 剂。复诊病情明显好转，神识清楚，低热全退，抽搐已止，啼哭声低，略思饮食，二便已知，似形神疲惫，嗜睡露睛。舌苔薄润，脉虚无力。宜扶正健脾，育阴潜阳调理。

处方：红参 6g　白术 9g　黄芪 12g　当归 6g　生龙牡各 15g　枣仁 9g　枸杞 9g　冬虫草 6g　谷麦芽各 15g　杭芍 9g　川贝母 5g　炙甘草 3g

连服药20余剂，病愈出院。2年后，其父来赣州出差，告知小儿出院后已康复如常。

［按语］结核性脑膜炎，病情危重，病死率甚高，属中医儿科四大证之一的“惊风”范畴。起病缓慢，虚象多见，如长期低热、食欲不振、消瘦盗汗、抵抗力低、迁延日久，外感内伤夹杂，病重可见抽搐项强、昏睡露睛之危候，急惊风、慢惊风表现并见，殊难处理。本案治疗，初诊一面扶正育阴，药如红参、生地、麦冬、杭芍；一面清肝熄风镇痛，如羚羊角、双钩藤、全蝎、蜈蚣、龙牡、松毛等。药证相合，危象大减，后以益脾气、滋肾阴、镇心神调理，月余出院，疗效满意。

九、扶阳托邪、温宣肺气法治愈疹毒内陷一例

李某，男，1岁。

初诊：1953年2月。

主诉及病史：患儿感染麻疹，疹出不久，全部隐没，经用中药宣透麻疹之剂，疹仍不出

诊查：患儿体温不升，疹子陷没处留紫暗疹迹，神志昏蒙，呼吸气促，鼻翼扇动，涕泪俱无，面色青灰，鼻气欠温，皮肤干涩无汗，四肢厥冷，指甲青暗，大便不畅，小便色清，舌质淡红无苔，指纹沉伏而青紫隐隐难辨。

辨证：证属阳气虚弱，不能鼓邪外出，麻毒之邪，内陷心肺。

治法：病情险逆，治当扶阳托邪，温宣肺气。

处方：麻黄1.8g　桂枝1.8g　杏仁3g　附片3g　细辛0.9g　葛根2.4g　升麻1.8g　郁金3g　石菖蒲1.5g　川朴1.8g　紫菀3g　远志2.4g　巴戟3g　益智仁1.8g　补骨脂4.5g

1剂，另用玉枢丹1.8g，分2次冲服。

药后3小时，鼻尖有微汗，面由青灰转现微红，哭声稍亮，皮肤稍见隐隐红点。服药稍转生机，嘱上方药再服1剂。此方药连续日夜服完2剂。翌日复诊，病由无热转为发热有汗，麻疹透出，气促鼻扇已解，喉中痰声辘辘而咳咯，予温升纳肾托邪外出。

处方：桂枝1.8g　杏仁3g　远志1.8g　石菖蒲1.8g　郁金3g　薤白3g　紫菀4.5g　百部3g　橘红2.4g　仙灵脾3g　法夏3g　胆南星3g　枳壳1.8g　玉蝴蝶2.4g　生磁石15g　黑锡丹1.5g(包)

1剂。另玉枢丹1.8g，分2次冲服。

药后麻疹已透至鼻尖，手脚心发热渐退，咳嗽痰减，呼吸气平。后以温肾气、益肺阴调理善后，半月而愈。

［按语］本案小儿体素阳虚，正气不足，感染麻疹后不能鼓邪外出，麻毒内陷而见体温不升，神志昏蒙，面色青灰，气促鼻扇，涕泪俱无，四肢厥冷，病势险逆。若按一般治麻疹常法，误用辛凉，恐难挽回。用温升托邪之法，而收救死之效，若真阳虚衰而麻毒内陷者，非扶阳温升托毒外出，别无他法。

十、温阳开肺法治愈风寒闭肺、真阳衰微一例

俞某，男，2个月。

初诊：1970年11月18日。

主诉及病史：病历10天，儿科诊为肺炎，出现心衰，经过抢救，病势仍极为危急，邀请陆老会诊。

诊查：诊见患儿体温不高，咳喘气急，胸高痰鸣，鼻翼扇动，涕泪俱无，面色青灰，唇指紫绀，四肢厥冷，虚烦不安，舌苔薄白，指纹青紫已达命关，病情严重。

辨证、治法：此乃风寒闭肺，真阳衰微之象，急宜温阳开肺，化痰定喘。

处方：麻黄 0.9g　杏仁 0.9g　郁金 3g　薤白 0.9g　附片 0.9g　远志 0.6g　制南星 1.5g　法夏 1.5g　橘红 1.5g　白芥子 0.9g　甘草 0.6g　黑锡丹 1.5g(包煎)　生姜汁 3 滴

服药 1 剂，咳喘稍缓，涕泪初现，呕吐痰涎甚多，仍痰鸣气急，鼻翼扇动。病稍见转机。上方加炒莱菔子 1.2g、葶苈子 0.9g。2 剂后肺气宣畅，咳喘已大减，呼吸较平，神色好转，喉有痰鸣，舌苔薄白，指纹略紫。温阳化痰继进。

处方：附片 0.9g　橘红 1.5g　法夏 4.5g　制南星 1.5g　薤白 1.5g　远志 1.5g　紫菀 1.8g　郁金 3g　云苓 6g　甘草 0.6g

2 剂药后除喉间略有痰鸣外，余症悉平，予健脾化痰善后调理而安。

［按语］本案患儿外感风寒，肺气闭塞，阳气虚衰，正不胜邪，以致不能化热，变生危急之症。既有气急鼻扇、胸高痰鸣、涕泪俱无等风寒闭肺证候，又有真阳衰微、血脉不得温运所致的面色青灰、唇指紫绀、四肢厥冷等证候，此为小儿肺炎中最为危急者，治当扶阳温升、化痰定喘。

十一、清热镇肝化痰法治愈破伤风一例

彭某，男，40 岁。

初诊：1972 年 3 月 27 日。

主诉及病史：2 月 29 日上午跌伤左耳上角，3 月 10 日始发病。牙关紧闭，角弓反张，抽搐频繁，小便困难，神志渐差，即在当地医院和县医院就诊，用 TAT、镇静剂、消炎剂治疗 3 天无效，急转我院。入院后仍用 TAT 加大剂量滴注，激素、镇静剂、消炎剂及中草药治疗 2 周，病情日趋严重；抽搐益加频繁，每日多达数十次，发生抽搐缺氧，神志昏迷，危在旦夕，急邀陆老诊治。

诊查：诊见面色青黄呈苦笑貌，抽搐频繁，牙关紧闭，项背强急，角弓反张，呼吸急促，烦躁不安，大便秘结，小便困难，舌苔无法诊察，脉弦大。

辨证、治法：邪盛正虚，病情危重，治以镇肝风、清热毒、祛风痰。

处方：蝉衣 30g　胆南星 15g　天麻 12g　全蝎 9g　朱砂 0.9g(冲)　元参 24g　琥珀 9g　双钩藤 15g　蜈蚣 3 条　羚羊角 4.5g(先煎)

1 剂，鼻饲服。

翌日复诊，药后抽搐大减，已能吞咽，但牙关仍紧，大便已解，小便仍困难。舌苔粗糙，灰黄而干，脉弦大数。宗前方稍加减继服 4 剂。药后抽搐而停，牙关开合正常，二便通畅，病入坦途。以养血育阴、通络化痰兼清内风余邪善后。

处方：生地 18g　元参 24g　当归 9g　白芍 12g　川芎 4.5g　川贝 9g　天麻 15g　蝉衣 15g　双钩藤 15g　全蝎 9g

后经数诊，均以上方出入，调理至 4 月 12 日痊愈出院。

［按语］本案患者外受创伤，风邪病毒乘隙而入，引动肝风，发病急骤，证势凶险，危及病人生命。急性期采用五虎追风汤加味祛风镇痉，功效显著。恢复期则为养血育阴、通络化痰，靖内风清余邪调理善后，故能挽救患者的生命。

十二、清营凉血法治愈药毒发斑一例

卢某，女，38岁。

初诊：1971年6月12日。

主诉及病史：患者素患慢性肾炎、肾性高血压。5月23日因饮食不周呕吐腹泻就诊，以急性胃肠炎收住院。经治疗胃肠炎症状消失，但浮肿尿少，血压不降。6月5日又发高热，左颈淋巴结发炎肿大如桃，灼热触痛，用青链霉素治疗后淋巴结肿痛减轻，但发热不退，全身皮肤出现粟粒样红色皮疹，继则全身皮肤潮红、肿胀，皮疹融合成片色紫红，自觉瘙痒作痛。血压180～200/110～120mmHg，二氧化碳结合力低于正常。病情严重，诊断为慢性肾炎合并肾性高血压，尿毒症，药物疹（链霉素过敏）。遂停用其他西药，以普鲁卡因封闭，请中医治疗。

诊查：诊见患者发热，面目浮肿，鼻唇肿胀破裂出血，全身皮肤潮红、肿胀，面部胸腹四肢皮肤密布紫红斑块，几无隙处，部分伴渗液结痂，灼烧瘙痒，口干口苦，心烦不宁，辗转不寐，小便短赤。舌质红苔薄黄，脉弦数。

辨证：此乃毒热内迫营血，伤阴灼液，外发肌肤而成。

治法：急宜清营泄热，凉血解毒。

处方：犀角6g（先煎）　生地18g　赤芍9g　丹皮9g　紫草12g　生石膏18g　知母9g　黄芩5g　生栀9g　连翘9g　银花12g　滑石18g　甘草4g

2剂药后发热渐退，全身肿胀亦渐消，面部皮肤部分脱屑，躯干四肢皮疹未再继续融合，口干欲饮，小便较畅。上方去栀子、黄芩，加元参15g，继服2剂。复诊时体温降至37.5℃，全身皮肤肿胀潮红大减，面部皮肤脱屑，四肢皮肤也见大片剥脱，夜寐较安，口干思饮，小便色黄灼热，舌红苔薄黄干燥，脉弦。以凉血解毒、养阴生津继进。

处方：生地18g　元参18g　麦冬18g　丹皮12g　赤芍9g　生栀9g　银花12g　紫草12g　生石膏18g　黄芩9g　板蓝根24g　木通9g

连服药9剂，体温正常，全身红肿消退，面部及上肢已长出新的皮肤，下肢皮损脱落干净，口干减，夜寐安；仍头昏乏力，小便黄热，大便干结。后以清热养阴解毒法调理半月，剥脱性皮炎痊愈，慢性肾炎好转出院。

［按语］本案因链霉素过敏引起剥脱性皮炎，症见高热不退，全身皮肤潮红，出现大片红斑逐渐融合，头面胸腹四肢皮肤紫红斑块密布，几无隙处，面部浮肿，鼻唇肿胀破裂出血，伴结痂渗出液体，并出现尿毒症，病情严重。此系中药毒、毒热内迫营血，血热沸腾，伤阴灼液，外发肌肤，急治以清营泄热、凉血解毒，投以犀角地黄合化斑汤加味。药后血中毒热渐清，皮肤红肿渐消、层层剥脱，即转为凉血解毒、养阴生津，以清泄余毒，促进皮肤新生。

十三、凉血化瘀法治愈紫斑一例

王某，男，50岁。

初诊：1982年8月20日。

主诉及病史：患者双下肢皮肤出现紫红色斑片7个月余，曾在某附属医院皮肤科门诊及我院住院治疗，诊断为色素性皮肤异色症，多方治疗，均不见效，遂来就诊。

诊查：双臀部以下皮肤可见散在性紫红色皮疹，稍高出皮面，呈条状融合成片，压之不褪色，不痛不痒。夜寐不安。舌红，边有瘀点；脉弦。

辨证：热入营血，瘀而发斑。

治法：治拟清营凉血，解毒化瘀。

处方：生地 24g　生地榆 20g　白鲜皮 12g　苦参 12g　黄柏 15g　地肤子 12g　川牛膝 15g　木瓜 15g　丹皮 15g　紫花地丁 30g　银花 24g　紫草 15g　甘草 6g

服上方药 3 剂，脉症无变化。上方去地肤子、白鲜皮、木瓜，加犀角粉 3g(分 2 次冲)、茜草根 12g、红花 6g、知母 10g。

药尽 3 剂后，皮肤斑疹色渐淡已隐隐不明，有消退趋势，夜寐较安，舌红瘀点减少，脉弦缓。仍宗前法以竟全功。

处方：生地 20g　大青叶 15g　犀角 3g(冲)　赤芍 15g　丹皮 15g　紫花地丁 30g　生地榆 30g　紫草 12g　红花 6g　苦参 10g　生甘草 5g

6 剂后痊愈。

［按语］患半年之久的皮肤紫红斑块，经服中药 12 剂后完全消失，随访未见复发。此属中医紫斑证的范畴，为内有血热，气血瘀滞，郁于肌肤而成。故以犀角清营凉血解毒，生地、紫草、生地榆清热凉血，赤芍、丹皮、红花活血散瘀，大青叶、紫花地丁、银花、苦参清热解毒；药后营血清，热毒解，瘀血除而紫斑消失。

十四、滋肾阴清湿热法治愈癃闭一例

刘某，女，50 岁。

初诊：1971 年 4 月 12 日。

主诉及病史：因肠梗阻手术已 4 天，小便点滴不通，经抗炎、针灸及服中药五苓散、补中益气汤加减治疗，仍不见效，每天依靠导尿，故邀陆老会诊。

诊查：诊见患者小便点滴不通，小腹胀满，口苦咽干，烦渴引饮，舌红少津，舌根苔黄腻，脉沉数。

辨证：膀胱气化障碍。

治法：治宜滋肾阴，清湿热，助气化为主。

处方：黄柏 12g　知母 12g　肉桂 5g　地肤子 9g　百合 30g　沙参 18g　丹皮 9g　白茅根 30g

服上方药 2 剂，小便已通，尿量不多，但不须导尿。上方加木通 9g。2 剂后小便通畅，遂瘥。

［按语］《素问・宣明五气》云："膀胱不利为癃。"造成膀胱气化不利的原因很多，《证治汇补・癃闭》认为有热结下焦、肺中伏热、脾经湿热、痰涎阻结、津液枯耗、忿怒气闭和脾虚气弱等不同情况。本例因肠梗阻手术后出现急性尿潴留，小便点滴不通，揆其病因，乃湿热壅积于下焦，肾阴灼伤，膀胱气化失司，遂成癃闭。先用滋肾通关丸坚阳化气，地肤子、木通、茅根清湿热、利小便，加百合、沙参以滋水之上源，因术后故加丹皮以凉血活血化瘀，服药 4 剂，竟霍然而愈。

十五、益气摄血法治愈血崩昏厥一例

黄某，女，40岁。

初诊：1938年9月。

主诉及病史：突然暴崩，血多如注，持续不止，昏厥在家。其夫急请往诊（当时赣州无医院）。

诊查：见患妇仰卧床上，昏迷不醒，面色苍白，呼吸微弱，床下置一小木盒，已盛半盆血液，四肢厥冷，脉微细无力。

辨证：此乃气血大脱，元气难支之危症。

治法：急予益气摄血、挽阳固脱之剂。

处方：党参60g　附片9g　黄芪30g　阿胶18g（烊化兑）　山萸肉15g　地榆炭15g

日服药3剂，急煎频频灌服。

翌日往诊，言药后渐复苏，流血基本止住，精神委顿，身弱乏力，头眩心悸，舌淡苔薄，脉细无力。仍宜益气摄血继进。

处方：党参60g　黄芪30g　阿胶15g（烊化兑）　乌贼骨9g　茜根炭9g

连服上方药6剂，流血全止，神气渐复，思进饮食。后以归脾汤合傅青主固气汤为丸巩固收功。至1985年患者仍健在，年已87岁。

［按语］患者骤然血崩如注，失血过多，气随血脱，当此气血暴脱危急之际，宜用独参汤挽脱提陷，但其价钱昂贵，且不易得。本案用党参、黄芪、附片、阿胶、山萸肉、地榆炭煎汤频频灌服，也取得益气摄血、挽阳固脱之效。血崩止后，以补气摄血，滋养肝肾缓图收功。

十六、健脾益肾法治愈妊娠泄泻一例

汪某，女，27岁。

初诊：1983年3月7日。

主诉及病史：患者每次怀孕发生泄泻，泄泻日久以致羊水过少，曾分娩2次均为死胎。

诊查：现妊娠4个月，泄泻不止，日解多次，水谷不化，脘腹胀闷，面色萎黄，肢倦乏力，舌淡苔白，脉细滑。

辨证：脾肾素亏，怀孕之时，脾肾更虚，是以泄泻。

治法：治宜健脾益肾，理气安胎。

处方：党参15g　白术15g　云苓15g　怀山药24g　芡实15g　葛根9g　广木香3g　砂仁4g　杜仲12g　巴戟9g　甘草5g

服药4剂，精神转佳，泄泻已止，日解一次成形便，脘腹稍胀。舌脉同前。宗前法继进。

处方：党参15g　黄芪15g　白术15g　云苓12g　陈皮4g　艾叶6g　广木香3g　杜仲12g　砂仁4g　怀山药15g　甘草5g　生姜3片　大枣5枚

连服药5剂，泄泻未作，诸症告愈。是年9月，足月分娩，顺产1子。

［按语］本案患者每次怀孕泄泻不止，以致羊水过少，生产死胎。此次妊娠，泄泻如故，深为恐惧。此是脾肾素虚，妊娠期间阴血聚以养胎，有碍肾阳温化及脾阳健运，脾肾更虚而泄泻不止。日久则影响胎儿的生长发育，若不治之，必蹈前辙。以健脾温肾、理气安胎立法，药后脾

肾功能恢复，脾健土运，肾关得固，而泄泻自止。

十七、疏风泻火法治愈胬肉攀睛一例

赖某，女，28岁。

初诊：1966年7月。

主诉及病史：患者左眼红赤涩痒作痛，眵泪俱多已月余。

诊查：检视患眼，大眦内赤脉如缕，白睛表层变厚，呈三角形肉状胬起，红赤显著，尖端朝向黑睛，横贯白睛，攀侵黑睛。患者视物模糊，烦热口干，夜不安寐，溺黄便结。舌苔薄黄，脉弦滑数。

辨证：脾胃热毒蕴结，上攻于目。

治法：治宜清热泻火，疏风明目。

处方：大黄6g　黄柏6g　黄芩6g　栀子9g　桔梗6g　黄连5g　防风6g　枳壳9g　茺蔚子12g　菊花9g　甘草3g

上方药连服5剂，大便每日轻泻1～2次，目涩痒痛、胬肉红赤均见减轻，眵泪减少，视物较明。原方大黄改为4g，加蝉衣5g、车前子12g。

继服药10余剂后，患眼无红赤涩痛，胬肉渐薄而平伏，视物更清，大便通畅。舌苔薄润、脉弦。拟丸药收功。

处方：生大黄10g　黄柏30g　黄芩30g　栀子45g　朴硝10g　桔梗20g　党参30g　黄连20g　茺蔚子60g　法夏30g　蔓荆子30g　密蒙花30g　归尾30g　川芎20g　车前子30g　菊花30g

炼蜜为丸，如梧子大，每服10g，每日2次。药后左眼胬肉萎缩消失，无不适。

［按语］本案乃脾胃热毒蕴蒸，循经上犯眦部。张子和所谓“目不因火则不病”是有一定道理的。从临床来看，眼病属实火毒者为多。本案应用泄热通腑属“釜底抽薪”法，泻其肠胃之热，折其上炎之火，后又合活血祛瘀法，使胬肉攀睛得以控制并逐渐消失。

（陆光灿整理）

十八、凉血宣窍法治愈急黄一例

赖某，男，26岁。

初诊：1970年8月24日。

主诉及病史：1周前出现黄疸并急剧加深，神昏1天，邀陆老会诊。

诊查：诊见神志昏迷，呼之不应，躁动不安，身目深黄，尿如深茶，大便臭秽。舌质红绛，舌苔黄褐干燥，脉弦大数。

辨证：湿热夹毒，热毒炽盛，内闭清窍，病势危重。

治法：急当解毒宣窍，泻热凉血。

处方：犀角6g(先煎)　丹皮12g　连翘9g　银花15g　黄芩12g　黄连5g　黄柏12g　生栀12g　菖蒲6g　郁金12g　莲心6g　生地15g　柏子仁12g　枳实6g　甘草3g

1剂。另服安宫牛黄丸2丸，分2次鼻饲。

翌日复诊，神识转清，自诉头脑昏胀，口干口苦，仍烦躁不安，寐作谵语，尿色深黄，大便秘结。舌质红绛，舌苔黄褐，脉弦滑数。宗前法出入继进。

处方：犀角 6g（先煎） 黄芩 9g 黄连 5g 黄柏 12g 郁金 12g 生栀 12g 连翘 9g 茵陈 15g 元参 15g 麦冬 15g 枳实 6g 川朴 6g 生大黄 6g（泡汁兑）

3 剂后，神志清爽，黄苔渐退，略思饮食，小便色黄，大便通畅。舌正红，苔薄黄，脉弦。继用清热利湿之剂调理，月余出院。

[按语] 本案急性重症肝炎，病情发展迅猛，已出现肝昏迷。中医谓之为“急黄”、“疫黄”、“瘟黄”，为湿热夹毒入营，邪犯心包，病情险恶。急治以犀角地黄汤、清宫汤、黄连解毒汤 3 方化裁以清营凉血，并用安宫牛黄丸开窍醒神，药后神志清醒，黄疸渐退，继以清热利湿之剂调理收效。

（陆光灿整理）

[编者评注] 急黄一证，至为凶险。与普通黄疸不同，来势急，预后不良。历代文献强调湿热化燥入血者甚多，但“化燥”尚需一定时间。本例则不然，湿热速即侵犯血分、内闭清窍，陆老先生抓住病机急予泻热凉血、解毒宣窍，显示了深厚的中医功底。所用方药甚为贴切，以犀角地黄汤、清宫汤、黄连解毒汤、菖蒲郁金汤化裁，重在凉血解毒开窍。因其病因是湿热侵袭，故用菖蒲郁金而奏效，若单用茵陈蒿汤，恐难以收功。

张海峰医案

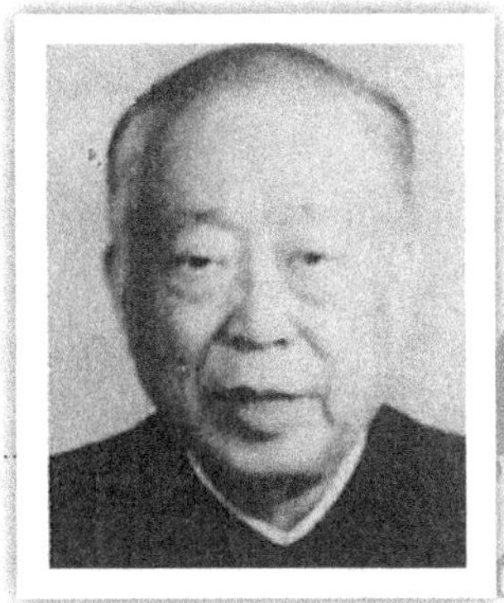

【生平传略】

张海峰，1915年生。江苏镇江人。中医教授，主任中医师。生于江西南昌市。成长于中医世家，15岁即随父亲、江西名医张佩宜学医，后又拜名医姚国美先生为师。1936年毕业于江西中医专门学校。从事中医临床、科研、教学工作50余年，擅长内科杂病，尤其对脾胃学说有一定的研究。

解放后，曾任南昌市卫生工作者协会副主任，并与江西省中医同道一起创办了解放后全国第一个中医刊物《江西中医药月刊》，任总编辑。1958年调江西中医学院任教，并先后在北京中国中医研究院研究生班、广州第一军医大学、全军活血化瘀研究班，以及上海、江苏、陕西、广西和江西省等各地讲学。1982年应日本医学界邀请，曾赴东京、大阪、名古屋、北海道等地作专题讲座，获得好评。

历任江西省中医内科学会主任委员、中华全国中医学会理事兼江西分会副会长、江西中医学院顾问、光明中医函授大学顾问、日本北海道中医临床研究会名誉顾问等职。

主要著作《脾胃学说临证心得》，1979年由江西人民出版社出版后，1981年由日本医学界译成日文在日本发行。在全国各种中医杂志上发表论文数十篇。

一、燥湿健脾为主治愈黄胖病一例

何某，男，45岁。

初诊：1971年5月15日。

主诉及病史：曾在某医院检查，尿常规正常，红细胞230万/mm^3，血浆蛋白偏低，大便检查发现有钩虫卵，曾服过驱虫药物，治疗无效。

诊查：面色苍黄，周身浮肿，按之凹陷如泥，神疲思睡，四肢无力，脘闷腹胀，不思饮食，大便软，小便清。舌苔白滑，舌质淡红，脉浮弱。

辨证：湿邪困脾，气虚血少。

治法:燥湿健脾为主,兼以益气。

处方:漂苍术 12g　川厚朴 6g　广陈皮 6g　西砂仁 6g(后下)　广木香 6g(后下)　醋炒针砂 30g(布包先煎)　7 剂

上方加减连服药 20 余剂,肿见消失,面部转红润,精神转佳。白苔退去,舌质淡红,脉见有力。改服益气为主、佐以燥湿。

处方:西党参 15g　焦白术 6g　茯苓 18g　炙甘草 3g　广陈皮 6g　漂苍术 9g　生麦芽 30g　鸡内金 6g

本方药服 10 剂后,诸症痊愈,血常规检查在正常值范围内,已能正常参加田间劳动。再嘱其服驱虫药物。随访 2 年未见复发。

[按语] “黄胖病”以面色苍黄、肌肤浮肿等症状为主,由湿邪困脾、脾不生血而引起。西医之“钩虫病”在高度贫血时,多有此类症状发生,但“黄胖病”不仅发生于钩虫病,极度营养不良者也常常发生此病。

按中医理论分析,由于脾主运化,脾为湿困,则运化无权。虽然此案“黄胖病”是由钩虫引起,但已形成“脾为湿困、脾不运化”病机,故应以“祛湿健运”法为主,脾能健运,则不仅饮食得以运化,驱虫药的效用也能得到发挥。

二、清热凉血法治愈吐血一例

郑某,男,24 岁。

初诊:1972 年 2 月。

主诉及病史:患者系独生子,素来体弱,身体较瘦,但精神饭食尚可,其母误信人言,自购关茸末予其服,每晚睡前以米酒冲服 1g,无任何不适。1 周后增至 1.5g,觉夜间稍有烦躁不安之感,初不为意,服至第 2 周末,忽然口吐鲜血,乃来就诊。

诊查:患者面色红赤,自诉昨夜突然吐鲜血数大口,约有 100ml,整夜躁扰不得寐,今晨又吐血 70～80ml。诊察之时又吐两大口,色鲜红。神志清楚,口不渴,思冷饮,尚能进食。舌少苔,质纯红中心略有光泽,脉滑数。小便尚可,大便略干。

辨证:胃火上冲,热迫血液。

治法:清热凉血。

处方:犀角 9g(用水牛角 18g 代之先煎)　杭白芍 18g　生地 24g　丹皮 9g　黄连 6g　黄柏 9g　2 剂

二诊:服药 1 剂后,吐色量减少一半,服第 2 剂后,吐血已全止,夜寐较安,口干见好,舌中心光绛已除,仍纯红少苔,脉数见平。

处方:水牛角 9g(先煎)　杭白芍 12g　生地 18g　丹皮 6g　玄参 9g　黄连 3g　黄柏 6g　7 剂

三诊:未见吐血,神清气爽,烦躁已减,夜寐已安,纳见增,脉稍数,舌红转淡,苔薄黄。用下方为善后计,并嘱家属勿再滥服补药。

处方:北沙参 15g　生地 9g　玄参 9g　麦门冬 9g　甘草 3g　5 剂

[按语] 古人有“误补益疾”之说。补药不可滥用也。本患者之母,因其子身体较瘦而妄用鹿茸,以致“胃火炽盛”发生此证。犀角地黄汤能凉血止血,故有显效。

三、清下法治愈狂证一例

胡某，男，28岁。

初诊：1972年2月。

主诉及病史（家属代诉）：因家庭事故，引起突然精神失常，狂乱不识人，终日叫骂、打人，力大无穷，其发作已有半月，大便数日一行，粪下如羊屎，尿少，其气特别骚臭。

诊查：目赤直视，面色赤而泛紫，舌苔黄褐色，厚腻而干，口唇焦紫，脉滑数有力。

辨证：阳明燥实，狂证。

治法：泻下燥结，开窍醒神。

处方：生大黄15g（用冷开水泡水冲服） 芒硝12g（冲服） 枳实15g 甘草6g 石菖蒲60g 郁金24g

3剂，每剂分3次服完。

二诊：服药1剂后，无任何反应。服药2剂后，得泻七八次，臭秽异常，狂态得减，神志稍清。

处方：生大黄9g（泡水冲服如前） 芒硝12g（冲服） 枳实15g 甘草6g 石菖蒲60g 郁金24g

三诊：大便每天三四次，较为溏薄；狂态得平，神志较前又更清楚，已能与家人谈话。尿转清。脉平和略有弦滑之象，舌苔黄腻较前转薄。改用下方。

处方：石菖蒲30g 郁金12g 炙远志9g 淡竹茹12g 枳壳9g 陈皮6g 瓜蒌仁15g 连翘9g 焦山栀6g 5剂

四诊：服上方药后神清气爽，对答如常人，夜寐安适，略有倦怠之感，饮食正常，解软便每日1次。处以上方，继进10剂。

[按语] “癫”属阴而“狂”属阳，“狂”易治而“癫”难愈。“狂”证初发，如不及时救治，亦可转为“癫”证，继而时癫时狂，反复发作，则更难治愈。再则如家族中有人曾患此证属遗传者，也难治愈。

本案证属胃实，故必须泻其阳明，大便得通，胃实之象乃得解除。用大黄攻下者，不可入煎，须泡水冲服，否则，泻后大便复秘，秘则狂证又发。

四、清利湿热法治愈湿热久留肝郁一例

段某，男，23岁。

初诊：1976年1月。

主诉及病史：因患慢性肝炎，在某院传染科住院已8个月，转氨酶持续在400单位左右，长期不降，乃应邀会诊。

诊查：症见精神委靡不振，不思饮食，脘闷，夜寐不安，口苦，心中郁郁不乐，善太息；大便秘结，解则粘腻不畅；无黄疸，但尿色黄，量不多；舌黄腻，脉象弦数；肝功能检查转氨酶450单位；其他项目亦不正常，HAA阳性；肝大肋下2横指，剑下3横指，有触痛。

辨证：湿热久留，肝胆之气郁结。

治法：清热渗湿，疏肝利胆。

处方：龙胆草 15g　郁金 9g　炒山栀 5g　黄连 5g　土茵陈 15g　炒泽泻 9g　车前仁 6g　生苡仁 15g　生麦芽 30g

二诊：上方药连服 20 余剂，诸症明显好转，胁痛已除，纳增，食后无脘闷，大便正常，尿转清，舌腻已化，仍有薄黄苔，脉不数略弦，肝功能、转氨酶已恢复正常，HAA 转阴性。

处方：龙胆草 6g　郁金 6g　土茵陈 9g　西茵陈 9g　车前子 6g　炒泽泻 6g　藿香 5g　生麦芽 30g

三诊：患者一切正常，原方药续服 10 剂后停药。复查肝功正常，HAA 阴性。痊愈出院。随访 1 年，未见复发。

［**按语**］本案例选方用药是以清利肝胆湿热的龙胆泻肝汤加减，重用龙胆草降转氨酶确有疗效，但是必须用于具有湿热症状的患者。方中麦芽须生用，开胃纳食之功更佳。

五、平肝熄风法治愈头痛二例

例一　侯某，女，32 岁。

初诊：1975 年 3 月 29 日。

主诉及病史：2 个月前被汽车碰伤，约 1 小时才苏醒，后头昏胀痛，恶心呕吐，饮食减少，睡眠欠佳，时见心悸不宁，二便正常，不能工作。某医院住院诊断为“脑震荡”，用镇静剂治疗无效，前来我处就诊。

诊查：脉弦细，舌质红，苔薄黄。

辨证：肝风上冒，肝阴不足。

治则：平肝熄风，兼养肝阴。

处方：珍珠粉 1.2g（冲）　双钩藤 15g　杭菊花 10g　枸杞 15g　风僵蚕 15g　5 剂

二诊：头昏痛见减，呕吐已止，仍有夜寐不安、梦多，不思饮食。脉弦数，舌尖红少苔。

处方：珍珠粉 1.2g（冲）　双钩藤 15g　杭菊花 10g　枸杞 15g　风僵蚕 15g　女贞子 15g　旱莲草 15g　黄连 2g　莲子心 3g　7 剂

三诊：头昏痛又见好，精神饮食已正常，夜寐见安，脉弦数仍细，舌尖红。

处方：珍珠粉 0.6g（冲）　双钩藤 24g　菊花 12g　制首乌 24g　枸杞 24g　风僵蚕 15g　女贞子 24g　杭白芍 24g　黄连 3g　旱莲草 10g　10 剂

上方药服完 10 剂后诸症痊愈，无任何不适，已恢复工作。随访半年，未见复发。

例二　刘某，男，46 岁。

初诊：1975 年 7 月 26 日。

主诉及病史：2 个月前，因被粗木条击伤头部，当时昏倒在地约 2 小时，苏醒后经常头昏、头痛恶心作呕。某医院诊断为“脑震荡后遗症”，曾服多种镇静药物无效。患者素体肥胖，平日血压偏高，血脂亦偏高，但无症状。

诊查：现症头昏，目胀且痛，时有抽搐样疼痛，舌质红，微黄腻，脉细弦。

辨证：肝阴不足，肝阳上冒。

治则：平肝熄风兼养肝阴。

处方：珍珠粉 1.2g（冲）　双钩藤 12g　刺蒺藜 6g　风僵蚕 10g　枸杞 15g　菊花 10g　4 剂

二诊：头昏痛见减，精神欠佳，脉仍弦细，舌苔腻少。

处方：珍珠粉 1.2g(冲) 双钩藤 15g 枸杞 15g 菊花 15g 刺蒺藜 6g 制首乌 30g 山萸肉 10g 五味子 6g 赤白芍各 10g 10 剂

三诊：头昏痛已大减，呈阵发性；血压偏高；脉弦稍有动象，有肝阳上亢之象。

处方：珍珠粉 1.2g(冲) 枸杞 15g 夏枯草 15g 怀牛膝 10g 桑寄生 30g 草决明 24g 赤白芍各 10g 菊花 10g 白芷 6g 10 剂

四诊：头昏痛痊愈，血压正常；血脂降低，已能参加正常工作。脉仍微有弦细之象。

处方：制首乌 30g 夏枯草 15g 草决明 15g 怀牛膝 15g 枸杞 15g 菊花 10g 怀泽泻 12g 怀白芍 10g 槐花 4g 10 剂

连服药 10 剂后，血压血脂检查正常。随访 1 年未见复发。

[按语] 以上 2 例西医诊为脑震荡后遗症，属中医头痛、眩晕等范畴。例一属单纯性脑震荡所致头痛。例二属脑外伤后诱发旧疾（高血压）所致头痛、眩晕。二者病名、病机相同，均为肝阳不足所致肝风上冒，故均选用珍珠粉为主药。珍珠粉其味咸性寒，有强热、潜阳、安神、定惊、明目等功用，常用于治疗脑震荡后遗症、高血压、神经官能症、顽固性头痛所出现的肝阴不足、肝风肝阳上亢证，效果甚佳。

六、凉血解毒渗湿法治愈热毒湿浊一例

李某，男，50 岁。

初诊：1975 年 3 月 11 日。

主诉及病史：全身皮肤发生结节状疮疡，部分溃烂已半年余。

半年前皮肤瘙痒，遍身出丘状小疮，大小不一，两臂内侧及背部臀部最多，颜面亦不少，部分已溃烂，流黄水，自觉疮面瘙痒，灼热疼痛。烦躁不安。近半个月发作更剧烈，彻夜不眠，皮肤潮红，大便干结，小便黄赤灼热。近 1 周且发热不退（38.5℃），舌质红绛苔黄腻，脉弦数。某医院皮肤科诊断为“坏死性结节性皮炎”，治疗无效。

辨证：热毒夹风湿陷入血分。

治则：清热解毒凉血为主，佐以祛风渗湿。

处方：大青叶 15g 大小蓟各 15g 白花蛇舌草 30g 金银花 30g 鱼腥草 30g 丹皮 12g 生地 30g 赤芍 15g 7 剂

二诊：发热已退，结节性疮见平复，溃疡情况好转，烦躁大减，仍有部分小疮流水瘙痒，大便通畅，尿仍黄，脉数见平，舌质绛红大减，苔仍黄腻。

处方：大青叶 15g 大红消 15g 地榆 12g 槐花 15g 大小蓟各 15g 白花蛇舌草 15g 金银花 15g 鱼腥草 24g 白鲜皮 15g 丹皮 12g 赤芍 12g 生地 18g

三诊：结节性小疮大部平复，脸部小疮已完全消失，遗留粉红色及褐色小斑疮，微有瘙痒，可用温水洗脸，两臂肘关节部分仍有少数对称性水疮未消退，已无溃烂流水现象，食欲正常，二便正常，脉数大减，舌微有黄苔。

处方：漂苍术 10g 黄柏 15g 苡米仁 30g 千里光 15g 川牛膝 10g 白鲜皮 10g 紫荆皮 10g 赤茯苓 18g 车前仁 10g 10 剂

服上方药 10 剂后病已痊愈。随访 1 年未复发。

[按语] 本病属中医外科范畴，主要症状虽表现在皮肤，而其来源实与内脏脾胃湿热有关，由于湿热蕴结于脾胃，而脾主四肢肌肉，热毒夹风湿陷入血分而出现诸症，故先拟方清热解毒

凉血治其标，待热清血凉，舌绛减后则改用清脾胃湿热之二妙散加味治其本，先后主次分明，故服药半月获得速效。

七、温阳涤饮法治愈痰饮三例

例一　林某，男，31岁。

初诊：1972年10月。

主诉及病史：经钡餐检查确诊为胃十二指肠球部溃疡，已1年余，不断服用西药治疗，症状不见好转，曾长期服用附子理中汤及丸亦无效。

诊查：主要症状为中脘部特别怕冷，而疼痛不甚显著。用自己特制的毛巾包成的棉花小垫子3个，重叠缚于脘部，外面尚需紧裹棉衣，才觉稍暖。精神不振，饮食少进，大便软溏，舌苔白滑，脉弦迟。由于体力不支，不能工作，在家休息治疗。

辨证：脾阳不足，寒饮留中。

治法：温阳涤饮。苓桂术甘汤治之。

处方：茯苓30g　肉桂9g　焦白术12g　炙甘草9g

二诊：3剂后中脘部畏冷感显著减轻，已可除去1块棉花垫子。饮食稍有增加，精神稍好，原方药再进4剂。

三诊：前方药服7剂后，中脘怕冷明显好转，棉花垫子已完全除去，但有时仍需将棉衣裹紧方感舒适。饮食已正常，精神转佳，欲上班工作。观其舌滑象虽除但仍有白苔，脉弦虽减而仍有弱象。乃嘱其休息数日，并服用下方药，以健脾益气为主，佐以温阳涤饮。

处方：黄芪12g　党参12g　焦白术9g　茯苓18g　肉桂5g　法半夏9g　陈皮5g　炙甘草6g

服完7剂药后，即可恢复工作。随访中脘怕冷一症已全除，未再复发。

例二　何某，男性，54岁。

初诊：1974年2月。

主诉及病史：经医院检查确诊为胃下垂，病已数年，其主要症状为胃中终日辘辘有水声，中脘部常觉怕冷，有时觉闷胀，少气懒言，食欲不振，食量减少，喜食干燥炒香食物，如锅巴、炒米等物，食后觉得胃中舒适。喝多汤水反觉难受，甚至必呕吐干净乃快。

诊查：口淡不渴，精神委靡不振，脉沉细，缓而无力，舌质淡红，苔白滑。

辨证：中气下陷，寒饮留中。

治法：温阳涤饮，升提中气。

处方：茯苓30g　肉桂9g　焦白术12g　炙甘草9g　炙黄芪24g　升麻9g　5剂

二诊：中脘畏冷见好，精神稍好，以原方肉桂改为6g，再服药10剂。

三诊：诸症均有改善，胃中辘辘之声大减，精神及饮食均渐转佳，脉象见有力。

处方：茯苓30g　肉桂6g　焦白术12g　炙甘草9g　炙黄芪30g　升麻9g　10剂

四诊：诸症痊愈，胃中辘辘有水声已完全消失，脉象均匀有力，能胜任日常工作。为善后及巩固疗效计，嘱服黄芪建中汤（白芍、桂枝、炙甘草、生姜、大枣、饴糖、黄芪），方中黄芪用量为30g。20剂后停药。随访2年，未见复发。

例三　王某，男性，53岁。

初诊：1974年12月。

主诉及病史：患慢性支气管炎已10余年。咳嗽痰多，痰白清稀而量多，咳甚则喘息，遇寒则甚。此次发作，自入冬以来已经1个多月，经治疗亦不见好转。

诊查：现在症状特点是中脘及背心特别怕冷，饮食减少，精神不振，舌质淡，舌苔白而滑，脉沉弦而迟。

辨证：脾肺阳虚，寒饮内留。

治法：温阳涤饮，降气化痰。

处方：茯苓30g　肉桂9g　焦白术9g　炙甘草6g　法半夏12g　毛化红12g　炙冬花15g　炙百部15g　北细辛1.5g　4剂

二诊：咳嗽减少，中脘部怕冷已除，但背部肺俞穴处有如巴掌大一块怕冷尤甚，似有冷风吹入之感。

处方：茯苓30g　肉桂9g　焦白术9g　炙甘草6g　法半夏12g　炙冬花15g　炙百部15g　北细辛3g

三诊：5剂咳嗽大减，痰量明显减少，背冷完全消除，精神饮食均转佳。

处方：法半夏9g　毛化红9g　茯苓15g　炙甘草6g　炙冬花9g　炙百部9g　苦杏仁9g

上方药连服10剂后痊愈停药，随访未见复发。

［**按语**］以上3案均属痰饮证，根据中医异病同治法则，病虽异但证相同，故都选用温阳涤饮法治疗而获效。温阳涤饮的苓桂术甘汤在临床应用颇为广泛，但在具体应用时，应注意以下几个方面的问题：

第一，当分清阳虚和饮邪哪个偏重。中脘恶寒或背心恶寒，脉弦都是饮病的特征，故有弦脉主饮之说。凡有此证者，均可用温阳涤饮法。

第二，如并见少气懒言，中气不足之证者，可于方中加入党参、黄芪各9～15g，补脾益气。

第三，苓桂术甘汤中，原方桂乃指桂枝，在本方之中可改用肉桂，余体会其温阳之功更佳。

第四，如病者不单中脘恶寒，而又见其他部位局部恶寒或全身恶寒者，证属阳虚，可于方中加入制附片9～15g(先煎入药)。其他证候可随证加减。

总而言之，温阳涤饮一法，温阳与涤饮应配合得当，则可取药到病除之效。

八、运用蜈蚣全蝎治愈肌萎、头痛、抖动症各一例

例一　治愈痿证一例

张某，男，29岁。

初诊：1975年10月29日。

主诉及病史：左下肢肌肉萎缩1年余。肌肉时有瞤动，手足麻木，腰膝痿软，阴雨天关节疼痛。曾用中西药治疗无效。

诊查：形体消瘦，精神不佳，伴有心慌，胸闷。舌质淡苔薄，脉细弦。

辨证：气血不足，肝风旁走。

治法：益气养血，搜风通络。

处方：黄芪15g　当归10g　熟地10g　川芎5g　白芍24g　甘草10g　川牛膝10g　地龙5g　全蝎3g　蜈蚣1条

上方药连服30余剂后，肌肉瞤动及手足麻木均消失，腰膝软亦见好转，精神转佳，脉弦见减，肌肉萎缩未见发展，能参加日常工作，但阴雨天关节仍有酸痛。脉弦已减但仍细。考虑为

肝风已平，气血亏虚未复。治当以益气养血为主。

处方：黄芪 45g　当归 15g　川芎 6g　炒白芍 24g　怀牛膝 24g　鸡血藤 24g　炙甘草 5g

连服药 20 剂后，诸症消失，肌肉萎缩改善，功能恢复。继服下方药以善后。

处方：黄芪 30g　当归 10g　炒白芍 15g　川怀牛膝各 15g　鸡血藤 24g

20 剂，隔天服 1 剂。随访 3 年，未见复发。

例二　治愈头痛一例

邓某，女，40 岁。

1975 年 5 月 3 日会诊。

主诉及病史：头部项背强直、剧烈疼痛已 1 周，不能转动，稍动则颈项肌肉痉挛性剧烈作痛，仅能平卧。西医未能作明确诊断，用各种西药镇静止痛剂（包括度冷丁）治疗无效，乃请中医会诊。

诊查：面色苍白，不能进食，精神欠佳，痛苦面容，舌质淡，苔薄黄，脉细弦。

辨证：肝血不足，肝风旁走。

治法：搜风通络，养血柔肝。

处方：蜈蚣 2 条　全蝎 5g　炒白芍 30g　炙甘草 10g　葛根 24g　当归 10g　3 剂

二诊：头部及颈项背部疼痛大减，现为阵发性，白天已能倚坐数次，稍能进食，脉弦见减，守原方葛根加为 30g，再服药 3 剂。

三诊：颈项背部诸痛已痊愈，面色转佳，能进饮食，二便正常，精神欠佳，但时见轻微头痛。

处方：当归 10g　炒白芍 18g　葛根 24g　制首乌 24g　僵蚕 12g　甘草 6g

服药 10 剂后诸症告愈，随访半年未见复发。

例三　治愈功能性抖动症一例

姚某，男，49 岁。

1974 年 11 月 26 日初诊。

主诉及病史：每当坐下时身体向前不停抖动，行走或卧床时则停止。精神欠佳，头不昏痛，饮食及二便均正常。某医院神经科诊断为：功能性抖动症（癔病），服西药镇静剂无效。

诊查：舌质淡红，苔薄，脉弦劲有力。

辨证：肝风入络。

治法：搜风通络，柔肝镇痉。

处方：蜈蚣 2 条　全蝎 3g　生甘草 10g　杭菊花 10g　双钩藤 24g　地龙 10g　炒白芍 30g

进上方药 20 余剂后，抖动已止，脉平风熄，改用养血柔肝为主。

处方：制首乌 24g　女贞子 24g　旱莲草 24g　炒白芍 24g　生甘草 10g　钩藤 15g　当归 10g　丹参 15g

服上方药 10 剂后停药。随访 3 年未见复发。

［**按语**］以上 3 例验案均属肝风证范畴。临证时根据“诸风掉眩，皆属于肝”、“诸暴强直，皆属于风”的理论，确定其病机同是风邪作祟。但肝风之发生又多与肝血（阴）不足有关。血虚则风邪内动而导致“肝风窜走”。此证在临床上表现多种多样，走于经络则出现抽搐、颤动；走于关节则游走作痛。以上案例都先后出现诸症，但 3 案又各有异同，故在治疗用药上也应区别对待。

例一，主证为肌肉萎缩，瞤动，手足麻木，此乃气血亏虚不能濡养筋脉而致血虚生风。例二，主证为头部颈项肌肉痉挛性剧烈作痛，项背强直，此乃肝血亏虚，筋失所养，风邪内生而致肝风旁走。例三，主证为单纯性身体向前抖动，脉象弦劲有力，此乃肝经偏实之证，与前两例有所不同。

治疗用药时，例二和例三初期均以搜风通络为主。用蜈蚣、全蝎以搜入络之肝风，佐以柔肝养血。待风邪平复，脉弦见平，再滋补肝阴。药用北沙参、炒白芍、制首乌、枸杞、女贞子、旱莲草、当归等药，以防肝阴（血）不足，风邪再起。例一，病机以气血亏虚为主，肝风旁走为次，故按"治风先行血，血汗风自灭"的理论，治法应以益气养血为主。药用养血四物汤加补气之黄芪，佐以搜风通络之蜈蚣、全蝎；待风熄脉平，则减蜈蚣、全蝎，改用益气养血，以竟全功。

以上3个验案，初期均用治疗肝风走窜的蜈蚣、全蝎，以搜入络之肝风。张锡纯《医学衷中参西录》中云："蜈蚣走窜之力最速，内而脏腑，外合经络，凡气血凝聚之处，皆能开之……其性尤能搜风，内治肝风萌动，癫痫眩晕，抽掣瘛疭，小儿脐风；外治经络中风，口眼歪斜，手足麻木。"清代《本草害利》中云：全蝎"甘辛，色青属木，治诸风眩掉、惊痫抽掣、口眼歪斜……厥阴风木之病"。通过前人所论和本人验证，蜈蚣、全蝎确是治疗肝风旁走之要药，数则验案，可见一斑。

九、一贯煎治愈胁痛一例

黄某，男，30岁。

初诊：1977年2月25日。

主诉及病史：头昏目花，右胁下隐痛，精神欠佳，肝功能、转氨酶不正常已3年。现住院治疗已8个月，转氨酶316单位，面部满布黑色沉着斑片，经服中西药治疗效果不佳，应邀会诊。

诊查：现在症状是肋下隐痛，精神疲乏，头昏，常有遗精，夜寐欠佳，性情急躁，易怒，容易汗出，口时有干苦而不思饮水，食饮尚可；肝肋下1指，质中；舌质娇嫩少苔，不光滑；脉细弦略数。

辨证：肝肾阴虚，肝气偏亢。

治法：滋养肝肾，兼平肝木。

处方：枸杞25g　北沙参25g　炒栀子10g　麦门冬12g　元胡6g　郁金6g　杭白芍15g　7剂

二诊：头昏见好，饮食见佳，精神好转，情绪乐观，面部黑斑见退，脉弦，舌如前。

原方麦门冬改为15g，北沙参30g，加麦芽30g，7剂。

上方药连服14剂，复查肝功能、转氨酶为正常值范围，其他项目亦正常，面部黑斑已基本消失。两颧红润，但肝区偶有微痛，脉舌正常。

处方：麦门冬15g　北沙参24g　枸杞24g　五味子6g　郁金24g　杭白芍24g　女贞子24g　旱莲草15g　生麦芽30g　7剂

服上方药7剂后，诸症痊愈而出院。随访2年，未见复发。

[按语] 本方乃一贯煎加减。笔者体会，方中重用枸杞，能使肝肾阴虚型的肝炎患者转氨酶显著下降，经过近百例应用确有疗效。既可在复方中应用，又可单方服用。如见阴虚气虚等兼夹证则可和五味子、垂盆草等同用。

（以上由张经生、张春余整理）

[编者评注] 胁痛一证，多用辛香走窜、疏肝理气为治，这对于肝气郁结者甚为相宜，但对于肝肾阴虚、络道不和者则不能奏效，因辛香走窜易于伤阴故也。一贯煎，养阴而又能疏肝，故

用于本案甚为贴切。目前一般认为五味子可降转氨酶，对于枸杞子的降酶作用认识尚不足。张老先生根据丰富的临床经验，得出重用枸杞子，可显著降低肝肾阴虚型肝炎患者的转氨酶的结论，是非常可贵的。同时又指出：同样是转氨酶升高，但在中医临床上必须辨证选药，方能使之降至正常。这种坚持辨证论治的思想是十分正确的。垂盆草当用于热重者，龙胆草当用于湿热壅盛者，五味子应用于气虚者，枸杞子则宜用于肾亏者。辨病与辨证相结合，才能取得最佳疗效。这是张老先生的经验之谈，也是同行们必须掌握的要点。

万友生医案

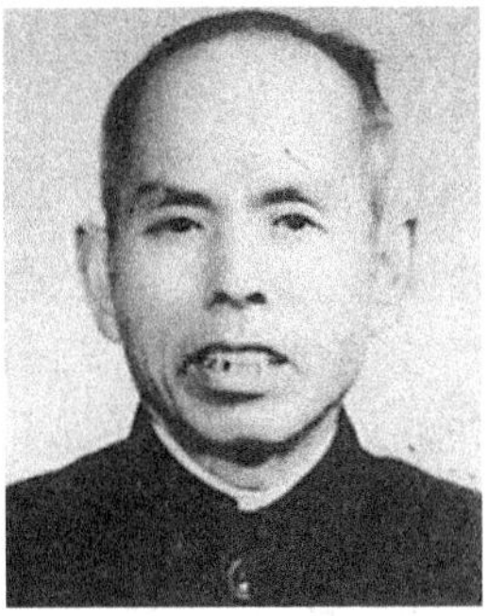

【生平传略】

万友生，1917年生。江西省新建县人，中医教授，主任中医师。1934年至1937年肄业于江西国医专修院。1938年至1949年行医于赣中地区及南昌市。解放后，历任江西中医学院内科、伤寒温病、热病教研室主任，附属医院内科主任，江西省中医药研究所所长等职。1980年评定为中医副教授，1981年定为主任中医师，1982年评定为中医教授。历任江西省中医药研究所名誉所长、中华全国中医学会常务理事、中华全国中医学会江西分会名誉会长。

万氏在学术上主张中医热病学说寒温统一，是热病学说寒温统一和内外统一的倡导者之一。主要著作有《伤寒知要》、《寒温统一论》、《热病学》和《松庐医案》等，并在国内外医药杂志上发表学术论文百余篇。

一、治愈麻杏甘石汤证六例

例一 万姓，男孩。

诊查：1943年秋天，病发热无汗，咳嗽气喘，痰声如锯。喉间满布白点白块，四肢面目浮肿，小便短少，舌苔白黄，指纹紫红。

治法：投以麻杏甘石汤。

处方：麻黄八分(炙) 苦杏仁三钱(去皮尖打) 生甘草三钱 生石膏五钱(打碎)

1剂而痰喘平，再剂而身热退、咳止、喉间白点白块消失。惟面目四肢浮肿未消，继予清肺利水法竟功。

例二 周姓，男孩。

诊查：麻疹出而复隐，微热无汗，喘息鼻扇，喉间痰鸣如锯，指纹沉紫。

治法：急投麻杏甘石汤加味。

处方：炙麻黄八分 苦杏仁三钱 生甘草一钱半 生石膏五钱 升麻八分 葛根三钱

连服药2剂，麻透喘平，调理而愈。

例三 喻姓，妇。

诊查：1947年4月26日就诊于余。咳喘喉间痰鸣，胸部板闷，舌苔中黑边黄，脉浮弦数。

治法：投以麻杏甘石汤加味。

处方：麻黄八分(炙)　苦杏仁三钱(去皮尖打)　生甘草三钱　生石膏四钱(打碎)　天竺黄三钱　桔梗三钱　前胡三钱　浙贝母三钱　橘络三钱　丝瓜络三钱

二诊：4月28日。服药2剂，咳减喘平，喉间痰声渐除，胸部已舒，古上黑苔已退，脉仍稍呈浮数，守上方出入。

处方：桔梗二钱　苦杏仁三钱　生甘草三钱　干白萝卜丝二两　前胡二钱　天竺黄三钱　芦根六钱　冬瓜仁四钱　桑白皮三钱　地骨皮三钱　尖贝母一钱半(末冲)

再进药2剂而痊愈。

例四　刘姓，妇。

诊查：6月7日就诊于余。发热无汗，胸迫气喘，咳嗽不爽，舌苔淡黄，脉象浮数。

治法：投以麻杏甘石汤加味。

处方：炙麻黄八分　苦杏仁三钱(去皮尖打)　生甘草三钱　生石膏四钱(打碎)　浙贝母三钱　前胡三钱　橘络三钱　丝瓜络三钱　紫菀三钱　冬花三钱　秦艽三钱　桑枝五钱

连服药数剂而愈。

例五　黄姓，男孩。

初诊：1947年4月20日晚。

诊查：身热汗出而喘，神昏不语，目赤舌绛，脉浮弦数。

治法：投以麻杏石甘汤合牛黄清心丸加味。

处方：麻黄八分(炙)　苦杏仁三钱(去皮尖打)　生甘草三钱　生石膏四钱(打碎)　丹参四钱　浙贝母三钱　双钩藤四钱(后下)　牛黄清心丸一颗(分两次化服)

二诊：4月1日晨。昨夜药尽1剂后睡眠安静，今早神识稍清，语言稍出，目赤稍退，喘促稍减，但身热依然。脉仍浮数，守上方出入。

处方：麻黄八分(炙)　苦杏仁三钱(去皮尖打)　生甘草三钱　生石膏五钱(打碎)　牛黄清心丸一颗(分两次化服)　尖贝母三钱(末冲)　莱菔子三钱　菊花二钱

三诊：4月21日午。服上方药1剂，病情继续好转，头部时自汗出，惟颈以下无汗，守上方出入。

处方：桑叶三钱　枇杷叶四钱　菊花三钱　天竺黄三钱　牛蒡子三钱(研)　浙贝母三钱　旋覆花一钱半(布包)　前胡三钱　苦杏仁三钱(去皮尖打)　生甘草三钱　丹参三钱　牛黄清心丸一颗(分两次化服)

四诊：4月22日晨。进上方药1剂，身热喘促大减，咳嗽痰涎易出，稍能进些米汤，但脉仍浮数，守上方出入。

处方：桑叶三钱　枇杷叶四钱　菊花三钱　牛蒡子三钱(研)　浙贝母三钱　全瓜蒌四钱　甜杏仁三钱(去皮尖打)　丹参四钱　双钩藤四钱(后下)　牛黄清心丸一颗(分两次化服)

五诊：4月22日午。进上方药1剂后，神志渐清，喘促渐平，目赤全退，惟语言尚欠流利，守上方出入。

处方：桑叶三钱　枇杷叶四钱　菊花三钱　牛蒡子三钱(研)　浙贝母三钱　前胡三钱　苦杏仁三钱(去皮尖打)　生甘草三钱　瓜蒌仁三钱　牛黄清心丸一颗(分两次化服)

六诊：4月23日上午。神识全清，惟热咳尚未全已，仍守上方出入以善后。

例六　桂姓，男孩。

初诊：1949年2月6日。

诊查：发热八九日，四末时冷，闷咳气促，清窍干燥，口渴不欲饮，时作呕恶，唇焦，烦躁，大便不通，舌苔黄，指纹沉紫。

治法：投以麻杏甘石汤加味。

处方：麻黄六分(炙)　苦杏仁三钱(去皮尖打)　生石膏三钱(打碎)　生甘草三钱　芦根四钱　浙贝母三钱　莱菔子二钱　旋覆花二钱(布包)　白通草八分　灯心草八分　前胡三钱

二诊：2月7日。服上方药1剂，闷咳松，呕恶止，夜寐安，惟身热未减，大便未通。守原方加牛蒡子一钱半再进1剂。

三诊：2月8日。大便仍未解，守原方加生大黄一钱半(另浸汁冲)，元明粉一钱半(冲化)，合调胃承气汤于麻杏甘石汤中，再进1剂。

四诊：2月9日。已得大便3次，先硬后溏而不多，诸症大减。守原方去浙贝母、前胡、莱菔子、旋覆花、牛蒡子、白通草、灯心草，加白茅根四钱，再进药1剂。

五诊：2月10日。身热渐退，咳嗽渐止，口渴渐除，夜寐甚安，食欲渐开。最后仍用麻杏甘石汤加味善后。

处方：麻黄六分　苦杏仁二钱(去皮尖打)　生甘草二钱　生石膏三钱(打碎)　芦根四钱　白茅根四钱

连服上方药数剂而痊愈。

[按语] 上述6例咳喘治验，都是采用麻杏甘石汤为主方。本方《伤寒论》用以治疗太阳邪热壅肺的身热汗出而喘之证，取其清解肺热，宣降肺气之功。《伤寒论》“太阳病，发热而渴，不恶寒者，为温病”条未出方治，有的注家认为可用麻杏甘石汤。如柯韵伯说：“麻杏甘石汤为温病发汗逐邪之主方……此证头项强痛与伤寒同，惟不恶寒而渴以别之，证系有热无寒，故予麻黄汤去桂枝之辛热，易石膏之甘寒，以解表里俱热之证。”柯氏并认为有汗不得用麻黄，无大汗不得用石膏，因将麻杏甘石汤证条的“汗出而喘，无大热者”，改为“无汗而喘，大热者”。但证之临床并不尽然，不必拘执。因为本证以喘为主，而热则有微有甚，汗则有出有不出之故。

《伤寒论》中的麻杏甘石汤证应与《温病条辨》中的桑菊饮证和银翘散证以及白虎汤证对照研究。《温病条辨·上焦篇》说：“太阳之为病，脉不缓不紧而动数，或两寸独大，尺肤热，头痛，微恶风寒，身热自汗，口渴，或不渴而咳，午后热甚者，名曰温病。”“太阳风温……但热不恶寒而渴者，辛凉平剂银翘散主之。”“太阳风温，但咳，身不甚热，微渴者，辛凉轻剂桑菊饮主之。”此属上焦肺卫分温病证治。若病由肺卫分之表发展到肺气分之里，而表证已罢者，则非上述辛凉轻剂桑菊饮或辛凉平剂银翘散所能胜任，而必须用辛凉重剂白虎汤才能奏功。故《温病条辨》在桑菊饮证和银翘散证后接着指出：“太阳温病，脉浮洪，舌黄，渴甚，大汗，面赤，恶热者，辛凉重剂白虎汤主之。”郑雪堂按：“恶热二字宜着眼，若恶寒便用不着，此方须兼表热，如麻杏甘石汤。”由此可见，温病在肺卫分的表热实证，宜用桑菊饮或银翘散以解表(泄卫)；若由肺卫分发展到肺气分，即由表热实证变为里热实证者，则宜用白虎汤以清里(清气)；如其肺气分里热已甚而卫分表证尚未全解者，则宜用麻杏甘石汤双解表里(清气泄卫)。上述6案都是邪热壅于肺卫气分的咳喘实证，故均用麻杏甘石汤为主而获得速效。从其中有的证见微热无汗而喘和有的证见身热汗出而喘来看，可见柯韵伯将麻杏甘石汤证“汗出”改为“无汗”，和将“无大热”改为“大热”，并不完全符合临床实际。

在这6案中，前4案病全在肺，故出现咳喘、鼻扇、痰鸣为主的身热无汗，或汗出，舌苔白黄或黄黑、指纹紫红、脉浮弦数等一派肺为邪热所壅之象(案一之面目浮肿，小便短少，也是由于肺气宣降不利，不能通调水道所致)。故都采用麻杏甘石汤以清解肺热，宣科肺气。至于其加减用药，也都属于宣清法的范围。后两案则是因为病由肺热内闭心包或下结大肠所致，一例身热汗出而喘，神昏谵语，目赤舌绛，脉浮弦数，用麻杏甘石汤合牛黄清心丸，在清宣肺气中兼清宫开窍；一例身热肢厥，闷咳气促，清窍干燥，烦躁唇焦，口渴苔黄，大便不通，指纹沉紫，用麻杏石甘汤合调胃承气汤，在清宣肺气中兼清肠通便。

二、治愈炙甘草汤证三例

例一 蒋某，男，38岁。

诊查：患频发性室性早搏已半年多。脉弦而时结时促时代（偶有二、三联律）；舌质暗红，边有瘀斑，苔微黄；右胸闷痛，痛点固定；心悸时作，气短懒言，神疲乏力，烦躁寐差。有时口干口苦，尿黄，久治无效。

治法：投以炙甘草汤。

处方：炙甘草一两 生地二两 麦冬一两 阿胶二钱 麻仁三钱 党参三钱 桂枝一钱半 生姜三片 红枣十枚 白酒二匙

连服药5剂，早搏大为减少，夜寐亦安，但仍气短乏力，不能稍事体力劳动。复诊守上方加重党参为一两，更加红参一钱。再进药10剂，早搏基本控制，气力增加，可多说些话，也可稍事体力劳动。最后仍守上方加减以巩固疗效。

例二 吴某，男，41岁。

主诉及病史：近患频发性室性早搏，在某医院住院，经用西药治疗，未能控制早搏，请我会诊。

诊查：两脉时结时促时代（二联律较多，有时出现三联律），心前区常有压迫逼闷感并有时微痛，咽喉口舌干燥，鼻腔灼热，舌红，大便偏结，胃纳尚可，夜寐尚安。

治法：投以炙甘草汤。

处方：炙甘草一两 生地二两 麦冬一两 阿胶二钱 麻仁三钱 党参五钱 桂枝一钱半 生姜三钱 大枣五枚 白酒二匙

连服药5剂，早搏即基本控制，每次药后，可控制早搏达七八小时，自觉轻松舒适。复诊守上方再进药15剂，心前区压迫逼闷感完全消失，脉未再出现二、三联律。

例三 徐某，女，37岁。

主诉及病史：患室性早搏已有三四年，每晚静卧（尤其是向左侧卧）即作，有时有二、二联律，每当精神激动时则剧作。

诊查：脉搏每分钟80次，而早搏多达二三十次，并感心慌，胸闷微痛，夜寐多梦，咽喉口舌干燥，大便结，舌少苔，无腹满浮肿，血压正常。

治法：投以炙甘草汤。

处方：炙甘草一两 党参五钱 桂枝一钱半 生姜三片 红枣五枚 生地二两 阿胶二钱 麻仁三钱 白酒二匙

连服药10余剂而痊愈。

[按语]《伤寒论》炙甘草汤所主治的“脉结代，心动悸”，是属于心脏气血虚弱导致气血瘀滞之候。本证病机属虚实相兼而以虚为主，治法为补通并用而以补为主。本方应用于本证，必须是虚多实少者才适宜，而且还需根据心脏气血两虚的寒热多少而灵活加减其温清药量，才能提高疗效。

以上3例治验，都因阴血偏虚、热象显著而重用生地和麦冬，并获得显著疗效。必须指出的是：

第一，结、促、代脉都有歇止，止无定数的叫做结（迟中一止），促乃数中一止，止有定数的叫做代（如二联律、三联律等）。过去一般认为结、促可治而代则主死。由此看来，古本《伤寒杂病论》所谓“伤寒脉结促，心动悸者，炙甘草汤主之。”似较宋本《伤寒论》所谓“伤寒脉结代，心动悸，炙甘草汤主之”为妥。但临床实践证明，不仅脉结、促者可生，即或脉代也非必死之证；而且结、促、代3脉有时还可出现在同一个心脏病人身上，上述3案即其例证。

第二，近时不少临床医生采用炙甘草汤方治疗某些心脏疾病，虽然获得一定疗效，但有时也带来不良后果。因此，临床运用时，必须严格注意其禁忌症。例如浮肿者应禁用炙甘草汤，因为方中甘草、生地、阿胶、麦冬等补药能够助长水湿，使病情恶化。中满、便溏者应禁用炙甘草汤，因方中不仅炙甘草能壅中助满，而且阿胶、生地、麦冬、红枣等滋补药也非所宜。咳血者应禁用炙甘草汤，因方中桂枝、生姜和酒等辛热药，能够助火克金，易伤血络。

三、辨证治愈失眠五例

例一　田某，男，43岁。

初诊：1974年10月5日。

主诉及病史：患失眠已五六年，每晚只能入睡二三小时。即使入寐也多梦纷扰，有时甚至彻夜不眠，以致头常昏痛，健忘，心悸，汗多，间或胸部憋闷而气难透出，神疲肢倦，便溏日行2次，晨起咳嗽痰多而色白。

诊查：舌苔薄黄，脉细弦数。

治法：投以酸枣仁汤加味。

处方：酸枣仁一两　朱茯神五钱　知母五钱　生甘草五钱　川芎三钱　柏子仁一两　夜交藤一两　合欢皮一两　丹参一两　五味子三钱　党参五钱　莲子五钱　山药五钱

连服药5剂，失眠显著改善，每晚能睡五六小时，梦亦减少，头昏痛亦减轻；但仍咳嗽痰多。二诊守上方加法半夏、陈皮、竹茹各三钱，枳实一钱半，合温胆汤于酸枣仁汤中，再进药5剂。失眠基本解除，患者大感舒适。三诊仍守上方加减以巩固疗效。

[按语] 本例由于心肝血虚火旺，神魂不宁，以致长期失眠，寐少梦多，甚至彻夜不眠，头常昏痛，健忘心悸汗多，脉细弦数。从其间或胸闷而气难透出来看，可见不仅心神严重不安，而且心气渐趋阻滞。再从其便溏神疲肢倦，晨起咳嗽痰多色白来看，可见兼有肺脾气虚而内蕴痰湿。初诊采用《金匮要略》酸枣仁汤加柏子仁、五味子、丹参、夜交藤、合欢皮滋养心肝阴直以安敛神魂为主，稍佐既补肺脾又安心神的党参、山药、莲子，先不考虑痰湿；当失眠显著改善后，再加入半夏、陈皮、竹茹、枳实，寓温胆汤于酸枣仁汤中以化痰湿。温胆汤不仅能化痰湿以和胃，且为治疗痰热扰心以致失眠的良方，故仅投药5剂，失眠即基本解除。

例二　金某，女，21岁。

初诊：1963年4月23日。

主诉及病史：久患失眠，每晚只能入睡三四小时。即寐亦多梦易醒，醒时口苦，但不干渴，痰多食少，食后噫气，多食则吐，进干饭则梗阻于胃脘，大便隔日1行而硬结涩痛难下。

诊查：舌润，脉濡细稍数。

治法：投以《灵枢》半夏汤加味。

处方：半夏一两　糯米二两　夜交藤一两

连服药3剂，失眠显著好转，每晚上床不久即能入眠直至天亮，只是稍有响声即被惊醒，但亦随醒随睡，不似过去醒则不能再入睡。大便虽仍硬但易出，不似过去艰涩难下。痰亦大减，食欲渐升，但食后仍感胃脘不适而时时嗳气。复诊守上方加旋覆花、陈皮、甘草各五钱。再进药3剂，大便通畅，失眠痊愈。

例三　董某，女，49岁。

初诊：1963年10月22日。

主诉及病史：久患失眠，每晚只能入寐三四小时，即寐亦多梦易醒，口淡乏味，饮食大减，午后腹胀。

诊查：舌润，脉微弱。

治法：投以《灵枢》半夏汤加味。

处方：法半夏一两　糯米二两　夜交藤一两

连服药5剂，失眠显著改善，每晚能安睡7小时左右。复诊时守方加减以巩固疗效。

例四　徐某，女，51岁。

初诊：1963年12月13日。

主诉及病史：患失眠症已10多年，每晚至多能入眠三四小时，甚至彻夜不寐。饮食大减，口淡出水而有时喉舌干燥，便结隔日1行而色深黄。

诊查：晨起舌苔白厚，脉细弱稍数。

治法：投以《灵枢》半夏汤加味。

处方：法半夏一两　糯米一两　夜交藤一两　陈皮一两　甘草五钱　生谷麦芽各一两

服上方药20余剂，失眠痊愈，未再复发。

例五　黄某，女，44岁。

初诊：1976年7月6日。

主诉及病史：久患失眠，近日加剧，每晚只能入寐二三小时，甚至彻夜不寐，即寐亦多梦纷扰。心下痞满，口淡乏味，不思饮食，食后梗阻于胃脘，有时胃中灼热，大便软色黄黑而二三日一行。

诊查：舌红，脉细弱。

治法：投以温胆汤合半夏汤加味。

处方：竹茹三钱　枳实五钱　法半夏五钱　陈皮五钱　云茯苓五钱　甘草二钱　糯米一两　川黄连一钱半　丹参一两　夜交藤一两　合欢皮一两

连服药3剂，心下痞满解除，失眠显著好转，每晚能入睡五六小时，而且梦少；但头剂未加糯米，服后胃感不适，二三剂加糯米则无此症。现觉胃中舒适，口味好转，食增神旺。复诊守上方加减以巩固疗效。

[按语] 上述用半夏汤或用半夏汤合温胆汤以安眠的4例治验，都属和胃安神法。由于胃络通心，心胃关系密切，故胃不和者，可使心神不安而见失眠。如《素问·逆调论》说："不得卧……是阳明之逆也……阳明者，胃脉也，胃者六腑之海，其气亦下行，阳明逆，不得从其道，故不得卧也。《下经》曰：'胃不和，则卧不安'，此之谓也。"又《灵枢》说："或令人目不瞑不卧者……饮以半夏汤1剂，阴阳已通，其卧立至。……此所谓决渎壅塞，经络大通，阴阳相得者也。"或谓半夏味辛，辛能泄散；而多涎甚滑，则又速降。《灵枢》所云阳气满则阳跻盛，不得入于阴，阴虚则目不得瞑，饮以半夏汤通其阴阳，其卧立至。其实所谓阳跻盛者，只是阳升太过，阴

不涵阳，故不得眠。惟此善降，则阳入于阴，此即其治不得眠之真旨。秫米即糯米，性味甘平，其有或云微温，或云微寒者，可能是按南北产地而分，即北糯性应微寒而南糯性应微温。因此，前人既说它能益阴气而利大肠，又说它能暖脾肾以止虚寒泄利。有人认为，半夏汤中的秫米，只有用甘而微寒、功能益阴气利大肠的北糯米配合半夏开宣滑降，才能达到上述“决渎壅塞，经络大通，阴阳和得”的安眠目的。若用南糯米则不然，因为它甘而微温，功能暖脾胃，坚大便，不符合上述阳盛阴虚、夜不得瞑的病机之故。但从前人所谓糯米服之使人多睡来看，则南糯亦未尝不可用。其实糯无分南北，都有平补脾肺气阴的作用。即既能益气，也能益阴，只是性味甘平属于平补罢了。秫糯虽属粘滞之物，但又具有润滑之性，粘滞益气固能实大肠，润滑益阴则能利大肠，故与温补药同用可止虚寒泄利，而与滋补药同用又能通阴虚便秘。常见有些脾胃虚寒而大便失调之人，有食糯米而大便成形的，也有食糯米而硬便转软的。我脾胃素弱，消化不良，家人常禁止我食糯米，而我则喜食之而快然无所不适。可见脾胃虚弱者禁食糯米之说并不尽然。我认为糯米为平补脾胃的食品，在脾胃虚弱而无食积痰阻水停、脘腹胀满时，稍稍食之，实有利而无弊。又从秫米能治筋骨挛急和久食令人身软缓入筋来看，秫糯有较强的柔缓作用。失眠为精神紧张所致，服之能使紧张的精神为之松弛，故能安眠。但寐安之人过服之，又可使人多睡。由此可见，半夏汤是以半夏和胃安神为主，糯米缓急安神（并能养胃和中）为佐。半夏和胃，当是指其开宣泄降胃中浊阴之邪而言。至于上述半夏汤“治不得眠之真旨”是“阳升太过，阴不涵阳”，半夏“善降”，则“阳入于阴”。其言似是实非。如果是属“阳升太过，阴不涵阳”，那就成为阴虚阳亢的失眠证，必须采用滋阴潜阳以消火安神之法才能奏效，而绝非半夏汤所能胜任。《灵枢》所谓阳跻盛不能入于阴而阴虚不得瞑，应该是指胃为浊阴之邪所壅塞而不和，以致心阳（火）阻于上（阳盛）而不能下交于肾，同时肾阴（水）阻于下而不得上交于心（阴虚），于是心肾水火不得相交而失眠（由此可以领会脾胃中土确为心肾水火相交之媒介）。因此，采用半夏以开宣泄降中阻于脾胃的浊阴之邪，即所谓“决渎壅塞”之意，而脾胃壅塞解除，“经络大通”，心肾水火上下相交之路无阻，于是“阴阳和得”，“阴阳已通，其卧立至”。

四、用四逆散治愈胁痛六例

例一 徐某，男，37 岁。

初诊：1975 年 3 月 6 日。

主诉及病史：1965 年患急性肝炎，经治未能痊愈，逐渐转成慢性肝炎。

诊查：右胁常痛，口苦，咽喉干燥而不欲饮水，尿黄，头昏痛，失眠，神疲肢倦，少气，食少不香，大便溏，舌红苔薄白，脉细弱。

治法：投以四逆散合异功散加味。

处方：柴胡三钱 枳实三钱 白芍五钱 甘草三钱 党参五钱 焦白术五钱 云苓五钱 青陈皮各三钱 山楂五钱 六神曲三钱 谷麦芽各五钱 丹参五钱 元胡索三钱 川楝子三钱

连服药 12 剂，右胁痛止，诸症全除，食增神旺。

例二 刘某，男，48 岁。

初诊：1974 年 9 月 23 日。

主诉及病史：患慢性肝炎，右胁时痛，脘腹胀满，腹中有包块时聚时散，不思食，大便不畅，寐少梦多。

诊查：舌苔薄白微黄，脉象左弦右弱。

处方：柴胡三钱　枳实三钱　白芍五钱　甘草三钱　党参五钱　焦白术三钱　云苓五钱　陈皮五钱　青皮三钱　丹参一两　山楂一两　六神曲三钱　谷麦芽各五钱

二诊：服上方药5剂，胃脘胀减，知饥食香，腹中包块很少出现，寐安梦少。但右胁仍痛，守上方加重白芍为一两。

三诊：再服上方药6剂，右胁痛减，脉弦见退；腹胀，行走时则消而静坐时则作。守上方加大腹皮三钱。

四诊：再服上方药7剂，腹胀大减，夜卧有时右上腹隆起气包作响，揉按则消。昨起稍有感冒，微恶风寒，守上方加防风三钱，生黄芪五钱。

五诊：再服上方药7剂，胁痛渐除，腹胀渐消，未再发生包块，仍守上方加减以善后。

例三　杨某，男，36岁。

初诊：1963年3月16日。

主诉及病史：患慢性肝炎，右胁时痛，劳累后尤甚，头晕神疲肢倦，纳差，食少，泛酸，脘腹时胀，大便时结时溏，小便如浓茶。

诊查：舌根苔黄腻，脉细弱。

治法：投以四逆散合异功散加味。

处方：柴胡三钱　枳实一钱半　白芍三钱　甘草三钱　党参三钱　焦白术三钱　赤茯苓三钱　麦芽五钱　甘露消毒丹一两(布包入煎)

连服药6剂，脘腹胀减，食欲渐振，惟胁痛依然。

二诊：守上方加夏枯草五钱，再服药5剂，胁痛大减，脘腹胀满基本消失，食增神旺。

三诊：仍守上方继进以竟全功。

例四　黄某，男，36岁。

初诊：1971年9月19日。

主诉及病史：患慢性肝炎，肝脾均肿大，两胁疼痛而以右胁为甚，并牵引腰背酸痛，头项亦痛，嗜睡严重。

诊查：舌红苔薄白，脉浮取则弦，沉取则弱，但尚能食。

先后投药10余剂少效。改投下方。

处方：柴胡一两　枳实五钱　白芍一两　甘草五钱　白芷一两

连服药6剂，胁痛大减，头痛嗜睡全除，患者自觉病去十之八九。乃守上方加减以善后。

例五　涂某，女，14岁。

主诉及病史：患慢性肝炎，右胁疼痛不止，纳差。

诊查：舌红苔薄黄，脉细稍数。

治法：投以四逆散合金铃子散加味。

处方：柴胡三钱　枳实三钱　白芍五钱　甘草三钱　元胡索三钱　川楝子三钱　丹参五钱　山楂五钱　六神曲三钱　鸡内金三钱　谷麦芽各五钱

连服药5剂，右胁痛减止，胃纳转佳，但面目微肿，小便黄短。

二诊：守上方加白茅根一两，生苡仁、赤小豆各五钱。再进药5剂，胁痛全除，食增神旺，面目浮肿基本消失(仅早起面部仍有微肿)，小便转长而色仍黄。

三诊：守上方加黄芪五钱，当归三钱以收功。

例六　曹某，女，35岁。

主诉及病史：患慢性肝炎，右胁胀痛，寐差多梦，两目干涩，咽喉口舌干燥而不欲饮水，大便结如羊矢。

诊查:舌红,脉细。

治法:投以芍药甘草汤加味多剂,两目干涩、咽喉口舌干燥均见减轻,但右胁胀痛仍甚,夜寐不安。

二诊:改用大剂四逆散加味。

处方:白芍二两　甘草二两　柴胡一两　枳实五钱　白芷一两　酸枣仁一两　柏子仁一两　夜交藤一两　合欢皮一两

连服药3剂,右胁胀痛大减,夜寐亦安,大便亦不干燥。因嘱守方再进以竟全功。

[**按语**] 以上肝病胁痛治验,都是采用四逆散为主。本方既能疏解肝气郁结,又能柔缓肝木横逆。即用柴胡以疏肝郁,枳实以平肝逆,白芍以柔肝,甘草以缓肝。其中柴胡和枳实一升一降,能使肝气郁而不升者得升,肝气逆而不降者得降,以行其春气和畅之令。白芍和甘草即芍药甘草汤,《伤寒论》用以主治"脚挛急",可见其具有柔缓筋脉的作用。又从《伤寒论》用小建中汤(即桂枝汤倍白芍加饴糖)主治木横侮土的"腹中急痛"来看,可见其能柔木和土以止痛。因此,我常用以治肝病胁痛。但如肝病传脾,脾气不足以运化者,则应合用异功散等以益脾气而助运化,才能奏效。这可从上述涂、刘两案中获得证明。还须指出的是,四逆散治肝病胁痛虽有良效,但如证重药轻则往往不应,必须加大剂量才能建功,例如曹、黄两案的肝病胁痛重证,就都是采用大剂四逆散加白芷获得显效的(从这两例治验来看,可见前人用白芷治胁痛的经验是可信的)。其中黄案右胁痛甚而头项亦痛,并严重嗜睡,经用大剂四逆散加白芷后,不仅胁痛大减,而且头痛嗜睡全除。胁痛大减和头项痛除之理易明,嗜睡全除之理则应归之于白芷,因其辛香醒脾气以升清阳。曹案肝阴亏损证候显著,故方中白芍用量尤重。

五、温阳化气利水法治愈水肿六例

例一　熊某,女,30岁。

初诊:1963年3月16日。

主诉及病史:久患通身面目浮肿,小便不利,怯寒,口淡不思饮食,有时怔忡心悸而气上冲咽喉,夜寐不安。

诊查:脉稍弦而按之弱。近因感冒,头项强痛。

治法:投以麻黄附子汤加味。

处方:麻黄三钱　熟附子五钱　炙甘草五钱　干浮萍三钱

仅服药1剂,小便即畅利,日行七八次,浮肿显著减退。再进药1剂,浮肿消退十之七八,头项强痛亦除。又进药4剂,浮肿基本消失,怔忡心悸大减,夜寐已安,胃纳亦开,脉已不弦,但仍怯寒。守方加重炙甘草为一两,更加桂枝三钱,党参五钱,红枣一两。又服药3剂,病乃基本痊愈。最后仍守上方加减以巩固疗效。

例二　涂某,女,55岁。

初诊:1964年3月4日。

诊查:喘咳,通身面目浮肿,小便不利,纳减,神疲。

治法:投以射干麻黄汤。

服药6剂,喘咳渐平,食增神旺,但浮肿依然。

二诊:改投麻黄附子汤。

处方：麻黄三钱　熟附子三钱　甘草三钱

仅服药1剂，小便即畅利，浮肿迅速消退。

[按语] 熊案症见浮肿尿少，伴怯寒，头痛项强，口淡不思饮食，脉稍弦而按之弱，显属阴水寒湿伤阳、表里同病之证，故采用《金匮要略》水气病篇的麻黄附子汤加浮萍（亦为行皮肤之水以利尿消肿的良药）获得良效。但从涂案来看，麻黄附子汤不加浮萍亦当有效。

又从熊案因怔忡心悸重用炙甘草（初用五钱，继用一两），并未妨碍消肿而且小便量大增来看，可见现代药理研究证明单味甘草所含甘草次酸，有促进水、钠潴留而引起水肿的副作用，并不能代表甘草复方的功能。有人认为《金匮要略》水气病篇的麻黄附子汤，由于方中麻黄用量倍于甘草，利尿消肿作用占主导地位，所以有效；反之，如甘草用量倍于麻黄，就不一定有效，甚至有可能加重水肿。这种认识也与熊案方中甘草用量倍于麻黄（先是加1倍，后是加2倍）而获得利尿消肿良效的实践经验不相符合。当然不应因此而否定现代药理研究的成果，但是，仍然值得临床医生警惕，即凡水肿病证，如果没有必须用甘草的确证，就应该严加禁止，以杜后患。

例三　姜某，女，25岁。

初诊：1963年11月24日。

主诉及病史：患慢性肾盂肾炎已1年多，近时加剧。

诊查：头面四肢浮肿而下肢较甚，右腰酸痛，小便短赤混浊如橘子汁，怯寒甚，间或微热，但不汗出，容易感冒，神疲肢倦，不思饮食，有时腹胀，自觉口臭，大便时结时溏而结时较多，或带血，头昏耳鸣，心悸，健忘，寐多噩梦而易醒，醒则难再入寐，舌根苔微黄腻，脉迟。

治法：投以附子汤合麻黄附子汤加味。

处方：熟附子三钱　白术三钱　云茯苓三钱　白芍三钱　党参三钱　麻黄一钱　甘草五钱　干浮萍三钱　白茅根五钱　生苡仁五钱　赤小豆五钱

连服药6剂，尿转清长，浮肿消退，腰酸痛除，口臭减轻，胃纳渐开，饮食渐增，大便已转正常，精神见好，心不悸，耳不鸣，夜寐安。

二诊：仍用附子汤加味以巩固疗效。

[按语] 本案水肿病情复杂，寒热虚实症状纷陈，从其水肿而怯寒脉迟来看，固属寒湿；从其水肿而小便黄如橘汁、口臭苔黄来看，则似又属湿热；从其怯寒脉迟、神疲肢倦、不思饮食、有时腹胀、大便时溏来看，固属阳气虚；从其头昏耳鸣、心悸健忘、寐少梦多易醒、大便时结或带血来看，则似又属阴血虚，乍看颇有令人目眩神迷之惑。但细加分析，从邪方面看实为寒湿遏热，从正方面看却是阳气偏虚。故用附子汤以温补阳气，合麻黄附子汤以宣化寒湿，配白茅根、生苡仁、赤小豆以清利湿热。其中甘草5倍于麻黄，则是针对其心悸等症。由于药与证合，故获显效。

例四　年某，女，55岁。

初诊：1978年2月22日。

诊查：体肥痰盛易感，近因浴后受凉，恶寒无汗不发热，头身酸痛项强，咳嗽痰多而稀白，胸闷，动则喘作，静则喘止，头身面目浮肿，尿少色黄，口干不欲饮水，腹胀不思食，舌苔薄黄润滑，脉沉而缓。

治法：投以麻黄细辛附子汤合五皮饮加味。

处方：麻黄三钱　细辛一钱　熟附子五钱　茯苓皮五钱　生姜皮一钱半　大腹皮三钱　陈皮三钱　五加皮三钱　桔梗三钱　杏仁三钱　厚朴三钱

二诊：连服上方药3剂，小便畅利，微自汗出。守方减量，方中麻黄减为一钱半，细辛减为八分，熟附子减为三钱，余药不变，再进6剂。

三诊：浮肿全消，喘咳痰除，脘腹不胀，饮食二便正常，惟感神疲乏力，有时心慌心悸。最后用参苓白术散加附子以善后。

处方：党参一两　白术五钱　云苓五钱　山药五钱　莲子五钱　生苡仁五钱　扁豆五钱　砂仁三钱　陈皮三钱　桔梗三钱　炙甘草三钱　熟附子三钱

再进药10剂而痊愈。

［按语］本例患者体肥痰盛，平素阳气不足可知。近因浴后受凉，寒湿外束太阳而内困少阴，故同时有恶寒无汗、项强头身酸痛等太阳表实证和无热恶寒脉沉等少阴里虚证。并因病机遍涉三焦，上焦肺气不宣而痰饮壅盛，故胸闷咳喘痰白而稀；中焦脾气不运而湿邪困阻，故腹胀不思饮食而脉缓；下焦肾气不化而水液潴留，故头面四肢浮肿而尿少。因此，采用既解太阳之表，又温少阴之里的麻黄细辛附子汤为主。此方《伤寒论》列在少阴病篇，《金匮要略》则附于水气病篇，它不仅能发表温里以两解太少之邪，且能行表里之水。并合五皮饮以行水消肿，又加桔梗、杏仁、厚朴以宣降肺气和疏运脾气。从其服药9剂而小便畅利、微自汗出、诸症悉除来看，可见药证吻合，故能获得表里和畅、三焦通利的良效。

例五　吴某，女，47岁。

初诊：1976年4月21日。

主诉及病史：久患肾下垂，腰痛面浮脚肿尿少(时赤时清)已历10年，受寒(浴水或吹风)或临经则浮肿尤甚。汗多，畏风，头重微痛，周身皮肤时有蚁行感，手足麻痹而冷，纳差，喜热饮，天气越热越喜热，虽然热饮汗出更多，但感到胃中舒适，大便时结时溏，每晨起床时矢气特多，时吐痰水，睡时喉间有痰声，舌淡苔白滑腻，脉沉细弱。经先后用玉屏风散、四君子汤、五皮饮等方调治，浮肿时消时起，汗出时少时多，疗效不稳。

诊查：近日头面手足肿甚，眼皮浮肿尤甚，小便短少。

治法：投以真武汤加味。

处方：熟附子三钱　生黄芪一两　焦白术一两　云苓五钱　生姜三钱　白芍三钱　肉桂三钱　猪苓三钱　泽泻三钱

连服上方药5剂，小便畅利，浮肿全消，汗亦减少，其余症状均见好转。因嘱守方再进以巩固疗效。随访3日，浮肿未再复生。

例六　何某，男，25岁。

初诊：1978年1月22日。

主诉及病史：患面目浮肿已10年，腰痛头昏，腰痛甚则头晕减轻，腰痛轻时则头晕加重。小便正常，大便时硬时软而软时较多。口腻，有时泛酸，食欲不振(素患慢性胃炎)，脘腹时胀。困倦嗜睡，晨起咳吐白痰(素患慢性气管炎)。

诊查：舌苔淡黄而腻，脉稍弦而不任按。

治法：先后用异功散、香砂六君子汤、参苓白术散等方调治，胃病显著改善，知饥食香，每天能进食1斤左右。但浮肿时消时起，腰痛时轻时重，疗效不稳。改投真武汤加味。

处方：熟附子三钱　焦白术八钱　云苓八钱　生姜三钱　白芍三钱　桑寄生一两　杜仲五钱　续断五钱　白茅根一两　生苡仁五钱　赤小豆五钱

初服药10剂，浮肿即全消退。乃守上方连服药3个月，浮肿未再发生。

［按语］由于肾为水脏，总司人身水液，故水肿病多责之于肾，而常从肾治疗。但因肺主通

调水道，脾主运化水谷，故水肿病又多与肺、脾有关，而应同时治其肺、脾，有时甚至要以治肺、脾为主，才能达到消肿之目的。这就是一般在治疗水肿时，常把分属于上、中、下三焦的肺、脾、肾相提并论的理由所在。我对水肿病喜用六经辨证论治，并着重于太阳和少阴，这是因为太阳膀胱为水腑而肾为水脏之故。根据“实则太阳，虚则少阴”的理论，水肿初起的实证多与太阳有关，而日久由实转虚的虚证则多与少阴有关，若水肿而见虚实错杂证，则与太阳和少阴均有关。以寒湿水肿为例来说，病在太阳者，宜用甘草麻黄汤或五苓散等以发汗利水；病在少阴者，宜用真武汤等以温阳利水；病在太阳和少阴者，宜用麻黄细辛附子汤或麻黄附子汤等以发表温里。这里必须指出，太阳和少阴在水肿病机中是包含着上、中、下三焦的肺、脾、肾在内的。如病在太阳多涉及手太阴肺（太阳主皮肤，肺合皮毛，同主表）和足太阴脾（太阳为寒水之经，而脾土为制水之脏），故甘草麻黄用麻黄为主，既是开太阳以利水，也是开肺气以行水，而其佐药甘草既能保肺，又能和中；五苓散既用猪苓、茯苓、泽泻利膀胱之水以消肿，又用白术培中焦之土以制水，而桂枝既能入太阳以化气行水，又能入脾胃以温运中气。病在少阴肾也多涉及肺和脾（它们都具有母子关系），如麻黄附子汤既用附子温肾（也能温脾）为主，又用麻黄宣肺与甘草和脾为佐。真武汤既用附子以温肾（也能温脾）为主，又用白术、生姜、茯苓以健脾行水为佐。但水肿病在少阴肾者，常因水上凌心致心神不宁而见心悸等证。故真武汤中用茯苓，既是取其利水，也是取其安神。或因少阴肾水妄动以致厥阴肝木不宁，如《伤寒论》真武汤证的“头眩身瞤动振振欲擗地”，就是肾阳衰微，水气妄动，肝失温养而风木不宁的具体反映。故真武汤中用白芍，既是取其利水，也是取其敛肝。由此可见，水肿从六经抓住太阳和少阴辨证论治，更能突出重点和概括全面。

六、桂枝汤去芍加龙牡等治愈惊恐一例

梁某，男，36岁。

主诉及病史：病因大惊而起，日夜恐惧不安，晚上不敢独宿，即使有人陪伴，也难安寐而时自惊醒。白天不敢独行，即使有人陪伴，也能因多惊而畏缩不前。每逢可怕之事（即使并不足怕的事也常引以为怕），即自惊呆而身寒肢厥拘急并引入阴筋，手足心出汗，发作过后则矢气尿多。

诊查：饮食减少，舌淡苔白，脉弦。

治法：投以桂枝汤去芍药加龙牡等。

处方：桂枝四钱　炙甘草八钱　生姜三钱　大枣六枚　生龙骨一两　生牡蛎一两　远志三钱　桂元肉二两　小麦二两

连服上方药3剂，夜寐渐安，恐惧感明显减退，发呆次数大减，可以独自外出行走，不再需人陪伴；当时时值夏令，犹穿夹衣，自汗恶风。守上方加生黄芪五钱，白芍三钱，再进药数剂而病获痊愈。

［按语］《伤寒论》以桂枝汤去芍加蜀漆龙牡汤或桂甘龙牡汤主治惊狂卧起不安或烦躁之证，并明言是因误治亡阳所致。可知其证是属心阳虚而神魂不宁之候，而其方则属温补心肝阳气以安定神魂之剂。此方对心肝神魂不宁的虚寒证颇有效验。本例由于心肝阳虚内寒而神魂不宁，故日夜恐惧不安。其身寒肢厥而拘急，为少阴心阳不足，不能温养血脉所致。其引入阴筋而脉弦，为厥阴肝阳不足，不能温养筋脉所致（肝主筋，足厥阴经脉抵少腹，络阴器）。因此采用桂枝汤去芍加龙牡为主。桂枝汤本是阳中有阴之方，减去芍药，就成为纯阳之剂，它不仅能

温心阳以通血脉，而且还能温肝阳以疏达木气，前人有“桂枝疏木而安动摇”之说。加龙牡者，取其重镇固涩以安定神魂。加桂元和远志者，增强其养心养神之力。加小麦者，寓甘麦大枣汤于其中，取其既能养心安神，又能缓肝之急。在获得显效后，由于患者自汗恶风，更加黄芪和白芍，则是取其益卫固表敛汗之功。

[**编者评注**] 桂枝汤乃千古名方，临床应用极其广泛，外感病用之则愈，内伤病用之亦佳。本例惊恐，身寒肢厥，手足心出汗，乃心阳不足，不能温养血脉所致；日夜恐惧不安，寐而时自惊醒，神魂不宁，系心肝阳虚而成。万老先生抓住主要病机，初诊用桂枝汤去芍加龙牡主之。桂枝汤本来是一阳中有阴之方，减其芍药，就成了一纯阳之剂，既能温心阳以通血脉，又能温肝阳而疏达木气，加桂元肉、远志，能增强养心之力，入小麦既能养心安神，又能缓肝之急，再加龙牡者，取其重镇固涩以安定神魂，在养心疏肝基础上加以潜镇，故获神效。如此选方用药，足见万老先生功力之高深也。

汪渭忠医案

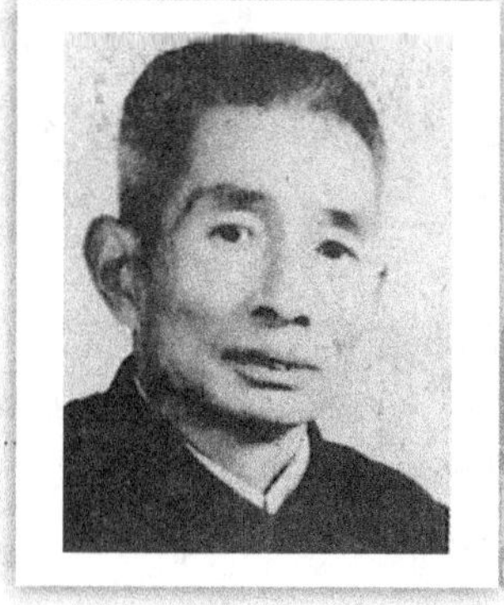

【生平传略】

汪渭忠，1919年生。江西务源人。中医外科主任医师。早年在景德镇万寿堂药店当学徒，白天漂洗切晒炮制药物，操习配制各种膏、丸、丹、散，入夜潜心攻读医著。几年后，初悟诊治之道，精心为病家诊治各种外科疾患，遂悬壶于江西乐平、景德镇等地。解放后入景德镇联合诊所；1958年成立市中医院，为创办人之一。历任中华全国中医学会委员，中华全国中医学会江西分会理事，全国中医学会景德镇分会会长，景德镇市职称委员会委员，景德镇市八届人大代表，景德镇市中医院副院长、中医外科主任医师。1979年加入中国共产党。

汪老行医50余年，对疔、疖、痈、疽等常见病的辨证施治，都有自己的见解。对于瘰疬、乳痈、瘿瘤等疾病提出消、托、补、防4法施治，别具一格。

曾在各医刊上发表论文多篇。

一、理气解郁、软坚散结法治愈瘰疬一例

曹某，女，24岁。

初诊：1971年1月3日。

主诉及病史：左颈部生一肿物约1年，开始如黄豆大，渐如杏核，木痛。经某医院活检确诊为“颈淋巴结核”，曾使用抗结核药治疗月余无效，来我院门诊。

诊查：颈右侧耳垂下有一肿块约2cm×2cm，质中，与周围组织粘连不明显，推之可动，按压时有轻度胀痛，表面皮色不变。体质尚好，脉沉弦，舌质正常、苔薄白。

辨证：气滞郁结，痰浊凝聚。

治法：理气解郁，软坚散结。

处方：夏枯草15g　猫爪草15g　白马骨15g　凤尾草10g　大贝母10g　全当归10g　法半夏6g　北柴胡6g　白僵蚕6g　生香附10g　昆布15g　煅牡蛎15g　广郁金9g

外敷自制消瘰软膏，3日换药1次。

二诊：患者经治半月，肿块明显缩小，触之已不痛。仍宜上法，续进10剂。

半年后复诊，颈部肿块已消。

［按语］瘰疬即西医之淋巴结结核，是外科常见的慢性感染性疾病。本病在未溃时不易消散，破溃后疮口则呈潜行性，周围形成空腔，不易收口。汪老认为，治疗本病关键是早期获得内消，一般不应轻易切开。汪老根据多年的临床体会，认为性情不畅、肝气郁结，久而化火内燔，以致烁液成痰，痰火上升，结于颈项遂成此证，较为多见。所以用疏肝理气、化痰软坚之法治之，都能获得较快的疗效。

猫爪草为疏肝理气之良药，还有明显的利尿作用，治瘰疬效果确切，已为汪老多年临床实践所证实。猫爪草经中国医学科学院药物研究所鉴定，对人体无任何毒性作用，但对中枢神经有不同程度的抑制作用，故可避免情绪烦躁、易怒，对人体呈保护抑制作用，故猫爪草在配方中可增强治疗瘰疬的效果。

二、疏风清热法治愈痄腮一例

胡某，男，5岁。

初诊：1983年3月12日。

主诉及病史：左侧颌颐部漫肿2天。

诊查：按之酸痛，伴微寒发热，全身不适，食欲不振，小便短赤，脉浮数，苔薄黄。

辨证：痄腮（流行性腮腺炎）。外感风热时毒，蕴结于少阴、阳明之络而成。

治法：疏风清热解毒。

处方：桑叶6g　野菊9g　银花9g　荆芥3g　蝉衣3g　连翘6g　炒栀仁5g　黄芩5g　薄荷3g　地丁草6g　炒牛子6g　板蓝根15g　2剂

外敷：祛风膏加紫金锭、皮硝，两天1换。

二诊：寒热退清，腮肿基本已消，患儿口渴欲饮。仍守上方加花粉9g，再行2剂。外敷药同上。4日后诸症悉退，腮肿全消而愈。

［按语］痄腮俗称"虾蟆瘟"，相当于西医的流行性腮腺炎，患于腮之一侧或两侧，肿胀很快，是冬春季节的一种流行病，儿童感染者为多。本病为外感风热时毒，病邪由口鼻而入，首犯肺卫，故症见发热恶寒、头痛等表证，以后温毒之邪壅阻少阳、阳明，以致两侧耳下肿胀疼痛。故用牛蒡、荆芥、蝉衣、薄荷、桑叶疏散风热，又用野菊、银花、地丁、公英、板蓝根、黄芩等清热解毒，消散肿痛。诸药合用共奏疏风清热、解毒消炎之效。

三、清热解毒法治愈发颐一例

李某，男，6岁。

初诊：1979年1月25日。

主诉及病史：麻疹后5天发现左颐颔部肿胀，开口困难、疼痛，伴微恶寒发热、纳呆、口渴尿赤。

诊查：左颐领部轻微肿胀约2cm×2cm，皮色正常，压迫局部在第二臼齿相对的颊粘膜上有粘稠分泌物溢出，体温39℃（肛表），舌尖红、苔薄黄、脉弦数。

辨证：发颐（化脓性腮腺炎）。麻疹后余毒未清，结聚于少阳、阳明之络，气血凝滞而成。

治法：疏风清热解毒。

处方：大青叶 9g　银花 9g　野菊 9g　花粉 9g　板蓝根 10g　地丁草 15g　公英 6g　黄芩 6g　防风 3g　荆芥 3g　苍耳子 6g　天葵子 9g

外敷：金黄膏、皮硝、五枢丹。3 剂。

二诊：全身寒热已清，颐颌部肿胀稍减，口渴，小便灼热黄赤，舌红少津，脉弦数。守上方去荆芥、防风，加炒山栀 6g、赤芍 6g，再进药 3 剂。外敷药同上。

三诊：颐颌部肿胀已消退，张口自然，但仍口渴，纳少。此为病后脾阴亏损，故以调养脾土为治。

处方：花粉 9g　怀山药 9g　麦芽 9g　野菊 9g　银花 9g　连翘 9g　沙参 9g

服上方药 3 剂而愈。

［按语］发颐又名“汗毒”，因发于颐颌之间，故名发颐。主要是由伤寒或温病后汗出不畅，以致余邪热毒不能外达，结聚于少阳、阳明之络，气血凝滞而成，病势较为严重。本病初起当以消散为主，若脓已成者，内治则宜托毒透脓，外治则应及时切开引流，否则脓毒横溢，往往出现逆证。溃后先用八将散药线引流，外敷金黄膏，脓净用生肌散、生肌玉红膏收口；本病口腔粘膜常有脓液渗出，故可令患者用盐水漱口。禁食辛、辣、酸、荤及鱼虾之类食物。

四、清热散结法治愈肉瘿一例

张某，女，成人。

初诊：1980 年 3 月 10 日。

主诉及病史：颈项两侧肿大已 2 年，经常低热，心慌烦热，性情急躁，动辄易怒，精神疲惫，经某医院检查诊断为“甲状腺瘤伴甲亢”，需手术治疗，患者有顾虑而来我院门诊治疗。

诊查：甲状腺肿大约 3cm×2cm，表面光滑、中等硬度、随吞咽动作上下移动，外院检查基础代谢率为＋34％，同位素扫描为冷结节，舌红、苔薄，脉弦数。

辨证：肉瘿(甲状腺腺瘤伴甲亢)。肝气郁结化火，灼伤津液，痰火交结，致成肿核。

治法：清热化痰，软坚散结。

处方：蒲公英 9g　天葵子 15g　白花蛇舌草 15g　枳壳 9g　广木香 6g　昆布 15g　海藻 15g　生地 9g　夏枯草 15g　浙贝母 10g　马鞭草 9g

二诊：服上方药 10 剂后肿块未见改变，低热未退，苔薄、脉弦细。仍以消肿软坚化痰为主，佐以滋阴降火。原方加丹皮 9g、生龟板 15g，10 剂。

三诊：肿块见软，低热已退，守上方再服药 15 剂。

四诊：烦躁易怒均已好转，肿块已明显缩小，约 1.5cm×1.5cm。再守原方续服药 15 剂。后去某医院同位素扫描已属正常。

［按语］肉瘿又称“瘿瘤”，相当于西医的“甲状腺腺瘤”。从中医角度而言，本病主要因忧思郁结、肝脾气逆、脏腑不调、气结痰凝而成。《诸病源候论》说：“瘿者，由忧恚气结所生。”故用理气解郁、化痰软坚之法。上例的用药特点就是集中化痰软坚散结的药物于一方，对肉瘿确有一定的消散作用。方中取昆布、海藻、浙贝、马鞭草化痰软坚、活血通络。又用夏枯草、枳壳、广木香、白花蛇舌草、天葵子、蒲公英疏肝理气，清热解毒。凡临床上见肝气郁结，久必化火，灼伤津液，以致阴虚时，汪老又常加丹皮、生地、龟板之类作为养阴清热之用。

五、益气养血法治愈痹疮一例

姜某，男，50岁。

初诊：1980年10月6日。

主诉及病史：患者两下肢瘫痪已2年余，因长期卧床不起，髋部及背部两侧肩胛处各有大小不等痹疮，疮面不痛，流稀脓及污水。纳呆，自汗。

诊查：呈慢性病容，面色苍白，气短无力，消瘦，下肢瘫痪，背部两侧肩胛处各有约6cm×7cm的溃疡面，脊柱两侧髋关节外侧部各有约5cm×8cm的溃疡面，疮面有暗紫色坏死组织及黑褐色稀薄的分泌物，嗅之恶臭味，疮面边缘部正常组织与坏死组织无明显之分界，病状有继续扩展之势。脉沉细无力，舌质淡、苔薄白。

辨证：痹疮（双下肢瘫痪、褥疮）。气血两亏，肌肤失养，余毒未尽。

治法：益气养血，和营和血，清解余毒。

处方：生黄芪20g 全当归15g 正川芎9g 西党参15g 京赤芍9g 杭白芍9g 黑玄参9g 金银花15g 蒲公英20g 天花粉15g 细生地15g 浮小麦20g 麻黄根9g

外用药：八将散、黑龙丹薄撒疮面，外贴生肌玉红膏，每日换药1次。

二诊：上法处理20余日，自汗止，纳增，坏死组织已与边缘部之正常皮肤有明显之分界线，分泌物较前减少，但大部分坏死组织未脱落。药已见效，上方出入，再进。

处方：生黄芪20g 全当归15g 正川芎9g 西党参15g 京赤芍9g 白茯苓9g 金银花15g 蒲公英20g 细生地9g 炒山甲6g 皂角刺6g

外用药：局部疮面未脱之坏死组织处仍撒八将散、黑龙丹，外贴生肌玉红膏收口。

三诊：各处溃疡面的坏死组织均已脱落，新生肉芽鲜红，疮面边缘出现白色新生上皮，少处已愈合。脉细数，舌质淡。以益气养血、健脾生肌为治。

处方：炙黄芪20g 西党参15g 炒白术10g 白茯苓10g 全当归9g 杭白芍9g 怀山药10g 炙草6g

外用药：全部疮面撒白生肌散，外敷生肌玉红膏。共治2个月左右全部愈合。

［按语］“痹疮”相当于西医的“褥疮”。本案之形成主要是由于大病之后正气虚衰，气血虚则运行不畅，无以营养肌肤，加之瘫痪着床，不能转侧，皮肉长期受压，气血不得流通，而致皮肉坏死；由于气血双亏，故腐肉不易脱落，新肉不易生长。又因邪毒污染、蕴蓄不解，使愈合更加困难，故治以补气养血、扶正祛邪为主，祛腐化瘀为辅，兼解余毒。初诊药用黄芪、党参、当归、生地益气养血，川芎、赤芍和营活血，佐以银花、公英、花粉清热解毒。另外加浮小麦、麻黄根2味与黄芪相配有益气固表之功。二诊自汗止，除浮小麦、麻黄根，因坏死组织大部分附着未脱，故加山甲、皂角，此2味与麻黄相配能加速腐肉之脱落。三诊时坏死组织均已脱落，余毒已清，故去银花、皂角刺、炒山甲，补气血、健脾生肌而收全功。

六、清热利湿、和营活血法治愈臁疮一例

程某，男，47岁。

初诊：1981年3月2日。

主诉及病史：半年前左下肢胫前生疮化脓，疮面一直未愈，渐成溃疡。最近半月痒痛交作，

脓水淋漓，奇臭。曾在西医外科治疗，青霉素40万单位肌注日2次，外敷雷佛奴尔纱条，几天来未见好转，故转我科。

诊查：左下肢胫前处有一约4cm×5cm大小之溃疡，基底部肉芽组织污黑，上有稀薄脓液，溃疡之周围皮肤略有色素沉着，并有轻度红肿，压之无明显凹陷。

辨证：臁疮，下肢慢性溃疡。为湿热下注，营卫失调。

治法：清热利湿，和营活血。

处方：金银花15g　野菊花15g　川牛膝9g　川黄柏9g　建泽泻9g　细生地9g　蚤休10g　粉丹皮9g　地丁草15g　生米仁15g　生苍术6g　京赤芍9g

外用药：溃疡面撒八将散、生肌玉红膏，溃疡四周红肿处敷蚤休膏。

二诊：3月20日。红肿渐消，溃疡面脓肿已净，肉芽较鲜红。乃守上方继服。外用药：九一丹、生肌玉红膏，2日换药1次。

三诊：疮面已较前缩小大半，周围之色素沉着也较前稍退。停内服药，以外敷生肌玉红膏收口。

[按语] "臁疮"俗名"老烂脚"，相当于西医的"下肢溃疡"，是一种慢性而难愈的疾患。汪老根据多年的临床实践体会，在临床辨证上分为湿热下注型和气血不足型，又认为两型若不伴下肢静脉曲张的患者临床容易治愈，若伴有下肢静脉曲张者一般较难治愈，即使一时治愈也易反复发作。对本病的治疗，除内服药外，外敷药尤为重要，但亦要辨证用药。若溃疡面有脓、秽臭者，用八将散、生肌玉红膏敷于溃疡面以祛腐生肌；若周围皮肤伴有红肿热痛者，用蚤休膏敷于溃疡面四周的皮肤以清热消肿止痛，当红肿消、脓液净、肉芽已转新鲜时，只单敷生肌玉红膏即可收敛。

七、清热解毒、养血活血法治愈脱疽一例

程某，男，49岁。

初诊：1975年4月16日。

主诉及病史：4年前冬季在瓷土矿挖瓷土，左足大蹈趾被瓷石压伤，后又受冻，自此左足开始间歇性疼痛，患肢怕冷发凉，足部不易温暖，走路时患肢小腿酸胀，呈跛行。经外地某医院诊断为"血栓闭塞性脉管炎"。服汤药半年余，病情未见好转，疼痛逐渐加重，静止及夜间疼痛加剧，蹈趾末端溃烂，并有少量脓性分泌物。近两个月来病情恶化，患足红肿，大蹈趾腐烂，创面日益扩大。喜冷而畏热，终日剧痛，抱膝呻吟，晚上只能坐睡3～4小时。

诊查：面色晦暗，痛苦表情，全身皮肤枯槁，体形瘦长，扶足抱膝，坐卧不安。左小腿肌肉松弛；全足枯燥、粗糙不润，汗毛脱落；趾甲变厚；左足蹠及足背红肿；蹈趾自第一节表皮红肿光亮，近跖部有环形青紫斑；足趾远端溃烂，脓水较多。疮面脓液涂片培养：金黄色葡萄球菌、大肠杆菌生长。脉象沉细，左足趺阳脉未扪及，太溪脉搏动微弱。舌质红苔黄腻。

辨证：脱疽(血栓闭塞性脉管炎)。为郁热伤阴，血瘀蕴毒。

治法：清热解毒、养血活血镇痛。

处方：银花30g　当归30g　元参15g　天冬9g　赤芍9g　川牛膝15g　桑枝10g　制乳没各10g　黄芪15g　生地15g　祁蛇15g　蒲公英15g　大活血10g　蚤休15g

外用药：红肿外敷以蚤休膏清热消肿，溃烂处用黑龙膏、八将散以祛腐拔毒。

二诊:4月27日。连服上方药10剂,疼痛稍减,足趾和足背红肿略退,溃烂面腐肉未脱,脓水较多,脉舌同前。守上方加党参15g继服,外治不变。

三诊:5月10日。疼痛减轻。晚上基本能入睡,精神状态大有好转;红肿消退,坏死组织与正常皮肤分界明显,腐肉尚未全脱。改以补气托毒,活血托络为治。

处方:当归30g 元参15g 生地15g 黄芪30g 蚤休15g 白术9g 西党参15g 川牛膝9g 桑枝10g 大活血10g 赤芍10g 祁蛇10g 制乳没各6g 甘草15g

外用药:八将散、黑龙膏继续祛腐拔毒。

四诊:5月20日。疼痛大减,精神大振;疮面腐肉大部分已脱,脓水极少,肉芽新鲜,足趾部紫斑已消,苔薄润、脉濡细。上方不变,继服药30剂。外敷:九一丹、生肌玉红膏以生肌长肉。

共治3个多月,疮面收敛,临床痊愈。

[按语]"脱疽"相当于西医的"血栓闭塞性脉管炎"。主要由于严寒受冻,寒湿下受,以致气滞血凝,经络受阻。若阴寒湿邪郁久,必转化为热,致使患足焮肿,肉腐筋败,朽骨暴露,日久阴血亏损,体质日衰。故本病始为寒凝血滞,久则热毒伤阴为患。

在本案热甚肉腐、热毒鸱张、势将延蔓之际,汪老采用大队清热解毒之银花、蚤休、公英、乌梢蛇等为君,用当归、赤芍、大活血、制乳没等活血通络止痛,用生地、元参、天冬滋肾养阴,黄芪、花粉补气托毒;又用川牛膝、桑枝以调气血下行。服药20剂后热毒之势渐平,而久病气血双亏之象显露,故后期改用调补气血、活血通络、兼以清热解毒为治,于短期内临床治愈。

汪老指出:诊脱疽病人脉时,足跟太溪脉、腘窝委中三部脉、足背趺阳脉都应候到,因为三部脉强弱与有无可帮助医者确定病情的轻重与病变的范围。趺阳脉不明显,是诊断脱疽的主要指征,因趺阳脉为阳明脉道,阳明多气多血,故阳明不显,必气血受阻。委中脉及太溪脉,因部位高低不同,故可以帮助诊断血管闭塞部位的高低。另外,在外治方面亦应辨证施治,如红肿者可用蚤休膏外敷,以清热解毒消肿;已溃有脓腐者可用八将散、黑龙膏盖以生肌玉红膏,以提脓拔毒;若腐肉已脱,脓液已尽,肉芽新鲜者可用白生肌散,再盖以生肌玉红膏收敛疮面。

八、辨证治愈内痔出血二例

例一 徐某,男,46岁。

初诊:1979年1月3日。

主诉及病史:大便时反复出血已半年,每次出血需服止血药或注射止血剂才能止血。3天前因饮酒过多又引起大便时点滴出血,血色鲜红,大便干结。

诊查:肛外未见有物脱出,胸膝位1～5点处各有一期内痔1个。

辨证:内痔出血。为湿热下注,热伤阴络。

治法:清热利湿,凉血止血。

处方:地榆炭15g 藕节炭15g 焦栀仁15g 生地10g 侧柏叶10g 丹皮9g 蒲公英10g 白芍15g 熟地10g 大黄5g(后下) 3剂

二诊:昨日解稀溏大便1次,仍有少量出血。守上方去大黄,再进药3剂而愈。

例二 冯某,男,50岁。

主诉及病史:大便时反复出血已4年之久,原每次出血服药或注射止血剂都能止血,此次出血已半月,用上法治疗无效,故来门诊求治。

诊查：现大便时仍呈喷射状出血，每次出血量约15～20ml。自觉头昏，神疲，倦怠，近来胃纳不佳。肛外无物脱出，胸膝位3和7点各有内痔1个，面色少华，舌淡，脉沉细。

辨证：内痔有血。为脾气虚损，气不摄血。

治法：益气补血，佐以止血。

处方：黄芪20g　当归15g　炒白术15g　白及15g　地榆炭15g　槐花炭10g　蒲黄炭10g　云苓15g　党参9g　熟地15g　3剂

二诊：出血量减少，精神较前好转。再守上方继服药3剂而愈。

［按语］"内痔出血"有虚实之别。第一案属实证出血，主要是由于饮酒过多，积热聚湿，湿热互结，下注大肠，损伤阴络而成。故用黄柏、大黄、焦栀仁清利湿热；用地榆炭、藕节炭、熟地、蒲公英、丹皮、侧柏叶凉血止血；佐以白芍酸敛引血归经。

第二案为虚证出血，因为出血时间过久，出血量又多，脾气受损，气为血帅，气不摄血，血溢于脉外，故大便下血。所以本案重用黄芪、党参、白术、熟地、当归、云苓益气补血，佐以白及、地榆炭、槐花炭、蒲黄炭止血而获速效。

九、清热消肿法治愈耳脓一例

吴某，男，51岁。

初诊：1978年1月4日。

主诉及病史：1周前洗澡时不慎，右耳灌入污水，当时未全部流出，第2天自觉耳道内痒痛，有充塞重听之感，继而耳道皮肤肿胀作痛，牵引耳垂作痛，耳屏压痛明显，耳下淋巴结肿大。脓性分泌物自外耳道溢出。体温37.8℃。

辨证：耳脓（急性中耳炎）。为肝胆湿热蕴蒸，上侵耳窍所致。

治法：清热解毒，排脓消肿。

处方：桑枝10g　大青叶10g　银花15g　丹皮10g　地丁草15g　黄芩9g　野菊10g　蚤休10g　生地10g　苍耳子15g　蒲公英10g　花粉10g

外用药：川柏3g、甘草3g、大黄3g、冰片3g。煎水用棉签蘸药汁洗耳道，每日二三次。

二诊：上药连服3剂，体温正常，右耳疼痛明显减轻，红肿也渐消退。前法踵进。

三诊：4天后右耳痛止，耳道肿胀全消，但仍有少量脓液溢出，再用上法治疗半月而愈。

［按语］耳脓的主要症状为耳内流脓，即西医所谓急慢性中耳炎。本病多由污水灌入耳中或挖耳染毒，以致湿毒内停，继感风热之邪，湿热相合，蒸腐气血而成脓。所以治用清热解毒、排脓消肿法，经短期诊治而获痊愈。

本病若有脓时，宜用川柏、甘草、大黄、冰片煎水，用棉签蘸药汁洗耳道。

十、疏风清热宣肺法治愈喉痹一例

邓某，女，34岁。

初诊：1978年12月2日。

主诉及病史：5天前恶寒发热，继感咽喉疼痛，喉头梗塞、干燥，吞咽或咳嗽时疼痛加剧，声音嘶哑，胸膺气滞作痛，经五官科检查诊为"急性咽喉炎"，曾用四环素、维生素等治疗3天，效果不显。

诊查：咽粘膜较红，喉前庭及声带充血，右声带活动较差，有红丝小结，边缘不齐，中后2/3闭合不全，其他正常。脉象浮数，舌苔薄微黄。

辨证：急喉痹（急性咽喉炎）。为外感风邪，引动肺胃积热，上蒸咽喉而致病。

治法：疏风清热，宣肺利咽。

处方：炒牛子10g　鲜芦根10g　蚤休10g　土牛膝15g　诃子15g　西青果10g　地丁草15g　板蓝根15g　银花15g　花粉10g　轻马勃4g　射干10g　桑叶6g　光慈姑15g

二诊：12月15日。咽喉干燥疼痛减轻，吞咽时较前舒畅，胸闷已除，声音仍嘶哑。药已见效，治不更法，迭服3剂。

三诊：12月20日。咽病及喉头梗塞感均已消除，声音嘶哑也见好转。仍守上方出入。

处方：炒牛子10g　鲜芦根10g　诃子15g　西青果10g　板蓝根15g　射干10g　桔梗9g　生甘草6g　冬桑叶6g　银花9g

再服药6剂而愈。

［按语］中医学之喉痹与西医之咽喉炎相似，其证型繁杂，一般分急性和慢性两大类型。慢性者病多缠绵难愈，急性者病情虽重，但处理得当则能速愈。本例患者病已5天，症见恶寒发热，咽喉疼痛，声音嘶哑，喉部充血等，故诊为急性喉痹，辨证属风热型，用辛凉解表、清热利咽法而获速效。

十一、凉血利湿法治愈流火三例

例一　沈某，男，36岁。

主诉及病史：2天前左小腿突然大片红肿，疼痛，局部发热，行走时胀痛加剧，伴有形寒发热，头痛泛恶，周身骨节酸楚等症。

诊查：体温39.6℃，呈急性痛苦面容，左小腿大片红斑微肿，边界清楚，范围约16cm×19cm，压之退色，扪之灼手。舌苔黄，舌尖红，脉弦数有力。

辨证：流火（下肢丹毒）。为湿热下注，血瘀蕴毒。

治法：清热利湿，凉血解毒。

处方：野菊花15g　银花15g　丹皮15g　黄柏10g　车前草9g　地丁草15g　赤芍9g　黄芩9g　蒲公英15g　生地9g　茜草9g　3剂

外敷：金黄散加皮硝，隔日换药1次。

二诊：服药3剂后，寒热已退，红斑较前略消，自觉口苦，便结3日未解，舌红，苔黄，脉弦数。守上方去生地，加大黄5g(后下)、炒山栀9g，继进药3剂，外敷药同上。

三诊：局部红肿已消，大便已解，余毒未消。前方去大黄再进药3剂而愈。

例二　余某，女，69岁。

初诊：1973年3月1日。

主诉及病史：左下肢红肿疼痛反复发作已5年。2日前突然畏寒发热，体温升至38～39℃，继之左小腿前侧皮肤红肿疼痛，纳差。近5年来，每年均有类似发作史。

诊查：体温39℃，痛苦病容，左小腿前侧大片红斑约10cm×14cm，边界清楚，扪之稍减，轻度肿胀，按之有轻微凹陷，四周可见小水疱。血象：白细胞总数22000/mm^3，舌苔厚腻、舌质红，脉弦滑而数。

辨证：流火（复发性丹毒）。为湿热熏蒸，血瘀蕴毒。

治法：清热利湿，凉血解毒。

处方：银花 15g　野菊花 15g　丹皮 9g　公英 9g　地丁草 9g　赤芍 9g　猪苓 9g　萆薢 9g　川牛膝 6g　大青叶 9g　薏米仁 15g　生苍术 9g　紫草 9g

外敷药：金黄膏、皮硝粉调贴，2 日换 1 次。

二诊：服上方药 1 剂，体温正常，纳增，局部疼痛减轻，红斑面积缩小。上方药见效，守方继服 3 剂。外敷药同上。

三诊：红斑已消，疼痛已止，方不更张，继进药 4 剂而愈。

例三　邹某，女，36 岁。

初诊：1976 年 1 月 3 日。

主诉及病史：近三四年来每于感冒、劳累或步行过多后，右小腿即骤然焮红肿痛，用抗生素治疗后，病情始见平伏。3 日前又突然发冷发烧，头痛，右下肢红肿疼痛，不能步行，纳呆，小溲短赤。

诊查：体温 39℃，右小腿外侧有 9cm×7cm 皮肤鲜红略肿，局部扪之灼手，边界清楚。白细胞计数 $24400/mm^3$，舌苔黄，舌尖红，脉弦数有力。

辨证：流火（慢性丹毒急性发作）。为湿热下注，毒邪阻遏经络。

治法：清热凉血解毒，佐以活血通络。

处方：野菊花 15g　丹皮 10g　公英 15g　桑枝 9g　赤芍 15g　生地 9g　川牛膝 9g　黄柏 9g　地丁草 15g　茜草 9g　泽泻 10g

外敷：金黄膏加皮硝调贴，隔日换药 1 次。

二诊：上方药服 3 剂，寒热退，局部疼痛减轻，红肿较前好转。守上方加紫草继服 3 剂。外敷药同上。

三诊：局部红肿全消，上方药再进 3 剂以巩固疗效。

[**按语**]"丹毒"，西医认为是由链球菌感染而引起的网状淋巴管急性炎证。发于下肢者，中医学称为"流火"，亦名"腿游风"，认为主要是由于湿热下注、化火化毒郁于肌肤而发。汪老认为本病有偏于热重与偏于湿重之不同。如例一，症见局部焮红、灼热，伴身热，脉数，为热重于湿，故在治疗上重用银花、野菊花、地丁、公英、黄芩以清热解毒，佐以利湿凉血。例二为湿重于热，症见红斑，微肿有水疱，苔厚黄，脉滑数，故重用黄柏、苍术、萆薢、薏仁米、猪苓、牛膝以利湿解毒，佐以凉血清热。汪老还认为：由于热毒炽盛，热甚则迫血妄行，血郁于局部皮肤则发红斑，故治流火之法，除利湿外，还有一个共同的特点是凉血解毒，故以上 3 案都加有丹皮、赤芍、紫草等凉血解毒之药。外治方面，汪老喜用金黄膏加皮硝调贴，隔日换药 1 次。若单见红斑无全身症状者，汪老常用一味皮硝以醋调敷，也有一定的疗效。

十二、清热利湿祛风法治愈奶癣一例

徐某，男，4 个月。

初诊：1977 年 3 月 12 日。

主诉及病史：患儿出生后 1 个月脸面部即起红斑丘疹，渐向额部及头部扩展，糜烂流水，遇热痒甚，晚上常哭闹不安，小便短赤。曾在中医内科治疗半月无效。

诊查：营养中等，面色红润，脸面、头皮成片红斑，伴有密集水疱，部分皮损显露出鲜红色的糜烂面，渗出液较多，伴有较多的痂皮。

辨证：奶癣（婴儿湿疹）。为感受风湿热邪，蕴阻肌肤而成。

治法：清热利湿，祛风止痒。

处方：银花 5g　防风 1g　荆芥 2g　僵蚕 2g　连翘 2g　川柏 2g　桑叶 3g　蝉衣 2g　七厘子 3g　苍耳子 3g　白鲜皮 2g

外用药：青蛤散、博落回、松花粉麻油调搽患处，日搽 2 次。

二诊：3 月 15 日。上方药内服 4 剂，皮损停止扩展，渗液略有减少，瘙痒减轻，晚上稍安。上药有效，连进 5 剂。外治同前。

三诊：3 月 20 日。上方药又服 5 剂，皮损减轻，渗水已少，大部结痂，仍瘙痒。方药以养阴祛风止痒为宜。

处方：苍耳子 3g　僵蚕 2g　蝉衣 2g　丹皮 3g　生地 5g　大青叶 3g　七厘子 3g　赤芍 2g　银花 3g　连翘 3g　白鲜皮 3g

外用药：上药除松花粉，搽药方法同前。

四诊：皮肤干燥脱屑，晚上已能安睡，皮损基本已愈。仍守上方再进药 3 剂以巩固疗效。

［按语］“奶癣”，西医称为“婴儿湿疹”。本病乃禀性不耐，内有胎毒湿热，外受风湿热邪所侵而成。二者蕴阻肌肤，又由于婴儿皮肤娇嫩，故始则发红、瘙痒、渗液，因经常搔抓，故易感染糜烂，或者皮肤增厚变粗，缠绵难愈。本案始于面颊、双颧，以后发展至眉棱、双耳。瘙痒不安，渗液较多。汪老辨证为内有胎毒湿热，外感风湿热邪，蕴阻肌肤而成。药用防风、荆芥、僵蚕、蝉衣、连翘、七厘子、桑叶疏风散热，又用川柏、泽泻、苍耳子、白鲜皮祛风除湿，服药 5 剂，皮损已不再扩展，头顶皮损渗出液减少，10 剂后渗出液基本停止，皮肤趋于干燥，故改用养血祛风止痒为治。外治用青蛤散、博落回、松花粉麻油调搽，有收湿止痒、清热解毒之功。若有脓者用八将散、黄柏末湿敷，日 2～3 次，每次 20 分钟，待感染被控制后仍用上药外搽。

十三、清散少阳风热法治愈骨槽风一例

王某，女，24 岁，已婚。

初诊：1963 年 10 月 28 日。

主诉及病史：左侧下颌臼齿经常疼痛，近 3 天来左腮酸胀疼痛，伴恶寒发热，某中医诊为“阳明实热”，投以大剂石膏、生地，次日口难张开（只容 1 指），不能食硬，只能喝流食。

诊查：左腮颊部漫肿，皮色正常，扪之微热，脉弦数，苔薄微黄。

辨证：骨槽风（左下颌骨骨髓炎）。为外感风热，风火蕴结少阳。

治法：清散少阳风热，解毒消肿。

处方：柴胡 6g　羌活 5g　防风 6g　荆芥 6g　僵蚕 10g　黄芩 9g　白菊 15g　银花 15g　苍耳子 15g　薄荷 3g　连翘 10g　七厘子 10g　板蓝根 5g　地丁草 15g　炒栀仁 10g

外用药：金黄膏、皮硝、樟脑厚敷，日换药 1 次。

二诊：服上方药 3 剂，寒热已退，酸痛也较前减轻，口能张开约 2 指，自觉口干，大便 2 日未解。表证已除，改用清热解毒、养阴通便为治。

处方：桑叶 10g　野菊 15g　银花 15g　薄荷 6g　连翘 10g　地丁草 15g　白芷 6g　板蓝根 15g　炒牛子 10g　蒲公英 15g　大黄 6g(后下)　北沙参 10g　山栀仁 10g

外敷药同前。

三诊：3 剂药后肿势局限，口张开已正常，咀嚼硬食仍酸痛，大便已通。守原方除大黄，加

黄芩再进3剂。外敷药同前。

四诊：肿势基本已消，令暂勿食硬，以软食为主。治疗守上方。

[按语]“骨槽风”，西医称为下颌骨骨髓炎。临床并不少见。《疡科心得集》云：“夫骨槽风之证，固有内传变而成者矣，亦有外传变而成者。”指出本病是由牙龈痛处理不当继发此病，或由于口腔不洁而直接发病。明·陈实功《外科正宗》曰：“初则生于耳前连及腮颌，痛隐筋骨，久则渐渐漫肿，寒热如疟，牙关紧闭，不能进食。”本例患者为左臼齿感染继发，症见左腮酸胀，腮颌部漫肿，伴有寒热往来，口苦、脉弦，根据上症，汪老指出不宜急于投以石膏、生地大寒滋腻之药。辨证为外感风热、风火蕴结于少阳，故用柴胡、黄芩、炒栀仁、薄荷清泻少阳风热，银花、野菊、板蓝根、地丁草以加强清热解毒之力，又用荆芥、防风、羌活、僵蚕、七厘子轻扬之性以清泻头面部风热之邪。其中荆芥、防风较广泛用于阳证疮疡，羌活应用较少，多畏其辛温发散。汪老根据多年临床实践体会，认为羌活有很好的退热止痛功效，常配公英、板蓝根等药治风热表证，又指出本品气味浓烈，用量不宜过多，否则易致呕吐，故在使用时必须注意患者胃纳情况，适当掌握剂量。

[编者评注]骨槽风一证较为难治。本案的治疗充分体现了中医辨证的灵活性。寒热往来、口苦、脉弦，少阳证具，故治以清散少阳风热，解毒消肿。可见仲景心法对中医各科临床均有重要指导意义。若只见热重而投石膏，津血伤而投生地，必难奏效。按语中阐明羌活配公英、蓝根的功效，独具特色。羌活本为辛温之品，得公英、蓝根为伍而辛存温去，板蓝根、蒲公英得羌活则苦寒而兼辛散，故为疏风清热之妙品。此等用药，最宜后学师法。

李衡友医案

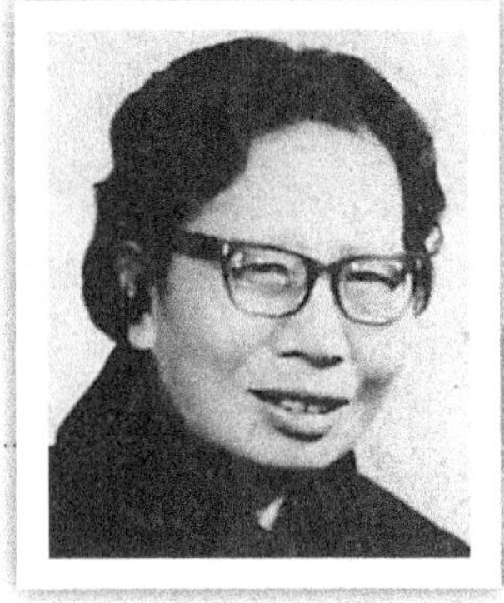

【生平传略】

李衡友，1925年生。江西遂川县人。主任中医师。家传中医，1940年经全省中医考试合格后，先后在遂川、宁都、南昌市行医。1950年获卫生部颁发的中医师证书，1955年调江西省妇女保健院从事妇科临床和科研。1959年在南京中医学院教学研究班结业，1980年晋升为主任中医师。曾任江西省第一届、第四届政协委员，第五届江西省政协常委、中华全国中医学会妇科委员会委员、江西省中医学会常务理事、省内(妇儿)科分会副主任委员。

从事中医工作45年，在学术思想方面，善于应用软坚散结、活血化瘀等法治疗妇科症病(如盆腔炎症包块、子宫肌瘤等)。在科研方面，1960～1966年间曾和符式珪教授、廖彩森、林至君等西、中医合作，建立了以补肾为主的中药人工周期疗法，治疗不孕证、功能性子宫出血、闭经等效果良好。以后又协助我国著名的妇科肿瘤专家杨学志教授，创建了中药“三品”锥切治疗早期宫颈癌的新疗法，曾获1981年江西省人民政府颁发的科技成果二等奖。

主要著作有《中医妇产科讲义》，另外还先后发表中医论文、中西医结合论文33篇。

一、橘核昆藻汤治愈癥积(右侧附件炎包块)两例

例一 简某，女，27岁。

初诊：1966年6月18日。

主诉及病史：婚后5年不孕。近半年来腰痛，右少腹胀痛，肛门坠胀感。月经尚正常。

诊查：宫体后倾，体小，活动差，子宫右后方可触及一囊性肿块，如男拳大，境界不清，左附件(一)，宫颈光滑。脉沉、舌苔薄白。

辨证：下焦湿热久郁，气滞血瘀，渐成癥积。

治法：调气活血，逐瘀软坚。治用自拟橘核昆藻汤。

处方：橘核12g　昆布10g　海藻10g　鳖甲12g　夏枯草10g　当归10g　赤芍10g　川

楝子 10g　元胡索 10g　香附 6g　茯苓 10g　海蛤粉 12g

治疗过程中以龟板、牡蛎、益母草、白石英、莪术等药出入加减，并用腾药外敷。断续治疗3个多月，症状消失。适患者出差上海，经广慈医院复查，盆腔炎性包块已完全消失。10年后患者因月经过多来我院门诊，据诉盆腔炎症未复发过，妇检未触及附件包块。

例二　任某，女，25岁。

初诊：1978年6月20日。

主诉及病史：婚后3年余未孕，经常下腹痛，月经正常。

诊查：子宫后倾，正常大小，质中，活动，左侧附件增厚，有1超鹅蛋大囊性包块，活动小，与子宫粘连。右侧附件增厚，有1超鸽蛋大囊性包块，活动。宫颈光滑。脉细弦，苔薄白，舌质稍暗。

辨证：气滞血瘀，癥积遂成。

治法：调气活血，逐瘀软坚。

内服橘核昆藻汤加车前子、瓜子金、白石英等，共服45剂，配用组织液、鱼腥草针剂各50支，症状消失。妇科检查：子宫平卧，稍小，双侧附件未触及包块，右侧稍肥厚，宫颈光滑。

［按语］慢性盆腔炎包块属中医癥积的范围，是妇科常见病，并具有病程长、治愈率低、复发率高的特点，症状以下腹痛、腰痛、带下等为多见，甚至导致不孕。妇科体征一般是附件或宫旁组织、后穹窿处、盆腔腹膜增厚或有包块，并伴有压痛。

中医对盆腔炎的辨证可归为三型：①湿热型：多见于急性或亚急性盆腔炎，治宜清热利湿，可用龙胆泻肝汤或丹栀逍遥散加白石英、紫花地丁等。②气郁型：多见于慢性盆腔炎，以附件或盆腔腹膜增厚为主，治宜舒肝理气，用逍遥散加橘核、川楝子、延胡索、香附等。③瘀滞型：多见于盆腔炎性包块，输卵管积水等，治宜调气活血，逐瘀软坚，炎性包块多用橘核昆藻汤加减；卵管积水多用桂枝茯苓丸加减，均可外敷腾药。例一、例二均系盆腔炎性包块，属瘀滞型，由下焦湿热郁久，气滞血瘀而成。均内服橘核昆藻汤，取橘核之温化散结，海藻、昆布之咸寒软坚、利水消肿为其主药，配以当归、赤芍活血化瘀，鳖甲、海蛤粉、夏枯草软坚散结，川楝、延胡索、香附行气止痛，茯苓健脾利湿。实践证明，此法治疗盆腔炎性包块确有独特疗效。其药性和平，可以久服（如素有胃病者，可去海藻，加陈皮，鸡内金），配以腾药外敷，更相得益彰。曾用此法治疗慢性盆腔炎50例，有效率达98%，炎性包块消失率、基本消失率共达88.88%。

附：腾药方（北京方）

组成：千年健 90g　追地风 60g　川断 120g　五加皮 120g　桑寄生 120g　川椒 60g　白芷 90g　透骨草 250g　艾叶 250g　羌活 90g　独活 90g　红花 90g　赤芍 120g　归尾 120g　防风 120g　乳香 90g　没药 90g　血竭 90g

配制：上药共研粗末，每袋500g，纱布袋装。

用法：每日隔水蒸热，用干毛巾包好，热敷下腹部每日1次，每次敷半小时。用过的药袋，放通风处晾干，次日再用，每袋可用10～15天。月经期不敷。

二、辨证治愈崩漏（功能性子宫出血）五例

例一　陈某，女，20岁，未婚。

初诊：1976年12月27日。

主诉及病史：阴道流血50多天不净，经量初多后少，色红或紫，稍有血块；腹无胀痛，间或

乳胀。

诊查:脉略弦,舌质红有裂纹,苔黄。肛诊:宫体前倾,稍小,质正常,附件(一)。

辨证:经漏,青春期功能性子宫出血,子宫发育不全。为肝郁化火型。

治法:先疏肝清热,后滋养肝肾。

处方:丹栀逍遥散加蒲黄炭10g,仙鹤草12g,藕节7枚。

服药4剂后血止,乃予二至丸加怀山药、川断、生地、白芍等滋养肝肾之品4剂,但血止5天后又复来潮,量中,再予逍遥散加减,5剂而经净。

后月经基本正常,但基础体温单相,尚无排卵。用补肾为主的中周Ⅰ号两个周期,基础体温转为双相。随访数年,月经正常,婚后于1982年7月妊娠,足月分娩。

例二 龚某,女,40岁。

主诉及病史:因近3个月来经水淋沥10^{+}～20^{+}天,于1980年6月19日来院诊治,诉有时阴部灼热,胀痛,经前失眠,性急易怒或头晕,头痛。

诊查:脉细弦、舌苔淡黄,舌质偏红。

辨证:经漏。为阴虚肝旺。

治法:养阴平肝。

处方:白头翁二至合剂加减。

二诊:7月3日。前天行经,量中,小腹部略胀痛,经前有头晕头痛感,脉弦细稍滑,舌质稍暗红,苔薄白。先予逍遥散加丹参10g,3剂,继服白头翁二至合剂去生地,加制首乌12g,药后经行7天干净。再以滋养肝肾之品杞菊地黄汤巩固疗效。7月28日行经,5天净。腹不痛,阴部亦无灼感。此后,月经正常。

例三 薛某,女,40岁。

主诉及病史:1980年10月6日因阴道突然大量流血,伴有血块,头晕乏力,面色苍白而急诊入院。患者过去月经尚正常,曾孕2次,近3个月经量增多,无停经史。经诊断性刮宫后出血渐止,病理报告为子宫内膜增殖症。西医诊断为功能性子宫出血(无排卵型),失血性贫血。先后输血400ml,并拟行全宫切除手术。患者因体质虚弱,不同意手术而转中医治疗。

诊查:患者突然阴道流血,量多,症见头晕心悸、气短乏力、纳差便溏、面色苍白,脉细,舌淡红,苔薄白,舌边有齿印。

辨证:血崩(心脾两虚,脾不摄血而致)。

治法:补益心脾以摄血。

处方:归脾汤加阿胶12g,田七末3g等,间服菟蓉合剂补肾固冲,四物汤补血调经。

药后于11月18日行经,5天净。此后,每月在经后服归脾汤5剂,并用中周Ⅰ号3个周期,以巩固疗效。每次月经量中等,5～6天净。半年后随访,基础体温双相,排卵功能正常,功能性子宫出血痊愈。

例四 刘某,女,16岁。

主诉及病史:1985年5月初潮,8天净。6月第2次行经,量多,持续20多天服中药始净。8、9两个月经量稍多,10^{+}天净。

诊查:10月23日来诊,阴道流血已20多天,近1周量甚多。头晕心慌,体倦乏力,小腹坠感。面色苍黄,唇淡,舌质淡红,脉沉细。

辨证:血崩。气不摄血(青春期功能性子宫出血)。

治法：益气摄血。举元煎加味。

处方：黄芪 20g　党参 20g　白术 10g　升麻 6g　乌贼骨 10g　阿胶 10g　仙鹤草 12g　生甘草 6g

服药 4 剂后，阴道流血明显减少，再服药 4 剂而血止。继用健脾补肾之品及乌鸡调经丸以巩固疗效。

例五　樊某，女，28 岁，已婚。

主诉及病史：因阴道流血 40 多天不净。于 1981 年 4 月 6 日曾在他院作诊断性刮宫，病理报告为子宫内膜增殖期改变，少部分为分泌早期图像，诊断性刮宫后出血仍未止。4 月 29 日来院诊治。

诊查：经量或多或少，症见头晕乏力，手足心热，间或胸胁闷胀，脉弦细，舌苔薄黄。

辨证：崩漏。为气阴两虚兼肝郁化火。

治法：益气养阴兼疏肝清热。

处方：参乌合剂（自拟方）加白头翁 10g，秦皮 6g，5 剂。

二诊：精神稍好，经量仍多，舌淡红，脉弦细。予逍遥散加川断 10g，阿胶 10g，田七末 3g，仙鹤草 12g，白及 10g。3 剂后出血停止。后于 6 月 20 日行经，经量稍减，5 天净。乃予中周Ⅰ号调治 3 个周期，间服逍遥散加减。3 个月后，月经周期正常，经量中等，4 天净。停药半年后随访，月经正常。

［按语］西医的功能性子宫出血属于中医学的崩漏范畴。从本人治疗功血的实践体会，临床上常见的有“肝不藏血”和“脾不统血”两大类型；而肝不藏血又包括“肝郁化火”和“阴虚肝旺”两型；脾不统血又包括“心脾两虚”和“气不摄血”两型；临证必须细致区别，才能取得良好的效果。

例一陈案、例二龚案，同属于肝不藏血的经漏；但导致肝不藏血的病机有所不同，故治疗方法亦异。例一症见漏下 50 多天，色红或紫，稍有血块，间或乳胀，脉略弦，舌质红有裂纹苔黄，系由于情志所伤，肝气郁结；郁久化火，肝火下迫冲任而血热妄行，属“肝郁化火”型，治宜疏肝清热，用丹栀逍遥散加味，使肝火降而崩漏止，然后再滋养肝肾之阴。例二症见漏下阴部灼热，经前失眠，性急易怒，头晕头痛，脉弦细，舌质偏红，苔淡黄，系肾阴不足，水不涵木，肝阴亦虚而肝阳偏旺，血失所藏而崩漏，属“阴虚肝旺”型，治宜养阴平肝，即滋养肝肾之阴而抑其肝阳，使阴阳平衡而崩漏愈。本人自拟白头翁二至合剂治疗阴虚肝旺型崩漏效果良好。血止后，再以杞菊地黄汤加减以滋养肝肾。白头翁二至合剂组成如下：

白头翁 10g　秦皮 6g　女贞子 10g　旱莲草 12g　怀山药 15g　川断 10g　生地 12g　白芍 10g　仙鹤草 12g　黄芩 6g　藕节 7 枚　生甘草 6g

本方系从张仲景治妇人产后下利虚极用白头翁加甘草阿胶汤悟来。该方既可治肝热下迫大肠的热利下重，又可治肝阳过旺下迫冲任致血热妄行的崩漏，因而采用白头翁、秦皮 2 药为主，都能清肝热，而秦皮性味苦寒而涩，又能坚阴止血，合并二至滋养肝肾之阴而止血，怀山药、川断健脾固肾，白芍、生地平肝凉血，黄芩、仙鹤草、藕节清热止血（出血多者加阿胶）、甘草和诸药，共奏养阴平肝、凉血止血之效。

例三薛案，例四刘案，同属于脾不统血型血崩，而病机稍有不同。例三属心脾两虚型，治宜补养心脾以摄血，用归脾汤加味而取效；例四属气虚不摄型，治宜益气摄血，用举元煎加味而血崩止。此类血崩如出血过多，可急用独参汤以益气固脱。

至于例五樊案，崩漏日久，气阴两虚，又兼肝郁化火，治宜益气养阴兼疏肝清热，先用参乌合剂加白头翁、秦皮，后以逍遥散加减而治愈。自拟参乌合剂治疗气阴两虚的崩漏，效果良好。其组成如下：

党参 20g　制首乌 12g　怀山药 15g　女贞子 10g　旱莲草 12g　川断 10g　仙鹤草 12g　蒲黄炭 10g　白及 10g　生甘草 6g

方中重用党参以补气，制首乌、女贞子、旱莲草以养阴，再益以怀山药、川断健脾固肾，仙鹤草、蒲黄炭、白及止血，甘草和诸药，共奏益气养阴、固肾止血之效。如兼肝火者加入白头翁、秦皮；如出血量多者加入阿胶、田七末。本方多用于功能性子宫出血病久者及青春期功能性子宫出血者，因崩漏病久，失血过多，阴虚而导致气虚，易出现气阴两虚证型；少女肾气未充，冲任不固，亦易出现气阴两虚证型，都宜应用本方。

功能性子宫出血虽分“肝不藏血”和“脾不统血”两大类，但两者都与肾虚关系密切。例如肾阴虚则水不涵木，肝阴亦虚而肝阳偏旺，则迫血妄行，出现阴虚肝旺证型，即《素问·阴阳别论》说的“阴虚阳搏谓之崩”。肾阳虚则不能温养脾土，脾阳亦虚，不能摄血而崩漏，出现气不摄血证型，如赵养葵所说：“血崩之疾，当分阴阳而治。……凡气虚不能摄血而崩者，其人必面白，尺脉虚大，饮食无味，久病者有之。”何况各种原因所致的崩漏，如日久不愈，穷必及肾。因肾为先天之本，元气之根，主藏精系胞，是人体生长、发育和生殖的根本。月经的正常与否和肾气的盛衰关系极大，故治疗崩漏的重点是补肾，而兼顾肝脾。崩漏经辨证论治（包括塞流、澄源二法）使出血停止后，如不作巩固治疗，易于复发。巩固治疗有重补脾和补肾之不同，本人则侧重补肾，对各型崩漏血止后，都可用以补肾为主的中药人工周期疗法（即中周Ⅰ号，具体方药见下述不孕案）调整“肾—天癸—冲任—胞宫”之间的机能平衡，以促进排卵，恢复正常的月经周期，达到巩固疗效的目的。

三、应用“中周Ⅰ、Ⅱ、Ⅲ号方”治愈不孕症四例

例一　李某，28 岁，已婚。

初诊：1979 年 2 月 5 日。

主诉及病史：患者 14 岁初潮，经型$\frac{3\sim8\text{天}}{40\sim50\text{天}}$。1973 年曾因阴道不规则出血，经诊断性刮宫诊为子宫内膜增殖症。此后又经常间发性闭经，须注射黄体酮始行。

诊查：平时腰痛，下腹部冷感，脉沉，舌质淡，舌边有齿印。妇科检查，除宫体稍小外，无异常。行经 8 小时内诊刮诊为增生期宫内膜，基础体温单相，诊断为无排卵性月经，原发性不孕症。

辨证：为肾阳虚，宫冷。

治法：先以中周Ⅰ号治疗 3 个周期后，月经周期正常，量中无何不适，但基础体温仍为单相。继用中周Ⅰ号两个周期后自己停药 2 个月。于 1980 年 3 月再诊，因其下腹冷感明显，辨证为肾虚宫寒，治以温肾暖宫，给中周Ⅲ号 1 个周期，基础体温即转为双相而受孕。于 1980 年 11 月足月正常分娩 1 男婴。

例二　张某，25 岁。

初诊：1981 年 6 月 6 日。

主诉及病史：婚后 3 年未孕，患者 16 岁初潮，经型$\frac{7\text{天}}{45\sim90\text{天}}$，经色淡红，量少。5 月间因闭

经作诊断性刮宫，病理报告为增生期宫内膜，显示增生过长，基础体温单相。

诊查：平时腰酸，经前乳胀，脉细弦，舌苔薄黄，诊断为无排卵性月经，原发性不孕症。

辨证：为肾虚肝郁。

治法：用中周Ⅰ号在菟蓉合剂中加川楝、合欢皮、怀牛膝以补肾疏肝。治疗3个周期，月经正常，基础体温双相而妊娠分娩。

例三 雷某，31岁。

初诊：1981年6月5日。

主诉及病史：患者16岁初潮，婚后5年未孕。经型$\frac{3\sim5\text{天}}{35\sim40\text{天}}$，量中，色红，有时经闭数月至1年。经期诊断性刮宫为月经期宫内膜部分腺体分泌功能差。诊断为原发性不孕症。

诊查：体倦乏力，间或心悸，腰酸，脉沉细，舌苔薄白。

辨证：为肾虚型（偏肾阳虚）。

治法：补肾助阳。

用中周Ⅰ号治疗2个周期而妊娠分娩。

例四 夏某，31岁。

主诉及病史：经常闭经，婚后8年未孕。1964年9月经本院气腹造影：右侧卵巢鸽蛋大，左侧卵巢超鸽蛋大；经前诊断性刮宫：增生期宫内膜；基础体温单相。诊断为多囊性卵巢，作卵巢楔形切除术。术后1年余，仍未排卵，而转中医治疗。

诊查：月经先后无定期，经色红或紫，稍有血块。经前乳胀痛。脉沉，舌质稍暗，苔薄白。妇科检查：子宫体平卧，稍小，双侧可触及鸽蛋大卵巢，宫颈光滑。基础体温单相，孕二醇测定1.7mg/24h尿。

辨证：为肾虚肝郁兼血瘀。

治法：用以活血化瘀为主的中药人工周期（即中周Ⅱ号）治疗，间服逍遥散数剂。

治疗5个月受孕。妊娠足月分娩。

［**按语**］根据月经产生的机理及“肾藏精”、“肾主生殖”、“冲为血海、任主胞胎”等理论，结合临床常用以补肾为主的治疗方法，治疗月经病及不孕症有较好的疗效。自1963年起，通过中西医结合研究，从实践中摸索出以补肾为主的法则，模仿妇女月经周期的生理改变而于不同阶段选用不同的药物，以调整“肾—天癸—冲任—胞宫”之间机能的平衡，而达到调经种子的目的，即中药人工周期疗法。我院先后应用临床的有以补肾为主的中药人工周期疗法（简称中周Ⅰ号），以活血化瘀为主的中药人工周期疗法（简称中周Ⅱ号），以温肾暖宫为主的中药人工周期疗法（简称中周Ⅲ号）。

肾为先天之本，元气之根，主藏精气，具有促进人体生长发育和生殖的功能。卵巢功能低下或子宫发育不全的不孕症，皆属于肾虚。因而治疗不孕症的关键是补肾，而补肾须辨肾阳虚、肾阴虚，并有肾虚肝郁、肾虚夹瘀、肾虚宫寒等不同类型，临床只须辨证应用中周Ⅰ、Ⅱ、Ⅲ号，以提高疗效。

例一、例二，均诊断为无排卵性月经，原发性不孕症。中医辨证皆属肾虚但稍有区别，故治法有所不同。例一经常间发性闭经，10年不孕，腰酸下腹部冷感，脉沉、舌质淡，属肾虚宫寒，治宜温肾暖宫。先用中周Ⅰ号补肾阳使月经周期正常，但尚未排卵。鉴于下腹部冷感明显，诚如傅青主所说：“寒水之地不生草木，重阴之渊不长鱼龙，今胞宫既寒，何能受孕。”由于肾阳虚不能温煦胞宫冲任，故改用中周Ⅲ号，在排卵前期及排卵期服温肾暖宫合剂5剂，即达到排卵受孕的目的。例二婚后3年未孕，腰酸，经前乳胀，脉细弦，苔薄黄，辨证为肾虚肝郁，即傅青主所说："因怀胞素恶，肝气郁结而致的嫉妒不孕。"治宜补肾疏肝，用中周Ⅰ号加川楝、合欢皮等疏肝解郁而使之排卵受孕。此类患者，还可在应用中周Ⅰ号的治疗间歇期间，服逍遥散或开郁种玉汤数剂，使肝气条达舒畅而利于排卵受孕。

例三、例四，均有闭经且婚后多年不孕。例三经诊刮术证实为腺体分泌功能差，辨证为肾虚型(偏阳虚)，治宜补肾助阳，用中周Ⅰ号，2个周期即孕。例四确诊为多囊性卵巢，经楔切术后尚无排卵，症见月经先后无定期，经色红或紫，有血块，经前乳胀，脉沉，舌质稍暗，属肾虚肝郁兼有血瘀，而用以活血化瘀为主的中周Ⅱ号，间服逍遥散而排卵受孕。

本人从长期的临床实践中体会到，以补肾为主的中药人工周期疗法(中周Ⅰ号)，方药简便，适于门诊广泛使用。对卵巢功能不足引起的月经不调、闭经、月经过少以及无排卵性月经或子宫发育不全的不孕症等，均有良好效果。并可作为功能性子宫出血血止后调整月经周期之用。其中菟蓉合剂(自拟方)为补肾促排卵的主方，系根据阴阳互根的原理组成。对肾阴虚者，在一派滋阴药中适当用肉苁蓉、仙灵脾温补肾阳之药，使滋阴而不腻；对肾阳虚者，在补肾阳药中仍重用熟地、怀山药等滋阴之药，使温阳而不燥，阴阳互根、相互滋生而达到阴阳平衡。又方中仙灵脾，有兴奋性神经的功能。临床实践证明，在排卵前期服用本方药，可促使卵泡成熟而达到排卵，对无排卵性月经及黄体功能差均有良好的效果，对子宫发育不全者也有促进发育的作用。

当我们用中周Ⅰ号初次治疗1例多囊性卵巢综合征的病人时，观察到激情素水平持续高影。宫颈粘液结晶持续不消，而基础体温仍呈单相，月经不能来潮。由此认识到，以补肾为主的中药人工周期疗法可提高激情素水平，促进卵泡成熟，但不能使多囊性卵巢排卵；因多囊性卵巢的表层包膜过厚，卵泡成熟而不能排出，与一般卵巢功能低下而无排卵者不同。从西医治疗本病须用楔切术以利排卵，悟出中医对此病的治疗原则须用攻补的方法，便在排卵前期给予活血化瘀的桃红四物汤加减试服，果然达到排卵的目的。因此建立了以活血化瘀为主的中药人工周期疗法(中周Ⅱ号)。1963年至1964年间，我院中西医结合病房曾用中周Ⅱ号治疗4例多囊性卵巢综合征病人(均经X线气腹子宫碘油造影证实)，均达到排卵目的。其中3例已妊娠分娩。凡属肾虚夹瘀不孕症，如多囊性卵巢综合征或兼血瘀征象者，均可用中周Ⅱ号治疗。

附：中药人工周期疗法Ⅰ、Ⅱ、Ⅲ号

(一)以补肾为主的中药人工周期疗法(简称中周Ⅰ号)

周期	治则与功用	方药
经后期(经净后1～5天)	补冲任为主，为排卵打好基础	乌鸡调经丸每次1颗，每日2次，胎盘片每次5片，每日2次
排卵前期及排卵期(周期第11～16天)	补肾为主，促使卵泡发育排卵	菟蓉合剂：菟丝子、怀山药、熟地各12g，枸杞、川断、当归各10g，香附、肉苁蓉各6g，仙灵脾6～10g。偏阴虚加女贞子10g、旱莲草12g；偏阳虚加鹿角霜10g、艾叶6g。服5～10剂
经前期及经期(相当于经前3~5天及经期)	活血调经为主，促使月经来潮	调经活血合剂：当归、茺蔚子各12g，赤芍、泽兰、茯苓各10g，川芎、香附各6g。如腹痛甚者，加元胡6～10g，五灵脂生、炒各5g，如治疗不孕证，经前期不用药，经行才服本方药。偏虚寒者，经期服温经汤以温经助孕

(二)以活血化瘀为主的中药人工周期疗法(简称中周Ⅱ号)

周　　期	治则与功用	方　　药
经后期(周期第6~10天)	补肾气、养冲任为主,促进卵泡发育	促卵泡汤:怀山药15g,熟地、首乌、菟丝子各12g,当归、川断、肉苁蓉各10g。偏阳虚加仙茅、仙灵脾各6g,偏阴虚加女贞子10g、旱莲草12g,5剂
排卵前期或排卵期(周期第11~16天)	以活血化瘀为主,使已成熟的卵子突破卵巢表层而排出	排卵汤:当归、赤芍、泽兰各10g,熟地、茺蔚子各12g,川芎、桃仁、红花、香附各6g。偏阳虚加桂枝6g、鸡血藤10g,偏阴虚加丹参12g、枸杞10g,5剂
排卵后期(周期第17~25天)	调肝肾、养冲任为主,使黄体功能健全,为孕卵着床创造条件	促黄体汤:怀山药15g,熟地、首乌各12g,川断、阿胶、龟板、枸杞各10g,肉苁蓉6g。偏阳虚加菟丝子、当归各10g,偏阴虚加女贞子、丹参各10g,旱莲草12g。5~7剂
经前期(周期第25~28天)	以活血调经为主,使子宫内膜坏死脱落,月经来潮	调经活血合剂(药物见中周Ⅰ号)偏阳虚加桂枝6g、鸡血藤10g,偏阴虚加丹参12g。如治疗不孕症,经前期不用药,经行才服此方药

(三)以温肾暖宫为主的中药人工周期疗法(简称中周Ⅲ号)

周　　期	治则与功用	方　　药
经后期(经净后1~5天)	补脾肾、养冲任为主,为排卵创造条件	归脾丸每次1丸,每日2次,胎盘片每次5片,每日2次
排卵前期及排卵期(周期第11~16天)	以温肾暖宫为主,促使排卵	温肾暖宫合剂:熟地、当归各12g,白芍、桑寄生、川断、肉苁蓉各10g,川芎、杜仲、炒艾叶、桂枝、牛膝各6g,草豆蔻3g。5剂
经前期及经期(相当于经前3~5天及经期)	活血调经为主,促使月经来潮	调经活血合剂(药物见中周Ⅰ号)加桂枝6g,鸡血藤12g 如治疗不孕症,经前不用药,经期服温经汤

[编者评注] 古今医家治疗月经不调和不孕症的处方甚多,但临证要选择恰当之方,诚非易事。李公衡友,从事中医妇科临床和科研工作几十年,他和同事们共同创立的以补肾为主的中药人工周期疗法(中周Ⅰ号);以温肾暖宫为主的中药人工周期疗法(中周Ⅲ号),既体现了中医特色,又使选方用药精确恰当,同时又积极利用现代化仪器为中医辨证服务,有力地促进了临床疗效的提高。李氏所创立的中周Ⅰ、Ⅱ、Ⅲ号方,实际上是补肾、化瘀和暖宫3种不同的治疗方案,而在同一方案中又有不同的方药,从而使中医妇科的辨证更加精确和完善,施治更为贴切。这的确是一种宝贵的经验。

福建名医医案

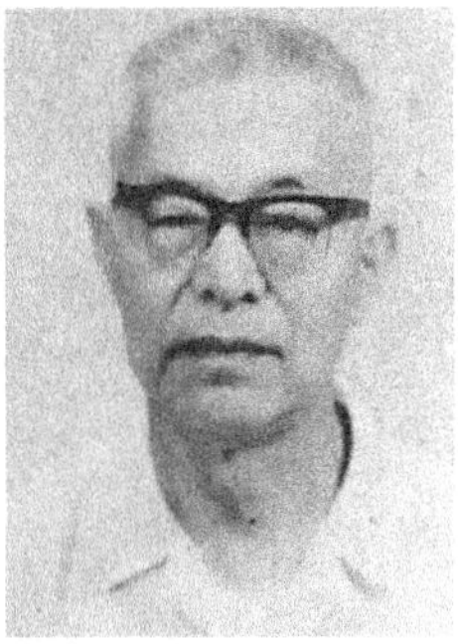

赵棻医案

【生平传略】

赵棻，字芗远，1910年生。满族。先世宦游入闽，遂定居福州。少年时，见家人病笃，中西药均罔效，后由前清御医后裔周良钦精心诊治，始转危为安，因此对中医学极感兴趣，遂拜周良钦为师学医，焚膏继晷，孜孜五载。学成之后，应旧考试院之试，名列前茅。悬壶以来，众誉啧啧。新中国成立后，响应党的号召，积极参与福建中医学院及中医院之筹建，并曾任福建中医学院教授、副院长、兼附属医院院长等职。

50余年来，桃李多出其门下，深为医林重望。学宗补土，但不拘泥于温补，能别树一帜，对疑难重症，治愈颇多。

著有《赵棻医疗经验选集》及主编《中医基础理论详解》等书，均刊行问世，其中医基础一书，或选为教材，或列为主要参考书，颇得好评。

一、补中益气为主治愈头痛一例

尤某，男，40岁。

初诊：1974年9月19日。

主诉及病史：头痛14年。其痛多在太阳穴或脑后，痛无定时。痛剧时，双目难睁，恶心欲呕，服“索米痛”能暂时缓解。

诊查：夜寐不安，多生奇梦，半夜醒时，耳闻幻听，精神不振，饮食二便如常人，无脑部外伤史。脉象细微，舌质淡苔薄，边见齿痕。

辨证：脉症互参，属气虚头痛。

治法：治以补中益气，佐以温肾安神。

处方：炙黄芪10g　正红参6g　漂白术10g　明升麻5g　软柴胡1.5g　全当归6g　广陈皮6g　炙甘草5g　甘枸杞12g　五味子10g　桑椹子12g　菟丝子15g　紫石英60g(先煎)

钟乳石 30g(先煎)　4 剂

二诊:诸症见减,惟夜寐尚欠安宁。照上方加牡蛎 20g,共服药 6 剂,多年头痛,竟告痊愈,2 年来均未发作。

1976 年 10 月 14 日,旧病又复发,特来再请诊治,仍照 2 年前处方,服药数帖又愈。

[按语] 本例患者,经西医诊断为“血管性神经性头痛”,无特殊疗法,一般只作对症处理。赵老辨证,主要根据病程久长,脉象细微,舌淡边齿印,认为是气虚为主之证,以补中益气汤为主方治之。又虑及脉细微,当为阳气不足,故加紫石英、钟乳石、菟丝子,甘温助阳,又可重镇安神。复以桑椹、枸杞滋润之品,寓有“阴能助阳”之意,又可制金石药物之刚燥。更有五味、牡蛎收敛心气,以治夜梦幻听诸症。药中病机,疗效迅速,1974 年秋天治愈后,2 年间未见复发,远期疗效也较满意。

二、益气健脾法治愈腹痛一例

陈某,女,51 岁。

初诊:1984 年 11 月 23 日。

主诉及病史:1984 年 7 月 13 日突然发生上腹部疼痛,经当地医院尿检,淀粉酶明显增高,诊断为急性胰腺炎收住院治疗。住院十余日,未愈出院。当时发现白细胞下降,继续在门诊观察治疗。因多次检查血、尿淀粉酶不能下降,故来福州诊治。

诊查:症见左侧腹部胀痛,纳食不甘,二便正常,面色不华,声音低微,脉沉细,舌淡苔薄白。尿淀粉酶 2250 单位/ml。

辨证:脾气虚弱,健运失职。

治法:益气健脾,加强运化。

处方:麦谷芽各 30g　党参 15g　怀山药 15g　结茯苓 10g　陈皮 6g　甘草 5g　3 剂

二诊:12 月 1 日。药后精神好转,腹痛消失,纳食增进,尿淀粉酶降至 570 单位/ml。继以原方调治,前后服药 20 余剂,临床症状消失,携方返里,继续调治。

[按语] 本例以麦芽、谷芽为主药,性皆甘平无毒,是“五谷为养”的上品,且又孕育蓬勃生发之机,可以借二芽生发之气,合参、蓣、苓、草、陈皮鼓动人体之胃气,达到健运和生化的目的。可以促进、调节人体的正常代谢,对于消化系统疾病和急、慢性肝病,肝硬化,再生障碍性贫血,血小板减少症,慢性肾病等疾病,都有着良好的治疗作用。

三、扶正祛邪法治愈偏瘫一例

陈某,男,52 岁。

初诊:1984 年 10 月 31 日。

主诉及病史:1984 年 7 月 11 日上半夜正在伏案工作,突然头痛如劈,颈项板滞,转侧困难,伴呕吐 1 次,继则昏迷不醒,由家属急送部队医院抢救,经腰穿发现均匀血性脑脊液,眼底检查发现玻璃体膜下出血,经对症处理,转某医院进一步诊治,CT 检查证实为蛛网膜下腔出血。在该院大力抢救,脱险后,遗下左侧头顶胀闷而痛,右侧半身瘫痪,不能张目,张目则眩晕欲仆,饮食二便尚调。

诊查:脉弦细而数,重按无力,舌质红,苔薄黄。血压:150/114mmHg。

辨证：肝肾不足，瘀血阻塞清窍。

治法：益肝补肾，化瘀开窍，佐以潜阳。

处方：紫石英 30g　赤芍药 9g　金钗石斛 15g　麦谷芽各 30g　结茯苓 10g　生晒参 7g　制首乌 12g　川续断 12g　菟丝子 12g　甘枸杞 12g　三七粉 4g(分冲)　2 剂

二诊：11 月 2 日。药后左侧头顶胀痛稍减，稍能睁眼视物，右侧半身偏瘫同前。仍步前法，加虫类药以济通窜之力，上方加地龙 9g，4 剂。

三诊：11 月 6 日。症同上述，但血压明显下降(130/90mmHg)。二诊方中三七粉改 6g(分冲)，4 剂。

四诊：11 月 11 日。药后诸症见减，睁眼已不眩晕，偏瘫亦见好转，右侧手脚活动较前灵便。昨因衣被不慎，感受风邪，症见喷嚏、流涕，咳嗽无痰，咽干喜饮，溲赤如茶，脉细数，舌红，苔薄黄。证属风热上犯，治宜轻清疏解。

处方：冬桑叶 9g　杭菊花 9g　苦桔梗 6g　香连翘 9g　苏豆豉 12g　北荆芥 6g　川朴花 6g　扁豆花 6g　建神曲 9g　苦杏仁 6g　鸡苏散 24g　2 剂

五诊：11 月 13 日。药后外感已愈，视物仍有轻度眩晕，舌脉同前，血压：130/95mmHg。三诊方加菊花炭 6g，4 剂。

经上方增减治疗，至 12 月 26 日止，除阅览书报时久尚见眩晕之外，偏瘫已愈，临床症状基本消失，患者自我感觉良好，要求返里。嘱定期检查，避免过度疲劳，并加强身体锻炼，以求全功。

[按语] 本案因肝肾亏损，不能上养清窍，以致目不能开而生眩晕，瘀血阻于经隧脉络，则生偏瘫、头痛；脉弦细数、舌质红苔薄黄，说明病势退后，尚有余风未熄，当虑死灰复燃，中风又作。根据叶天士《临证指南医案・中风》“气充血盈，脉络通利，则病可痊愈”的治疗原则，侧重于培补精血，益肝滋肾以治本，活血化瘀以治标。妙在方中加入生晒参、茯苓、麦谷芽等益气健运之品，既可源源不断把营养精微输往肝肾，又可促进病理产物排除。

四、温补肾阳法治愈阳痿不育一例

阮某，男，36 岁。

初诊：1982 年 12 月 19 日。

主诉及病史：阳痿，或举而不坚，纵偶获坚挺，亦一触即泄，且精量少，结婚 5 年未育。伴头晕腰酸，善食而形瘦，寐少梦纷。婚前有手淫史。

诊查：脉沉细，舌淡红苔薄。血压 120/74mmHg。生殖器无异常。

辨证：肾气不充，虚阳浮越。

治法：温肾扶阳，佐以潜降。

处方：菟丝子 15g　甘枸杞 15g　五味子 9g　车前子 9g　潞党参 15g　怀山药 15g　麦谷芽各 30g　赤芍药 9g　炒杜仲 15g　川续断 15g　紫石英 30g　紫河车 9g

二诊：1983 年 1 月 11 日。上方药连服 22 剂，自觉临床症状明显好转，精神倍增，肌肉丰满，阳痿已愈。药既中的，仍继以上法调治。嘱节制房事，养精蓄锐。次年，其妻已孕。

[按语] 本案阳痿主要是肾气不充、虚阳浮越所致，故方中以“五子衍宗丸”加减化裁，配合炒杜仲、川断加强补肾之功；复佐参、蓣、麦谷二芽健脾益气，使后天不乏资源，以济先天；紫石英温肾摄纳，引虚浮之火复入旧宅；紫河车为血肉有情之品，以补精血。妙在一派补肾温阳药

中，反佐一味赤芍，多数是泻不专攻，必寓补于攻，则攻得补助，邪去而正不伤；而补亦不纯补，必参一二疏泄，以疏其滞，否则便成呆补。“赤芍为血中气药”，入肝经，故邪在于痿废日久，不免茅塞不通而有夹瘀之嫌，用之甚为得当。

五、清热行郁法治愈狐惑一例

陈某，男，35岁。

初诊：1983年3月24日。

主诉及病史：于1981年春开始，左侧口唇溃疡，反复不已，经用强的松、四环素、维生素B_2、维生素C，以及外用养阴生肌散等处理，停药即发。至1981年7月发展为龟头阴囊破溃，双眼红赤疼痛，颈部多处脓性毛囊炎，经某部队医院诊断为“白塞综合征”，屡经医治无效。

诊查：除上述诸症外，尚有左下肢浮肿至膝（有血丝虫感染史），口干喜饮，夜寐欠宁。脉细弦数，舌红、苔光剥，中有龟裂。

辨证：心脾积热，肝经郁火，灼津伤液。

治法：养阴泄热，疏肝行郁。

处方：生地15g　元参15g　金银花15g　连翘10g　当归9g　鸡血藤15g　合欢15g　木蝴蝶9g　碧玉散24g　4剂

另：青黛粉10g，每次少量撒溃疡处。

二诊：4月2日。药后口唇溃疡明显好转，眼赤疼痛已消，左下肢浮肿未见消退。仍步前法，加强杀虫利湿，行瘀消肿。照上方加马鞭草9g，土茯苓15g，4剂。

三诊：4月11日。药后诸症显减，下肢浮肿亦略有消退，自购4剂续服。昨因衣被不慎，客感时邪，咽痛咽痒，喷嚏流涕。脉细弦数，舌淡红，苔薄中黄腻，有龟裂。

处方：冬桑叶9g　菊花9g　苦桔梗6g　香豆豉12g　荆芥6g　鲜芦根30g　苏连翘9g　玉竹12g　鸡苏散24g　2剂

另：六神丸2支，每次10粒含服。

四诊：4月15日。服药之后，外感已愈，口唇等溃疡继续好转，下肢浮肿进一步消退，求续药巩固疗效。照二诊方去马鞭草，2剂。

后以二诊方为基础，辅以丹参、赤芍、蒲黄、苡薏、浙贝等增损出入，服药80余剂，彻底痊愈。

[按语] 赵老认为本病患者以阴虚素体为多，且根据口、眼、生殖器、皮肤等症状，还应当考虑肝经郁火。因为足厥阴肝经起于大敦，从大腿内侧上行入阴际，环绕阴囊上至小腹，上行挟胃，属于肝脏，联络胆腑，上行过横膈，散布肋胁，再沿喉咙后面至腭，联接于目系。由此可见“白塞综合征”症状与肝经循行路线密切相关，故治以疏肝解郁，而解郁当与行血和血并用，才更能加强解郁的功效。故治疗本案患者，以增液银花甘草汤合连翘碧玉散养阴泻热，合欢、木蝴蝶疏肝解郁，当归、鸡血藤和血行血，既起加强解郁之力，又能反佐清热凉血，因甘寒解毒之品久服有抑遏阳气之弊。二诊因考虑有血丝虫慢性感染引起的下肢浮肿，故加马鞭草、土茯苓杀虫利湿，行瘀消肿。三诊因感受时邪，以桑菊饮合加减葳蕤汤养阴清解。在以后60余剂的用药过程中，方虽有所增减进退，但养阴泄热、解郁和血之大法一以贯之，终能彻底治愈。

（以上由蒋远征整理）

六、补脾为主治愈虚狂一例

王某，女，31 岁。

初诊：1965 年 10 月 27 日。

主诉及病史：患者由 3 人挟持前来就诊。神志不清，口中喃喃自语，时或哭笑，而语音不亢。据其爱人口述，患者于本月 19 日忽然昏倒，人事不知，经某医院抢救始醒。10 月 23 日，复到某医院妇科门诊，以头眩心悸为主诉，服药 3 日，尚无不适。但自昨日起，忽然神志错乱，语无伦次，彻夜吵嚷不休，迄未宁静。曾去某医院诊查，认为癫狂，拟送精神病院诊治，因欲用中药治疗，经人介绍，特来我处求治。

诊查：诊其脉，细缓无力，两目斜视，面赤如妆，口紧闭未能验舌，指甲白，脚冷至膝。

辨证：脉症合参，显系戴阳证候，乃断为虚狂之证。

治法：当场即用毫针刺入人中、风府、大椎、肝俞、心俞等穴，以通经窍。又急取桂附理中丸一粒(9g)，研碎冲开水灌下，以振脾肾之阳，并使之平卧于检查床上，移时稍平静。遂议用益气宁神，导龙入海之法，拟方 1 剂，嘱其服后明晨再来。

处方：潞党参 30g　泔苍术 6g　陈皮 9g　煮半夏 9g　范志曲 9g　石菖蒲 4.5g　远志 6g　甘草 3g　夜交藤 12g　紫石英 30g(先煎)　磁朱丸 18g(分吞)　桂附理中丸 3 粒(分吞)　2 剂

二诊：10 月 28 日。患者只由其爱人陪送而来，神志已清，虚狂症状均消。自诉头晕且重，胸腹内觉有烘热之感，周身酸楚。昨夜初能入寐，但两眼不能闭合，口中和，饮食欠佳，大便通而不畅，小溲热赤。脉微而沉细，苔薄白，舌质淡，面色已转正常。心神既定，浮火归原，当再着温肾，以助脾阳。拟照前方加味治之。原方加肉苁蓉 12g、补骨脂 9g、北沙苑 9g，1 剂。

三诊：10 月 29 日。患者独自一人前来，神志完全清醒，衣饰整洁。自诉药后仅余轻微头晕，饮食欠佳，并无其他不适。二便如常，脉沉细，苔薄白，舌质淡。拟再续前方加减治之。

处方：潞党参 30g　泔苍术 4.5g　陈皮 9g　煮半夏 9g　麦谷芽 24g　范志曲 9g　怀山药 15g　菖蒲 3g　远志 3g　肉苁蓉 12g　补骨脂 12g　紫石英 30g　磁朱丸 12g(分吞)　桂附理中丸 3 粒(分送)　1 剂

5 天后随访，已无不适感觉。

［按语］本例辨证，首先抓住本质，不为假象所迷惑。如面赤发狂，不应当作火热看待，当透过表象，分析病机，始得确诊。论治当以补脾为主，脾阳一旺，心营受荫，君火以明，相火以位，主要矛盾解决，次要矛盾亦随之迎刃而解。

(赵向华整理)

七、温肝和血法治愈夜半腿痛一例

王某，女，53 岁。

初诊：1983 年 12 月 12 日。

主诉及病史：自诉入冬以来，每当半夜 12 点以后，两腿疼痛，影响睡眠，必待天明起床时才好转。白天则所患不甚。平时头晕、闷瞀不爽、纳差，左胸部不定时闷痛、间断发作，病已积二三年。

诊查：脉弦息缓，苔薄，舌淡。

辨证:病因肝肾气血不足,不能应时流畅,以致脉络不通作痛。

治法:治当温肝和血,血行则痛自蠲。

处方:续断 12g　牛膝 12g　桑枝 9g　桂枝 3g　当归 9g　枸杞 12g　川朴 9g　茯苓 6g　赤芍 9g　甘草 5g　鸡血藤 15g　木香 7g　菟丝子 12g　麦谷芽各 30g　5 剂

二诊:12 月 21 日。药后自觉腿痛有瘥,头目闷瞀如故,脉舌依旧。再主上法去木香。5 剂。

三诊:1 月 6 日。药后腿痛已愈,舌淡略红,头有时漾。上方去桂枝、桑枝、川朴,加丹参 12g,桑寄生 12g,生龙牡各 24g。

药后腿疼未见复发,唯胸次痹痛尚偶有发作。

[按语] 患者入冬以来,每交子夜两腿痛剧,按理当似受寒引起,醒后痛瘥,又似有活动后症状轻解的"湿"证。然而细考却无寒湿因由。其人平素体质虽差,顾亦持息合度,未见"居处卑湿"及痹痛前因。本次病从渐起,莫明厥由。再察其余症头晕闷瞀、神倦、年过五旬,脉缓、舌淡等,当系肾气先亏之体。加上左胸时见闷痛,积已经年,其血脉不利,亦有先兆。《素问·平人气象论》:"鸡鸣至平旦,天之阳,阴中之阳也;平旦至日中,天之阳,阳中之阳也。"本案入冬发病,甚于子夜,减于平旦,是为阳气已馁,特别是阴中之阳不足所致。方用菟丝子、枸杞、牛膝,温养肝肾以实下;当归、续断、赤芍、鸡血藤,活血通经;佐以桑枝、桂枝引经疏风;余药和胃助运。药证相合,故奇症应手而愈。

(林书年整理)

八、壮肾为主治愈舌根结节一例

李某,男,50 岁。

初诊:1982 年 7 月 12 日。

主诉及病史:1981 年 3 月发现舌面靠近根部有一约长 3cm、宽 0.8cm 的椭圆形结节,高出舌面约 0.2cm,状如荔壳,触之质地同舌无异。经吉林某医院切片化验,诊为"慢性炎症,典型增生"。经多方医治无效。现值返闽探亲之便,来我院门诊。

诊查:症见口干、舌麻微痛,常失眠、头晕心悸,形神倦怠,纳食尚可,时有便秘,既往曾患"梅核气"。有嗜烟酒史。舌淡红、苔浅剥,舌根结节同上述,脉细近弦。

辨证:证属肾水不足,虚火上炎,苗窍瘀阻,舌根结节。

治法:治宜壮水制火,益气活血。

处方:生晒参 3g　熟地 12g　山萸肉 10g　茯苓 10g　怀山药 15g　丹皮 7g　麦芽 30g　谷芽 30g　麦冬 9g　泽泻 6g　4 剂

二诊:7 月 16 日。口干稍减,时感胸脘闷痛。照前法再佐以和血。按方加丹参 12g,赤芍 6g,3 剂。

三诊:7 月 19 日。胸脘闷痛及舌上麻涩均减,夜寐转佳。照上方再进 4 剂。

四诊:7 月 23 日。昨因咽痛,自服西药四环素等,前症又见反复。舌淡红、苔中根剥脱,结节同前,脉细稍数。照方加木蝴蝶 6g,3 剂。

五诊:7 月 26 日。咽痛已愈,诸症亦减。照上方续服药 4 剂。

六诊:8 月 13 日。舌中结节日见缩小,已不高出舌面,精神转佳。舌质偏红、苔薄,脉细弦。嘱以避免油炙辛热,多进滋润之品,定期服用前方药,以巩固疗效。

[按语] 本例由于患者长期用脑过度，熬夜劳神，扰动心火。心火动越则更耗伤肾水，而致失眠、心悸、神倦、口干诸症；君火动则扰动相火离位，从下而出，循脉上炎，鼓舌而生结节。多嗜烟酒炙煿，则干涩尤甚，是火炎之兆。惜乎前治，偏重“梅核”，多从调气郁用药，未能抓住病根，遂演成现状。故方取熟地、山萸滋养肾阴为主；麦冬、茯苓清心宁神；丹皮，泽泻清泄相火；党参、怀山药、二芽补气健运，养后天可济先天；舌为心苗，心主血脉，舌脉结节，胸闷而痛，虚有血脉阻滞，故益以丹参、赤芍，活血散瘀；木蝴蝶轻清上浮，行气利咽，擅疗音嘶、咽痹，此味疏而不燥，行而不破，用于五脏诸经气阴不足，郁滞不行之证，每获吹嘘疏沦之助。

（蒋远征整理）

九、温补肝肾法治愈蓐劳一例

商某，女，48岁。

初诊：1981年5月18日。

主诉及病史：患者于1958年赴新疆工作，因水土不服，操劳过度，导致流产3次。每次流产后，又因失于调养，遂致长期形神倦怠，腰痛身楚，四肢乏力，面色萎黄。20多年来，曾经多方医治，悉以痹证或风湿性疾病论治，攻多于补，卒未获效，病况日见加重，不得不随夫退休，定居榕城。

诊查：现形体虚胖，纳食不甘，动则汗出，短气心悸，视物昏花，夜寐多梦，两眶黧黑，面色憔悴，腰酸溲频，周身关节酸楚，手指关节不灵，经闭10年。

辨证：脾肾两亏，肝失温养。

治法：温补肝肾，健脾益气。

处方：补骨脂9g　当归9g　紫石英30g(先煎)　菟丝子12g　枸杞12g　肉苁蓉12g　麦谷芽各30g　党参15g　赤芍药6g　制香附6g　三七粉3g(分冲)　白术4g

二诊：5月21日。2剂症减，尚感腰酸，肢体重着不舒，脉舌同前，照上方加川续断15g，2剂。

三诊：5月24日。药后矢气频频，胸闷嗳气，他况继减。脉沉弦，舌淡红，苔薄边齿痕。前方中的，已见转机，气滞未和，益以健运。继加神曲9g、三七粉改4g(分冲)，2剂。

四诊：6月4日。病情稳定，偶感头目眩晕，脉象较前有神，面暗渐退。舌淡红，苔薄，边见齿痕。肝肾亏损未复，仍守前方加狗脊12g，沙苑12g。4剂。

五诊：6月9日。临床诸症尽愈，嘱仍继服前方4剂，以资巩固。

该患者于9月中旬来院，容颜明润，谓前症悉愈，夏季曾赴北京旅游，身心安泰。

[按语] 细考本例发病有年，前后治疗多着眼于患者20年来赴职新疆，塞外天寒，朔气凛冽，风湿外侵，在所难免。然而疏散风寒，卒鲜成效。经赵老细询病源，认定多次流产，失于调护，才是内伤主因。加以地居边陲，医疗不便，病常迁延失治，遂致元气渐伤，酿成现状。

其人年未五旬，天癸已竭，肾气之虚，不言而喻；再参腰酸、眶黑、短气、神疲、心悸、虚胖、纳拙，无非命门火衰，脾肾交馁；眼花、多梦，面色憔萎，为肝失温养所致；至于关节不灵，指爪僵硬，赵老谓是“胃气作强无力，肝衰罢极失荣”。故治不舍本逐末，强求久痹，而独主温阳补肾，调元益气，守方不易，克奏全功。

（蒋远征整理）

十、辨清标本治愈肌肉抽搐一例

林某，男，12岁。

初诊：1984年6月4日。

主诉及病史：近5年经常发生阵发性肌肉抽搐，情绪兴奋时，更加显著。五心烦热，性急易怒。乳房肿胀如少女发育状，如抚摸乳房则见阴茎勃起射精，不能控制。发病后，学习成绩明显下降，上课及做作业时，不能集中精神，字迹潦草，有时连自己亦不辨何字。夜寐多梦，饮食二便尚可。出生时有用产钳助产史。

5年来，曾服西药“氟哌定醇”、“硝基安定”、“安坦”等抗精神病和中枢性抗胆碱药，能暂时控制病情，停药即发，甚至更加严重。

诊查：脉细数近弦，舌淡红苔厚浊。

辨证：肝经郁火，阳升风动。

治法：舒肝解郁、平肝熄风，佐化痰浊。

处方：木蝴蝶9g　银柴胡9g　川郁金9g　牡丹皮9g　赤芍药9g　珍珠母60g　双钩藤9g　秋蝉衣6g　黑豆24g　金钗斛15g　怀山药15g　太子参15g　莱菔子9g　生甘草3g　2剂

二诊：6月6日。药后症状未见进退，乳房肿胀更为明显。仍步上法，暂退平肝熄风之药，加强疏肝解郁之品。

处方：佛手片9g　川郁金9g　木蝴蝶9g　盐陈皮6g　莱菔子9g　鲜橘叶10张　麦谷芽各30g　潞党参15g　怀山药15g　结茯苓9g　赤芍药9g　当归尾7g　生龙齿30g　粉甘草3g　2剂

三诊：6月12日。药后乳房肿胀明显消退，但仍须配合西药安坦才能控制肌肉抽搐。现肝气得以疏解，但滋镇之力不足，以致风木内动。因本案病情临床较为少见，试以填阴熄风为治，方以大定风珠汤加味。

处方：白芍18g　阿胶9g　生龟板12g　生地黄18g　火麻仁9g　五味子6g　生龙牡各30g　生鳖甲12g　冬桑叶9g　双钩藤9g　鸡子黄2枚　炙甘草6g　2剂

四诊：6月17日。药后肌肉抽搐明显减少，五心烦热亦瘥，夜寐安稳。药既中的，仍步前法出入。上方加珍珠母60g，5剂。

以上方出入，前后服药120余剂。肌肉抽搐消失，未见乳房肿胀，抚摸乳房无阴茎勃起及射精现象，夜寐良好，智力恢复正常，学习成绩明显提高。

[按语] 本案病例较为罕见，主症中有阵发性肌抽搐，乳房肿胀及异常射精。西医诊断为“多发性综合抽动症”，认为是神经系统多巴胺活性增强所致。赵老根据患者性急易怒、肌肉抽搐、性早熟，脉细数近弦等临床症状，初诊考虑为肝经郁火，阳升风动，治以疏肝解郁，平肝熄风，佐化痰浊，效果未显，且乳房肿胀更剧。在二诊中偏重疏肝解郁，乳房肿胀虽消，但肌肉抽搐未减。因此考虑到病有虚实，证有标本，本案虽有性急易怒、乳房肿胀、五心烦热、肌肉抽搐等肝阳刚暴之象，但肝为风木之脏，相火内寄，且体阴而用阳，性刚、主动、主升，全赖真阴滋涵，肝得濡养，则刚劲之质得柔和之体，遂其条达畅茂之性，何病之有？故三诊舍标治本，以大定风珠汤味厚之品加味治疗，充填真坎，下滋肾水，则相火归位，肝风平熄，调治4个月，病告痊愈。

（蒋远征整理）

[**编者评注**] 本例患者主症中既有阵发性肌肉抽搐、乳房肿胀如少女，又有阴茎易于勃起射精，不能控制等候，症情颇为复杂，临床亦属罕见。但赵老先生抓住肝经郁火、阳升风动的主要病机，并遵“肝体阴而用阳”、“性刚、主动、主升”的特点，三诊时舍标以治本，以填阴熄风为法，药用大定风珠汤加味重之，期刚劲之质得柔和之体，刚柔相济，遂其条达畅茂之性，终使相火归位，肝风平熄，5年沉疴，仅调治4个月而痊愈，足见其功夫之深也。

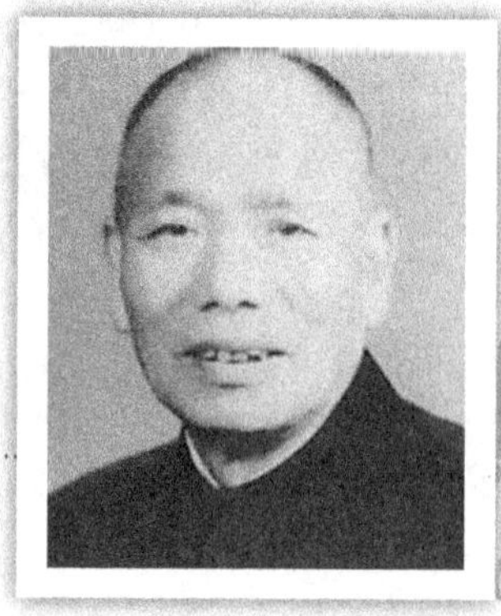

郑孙谋医案

【生平传略】

郑孙谋，字仲权，1913年生。福建福州市人，四世业医。少承庭训，矢志操岐黄术以活人。启蒙后11岁受业于清秀才翁幼西先生五载，授课四书五经与《周易参同契》等，为攻读中医经典奠定基础。14岁即开始背诵医经，17岁随堂伯父少荣公侍诊七载，得其真传。24岁悬壶乡曲，曾治活痖瘴、走马牙疳等危重病人。踵门求诊者日众。

解放后曾参加筹组福州市第一联合医院，任副院长。1956年7月福州市人民医院成立，任内科主任中医师，并兼任福建中医学院内科教研组副组长。曾任中华全国中医学会首届理事，福州市人民医院副院长；历任中医学会福建分会副会长，中华医学会福建分会常务理事，中国中西医结合研究会顾问，福建省卫生厅学术委员会委员，福州市科协常委，福州市中医学会名誉会长，福州市中医研究所所长等职。

从事中医工作48年，对理论有较深研究和较丰富的临床经验，善于运用扶阳法。治疗病态窦房结综合征颇有心得。在省级以上刊物发表论文7篇，其中《血丝虫乳糜尿中药治验》一文译成俄文对外交流。参加编写《脉经校释》。

一、栀豉温胆汤治愈癫疾一例

吴某，男，23岁。

初诊：1977年10月18日。

主诉(其父代诉)及病史：患者有精神分裂症病史。近10余日来因所愿未遂而心烦不安，情绪急躁，目赤怒视，头痛，不眠不食，自言自语，哭笑无常，口干喜饮，大便秘结。

诊查：脉滑数，舌红苔黄。

辨证：脉证合参，系痰郁化热，扰乱心神。

治法：治宜清心涤痰，安神定志。方拟栀豉温胆汤加减。

处方：淡豆豉9g(后入)　山栀子9g　新竹茹9g　盐枳壳3g　结茯苓9g　煮半夏5g　瓜蒌实16g　蜜薄荷3g　石菖蒲2g(后入)　远志肉3g　土胆星3g　3剂

二诊:10 月 21 日。情绪急躁,头痛失眠,两目直视,叨叨絮语,见探视者闭门不纳,大便已通但量少,心烦稍安。脉滑数,口干,舌红苔微黄。大便下行,腑气已通。按原方去瓜蒌实,加夜交藤 18g,以增安神镇静之功。

三诊:10 月 24 日。服药 6 剂后,头痛减轻,夜间可入睡 3～4 小时,大便通畅,烦躁亦减,唯自言自语及幻听仍有。脉滑数,苔黄稍褪,舌质红。按上方服 3 剂。

四诊:10 月 31 日。诸症大减,夜间能够入睡 5～6 小时,见人不避,对答切题,时有轻度咳嗽、胸窒。脉细弦,舌淡红,苔薄黄。再沿前法续进,可冀入于坦途。原方加甘草梢 5g,以利咽除少气。

服药 5 剂后情绪开朗,少有自言自语,午睡 1 小时左右,口干胸闷已减,待人正常,食欲增加,但仍有呆滞,记忆力差。舌质淡红苔薄白,脉弦细。病情日入蔗境,当以原意乘胜进取。

处方:淡豆豉 9g(后入)　山栀 9g　石菖蒲 2g(后入)　新竹茹 9g　茯苓 9g　盐枳壳 3g　远志肉 3g　煮半夏 5g　土胆星 3g　蜜薄荷 3g　草梢 5g

［**按语**］本例患者以所欲不遂,所求不得,苦思积忧,伤及心脾,气乱于心,痰积于脘,痰气郁而化火,蒙闭包络,扰乱神明,症见性情急躁,彻夜不眠,口干喜饮;大便秘结,此内热之征也;自言自语者,言为心声,心热则多言;哭笑无常者,君火亢甚则笑,相火铄金则哭;血气为身之神,气乱则神衰,痰客中焦,妨碍升降,使十二官各失其职,视、听、言、动皆有虚妄,脉数为热,滑为痰;苔黄舌红属于痰火作祟。方处栀豉温胆汤加减,王晋三称温胆为"隔腑求治之方也",治手少阳三焦之剂。痰热蒙蔽心包而治三焦者,以三焦属腑,心包络属脏,互为表里。故用二陈专和中焦胃气,复以竹茹清上焦之热,枳实泄下焦之热。加入栀豉治虚烦不寐,开胸中热郁,配以菖蒲、远志祛痰开窍,安神定志;瓜蒌实体润清化热痰;胆星味苦以祛风痰;薄荷质轻以清头目。共奏清心涤痰、安神定志之效。案中处方用药始终如一,谨守病机,正合于《内经》"必伏其所主,而先其所因"之旨矣。

二、补中益气汤治愈痞胀一例

唐某,男性,47 岁。

初诊:1976 年 3 月 12 日。

主诉及病史:脘胀,按之不痛已 10 余年,劳累后加剧。曾在某西医院就诊时发现肝脏肿大,查肝功能正常。大便每日二三次,尚成形,尿畅。

诊查:舌质红,苔薄,脉沉细缓。量上脘水平腹围 102cm。胃肠钡餐透视:胃粘膜脱垂,十二指肠横段憩室。

辨证:因脾虚运化不及,而致清阳不升,浊阴不降,清浊相混。

治法:揆其病机,治宜升清降浊,补益中气。拟升阳益胃汤进之。

处方:生黄芪 9g　软柴胡 3g　川黄连 2.5g　潞党参 9g　煮半夏 5g　炙甘草 2.5g　盐陈皮 3g　结云苓 9g　杭白芍 9g　漂白术 5g　羌独活各 2.5g　光泽泻 9g　红大枣 1 枚　老生姜 1 片

二诊:3 月 18 日。药进 3 剂,腹满渐消,但午后仍觉痞满。舌质红,苔心浊,脉缓。前法既已中肯,仍照原方继进药 21 剂。

三诊:4 月 29 日。脘胀显著减轻,量上脘水平腹围 92cm,较初诊时缩小 10cm。舌质淡红,苔薄,脉沉细缓。证仍由于脾之清气不升而下溜,胃之浊气不降而上逆。取补中益气汤加减以益气升阳，升清降浊，化否为泰。

处方：川升麻2.5g 生黄芪9g 软防风3g 光泽泻9g 漂白术5g 炙甘草3g 杭白芍9g 软柴胡3g 潞党参9g 盐陈皮3g 7剂

四诊：6月29日。药后痞满若失。但停药50天，腹满复起，嗳气不舒，矢气难传，睡眠差，大便粘腻，小溲正常。脉沉弦，苔浊。湿土当令，脾气不输，溯本还原，仍宜升阳益胃。处方同初诊，加党参3g，黄芪用生炙各半。共服27剂。

停药半年，经胃肠钡餐检查，胃粘膜脱垂已消失。随访2年，未曾复发。

［按语］丹溪云：痞与否同，不通泰也，由阴伏阳蓄，气与血不运而成。处心下，位中央，膜满痞塞者，皆土之病。其原因，有中气久虚，不能运行精微为痞；有过服消克，不能舒化饮食为痞；有湿热太甚，痰气上逆阳位为痞等。本例患者病已有十多年病史，病久涉虚，每于劳累后症状加剧，痞胀而按之不痛，脉沉细缓，均为虚象，即前者所谓"中气久虚，不能运行精微为痞"。遵《内经》"塞因塞用"的治则，法取培育坤土升清降浊而愈。

三、和解少阳为主治愈鼻衄一例

王某，女，52岁。

初诊：1975年1月2日。

主诉及病史：前1周开始患"感冒"，3天后鼻衄、齿衄，右侧头痛剧烈如钻刺，牵至右牙龈及右中耳疼痛，呈间歇性发作，每发持续约1个多小时，伴畏冷，怕风，肩背酸痛，食欲不振，二便正常。

诊查：口不干，脉浮弦。舌质红，苔黄浊稍厚。

治法：和解少阳，搜风散邪。

处方：软柴胡3g 秋蝉衣7尾 白僵蚕5g 大元参9g 白菊花3g 枯黄芩6g 北细辛1.5g 香白芷3g 陈半夏6g 粉甘草3g 2剂

二诊：1月5日。鼻衄、齿衄已止，头痛好转，右中耳仍有微痛，畏风，头晕，舌质红，苔黄浊，脉弦细数，症势已趋坦途，病情向愈之机。治法仍遵原法，加清热降火之品。

处方：大元参15g 白菊花5g 秋蝉衣7尾 枯黄芩6g 盐黄柏9g 怀牛膝9g 陈半夏6g 甘草梢3g 软柴胡3g

服上方药2剂后，头痛已除，衄血未作。

［按语］此衄血不为里热，应分析为表热，衄不必忧，古人以血为汗，是邪从衄解之势；柴胡证具，故用小柴胡汤加减，能转少阳之邪热，加细辛、白芷两味辛窜开滞善治头痛、牙痛、中耳痛，正合"高巅之上，唯风药可达"之旨。蝉衣、僵蚕搜风散邪；元参、菊花辛凉散热，咸寒降火。上药虽非止血之剂而血竟止者，以其透发风热，达到邪解衄止、营卫调和。服药2剂后鼻衄、齿衄均止，唯头晕、畏风、右中耳仍有微痛，肾开窍于耳，乃循前法去辛窜之辛芷，与搜风之僵蚕，以滋肾之牛膝下行，使火降气平，血随气下，不再有"妄行"与"失道"之患，而头晕、中耳痛之疾可随之痊愈。

四、甘麦大枣汤加味治愈心悸一例

陈某，女，20岁。

初诊：1974年9月16日。

主诉及病史：头眩晕，心悸，呕水，夜间烦躁啼哭。

诊查：鼻衄，口臭，苔厚，脉弦数。心电图提示：窦性心动过速，心跳118次/分。

辨证：脉证合参，属于水气上乘，胸阳被郁，心不自安，使人有怏怏之状，常筑然动，是为悸。湿与水、饮一源三歧，僭居上焦，阳气不能升发，则头眩晕；清阳偶弛，饮停不化致胃逆而呕水；水为阴邪，夜静为阴，以阴遇阴而心系急则悲，故夜间烦躁啼哭；足阳明胃经脉荣于面，挟鼻，开窍于口，络通于心，心主畏水，火离本位而热气必假道胃络以出其窍，故证见口臭、鼻衄；苔厚为湿，弦为阴脉，数乃心系急为虚热。

治法：补心安神，健脾祛湿。以甘麦大枣汤加味治之。

处方：炙甘草9g　浮小麦15g　大红枣5枚(擘开)　生龙牡31g(先煎)　五加皮9g　漂白术6g　怀山药15g　泡吴萸2g　黄连片4片(分送)

二诊：9月18日。服上方2剂后，症状锐减，心悸稍平；纳食不馨。脉象弦滑，舌苔微黄。病情已有好转，而水未化气，去五加皮，加附子以扶阳，使水从表除，不从里泄。

处方：炙甘草9g　浮小麦15g　红大枣5枚(擘开)　生龙牡31g(先煎)　熟附子5g　漂白术9g　怀山药15g　泡吴萸3g　川黄连1.5g

三诊：9月20日。服上方药2剂，呕水已蠲，眩晕若失，心悸较宁，唯剧烈活动后还觉心悸。今早骑自行车来就诊，精神愉快。舌苔微黄，脉象弦细，脉搏86次/分。复查心电图：提示正常。按前方去川连，加酒白芍敛其外散之气，茯苓渗湿以去水。

处方：炙甘草9g　浮小麦15g　大红枣5枚(擘开)　熟附子5g　漂白术9g　生龙牡31g(先煎)　结茯苓9g　泡吴萸3g　酒白芍6g

服药6剂，心悸完全消失，停药观察一旬，于10月恢复全天工作。

[按语] 心悸又名怔忡，其病因有气虚、血虚、属饮、属火之殊。本例患者为水停心下，侮其所胜，属于“饮”的范畴。“水停心下悸”不用苓桂术甘汤而用甘麦大枣汤为主者，乃室女心跳过速，夜间烦躁啼哭，心系急则悲故也，取其甘以缓急；配以龙牡收敛浮越之正气，推挽空灵之阴阳，为补心安神之剂，重用白术除脾湿，固中气使水有所制；黄连、炒吴茱萸化阴凝为阳和，用以止呕。二诊，去五加皮加附子，术附同用并走皮中以除水气。三诊去黄连加酒炒白芍，伍以甘草、附子、芍药以安内，附子以攘外，甘草以和中，旨在敛戢真阳，使水得化气；悸者心受水凌，加茯苓以去水，水去则神安而悸自愈。

五、知柏地黄汤合玉女煎治愈消渴一例

刘某，男，40岁。

初诊：1976年9月23日。

主诉及病史：食欲亢进，头晕，四肢乏力，口干尿量增多，腰酸楚。

诊查：查尿糖(＋＋＋)，舌质红，苔少，中剥呈鸡心舌，脉细滑数。

辨证：消渴(中消为主)。

治法：治宜滋阴清热，益气生津。方取玉女煎加减。

处方：潞党参15g　寸麦冬10g　生石膏30g　肥知母10g　怀牛膝10g　生地黄18g　怀山药15g

二诊：10月13日。上方稍作加减，共服药15剂，尿量减少，夜间口干，腰稍酸痛，略感头晕。舌质红，苔少，脉弦滑数，查尿糖(＋)。以知柏地黄汤合玉女煎加减。

处方：川黄柏 10g　肥知母 10g　熟地黄 18g　女贞子 15g　旱莲草 15g　淡竹叶 10g　北沙参 10g　怀山药 12g　结茯苓 10g　怀牛膝 10g　甘草梢 3g

以上方加减，共诊 14 次，服药 55 剂，症状逐渐减轻，尿糖由(+)到(-)间波动，最后稳定，尿糖转阴性或微量。

三诊：12 月 25 日。不甚善饥，夜里口干、唇燥，晨起目矢多。每天排尿 5 至 6 次，尿色稍赤。腰酸，有时耳鸣。舌质淡红，苔薄白，脉弦滑，尿糖(-)，偶尔微量。证属肾阴亏损，下焦湿热烁津。仍以知柏地黄汤合玉女煎，迭服收功。

处方：肥知母 10g　川黄柏 10g　女贞子 15g　旱莲草 15g　生熟地各 12g　牡丹皮 6g　怀山药 15g　结茯苓 10g

尿赤，口干明显时，换服下方。

处方：生石膏 32g　肥知母 10g　怀牛膝 10g　怀山药 18g　漂白术 6g　女贞子 12g　旱莲草 10g　枸杞子 10g　白沙参 10g

以上 2 方为主加减，共服药 47 剂，患者并能注意控制饮食，口已不干，饮食如常，二便亦正常；多次查尿糖，均为(-)。

[按语] 吾认为消渴一证，虽系肺燥、胃热、肾虚，但根据其尿有甜味，则属水谷转输失常，脾气不升，精微下泄，故在治疗中以上、中、下三消辨证论治为基础，加入补脾益气之品，亦有"善补阴者，必于阳中求阴"之意。

该患者初诊主要表现中消症状，故以玉女煎清胃热，泻胃火，补肾滋阴；第二阶段，患者口干、多食症状减轻，尿糖亦降低，除中消见症外，肾阴亏损之证相对明显，故治疗重点放在下焦，以玉女煎合知柏地黄汤加减；并在临证中对两方的使用也有所侧重。方药之增减，完全从辨证施治原则出发，但总不离乎纠正"阴虚阳亢"之病理。该患者年龄不大，患病时间较久，症状顽固，并非几剂药即能奏效，治则既定，仍应坚守，临证只须稍事调整，不为大改，持之以恒，必能见效。患者自初诊至基本痊愈，历时 93 天，汤药共进 70 剂，若医者无毅力，患者无信心，是不可能取得好的疗效的。

六、红藤四逆散加味治愈腹痛一例

谢某，女，58 岁。

初诊：1978 年 3 月 20 日。

主诉及病史：患者于 1972 年行"胆囊切除术"，术后腹部经常阵发性绞痛，痛甚则大汗淋漓，曾多次住省立某医院治疗，诊断为"术后肠粘连"。此次进油腻食物后，腹部绞痛难忍，伴轻度畏冷发热，经省某医院给庆大霉素 8 万单位，2 次/日肌注，以及阿托品解痉止痛等处理，寒热已瘥，疼痛亦得缓解。但近 1 周来腹痛再次加剧，因多次使用西药未能根治，而求诊于中医。

诊查：腹部疼痛如绞，痛处固定，气胀不舒，得矢气稍减，口苦咽干，不欲饮水，纳呆寐差，大便干结，小便短赤。神志清楚，表情痛苦，屈膝顶胸，皮肤巩膜无黄染，心肺正常，右上腹部见手术疤痕约 8cm，腹软，脐周偏右压痛明显。舌质红，苔根厚浊而燥，边有瘀斑，脉弦缓。

辨证：素体湿热内蕴，困阻气机，肝胆疏泄失常，气血为之瘀滞。

治法：疏肝利胆，理气活血，缓急止痛。红藤四逆散加味治之。

处方：红藤 15g　皂刺 5g　枳壳 5g　柴胡 5g　赤白芍各 9g　木香 5g　枯芩 9g　茵陈 9g

甘草 3g　分化硝 9g(分冲)　6 剂

二诊:3 月 26 日。服上方药 6 剂后,大便畅行,腹痛已除,唯心窝部胀甚,嗳气矢气则舒,纳呆,舌脉同前。药切病机,仍守原方,加苏梗 5g,以宽中理气。3 剂。

药后未再复诊,后因他病求医,询得 3 剂尽后,诸症悉除。

[**按语**] 余自拟红藤四逆散治疗肠粘连,疗效尚属满意。其组方以红藤为主药,活血止痛,皂刺助红藤之力,四逆散、木香疏肝理气,枯芩中空像胆取其清热解毒,消除炎症。诸药合用具有疏肝利胆、理气活血的功用。本例患者湿热为患,则针对病因加入茵陈、芒硝通幽利胆之品,取其腑以通为顺,仅服药 9 剂病愈,随访 1 年 7 个月未再复发。

七、截疟七宝饮合四兽饮治愈产后疟疾一例

林某,女,22 岁,已婚。

初诊:1973 年 8 月 11 日。

主诉及病史:宿患隔日疟。今值产后第 27 天,恶露已净。3 天前开始寒战高热,隔日 1 作(体温 40.5℃),头痛汗出,浑身酸楚,恶心。

诊查:面色皖白,肌瘦神疲,唇舌不荣,苔浊灰腻,脉象浮滑数。

辨证:素体虚寒,产后更羸,募原伏邪,乘虚而起。

治法:当宜扶正截邪,温下清上。方取截疟七宝饮合四兽饮加减。

处方:潞党参 12g　淡竹叶 9g　煮半夏 6g　枯黄芩 6g　煨草果 5g　常山苗 6g　炙甘草 5g　杨桃花 9g　肉桂末 1g(分冲)　盐陈皮 5g　花槟榔 5g　结茯苓 9g　大乌梅 9g　2 剂

二诊:8 月 13 日。寒热头痛俱减,体温降至 37.5℃,尚有恶心、神疲,自汗出。舌质暗淡,苔浊略退,脉滑。病势虽减,余邪未尽,脾虚夹湿,纳运失调,仍以健脾燥湿截疟为治。

处方:潞党参 12g　淡竹叶 9g　煮半夏 6g　甘草梢 5g　盐陈皮 5g　杨桃花 9g　炒常山 6g　大乌梅 9g　草蔻仁 5g　肉桂末 1g(分冲)　2 剂

三诊:8 月 15 日。寒热已罢,精神亦有好转,唯纳差、恶心欲呕未除。舌脉同前。疟疾已罢,体虚未复,脾胃失和。治以温中补虚,燥湿和胃。

处方:肉桂末 1g(分冲)　煮半夏 6g　白茯苓 9g　炙甘草 3g　盐陈皮 5g　潞党参 5g　草豆蔻 3g　大乌梅 3 枚　干荷衣 9g　嘉禾散 9g(布包)　淡竹叶 9g　2 剂

四诊:8 月 17 日。精神转佳,饮食稍增,面色转荣,唯口中时泛涎沫,偶尔自汗出。舌苔白,脉沉弦。证属脾胃虚寒,湿痰内滞。当专温中健脾为治。

处方:潞党参 12g　结茯苓 9g　盐陈皮 5g　煮半夏 6g　公丁香 5g　小茴香 5g　北干姜 3g　熟附子 5g　淡竹叶 9g　炙甘草 3g

迭进 2 剂,诸恙悉平,随访月余,未见复发。

[**按语**] 本例有疟疾病史,产后遇劳复发,即投截疟药而见效。纳呆呕吐病情虽重,使用温中固下,燥湿化痰,针对"脾恶湿,湿生痰也"之机。产后失血,下元多虚,面色皖白,口唇不荣、舌苔浊暗是下元虚寒的真象,肌肤壮热、脉象浮数是阳气外泄的假象。上热下寒故用肉桂之辛热,引火归原而收外泄之阳;配以淡竹叶清肺,毋令华盖受煎熬也;一温一凉并用,是仿既济法,取温下清上之功。四诊中肉桂易附子,意亦相同。至于方中之嘉禾散一味,出自《瘴疟指南》,功专升降阴阳,调中醒脾,燥湿化痰,主治中满下虚,脾胃不和,多痰纳呆。本例虽与瘴疟有别,然其机要则一也,故取之亦获良效。

八、生脉散为主治愈阳痿一例

李某，男，37岁。1977年1月来信求医。

主诉(函诉)及病史：既往有手淫史，结婚4年，无性生活要求，阴茎不举或举而不坚。夏天怕热多汗，出汗后衣衫腹围部位有黄色汗渍。经常矢气，响而不臭。食欲及二便正常。时有遗精，无早泄史。畏冷。脉搏60～70次/分。舌质淡红，舌边有齿印。1976年曾服五子衍宗丸及赞育丹加减等壮肾阳、补气血之方药20剂左右，觉腰部有力，但阴茎仍不易勃起。后又服填肾精、壮肾阳为主的方药，虽有短暂几天阴茎能举，以后又成萎态，精神甚为苦恼。

辨证：究其病因，患者有手淫历史，精血损耗，阳失阴恋，欲火顿萌，华盖受烁，"肺热叶焦"，遂成阳痿。夏天阳气恒泄于外，卫外不固，怕热多汗；经常矢气，系肠风飧泄，为气虚之类也；舌质淡红苔薄，舌边有齿印乃气阴不足之证。

治法：《内经》有"病在下治诸上"的治则。故拟补益气阴、滋肾固精之法治之。方取生脉散加味。

处方：明玉竹15g　大麦冬9g　五味子5g　牡丹皮9g　黑山栀9g　北沙苑9g(布包)　建莲须9g　杭白芍9g　漂白术9g　生牡蛎24g(先煎)　生熟地18g(各半)

并嘱患者要怡情养性。因函件往返，4月22日始服首剂药。服药1剂后，阴茎即能勃起而同房，但排精量少。服药15剂后，7天同房4次，均能正常排精，出汗亦减少。嘱患者要节欲蓄锐，并续服六味地黄丸以巩固疗效。

[按语] 阳痿一证，历代医家认为多涉及肝、肾、阳明三经。所谓"阳明主宗筋"(宗筋聚于前阴，为足三阴、阳明、少阳及冲、任、督、跷之所会)，"阳明虚，则宗筋弛纵"。如纵欲无度，或误犯手淫，致命门火衰；或思虑无穷，心脾耗损；或恐惧不释，伤及肾脏；或湿热下注，宗筋弛纵，均可导致阳痿。张景岳有"火衰者十居七八，火盛者仅有之耳"之说。对后世医家影响很大，因而见阳痿者动辄喜用壮阳温肾之剂，有的可以奏效，但有的未必见效。

本例以生脉散加减，方中以玉竹代人参，与麦冬、五味子3味药合用，一补、一清、一敛而具益气敛汗、养阴生津的作用。生地、熟地助麦门冬养肺阴；白芍、牡蛎助五味子敛肺气，与甘味药同用又能酸甘化阴；熟地、沙苑、莲须补肾精以固涩；丹皮、栀子清热泻火而解郁；由于方中多为滋腻之品，恐伤脾碍胃，故以白术健脾益胃。此外，肾主藏精，肝主藏血，若性欲无度，精血不足，致肝肾虚，精血竭；思虑忧郁，肝失条达，郁而化火，消烁肾阴，亦成阳痿。如妄投助阳温肾之品，则火愈炽而精血愈伤，形成欲速则不达。故治疗之法必须审因察理，辨证论治，不可拘泥。

九、一贯煎合甘露饮治愈不育症一例

林某，男，35岁。1975年12月28日来信求医。

主诉及病史：结婚四载，未曾生育，性交时阴茎易勃起而不能射精，但是偶有梦遗。经当地医院检查生殖系统及前列腺均正常。唇赤，舌红少苔，脉细尺弱，过去有迁延型肝炎病史。

辨证：肝肾阴虚，相火妄动。

治法：滋肾养肝，化阴清热。方取一贯煎合甘露饮化裁。

处方：白沙参9g　麦门冬9g　川楝子9g　甘枸杞9g　当归身6g　干杷叶9g　川石斛9g

盐枳壳 5g　建莲须 9g　枯黄芩 6g　生熟地各 12g

1976 年 4 月 7 日来信述：常服上方药后，阴茎勃起程度有减，性交时举而坚，仍不能射精。舌质红，边有瘀点及齿痕，苔薄中黄。治在前法基础上加以益气养阴，疏肝解郁。

处方：白沙参 12g　寸麦冬 9g　五味子 3g　粉丹皮 9g　银柴胡 5g　建莲须 9g　盐枳壳 3g　车前子 9g(布包)　北沙苑 9g(布包)　盐知柏 18g(各半)　生熟地 24g(各半)

1976 年 7 月 18 日来信述：服上方药 10 剂后，多次性交均能射精。舌尖稍赤，苔薄黄，脉弦尺脉仍弱。前法既已中鹄，自不改弦易辙。

处方：明玉竹 15g　寸麦冬 9g　五味子 3g　牡丹皮 9g　黑山栀 9g　川菖蒲 2g(后入)　银柴胡 5g　杭白芍 9g　盐知柏 18g(各半)　生熟地 24g(各半)

1976 年 11 月 11 日来信报喜：其爱人已怀孕数月。

[按语] 本例宿患肝病，湿热自盛，肝阴耗损，必然下及肾阴，以乙癸同源也。肝体阴而用阳，阴液既亏，阳气乃奋，故阳强易举；肝用不调，则疏泄之功偏废，肾阴不足则施舍之官失司，是以阴茎勃起而不能射精；阴虚者阳必盛，相火妄动，偶见梦遗，亦可知精液尚满，第关节不通而已。考肝之脉络循少腹、绕阴器、入毛中，是则本病与肝的关系至为密切；况肝主疏泄，若功能正常，气机调畅，则关门自然而通。故初以一贯煎合甘露饮在于壮水以制阳，服药 3 个月余而阴茎挺举程度已有减轻，再投生脉散以养阴，知、柏以滋肾，丹、柴以泄肝，沙苑、二地、莲须以益精，车前子以利窍，药赅功专，仅服 10 剂而获效。

十、当归四逆加吴萸汤治愈缩阴症一例

邱某，男，22 岁，未婚。

初诊：1964 年 5 月 13 日。

主诉及病史：近 5 年来有遗精史。2 个多月前因感冒，连续 20 多天身体不适，伴畏冷。2 月 23 日晚梦遗 1 次后，突然阴茎冷缩，手足冰冷，背部恶寒及筋惕，异常惊慌，经家人以火烤并饮热茶，才逐渐恢复。以后经常在走路或大便时，阴茎突然内缩变小变硬，如花生仁大，并觉一股冷气自小腹直达足内侧。手足冰冷，平时怕冷，精神易于激动，睡眠时阴茎易于勃起。某医院诊为"精神过度紧张"，予服镇静药，并嘱休息而无效。

诊查：来诊时细问病情，患者尚有多梦、头晕等症状。面色较为苍白，舌苔薄浊，脉弦数紧。

辨证：脉证合参，系属肝经虚寒。

治法：治当温肝散寒，方拟当归四逆加吴茱萸生姜汤。

处方：全当归 5g　小桂枝 3g　杭白芍 9g　北细辛 2g　炙甘草 3g　白通草 5g　生姜片 6g　泡吴萸 3g　大红枣 3 枚

二诊：5 月 15 日。药后未见阴缩，头晕减轻，唯夜寐多梦，阴茎勃起，小溲清长。苔薄白，右脉弦细。治仍从肝肾着手。照前方加肾气丸 9g 分吞，服 4 剂。

三诊：5 月 19 日。缩阴已愈，唯倦怠，食欲差，连续三晚遗精。苔薄白，脉弦有力。阳气已回，宜以调和肝脾收功。方拟丹栀逍遥散加车前子，以善其后。

[按语] 缩阴一症，临床少见。《灵枢·经筋》曰："足厥阴之筋，伤于寒则阴缩入。"本例系素体血虚，阳气不足，复感外寒，足厥阴筋脉失荣，气血运行不利，不能温养四末，寒主收引，出现阴卷囊缩，遗精，四肢冰冷，面色苍白，一股冷气由少腹至足内侧，脉弦紧，舌苔薄浊等一派肝寒证候。遵"寒者温之"的治疗原则，选温肝散寒、调营通滞的当归四逆加吴萸生姜汤较为合

拍，当归四逆散治厥阴表寒，加吴茱萸从上达下，生姜从内发表，达到复阳而生阴，舒筋而散寒的目的。二诊中前方加温补肾阳的肾气丸 9g，取其阴中求阳之意也。三诊因阳气已回，乃以疏肝理脾的丹栀逍遥散主之，使肝气舒畅，脾得健运，则遗精、食欲差、倦怠、情绪激动等诸症自愈。

[编者评注] 缩阴之症，临床罕见。《灵枢·经筋》曾指出："足厥阴之筋……上循阴股，结于阴器……伤于寒则阴缩入。"本例患者畏冷怕寒，四肢冰冷，面色苍白，脉弦数紧，舌苔薄浊，一派寒象，伤于寒则无疑也。脉症合参，郑老先生诊为肝经虚寒，遵"寒者温之"的治则，选温胆散寒、调营通滞之当归四逆加吴萸生姜汤主之，药仅 6 剂而收功，足见郑老先生学验之丰也。

盛国荣医案

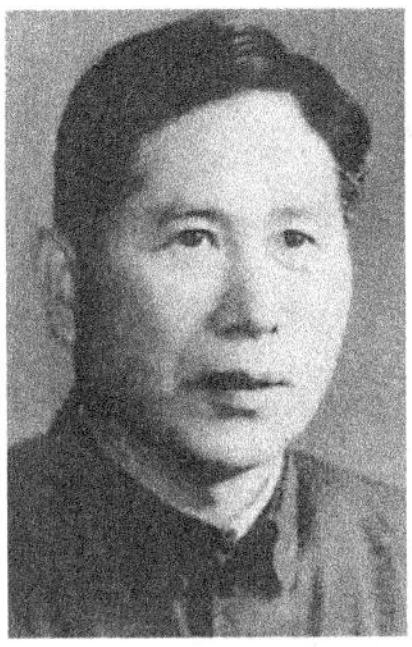

【生平传略】

盛国荣，1913年生。中医教授。福建省南安县人。出身于八代中医之家，早年受上海名医陆渊雷、章次公等熏陶，10岁即开始行医。历任陈嘉庚先生创办的集美医院中医科负责人、厦门市第一医院中医科主任、厦门中医学院负责人、福建中医学院中医基础教研组主任、福建医科大学中医基础教研组主任、《医学百科全书·中医内科》编委、全国高等院校教材中医专业编审、福建中医学院副院长、福建省教授评委会委员。现任福建中医学院教授、厦门大学海外函授学院名誉院长、兼职教授、新加坡同济医药研究学院客座教授、福建东南兴华学校名誉校长等职。历任福建省、福州市历届人民代表，政协常委，全国政协第五、六届委员。

从事中医工作50余年，家传师授，对于一些疑难病症有一定心得，如高血压、慢性肾炎、冠心病、肝病、风湿性关节炎等。并将运气学说应用于临床，治疗乙型脑炎、传染性肝炎等，获得较好疗效。师古而不泥古，敢于有所突破，例如运用细辛，破除"用不过钱，多则气闭不通而死"的观念，一次用量至20g，未见副作用。

主要著作有《内经要略》、《温病要义》、《伤寒论浅释》、《茶叶与健康》等，并先后发表学术论文70余篇。

一、千金苇茎汤为主治愈肺痈一例

林某，男，34岁。

初诊：1980年7月15日。

主诉及病史：恶寒发热3天后，口干咳嗽，痰稠粘而带黄，就诊于某卫生院，给予中西药已半个月，症状未见改善。近日咳嗽加剧，痰稠粘而带腥味，时带血丝，咳时胸痛加剧。经西医检查，胸片：右上叶后壁肺脓疡，空洞液平形成。血化验：白细胞19000/mm^3，中性83%。诊断为"肺脓疡"。

诊查：呼吸短促，眠食不佳，口苦而干，喜冷饮，小便深黄，大便干燥，脉滑数。

辨证：乃风热犯肺，热毒瘀结，酿脓成痈。

治法：处以千金苇茎汤配合喻氏清燥救肺汤加减予之。

处方：桑白皮 10g　麦冬 10g　枇杷叶 10g　苦杏仁 10g　桔梗 10g　银花 15g　鱼腥草 15g　冬瓜仁 15g　红藤 20g　桃仁 7g　薏仁 30g

另生茅根 300g，苇茎 60g，生石膏 60g，糙米 20g，水 5 大碗先煎开 20 分钟，去渣将汤分 2 次煎上药，每日服 1 剂。加用福建漳州出产“片仔癀”每次服 2 分，早晚各服 1 次，开水送下。

服药 3 剂，诸症悉减，热退身凉，咳轻，痰不带血，腥臭之味已愈，唯觉全身无力，胃纳欠佳，咳嗽减轻。正气未复，继用养阴健脾，以善其后。

处方：北沙参 15g　茯苓 15g　怀山药 15g　桔梗 8g　陈皮 8g　甘杏仁 8g　白术 8g　薏仁 20g　川贝 7g　生百合 10g　石斛 10g　甘草 3g

12 剂，每日 1 剂，体力日渐恢复，调理月余而健。

［按语］ 肺痈在汉·张仲景《金匮要略》有如下记载：“咳而胸满振寒，脉数，咽干不渴，时出浊唾腥臭，久久吐脓如米粥者，为肺痈，桔梗汤主之。”对肺痈症状的描写虽未臻详尽，但从胸痛，吐痰腥臭，甚则咳吐脓血等主症来看，与今之肺脓疡极相近似。其发生则以“风伤皮毛，热伤血脉，风舍于肺……热之所过，血为凝滞，蓄结痈脓”为主。治疗本病初起宜祛风清肺，成痈期宜清肺解毒，化痰排脓，如千金苇茎汤配合鱼腥草、桔梗之类，佐以“片仔癀”疗效更佳，因“片仔癀”有消炎、解毒、祛瘀、清热、排脓之功。

二、温经散寒、活血通络法治愈痛痹一例

叶某，女，29 岁。

初诊：1969 年 10 月 2 日。

主诉及病史：患者右下肢疼痛，步履艰难已半载。近 3 个月来，髋膝关节疼痛加剧，卧床不起，经某医院 X 线摄片，确诊为髋关节结核，并采用抗结核西药及中药治疗，效不著。

诊查：患部肤色不变，明显压痛，平素怕冷，四肢不温，纳食呆滞，小便清长，舌淡苔白厚，脉沉紧。

辨证：病属阳虚之体，寒湿客于经络，气血凝滞不通。

治法：治宜温经散寒，活血通络。

处方：北细辛 15g　川花椒 12g　川附子 6g　酒当归 9g　桂枝尖 9g　生地黄 15g　怀牛膝 15g　生白芍 15g　生姜 3g

服药 7 剂后，疼痛减轻，时能起床，唯药后初感身烘热、口干，现大腿筋紧，舌苔转薄，脉如前。守前法，加强活血通络，伍以滋养气血。

处方：上方去桂枝、花椒，加地龙、制川乌、蜈蚣、炮山甲、炙黄芪、肉苁蓉、炙草。另用麝香 1.5g，制川乌、全蝎、炒穞豆、地龙干各 30g，川三七、祁蛇各 15g，共研细末，炼蜜为丸，每服 0.9g，每日 2 次，1 周后改服 1.5g，每日 3 次。

上方药服 1 个月余，患处疼痛消失，步履自如。继以滋养气血，调补肝肾而收功。

［按语］ 本例患者素体阳虚，寒湿之邪客于经络，治疗上以温经散寒为主，佐以活血通络、温经散寒，如细辛、花椒、川乌、附子、桂枝等品，方中重用细辛至 15g。关于细辛一药，自宋代陈承谓：“细辛单用末，不可过一钱，多则气闭不通而死。”嗣后，医家大都承袭其论，故有“细辛用不过钱”之说。根据盛老的经验，认为细辛辛烈窜透，功能通阳气、散寒结，对肝肾阳虚，寒湿

凝结或病久虚寒较重的顽痹及喘咳，泄泻诸病，均可用较大剂量，一般在15g左右；对风寒外侵而阳气未虚者，用中剂量，一般6g左右；对体弱阴虚火旺者，则忌用。某些病人，如本例患者服大剂量细辛后，初起每有身烘热、口干等副作用，一般均可渐渐适应，自行消失。或适当减少其他辛热之品，如本例复诊时即根据患者药后反应而减去桂枝、花椒，同时可酌加生地、白芍等滋阴之味。盛老认为：陈承所说"细辛用不过钱"，系指单用其末，如用煎剂，则其辛烈之性实已大减，况且处方中凉血滋阴之药，恒有互相制约之功，故不必拘泥"细辛用不过钱"之说。

三、五花饮加味治愈鼻炎一例

黄某，女，45岁。

初诊：1979年3月15日。

主诉及病史：患者患过敏性鼻炎已15年，时辍时发。近10年来病情增剧，甚则鼻塞不通，彻夜不寐，屡经治疗，未见效验。既往有肺结核，肾盂肾炎，偏头痛等病史。

诊查：舌淡苔薄，脉细弱。

辨证：病乃肺虚，气机不调，清窍壅塞。

治法：治宜补肺调气，升清降浊，投以自拟五花饮加味。

处方：辛夷花10g　银花10g　菊花10g　玫瑰花10g　绿梅花6g　细辛6g　沙参15g　茯苓15g　川芎9g　怀山药30g

每日进1剂；另用鲜芫荽洗净去根，上等旱烟丝各等量，拌匀捣烂，消毒纱布裹塞鼻窍，每日换3次。

10天后症状明显好转，上方加西洋参6g，继用外治法。2年后来函云：鼻炎已愈，且连偏头痛宿疾亦不再复发。

［按语］鼻炎，中医学称之为鼻渊、鼻处、鼻藁等。本病多因胆热上蒸清窍，或外感风寒郁而化热所致。盛老根据诸花性升，轻扬向上，自拟五花饮治疗鼻炎，每收卓效。方中以古今医家治疗鼻炎的辛夷花为主药，伍以银花、菊花、玫瑰花、绿梅花，共奏升清降浊、疏风解热之功。若风热甚者加桑叶、薄荷；风寒重者加荆芥、防风；鼻流稠涕色黄者加黄芩、生地；头痛鼻塞甚者加苍耳子、细辛、白芷、川芎；清阳不升者加升麻、柴胡；气虚者加党参、黄芪、怀山药、茯苓；阴虚者加沙参、麦冬。临床随证加减，常能得心应手而取效。

四、解郁清化法治愈阳痿一例

温某，男，28岁。

初诊：1980年6月10日。

主诉及病史：结婚四载，尚未生育。自诉性欲消失，梦遗频作，阳物不举，房事无能，夜寐欠佳。食欲尚好，口苦干渴，大便干结，小便短赤。

诊查：视之面色潮红，舌质红苔黄而干，脉细弦尺沉。

辨证：病属阳痿，乃湿热下注，肝郁化火。

治法：姑拟《局方》龙胆泻肝汤加减，以疏肝解郁，清热泻火。

处方：柴胡6g　龙胆草6g　黄芩6g　栀子6g　泽泻6g　生地15g　车前子15g　木通4.5g　甘草3g

服药6剂后，夜寐渐安，二便通调。脉舌同前。药已中鹄，仍以上方去木通，加丹皮、薏米、茯苓。

又服药10剂，肝气条达，湿热渐化，但阳物举而不坚，腰膝酸软无力，脉转沉细。当以健脾补肾，培育根本。

处方：党参15g　黄芪15g　生地15g　白芍15g　肉苁蓉15g　首乌15g　枸杞15g　当归6g　川芎6g　丹皮6g　淫羊藿6g　巴戟天6g

连服药半个月。房事渐趋正常，唯感阳物举而不能久坚，时有早泄之弊。再于健脾补肾方中略增壮阳涩精之药，诸如锁阳、山茱萸、韭子、金樱子等随证加入。又调理1个月，夫妇房事和合，逾年生育一儿，欣喜自不待言。

［按语］本案病情，阳痿而梦遗频作，似为心肾之虚，然患者面色潮红，口干而苦，大便干结，小便赤短，又与肾虚命火式微之面色㿠白、头晕目眩迥然不同。所以前医均以肾虚而治，逾年未见效验。盛老综观诸症，细心剖析，先以疏肝解郁、清利湿热为治，待肝气条达、湿热渐化而阳举渐坚时，再宗补肾涩精、健脾益气以培育本源，而收全功。

五、五壳饮治愈胃脘痛一例

卢某，青年，未婚。

初诊：1976年5月17日。

主诉及病史：病发于1974年年底。某日，突然上腹部连及脐周剧痛，伴呕吐、解黑便，遂住进某医院检查治疗，诊断为：慢性胃炎，十二指肠瘀积。经对症治疗后，好转而出院。嗣后，上腹部经常无规律性隐痛，每于饱食后益甚，腹胀欲呕伴吐酸水，口苦，小便短少，大便干结。

诊查：视患者面色㿠白，精神疲乏，形体消瘦，舌红少苔，脉沉细弦。

辨证：病属肝郁气滞，肝失条达，横逆侮土。

治法：理当疏肝解郁，和中理气。然理气之药多香燥，有伤阴耗津之弊，今患者舌红少苔，脉细，已萌阴津不足之征，故选方投药切忌蛮投香燥之品，尤当兼顾阴津，庶免有误。

处方：沙参15g　茯苓15g　怀山药15g　凤凰蜕15g　代赭石15g　陈皮6g　砂仁6g　柴胡6g　枳壳9g　佛手9g　莱豆壳9g　甘草3g

6剂后，诸症悉减，胃脘痛缓解，口干、大便干结仍存。于上方加川连4.5g，槟榔9g，以增强清热通滞之力。

又6剂后，胃脘痛已止，食欲增进，二便通调。病告愈。

［按语］盛老认为：通之法，非仅泻下之一法。虚则补之，寒者温之，气陷者升之，气逆者降之，气郁者舒之，火热者清之，湿阻者化之，食滞者导之，痰凝者开之，血瘀者行之，皆通之之义也。临证重视行气疏通之法，尝自拟五壳饮一方，由枳壳、莱豆壳（即豇豆衣）、白蔻衣、凤凰衣、扁豆衣组成。本方理气而不香燥，疏通而不伤阴，为平正中和之剂，对于胃脘痛，可根据病因加减用之，恒收卓效。

六、右归饮加活血药治愈崩漏一例

周某，女，32岁，已婚。

初诊：1977年2月10日。

主诉及病史：患者月经来潮淋漓不止已历3年。经色淡红，少腹时感冷痛，精神疲惫，面色皖白，四肢不温，腰酸腿软，大便溏泄，小便清长，舌质淡边紫苔白，脉沉细湿。历经用西药仙鹤草素、维生素K、催产素等，也曾服过中药数10剂，均效果不著。

诊查：视患者形体虚胖，重裘裹体尚手足不温，口唇淡紫，余症如上所述。

辨证：四诊合参，审证求因，病乃脾肾阳衰，虚寒夹瘀。

治法：治宜温补脾肾之阳为主，稍佐活血祛瘀之品。

处方：党参15g　黄芪15g　熟地15g　淫羊藿9g　当归9g　祁艾叶9g　肉苁蓉9g　益母草9g　甘枸杞9g　杜仲9g　制附子6g　黑姜6g

水煎服6剂。另嘱以藏红花3g和猪肝适量炖服。

二诊：2月18日。崩漏淋漓稍止，少腹冷痛感减轻，余症尚存。药已见效，毋庸更弦，守前法，于上方加贯众炭9g，另以三七粉2.1g，肉桂粉3g，各分2次兑入中药汤服。藏红花炖猪肝续服。

三诊：3月2日。诸症明显好转，崩漏已止，精神转佳，但感疲乏，四肢不温。嘱以桂附地黄丸淡盐水送服，每次9g，早晚各服1次，以巩固疗效。

［按语］盛老临证注重问诊，尝以陈修园之言“种种问法，实为活人之捷径”教诲后学，问诊要细致入微，不厌其烦，方能由此及彼，由表及里。本例患者之少腹冷痛即在盛老细心查询下获知。据患者说前医仅问及腹痛与否及其部位、缓急而已，忽视了疼痛之寒热性质。盛老认为少腹冷痛在本案中是辨证的重要依据。因冲任之脉皆起于少腹部之胞中，而肾为冲任之本，今肾阳虚则冲任不固，故见少腹冷痛。再参之余症及脉舌而辨证为脾肾阳虚。故处方以张景岳之右归饮加减。然离经之血，停蓄胞宫，瘀积不散，故见舌边色紫，脉涩，是病亦虚中夹瘀。故治疗妙在以藏红花和猪肝炖服，取红花能活血祛瘀，推陈出新，猪肝系血肉有情之品，亦取其以脏补脏之义也。使离经之瘀血祛则新血生矣。

七、金参七散为主治愈胸痹一例

林某，女，53岁。

初诊：1980年10月8日。

主诉及病史：头晕目眩，胸闷心悸，伴行走气促，夜寐烦躁不安，腰膝酸软，纳呆脘闷。

诊查：舌淡紫，苔薄白，脉结代。血压210/120mmHg，胆固醇280mg%，心电图提示：Ⅲ度房室传导阻滞，心律不齐。

辨证：证因气阴两虚，气血运行不畅，筋脉失养。

治法：治宜养阴益气，行血化瘀。

处方：丹参15g　桑寄生15g　怀牛膝15g　白芍15g　玉竹10g　茜草根10g　柏子仁10g　桃仁6g　炙甘草6g

水煎送服金参七散(西洋参、川三七、鸡内金各等分为末)，每次1.5g，日服2次。

连服药2周，血压降至正常，心电图提示：Ⅰ度房室传导阻滞，窦性心律，胆固醇240mg%。诸症明显好转，惟胸闷不舒。嘱服金参七散，每次1g，日服2次，连服1个月，以巩固疗效。

［按语］盛老认为对于老年患者之胸痹，更应注重于益气化瘀，临证自创金参七散，功能补气活血、消积化瘀。方由西洋参、川三七、鸡内金各等分组成(每次服2g，日服2～3次)。临床

常用于冠心病、高血压、高血脂、肝硬化、慢性结肠炎等因于气虚血瘀者，恒取得较稳定的疗效。盛老认为诸参或偏温补或偏苦寒，惟西洋参性凉味甘微苦，补气之中兼能清润，无补而壅闭之弊；鸡内金不仅善化沙石，且善通血脉，能消血管之瘀滞；川三七功能活血散瘀。全方具有补气而能化瘀，行血而不伤正的作用，故常能获取佳效。

八、消夏汤治愈疰夏一例

杨某，女，7岁。

初诊：1982年7月25日。

主诉及病史：近两年来，每于暑夏之际，低热疲乏，纳少便溏。

诊查：视患者面黄肌瘦，疲惫懒言，诉身热口干，食少伴脘腹胀闷，溲短赤，大便溏薄，舌苔腻，脉细滑。

辨证：症因脾虚运化失司，暑湿盘踞中州。

治法：治宜健脾益气，清暑利湿。投以自拟消夏汤加减。

处方：珠儿参 6g　青皮 6g　苍术 6g　半夏曲 6g　茵陈 9g　泽泻 9g　炒谷麦芽 9g　茯苓 12g　薏仁 12g　甘草 3g　藿香 4.5g　佩兰 4.5g

服药4剂后，患儿身热减，纳食增，余症亦见好转，乃遵前方再进2剂，诸症均失，唯精神尚疲乏，大便形质偏溏。投以自拟三豆四神汤（绿豆、赤小豆、扁豆、茯苓、怀山药、莲子、芡实）煮食，以作善后计。

［**按语**］小儿夏季热，古称“疰夏”，多因脾胃虚弱或气阴不足所致，临床常见夏季身低热，纳呆消瘦，溲黄便溏等症。盛老认为此病正如李东垣所云“脾胃气虚，则下流于肾，阴火得以乘其土位”，并认为“阴火”者，其中之因由于饮食不节，损伤脾胃之元气，在小儿尤为恒见，临证喜用东垣的清暑益气汤治疗小儿夏季热。但盛老认为李氏之方，药多达17味，难免有过分庞杂之嫌，反使后学者加减无所适从。因此，仿其意，自拟消夏汤以治疗夏季热，效验如响。方中以珠儿参为主药，盛老云：珠儿参一名孩儿参，产闽中，性味均似西洋参，唯其性偏寒，功能润肺降火，补脾利湿，且价格低廉，是治疗夏季热的理想药物；茵陈、泽泻清暑热而利水；苍术、半夏曲燥脾湿而和胃；茯苓、甘草健脾胃而化湿；谷麦芽、青皮消积滞而理气。脾胃健则运化如常，暑湿利则阴火自退，是一张治疗夏季热之妙方。

九、泻黄汤治愈阳黄一例

刘某，男，52岁。

主诉及病史：1个月来自觉食欲减退，近日来厌油腻之物，口苦偶有恶心，尿黄短赤，白睛黄染。经化验检查。黄疸指数20单位，脑絮（++），转氨酶312单位，麝浊7单位。血清胆红质1.2mg，尿胆原阳性，HAA阳性。体检：巩膜和皮肤黄染，肝于剑突下4.5cm，质软、压痛，脾未触及。诊断为急性黄疸型肝炎。

诊查：患者身目黄如橘子色，头晕，少寐多梦，性情急躁，纳呆，大便秘结，两天一行，小便短赤，舌苔黄腻，脉弦滑。

辨证、治法：证属阳黄，治宜清热化湿，利水退黄，投予泻黄汤加减。

处方：茵陈 20g　车前子 15g　赤小豆 15g　滑石 15g　泽泻 10g　郁金 10g　黄芩 10g

茯苓 10g　栀子 10g　甘草 3g　6 剂

药后小便量多色黄，身目色黄渐退，大便仍秘。苔薄腻，脉弦滑。仍守上方加大黄 10g(后下)。再服药 6 剂，二便通利，黄疸基本退尽。化验复查：除转氨酶 120 单位、脑絮(＋)外，余均正常。于上方去大黄加陈皮、鸡内金、薏仁。连服药 2 周，诸症均失，肝功恢复正常，病渐向愈。

[按语] 急性黄疸型肝炎，隶属于"黄疸"范畴，且以阳黄居多，其治疗关键在于小便清利与否。根据古今医理，结合数十年临证经验，盛老自拟泻黄汤，治疗黄疸型肝炎数百例，疗效甚佳。方中以历代治黄王道之药茵陈为君；臣以消炎利胆之郁金；佐以清热利水之车前子、泽泻、赤小豆；用茯苓以健脾利湿；水清则黄退，脾健则湿化。若大便秘结者加大黄；小便短赤者加滑石；烦躁不安者加栀子、黄芩，消化不良者加谷麦芽、鸡内金；呕恶者加陈皮、砂仁；肝压痛甚者加川楝子、元胡、三棱、莪术。

十、大丁癀为主治愈阴虚瘀毒一例

傅某，女，32 岁，未婚。

初诊：1982 年 5 月 12 日。

主诉及病史：患者于 2 年前面部两颊呈现鲜红色斑，以鼻梁为中心逐渐形成蝴蝶形，初起发高热，以后转为不规则低热，面色潮红，口干喜冷饮，腰酸腿软，头晕耳鸣，睡时盗汗，五心烦热。X 光下见胸腔有少量积液，实验室检查有红斑狼疮细胞，血沉 37mm/h，抗核抗体阳性，某医院确诊为"系统性红斑狼疮"，曾用激素、左旋咪唑、氯喹等，均无显效。

诊查：就诊时患者精神委顿，四肢无力，关节酸痛，面部红斑呈蝴蝶形，曝晒日光则颜色紫红，时有恶心，大便秘结，月经已停潮 4 个月，舌质红绛无苔，脉细数。

辨证：乃阴虚瘀滞，内毒蕴结。

治法：治以清热养阴，活血解毒法。

处方：大丁癀 10g　元参 10g　生地 10g　丹皮 10g　紫草 10g　蒲公英 10g　白芍 10g　红花 7g　板蓝根 15g　银花 15g　白花蛇舌草 15g

每日服 1 剂，连服药 12 剂，诸症均见改善，低热盗汗已瘥，面色转苍黄，精神较为疲乏，胃纳及大小便尚可。改用养阴活血，扶正祛邪。

处方：生晒参 7g　川三七 5g　大丁癀 10g　北沙参 15g　白芍 15g　生地 15g　鳖甲 15g　白花蛇舌草 15g　阿胶 10g(烊服)

分两次炖药汤煎服山茱萸、肉苁蓉、紫草各 10g。

连服药 1 个月，诸症基本痊愈。2 年后随访，见精神充沛，面部红斑消失，月经正常，关节痛未再复发。

[按语] 中医学认为，"系统性红斑狼疮"一般均由阴虚瘀滞而成，治疗先应养阴活血、清热解毒之法，继用扶正养阴，常可收到良好疗效。据此医理，盛老近几年来治疗一些"红斑狼疮"，突出应用"大丁癀"。此药产于印度及我国福建、广西一带，又名落地生根、土三七、大还魂、新娘灯等，性味甘酸凉寒，功能清热凉血止血，消炎解毒退肿，入肺、肾两经，民间用于各种急性炎症、无名肿毒、外伤等。盛老取其清热凉血、散瘀消肿之功，治疗"红斑狼疮"，对于改善临床症状甚佳。曾见一位红斑狼疮患者，四肢皮肤红斑，关节肿大，下肢浮肿，全身浅表淋巴结肿大，股淋巴结大如鸡蛋，投"大丁癀"等清热凉血之药，药及 4 剂，诸症消退。

十一、橘皮竹茹汤化裁治愈反胃一例

李某，女，28岁。

初诊：1966年5月26日。

主诉及病史：1959年施行阑尾手术，术后时觉腹胀痛伴恶心呕吐，屡经中药及针灸治疗，症状有所好转，唯呕吐仍旧。1965年赴广州某医院治疗，亦未见效验，呕吐依然如故，而体质日趋虚弱。于1965年年底进行X线胃肠钡剂透视，发现十二指肠球部粘连转位（幽门管及十二指肠向胃小弯侧移位）于结肠处结肠迂回呈重叠。局部有压痛。建议再行外科手术治疗。由于患者病经数年，体质虚羸，拒绝再行外科手术，而求诊于中医。

诊查：患者面色皖白，气弱言微。据诉：呕吐已2个多月，朝食暮吐，暮食朝吐，四肢无力，时时昏倒。近日竟至饮水亦吐，全赖滴注葡萄糖液以维持生命。口渴，腹胀，大便不通，舌绛苔少，脉微如丝。

辨证：此乃脾胃气阴两虚，升降失宜。

治法：法当滋养胃阴，和中降逆。拟《金匮要略》橘皮竹茹汤化裁为治。

处方：太子参12g　麦冬12g　麦芽12g　代赭石15g　枇杷叶9g　姜竹茹9g　赤茯苓9g　黄芩9g　陈皮6g　生姜4.5g　甘草3g

另用西洋参3g炖冲服，嘱服10剂。

二诊：6月8日。上方药服至第6剂后，患者觉腹中雷鸣，腑气乃通，大便所下均如龙眼核样之坚硬物；呕吐锐减，食欲稍进，口已不渴。前方已见效机，乃守前法，于上方去生姜、黄芩，加火麻仁、郁李仁以润肠通便。再服6剂。

三诊：服药10余剂后，症状明显好转，呕吐痊愈，二便通畅，食欲增进，已能进稀粥，唯时觉腹稍胀。继于上方化裁进退。

服药月余，诸症均失，体渐康复。随访10余年，呕吐从未再复发，偶有便秘及腹部不适，恒以二诊处方服药一二剂，大便即通畅，顿感舒适，而体质尤健于昔。

[按语] 本例患者系施行阑尾手术后肠粘连，致呕吐频作，经多方诊治未见显效，乃至食入则吐，病属反胃。虽王太仆有“食不得入是有火也，食入反出是无火也”之说，即认为膈食属热，反胃属寒。但盛老治此反胃患者，不拘泥于此说，根据患者呕吐时久，胃阴耗损，升降出入失宜，食入则吐，水谷精微变化无源，胃气亦虚，治疗上弃温补而不用，选用《金匮要略》橘皮竹茹汤以滋养胃阴，加代赭石、西洋参以清补降逆，药仅10余剂，即化险为夷。再宗此法，灵活施治，病日有起色，最后不仅痼疾冰解，且体壮于昔。

（以上由门人整理）

[编者评注] 反胃与呕吐不同，呕吐系食入即吐，反胃系朝食幕吐，暮食朝吐。在辨证上，呕吐有外邪、食滞、痰饮、气滞、阴虚、阳虚之不同，而反胃则常责之中焦虚寒。盛老在本例治疗上，不拘于“反胃必寒”之说，果断采取滋养胃阴、和中降逆的治法，竟使痼疾冰解。这种知常达变、以变应变的临床诊疗思维方法，堪值后学借鉴。

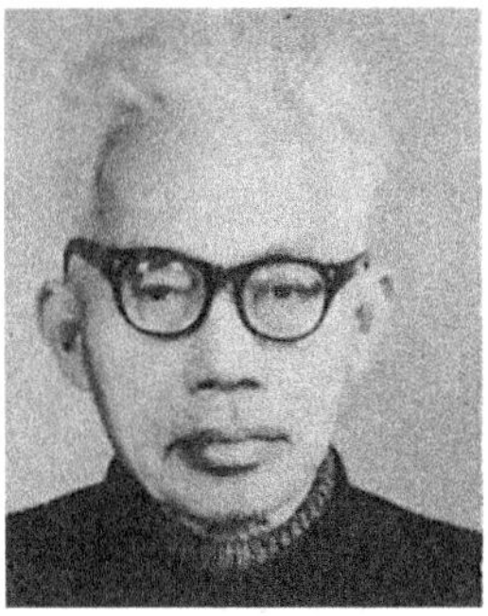

俞慎初医案

【生平传略】

俞慎初，名谨，字慎初，号静修，1915年生。福建省福清县人。中医教授，主任中医师。为名医俞介庵之哲嗣，上海著名中医学家秦伯未与著名经学家、气功专家蒋维之高足。毕业于上海中医专校及上海诚明文学院。1946年全国中医师考试及格，成绩优良。曾任福建中医学院学术委员会副主任委员、医史研究室主任、研究生导师。

俞老为中医内科学、医史学专家。历年著书有20余种，论文有120余篇，在中医界有较大影响。其中《虫类药物临床应用》获福建高教厅1984年度科技成果奖；《中国医学简史》获卫生部1985年度科技成果奖。

俞老治学主张"实事求是"，治病要以疗效为归，发扬中医中药特色，同时也要应用现代科学知识进行研究。著书立说，如《临床证治要法》、《新编中药学讲义》、《虫类药物临床应用》、《中国医学简史》、《中国药学史纲》等，基本上都以此为准则。

俞老临床重视医理，深研病机，认为治病务在明理，理明才能艺精。他在《临床证治要法》的序中说："学医始基，在于熟读明理，笃志躬行，积累既久，熟则生巧，自有左右逢源之妙。"所以每诊一病，必反复详审病机，故其疗效显著。

一、脞脏缩泉饮治愈遗尿三例

例一　心肾不足遗溺

林某，男，22岁。

初诊：1982年6月12日。

主诉及病史：素患遗溺之疾，每月有七八次。近因工作紧张，夜遗倍增。但遗出一半即醒，伴腰酸、心悸。

诊查：脉软，舌淡。

辨证:此乃心肾不足之象。

治法:处以脞胵缩泉饮。

处方:益智仁 5g　台乌药 6g　怀山药 12g　炙甘草 3g　鸡内金 10g　覆盆子 10g

二诊:服上方药 5 剂后,夜遗次数显减。嘱再连服 10 剂,随访已不复遗矣!

例二　肝肾阴虚遗溺

李某,女,18 岁,未婚。

初诊:1979 年 12 月 15 日。

主诉及病史:自 10 岁起,热病之后,入冬则夜遗,遗尽乃醒,伴夜梦频多。

诊查:舌质绛,脉弦细。

辨证:此乃肝肾阴虚,膀胱失摄之故。

治法:予脞胵缩泉饮加味。

处方:台乌药 5g　益智仁 6g　怀山药 12g　炙甘草 3g　鸡内金 6g　金樱子 10g　北枸杞 12g　山萸肉 10g　覆盆子 10g　五味子 3g

二诊:上方药服 5 剂后,夜遗次数减半,唯夜梦仍多。照原方加酸枣仁 10g,继服 10 剂。

三诊:遗尿停止,夜寐安然。嘱再服药 10 剂以巩固之。并告诉患者于翌年立冬季节前,预服本方药 10 剂。迄今已无斯症。

例三　下元虚寒遗溺

程某之子,男,12 岁。

主诉及病史:1962 年 10 月其父母来函问治。一贯夜遗,无论四季皆然。

治法:以脞胵缩泉饮加味治之。

处方:益智仁 5g　台乌药 6g　怀山药 12g　炙甘草 3g　鸡内金 6g　覆盆子 10g　山萸肉 10g　石菖蒲 5g

函告上方药服 10 剂后病情好转。函告仍以原方嘱服 20 剂,以竟全功。其父母喜甚,特来函鸣谢。

[按语] 缩泉饮者,为固摄下焦而缩泉,再加内金、覆盆益肾收涩,故能毕功。三例所同者,均为下元不固;所异者,一偏于心肾不足,一偏于肝肾阴虚,一偏于下元虚寒。故其用药因之而稍异也,但三者亦当补固脾胃为要!

二、分型治愈低热症三例

例一　邪踞阴分低热

罗某,男,35 岁。

初诊:1973 年 10 月 10 日。

主诉及病史:3 个月前曾发高热,高热退后,2 个多月来一直低热,每日午后热度均在 37.5～38℃之间,精神易于疲劳,四肢无力,饮食乏味。

诊查:舌质中间光剥,旁有薄白之苔,脉象细数。

辨证:参合脉症,此乃邪踞阴分,故现脯热早凉;而现薄白之苔,则有夹湿之象,湿热羁留。

治法:先予蒿芩清胆汤,以清热除湿为主。

处方:青蒿叶 6g　淡竹茹 10g　清半夏 5g　赤茯苓 10g　枯黄芩 6g　绿枳壳 5g　制陈皮 5g　碧玉散 10g(包)

二诊：上方药服2剂后，薄白之苔已去，继予青蒿鳖甲汤透邪养阴。

处方：青蒿叶6g　生鳖甲18g(先煎)　生地黄12g　肥知母6g　粉丹皮6g　干石斛12g　明玉竹10g

嗣后均以此方出入，服药20余剂，低热逐渐消失。

［按语］本证乃邪踞阴分，低热不退，且有薄白之苔，认为湿热羁留之象，故治疗分为两步。先予蒿芩清胆汤，清热祛湿，待湿祛则热减；继以透邪养阴的青蒿鳖甲汤，使阴复而热除。立法有不同，用药有先后，均在于审因辨证。

例二　热邪伤阴低热

任某，女，69岁。

初诊：1973年10月12日。

主诉及病史：曾患高热，两三个月来一直低热不退，食纳减少，小便短赤。

诊查：舌苔白而带黄，质有裂纹，脉沉细数。

辨证：证系邪伏阴分，夜热早凉。

治法：仿雷氏法，以透邪保津为主。

处方：霍石斛15g　贡麦冬10g　生地黄12g　细木通3g　淡竹叶6g　甘草梢3g　鲜芦根15g　黑元参10g　青蒿叶6g　地骨皮6g

二诊：上方药连服3剂，诸症均有好转。仍就前方出入。

处方：霍石斛15g　生地黄12g　北沙参12g　鲜芦根15g　明玉竹10g　寸麦冬10g　黑元参10g　青蒿叶10g　地骨皮10g　胡黄连5g

三诊：续服上方药3剂，低热已除，苔白黄亦已减退，舌裂纹转浅，胃口开，小溲增多。仍以一面养阴，一面透热为主。予青蒿鳖甲汤。

处方：青蒿叶10g　生鳖甲18g　地骨皮10g　银柴胡6g　当归身6g　肥知母6g　乌梅肉5枚　胡黄连10g　黑元参10g　寸麦冬10g　霍石斛15g

服上方药3剂后，低热未再发，他症亦显著好转。

［按语］本证为热邪伤阴，邪伏阴分则夜热早凉，故以养阴透热为主；待阴复则足以制火，邪去则低热自退。热邪伤阴，主要表现为舌现裂纹；湿热夹杂则苔显白黄；热邪潜伏阴分则脉象沉而细数。

例三　心气阴虚低热

郑某，女，32岁。

初诊：1985年8月15日。

主诉及病史：平日有头晕，心悸，胸痛，气促。月前高热之后，低热迄今未退，经医院青霉素滴注，尚无见效。

诊查：察其舌质绛，苔薄白，脉细数。

辨证：证为心气不足，阴虚发热。

治法：因有心悸、胸痛之象，当以益气养阴为主，以青蒿鳖甲汤加味治之。

处方：青蒿叶6g　生鳖甲24g(先煎)　左牡蛎24g(先煎)　地骨皮10g　银柴胡6g　乌梅肉5枚　当归身6g　肥知母6g　麦门冬12g　川郁金6g　太子参12g　远志肉6g

嘱其每日上午8时服头煎，下午4时服次煎，连服5天。

二诊：上方药服5剂后，低热已退，尚觉头晕、胸痛。仍就前方出入而巩固之。

处方：太子参12g　双钩藤12g(后入)　明天麻12g　京丹参12g　赤白芍各10g　川郁

金 6g　青蒿叶 6g　生鳖甲 24g(先煎)　银柴胡 6g　麦门冬 12g　当归身 6g　肥知母 6g　乌梅肉 5 枚

服上方药 5 剂，低热未再发，食欲亦增，精神转佳。

［按语］本例为心气不足、心阴亏耗，加以邪踞阴分而引起低热，故以益气养阴透邪为主。青蒿有透邪除热之功，而鳖甲养阴退热为胜，加以知母、银柴 2 味助之，其效尤著。

三、泻南补北法治愈眩晕症一例

马某，女，54 岁。

初诊：1981 年 8 月 10 日。

主诉及病史：眩晕伴有头痛、咽疼、口干、耳鸣、尿赤已 3 年。症状逐渐加剧，经市医院检查，血压 206/112mmHg，诊断为高血压冠心病。

诊查：患者来诊之时，面红而光，腰酸而痛。舌绛苔少，脉象细数。

辨证、治法：此乃阴虚火旺之证，当以泻南补北法治之。

处方：太子参 15g　麦门冬 15g　五味子 3g　当归身 6g　干地黄 15g　杭白芍 12g　京丹参 15g　夏枯草 15g　条黄芩 6g　珍珠母 30g　左牡蛎 30g

另用明天麻 12g，向日葵 12g，和鸡蛋 1 个炖服，每日 1 次，连服 7 次。

另取毛冬青片，每次 2 片，每日 3 次，饭后服，可长期服用。

二诊：8 月 16 日。服前药 7 剂，症情明显好转，纳食亦佳，血压降至 160/80mmHg。仍照前方加减，再服 6 剂。

三诊：8 月 23 日。前方药服 6 剂后，症趋向愈，理当守法，进参麦杞菊六味地黄汤，固其气阴。

处方：太子参 15g　麦门冬 15g　枸杞子 12g　白菊花 6g　怀山药 15g　山萸肉 10g　白茯苓 10g　干地黄 12g　粉丹皮 10g　建泽泻 10g

四诊：8 月 30 日。前方药服 10 剂后，诸症消失，血压恒定，易汤剂为杞菊地黄丸，早晚各服 10g，空心服，并配合毛冬青片常服。至今年余无恙。

［按语］本例乃壬癸不足，丙丁炽张之象，盖肾亏则精血难生，故腰酸而痛，且其面赤、舌绛、脉数等象，皆由阴虚火旺所致，治遵泻南补北之法，标本兼顾，庶几取效。

四、补土益火法和宁心补肾法分别治愈不寐三例

例一　李某，男，76 岁。

初诊：1981 年 8 月 20 日。

主诉及病史：始则头晕、纳减，四肢乏怠，继而不寐。经省医院心电图检查诊断为心房纤颤症。

诊查：诊见形容消瘦，舌淡无苔，两寸沉细，两关弦急。

辨证：心气不足，心脾不调，阴亦亏乏所致。

治法：治宜益气养阴，宁心安神为主，佐以调摄心脾。

处方：太子参 15g　漂白术 6g　结茯苓 10g　炙甘草 3g　酸枣仁 12g　远志肉 6g　五味

子 3g　珍珠母 15g　麦门冬 15g　北沙参 12g　枸杞子 10g　生龙牡各 30g(先煎)　莲子肉 15g　水煎服 7 剂

二诊:5 月 10 日。药后头晕已减,睡眠转佳,唯纳呆倦怠未瘥。当调中益气为治,予五味异功散变方。

处方:明党参 12g　漂白术 6g　结茯苓 12g　炙甘草 3g　盐陈皮 5g　怀山药 15g　扁豆仁 12g

水煎服。6 剂。

[按语] 本例虽见心气心阴两虚,而脾气不振乃其根源。故治心之后,调中为其要务,药毕证瘥,此东垣补土益火之义也。

例二　张某,男,65 岁。

初诊:1977 年 5 月 7 日。

主诉及病史:几年来睡眠一直不佳,甚至彻夜不能入寐,头晕,食少,精神疲倦,四肢乏力,经多方诊治,终难见效,殊为痛苦。

诊查:按其脉象细数有力,察其舌苔薄白质绛。

辨证:证为心肾不交,肝脾不和。

治法:法宜宁心补肾,平肝益脾为主。

处方:朱茯神 12g　杭白芍 10g　北枸杞 12g　珍珠母 30g(先煎)　法半夏 6g　怀山药 15g　夜交藤 10g　双钩藤 10g(后入)　五味子 3g　合欢皮 10g　远志肉 5g　柏子仁 10g

二诊:5 月 11 日。上方药服 5 剂后,症状有所改善。仍就前法加减。

处方:双钩藤 10g(后入)　明天麻 12g　清半夏 6g　怀山药 15g　漂白术 6g　夜交藤 10g　合欢皮 12g　远志肉 5g　五味子 3g　水煎服 3 剂

三诊:5 月 17 日。药后头晕、食少改善,不寐仍未减轻。此为心脾受损,营血不足所致。故以补益心脾,宁心安神为主。

处方:潞党参 24g　炙黄芪 18g　柏子仁 10g　当归身 6g　生地黄 12g　粉丹皮 10g　杭白芍 10g　北枸杞 12g　正阿胶 18g(后入)　酸枣仁 10g　枯黄芩 5g　怀山药 12g　炙甘草 5g　北小麦 24g　红大枣 8 枚　夜交藤 12g　合欢皮 10g　真琥珀 6g

四诊:5 月 21 日。上方药服 3 剂后,睡眠有好转。仍就前法加减。

处方:潞党参 24g　炙黄芪 18g　柏子仁 10g　当归身 6g　生地黄 12g　粉丹皮 10g　杭白芍 10g　北枸杞 12g　正阿胶 18g(后入)　酸枣仁 10g　枯黄芩 5g　怀山药 12g　炙甘草 5g　北小麦 24g　红大枣 8 枚　夜交藤 18g　合欢皮 6g　真琥珀 6g

五诊:6 月 14 日。上方药服 3 剂后,睡眠有显著好转,但心火仍炽,烦而不寐。应以泻火、宁心、安神、和胃为主。以十味温胆汤、酸枣仁汤、黄连阿胶鸡子黄汤、半夏秫米汤 4 方出入施治。

处方:潞党参 24g　竹茹绒 12g　绿枳壳 6g　朱茯神 15g　蜜橘红 5g　远志肉 5g　柏子仁 12g　肥知母 10g　酸枣仁 12g　五味子 3g　夜交藤 15g　合欢皮 15g　川黄连 6g　正阿胶 18g(后入)　真琥珀 6g　清半夏 6g　北秫米 1 撮(包)　鸡子黄 1 个(冲)

上方药服 5 剂后,不寐证已基本痊愈。

[按语] 本例为心肾不交、肝脾不和引起不寐之证。盖肝脾不和,则有头晕、食少现象;心肾不交,则睡眠不佳,甚至彻夜不能入寐;营血不足,心脾受损,亦可导致不寐。《经》云:"胃不和则卧不安。"今营血不足,心脾受损,胃中失和,所以卧不安;心火炽盛,则烦而不寐。本例为

多年不寐症，病因复杂，故审证求因，审因辨治，尤为重要。在辨证论治中，当以宁心补肾、平肝益脾为主。

例三　曹某，女，32岁。

初诊：1977年6月6日。

主诉及病史：几个月来，晚间经常烦躁不寐，夜梦多，伴浮肿，以致精神疲倦，四肢乏力。

诊查：舌苔淡白、质绛，脉沉数。

治法：姑以宁心安神，平肝和脾为主。以酸枣仁汤合半夏秫米汤加减治之。

处方：酸枣仁12g　朱茯神12g　五味子3g　远志肉6g　合欢皮15g　肥知母10g　粉甘草3g　清半夏6g　夜交藤15g　珍珠母30g　北秫米1撮(包)

次诊：6月13日。上方药服5剂后，睡眠大有好转。仍用酸枣仁汤加减施治。

处方：酸枣仁10g　朱茯神12g　远志肉6g　川芎䓖5g　夜交藤10g　合欢皮12g　五味子3g

三诊：6月16日。上方药服3剂后，不寐显著好转。姑予十味温胆汤加减治之。

处方：潞党参15g　酸枣仁12g　五味子3g　柏子仁12g　竹茹绒10g　绿枳壳6g　朱茯神15g　制陈皮5g　清半夏6g　夜交藤12g　合欢皮10g　粉甘草3g　北秫米1撮(包)

上方药服3剂后，不寐已基本痊愈，浮肿亦已见瘥矣。

［按语］本例为心血不足、肝脾不和引起不寐。心血不足则心火炽甚，烦躁不眠；肝脾不和则可致肝血不足，脾运失司，引起虚烦不得眠，故以酸枣仁汤为主，养血安神，清热除烦；肝脾不和则影响胃不和，故加半夏、秫米治之。后以十味温胆汤收功。

五、五金汤加减治愈石淋三例

例一　李某，女，25岁。

初诊：1977年9月30日。

主诉及病史：排尿刺痛，痛连腰部及右下腹已2年多。曾经医院行静脉肾盂造影，诊断为“右肾结石”。经治疗多时，迄无减轻。近来腰部剧痛，右下腹拘急疼痛，溲时尿道刺痛，颜面、足背浮肿，口燥，胃脘胀满不舒。

诊查：舌质绛，苔淡白，脉细数。

辨证：此为湿热蕴结下焦，燔灼煎熬尿液，积聚成石，阻塞水道，而且脾虚气滞，形成斯证。

治法：治宜清热利湿，通淋排石为主，佐以健脾理气，消肿止痛。予五金汤合活络蠲痛汤加减。

处方：四川大金钱草15g　海金沙15g　鸡内金10g　金铃子10g　川郁金6g　京丹参6g　赤白芍各6g　明乳没各6g　绵黄芪15g　桑寄生15g　带皮苓15g　赤小豆15g　油麻藁15g　怀牛膝9g

二诊：10月6日。服药5剂后，腰腹疼痛、面足浮肿显著减轻。今左侧腰、腿，连及背、肩臂关节均酸痛，牙齿浮痛。舌苔、脉象如前。法当渗湿健脾、强运腰膝、理气止痛。拟予活络蠲痛汤合三妙散加味，并嘱以三金汤代茶饮服。

处方：苍术6g　黄柏6g　牛膝6g　白术6g　厚朴5g　陈皮5g　丹参10g　当归6g　乳没各5g　赤白芍各10g

另用四川大金钱草15g，海金沙15g，鸡内金10g。水煎代茶。

三诊:10 月 15 日。上述 2 方药各服 5 剂,疼痛大减。唯全身浮肿,胃脘不舒,小溲短赤仍见。舌苔淡白,微黄,脉细数。仍拟清利湿热,消肿化结,止痛为治,用麻黄连翘赤小豆汤加味,以三金汤代茶。

处方:麻黄 3g　连翘 6g　赤小豆 10g　桑白皮 10g　地骨皮 10g　白芍 10g　甘草 3g　川楝 10g　郁金 6g

另:三金汤照前量煎饮代茶。

四诊:10 月 22 日。上述 2 方药各服 5 剂,左侧偏身痹痛、腰痛明显好转,但口燥、浮肿、脘胀未除。舌苔、脉象同前。当以消肿、除胀、保津为主,拟予新方五皮饮,三金汤代茶。

处方:桑白皮 10g　地骨皮 10g　五加皮 10g　茯苓皮 15g　广化皮 3g　赤小豆 5g　桑寄生 15g　车前子 10g　怀牛膝 10g　黑元参 12g　麦门冬 12g

另:三金汤照前量,煎汤代茶。

五诊:11 月 18 日。上 2 方药各服 5 剂,肿胀基本消除。唯食欲不振。舌绛脉细微。拟养胃保津为主。

处方:太子参 15g　怀山药 15g　薏苡仁 15g　干石斛 15g　明玉竹 10g　赤小豆 15g　怀牛膝 10g　车前子 10g　麦门冬 15g　黑元参 15g

另:三金汤同前量,煎汤代茶,饮 5 剂。

前后服药 25 剂,症状显著好转。后按病情酌予施治,并嘱常以三金汤代茶饮服。随访半年,未见复发。

例二　陈某,男,27 岁。

初诊:1978 年 10 月 15 日。

主诉及病史:经常腰痛,有时痛如针刺,甚则小便点滴不通。经县医院及部队医院静脉肾盂造影,确诊为"左输尿管结石",特来榕求治。

诊查:切其脉象沉数有力,察其舌质绛而苔淡白。并诉夜间入寝时感咽喉干燥。尿检:红细胞(++)。

辨证:此乃湿热蕴结下焦,煎熬尿液,积结成石,阻塞水道,气化不行,砂结较大,阻于尿路,灼伤血络。

治法:当以渗利湿热为主,凉血止血为辅。拟予五金汤合导赤散加味。

处方:四川大金钱草 15g　海金沙 12g　鸡内金 12g　金铃子 10g　川郁金 10g　元胡索 10g　玉米须 15g　仙鹤草 12g

另:四川大金钱草、玉米须各 15g,水煎代茶饮。

服上方药 2 剂后,排出结石一颗,为锥形,约 1.1cm×0.7cm×0.5cm。继续服药至 10 余剂,诸症消失。查尿路平片,已无结石阴影。

例三　张某,男,17 岁。

初诊:1979 年 2 月 12 日。

主诉及病史:腰痛、尿道涩痛,排尿困难,尿中带血已历半年,曾经县医院检查,确诊为"尿道结石"。

诊查:患者常感咽干、口燥,舌绛、苔白、脉细数。

辨证:证属内伤气滞,砂石内伤血络。

治法:当清热利湿,化结止痛,佐凉血滋阴,投五金汤加味,并以三金汤代茶。

处方:四川大金钱草 30g　海金沙 15g　鸡内金 10g　金铃子 10g　川郁金 10g　京丹

参 12g　赤白芍 10g　元胡索 10g　车前草 12g　干地黄 12g　麦门冬 12g　仙鹤草 12g

另：四川大金钱草 12g，海金沙 12g，鸡内金 10g。水煎代茶饮。

上方药各服 3 剂，先后排出黄豆大小结石 4 粒，均为不规则形，诸症亦随之逐渐消失。

［按语］石淋之为病，其因甚多。凡湿热所致之结石，当以消砂石、利水道、清湿热为治疗大法；肾阴虚者，宜清养滋补；肾阳虚者，当强肾补虚，温阳化湿；阴阳两虚，又当分辨孰多孰少，权衡用药；至于气滞血瘀型，则当行气化瘀，排石通淋为治。

对于湿热型之结石患者，余临证每喜用由金钱草、海金沙、鸡内金组成的“三金汤”（原方尚有石韦、瞿麦、冬葵子，余减去不用）或抽拟五金汤（三金汤加金铃子、川郁金）为主加减。如痛甚者合活络蠲痛汤；小溲短赤者，合导赤散加玉米须；尿中带血者，加侧柏、生地、茅根、仙鹤草；浮肿者，合五皮饮加赤小豆、车前子等利水之品；常获比较满意的疗效。

上述 3 例，均属于湿热蕴结下焦，煎熬尿液之石淋，临床上均以小便短频困难，腰腹疼痛为主症，故皆投以利湿通淋之三金汤或化结止痛之五金汤为主加减，并根据不同情况进行辨治。例一李某，偏于脾虚湿胜，气滞肿胀，偏身痹痛，故合活络蠲痛汤、麻黄连翘赤小豆汤、五皮饮等加减化裁，以奏清热利湿、化结通淋、理气止痛、消肿除胀之功，后期考虑患者病程较长，恐渗利太过，有伤阴分，而拟养胃保津为治。例二陈某，例三张某，湿热除气滞外，尚见热灼血络之尿血，故加清热止血之仙鹤草等。根据兼症之不同，对症下药，故收效甚速。

六、活血化瘀、理气解郁法治愈癫狂证一例

俞某，男，15 岁。

初诊：1950 年 2 月 8 日。

主诉及病史：因考试迫届，日夜苦读，又虑准备不及，忧思过度，致神志失常，少卧不饥，语无伦次，甚则哭笑詈骂，挥拳顿足。

诊查：察其舌苔白厚带黄，脉弦而带滑。

辨证：证由于痰火郁结，气血凝滞所致。

治法：以活血逐瘀，理气解郁为治，与癫狂梦醒汤。

处方：桃仁 18g　柴胡 6g　木通 5g　赤芍 6g　腹皮 6g　陈皮 6g　桑皮 6g　香附 5g　青皮 5g　苏子 10g　甘草 12g

二诊：前方药进 3 剂，神稍定，但仍烦不得眠，大便秘结。当以安神和胃、通便泻火为主，改予酸枣仁汤合半夏秫米汤。并吞服当归芦荟丸。

处方：酸枣仁 10g　抱木神 10g　肥知母 6g　粉甘草 3g　清半夏 5g　左牡蛎 12g　远志肉 3g　白龙齿 12g(先煎)　北秫米 1 撮(包)

晚间临睡前，吞服当归芦荟丸 15g。

上方药连进 4 剂，便通得眠，神识复常。

［按语］本证为思虑过度，痰火郁结，气血凝滞所致，仿王清任法，以活血逐瘀、理气平郁为治，故先用癫狂梦醒汤，继以安神和胃、通便泻火为主，改予酸枣仁汤、半夏秫米汤及当归芦荟丸，使便通火泻而得眠，神识亦渐复常。

［编者评注］“癫”与“狂”虽然有别，但又密切相关。本例轻则语无伦次，重则詈骂顿足，说明“癫”、“狂”并存。俞老在辨证论治上，紧扣“癫”与“狂”的轻重缓急不同，虑其癫中有狂，狂中

有癫。狂系重证,首投以癫狂梦醒汤治之。是方源自《医林改错》,对气血瘀滞,脑气与脏腑之气不接之癫狂,颇具良效。结合本例,辨证虽有痰火之虞,究系气滞血瘀郁久所化,气行血行,痰火自无化生之源,此亦治病求本之妙。癫系轻证,继投以酸枣仁汤合半夏秫米汤,并吞服当归芦荟丸,意在安神和胃以调脏腑,通便泻火以涤痰火,俾痰火既无再生之源,又无稽留之地,脑气与脏腑之气自然相接而病愈。本例还说明,中医临床上"辨病"亦是十分重要的。

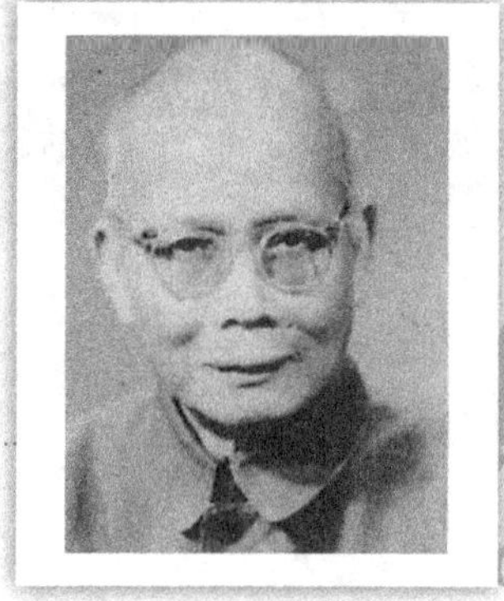

蔡友敬医案

【生平传略】

蔡友敬，1916 年生。福建省泉州市人。中医内科主任医师。1937 年 6 月毕业于名医丁甘仁创办之上海中医学院。尽得丁氏学派之传。毕业后返回桑梓，行医执教近 50 年。早年受丁氏学派影响极深，临证多以《丁甘仁用药法》及《孟河丁氏医案》为准绳。中年以后，加深《内经》研究，涉猎各家学说，兼收并蓄，学术思想大为开阔。晚年则倾向于脾肾学说，认为东垣与中梓各有所长，两者不可偏废，所以治病用药，力倡顾护脾胃之气，注重调节肾之阴阳；一些疑难杂病、沉疴痼疾，亦每每从脾肾入手而奏效。近年来对命门学说的研究尤有心得，实践中悟出哮喘之作，虽由于气逆，但与命门关系颇大。盖肺为气之主，脾为气之源，肾为气之根，而命门之水火，即十二经之化源，故自制"人参蛤蚧胡桃汤"一方，以温养命门，用此治疗哮喘，功效殊佳。

历任福建省中医学会副理事长、福建省科协委员、泉州市中医院院长、中华全国中医学会理事。1983 年福建省人民政府授予劳动模范称号，1984 年卫生部授予全国卫生先进工作者称号，1985 年获得福建省"五一"劳动奖章。

主要著作有：《中医基础学》、《中医内科学讲义》、《蔡友敬医案选》、《蔡友敬医学讲稿》等。

一、散偏汤治愈偏头痛一例

张某，男，30 岁。

初诊：1973 年 3 月 16 日。

主诉及病史：偏头痛数年，每年三四月间左侧头痛即发，痛时甚剧，不能起床，痛处固定不移。发时大便秘结。

诊查：现发作数天，同时尚伴眩晕、夜寐不安、肌肉抖动。苔薄黄、脉弦数有力。

辨证：此乃风邪郁于少阳之经，气血运行受阻。

治法：拟祛风行血、和解少阳，用散偏汤加减。

处方：大川芎 20g　香白芷 20g　秦羌活 4.5g　北柴胡 10g　郁李仁 10g　淡黄芩 10g　北防风 4.5g　炒白芍 15g　生甘草 4.5g　嫩双钩 10g

二诊：3 月 30 日。服 3 剂后，左偏头痛已减轻，睡眠亦佳，大便通和。苔薄黄，舌质稍红，脉弦。再拟前法加减。

处方：大川芎 20g　香白芷 20g　秦羌活 8g　北柴胡 10g　淡黄芩 10g　炒白芍 15g　京蔓荆 10g　生甘草 4.5g　嫩双钩 10g。大熟地 10g

三诊：4 月 4 日。服 5 剂后，左偏头痛已除，但失眠眩晕尚存。苔黄舌质红，脉弦细数。乃少阳邪郁已达，肝阳上亢之象。再拟养肝降火。

处方：生白芍 15g　大川芎 15g　柏子仁 10g　野百合 15g　北五味 10g　淡黄芩 10g　酸枣仁 10g　生甘草 3g　肥知母 10g

服上方药 3 剂后，失眠、眩晕均除，但偏头痛又发作 1 次，较前轻微。再服散偏汤加减，服 2 剂后即痊愈。随访半年未见发作。

［按语］蔡老在临床上运用“散偏汤”加减，治疗偏头痛收效甚佳。以本例而论，患者自诉患偏头痛已数年，每年三四月间即发作，剧痛卧床不起，影响工作，蔡老认为是风邪客于少阳之经，气血运行受阻，当祛风行血、和解少阳，故使数年宿疾得到治愈之效。

二、清热利湿法治愈黄疸一例

王某，男，20 岁。

初诊：1976 年 1 月 15 日。

主诉及病史：患者于 5 天前，因脐周持续性疼痛伴呕吐 2 次而住某卫生院。当时诊断为不完全性肠梗阻，经治疗未见好转，发热、疼痛反而加剧，遂于 1976 年 1 月 12 日住入我院外科。根据当时检查结果，诊断为双侧肺炎；胆道蛔虫；急性弥漫性腹膜炎；不完全性肠梗阻。翌日请内科会诊，认为肺炎及胆道蛔虫可能性大，给予强力霉素、青霉素、链霉素、氯霉素、氢化可的松、颅痛定、度冷丁等药治疗，但黄疸越来越深，腹部剧痛反复发作，遂请蔡老会诊。

诊查：诊见发热，两目及全耳皮肤黄染，腹部疼痛甚剧，胀满如鼓，口干渴不欲饮，小便短少红赤，舌质红苔黄，脉象细数。

辨证：此属湿热蕴结于脾胃，气机不和。

治法：拟清热利湿、宣利气机，用茵陈蒿汤加减。

处方：绵茵陈 15g　炒山栀 10g　淡黄芩 10g　连翘壳 10g　北柴胡 10g　制川朴 10g　广木香 10g　川楝肉 10g　云茯苓 10g　江枳实 10g

二诊：1 月 16 日。服药 1 剂后，病情稍有好转，腹痛减轻，已有矢气，腹胀有所减轻；但仍咯血痰，双肺底有湿性啰音，精神较差，小便短少。舌红、苔黄，脉数。宜再清利湿热。

处方：白毛藤 30g　败酱草 30g　蒲公英 15g　金银花 10g　连翘 10g　炒山栀 10g　淡黄芩 6g　制川朴 10g　广木香 10g　福泽泻 10g　赤小豆 30g　绵茵陈 15g

三诊：1 月 17 日。服上方药 1 剂，自觉精神转佳，腹痛腹胀减轻，能排矢气，稍有气喘而血痰已除，黄疸仍未退，黄疸指数 90 单位，凡登白试验阳性，脉数仍在。原方药再服 2 剂。

四诊：1 月 19 日。腹痛已减，小便尚不能自排。脉细数，舌红苔黄腻。内蕴之湿热渐退，再拟原法进治。

处方：白毛藤 30g　绵茵陈 15g　炒山栀 10g　淡黄芩 10g　蒲公英 15g　败酱草 15g　北柴胡 10g　金银花 6g　连翘 10g　大生地 10g　粉丹皮 10g

五诊：1 月 21 日。服上方药 2 剂后，病情已明显好转，体温基本正常，腹痛减，小便能自排出。脉细数，舌质红绛。湿已有化燥伤阴之势，再拟养阴清热。

处方：大生地 10g　粉丹皮 10g　炒山栀 10g　淡黄芩 10g　北柴胡 10g　蒲公英 30g　败酱草 15g　北沙参 10g　大麦冬 10g

六诊：1 月 23 日。病情已基本控制，黄疸已退，腹痛亦除，口干、舌质红绛，脉细数。阴分已伤，余热未清，再拟养阴清热。

处方：北沙参 10g　大麦冬 10g　金银花 10g　连翘轺 10g　淡黄芩 10g　云茯苓 10g　生甘草 3g　蒲公英 30g　败酱草 15g

服上方药 2 剂后，病愈出院。

［按语］脾胃为后天之本，脾以湿化气，长养脏腑；胃以燥纳物，腐熟水谷。湿热蕴结，脾病则腹满、口渴溲短，胃病则腹痛呕吐。湿得热而益深、热因湿而愈炽，由脾胃湿热熏蒸而及肝胆，致胆汁外泄，侵入肌肤，发为黄疸，故用白毛藤、茵陈、银花、连翘以清湿热，川朴、木香行气滞，柴胡、山栀、黄芩以清肝胆。湿热清，气机顺，肝胆利，则病愈矣。

（以上由蔡光斗整理）

三、活血化瘀法治愈胸痹一例

吴某，女，42 岁。

初诊：1974 年 2 月 28 日。

主诉及病史：胸胁疼痛 2 个月，经服中西药，疼痛时轻时重，半个月来疼痛较局限于两乳之间、右胸骨旁之处，痛则伴肿为铜钱大，扪之更痛，时而窜痛两胁，甚至彻夜疼痛不寐，西医诊断为肋软骨炎。

诊查：舌质边带紫，苔薄黄，脉弦。

辨证：乃气机不和，瘀血停留之证。

治法：治宜祛瘀通络，活血止痛。

处方：北柴胡 10g　全当归 6g　桃仁泥 6g　杜红花 6g　炮山甲 6g　天花粉 6g　制青皮 6g　京赤芍 6g　生甘草 3g

二诊：3 月 1 日。药尽 3 剂后疼痛减轻，其痛处肿也见消。舌脉同前。依原方再服药 3 剂。

三诊：3 月 5 日。疼痛大减，痛处肿消，但扪之仍有痛。由于感冒，发低热，咳嗽。先治其标，以银翘散加减。

四诊：3 月 7 日。感冒已除，但疼痛较前两天重。乃瘀血未尽之故。用初诊方加连翘 6g，恐其外邪未尽，又能清热散结，再服药 3 剂。

五诊：3 月 10 日。疼痛基本消失，肿消，扪之无痛感，惟觉酸麻而已。舌质紫已退，脉象小弦。按初诊方再进药 3 剂，以巩固疗效。

［按语］本例痛已 2 个月，痛有定处，系久痛入络；舌质紫暗，更属血瘀。治以复元活血汤加减，方中桃仁、红花、赤芍活血祛瘀；山甲善于走窜通络；当归养血活血；天花粉生津润燥；柴

胡、青皮疏肝理气，对气滞血瘀证确有效用。

（周来兴整理）

四、地黄饮子治疗风痱一例

杨某，女，28岁。

初诊：1974年3月8日。

主诉（家属代诉）及病史：患者于1周前突然神志不清，失语，大小便失禁，右侧肢体无力、活动受限，口眼向左歪斜，舌强不能外展，但无呕吐、胃寒发热、抽搐。曾到某医科大学附属医院求诊，断为癔病。予针灸治疗，病情未见改善，且更加剧，故来求治。入院后经各方面检查，西医诊断为病毒性脑炎后遗症，曾用青霉素、地塞米松、加兰他敏、维生素 B_{12} 等治疗无效，再用中药安宫牛黄丸、清心牛黄丸、至宝丹等内服亦无效用，乃请蔡老会诊。

诊查：刻诊患者精神失常，似笑非笑，似哭非哭，舌瘖不语，右侧上下肢偏瘫，大小便失禁，喉间有痰声。舌质红，苔黄，脉沉细数。

辨证：此为肾阴肾阳俱虚，痰浊蒙蔽清窍，气血不能流通，四肢痿废不用。

治法：用补肾益精、祛痰开窍之法。

处方：石菖蒲4.5g　金石斛10g　川桂枝4.5g　熟附子3g　大熟地15g　大麦冬10g　北五味10g　肉苁蓉10g　巴戟天10g　远志肉6g　陈胆星10g　云茯苓10g

二诊：3月9日。服药1剂，痰鸣音显著减少，余症同前。舌质红、苔黄，脉沉细。

上方熟附子改4.5g，继服2剂。

三诊：3月11日。精神比较安定，似笑非笑已减，喉间痰声已除，其他症状如前。舌质红，脉沉细。肾阴阳俱虚未复，但痰浊蒙蔽渐开，仍拟补肾益精、开窍通络之法。

处方：石菖蒲4.5g　川郁金10g　远志肉6g　川桂枝4.5g　熟附子6g　巴戟天10g　大熟地15g　京赤芍10g　桃仁泥4.5g　肉苁蓉10g　大麦冬10g　云茯苓10g

四诊：3月13日。服药2剂，神志较清，舌瘖已除，能言但不清楚，呼之能应，大小便已知觉，四肢仍痿废不用。舌质较红，脉沉细，药既应手，仍拟前法。

上方桃仁改10g，桂枝改6g，加杜红花10g，继服4剂。

五诊：3月17日。神志已清，语言清楚，但尚有謇涩之状，大小便已能唤人帮助，四肢不能举动。舌质红，脉沉细。再拟原法。嘱服原方药5剂。

六诊：3月22日。语言自如，有不自觉喜笑，上肢已能上举活动，有人扶持则能起坐。舌质红，脉沉细。肾精逐渐恢复，脉络逐渐流通。再拟益气滋肾，开窍通络。

处方：石菖蒲4.5g　远志肉6g　川桂枝4.5g　川郁金10g　大麦冬10g　熟附子6g　巴戟天10g　肉苁蓉10g　生黄芪15g

七诊：3月28日。服药5剂语言正常，不自觉喜笑亦除；能自己起坐，但无力不能持久。二便能自理。舌苔薄白、脉沉。痰浊已开，肾精渐复。再拟益气滋阴，活血通络。

处方：炙黄芪15g　全当归10g　大川芎10g　京赤芍10g　杭白芍10g　桃仁泥10g　杜红花10g　川桂枝10g　熟附子10g　巴戟天12g　大麦冬12g　北五味10g

八诊：4月2日。服上方药5剂后，右侧上下肢活动已恢复；不仅能自己起坐，而且可在人扶持下走动，唯较乏力而已。舌质红、苔薄白，脉沉细。再拟前法。

上方加肉苁蓉10g，甘枸杞10g，服3剂。

九诊：4月5日。左侧上下肢已恢复正常，能独立行走，口舌干燥。舌质红，苔薄，脉沉细。肾精已复，气血已通。再拟调补气阴，佐以通络，以善其后。

处方：炙黄芪15g 全当归10g 潞党参15g 北沙参10g 大麦冬6g 京赤芍10g 大川芎10g 桃仁泥10g 甘枸杞10g 大熟地15g

患者又服药5剂，于1974年4月10日痊愈出院。

［按语］本例中医辨证属于“中风”范畴。首先表现失语、偏瘫，类似“风痱”，为肝肾阴阳俱虚、痰浊蒙蔽心窍之证。故先用河间地黄饮子加减，以补益肝肾、祛痰开窍。方中以熟地、巴戟、苁蓉之类，大补肝肾之不足，又配附子、桂枝以引火归原，五味敛阴固脱，石斛、麦冬养阴生津，再用石菖蒲、远志以涤痰开窍。此方历来是治疗中风失语偏瘫的代表方剂故用于本病而获良效。后改用补阳还五汤以益气活血，以收全功。蔡老用此法治疗病毒性脑炎后遗症多例，效果显著，值得推广。

五、解毒凉血法为主治愈疮毒内陷一例

吴某，男，1岁。

初诊：1975年7月26日。

主诉及病史：患儿10余天前头及额部发疖肿，近4天来发热咳嗽、疲乏纳减、腹部胀气、大小便少、烦躁哭闹不安。西医诊断为肺炎，给予青链霉素、强的松、氢化可的松等治疗两天，发热依然不退，头部疖肿更甚。前额疖肿约2cm×2cm，触之有波动感。考虑为脓毒血症，转外科切开排脓引流，并用庆大霉素、氢化可的松、红霉素治疗，发热仍然不退，乃于1975年7月26日请蔡老会诊。

诊查：患儿高热(体温39.8℃)，神志虽清而烦躁不安，口唇焦黄，口渴不欲饮，四肢较冷，纳减，腹部胀满。舌尖红，苔黄，指纹呈紫红色直透气关。

辨证：此系邪入营血，热毒炽盛、营阴受伤，神明受扰之象。

治法：急拟清热解毒，凉血滋阴法，用犀角地黄汤合四味消毒饮加减。

处方：金银花6g 连翘壳6g 蒲公英6g 野菊花6g 川黄连1.5g 败酱草6g 镑犀角3g 粉丹皮3g 小生地3g 京赤芍3g

二诊：7月30日。服药2剂后，翌日发热即退，烦躁亦定。但由于中途停服中药，7月29日发热复起(38.9℃)，患儿又烦躁不安，面色潮红，口唇红干。舌尖仍红，指纹紫红仍透气关。乃邪热入营、神明受扰之象。再拟清营凉血，清热解毒之法。

上方加紫花地丁6g、减菊花。服2剂。

三诊：8月2日。发热已退(36.8℃)，烦躁亦定，唇红已减，头部疖肿亦平，食欲转增，指纹已缩入风关、色鲜红。邪热有外达之象，再拟原法加减。

处方：金银花6g 连翘壳6g 蒲公英6g 紫地丁6g 败酱草6g 川黄连1.5g 粉丹皮6g 生地黄4.5g 京赤芍3g

四诊：8月5日。药进3剂，发热未再复起，疖肿已平，口干唇红亦瘥。唯有咳嗽痰多，苔黄，指纹较红。此乃邪毒外泄，肺气不宣。再拟清解气分，宣肺达邪。

处方：金银花6g 连翘壳6g 蒲公英6g 地丁草10g 北杏仁6g 浙贝母4.5g 嫩前胡6g 苦桔梗4.5g 生甘草1.5g

上方药连服5剂，诸症悉平，痊愈出院。

［按语］本例虽经切开排脓，并控制感染，但发热反复几次，乃是邪毒入营之候。《素问》云："诸痛痒疮，皆属于心。"故以生地、丹皮、赤芍清营凉血，配犀角咸寒清心解毒，并以银花、连翘、蒲公英、地丁之品清热解毒排脓，使邪毒外透，挽回内陷心包之危候。故疗效显著。

六、软坚化痰法为主治愈瘿瘤一例

纪某，女，53岁。

初诊：1975年3月8日。

主诉及病史：患者于1周前觉畏寒发热，随之自觉颈部及右肩胛酸痛，发音声嘶，咳嗽痰多，吞咽时颈部有不适感。甲状腺可触及4cm×3.5cm大小的肿物，光滑，不易推动，诊断为甲状腺腺瘤，收住院准备手术摘除。同时左手腕内侧亦发现有一3cm×2.5cm的肿物，诊为腱鞘囊肿。患者精神紧张，要求暂缓外科手术，特请蔡老治疗。

诊查：症同上述，查其苔薄黄，脉沉滑带数。

辨证：此系痰浊凝聚，脾失健运之证。

治法：治宜软坚散结，化痰健脾。

处方：海藻15g　昆布15g　夏枯草30g　生牡蛎15g　苦桔梗10g　浙贝母10g　制陈皮10g　炒白术10g　煅鳖甲15g

服药3剂后，再加丹参15g，续服药3剂。

二诊：3月12日。瘤体已见缩小，质变较软，腱鞘囊肿亦已变小；颈部及肩胛部酸痛亦减轻。舌苔薄黄，脉沉滑弦。药既应手，原法再进。上方加半夏10g，服药6剂。

三诊：3月19日。症情续见好转，上方药再服3剂。

四诊：3月22日。瘤体消失，他症亦显著改善，再服上方药3剂。

五诊：3月28日。肿瘤已消，腱鞘囊肿亦消失。原方加赤芍10g，服药5剂。后痊愈出院。

［按语］本例痰凝血滞，停于肌腠之间，瘀结日久，酿成瘿瘤。以软坚、散结、消癥、化痰、开郁之品，佐以活血化瘀，兼顾健运脾胃，故收效甚大。

七、解毒排脓法为主治愈肺痈一例

蔡某，男，53岁。

初诊：1972年9月4日。

主诉及病史：患者因发热、胸闷、咳脓腥痰月余，于1972年8月22日住院。经X线检查，诊断为多发性肺脓疡。经注射、口服多种抗生素，发热仍不退，咳嗽、胸闷、咯腥臭脓痰。于1972年9月4日请蔡老会诊。

诊查：患者咳嗽胸闷，咳出脓痰腥臭，发热口干，小便短赤，大便秘结，舌质淡红，苔黄腻，脉数有力。

辨证：此乃外感风热病毒，熏蒸于肺，蓄热内蕴，肺受热灼，气失清肃，热郁血结成痈。

治法：因体实邪盛，可专用清热解毒，化瘀排脓之品。

处方：白花蛇舌草 30g　毛大丁草 15g　鱼腥草 15g　白桔梗 15g　三桠苦 15g　山芝麻 10g

二诊：9 月 6 日。药尽 2 剂，咳嗽较减，发热稍退，胸闷尚存，舌脉如前，拟上法加减。

上方加桃仁 10g、苇茎 15g、生苡仁 30g、冬瓜仁 10g，服 2 剂。

三诊：9 月 8 日。发热已退，胸闷大减，咳吐腥臭脓痰已稀。苔黄腻较退。再服上方药，每日 1 剂。

9 月 18 日胸透：右中部、左上部有斑点状影，境界尚清。

上方药服至 9 月 23 日，基本痊愈出院。

［按语］中医学认为肺痈的主要原因，为蓄热郁肺，血瘀成痈，故用清热解毒、化瘀排脓之法。此例住院 10 余天，单用抗生素疗效不显，后加服中药迅速获效。根据现代药理研究，桔梗为强有力的皂素祛痰药，肺痈已成，用之可加速排脓。白花蛇舌草、鱼腥草、三桠苦、山芝麻、毛大丁草等清热解毒之品，具有广谱抗菌作用，因此用以抗菌消炎，可收到较好疗效。

（以上由蔡光斗整理）

八、大柴胡汤治愈急性腹痛一例

黄某，女，16 岁。

初诊：1977 年 5 月 9 日。

主诉及病史：患者经常绕脐疼痛，于县医院检查为肠道蛔虫感染。前两天服驱虫药后，腹痛加剧，至今未缓解。病情逐渐加重而于 1977 年 5 月 8 日急诊住院。现腹部疼痛甚剧，呈阵发性，痛时四肢厥冷，全身出汗，食入即吐，伴有恶心、寒热往来，大便 3 天不通，未排气，小便短赤。西医诊断为“蛔虫性不完全性肠梗阻”。经治疗症状未缓解，于 1977 年 5 月 9 日请蔡老会诊。

诊查：症同上述。查其舌质红，苔黄燥，脉弦数。

辨证：病属虫积，由于积久化热，热邪结于少阳阳明。

治法：治宜和解少阳，兼清阳明，佐以安蛔止痛。

处方：生大黄 10g　北柴胡 10g　淡黄芩 10g　江枳实 10g　清半夏 10g　生白芍 12g　乌梅肉 30g　制川朴 6g　生姜 3 片　大枣 6 枚

二诊：5 月 11 日。服药 2 剂后排气、便通，腹胀腹痛基本消失。恶心呕吐亦除，寒热已退，能进少量稀饭，但胃脘胀满纳差。舌质红，苔薄黄，脉沉细。少阳已解，内热亦除，但素体脾胃虚弱，故宜健运脾胃，以善其后。用异功散加减。

处方：潞党参 15g　炒白术 10g　云茯苓 10g　制陈皮 6g　生甘草 3g

药后用西药驱虫，痊愈出院。

［按语］蛔虫性肠梗阻，属于中医学的虫积腹痛范畴。蛔虫性喜团聚，又好钻窜，聚而成团，阻塞肠中，格塞不通，不通则痛。虫安则痛止，故腹痛时发时止，蛔虫上扰则食入即吐，虫积久而化热，热邪内结少阳则寒热往来，结于阳明则大便秘结。蔡老针对本证病机，认为是虫积引起热邪蕴结少阳阳明，故用大柴胡汤加减，以外解少阳，内清阳明，再加乌梅以安蛔止痛。因辨证准确，故一剂知，二剂已。但患者素体脾胃虚弱，故用异功散健运脾胃，以善其后。再用西药驱虫，以除其根。

（陈锦枝整理）

［**编者评注**］大柴胡汤源自《金匮要略·腹满寒疝宿食病脉证并治》，用于治疗少阳病兼阳明病，近代临床每用以治疗急性胃肠炎、痢疾、急性胆囊炎、胆石症、急性胰腺炎等。西医病种虽多种多样，但只要出现寒热往来、胸胁苦满、心下痞硬、大便秘结、郁郁微烦诸症，即可异病而同治，投以大柴胡汤类。蔡老熟谙此道，有所发挥。本例虽以腹痛剧烈、痛甚四肢厥冷等为主症，属"蛔厥"病，然寒热往来、大便不通诸症，提示邪气结于少阳阳明，治当和解少阳，内泻热结。妙在究本澄源，辨证论治，不是见虫治虫，因而根除甚速。

俞长荣医案

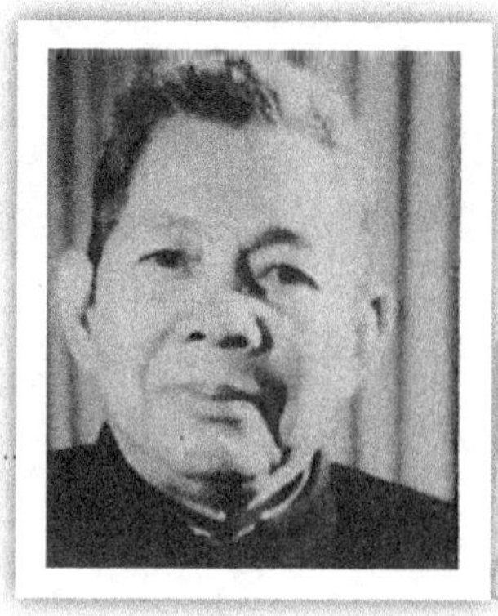

【生平传略】

俞长荣，1919 年生。福建省永泰县人。中医教授，主任中医师。祖辈五代行医，幼承庭训，13 岁起随父习医，25 岁开始独立开业。1957 年调入福建省中医研究所工作，从事临床研究。1958 年起兼任《福建中医药》主编，同时负责老中医学术经验整理和常见病疑难病防治经验的编写工作，为该省中医药的研究工作作出了一定的贡献。1976 年起致力于中医文献整理研究工作。1979 年定为中医内科主任医师，1983 年定为中医教授。1983 年 9 月被任命为福建中医学院院长。1985 年 5 月被选为中华全国中医学会常务理事。

俞氏临床擅长内科杂病。

主要著作有《中医辨证论治与唯物辩证法》、《伤寒论汇要分析》、《伤寒医诀串解校注》、《俞长荣医案》等，此外还发表学术论文 60 多篇。

一、清上降下法治愈口疮一例

李某，女，42 岁。

初诊：1977 年 7 月 29 日。

主诉及病史：口腔溃疡持续 3 年，局部时常化脓溃臭。

诊查：就诊时，见上颌及下唇内侧粘膜破溃，有绿豆大数处，左下牙槽及右侧咽峡部有黄豆大溃疡，化脓红肿疼痛，口水时流，说话、咀嚼受碍。伴持续低热，周身关节疼痛。大便 2～3 天一行，量少呈羊矢状。舌质偏红，脉沉细弦。

治法：当时认为大便未通，热毒炎上，先用凉膈散加味泻火解毒。

处方：生地 15g　连翘 12g　大黄 10g　风化硝 10g　淡竹叶 10g　栀子 6g　黄芩 6g　薄荷 6g　甘草 3g

二诊：8 月 5 日。前方药服 5 剂，大便通畅，溃疡无明显好转。拟按下虚上盛论治。

处方：苏子 10g　半夏 10g　乳没各 10g　当归 6g　白芷 6g　枳壳 6g　黄芩 6g　甘草 3g

三诊：8 月 15 日。药进 5 剂，口腔溃疡显著好转，红肿见消，疼痛缓解，说话灵活，吃饭自如。但夜间喉干，大便欠通。照上方去乳没，加花粉 15g、槟榔 10g、桔梗 6g。10 剂。

至 1978 年 1 月中旬，患者来信称：自治疗后，口腔溃疡基本控制。

[按语] 本例初诊时大便干结，用凉膈散泻火无误。但本证持续 3 年，虽有上实，必有下虚，非单纯泻火所能解决。用苏子降气汤者，是据《张氏医通》引戴复庵云："下虚上盛，致口舌生疮，宜用镇坠之药，以苏子降气汤。"

二、利水解郁法为主治愈闭经一例

付某，女，23 岁。

初诊：1977 年 4 月 28 日。

主诉及病史：既往患肾盂肾炎，素常出现面浮、脘腹胀满、小便不利、腰痛等症。每次就诊，均随症治之，即行缓解。今年 1 月间，因于经潮前两天洗澡受凉，当月经闭不通，现已 4 个月未潮。经用过温经、活血、祛湿、理气等药，均未见效。

诊查：近半个月来自觉下腹胀坠拘急，伴小便频数，尿痛，腰酸，大便欠畅。舌质红，苔黄腻。

辨证：拟为湿热结于下焦，气秘血郁。

治法：治宜通下利水、佐以疏肝解郁法。

处方：滑石 30g　柴胡 15g　瞿麦 15g　冬葵子 15g　白芍 12g　大黄 10g　黄芩 10g　川朴 6g　枳壳 6g

服药 3 剂，月经即行，诸症亦解。

[按语]《金匮·水气病》云："先病水，后经水断，名曰水分……去水其经自下。"本例病水在前，闭经在后，故遵经旨治疗，效果良佳。

三、凉血化瘀法治愈跌伤溺血一例

周某，男，29 岁。

初诊：1980 年 3 月 16 日。

主诉及病史：患者于 3 月 13 日自高处跌下，摔在水泥地上，1 小时后小便呈血尿。某医院诊断为左肾挫伤，经予止血、消炎药治疗 3 天未见明显效果。

诊查：诊时，患者卧床不能起坐，腰痛板强，左腰部有 3cm×3cm 擦伤痕迹，压痛，下腹痛，大便 3 日未通。尿常规：红细胞(＋＋＋＋)，脓球(＋)。脉弦，舌质偏红，苔白厚。

处方：茅根 60g　旱莲草 15g　生地黄 15g　藕片 15g　阿胶 12g　大黄 9g　炒蒲黄 9g　云南白药 3g　棕炭 1 撮

二诊：3 月 18 日。药尽 2 剂，大便已通，腰痛稍减，血尿未止。脉浮弦，舌转淡红，苔白。按上方去大黄、棕炭、阿胶，加豆豉 15g、小蓟 15g、黑栀子 9g。服 3 剂。

三诊：3 月 21 日。腰痛缓解，小便肉眼所见无异常，余症均减。

处方：茅根 60g　生地 15g　藕片 15g　旱莲 15g　小蓟 15g　花粉 15g　黑栀 9g　甘草 5g　云南白药 3g

服上方药 3 剂，诸症解除，尿检正常。

［按语］本例病因明显，诊断不难，但病情颇重。服用中药只5天而血尿消失，疗效较为满意。初诊认为络伤出血致瘀，治以凉血、止血、通瘀。二诊大便已通，下腹痛解，故去大黄；血尿未止，去棕炭之温涩，易以栀、豉、小蓟之清宣；阿胶因缺药未用。三诊腰痛缓解，小便正常，只用养阴凉血止血巩固。另外，福建民间有用单味豆豉治血尿的经验，我曾引用治热迫膀胱之溺血数例，疗效良好。本例因跌伤溺血，初诊把握不准未用。二诊时血尿未止，乃加以试用，果然有效。但究竟是否由于加本品一味取效未便肯定，姑备一格，有待高明指教。

四、温阳补土法为主治愈水肿一例

张某，男，19岁。

初诊：1963年5月24日。

主诉及病史：全身浮肿已5年，经某医院诊断为慢性肾炎，治疗未效，近来症状加剧。

诊查：就诊时，除全身浮肿外，兼见大便溏泄，一日数行，小溲短少。时时欲呕，或食入即吐。精神委靡，面色皖白，唇淡不荣，舌苔薄白，脉沉细涩，足胫按之凹陷。尿检：蛋白（＋＋＋＋），粒状管型（＋＋＋），脓球（＋＋＋），红细胞（＋＋）。

辨证：初步诊断为脾失健运，关门不利，升降失职，水邪弥漫。

治法：初与异功散合防己茯苓汤加鸡内金、海金沙，连服5剂。

二诊：6月3日。食入欲呕已除，其他症状仍然。大便竟至一日十数行，粪便稀薄。因思此证殆与命门火衰不能燠土有关。盖命门之火衰微，土失温燠，不能腐熟水谷，故大便溏泄；中焦生化失职，精微不运，故面色不华；肾阳式微，故脉沉细；命火不足则气化低衰；三焦决渎失其鼓动，故水肿不消。前药但事健脾利水而未顾及命门之火，故收效不彰。遂于健脾渗湿之中益以温暖命门之品。

处方：土炒白术12g　明党参15g　茯苓15g　炒苡米30g　赤小豆30g　破故纸10g　吴萸5g　桂尖5g　炙甘草3g

3剂，隔日服1剂。

三诊：6月10日。全身浮肿显退，大便成形，小便次数增加。临床症状好转，但肾功能未改善。善后之计，仍宜温阳补土，兼顾调补气血。

处方一：附子10g　山萸肉10g　熟地黄（砂仁杵）10g　茯苓10g　泽泻10g　牡丹皮10g　车前子10g　怀山药15g　怀牛膝12g　肉桂心1.5g（冲）

处方二：生黄芪15g　当归身10g

以上两方相间服用。

处方三：每日以番薯1个（约半斤重），置炭火中煨焦，除去焦土，冲开水炖，随时服。因番薯味甘乃脾家珍品，火煨使焦，有益火补土作用。

至9月10日，尿检蛋白（＋），粒状管型少许，脓球（＋＋＋）。仍嘱每日服煨番薯汤1次，每周间服理中合补血汤两剂。至10月8日尿检蛋白（＋），脓球（＋），余均阴性。

1964年8月初追访，1年来未见复发，恢复工作。患者现已中年，健康情况良好。

［按语］本例浮肿，迁延日久，虽有脾土不运，但势必伤及肾阳。命门火衰，脾土不得温煦，为脾肾阳虚之候，治疗上脾肾两补，壮命火以温脾土，方可健运化而水道通，其肿可消矣。

五、金匮肾气丸治疗久喘一例

王某，男，63岁。

初诊：1977年2月10日。

主诉及病史：患咳喘近20年，从1960年起逐年加重，寒冷时节发作较频。

诊查：近10余日来气喘胸闷，气急气短，动则尤甚，不能平卧，伴咳嗽，痰多有大量泡沫。舌淡红偏晦，苔白，脉细弦缓。

辨证：为肾虚喘证。患者年逾花甲，肾气早衰。肾虚不能纳气，气上逆则为咳喘；肾阳虚，故病好发于冬寒；肾为生痰之根，肾阳虚，则气不化津而水泛为痰。

处方：熟地15g　山药15g　茯苓15g　丹皮9g　泽泻9g　枸杞9g　附子9g　葶苈子9g　胆星9g　肉桂3g(另冲)

服药3剂，即能平卧，上楼已不觉气急短气。患者信心增强，连服药20余剂。于1979年底询知，服药后其病得以控制，未再复发。

[按语] 新喘治肺，久喘治肾，此为不易之理。金匮肾气丸治肾虚喘证原无新奇。但本例患喘廿载，仅服药20余剂而获良效，实为罕见。俞老治久喘常用金匮肾气丸(改汤)为基本方。实践体会，方中加胆星一味可增强疗效；若再加地龙干10g，雄黄粉0.6g(另送)，可治嗜酸性细胞增多症气喘。

六、当归四逆汤治愈振颤一例

张某，女，30岁。

初诊：1978年9月8日。

主诉及病史：昨日月经来潮洗澡，晚上突然全身颤抖，手足痹冷，下肢冷过膝部，伴心悸，心烦不眠。

诊查：舌紫胖苔黄腻，脉细数而涩。

辨证：证属寒湿阻络，气血不达。

治法：予当归四逆汤加减。

处方：当归9g　白芍9g　桂枝6g　吴萸6g　通草6g　甘草5g　生姜3片

二诊：9月9日。上方药服1剂，诸症均减，已能下地行走，睡眠转佳，惟觉疲乏。

处方：党参15g　黄芪15g　茯苓15g　白术9g　半夏9g　当归6g　桂枝6g　陈皮4.5g　甘草3g

续服药2剂痊安。

[按语] 本例月经来潮，血脉较虚，洗澡冲凉，阳气受戕，阴气乘之，阴阳乖和，气血不达。故方取当归四逆汤以通阳散寒、调理气血。

七、奔豚汤治愈奔豚气一例

张某，女，49岁。

初诊：1977年10月20日。

主诉及病史：4年来常感心悸心慌，自觉有气由腹部上冲胸，胸闷喜捶，有时胸次如裂。异常畏冷，虽夏秋亦须着重衣。口中觉麻，食欲不振，常嗳气泛酸。疲乏无力，动则短气，生活不能自理。性情急躁，睡眠不佳(长期服利眠宁)，焦虑忧郁不舒，偶头晕痛。大便或干或溏。月经已断8个月，近又来点滴。

诊查：脉沉细弦，舌质暗淡，苔白腻微黄。

辨证、治法：此系奔豚气，治以奔豚汤化裁。

处方：钩藤12g　葛根10g　白芍10g　半夏10g　李根白皮10g　当归6g　黄芩6g　木蝴蝶6g　川芎4.5g　白蔻花3g　小麦15g

二诊：11月14日。上方药共服9剂，畏寒好转，夜睡较佳，但增肢节疼痛、疲乏无力。舌苔转为白厚，脉同前。仍继前法进退。

处方：怀山药15g　李根白皮10g　葛根10g　当归10g　白芍10g　半夏10g　麦芽10g　黄芩6g　川芎4.5g　吴萸各4.5g

三诊：11月19日。药后诸症续见减轻，上方去吴萸、麦芽，加枣仁10g、远志4.5g。

四诊：12月22日。上方药共服20剂(方中枣仁、李根白皮一度缺药，改用夜交藤、合欢皮各15g)，怕冷解除，无明显不适，体力恢复，初能自己料理生活，后能做些轻微家务劳动，患者心情愉快。遂以滋肾养肝法，与六味地黄汤合甘麦大枣汤加钩藤、白芍以巩固疗效。

［按语］本例因肝气横逆不平，中气久虚不振而致诸症。肝逆，故胸次窒闷而攻冲；中虚，故营卫不和，内则心慌心悸，外则畏寒喜重衣。中虚则血少，肝逆则气滞。种种见症，都在肝脾。左升太过，宜损其逆，庶期中土无克贼之虞，故取奔豚汤意，以疏肝理气，降逆和中。

八、引火归原法治愈失眠一例

杨某，男，60岁。

初诊：1974年5月9日。

主诉及病史：失眠近20年。有时腰、胸、背部有灼热疼痛感，卧时尤甚。头晕，走路有摇晃感，眼涩羞明。大便多软，有时溏泄，小便清长。

诊查：脉细数，舌质红少苔。

辨证：诊为阴虚阳浮，心肾不交。

处方：熟地15g　怀山药15g　茯苓15g　枸杞9g　泽泻9g　丹皮9g　附子6g　肉桂3g(另冲)

服上方药10余剂，失眠显著好转，伴症解除。继以六味地黄汤合甘麦大枣汤巩固疗效。1年半后随访，睡眠良好，精神愉快。

［按语］本例属阴虚阳浮，心肾不交。肾在下而主水，心在上而主火。水欲上济于心，火欲下交于肾，阴阳协调，水火既济，始能相安无事。肾阴虚，心失所养，故失眠、多梦、心烦性急；虚阳上浮，故见头晕、发热；命门火衰，不能温煦中土，故大便多软甚或溏泄。方中肉桂、附子引浮阳下归于肾；泽泻、丹皮、茯苓泻其邪火；熟地、枸杞、山药补肾阴而收敛精气，使肾阳安位则无失眠之患。

九、益气活血法为主治愈痹证一例

陈某，女，35岁。

初诊：1974年7月10日。

主诉及病史：下肢酸楚麻痹，关节疼痛，膝关节痛尤甚。偏左头痛，眉棱骨有压痛。心悸，动则加重；短气，不能左侧卧。疲乏无力，微畏风，口苦，食欲减退。月经量少色暗。2年前曾经某医院诊为风湿性关节炎并心肌炎，近来复检抗“O”为1250单位。

诊查：脉右细涩，左虚弦。舌质红，苔微黄。

辨证：诊为风湿久稽，气阴两虚，络阻血瘀。

治法：治宜益气养阴，活血通络。

处方：玉竹 25g　生黄芪 15g　潞党参 15g　生地黄 15g　天竹根 15g　枸杞 10g　丹参 10g　麦冬 10g　牛膝 10g　炙草 6g　五味子 5g　田三七粉 2.5g(分冲)

至12月3日止，前后近5个月内，服药计110剂，均以上方为基本方。7月下旬起，头痛、怕风、口苦、恶心均解除，食欲好转。7月末起，全身关节疼痛逐渐减轻。9月上旬，短气解除，仅偶有心悸。10月下旬起，膝关节痛明显减轻。11月27日复查抗“O”为833单位，血沉为25mm/h。12月上旬起停药，恢复工作。至翌年5月11日复查抗“O”为625单位，血沉为20mm/h。

本例观察10年无复发。

[按语] 本例属风湿久稽，由经入络，渐及脏腑，以致伤阴耗气，络阻血瘀。论治之法，若徒搜风祛湿，势必辛燥劫阴；若循前人“治风先治血”之例，又虑气虚何以鼓动血行？故以益气养阴为主，活血通络为辅，正所谓“正虚所以邪恋，祛邪必须扶正”也。

十、散寒活血法治愈厥证一例

李某，男，57岁。

初诊：1963年8月27日。

主诉及病史：4个月前因远出冒雨受凉，回家不久即感恶寒微发热，旋愈。嗣后每隔10余日便发生1次头目昏花，突然昏倒，不省人事，面色苍白，四肢厥冷，约1小时许才醒，如此周期发作至今。曾在某医院治疗约3个月，效果不显。平时感觉头晕目眩，左臂及小腿酸痹，肢末不仁。夜睡两足经常抽筋。口淡无味。

诊查：面色黧黑，目睛暗黄，舌苔薄白，脉沉细弦。

辨证：拟为寒湿侵袭，气血郁滞。

治法：治以散寒除湿、调气活血。

处方：当归 10g　桂枝 10g　白芍 10g　木通 10g　炙草 10g　赤小豆 30g　吴萸 6g　生姜 6g　细辛 2g

6剂，隔日服1剂。

二诊：9月9日。四肢麻痹显著好转，肢末感觉已恢复，但食欲仍不振。脉象舌苔如前。继服下方药4剂以巩固疗效。

处方：白糖参 10g　炒白术 10g　炙甘草 10g　茯苓 10g　当归 10g　干姜 6g　桂枝 6g　附子 6g　白芍 6g　炙黄芪 12g

随访1年，昏厥未复发，其余兼症亦相继解除。

[按语] 此证乃系寒湿外袭，凝滞经脉，气血郁遏，阴阳气不相顺接而为厥。故治以散寒除湿、调气理血为主；次诊寒湿有消散之象，气血已得畅行，唯脾运未复，故以温运中枢为主，仍佐调理气血。使寒湿除，气血和，厥自除。

十一、培本涤邪法治愈中风一例

杨某，女，50岁。

初诊：1977年5月4日。

主诉及病史：患者于3月20日突然昏迷，右侧肢体偏瘫，急入某医院神经科病房，诊断为脑栓塞。经给氧、输液、解痉、扩张血管及抗凝疗法等治疗40余日，无明显改善。家属要求中医会诊。

诊查：会诊时，患者神志不清，躁扰不宁，右半身不遂，肢末拘挛，口噤不语，大便秘结。脉弦滑，舌质红苔根黄腻。

辨证：患者体形肥胖，素多忧思，痰湿内蕴，肝阳偏亢。春夏风木易升，引动内风，以致痰热气火交并，上阻清窍，横窜经腧。《金匮》云"风中于经，举重不胜，风中于府，不识人。"

治法：拟按中经兼中腑治，亟予育阴熄风，开窍涤痰，冀能转机。

处方：钩藤15g　生地15g　玉竹15g　麦冬15g　地龙干15g　白芍10g　麻仁10g　僵蚕10g　安宫牛黄丸2粒(分冲)　竹沥1盏(另冲)　6剂

二诊：5月11日。在服药过程中，患者神志逐渐好转，但仍迟钝，家属说话已能领会，但发言仍有困难，时或躁扰不宁。右下肢稍能弯曲，右上肢仍瘫，大便已通。脉转细，舌质红苔黄。清窍已通，肝风气火仍亢，宜育阴熄风，三甲复脉汤主之。

处方：龟板30g　牡蛎30g　鳖甲30g　钩藤15g　生地15g　僵蚕10g　地鳖虫10g　地龙干10g　阿胶10g　蝉蜕3g　甘草各3g

三诊：6月4日。上方药服10余剂(其间曾略有增损)，神志基本清楚。右上肢偏瘫，右下肢活动较好但仍受限。舌淡红，苔少，脉细缓。改用补阳还五汤加减以益气活血通络。

处方：黄芪30g　生地15g　丹参10g　桃仁10g　当归10g　白芍10g　琥珀10g　地龙干10g　川芎6g　远志4.5g

四诊：6月20日。上方药服10剂，诸症继续好转，右侧肢体活动较好。出院时以补阳还五汤加减(即上方去琥珀、远志，加丝瓜络、地鳖虫各10g)巩固疗效。

患者回家后，仍继续服中药，均以补阳还五汤与归芍六味地黄汤加减相间服用，并行针刺治疗，患侧肢体逐步好转，至8月底已能手扶栏杆上下楼梯，扶杖外出游玩。

[按语] 本例系因肝阳化火动风，痰火蒙窍，阴液受灼。本虚标实，故初以养阴熄风、开窍涤痰为主，待痰热渐清后则着重于育阴熄风。后期以偏瘫未痊认为气虚血行不畅，故以益气活血通络之品而收功。

十二、五苓散合小柴胡汤治愈二阳并病一例

徐某，女，63岁。

初诊：1974年5月20日。

主诉及病史：1周前洗衣受冷，间日便发寒热1次，发作有时，多于中午前后开始，至夜半渐解。

诊查：诊时，尚畏寒战栗，发热汗出而恶风，头痛身疼，腰痛如折，心下痞胀，时呕吐痰涎清水，小便短赤。脉弦滑有力，舌苔白厚带黄。

辨证、治法：诊为二阳并病，宗仲景法，与五苓散合小柴胡汤加减。

处方：泽泻 12g　茯苓 12g　北柴胡 10g　白术 10g　猪苓 10g　草果 6g　桂枝 6g　黄芩 6g　半夏 6g

二诊：5 月 23 日。前方药服 2 剂，发热、头痛、呕吐等症均除，仍微恶寒，腰痛。脉略弦，舌苔同前。照上方去桂枝加青皮 4.5g。

服上方药 2 剂而安。

［按语］恶寒发热，汗出恶风，头身疼痛，小便不利，原系太阳病膀胱蓄水证。然发作有时，心下痞，呕吐，又系少阳枢机失和之候，故诊为太阳少阳并病。治以五苓散解表化气利水，合小柴胡汤和解表里。

十三、三方相合治愈三阳合病一例

林某，女，52 岁。

初诊：1976 年 11 月 26 日。

主诉及病史：高热持续 4 日，经当地医疗站用氨基比林、青霉素等治疗，热仍未退。

诊查：就诊时，发热（体温 39℃）恶寒，头痛，心中懊侬，不知饥不欲食，恶心欲呕，口干，咳嗽痰白粘，咳引胃脘作痛，大小便少通。脉弦数，舌质偏红苔薄。

辨证：诊为三阳合病。

处方：瓜蒌 15g　柴胡 10g　香豉 10g　黄芩 6g　黄连 6g　栀子 6g　半夏 6g　甘草 3g　生姜 3 片

二诊：11 月 27 日。上方药服 1 剂，今晨寒热已罢（体温 37.3℃），头痛恶心、懊侬已解除，但咳嗽、痰白粘。脉略弦，舌淡红苔薄白。

处方：柴胡 10g　半夏 10g　茯苓 10g　黄芩 6g　陈皮 6g　甘草 3g

服上方药 2 剂而愈。

［按语］发热恶寒，头痛，为太阳表证；恶心欲呕，默默不欲食，为少阳证候；口干，大便少通，此阳明受累。总缘寒邪外受，入里化热，气机怫郁，三焦壅滞，表里不相宣通之故。初诊以栀豉、小陷胸、小柴胡汤 3 方并 1 方，以香豉解表，瓜蒌宣肺，芩、连、栀直折其热，而以小柴胡汤和解枢机。复诊余邪未净，故以小柴胡汤清其余邪，合二陈汤蠲痰止咳。

十四、桂枝汤合真武汤治愈太阳夹少阴证一例

薛某，男，72 岁。

初诊：1973 年 8 月 22 日。

主诉及病史：昨日淋雨，旋即恶寒发热，头眩欲擗地，须杖策而行，周身肢节疼痛，小便短少。

诊查：脉沉而弦缓，舌滑苔微黄。

辨证：老人体弱，骤遇暴雨，寒遏经络，营卫失调，乃太阳夹少阴之症。

治法：拟桂枝合真武汤治之。

处方：附子 6g　炙草 6g　白芍 9g　桂枝 9g　白术 9g　茯苓 15g　生姜 3 片　大枣 3 枚

二诊：8 月 24 日。药尽 2 剂，诸症基本消失，但食欲不振，偶有咳嗽，痰多色白质稀。脉弦

缓，舌质正常。

处方：细辛2.5g　干姜4.5g　五味4.5g　炙草4.5g　川朴6g　白术10g　党参12g　大枣3枚

上方药服2剂后痊愈。

[按语] 本证诊断为太阳病的根据是恶寒发热，病因淋雨而起，病始一日。诊断为夹少阴病的根据是头眩欲擗地；小便不利，四肢沉重疼痛；脉沉舌滑。因老年阳虚，淋雨感湿，水气内停，故有此证，须用真武汤温阳。但病初起仍发热恶寒，此太阳证未罢，故合桂枝汤。

本例发病发于暑天，如果认证不明，极易误诊为暑病，必须注意鉴别。如是暑病，应有口干，汗出，头昏但不至于欲擗地；可有身热恶风，但不恶寒。

（以上由俞宜年整理）

[编者评注] 本例从发病季节和临床症状上看，貌似"冒暑"病，当投雷氏清凉涤暑法以治。然细细推敲，则病虽发于暑而因于寒，虽证类冒暑而太阳经及少阴经证突出，乃投《伤寒论》方治愈。由此可见，俞老审证之详，辨证之精。这亦说明，临床上详细地收集病人的症、脉、舌、因等信息，对辨证立法的准确性具有重要意义。

广东名医医案

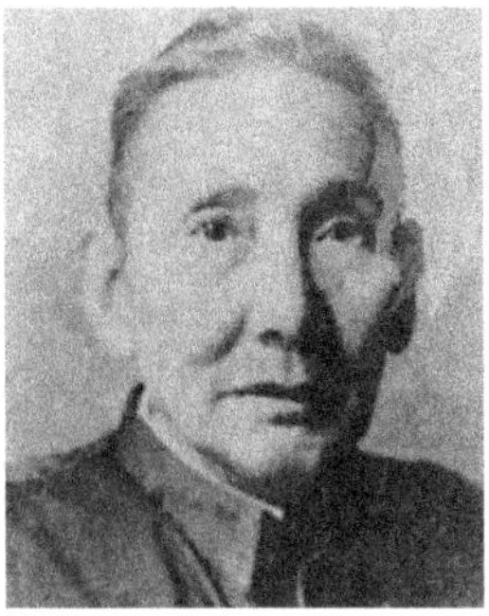

刘赤选医案

【生平传略】

刘赤选(1897—1979),广东省顺德县人。中医教授,1912年开始自学中医。1930年起先后在广东省立国医学院、华南国医学院、广东省中医药专科学校、广东省中医进修学校、广东汉兴中医学校等校任教,并在广州市开业行医。1956年,广州中医学院成立之后,先后担任该院伤寒、温病教研室主任,教务处副处长、顾问等职,1978年授予中医教授职称。并曾先后担任广州市政协委员,第三届全国人大代表,政协第五届全国委员会委员。

从事中医工作60多年,把毕生精力贡献给中医事业。临床精于内科,学术上对伤寒、温病学说富有研究。

主要著作有:《温病学》、《教学临证实用伤寒论》、《刘赤选医案医话》等。

一、消暑化湿兼疏风清热治愈暑湿一例

凌某,女,27岁。

初诊:1971年8月。

主诉及病史:自诉妊娠将届产期,低热不退,不以为意,照常工作。产后继续发热,已持续50余天,时高时低,高时达39℃,多为午后潮热,睡后渐退,伴有恶风,无汗,形疲神怠,周身酸痛,饮食减少,大小便如常。

诊查:脉濡数,舌质暗红,苔灰白而薄。

辨证:此属暑湿内伏,兼感风邪。

治法:治宜消暑化湿,疏风清热。

处方:土茵陈21g　白薇12g　神曲9g　黄芩6g　草果皮5g　南豆衣15g　荆芥穗5g

薄荷 3g(后下)　茯苓 24g

水煎温服，连服 3 剂。1 剂后周身微汗，发热渐退；2 剂恶风亦罢，3 天后各症俱解，精神转好。继用前方，连服 6 剂，以巩固疗效。

［按语］本例发病正值夏秋之交，感受暑湿则患发热，形疲神怠，肢体酸痛，饮食减少，舌苔灰白等；兼夹风邪闭于肌表，故无汗，恶风；又因产后体弱气虚，脾胃健运力差，致使湿邪难化、湿热难解，病势缠绵。叶天士说："或透风于热外，或渗湿于热下，不与热相搏，势必孤矣。"这是治疗热邪夹风、夹湿而不解之定法。本着这一要旨，采用疏风清热、消暑渗湿之法。方中重用土茵陈而不用绵茵陈，是因土茵陈芳香微苦，能透热中之湿，又能清湿中之热；佐黄芩少许，直清里热。但恐黄芩苦寒伤中气，故重用茯苓以健脾，甘淡化苦和胃气，且又具有渗湿之功。南豆衣、草果皮清轻透湿。薄荷、荆芥散肌表之风，使风邪疏散；神曲消食化滞，湿邪透化，里无食滞，则暑热孤立。再加白薇透热出表，以退久热。上药组合成方，正合叶氏"透风于热外，渗湿于热下"之意，而使久热治愈。

二、吴茱萸汤治愈头痛一例

陈某，女，28 岁。

初诊：1962 年 12 月 22 日。

主诉及病史：初因日夜工作，思索费神，一连数日未能入睡。当时尚能支持，但工作告毕便觉头晕眼花，继而巅顶刺痛，呕吐清涎甚多，每次发病历二三小时方慢慢缓解。虽经多方治疗，均未见效，反而发作日渐频繁。自 1962 年初以来，平均每二三日头痛发作 1 次，月经前后，头痛尤为剧烈。

诊查：诊其脉细弱，舌质淡，苔薄白而润。

辨证：此为厥阴头痛。

治法：治宜温中降逆，熄风镇痛。用《伤寒论》吴茱萸汤治之。

处方：吴茱萸 9g　党参 9g　生姜 18g　大枣 4 枚(去核)

二诊：12 月 25 日服上方药 3 剂后，头痛眩晕减轻，睡眠亦好，病情已有好转。仍守前方加重药量。

处方：吴茱萸 15g　党参 30g　生姜 30g　大枣 6 枚(去核)

三诊：12 月 31 日。服上方药 6 剂后，适逢月经来潮，头痛亦未见发作，眩晕呕吐亦轻微，但面色苍白，唇舌淡白，手指冰冷。治宜温中降逆，养血通脉。用当归四逆汤合吴茱萸汤治之。

处方：吴茱萸 15g　党参 15g　当归 9g　生姜 30g　桂枝 9g　白芍 12g　细辛 9g　木通 9g　大枣 8 枚(去核)　炙甘草 6g　6 剂

并嘱患者服完药后，常食当归生姜羊肉汤(《金匮要略》方：当归 12g、生姜 30g、羊肉 120g。清水煎服)以善其后。1 年后走访，头痛未见复发，饮食睡眠均好，身体健康。

［按语］辨证论治首别阴阳。本病头剧痛如刺，头晕眼花，兼见呕吐，每次发作二三小时之久，似属实证。本例之头痛，面色苍白，呕吐清涎，舌淡，脉细弱，一派虚寒证候。《金匮要略·呕吐哕下利病脉证并治第十七》有"干呕，吐涎沫，头痛者，茱萸汤主之"之论述，《伤寒论·厥阴篇》亦载同样之条文，故后世医家称这一类头痛为厥阴头痛。《金匮要略》、《伤寒论》对本证之症状用"干呕，吐涎沫，头痛"7 个字描述，其中吐涎沫与干呕二症，即足以证明本证属于虚寒之

头痛，兼见面白、唇淡、舌淡、脉细、肢冷等证候，更可辅助诊之为虚寒之证。故刘老直判此证为厥阴头痛，予以吴茱萸汤原方。服9剂药后虽然月经来潮，头痛亦未再发作。病人在三诊时头痛减轻，但刘老仍重用吴茱萸汤并合当归四逆汤，并嘱患者服6剂后常食当归生姜羊肉汤以善其后。当归生姜羊肉汤，仲景原用以治疗产后腹痛、寒疝腹痛，现用以治头痛，是因为其头痛起因于思索费神劳累之后，致使心脾两伤，而此方有温养心脾之效，用之符合“谷肉果菜食养尽之”之调补之义。此案前后所用3方，都是《伤寒论》、《金匮要略》方，其中只有吴茱萸汤治头痛。刘老灵活运用3方，对后辈颇有启发。

三、栀子豉汤合紫金锭治愈癫证一例

张某，男，40岁。

初诊：1972年3月16日。

主诉（家人代诉）及病史：自1966年起，因思虑太过，久而成疾；初见精神抑郁，继而出现头重痛，心中烦热，胸闷，失眠，有时喃喃乱语，或呆若木鸡；1971年昏倒1次，曾经当地中医治疗，服药未效，症状逐渐加重。

诊查：诊时患者表情淡漠，神态呆滞，不欲言语，心中烦热，胸闷不适，头痛失眠，须服安眠药才能入睡，并见手颤，胁痛，牙痛，胃纳欠佳，大便秘结，小便频数，脉数而沉实，舌苔霉酱样色。

辨证：此为痰火内郁，扰乱心神所致。

治法：治宜清心除烦，消痰化浊。用栀子豉汤加味。

处方：淡豆豉9g　山栀子18g　石菖蒲9g　莱菔子9g　桔梗9g　橘皮6g　紫金锭1.5g（送服）

二诊：3月20日。服上方药3剂后，患者自觉心胸舒畅，症状明显好转，两胁痛、头痛均减，大便已通，尚见手颤失眠，下午仍觉烦热，脉数，苔霉酱样色。前方已效，继服药3剂。

三诊：3月23日。患者已能自诉病情，各症俱已日减，精神较开朗，脉转弦数，舌苔灰黄。病已好转，但痰火未全消，继用消痰清热法。

处方：山栀子15g　胆南星9g　枳实9g　川厚朴9g　淡豆豉9g　莱菔子9g　瓜蒌仁15g　石菖蒲9g　甘草6g　3剂

四诊：3月27日。患者每日下午胸中仍烦热，下半夜已能入睡，头痛、胁痛俱已消失，胃纳好转，脉、舌象如前。继用前法而加重清心除烦之品。

处方：法半夏12g　胆南星9g　黄连3g　竹茹9g　枳实9g　莱菔子9g　川厚朴9g　瓜蒌仁12g　石菖蒲9g　3剂

五诊：3月30日。患者精神好，睡眠安宁，各症基本消失，惟觉时有头胀。继用前方加减，再服药9剂而愈。

［按语］癫狂病多属实证，表现以神志异常为主。其病机或为气郁，或为痰火。《灵枢》曰：“癫疾始生，先不乐，头重痛，视举目赤，甚作极，已而烦心。”本例患者精神抑郁，头痛，失眠，神态呆滞，属中医之癫证。其病因病机，乃因精神受刺激，思虑太过，损伤脾气，脾气不运，痰浊内生，久而化热，痰火互结，扰乱心神所致。心烦胸闷，脉数沉实，舌苔霉酱样色等，均为痰火内郁之候；失眠、神态呆滞、时或喃喃乱语等症，是由痰火上扰而引起。故立清心除烦、消痰化湿之法治之。用栀子豉汤加味，以清心除烦。方中之胆南星、莱菔子、陈皮、瓜蒌仁除痰化浊；另用

紫金锭送服，是取其辟秽化浊之功。诸药合用，除痰浊，清烦热，故各症俱解。刘老善用紫金锭(又名玉枢丹)于湿热秽浊所致之温病发热患者，然亦用于治癫证，可谓别具一格。

四、温补气血为主治愈火瘿气一例

林某，男，34岁。

初诊：1972年6月15日。

主诉及病史：患者自诉心悸，手震，低热，汗多，突眼露睛已2年多。1971年6月检查，基础代谢率为+60%，24小时甲状腺吸^{131}碘率为60.1%，诊断为甲状腺功能亢进。同年在某医院用同位素治疗，后逐渐出现颜面及肢体浮肿，表情淡薄，心跳缓慢，体倦神疲，恶寒肢冷，眩晕耳鸣，肢体无力，胃纳欠佳，大便略结，小便正常，脉迟弱短涩，舌淡，苔薄白。再经甲状腺吸^{131}碘试验，证实为同位素治疗过量所致之甲状腺功能减退症(粘液性水肿)。每日需服甲状腺素片，才能坚持正常工作。

辨证：属阳虚，气血虚寒。

治法：治宜温补气血，通调经脉。用十全大补去川芎。

处方：熟地24g　白芍15g　当归15g　党参15g　白术12g　茯苓24g　炙甘草9g　黄芪15g　肉桂0.9g(焗服)

二诊：6月19日。药尽3剂浮肿消退，精神好转，但觉恶寒体倦，咽喉微痛，舌淡，苔白，脉迟细弱。用当归补血汤加味。

处方：黄芪30g　当归9g　党参15g　炙甘草9g　桔梗15g

3剂，并嘱患者逐日减少服甲状腺素片。

三诊：6月22日。病情好转，症状逐日减轻，浮肿基本消退。从6月21日起停服甲状腺素片，浮肿未见复发，但尚觉疲倦乏力，微怕风寒，不耐劳作，动则腰酸。脉由弦转为细缓，舌质淡，苔白略厚。用当归补血汤合保元汤。

处方：黄芪18g　党参24g　当归9g　炙甘草6g　肉桂0.9g(焗服)　5剂

后嘱病者连服此方药约3个月，甲状腺素片也停服3个月，症状基本消失，已能全日工作。甲状腺吸^{131}碘率恢复正常，病已痊愈。以后间服补中益气汤(丸)或陈夏四君子汤健补脾胃，以巩固疗效。

四诊：11月6日。病者停药后上班工作。但因近日天气较冷，又觉畏寒，体倦，腰酸无力，小便频多。脉细弱，舌淡苔白。此为脾肾阳虚。用回阳救急汤加减。

处方：陈皮2.4g　党参15g　熟附子15g　法半夏15g　肉桂0.9g(焗服)　五味子9g　干姜9g　白术15g　茯苓18g　炙甘草6g

3剂，另嘱用鹿茸3g隔水炖服，每周1次。

病者服药后，恶寒症状明显好转，继用上述2方加减再服药10余剂，症状基本消除，随访3个月，未见复发。

[按语] 此证由于气血虚损，不能温养脏腑，致使各脏腑之机能衰退，从而出现种种虚劳证候。因肌肉失荣，则肢体倦怠乏力；脾失运化，则水气停聚以致浮肿。用十全大补去川芎之辛香走窜，以健脾胃，不使耗泄气血；重用黄芪补气，以生肌利水消肿；继用保元汤合当归补血汤专补气血，最后以回阳救急汤、鹿茸等温阳壮火，以消阴霾，病遂告愈。

五、温胆汤加味治愈暑温后期一例

仇某，女，28岁。

初诊：1976年9月15日。

主诉及病史：患者因高热，致左手硬直性抽搐，牙关紧闭，不省人事，住入某医院治疗，诊断为病毒性脑炎。经中西医结合积极治疗，昏迷40天后始逐渐苏醒，但语言不利，只能发单音，吞咽困难，口角流涎不断，知饥但不能进食，每天依赖鼻饲。后邀余会诊。

诊查：观其神识欠清，舌质淡红，舌苔白腻，脉弦滑略数。

辨证：此乃暑温（暑风）后期，余邪未清，痰浊留阻，为清窍失利之证候。

治法：用豁痰开窍法。方用温胆汤加味。

处方：竹茹6g　枳实9g　法半夏12g　茯苓15g　陈皮5g　石菖蒲12g　远志9g

每天1剂，另服安宫牛黄丸1丸，连服3天。

二诊：9月18日。服药后神志清醒，吞咽有所改善（能慢慢进食流质），脉舌同前。按上方每天服药1剂。

患者连服温胆汤加味40剂后，吞咽大有好转，能进食白粥及软饭，牙关紧、左手硬直、语言不利等症状均有改善。至12月18日，吞咽正常，流涎停止，并能讲简单语言。

［按语］ 本例发病于盛夏之时，因感受暑邪所致，见有高热、昏迷、抽搐、舌謇语涩等暑风证候。经中西医结合治疗，病情好转，但遗留吞咽困难、牙关紧、流涎、语涩、左手硬直等症状。此乃暑风后期，余邪未清，致风痰留阻，清窍失利。吞咽及语言与舌密切相关。如舌窍不利，则舌謇转动不灵。对舌伸出困难者，叶天士认为系痰阻舌根，有内风所致。故用豁痰开窍之法，选用《千金方》之温胆汤加远志、菖蒲治之；初诊时还配安宫牛黄丸以加强开窍及豁痰之作用。刘老常用温胆汤或涤痰汤治疗温病后期之热邪势衰、余邪未清之表现为神识欠清、舌謇语涩、流涎、吞咽不利、喉中痰鸣、痰浊阻窍者，效果颇佳。

六、苓桂术甘汤治愈惊悸一例

李某，女，40岁。

初诊：1973年6月8日。

主诉及病史：患者素有高血压（140～160/90～120mmHg）。经常头晕眼花，近日心前区痛（每日发作数次），伴有气短，惊悸，后头脑痛，腰酸痛，肢体浮肿，大便带泡沫，小便短少。心电图检查，诊断为心肌劳损。

诊查：舌淡苔少，脉细而弱。

辨证：此属心脾阳虚，痰饮停积。

治法：治宜温阳补气，消痰利水。用苓桂术甘汤加味。

处方：桂枝12g　白术15g　茯苓18g　炙甘草9g　党参15g　当归12g　3剂

二诊：6月21日。前症稍觉减轻，惟浮肿未消，并见呕吐。用苓桂术甘汤合小半夏加茯苓汤。

处方：桂枝12g　白术18g　法半夏12g　生姜18g　茯苓24g　炙甘草9g　3剂

三诊：6月25日。惊悸、心痛次数均减少，浮肿消失，呕吐亦止。但仍觉头晕、眼花、头痛、腰酸，舌淡苔白，脉细无力。此属痰饮已去，惟心脾气虚，肝风内动。治宜补益心脾，养神熄风。用苓桂术甘汤加味。

处方：远志 9g　桂枝 18g　白术 18g　茯苓 24g　炙甘草 9g　天麻 9g　3 剂

药后诸症消失，血压下降。

[按语] 本病以心痛、惊悸、气短为主症，同时又有头晕、眼花等血压升高之症，故不宜用党参、当归等升高血压之药物，因此初次服药 3 剂效果不明显，反而引起呕吐。二诊用苓桂术甘汤合小半夏加茯苓汤消痰散水，于是浮肿消失，胸痛、惊悸亦减轻。此案用桂枝、生姜、法夏等壮心阳、除痰，以通心脉，定惊悸；用术、苓、甘草以健脾补气，资其化源；最后因风动未除，故加天麻、远志以宁神熄风，止其晕眩，病暂告痊愈。

七、葶苈下水丸加减治愈悬饮一例

邹某，男，40 岁。

初诊：1970 年 12 月 10 日。

主诉及病史：自诉病起数月，左胸部痞闷不舒，右胁前后亦疼痛，头亦微痛、微晕，呕吐不纳食，水液入口即吐出。X 线胸透见右胸积液，液平面在第 2 肋间。诊断为右胸积液。每周须抽胸内积液 1 次，呕吐才止，方能进饮食。若不抽积液，呕吐又复发。乃停服西药，改用中医诊治。

诊查：其脉弦细而滑，舌与苔的形色如常。

辨证、治法：此属悬饮。拟用葶苈下水丸加减。

处方：葶苈子 9g　黑丑牛 9g　川椒目 9g(去皮)　桑白皮 15g　肉桂心 0.9g(焗服)　甘遂 0.9g(研末冲服)

水煎，用药汁焗肉桂，候稍温送服甘遂末 0.9g。共配 3 剂。服 1 剂后如无吐泻可继续服用；如有吐泻待停止后再继续服用(若吐泻不止，可用冷水浸十手指，即能止其吐泻)。如服药后不吐不泻，病难即除，可啜热粥助其吐泻。吐泻不止者，可进冷粥止之，亦可服苓桂术甘汤(桂枝 15g，茯苓 24g，白术 15g，炙甘草 9g，煎服)。

服葶苈下水丸 1 剂后，即吐出水饮，胸积液平面降至第 5 肋间，能进饮食，胃纳好转，惟胁肋之痛未止。停药 10 天，再服第 2 剂，又泻出积水，积液平面降至第 7 肋间，胁痛减半，惟形神疲倦，头晕比前略甚，予苓桂术甘汤 3 剂。药后头晕减轻，精神好转。再过 10 天，又服葶苈下水丸之第 3 剂，随即吐泻并作，急用冷水浸十手指，吐泻渐止，右胸积液亦基本消失。再予苓桂术甘汤 3 剂，头晕及其他症状均好转，精神恢复，体重增加，调养 1 个月，病无复发，痊愈出院。

[按语] 患者之水饮积结于右侧胸胁，且觉疼痛，符合《金匮要略・痰饮》"饮后水流在胁下，咳唾引痛，谓之悬饮"之论述。故本例诊为"悬饮"。该书且指出："病悬饮者，十枣汤主之。"但因该方攻下峻猛，病者得病已久，恐不能胜任，故选《外台秘要》之葶苈下水丸治之较为合适。方中葶苈子、桑白皮泻肺以行高原之水；黑丑牛、川椒目逐水消饮；甘遂专于逐水，对胸腹之水疗效最速，《药性本草》谓本品"能泻十二种水疾，去痰水"；肉桂通经活血、化气利水，引导水饮从膀胱气化而出。诸药合用，有逐水消饮之功，故药后胸水迅速消失。再以苓桂术甘温运中阳，以杜产生痰饮之源，实为治本之图，故病无复发。

八、吴茱萸汤加味治愈噎膈一例

黄某，女，39岁。

初诊：1973年10月31日。

主诉及病史：自诉进食困难，呕吐，胸闷已3月余。患者久有头部太阳穴处刺痛之疾，并觉后脑麻木，耳鸣、似有耳垢闭塞，心悸气促等。近3个月来，觉左喉间似有一物阻碍进食，故不能进有形之食物，仅能吃流质，胸闷痛，嗳气多，时作干呕，食则呕吐，大便溏泄，夜寐不宁，月经量少、色淡，且经行不畅；每次月经来潮上述症状加重。曾在某医院作X线胃肠钡餐检查，诊为“食管中段憩室，冗长十二指肠及双憩室”。

诊查：来诊时患者面黄体瘦，精神疲乏，起坐需人扶持，胸胁痛，两足酸软，舌淡红，苔少，脉弦细而迟弱。

辨证：为噎膈。胃中虚冷寒饮上逆所致。

治法：治宜温中散寒化饮，补虚降逆。方用《伤寒论》之吴茱萸汤。

处方：吴茱萸 12g　党参 18g　生姜 18g　大枣 12枚(去核)

水煎温服，2剂。

二诊：11月2日。服药后，胸闷、心悸、头痛、后脑麻木等俱减，可稍进半流质食物，但多食仍吐。近日右侧偏头痛曾短暂发作1次，两耳仍感闭塞，易烦躁，多梦，舌稍红，苔转微黄，脉弦细。此为寒饮上逆稍减，但气血两虚，津亏不复，似有化热之象。治须补气养血，疏肝和胃。方用四君子汤合加味逍遥散。

处方：当归 9g　白芍 15g　炙甘草 6g　柴胡 9g　茯苓 15g　白术 12g　党参 12g　佛手 9g　郁金 9g　栀子 9g　3剂

三诊：11月4日。头痛与麻木好转，耳鸣及闭塞感消失，胸闷减轻，欲吐减少，胃纳趋佳。但右额、眼及颊部微痛，心微悸，腹微痛，两足仍觉酸软。舌淡红而润，苔薄白，脉细数。症状继续好转，仍守上法。

处方：法半夏 12g　橘红 3g　白术 12g　茯苓 15g　炙甘草 6g　当归 12g　白芍 12g　柴胡 9g　丹皮 9g　党参 12g　栀子 9g　川芎 9g

四诊：11月7日。2剂药后诸症好转，头痛时发时止；今日月经来潮，色淡红，量少；觉太阳穴刺痛，耳微聋，嗳气增多，饮食难进，腹痛便溏，失眠多梦。舌淡，苔少，脉迟细弱。此因经来动血，血虚气逆，前证有复发之势。治宜温中降逆，养血调经。方用《金匮要略》之温经汤。

处方：吴茱萸 9g　当归 9g　川芎 9g　阿胶 9g(熔化)　白芍 9g　丹皮 9g　党参 9g　桂枝 9g　生姜 9g　法半夏 12g　炙甘草 6g　2剂

五诊：11月11日。月经已净，诸症继续好转。但如过多活动或过劳，则昏眩气促，嗳气欲呕，四肢微冷，近日呕吐少许粘液1次。舌淡，脉细缓而弱。病情显著好转，但患者体质素亏，血虚气弱，气血运行不利，寒凝之邪仍可作祟。治宜温中散寒，养血通脉。方用《伤寒论》之当归四逆汤合吴萸汤去党参加法半夏。

处方：当归 12g　炙甘草 6g　木通 9g　细辛 9g　桂枝 12g　白芍 12g　生姜 9g　吴茱萸 9g　法半夏 12g　大枣 8枚(去核)　3剂

六诊：11月13日。诸症消失，略喜饮食，昨解2次烂便，腹微痛，眠佳，精神好。舌淡，脉细弱。守上方去法半夏3剂，以巩固疗效。

此后，患者精神、胃纳均佳，已能正常进食，腹无胀痛，大便畅通。脉缓弱。嘱用朝鲜参30g，分4次炖服。数天之后可照常工作。1974年12月15日随访，患者饮食如常，余症亦未见复发。

[**按语**] 噎膈是指吞咽之时梗噎不顺，胸膈如有物阻塞、饮食不下。本例有头痛宿疾已久，体质素亏，气血两虚，脏腑失养，故后脑麻木、耳鸣，心悸气促。近3个月来又增添喉中似有物阻，胸膈闷痛，致饮食不下等症，故诊为噎膈。噎膈一证，前人多谓系津枯血燥热结所致。但本例脉细而迟弱，舌淡、苔少，为胃中虚冷、寒饮上逆所致。用吴茱萸汤温中化饮，补虚降逆。《伤寒论·辨阳明病脉证并治》曰："食谷欲呕，属阳明也，吴茱萸汤主之。"《金匮要略·呕吐哕下利病脉证并治第十七》亦指出："呕而胸满者，茱萸汤主之。"两书都说明吴茱萸汤是用于阳明胃中虚冷、寒凝胸膈、寒饮上逆所致之胸满闷痛、呕吐、饮食不下等。服药2剂后病情已大有转机，继以健脾补气、化饮降逆、疏肝和胃之剂调理。后因月经来潮，经来动血，上述症状又有反复，此时既要温中降逆，又要养血调经，故用温经汤、当归四逆汤合吴萸汤等，使新旧疾患一并消除。最后以单味朝鲜参，用少量多服的方法培养元气，使脾胃之受纳运化功能健旺，杜绝其停湿化饮之源，则患者告愈之后，不但能恢复正常工作，而且经久不复发。

九、失笑散治愈关格一例

何某，男，38岁。

初诊：1975年4月11日。

主诉及病史：患者自诉患胃痛已五六年。自1975年12月以来，时有饮食难下，食后2小时左右即作呕吐，所吐物多为水液，吐后才感舒服，大小便俱闭塞难通。腹胀，自觉有水气停在胃中，饮食日减，有时不能食。形体消瘦，时觉腹痛。经某医院X线胃肠钡餐检查，诊为"十二指肠球部溃疡，并发不完全性梗阻"。

诊查：脉弦，舌淡红，无苔垢。

辨证：诊为关格，系气滞血瘀所致。

治法：治宜行气消滞，活血化瘀。用失笑散加味。

处方：山楂肉15g　白芍12g　蒲黄5g　五灵脂9g　3剂

二诊：4月16日。服药后第2天已能进食，胃痛亦止，大便溏烂，小便通利，腹胀减轻，已无水气停留于胃中之感觉。诊其脉缓弱。继守原方加陈皮。

处方：陈皮1.5g　五灵脂12g　蒲黄6g　山楂肉15g　3剂

三诊：4月21日。饮食、二便已正常，惟平卧后觉有水气自上而下。脉弦，舌淡转红。此时关格不通主证已告愈，但因患者有胃痛旧疾，故脾虚肝郁之象又有显露之势，宜以健脾舒肝之法。

处方：法半夏9g　郁金9g　党参9g　佛手9g　丹参12g　白芍12g　3剂

四诊：5月1日。自觉消化不甚好，胃纳比前稍减，大便溏薄，食糖类后有少许肠鸣。面色已转红润，舌淡红，脉缓。此为脾虚气滞，用健脾理气之法。

处方：茯苓12g　白术9g　扁豆12g　陈皮2g　怀山药12g　莲子肉12g　炙甘草6g　法半夏9g　春砂仁6g(后下)　炒山楂肉12g　3剂

五诊：5月18日。各症已除，但不能多食，多食则饱滞不适。苔薄白，脉缓。用下方善后。

处方：扁豆12g　山楂肉15g　茯苓12g　干竹茹9g　橘红3g

[按语] 关是下关,指大小便不通;格是上格,指饮食难进。此病多数由于胃痛日久、气滞血瘀、幽门塞阻,致上下不通。多表现为腹胀痛难忍,食后尤甚,每于呕吐之后才舒适,此为气滞所致;舌质暗红,为有瘀之象。山楂肉有化恶血、消食滞之功能,单味为方,名独圣散(《医宗金鉴》),可除胃肠心脾之瘀滞。失笑散之蒲黄、五灵脂,有化瘀通脉、散结止痛之功能,再加陈皮、白芍行气和胃,桃仁、赤芍活血祛瘀,诸药组合成方,药味虽简,却具行气消滞、活血通瘀之力,通胃肠痞结之功,能治关格不通之证。

用失笑散加味治疗取效之后,往往脾虚气弱之象就显露出来。此时不宜再用通法,以犯虚其虚之过失;而宜用健脾补气之法,如四君子汤或参苓白术散等方加减以善其后。

十、健脾舒肝、养阴活血法治愈胁痛一例

石某,男,24岁。

初诊:1975年3月11日。

主诉及病史:因食欲减退,恶心呕吐,饮食厌油,小便黄赤3天,于1975年3月3日入某医院住院。入院体检时神清,眼巩膜及皮肤黄染,肝大胁下1cm(质软有压痛及叩痛),脾未扪及,腹部呈鼓音,肠鸣音稍亢进;化验检查:红细胞540万,血色素15.5g%,白细胞7800(多核74%、淋巴26%),黄疸指数70单位,谷丙转氨酶710单位,白蛋白4.13g%,球蛋白2.32%,小便检查三胆阳性,蛋白微量。超声波检查:肝区见较密微小波型,侧腹可见少量腹水。诊断为病毒性肝炎。曾静脉滴入大量葡萄糖、维生素丙、激素、三磷酸腺苷、胰岛素、血浆,内服肝泰乐、复方维生素乙,静脉注射茵栀黄等。经上述治疗,除黄疸稍减退外,其余症状未见明显改善,故于3月11日请中医会诊。会诊后逐渐停服激素和其他西药。

诊查:诊见患者右胁作痛,腹胀低热,头晕失眠,四肢乏力,口渴欲饮,舌质嫩红,舌苔薄白稍干,脉虚躁而无力,左带弦。

辨证:此为胁痛,证属脾虚肝郁,兼有肝阴亏损。

治法:治宜健脾舒肝,养阴活血。用四君子汤合四乌贼骨一藘茹汤加味。

处方:茜草根12g　乌贼骨9g　当归尾9g　炙甘草6g　白芍12g　橘络2.4g　葱须1小撮　云苓12g　白术12g　党参12g

每天1剂,共服11天。

二诊:3月22日。面色明净,食欲好转,右胁不胀,仍有低热,失眠多梦,自汗盗汗,头晕肢软。舌质淡红,脉虚躁比前减少而带弦象。超声波检查腹水消失。仍守前法。

处方:党参12g　白术12g　云苓12g　炙甘草6g　白芍12g　首乌12g　肉苁蓉9g　茜草根12g　糯稻根15g　浮小麦15g　橘络1.5g

每天1剂,共服17天。

三诊:4月10日。仍有低热、手颤,腹部微胀,口渴欲饮。脉细数带涩,舌暗红带紫,苔微黄薄。证为肝郁脾滞,胃肠湿热。治宜通络活血,化湿清热。

处方:茜草根24g　橘络3g　葱须1小撮　赤小豆30g　乌贼骨12g　鸡内金9g　春砂仁9g(后下)　大腹皮15g　土茵陈30g　泽泻12g

每天1剂,共服26天。

服完上方药后,精神食欲良好,诸症俱减。复查肝功能黄疸指数4单位,谷丙转氨酶40单位,白蛋白4.15g%,球蛋白1.75g%。病已治愈。观察2个多月无异常,于1975年9月16日

出院。1978年6月追踪观察未见复发。

[按语] 本例有脾虚肝郁，兼见肝阴亏损。脉躁无力、左带弦。躁者动也，清代吴鞠通称其为动数，属肝阴亏损，肝阳上亢。故先以四君子汤健脾，四乌贼骨一藘茹汤舒肝清热、养阴活血；继用通络活血、化湿清热之法以解肝脾之郁滞，清胃肠之湿热，使肝气复能调达，脾气得以运化，诸症俱平息。

《内经》记载："四乌贼骨一藘茹丸，治血竭肝伤。"藘茹即茜草根，性味甘凉微带苦涩，有清热柔肝、养血止血之作用。乌贼骨即墨鱼骨，又名海螵蛸、淡鱼古，丸用是用其边缘之软骨，煎剂可用整体，性味咸温，有消散风热、活血补血作用。原方由4味药组成，即四份乌贼骨，一份藘茹，以雀卵为丸(制成小豆大)，用鲍鱼汁送服。目前雀卵、鲍鱼已不常用，份量亦不是4∶1，但临床疗效仍好。刘老常以此两味合用治肝病。单独用藘茹(茜草根)治疗慢性肝炎和初期肝硬化，亦有良效。

十一、补阳和阴、消痰利水法治疗哮喘一例

梁某，女，68岁。

初诊：1973年6月16日。

主诉及病史：患者于30年前患哮喘，经服小青龙汤、参茸酒等治疗而愈，30年来未见复发。1972年春开始有高血压，经常觉头晕，目眩，耳鸣，左侧肢体及左舌嘴唇麻痹；近来哮喘又发作，见胸闷气喘，频频咳嗽，咯白泡沫痰，入夜尤甚，不能平卧，伴有心悸，失寐，下肢浮肿，动则眩晕，汗出颇多，口淡无味，喜热饮，大便溏，脉小紧带数。

诊查：舌暗淡，苔白微黄略厚。

辨证：此属阳气虚馁，寒饮泛溢。

治法：治宜补阳和阴，固中气，消痰利水。用芍药甘草附子汤加味。

处方：白芍21g　炙甘草12g　熟附子30g　五味子6g　橘红6g　3剂

二诊：6月21日。喘咳已减轻，能平卧，痰仍多，心悸、眩晕、浮肿等症未有改善。脉沉迟细弱，舌色暗淡，苔微黄略腻。拟以温中扶阳，除痰利水。用苓甘五味姜辛汤加法夏、附子。

处方：茯苓45g　干姜9g　炙甘草9g　五味子9g　细辛9g　熟附子30g　法半夏21g　3剂

三诊：6月26日。患者23日晚气喘发作，咳嗽不休，频咯白色稀痰，难以平卧，血压较高(170/110mmHg)。这是过服辛温之姜、辛、附之故，致热涌于肺，痰难咯出，使病情反剧。拟用苓桂术甘汤合二陈汤。

处方：桂枝18g　茯苓30g　白术18g　炙甘草12g　法半夏18g　五味子9g　陈皮5g　3剂

四诊：7月2日。喘咳明显减少，胸膈舒适，浮肿亦消，夜虽有咳嗽，但已能平卧，精神好转，仅时觉头晕、脚软。脉细，舌暗淡，苔薄白微黄。此病情有好转之机，而正气尚未恢复。拟用通阳补中利水之法。方用苓桂术甘汤合小半夏加茯苓汤。

处方：桂枝24g　白术24g　茯苓30g　炙甘草12g　生姜30g　法半夏18g　3剂

五诊：7月5日。气喘平息，咳嗽亦止，胸膈畅，已能安卧，下肢浮肿亦消失，大小便正常，胃口亦好，惟时觉眩晕、气短、脚软。脉细带数，右稍弦，舌质略淡，苔薄黄略腻。照上方加党参15g，服4剂。哮喘暂告痊愈。后嘱其继续调理高血压病。

[按语] 本证是痰饮与肝风上逆致两病并发。痰饮病急，以喘咳为主；肝风稍缓，以眩晕为主。先治其急，并防其缓，是治本病之定法。初诊用芍甘附子汤，方中以白芍平熄肝风，附子温

运脾阳，合苓、术、炙草化气利水，消除痰饮之根源；陈皮、五味顺气止咳，定其喘逆，所以服后略有效果，痰饮减轻；而二诊给予苓甘五味姜辛汤反使病情加剧，此乃细辛、干姜为热药，用之不当，致使热上涌之故。三诊改用苓桂术甘汤合小半夏汤，以法半夏、生姜辛温通降，降气消痰，桂枝通补胸中阳气；以茯苓、白术、炙甘草健运脾胃，输津归肺，利水消痰，消除停痰停水之根源。此方恰中病机，效果良好，药后哮喘得治。

（以上由门人整理）

［编者评注］哮喘为临床常见但又难治之证。本例哮喘又与肝阳眩晕并见，治疗更为棘手。寒饮为患，阻滞于肺，大多用温阳利水、宣肺化痰之法。温阳宣肺必助肝阳上升，使眩晕更甚。刘老采用温阳和阴这一主要方法，兼以化痰利水。注意不用或少用宣肺辛散助阳之品，使阳通而痰饮消，阴和阳敛，哮喘得平，眩晕亦减。其“先治其急，并防其缓”的经验，对治疗两种以上病证同时并见，治疗上又相互矛盾者，是有一定指导意义的。

杨志仁医案

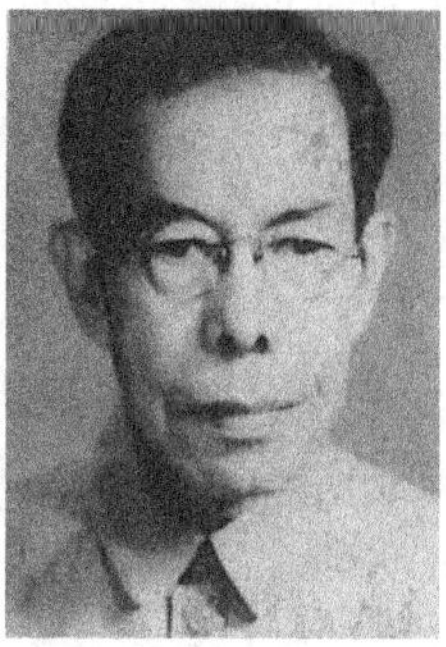

【生平传略】

杨志仁(1909—1986),广东省南海县人。中医副教授。少年随父亲学习中医,稍长入广东中医药专科学校学习,以后又跟广州著名中医谭次仲先生和香港名医卢觉愚先生学医,曾在广州和香港执业。解放后曾先后任广东省中医院医务处代主任、住院部主任,广东省中医进修学校内科学和《内经》教师。20世纪60年代广州中医学院创办眼喉科教研组,杨氏任主任兼省中医院喉科主任,历任广州中医学院院务委员会委员、五官科教研组顾问、耳鼻喉科教研室顾问等职。

杨氏平素十分勤奋,博览古今医书,治学严谨,擅长喉科与内科,临证细致,不拘守一家之言,特别注重疾病的预防和精神治疗,还指导慢性病者进行体育锻炼,从而收到良效。杨老行医50余年,积累了丰富的医疗和教学经验。

主要著作有《中医喉科学讲义》(第一版)、《中医喉科学中级讲义》,主编《中医喉科学讲义》(第二版),此3本书均经全国中医教材会议审定为试用教材,并发表《失音证治略谈》、《中医药防老和防癌原理的初探》等数篇论文。鉴于杨志仁对中医事业的贡献,在1978年荣获"广东省名老中医"称号。

一、清热凉血养阴治愈瞳神紧小症一例

黄某,男,13岁。

初诊:1977年11月。

主诉及病史:患儿于1977年8月下旬发病,当时曾有短暂发热,喝少量酒后自觉左眼痛、红,视物不清,前往某医院眼科治疗。诊断为葡萄膜炎(左),即住院治疗。医治2个月,疗效不显,1977年11月应邀会诊。

诊查:诊见左眼视物模糊,掌心热,唇干,舌质红嫩,苔薄白,脉数(92次/分)。胃纳睡眠小便正常,大便2日1次,体温37.2℃,左眼视力0.2。

辨证:肝肾阴虚,血热不行。

治法:清热凉血养阴。

处方:生地黄 12g　玄参 12g　麦冬 9g　知母 9g　赤芍 9g　丹皮 9g　花粉 9g　车前草 9g　忍冬叶 9g　川红花 9g　黄芩 9g　黄柏 6g　茜草根 6g　甘草 4.5g

每日 1 剂,水煎 2 次,分服。

二诊:11 月 5 日。患儿诉视物稍清,症状好转,体温 37.3℃(腋下)。舌脉同前。

处方:干地黄 15g　玄参 12g　麦冬 12g　女贞子 12g　旱莲草 12g　地骨皮 12g　赤芍 12g　丹皮 12g　黄柏 9g　知母 9g　川红花 9g　甘草 4.5g　三七末 3g(冲服)

每日 1 剂,水煎服。

三诊:12 月 15 日。患儿离穗回家,照方服药已 1 月余,左眼视力 0.4,低热已退清,胃纳、睡眠、二便均正常。舌淡红,苔薄白,脉略数。

处方:干地黄 12g　麦冬 9g　白芍 9g　地骨皮 9g　丹皮 9g　泽泻 9g　女贞子 9g　旱莲草 9g　桑白皮 9g　怀山药 9g　茯苓 9g　甘草 3g

每日 1 剂,水煎服。

四诊:1978 年 1 月 23 日。患儿左眼视力达 0.6,余无不适。

处方:干地黄 12g　茯苓 12g　女贞子 9g　杞子 9g　首乌 9g　菟丝子 9g　麦冬 9g　丹皮 6g　杭菊 6g　五味子 3g　怀山药 15g

五诊:5 月 23 日。患儿左眼视力提高到 0.9,胃纳甚好,皮质激素副作用的表现渐渐减轻。嘱取上方药间歇服用以善后。

1979 年 1 月 15 日来信云:左眼视力早已恢复至 1.2,学习生活如常,已自行停药多时。因患儿居住乡间,未能再作眼部检查。此后数年视力均正常,病未复发。

[按语] 此例葡萄膜炎经住院治疗 2 个月,多次出现反复,可见病情相当棘手。余思患儿起病时曾有发热,饮酒后症状明显,就诊时低热、脉数,此乃热证;察患儿唇干、掌心热,大便两天一次,舌红嫩,苔白薄,知其热已伤阴;发病部位葡萄膜血管密布,血运丰富,此处有病与血分有关,血热久郁常兼瘀,故病情缠绵难愈,遂立清热养阴凉血祛瘀之法,果然热退症减,病有转机。乃于热退阴复之时,撤去苦寒泻火之黄芩、黄柏、知母,改用养阴清热之剂,用六味地黄汤为基础去山萸肉,加入桑白皮、麦冬、甘草甘寒以清其余热,地骨皮、旱莲草凉血清热。当患儿症状消失、视力提高至 0.6 时,又用滋养肝肾的药物以固其本,终获比较满意的疗效。

二、健脾益肾养血治愈耳鸣耳聋兼遗尿、斑秃一例

黄某,女,7 岁。

初诊:1982 年 5 月 28 日。

主诉及病史(家长代诉):1 个学期以来发现患儿听力下降,伴有双耳鸣,白天尿频尿急,夜间遗尿。近日发现头发呈片状脱落,胃纳欠佳,大便每日或隔日 1 次,睡眠时流口水。幼年时有佝偻病史。

诊查:察患儿面色苍白,头部有四处脱发,圆形,每处直径 4～5cm 左右。舌质淡,苔薄白,脉细弱。

辨证:证属脾肾两虚,气血不足。

治法:治宜健脾养肾养血。

处方：党参 12g 白术 9g 茯苓 12g 炙甘草 3g 陈皮 5g 熟地 9g 首乌 9g 五味子 3g 菟丝子 9g 杞子 9g 覆盆子 9g 桑螵蛸 6g 怀山药 12g 益智仁 6g 桑寄生 9g

每日 1 剂，水煎两次分服。

二诊：6 月 2 日。服上方药 4 剂，尿频尿急已有好转，因益智仁无货，故上方加入杜仲 9g 继服。

三诊：6 月 6 日。患儿精神比以前好，听力有提高，覆盆子无货，以鸡血藤 9g 代之继服。

四诊：6 月 12 日。耳鸣已消失，仍有遗尿，上方去桑寄生，加补骨脂 6g。

五诊：6 月 21 日。服上方药 8 剂，患儿胃纳复常，无遗尿，流口水亦减少。守上方继续服药。

六诊：7 月 4 日。尿频尿急已完全消失，听力好，斑秃处新发萌出。继守上方服药至 8 月 19 日，患儿症状全部消除。

［按语］ 耳为肾之窍，肾气虚弱则耳鸣耳聋；尿频尿急遗尿亦为肾虚之征。发为血之余，血虚不能养发则头发脱落。胃纳欠佳，睡眠流涎为脾虚之候。证候虽多，然不外气血不足、肾气虚弱所致，故处方以补肾健脾养血为主，服药 2 个月余而获全效。

三、育阴潜阳、化瘀散结法治愈头风一例

李某，男，40 岁。

初诊：1973 年 8 月 26 日。

主诉及病史：病者于 20 年前始有头痛，时发时止。3 年前头痛逐渐加剧，发作频繁，头痛以左侧为甚，左耳内有异物阻塞感，听力下降，眼花，走路歪向左边，脚步虚浮，睡眠不宁，饮食二便如常。经某西医院五官科检查和 X 线拍片诊断为听神经纤维瘤(左)，并谓血压偏高，建议手术治疗。病者对手术有顾虑，邀余诊治。

诊查：舌质红，苔薄白，脉弦略数。

辨证：证为肝郁气滞血瘀。

治法：宜以育阴潜阳，化瘀散结为法。

处方：生牡蛎(先煎)30g 土茯苓 30g 干地黄 18g 夏枯草 12g 银花藤 12g 钩藤 12g 玄参 12g 丹参 12g 赤芍 12g 昆布 9g 海藻 9g 旱莲草 9g 防风 9g 白芷 9g 苍耳子 9g 蔓荆子 9g 红花 3g 三七末(冲服)3g

二诊：12 月 28 日。上方药服药 70 余剂，头痛逐渐减轻，走路较前平稳，脚步虚浮很少出现，睡眠、饮食和二便均正常，精神好而且冬季比以往耐寒。曾到西医院再行 X 线拍片检查，谓听神经纤维瘤无改变。嘱继续服上方药。

三诊：1974 年 12 月 26 日。患者先后共服药 100 余剂，头痛、眼花、耳内堵塞感等症状完全消失，血压正常，走路平稳，且能从楼下一直步行登上 6 楼而不需中途歇息，体质有所增强。再经西医院 X 线拍片复查，报告左侧听神经纤维瘤无改变。

1976 年至 1985 年数次随访，病者除听力未能恢复外，上述症状从未再现，工作生活如常。

［按语］ 本病西医诊断为听神经纤维瘤，而中医把日久不愈的头痛称为头风。中医认为头风多由素有湿痰，复因风邪内袭、邪留脉络、郁久化热而致；肿瘤多系气血凝滞、痰浊瘀阻经络而成。患者症状除以头痛为主外，还有眼花、脚步虚浮、睡眠不宁、舌质红、脉弦略数等阴虚阳亢、肝风内动的表现，综合分析头风和肿瘤的病机，确定以祛风止痛、育阴潜阳、活血化瘀、软坚散结为治疗原则。

防风为风病之主药，散头目中滞气。白芷祛风止痛，《百一选方》中的都梁丸以白芷一味治头风，《普济方》以上2味合用治偏正头风，为治疗头痛的有效方剂。苍耳子能使清阳之气上行巅顶，宣通脉络，是祛风要药。蔓荆子主头面风虚，《千金方》单用蔓荆子浸酒服治头风。钩藤祛风而不燥，治头痛目眩有显效。上述4药合用，祛风止痛之功效更强。病者患头痛已20年，古人有久痛入络和痛甚为风毒上攻的说法，故用银花藤清热解毒、祛风通络，土茯苓祛风湿，能入络搜剔湿热蕴毒。顾松园所著《医镜》曾重用土茯苓治头风。干地黄、玄参、旱莲草、牡蛎育阴潜阳，川红花、丹参、赤芍、三七活血祛瘀，夏枯草、昆布、海藻、牡蛎软坚散结。病人服此中药后症状消失，血压稳定，说明中药能改善听神经纤维瘤症状并抑制其发展，疗效良好。

四、清热祛风通窍治愈肺经风热型鼻渊一例

程某，女，22岁。

初诊：1982年4月5日。

主诉及病史：患者鼻塞流脓涕多年，1981年10月19日在本院放射科拍片报告为"双侧上颌窦炎合并积液"，行上颌窦穿刺冲洗治疗，因穿刺时出血较多，患者恐惧而中断治疗。于1982年4月5日来诊。

诊查：感冒已4天，脓样鼻涕较前增多，伴有咽痛、右侧头痛，咳嗽，舌尖红、苔白、脉数。

辨证：肺经风热。

治法：清热祛风通窍。

处方：忍冬叶15g　连翘12g　蒲公英12g　板蓝根15g　车前子12g　花粉12g　桔梗9g　甘草5g　法夏9g　陈皮5g　苍耳子9g　白芷9g　藿香6g　苏梗9g　枳壳9g　3剂

二诊：4月9日。症状减轻，续服下方药。

处方：苍耳子9g　白芷9g　藿香6g　苏梗9g　桔梗9g　甘草5g　桑叶9g　杭菊花9g　陈皮5g　枳壳9g　法夏9g　瓜蒌皮9g

三诊：4月16日。除右鼻仍塞、少许粘涕、头痛间发外，诸症皆除。检查见：鼻粘膜淡红，右下鼻甲稍肿大，未见引流物，舌淡红，苔白薄，脉稍数。

处方：党参9g　白术6g　茯苓12g　炙甘草3g　陈皮3g　香附9g　干地黄12g　女贞子9g　怀山药12g　白芷9g　苍耳子9g　桑寄生15g

服上方药后头痛流涕消失，鼻塞仍未能完全消失。考虑到患者终日坐着低头工作，气血流通不畅，鼻塞日久，要彻底治愈除继续以上方加减治疗外，尚须锻炼身体，乃指导患者注意起居饮食，学习太极拳。患者听从指导坚持锻炼，胃纳精神均增强，至1982年7月鼻塞完全消失。

[按语] 此例为慢性鼻炎、慢性上颌窦炎，初诊时伴有急性发作，证为肺经风热，治以清热祛风通窍之剂；外邪去后，正虚乃为主要矛盾，予以健脾养阴通窍之剂，又指导患者进行体育锻炼，使其气血流通而达痊愈之效。

五、疏风清热、补肾益气法治愈鼽嚏一例

谢某，女，22岁。

初诊：1976年9月24日。

主诉及病史：半年来晚间临睡前和晨间起床时鼻痒流清涕，喷嚏连作数十次，十分难受，要用热毛巾敷鼻部方稍觉舒适。3个月来头顶痛，腰痛，深呼吸时胸痛和右胁痛，肝功能检验未见异常。月经期准，经期头昏、下腹痛甚，不能上班。平素怕冷，穿衣要比常人多。胃纳正常，大便干结、每日1次，小便正常，睡眠多梦。

诊查：今天中午自觉微微发热，体温37.1℃。舌色红，苔少，脉细数。

辨证：既有肾虚，复感风热。

治法：先清风热，再补肾气。

处方：桑叶12g　杭菊花12g　龙利叶12g　桔梗9g　甘草6g　板蓝根12g　生苡仁12g　冬瓜仁12g　白芍药9g　白蒺藜9g　2剂

二诊：9月29日。发热已退，口淡，口水多，舌淡红，质嫩，苔白，脉细弱。

处方：党参12g　白术9g　茯苓2g　炙甘草5g　熟地黄12g　制首乌12g　菟丝子12g　枸杞子12g　覆盆子12g　香附9g　陈皮5g　佛手9g

建议散步活动，由每日坚持10分钟，逐步增加至每日1小时，以不感觉疲劳为度。

三诊：10月26日。偶有喷嚏二三次，头痛、痛经均减轻，月经期可以上班。以上方加续断12g继服。

四诊：11月2日。精神好，诸痛已除，上方去香附、佛手，加怀山药12g，桑寄生15g。

五诊：1月24日。药后鼽嚏已痊愈，随访3年无复发。

［按语］鼽者，鼻流清涕；嚏者，鼻中作痒而喷气作者也。《内经》曾提到“肾为欠为嚏”；《太平圣惠方》言：“肺气通于鼻，其脏若冷，随气乘于鼻，料津液流涕，不能自收也。”该书记载鼽嚏证有肺脏虚寒、肺伤风冷和肺虚外伤风冷3种情况，分别定出以健脾补肾、祛风散寒和收敛肺气为主要治疗原则的3张方子：白术散、细辛散和诃黎勒散。《圣济总录》中有以五味子、山茱萸为主药的五味子汤方治鼻出清涕，示后人以补肾敛气治鼽嚏之法。可知鼽嚏一证与肺、脾、肾气关系最大。临床所见鼽嚏患者，以久病和虚证居多，故常用补肾法为主。然一部分人对辛热助阳药往往难于耐受，而甘温补肾之品则疗效较佳。本例患者既有肾虚，又兼肝气郁结，复感风热之邪，故先以辛凉之剂清其风热，再予补肾益气、理气调经，配合散步运动，使气血流畅，遂得以痊愈。

六、益肾健脾疏肝法治愈经期鼻衄一例

黄某，女，30岁。

初诊：1978年6月18日。

主诉及病史：1963年患过“甲状腺功能亢进”，1969年患过“肺结核”，均已治愈。平时吃燥热食物会喉痛，忌食胡椒、生姜、葱、蒜等物。近2个月月经来潮时鼻有热感、流血，心烦急躁。经期尚准，七八日干净。平时咽喉胀、多痰，心悸，胃纳正常，小便黄，大便二日一次，睡眠多梦。曾请西医治疗未见效果。

诊查：现经期将至，精神不宁，出现以往衄血的先兆。舌色淡、苔白薄，脉细数。

辨证：脾肾既虚，肝气又郁。

治法：益肾健脾疏肝。

处方：熟地黄12g　茯苓12g　北沙参12g　白芍药12g　当归9g　百合15g　怀山药12g　麦门冬9g　枇杷叶12g　旋覆花9g　怀牛膝12g　益母草12g　2剂

二诊:6 月 20 日。月经已来潮而无衄血,经血量稍多。情绪比过去好。腹痛,大便烂、每日 1 次。上方去当归,加甘草 3g,4 剂。

三诊:6 月 28 日。月经已干净,未见衄血。咽喉干、多痰,恶心,嗳气,肠鸣,矢气多,整夜做梦,晨起心悸,白天呵欠多。

处方:党参 12g　白术 9g　茯苓 12g　炙甘草 5g　陈皮 3g　法半夏 9g　桑寄生 15g　枸杞子 12g　制首乌 12g　香附 9g　郁金 9g　佛手 6g

四诊:7 月 11 日。持续服上方药后诸症好转,预计 1 周后月经将来潮。

处方:北沙参 12g　麦门冬 9g　百合 15g　干地黄 12g　白芍药 9g　旋覆花 9g　枇杷叶 9g　怀牛膝 9g　益母草 9g　郁金 9g

2 个月后随访,鼻衄已无再发。

[按语] 月经期间或月经前后几天内出现周期性的衄血或吐血,持续几天能自止者,称为"经行吐衄",亦称"倒经"或"逆经",多因肝经郁热或阴虚火旺而致。本患者有"甲亢"和"肺结核"病史,素体阴虚,虚火上炎损伤肺络则为鼻衄。咽喉胀、多痰、心烦、急躁为肝气郁结之征。初诊时经期将至,乃仿傅青主顺经汤意,以当归、熟地黄、北沙参、白芍药、茯苓加养肺阴之百合、麦门冬、怀山药,再用枇杷叶、旋覆花降逆下气,怀牛膝引血下行,益母草活血调经,使气血调顺,衄血不发。二诊正值经期,经血量多,乃以甘草易当归。月经干净后所见各症,皆因脾虚、肾虚、肝郁而致,故益气健脾以摄血,滋补肝肾以养血,理气解郁使血不妄行,调治月余而愈。

七、养阴润肺、活血化瘀法治愈失音一例

劳某,女,55 岁。

初诊:1972 年 8 月 16 日。

主诉及病史:患者平时因工作讲话较多,声音嘶哑 2 个多月。曾经某卫生院五官科检查见声带有绿豆大小的息肉,又经其他两医院检查均诊断为声带息肉,并建议手术治疗。患者不愿接受手术,要求中医治疗。

诊查:声嘶较重,话音沙哑难辨,咽喉干燥,睡眠不宁,舌质红,苔少,脉细数。

辨证:证属肺肾阴亏、虚火上炎。

治法:治宜养阴润肺、活血祛瘀。

处方:干地黄 15g　玄参 12g　龙利叶 12g　麦冬 9g　桔梗 9g　桑白皮 9g　柿霜 9g　茜草根 9g　赤芍 9g　瓜蒌皮 12g　甘草 4.5g　三七末 3g(冲服)

另西藏青果 9g,每日 2 次,每次 1 枚含服。

服药 20 余剂,声音恢复正常,再经五官科医生检查,声带息肉已完全消散。追访 10 余年未见再发。

[按语] 本病因于经常大声讲话,耗伤肺阴,累及肾阴,故现咽喉干燥、睡眠不宁、舌红、苔少、脉细数。虚火上炎灼伤阴血,血郁成瘀而见息肉形成。治以玄参、干地黄、麦冬养阴,龙利叶、柿霜润肺,桑白皮、瓜蒌皮清肺,甘草、桔梗利咽开音,茜草根、川红花、三七活血祛瘀消肿,青果敛肺降火。

八、益气固肾、清热利湿法治愈脾瘅一例

朱某，女，67岁。

初诊：1970年9月。

主诉及病史：口中常有甜味已2个多月，饮水亦觉水有甜味，食管和胃部有不适感，经常恶心，胃纳很差，胃中饱滞，每天只能在晨间吃1个鸡蛋和半杯白粥，整天不再进食。近10多天发热，体温在37.5～39℃之间，伴尿频尿急。有胃病史，发作时要服用苏打片，大便常秘结，十几年来靠服芦荟丸才能解出大便。夜睡不宁，易惊醒，有时睡眠中遗尿，黎明前有恐怖感。精神疲乏，嗜卧床，头脑欠清醒，讲话词不达意，不愿进食。过去嗜食糖。患此病后拒绝食糖，不肯服食甜味、苦味和辣味的药品，也拒绝住院治疗。曾请西医治疗未效，特请中医诊治。

诊查：舌淡红，质嫩，苔薄白，脉细弱。症为心脾肾虚，治宜益气固肾，清热利湿。

处方：吉林参9g(另炖)　五味子6g　怀山药15g　茯苓15g　芡实12g　谷芽9g　麦芽9g　生苡仁12g　冬瓜仁12g　白茅根15g　龙利叶12g　金银花12g　浮小麦15g

服上方药6剂后，体温恢复正常，尿频尿急消失，各种症状减轻。上方去金银花、龙利叶、白茅根等清热利湿之品再服。3周后患者诉口中已无甜味，食管和胃部不适感已消失，食欲大增，不用服芦荟丸自行解出大便，每晚睡七八个小时，黎明前恐怖感消失。精神体力均好转，可慢步行走，记忆恢复。

[按语] 口甘一证，又称脾瘅。《素问·奇病论》云："此五气之溢也，名曰脾瘅。夫五味入口，藏于胃，脾为之行其精气，津液在脾，故令人口甘也，此肥美之所发也，此人必数食甘美而多肥也。"本例患者素有胃病，长期便秘，脾胃不健；芦荟一药味极苦，性极寒，主消不主补，长久服之，正气更遭削伐；复因嗜食糖而热蕴脾胃，发为口甘。因患者年近古稀患病日久，进食甚少，脾胃亏损已极，伤及心肾，心气虚而神明乱，头脑欠清，词不达意；肾气虚则精气怯，而见小便失禁和黎明前有恐怖感。近10日来又兼膀胱湿热而见发热尿频尿急。《内经》有云："得神者昌，失神者亡"，故此病为心脾肾皆虚极而致的口甘重症。

《内经》言脾瘅一证"治之以兰，除陈气也"，此乃以芳香辟浊治脾瘅的常法，但对气虚阴亏者却不相宜，乃根据患者的实际情况，立扶元益气、固肾安神、清热利湿之法，又考虑患者进食甚少，不肯进食甜、苦、辣味药物的特点，选用一些味道能为患者接受而又有营养作用的药物，以人参补益心脾，以五味子涩精固肾，浮小麦养心宁神，怀山药、茯苓、芡实、谷芽、麦芽健脾开胃，银花、龙利叶清热，生苡仁、冬瓜仁、白茅根淡渗利湿，遂获得完全治愈的良好效果。

九、滋阴清热法治疗口糜一例

蔡某，男，24岁。

初诊：1978年10月9日。

主诉及病史：口腔溃烂疼痛5个月余，此伏彼起。起病前口内有胶粘感觉，进饮食时疼痛难忍，只能食稀粥。睡眠不宁、有梦，大便烂、每日1次，小便如常。以前曾发作过1次，治疗3个月方愈，此次发病迭经治疗未效。

诊查：口腔粘膜溃疡共16处，患处红肿。

辨证、治法：证属虚火上炎，当以滋阴清热为法。

处方:干地黄 12g 玄参 12g 麦门冬 9g 女贞子 9g 旱莲草 9g 白芍药 9g 牡丹皮 9g 五倍子 3g 白术 9g 陈皮 5g 甘草 6g

另用菊花、桑叶、蒲公英、板蓝根、甘草、诃子各 6g,煎水含漱。

二诊:10 月 16 日。服上方药 6 剂,口痛已除,能吃饭,但胃纳不好,饭后腹胀,大便烂。查口腔粘膜仍红肿,溃疡未愈合。更方如下。

处方:党参 12g 白术 9g 茯苓 9g 炙甘草 3g 陈皮 6g 五倍子 3g 干地黄 12g 玄参 9g 女贞子 9g 白芍药 9g 石斛 9g

三诊:服上方药 5 剂,溃疡全部愈合,胃纳好,能食饭一碗多,食太多仍易腹胀,予下方善后。

处方:党参 12g 白术 9g 茯苓 12g 炙甘草 3g 怀山药 12g 沙参 12g 玉竹 12g 百合 12g 石斛 9g 麦门冬 9g

[按语]“口糜者,口疮糜烂也”,其病机有心热、肺热、膀胱移热于小肠、阴亏火旺和中气不足虚火上泛等多种,治疗上有清热、利湿、滋阴、益气等各法。本例患者脾虚水泛、湿郁化热、虚火上炎、发为口糜,先予滋阴清热,使虚火下降而痛止。然脾经水湿未去,病仍不愈,再用健脾养阴之剂,溃疡乃愈。最后予健脾养胃药,使脾胃健运,升清降浊,水湿不能停留以免口糜复发。方中所用五倍子,在《本草衍义》里记载:“口疮,以末掺之”,它味酸性平无毒,含大量五倍子鞣酸。鞣酸对蛋白质有沉淀作用,粘膜溃疡接触鞣酸后,其组织蛋白质即被凝固,造成一层被膜而呈收敛作用,可止痛和止泻,乃治口疮之要药也。又用桑叶、菊花、蒲公英、板蓝根、诃子、甘草煎水含漱,有清热解毒、消肿收敛的作用,亦属必不可少。

十、疏风化瘀散结治愈口眼歪斜一例

谭某,女,26 岁。

初诊:1981 年 3 月 1 日。

主诉及病史:右侧颈部疼痛 9 天,鼻塞、流涕 5 天,3 天前起右耳疼痛、口角歪斜、右眼睑不能闭合。胃纳正常,二便调,月经正常。曾于某医院诊断为右侧面神经麻痹并用强的松治疗。

诊查:右颊部肿胀,右侧额纹消失,右鼻唇沟变浅,口角向右下歪斜。双侧外耳道、鼓膜、鼻腔和鼻咽均无异常,右颈部有 1 肿大的淋巴结触之疼痛。舌淡红、苔薄白,脉弦细。

辨证、治法:证为风痰阻络,治当疏风化瘀散结。

处方:荆芥 9g 防风 9g 桑叶 9g 菊花 9g 连翘 9g 忍冬叶 9g 板蓝根 9g 牛蒡子 9g 玄参 12g 赤芍药 9g 天花粉 9g 浙贝母 9g 甘草 5g 桔梗 9g 2 剂

二诊:3 月 3 日。右颈淋巴结稍缩小,右耳疼痛减轻,舌脉如前。以上方去牛蒡子、玄参、赤芍药、浙贝母,加黄芩 9g、车前子 9g,4 剂。

三诊:3 月 7 日。诸症俱减,但难入睡,自觉与服强的松有关,已经停服。

处方:生地黄 15g 麦门冬 12g 白芍药 12g 天花粉 12g 菊花 9g 钩藤 12g 金银花 12g 桑白皮 12g 荆芥 9g 防风 9g 甘草 6g 桔梗 9g

3 剂。教临睡前做放松功。

四诊:3 月 10 日。右颊肿胀减轻,颈淋巴结肿痛消失,做完放松功后易入睡,取上方去桑白皮、荆芥,加太子参 12g,香附 9g。

五诊:3 月 13 日。右颊肿胀消退,面部肌肉渐能活动,以陈皮 5g 易花粉。

六诊：3月15日。右眼上下睑能闭合，以玉竹15g易钩藤，再服药3剂。痊愈。

［按语］口歪斜而目不能合者，称为口眼歪斜，古书认为多由风痰阻于经络而致，常用牵正散之类的辛温祛风除痰剂治疗。本病例起病时鼻塞流涕，为外感风邪，颈部淋巴结肿痛为痰热互结，脉细为素体阴虚。先予解表清热、化痰散结之剂，2剂效显；后因服强的松而难入睡，乃用干地黄、麦门冬、白芍药养阴，又教做放松功，使虚火下降；肌肉为脾所主，故加入太子参、陈皮、香附、玉竹等健脾理气养阴，调治而愈。

十一、滋阴养血法治愈面痛一例

黄某，男，44岁。

初诊：1982年10月8日。

主诉及病史：从1982年1月起左侧下牙龈疼痛，以 ⌈78 部位最甚，牵及左下唇，局部有触电感和肌肉抽搐，流涎，流泪，每日发作五六次，每次持续约10分钟，常因讲话和吃饭而诱发。只能喝稀粥，疲劳时疼痛发作更频。曾经两医院神经科诊断为“三叉神经痛”，封闭治疗仅能止痛2小时，现依赖服卡马西平片止痛，一停药面痛即发作。

诊查：胃纳正常，二便调，常于凌晨醒后难以再入睡。素来不耐受寒凉及辛燥食物。舌淡红，苔薄白，脉弦细。

辨证：乃虚火上攻颜面。

治法：治宜滋阴养血，清肝疏风。

处方：生地黄15g　女贞子12g　怀山药15g　茯苓12g　牡丹皮9g　泽泻9g　杭菊花9g　麦门冬12g　钩藤12g　桑叶9g　郁金9g　白芍药12g　白芷9g

二诊：10月15日。症状未见改善。面痛以夜间为甚，更改处方如下。

处方：生地黄15g　女贞子12g　怀山药15g　茯苓12g　熟地黄15g　白芍药12g　制首乌15g　桑寄生15g　郁金9g　枸杞子12g　沙参12g　麦门冬12g　石斛12g

三诊：服上方药10剂，面痛渐减，已不必每日用卡马西平片。继续服上方药至12月，仅于夜间少许面痛，每晚能睡6个小时左右，已停服卡马西平片，再予上方加减治之。

1983年2月4日患者来诉：面痛仅每周发作一二次，发作时疼痛轻微，夜间面部有少许不适感。嘱继续服中药并注意休息，以图痊愈。

［按语］三叉神经痛，属中医学“面痛”范畴。面痛皆因于火，然又有虚实之别，患者长期工作紧张，教课忙碌，因痔疮经常出血，故阴血暗耗，导致虚火上炎颜面作痛。初诊投以滋阴清肝、祛风止痛之剂，效果不显；详察证候细思病机，辨明此证实为阴血亏虚，遂撤去祛风之品，增加养血之味，方药对证，阴血得复，虚火自降，面痛渐愈。西药卡马西平片，虽有暂时止痛之功，然无治本之力，且可有头晕、嗜睡、皮疹、白细胞减少、共济失调和胃肠道反应等副作用，服药期间须注意血象和肝功能改变，故患者未敢多服久服。现中药治疗有良效且无副作用，爰录之以供参考。

十二、养阴补肾为主治疗顽固性痹证一例

叶某，女，28岁。

初诊：1979年4月17日。

主诉及病史:7年前起有间歇性关节疼痛、低热和心悸。当时在农村诊为风湿性关节炎和风湿热。1978年10月发现双下肢浮肿,在广州某医院住院检查诊断为“系统性红斑狼疮”。有心、肝、肾损害,使用大剂量肾上腺皮质激素治疗后,症状改善出院。现心悸,疲乏,眼睑沉重不愿睁开,全身肌肉关节疼痛,午后体温上升至38℃左右,晚间又恢复正常。睡不安宁、胃纳好,二便调,月经常推迟,3月曾来潮一次。现使用地塞米松1.5mg/d,计划逐步减量。

诊查:满月脸,脸部、背部布满红色“痤疮”样皮疹,心率100次/分钟,律整,双下肢浮肿(+),舌边红、苔薄白,脉细数。谷丙转氨酶453单位,其他肝功能正常,血沉31mm/h。

辨证:阴虚火旺,风湿热痹。

治法:滋阴清热利湿。

处方:生地黄30g　桑枝30g　土茯苓30g　玄参24g　麦门冬15g　板蓝根15g　丹皮12g　赤芍药12g　防己12g　丝瓜络12g　薏苡仁18g　黄芩9g

以此方为基础,随证加入女贞子、地骨皮、蒲公英、绵茵陈、忍冬藤、旱莲草等,每日1剂。服药1月余,体温基本正常,精神好转,症状减轻,面部皮疹红色变淡,仍觉疲倦、身酸痛。大便硬,多梦。谷丙转氨酶降至308单位。

教做松静功,每日3次,每次5分钟。更换处方如下。

处方:沙参12g　玄参12g　白芍12g　玉竹15g　生地黄15g　桑寄生15g　怀山药15g　麦门冬9g　丹参9g　制首乌9g　桑椹子9g　女贞子9g　甘草6g

服上方药至7月中旬,症状继续改善,面部皮肤较前光滑,皮疹红色减退,谷丙转氨酶217单位。改用下方。

处方:党参12g　白术12g　茯苓12g　制首乌12g　枸杞子12g　菟丝子12g　熟地黄12g　鹿衔草12g　炙甘草3g　陈皮6g　怀山药15g　桑寄生15g

以后患者两次感冒,发热咳嗽,遂停用上方药予辛凉解表剂。9月中旬完全停用皮质激素后,少许身痛,头昏,怕冷,多梦、易惊醒,半夜3时喷嚏发作。血沉25mm/h,谷丙转氨酶正常,抗核抗体阴性。守上方酌加怀牛膝、丹参、杜仲、锁阳、覆盆子等。12月喷嚏停止,身痛减轻,面部皮肤接近正常,闭经7个月后月经于10月和12月分别来潮1次。每天散步半小时,做松静功3次,每次25分钟。仍守上法处方。

1980年3月,患者病情出现反复,疲乏,双脚浮肿,尿蛋白(+++)。西医嘱每日服强的松20mg。

处方:太子参15g　怀山药15g　车前子15g　生地黄18g　冬瓜仁18g　生苡仁18g　女贞子12g　泽泻12g　土茯苓30g　牡丹皮9g

治疗10天浮肿完全消退,神疲乏力,尿蛋白阴性。渐减强的松用量。以上方加枸杞子、麦门冬各12g,五味子6g继服。

1980年5月,患者来诉:心悸、手痹,查血沉24mm/h,谷丙转氨酶375单位,心电图报告:窦性心动过速、心肌劳损。改予下方。

处方:太子参15g　土茯苓15g　五味子6g　甘草6g　陈皮6g　麦门冬9g　白芍9g　香附9g　佛手9g　郁金9g　干地黄9g　杞子9g

服上方药2个月余,心悸减,肝功能正常,已停用强的松。舌淡红、苔薄白,脉细。

处方:熟地黄15g　党参15g　桑寄生15g　怀山药15g　土茯苓15g　枸杞子15g　制首乌12g　覆盆子9g　麦冬9g　白芍9g　菟丝子9g

1980年9月8日,患者自觉全身情况比去年大有改善,能做一些家务,月经每隔40多天来潮1次，仍有时头昏胀、精神欠佳。嘱开始学习简化太极拳。

此后几年，患者每日做松静功3次，简化太极拳5次或新气功疗法2小时，间歇服用补肾健脾中药，不用强的松类西药，除有时全身轻微酸痛外，无其他不适，各项检查均无异常，能胜任家务劳动，于1983年结婚，1985年初顺产一子，母子平安。

[按语] 系统性红斑狼疮在目前仍是治疗比较棘手的疾病，在各个阶段有不同的表现，其症状比较复杂，似难与中医文献中的某一证完全相符。近年来我按四诊八纲辨证施治，结合体育疗法和少量西药，使一些患者获得不同程度好转。本例初诊时常有低热、全身疼痛，辨证为阴虚火旺、风湿热痹，治以滋阴清热利湿，使虚火下降，低热消失，身痛减轻；继以滋阴养血及健脾补肾法，使正气恢复，月经来潮，强的松副作用消除。当撤去强的松后，出现怕冷，夜间喷嚏等阴阳俱虚的症状，遂投以滋阴助阳之剂，病情日趋稳定。1980年病情出现两次反复，除使用强的松外，分别以利湿法治疗水肿和以养心法治疗心悸，很快控制病情并撤除激素，几年来依靠补肾健脾中药和体育锻炼，恢复了从事轻度体力劳动的能力。

（以上由杨启琪整理）

[编者评注] 本例西医诊断为“系统性红斑狼疮”，使用大量激素，使病情更为复杂。杨氏治疗时，以养阴补肾为基本治法，阴虚火旺时则加入清热凉血、化湿解毒之品，并配合气功疗法，因而取得良好效果。可见治疗慢性疾患，既要守方守法，抓住主要病机予以治疗；也不能一成不变，囿于一方一法而不改。杨氏的经验，值得深究。

罗元恺医案

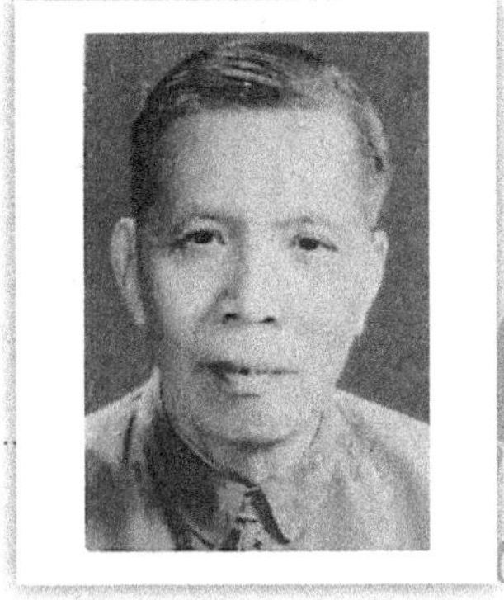

【生平传略】

罗元恺，1914年生。广东省南海县人。中医教授，1935年毕业于广东中医药专门学校，留在附属中医院当医生，1939年起在该校当教师。

新中国成立后历任该校校长及附属医院院长，广东省中医进修学校副校长，广州中医学院妇儿科教研室主任、副院长。

从事中医医疗、教学、科研工作50年。在学术上重视中医的阴阳学说，认为这是中医的理论核心；在脏腑辨证中重视肾脾，认为肾主先天，脾主后天，先后天健旺协调，则体强而少病，即或有病，亦轻浅而易愈。特别对妇科病的治疗，着重补肾和健脾。学术思想上比较推崇张景岳。他自拟的"滋肾育胎丸"、"田七痛经胶囊"和"康寿丸"均已研制生产并通过鉴定，"滋肾育胎丸"曾获卫生部1984年科技成果乙等奖。治疗痛经的临床经验，已编制程序输入电脑。

主要著作有《罗元恺医著选》、《点注妇人规》。此外还在国内各医药杂志上发表论文20多篇。

曾任广州中医学院顾问；并曾当选第五届和第六届全国人民代表大会代表。

一、滋养肝肾、固气摄血法治愈崩漏一例

易某，女，12岁。

初诊：1975年3月2日。

主诉及病史：11岁初潮，周期紊乱，经量偏多。某医院诊为青春期功能失调性子宫出血。近3个月来月经过频过多，时间延长。2月28日月经来潮，势如泉涌，昨天曾服凉血止血中药，药后流血更多（1天用1包卫生纸并很多棉花），不能坐立，经色鲜红夹有血块，腹微痛，汗多，疲乏，腰酸，自觉烦热，口干，小便微黄。

诊查：面色苍白，精神不振。舌淡红略胖，舌尖稍红，苔薄白润，脉细滑略弦。

辨证：血崩。肾阴未固，阴虚内热。

治则：滋养肝肾，固气摄血。

处方：党参 18g　白术 15g　岗稔根 30g　地稔根 30g　制首乌 30g　干地黄 18g　桑寄生 15g　续断 15g　煅牡蛎 24g　甘草 9g　蒲黄炭 9g

2 剂，每日 1 剂。并嘱用艾卷悬灸隐白穴（双）及大敦穴（双），交替选用，每次 15 分钟，每日 2 次。

二诊：3 月 3 日。药后经量已减少大半，精神明显好转，但仍有腹部隐痛，睡后多汗，口干。舌淡红，舌尖稍赤，苔薄白，脉细滑略数。仍遵前法，佐以祛瘀止血。

处方：岗稔根 30g　地稔根 30g　党参 18g　黄芪 15g　白术 18g　制首乌 30g　益母草 15g　血余炭 9g　桑寄生 15g

5 剂，每日 1 剂。

服药后月经于 3 月 8 日完全干净，以后用滋养肝肾兼以补气为主法，月经期则仍加入岗稔根、地稔根，经量多时则加入蒲黄炭、血余炭、紫珠草等。经过 3 个月的调治，月经已恢复正常，观察 1 年，已无复发。

［按语］本例为初潮不久的少女，经色鲜红，并自觉有烦热感及口干，似有血热之象，但因大量出血，热随血泄，阴随血耗，故服凉血止血药而出血反多。仍当以补虚为主，但必须补而不燥，并以养阴涩血。

二、滋养肝肾法治愈经漏证一例

黄某，女，30 岁。未婚。

初诊：1985 年 3 月 30 日。

主诉及病史：近 4 个月来每于经净后 1 周左右有少量阴道流血，持续 3 天干净，现出血刚净。12 岁月经初潮，周期基本正常，约 26～29 天一行，量中，色鲜红，无血块及痛经。时有头晕耳鸣腰酸，睡眠欠佳，多梦，口干，时有低烧，胃纳一般，大便正常。

诊查：形体较消瘦，眼眶暗黑，舌色淡尖稍红，脉细略弦。

辨证：肝肾阴虚之经漏证。

治则：滋养肝肾以调经。以六味地黄汤合二至丸加减化裁。

处方：熟地 15g　山萸肉 15g　山药 20g　白茯苓 15g　女贞子 15g　旱莲草 15g　菟丝子 15g　首乌 30g　桑寄生 25g

二诊：4 月 8 日。服上方药 7 剂后，自觉耳鸣腰酸等症减轻，据云上次月经为 3 月 12 日，因考虑其月经将来潮，为使其畅利，故于上方去首乌，改用当归 10g、地骨皮 15g，7 剂。

三诊：4 月 16 日。药后 4 月 11 日来潮，量中，色鲜红，持续 5 天净。经前后无腰酸及低热，睡眠亦比前好。舌色红润，脉细滑。因虑其经净后 1 周左右便会出血，故于第 1 方中加入鹿角霜、乌贼骨、白芍以和阴止血。8 剂。

四诊：4 月 28 日。服上方药后经期出血时间缩短，量亦比前少，精神好，其余症状均减轻。眼眶暗黑有明显改善。舌红润，脉细滑。仍守前法，于第 1 方加重菟丝子用量至 20g。7 剂。

以后仍按上法及方药治疗，睡眠欠佳时，加入酸枣仁 15g；口干则加入太子参 25g。治疗 3 个周期后，经漏证已痊愈，其他症状也消失。

［按语］经漏证，西医已明确是排卵期出血。排卵之时，阳气增进，机体由阴转阳，故阴气

不足之体则阴不维阳，故易致出血。本例由于肝肾阴不足所致，故经过滋养肝肾之治疗，出血便渐减而痊愈。

三、滋肾化瘀法治愈闭经一例

覃某，女，26岁，未婚。

初诊：1973年12月15日。

主诉及病史：年已26岁，从未来过月经，但有周期性下腹胀痛和带下增多。平时自觉有阵发性心悸，睡眠欠佳，容易惊醒，胃纳欠佳。近几天有下腹胀痛感。曾有甲状腺功能亢进史，经治疗后好转。身体较消瘦，某医院疑为子宫内膜结核，曾用抗结核治疗未效。又曾多次用西药人工周期治疗，月经均未来潮。

诊查：第二性征正常，肛检发现子宫比正常小。舌尖有红点，脉弦细略数。

辨证：肝肾阴不足，兼有瘀滞之原发性闭经。

治则：滋肾安神，佐以化瘀行滞。

处方：干地黄25g　黄精30g　怀牛膝25g　桂圆肉15g　山楂肉30g　桃仁10g　赤芍12g　青皮10g　茯苓25g　3剂

二诊：12月18日。服药后睡眠好转，胃纳增进，心悸减轻，月经周期征兆已过。舌面有红点，脉细略数。仍以滋养肝肾为主，佐以化瘀散结。

处方：黄精30g　生地黄30g　怀牛膝20g　桂圆肉15g　麦冬15g　山楂肉30g　丹参15g　白芍15g　青皮10g　茯苓30g　浮水石20g　6剂

并嘱每晚睡前服己烯雌酚1mg，连服22天，以期中西药配合，增强疗效。

三诊：12月24日。服药后精神续见好转，胃纳睡眠均佳，心悸减轻，舌脉如上。治以滋养肝肾为主，兼散结化瘀行气。

处方：生地25g　熟地20g　黄精30g　山楂肉30g　杞子10g　青皮10g　白芍15g　桑椹15g　玄参15g　夏枯草15g　浮水石30g　6剂

四诊：1974年1月7日精神胃纳均好，白带增多，月经未潮，舌红少苔，脉弦细。滋养肾阴为主，佐以舒肝。

处方：菟丝子20g　熟地25g　黄精30g　杞子15g　怀牛膝20g　桑椹15g　白芍15g　川芎6g　党参15g　炙甘草10g　香附12g　4剂

五诊：1月11日。精神好，月经未潮，舌有小红紫点，脉弦细略滑（己烯雌酚已服完），有下腹胀痛的月经征兆。补血活血，佐以化瘀通经。

处方：当归15g　川芎10g　熟地20g　生地25g　赤芍12g　山楂肉30g　刘寄奴15g　红花10g　桃仁12g　4剂

六诊：1月28日。周期征兆已过，月经仍未来潮。舌暗红，苔薄微黄，脉细弱。法宜滋肾补肝。

处方：熟地20g　生地20g　怀牛膝20g　淫羊藿15g　杞子15g　菟丝子20g　枳实12g　当归15g

以后按上述方法，在平时以滋养肾阴为主佐以温补肾阳，资其化源；至有月经征兆期间，则着重活血化瘀通经，因势利导。服药至1974年4月，月经开始来潮，仍继续调治。1年后随访，月经基本按期正常来潮。

［按语］本例为子宫发育不良之原发性闭经。患者曾有过甲状腺功能亢进史。从中医辨证来说，患者素体消瘦，眠食欠佳，常有心悸，舌有红点，少苔或薄黄苔，脉弦细略数，主要为肝肾阴虚，肝气郁结，虚火偏亢。肾阴为月经主要之化源，肝肾阴不足，化源不充，加以肝气郁结，故月经不能按期疏泄，但尚有周期性的小腹胀痛和白带增多等月经周期征象，这说明天癸之机能并非缺如。舌面有红紫小点，是气血瘀滞之征。如能一方面资其化源，一方面舒肝行气、活血化瘀，因势利导，则月经可以按时而至。故采用先补后攻、边补边攻之法，即平时用滋补，在有月经征兆时用活血去瘀通经，反复坚持一段时间。此法称为中药周期疗法。本例过去曾多次用西药人工周期疗法未效，本次以中药为主，曾短期配服己烯雌酚以促进卵巢之功能。有些病例单用中药或西药治疗未效，改用中西药结合是可以取得疗效的。覃某就是其中之一。在中药用药过程中，曾重用山楂肉，目的是用以消导化瘀以助通经；夏枯草、浮水石、玄参等咸寒散结，目的是针对其甲亢病史，因甲亢可以导致月经失调，从中医角度来说，这属肝郁、肝火之范围，适当合并处理，对通经是有帮助的。

四、养血和肝、引血下行法治愈倒经一例

蔡某，女，25岁，未婚。

初诊：1975年12月17日。

主诉及病史：患者13岁月经初潮后，周期基本正常，但有痛经史。自23岁始，偶有几次经前鼻衄，几滴而止，诊为“倒经”，经服中药而愈。1975年9月25日（经前）下夜班午睡后，突然大量鼻衄，从口鼻涌出，色鲜红夹有血块，即到广州某医院急诊。一昼夜中经注射药物和填塞鼻腔处理未能止血，入该院五官科住院。检查所见：“鼻中隔左侧前下方有糜烂面，有多量血液涌出。”内科会诊认为鼻出血与内科关系不大。入院后6天，共鼻衄约2000ml，输血600ml。住院18天鼻衄暂止而出院，出院诊断为“倒经”。出院后不久来我院妇科门诊治疗。自诉从9月大量鼻衄后至今未愈，月经周期不定，经量减少，经色深红，痛经。

诊查：昨天下午少量鼻衄，月经现未净，量不多。睡眠欠佳，纳差，疲倦，面色晦黄，唇暗，舌暗尖红，边有瘀斑，苔白微黄厚腻，脉弦滑。

辨证：此为经行吐衄，属肝郁化火，火气上逆，兼有脾虚湿郁所致。

治则：引血下行为主，佐以健脾化湿。

处方：丹参12g　怀牛膝15g　丹皮9g　赤芍9g　生地15g　佛手12g　山楂肉15g　黑栀子9g　藿香6g　绵茵陈15g

3剂，每天1剂。

二诊：12月27日。服药后胃纳转佳，睡眠好，头晕。月经12月25日来潮，暗红色，量与前次相等。舌暗红稍淡，苔薄白，唇暗，脉滑略弦。脾湿稍化，除继续引血下行外，并兼养血和肝。

处方：丹参12g　怀牛膝15g　黑栀子12g　干地黄25g　白芍15g　山楂子15g　赤芍9g　云苓20g　桑寄生20g　香附9g　4剂

三诊：1976年1月14日。月经9日来潮，现未净，12日衄血20ml左右。面色仍稍晦黄，唇暗红，舌有瘀斑，苔白微黄腻，脉弦滑。仍守前法，并加强舒肝之品。

处方：柴胡6g　白芍12g　云苓25g　白术12g　黑栀子9g　丹皮9g　丹参12g　怀牛膝12g　桑寄生15g　3剂

四诊:1976 年 2 月 11 日。末次月经 2 月 6 日至 10 日,量较前几次稍多,色暗红,有血块。经期中仅有少许血丝从鼻孔流出,心烦不安,胃纳欠佳,舌尖红,边有瘀点,苔白略厚,脉弦滑。治则如前。

处方:怀牛膝 15g　丹参 15g　云苓 20g　怀山药 20g　白术 12g　黑栀子 9g　白芍 12g　佛手 12g　桑寄生 15g　干地黄 20g　4 剂

五诊:3 月 15 日。月经将潮,近日来自觉喉中有血腥味,但未见鼻衄,自觉胸翳和小腹胀痛,夜寐不宁,小便短赤。舌淡暗,边有瘀点,苔白略腻,脉弦滑。肝气尚郁,兼有瘀滞,治法除继续引血下行外,加强解郁行气化瘀之品,以巩固疗效。

处方:丹参 12g　川牛膝 15g　黑栀子 12g　郁金 12g　白芍 15g　云苓 20g　山楂肉 15g　桃仁 12g　丹皮 12g　青皮 9g　4 剂

六诊:6 月 12 日。末次月经 5 月 25 日,5 天干净,量中等,色深红,痛经减轻,无鼻衄,仅于经后自觉喉中有血腥味。舌尖红,质淡暗,苔白,脉细弦略滑数。守前法为治。

处方:丹参 12g　怀牛膝 15g　黑栀子 9g　云苓 25g　白芍 20g　怀山药 15g　车前子 15g　生地 20g　香附 9g　5 剂

七诊:9 月 22 日。近几个月来已无鼻衄,亦无自觉喉中血腥味。痛经减,已无腰痛。精神好,胃纳可,月经正常。末次月经 9 月 16 日,量中等。面色已较红润,舌质淡暗尖稍红,苔白略腻,脉弦滑。

处方:丹参 15g　怀牛膝 15g　黑栀子 9g　云苓 25g　怀山药 15g　甘草 3g　北沙参 15g　女贞子 15g　旱莲草 15g　4 剂

[按语] 本例经期鼻衄量曾达 2000ml,持续 6 天,出血量之多,持续时间之长,是较为罕见的。经五官科和内科会诊,已排除该科病变,均认为是妇科"倒经"证,诊断比较明确。后经中药治疗,收到较满意的效果,且经观察 1 年,已无复发,月经正常,疗效较好。

倒经证,中医多认为是肝郁化热,气逆上冲,不能下注冲任所致。如《女科证治准绳》说:"妇人鼻衄者,由伤动血气所致也。凡血气调和则循环表里经络,涩而不散。若劳伤损动而生热,气逆流溢入于鼻者,则成鼻衄也……凡鼻衄虽多因热而得此疾,亦有因怒气而得之者。"《医宗金鉴·女科心法要诀》认为"皆因热盛也……伤阳络则上行为吐衄。"一般主张用犀角地黄汤加减化裁。本例衄血多而经量少,舌暗尖红,烦躁不安,脉弦滑,此为气郁化热之证,治法必须以养阴清热、引血下行为主,故处方始终以丹参、牛膝、黑栀子、干地黄、丹皮等味为主药,以达到养阴清热和引血下行之目的,佐以舒肝行气解郁,适当选用柴胡、郁金、青皮、佛手、白芍之品,同时因其出血过多,故间用桑寄生以养血和肝。又因患者面色黄晦,胃纳欠佳,肢体疲倦,舌苔厚腻,故亦佐以茯苓、怀山药、茵陈、藿香等以健脾化湿,使脾胃调顺,月经通畅,而逆经之患可除。

五、疏肝解郁佐以健脾治愈经期郁证一例

吴某,女,20 岁,未婚。

初诊:1976 年 10 月 29 日。

主诉及病史:患者 15 岁月经初期,月经先后 1 周不定。近年来每于经前及经期烦躁易怒,悲伤欲哭,性情孤僻,不能自制。伴心悸,失眠多梦,健忘,头项痛,面目及四肢轻度浮肿,纳欠佳,溺黄。末次月经 10 月 22 日。

诊查:舌淡红有瘀点,苔微黄,脉沉细。

辨证:肝郁气滞,肝气横逆犯脾。

治则:疏肝解郁,佐以健脾。

处方:郁金 12g　佛手 12g　丹参 15g　云苓 25g　夜交藤 30g　白蒺藜 12g　泽泻 15g

二诊:11 月 19 日。月经届期,前症又现。治以舒肝解郁,养血通经。

处方:郁金 12g　白芍 15g　丹参 15g　合欢皮 12g　夜交藤 30g　甘草 6g　怀牛膝 15g　云苓 25g　桑寄生 25g

三诊:12 月 10 日。末次月经 11 月 26 日来潮,前症稍减,但面目和四肢仍略浮肿,时有腹胀。舌淡红,尖有红点,苔薄白微黄,脉沉细。虽肝郁稍解,但脾伤未复,仍需舒肝健脾。

处方:郁金 12g　青皮 6g　丹参 12g　白术 12g　云苓 25g　桑寄生 30g　夜交藤 30g　泽泻 12g

四诊:12 月 31 日。药后经前诸症显著减轻,但睡眠仍较差。舌淡红,苔白,脉弦稍滑。仍守前法,佐以宁神之品。

处方:郁金 12g　百合 25g　香附子 10g　丹参 12g　白芍 15g　白术 12g　云苓 25g　甘草 6g　夜交藤 30g

五诊:1977 年 1 月 21 日。月经应期来潮,现经行第 2 天,前症悉除。自觉心情舒畅,眠纳均佳,仅有面目轻浮。舌、脉同前。守前法以善其后。

处方:郁金 12g　香附子 10g　白芍 15g　云苓 25g　丹参 12g　怀牛膝 15g　夜交藤 30g　川萆薢 20g

随访 2 年余,疗效巩固。

[按语] 本例属西医“经前期紧张症”范围,但对其病因尚未完全明确,认为与自主神经功能紊乱、性激素紊乱有关。中医古籍中,则以各种兼症命名,如经期烦躁、经期头痛、经期浮肿、经前泄泻等。从临床症状来看,其发病机理大概有 3 种:一是肝郁气滞,平素肝郁恚怒,情志不舒,经期阴血下注血海,肝失血养而更郁,出现烦躁易怒,经前乳胀,甚或悲伤欲哭,失眠多梦等。二是脾虚或肝气横逆犯脾,可致经前浮肿、泄泻等。三是血虚肝旺,或因肝郁化火所致,或因肾虚血少不能涵养肝木致阴虚肝旺,出现头痛、口糜等。本例属肝郁脾虚,故以郁金、香附、白芍、佛手舒肝解郁,丹参、夜交藤养血宁心;云苓、怀山药、白术健脾,使肝郁得解,脾土得健,心神得安,则经前烦躁失眠诸症得除。

六、失笑散加味治愈痛经一例

谭某,女,28 岁,已婚。

初诊:1975 年 6 月 25 日。

主诉及病史:患者以往无痛经史。从 1973 年婚后不久呈渐进性痛经。疼痛时间以经前至经行中期为甚,腰腹和肛门坠痛难忍。剧痛时呕吐,出冷汗,不能坚持工作。月经周期基本正常。从 1975 年 2 月开始,经量增多,经期延长达 10 多天,血块多,块出痛减。大便溏,有时每日大便 3 次。婚后 2 年余同居未孕。曾经数医院检查,均诊为“子宫内膜异位症”,治疗未效。末次月经 6 月 10 日至 24 日。

诊查:外阴阴道正常,宫颈有纳氏囊肿,白带较多,子宫体后倾,活动受限,较正常胀大,宫后壁表面可触及几粒花生米或黄豆大的硬实结节,触痛明显。左侧附件增厚,有压痛,右侧附件可触及索状物，压痛。舌淡暗，边有小瘀点，苔薄白。脉弦细数。

辨证：痛经（子宫内膜异位症）。血瘀气滞。

治则：活血化瘀，行气止痛。以失笑散加味治之。

处方：五灵脂 10g 蒲黄 6g 大蓟 15g 茜根 10g 九香虫 10g 乌药 12g 广木香 6g（后下） 益母草 25g 岗稔根 30g 3 剂

二诊：9 月 13 日。近月经前服上方药数剂，痛经稍减。末次月经 8 月 30 日～9 月 9 日，经后仍有血性分泌物，纳差，治依前法加强活血化瘀之力。

处方：田七末 3g（冲服） 五灵脂 10g 蒲黄 6g 九香虫 10g 橘核 15g 干地黄 25g 白芍 20g 甘草 9g

三诊：9 月 24 日。服上方药 10 余剂后，痛经明显减轻。舌淡略暗，脉弦细。照上方去干地黄、木香，加乌药 12g、川断 15g、首乌 25g、党参 15g，调理气血。

四诊：10 月 28 日。末次月经 10 月 24 日，现经行第 5 天，腹痛腰酸大减，经量亦减，无甚血块。舌淡暗少苔，脉弦细略数。拟两方予服。

处方一：田七末 3g（分二次冲服） 五灵脂 10g 蒲黄 6g 益母草 30g 九香虫 10g 鸡血藤 25g 山楂子 20g 川断 15g 桑寄生 25g 白芍 15g 甘草 9g

嘱经前两三天和经期服，每天 1 剂。

处方二：大金不换 20g 九香虫 10g 当归 12g 白芍 15g 广木香 6g（后下） 甘草 9g 乌药 12g 橘核 15g

嘱平时服。此方以调理气血为主，佐以缓急止痛，使气血畅行，不致瘀阻而痛。

五诊：1976 年 8 月 7 日。患者回当地依上方按月调治半年，诸症渐减，末次月经 7 月 30 日来潮，5 天即净，经期无腹痛腰坠，经量中等，仅觉口干苦，睡眠欠佳，多梦。舌稍淡暗，少苔，脉弦细数。仍拟两方。

处方一：五灵脂 10g 蒲黄 6g 九香虫 12g 香附 12g 丹参 15g 赤芍 12g 怀牛膝 15g

服此方目的是除去积瘀，以巩固疗效。

处方二：女贞子 20g 旱莲草 15g 丹参 15g 干地黄 25g 夜交藤 30g 白芍 15g 九香虫 6g 香附 9g

此方药平时服。因久用活血化瘀、行气辛燥之品，必伤阴血，致口干苦，失眠多梦，故邪去八九后，用二至丸加味以滋养肝肾，补益阴血。

六诊：12 月 8 日。前症悉除，5 个月来无痛经，月经期准，量中等，5 天净。末次月经 11 月 16 日。现仅觉痰略多，色白清稀，舌淡稍暗，脉弦细略滑。检查：子宫后倾，正常大小，宫后壁未触及明显结节，无触痛，双侧附件略增粗，无压痛。

因患者体较肥胖，痰湿稍重，拟芍药甘草汤合二陈汤加味以调理。

处方：白芍 20g 甘草 6g 当归 12g 九香虫 10g 香附 12g 陈皮 6g 法夏 12g 丹参 15g 云苓 25g 3 剂

追踪 2 年，疗效巩固，无复发。

［按语］子宫内膜异位症是妇科常见病之一，除渐进性的剧烈痛经外，常合并月经过多、不孕症，给患者带来极大痛苦。

中医古籍中虽无子宫内膜异位症的病名，但从其临床症状来看属于痛经、月经过多及癥瘕等范畴。其发病机理是气滞血瘀，阻滞胞中，恶血久积而致痛。气滞血瘀则冲任失调而月经过多并积瘀成癥。方中以失笑散、田七、益母草等活血化瘀止痛为主药，瘀既得化，通则不痛；佐以九香虫、乌药、广木香等行气止痛，气为血之帅，气行则血行，故活血药常与行气药并用。又因血具有“寒则涩而不流，温则消而去之”的特点，结合患者的体质，故行气药选用具有温肾作用的九香虫、乌药，使之温运通达。木香善调肠胃滞气，兼治肛门坠痛，便溏不爽。大便调畅，也有利于子宫直肠陷窝结节的吸收。同时常配伍仲景之芍药甘草汤以缓急止痛。待瘀消痛止后，以扶脾养血而善其后，使气调血旺而无留瘀之弊。

西医认为异位的子宫内膜在卵巢内分泌的影响下，也发生充血、渗血、出血及剥脱等月经样变化。这些变化，对周围组织相当于异物刺激，能引起纤维性反应等。现代药理研究表明，活血化瘀药物可以通过改善微循环而使增生或变性的结缔组织复原，并有调整某些内分泌机能的作用。

本例经用活血化瘀法为主治疗后，不但使痛除经顺，而且宫体的结节和增厚的附件也得以软化吸收。应用本法治疗数例，均获得较满意的疗效，今后有继续探讨之必要。

七、全生白术散加减治愈胎水肿满一例

沈某，女，30岁。

初诊：1974年7月8日。

主诉及病史：妊娠6个半月，脚肿已1个月，腹部胀满特甚，胀满至剑突部，气喘促，坐卧不宁。已在某部队医院住院20多天，诊为羊水过多，用救护车送来门诊。

诊查：患者体格较肥胖，足部浮肿明显，腹部膨隆如妊娠9个月状，气喘多汗，尿少纳呆，舌质淡胖，苔白，脉沉滑。

辨证：脾虚湿重之胎水肿满。

治则：健脾燥湿，行气利水。用全生白术散加减。

处方：白术25g　苍术6g　白茯苓30g　茯苓皮30g　陈皮6g　姜皮9g　大腹皮15g　泽泻15g　北杏仁12g　生牡蛎25g　4剂

二诊：7月12日。服药后腹胀明显减轻，水肿亦减退，尿量稍增，喘促已基本平复，坐卧无不适感。上述方药已取效，仍守前法。

处方：白术25g　白茯苓30g　茯苓皮30g　陈皮6g　大腹皮15g　芡实30g　姜皮6g　桑寄生15g　苏叶9g　7剂

服药后肿满已完全消除，照上方减量再服7剂以巩固疗效。后足月顺产1男婴。

[按语] 妊娠中后期水肿，包括西医诊断为羊水过多者，多属脾虚不运以致水湿内留，用全生白术散加减治疗，多能取效。但白术必须重用，茯苓应兼用茯苓皮，用量亦宜重，同时适当加入利尿之品。本例因有喘促，故加入北杏仁以降肺气，肺气得降，水道亦得以通调；牡蛎用以镇摄，使上逆之气，易趋平复。再诊时因肿满喘促已好转，故改用芡实以健脾固肾，桑寄生以养血益肾安胎。妊娠病一般要多从脾肾着眼，但辨证时应辨别以脾为主还是以肾为主，用药时应有所侧重，收效则捷。

八、健脾滋肾、养肝清热法治愈胎动不安一例

黄某，女，32岁。

初诊：1978年10月8日。

主诉及病史：停经2个月余，阴道少量流血5天，色鲜红，腹隐痛下坠，腰微酸。月经过期20余天时，妊娠试验阳性。1年前曾自然流产两次，均发生于早孕2个多月时，未生育。

诊查：患者形体稍瘦，常有头晕腰酸，本次孕后有轻度妊娠反应，且感疲倦，近日没有注意休息，几天前见阴道流血。舌色稍淡，但尖边较红，脉细滑略弦。

辨证：胎动不安，证属肾阴不足，兼有肝经虚热。

治则：滋肾健脾，益气安胎，佐以养肝清热止血。

处方：菟丝子 25g　川断 15g　桑寄生 15g　阿胶 12g（烊服）　旱莲草 15g　女贞子 15g　白芍 10g　生甘草 5g　荆芥炭 6g

4剂，每日1剂。留渣再煎，并嘱卧床休息。

服药3剂后，阴道流血和腹痛已逐渐停止，但仍有腰酸和大便干结。上方去荆芥炭、白芍，改用桑椹 15g，肉苁蓉 15g，4剂。

药后诸症已基本消失，舌脉亦正常。乃按二诊方去旱莲草，加怀山药 15g，续服6剂。嗣后每周服药3剂，以兹巩固，至妊娠5个月后停药，后足月顺产1男婴。

[按语] 胎动不安原因很多，但与肾、脾、气血、任脉关系较为密切。妊子的主要脏器为子宫，胞脉系于肾，肾气盛，阴阳和，才能有子。五脏之中，肾与妊娠的关系最为密切。妊娠以后，胎儿能否不断发育成长，亦与肾气有极重要的关系。肾主闭藏，肾以载胎，故肾气不固者，孕后亦会坠胎。经脉之中，以任脉与胎孕最为关系密切。"任者妊也"，"冲任之本在肾"，肾气不足，则会导致任脉不固，而致胎动不安。此外，妊娠以后，还赖气以系胎，血以养胎，气血不充或不调，则胎失所系养，亦足以导致胎动不安。故胎动不安，必须着重调补肾脾，以达到调理气血冲任之目的。对于这类病证，要辨证明确始可用寿胎丸为主，随证适当加味。若非确有实热，不可妄用芩、术，以致误治也。

九、补肾健脾养血法治愈滑胎一例

徐某，女，30岁。

初诊：1978年4月22日。

主诉及病史：结婚5年，自然流产4次（1975年、1976年各流产2次），均为早孕2个多月便自然流产。月经基本正常，23～30天1个周期，持续3～4天，经期有中度腰腹痛。末次月经4月11日。

诊查：舌暗红，脉细弱。

辨证：滑胎（习惯性流产），证属脾肾虚损。

治则：补肾健脾，佐以养血。

处方：菟丝子 30g　熟地 25g　杞子 15g　党参 25g　白术 15g　当归 12g　10剂

二诊：5月10日。本次月经5月7日来潮，昨天已净，经行时仍有轻度腰酸腹痛，但较前轻快。舌质稍红，少苔，脉弦细滑。经净以后，阴血耗损，便有肝肾阴不足之象。治宜滋养肝肾，佐以养血舒肝。

处方：杞子 15g　黄精 15g　女贞子 20g　桑椹 15g　桑寄生 20g　旱莲草 15g　白芍 12g　首乌 20g　青皮 6g

三诊：6月24日。自上次月经来潮后，现逾期18天未潮，自觉恶心呕吐，腰酸腹胀，并有轻微下坠感。小便乳凝试验阳性。此为早期妊娠反应。舌瘦薄淡暗，脉弦细略滑。考虑其曾滑胎4次，目前虽无先兆流产征象，但为预防计，治应补肾健脾、益气安胎。

处方：党参30g　白术15g　茯苓25g　菟丝子25g　川断15g　首乌30g　陈皮4.5g　7剂

四诊：7月30日。服药后症状如前，已孕80余天。胃纳尚可，二便正常。仍守前法，照上方去茯苓，加桑寄生20g、白芍12g。

五诊：9月9日。妊娠已4个多月，除有腰酸痛外，无其他不适。舌较前红润，脉滑略细。以往4次滑胎均在妊娠2个月左右，现已4个多月，未见阴道流血。胃纳、精神均好，说明胎孕已基本巩固，但仍应固肾健脾，使先后天充足，以保胎元。

处方：菟丝子25g　川断15g　桑寄生15g　金狗脊15g　首乌30g　党参15g　白术15g　白芍10g

嘱其每周服2～3剂，服至6个月为止。

1979年1月初正常产下1男婴，母子健康。

［按语］ 滑胎，又称屡孕屡堕，原因有胎元禀赋薄弱，如某些遗传性疾患或父方精子不健；亦有因母体肾气不固，无以载胎，而致滑坠者。对于后者，应以补肾固气为主，佐以养血。可用寿胎丸加参、芪、术、甘为主，适当佐以熟地、黄精、首乌以滋肾养血，务求肾脾兼顾，气血双补，阴阳调治，才能取得预期的效果。若无阴道流血而见恶心呕吐等早孕反应者，可去阿胶，以免腻滞。此外，凡有早期流产史者，应于下次妊娠前加以调理，妊娠以后必须禁绝房事，以免耗损肾气，扰动冲任；此点极为重要，否则端恃药物，亦属徒劳。

十、补益心脾、养血安神法治愈产后不寐一例

肖某，女，29岁。

初诊：1976年9月11日。

主诉及病史：从第2胎顺产后第1天开始，至今2个月余彻夜不寐，或经几夜失眠后稍能入睡，但寐而易醒，醒后又不能再入睡。伴头晕，腰痛，极度疲倦，纳呆，脱发，经治疗无效。因缺乳，婴孩已自然断乳后由家人行人工喂养。

诊查：患者面色青黄无华，舌淡暗，尖边有小瘀点，苔黄腻，脉沉细弱。

辨证：此属产后失血，伤及心脾，阴血内耗，神不守舍所致之产后不寐证。

治法：补益心脾，养血安神。

处方：柏子仁12g　夜香牛12g　磁石30g　北沙参15g　夜交藤30g　茯苓25g　干地黄25g　乌豆衣15g　桑寄生30g　4剂

二诊：9月25日。服药后夜间稍能入睡，仍觉头晕腰痛，疲倦。月经9月22日复潮，量较多，现将净。舌淡暗胖，苔微黄腻，脉弦细缓。守前法，加入制首乌、丹参以加强养血宁神之效。

处方：柏子仁9g　夜香牛15g　夜交藤30g　制首乌25g　磁石30g　钩藤15g　茯苓20g　丹参20g　桑寄生15g　4剂

三诊：10月9日。产后3月余，服药期间睡眠好转，但停药后仍失眠，脱发严重，头晕腰痛。舌尖红，质暗红，边有小瘀点，苔白，脉弦细缓。“发乃血之余”，脱发严重乃血虚之证。在前法基础上重用首乌、熟地以补血。

处方：柏子仁9g　夜香牛15g　夜交藤30g　磁石30g　桑寄生25g　丹参15g　茯苓15g　制首乌30g　熟地20g　鳖甲30g　4剂

四诊：10月16日。睡眠好转，能入睡，头晕疲倦稍减，仍脱发，头顶至枕部有麻木感，纳欠

佳。舌暗红胖,苔白,脉弦细缓。已能入睡,病有转机,仍守前法。

处方:丹参 15g 党参 15g 桑寄生 30g 鸡血藤 30g 夜香牛 20g 制首乌 30g 乌豆衣 15g 炙甘草 6g 白术 12g 4 剂

五诊:10 月 30 日。睡眠渐见好转,但纳差,口淡,腰痛。舌暗红胖,苔薄微黄,脉右弦细、左沉细弱。按纳差口淡舌胖为脾虚之象,在养血安神之中,佐以健脾开胃之法,俾气血生化之源健旺,则诸疾可除。

处方:丹参 15g 制首乌 30g 谷芽 30g 夜交藤 30g 苏叶 9g 桑寄生 30g 夜香牛 18g 云苓 18g 怀山药 18g

4 剂,每天 1 剂。

六诊:11 月 30 日。半月来失眠已除,每夜可熟睡 6 个多小时,精神爽,胃纳进,但觉腰酸痛,矢气频。舌尖稍暗红,苔白,脉沉细弱。心脾功能已渐恢复。腰为肾之外府,腰酸痛,脉沉细为肾虚之象。拟补肾养血为主,佐以行气止痛。

处方:夜香牛 20g 柏子仁 9g 夜交藤 30g 桑寄生 30g 续断 15g 乌药 12g 金狗脊 15g 茯苓 20g 佛手 12g

4 剂,每天 1 剂。随访半年,疗效巩固。

[**按语**]"不寐"即所谓失眠,原因颇为复杂,证有虚有实。张景岳指出:"寐本乎阴,神其主也。神安则寐,神不安则不寐;其所以不安者,一由邪气之扰,一由营气不足耳。有邪者多实,无邪者皆虚。"本例为产后阴血骤虚,不能上荣于心而成"营气不足"之不寐,故治宜养血为主,而患者胃纳差,养血不宜滋腻碍脾。以制首乌、桑寄生、乌豆衣养血,取其养血而不腻;茯苓、怀山药、谷芽健脾开胃。再用柏子仁、夜交藤、磁石、丹参养心除烦,镇静宁神,标本兼顾,使阴血充足,心脾畅健,神志安宁,不寐之证因而得愈。

十一、补肾养血、行气调经法治愈不孕症一例

王某,女,32 岁。

初诊:1976 年 4 月 5 日。

主诉及病史:结婚 4 年多未孕。一向月经不调,均属后期,周期 35～50 天不等,量或多或少,经期少腹胀病、腰酸。末次月经 3 月 10 日。曾经北京、广州等地医院诊断为"多囊性卵巢综台征"。

诊查:外阴发育正常,未产式,阴毛较粗而密,阴道可容 2 指,宫颈光滑;子宫大小正常,平位,左侧可扪及卵巢增大如荔枝样。左乳晕有一黑毛长约 4cm,足毛较多。舌嫩红少苔,脉沉细。

辨证:月经不调;不孕症。

治法:补肾养血,行气调经。

处方:菟丝子 30g 熟地 20g 当归 15g 川芎 10g 党参 15g 枳壳 12g 怀牛膝 15g 淫羊藿 10g 肉苁蓉 15g 杞子 15g

嘱每次月经净后配服,两天 1 剂,留渣再煎,连服 10 剂。并遵西医嘱服用克罗米芬。

以上方为基础,选用乌药、香附、首乌、川楝子、白芍等适当加减化裁,经过半年治疗,月经周期已基本恢复正常,30～35 天一潮,经量中等,持续 5～6 天,仍嘱继续服药调治,按上方以桑椹、金樱子、黄精、女贞子等出入其间,至 1977 年 2 月怀孕,孕后 2 个月因房事曾引起少量阴

道流血,按胎漏治疗,胎元得以巩固,至年底安然产下一女婴,母女健康。

[按语] 本例确诊为多囊性卵巢综合征所致之不孕,采取中西医结合的药物疗法,经过7个月左右的治疗,效果比较满意。有些病单独中医或西医治疗疗效不够理想,中西医结合治疗则可以起到互相促进、增强疗效的作用,这不独本病为然。

十二、养阴益精、温经通络法治愈不育(不排精)一例

张某,男,28岁。

初诊:1983年12月15日。

主诉及病史:结婚1年,性交时不能射精,而同房后却会遗精,平时每半月左右亦会遗精一次,且性欲不强,余无不适。曾在当地医院服用过中药及注射丙酸睾丸酮无效。

诊查:舌质稍红,脉弦细。

辨证:肾精不足,冲脉受阻,当泄不泄,故不能排精。

治则:先养阴益精,继佐以温行通络。

处方:生地20g 菟丝子20g 金樱子30g 女贞子20g 白芍20g 牛膝20g 石菖蒲9g 地龙15g 钩藤20g 甘草6g

上方服15剂,性欲有所增进,但仍未能射精,再服15剂。

二诊:1984年3月7日。上药共服用30剂,自诉服药后精神体力较好,遗精证候已无,性功能比较正常,但仍未能射精。查其舌已不甚红,脉仍弦细。仍守上法,稍加温补肾阳之品,并增强通窍走窜之药。

处方:生地20g 菟丝子20g 白芍15g 杞子15g 甘草6g 牛膝20g 王不留行12g 路路通10g 木通12g 石菖蒲10g 钩藤20g 桂枝6g 麝香0.1g(冲服)

嘱服30剂。服至第26剂后,同房便能排精。其妻已于1984年秋怀孕,1985年产下1女婴,身体健康。

[按语] 本例由于肾精不足,经络受阻,故先以滋养肾精为主,以固其本,继稍佐以温通走窜之品,助其畅行,前后共服用56剂而收效。

[编者评注] 罗公元恺,从事中医临床、教学、科研工作50余年,学验俱丰,尤其对妇科病的治疗,更有独到之处,自成一家;对男性不育症亦有深究。本例因遗精、不能正常射精而致不育。罗氏根据舌质红、脉弦细、性欲不强等,辨证为肾精不足,冲脉受阻,治疗上以益肾养阴为主,使用大量益肾补精之品,佐以活血通下窍之牛膝、石菖蒲、地龙,使肾精得补,冲脉通畅,特别是王不留行、路路通、术通、麝香的使用,更增强了疗效。钩藤一味本为平肝安神之品,虽非主药,但有促进排精之作用,配伍而用,深得其妙。

邓铁涛医案

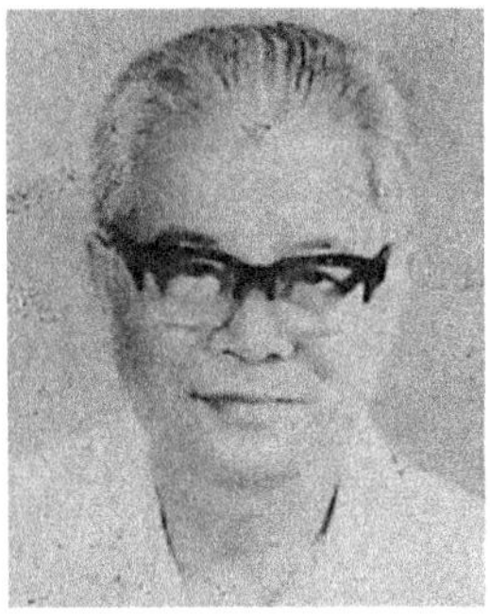

【生平传略】

邓铁涛，1916年生。广东省开平县人。中医教授，幼承家学，及长攻读于广东中医药专门学校。曾悬壶于广州、香港及武汉等地。解放后历任广东中医药专科学校、广东省中医进修学校教务主任，广州中医学院教师、教研组主任、教务处副处长、副院长等职。

从事中医工作近50年，有较深的理论素养和丰富的临床经验。主张研究中医理论与临床实践紧密结合、与自然科学多学科相结合。教育学生能言传身教，主张多读书并要做到杂而不乱，学问钻研要既博且专，主张多临床，特别注意培养学生之品德。在几十年的医疗工作中，对心血管及消化系统疾病有较深之研究，对一些奇难杂证，如重症肌无力、硬皮病、妇科杂病等亦积累了不少经验。近年来积极提倡并参与发掘整理研究中医抢救急危重症之工作。此外，对中医诊断、中国医学史与中医各家学说均有研究。

先后主编和编写的主要著作有《学说探讨与临证》，《中医诊断学》第一、第二、第五版教材，《实用中医内科学》，《实用中医诊断学》，《中医学新编》，《新编中医学概要》，《简明中医辞典》，《中医大辞典》。

历任广州中医学院教授、广东省政协委员、中华全国中医学会常务理事、中华全国中医学会中医理论整理研究委员会副主任委员、中华医学史学会委员。

一、清热化湿开窍法治愈暑温一例

蔡某，男，7岁。

初诊：1958年7月9日。

主诉及病史：发热已5天，今早体温极高(40.3℃)。

诊查：面红唇赤，口渴，神志模糊，间有抽搐。舌苔厚黄，脉滑数。

辨证、治法：证属暑温，治宜清热化湿开窍。

处方：生石膏60g(先煎)　知母9g　甘草3g　石菖蒲1.2g　连翘12g　银花15g　芦

根 12g　花粉 12g　滑石 15g(先煎)

紫雪丹 1 支，分 2 次，隔 3 小时服 1 次。

二诊：7 月 10 日晨。热度略低(39.6℃)，其他症状如前。

处方：生石膏 60g(先煎)　滑石 24g(先煎)　川连 4.5g　芦根 30g　知母 9g　甘草 3g　花粉 12g　全蝎 3g　连翘 12g　石菖蒲 1.2g　双钩藤 7.5g　金银花 15g

安宫牛黄丸 1 粒，至宝丹 1g，两药合作 3 次服，每隔 2 小时服 1 次。

三诊：7 月 10 日午。前服汤药 1 剂，证无大变化，继予下方药服之。

处方：淡竹叶 12g　甘草 3g　知母 9g　生苡米 12g　生石膏 60g

另用冬瓜、莲叶、生苡米煎汤作茶。

四诊：7 月 11 日。热略退，面赤唇红，手指微有蠕动。舌质深红，苔黄白，脉滑数。

处方：生石膏 60g(先煎)　生苡米 12g　知母 9g　甘草 3g　淡竹叶 12g　石菖蒲 4.5g

至宝丹 1.8g，分 3 包，每 3 小时服 1 包。冬瓜、莲叶煎水作茶。

五诊：7 月 12 日。热退，面微赤唇红，嗜睡，神志未完全清醒。舌苔黄，脉数。

处方：黄芩 9g　金银花 12g　菖蒲 4.5g　黄连 4.5g　西瓜皮 15g　竺黄 9g　竹叶 9g　连翘 9g　滑石 15g(先煎)　鸡内金 9g

至宝丹 1g，分两次服。冬瓜、莲叶、苡米煎汤作茶。

六诊：7 月 13 日。热退，眼赤，神志较清醒，不大便数日。舌苔黄较前薄，脉数。

处方：西瓜皮 15g　谷芽 9g　天竺黄 9g　鸡内金 9g　黄芩 9g　竹茹 9g　枳壳 4.5g　土银花 9g　元明粉 9g(冲服)　甘草 3g

冬瓜、莲叶、苡米煎汤作茶。

七诊：7 月 14 日。已无发热，神志较清醒，眼赤减退，未下大便，舌苔薄黄，脉数。

处方：西瓜皮 15g　冬瓜仁 30g(打)　甘草 3g　土银花 9g　黄芩 9g　苡米 12g　谷芽 15g

八诊：7 月 15 日。神志清醒，唯神疲肢怠，已大便，胸出白痦，舌微有黄苔，脉滑数。

处方：冬瓜仁 30g　生苡米 13g　甘草 3g　云苓 15g　怀山药 12g　鸡内金 9g　花旗参 4.5g(另煎)

是日下午五时半针足三里、合谷(双)。

九诊：7 月 16 日。神志清，唯神疲肢怠，胃纳不爽，胸部白痦稍退。舌苔微黄，脉滑数。

处方：花旗参 4.5g(另煎)　苡仁 12g　云苓 15g　怀山药 15g　甘草 3g　西瓜皮 12g　冬瓜仁 24g(打)

十诊：7 月 17 日。神志清晰，白痦已退，仍疲倦，不思食。舌苔微白，脉略数。

处方：花旗参 4.5g(另煎)　生苡仁 24g　怀山药 15g　云苓 9g　南豆花 6g　谷芽 9g　甘草 1.5g　竹叶 6g

十一诊：7 月 18 日。神志好，能起床步行，二便如常。舌苔白薄，脉略数。

处方：生党参 30g　白芍 9g　云苓 25g　怀山药 24g　甘草 6g　谷芽 6g　鸡内金 9g

观察 3 天，病愈出院。

[按语] 1958 年，广州地区出现乙型脑炎，根据治疗过程中的观察，同 1955 年石家庄流行乙型脑炎(偏热)、1956 年北京市流行乙型脑炎(偏湿)都不相同。石家庄流行者偏热，故治疗以大剂清热为主；北京者偏湿，所以以化湿浊为主。而此次广州流行乙型脑炎之前多雨，发生之时天气极热，所以发病一般多表现为热盛湿伏，所谓外邪热盛而内有伏湿，这是中医辨证所不能忽视的。

从上述病例及同期治疗的其他病例来看，以白虎汤去粳米，加苡米或其他清暑去湿药，如西瓜皮、鲜荷叶、冬瓜、淡竹叶等适用于发热前期，容易退热和减轻症状。后期昏迷抽搐，则量度症情而使用牛黄丸、紫雪丹和至宝丹。至于热盛生风或热极者宜酌用犀角、羚羊角，或以羚羊角骨代羚羊角，亦可收到一定功效。熄风则重用石决明。湿气留连中焦气分，应注意其脉象，见有虚象，应加入人参以固气，但湿脉亦似虚象，其间宜细辨。后期宜及时固脾，因湿乃脾土之邪，及时固土，则四肢健运；气足脾旺，可以减少后遗症而加速体力的恢复。但应注意用得其时，否则助邪。

清代医家叶天士说："或透风于热外，或渗湿于热下；不与热相搏，势必孤矣。"这是指导温病治疗的至理名言！而清代医家王孟英加以发挥说："或遇阴雨连绵，湿气感于皮毛，须解其表湿，使热邪易外透而解，否则湿闭其热而内侵，病必重矣。其夹内湿者，清热必兼渗化之法，不使湿热相搏，则易解也。"推之则外风宜透达于外，内风宜降熄于内，则热势孤而得清，暑温亦不例外也。

二、健脾舒肝法治愈胁痛一例

卢某，男，20岁。

初诊：1979年12月13日。

主诉及病史：患者于1979年5月初突发恶寒发热，高热达39℃，并见头痛全身不适，当地卫生院按"流感"治疗，3日后热退，唯觉易疲劳，胃纳不佳，失眠多梦，右胁部时觉隐痛。直至9月13日体查，发现肝大胁下1.5cm，即到广州某医院检查：肝功能谷丙转氯酶217单位，其余项目正常，HBsAg阳性，超声波示较密微小波。诊为"乙型肝炎"。至今已7个月。

诊查：诊时除上述症状加重外，并见烦躁，右胁肋闷痛持续而明显，舌淡嫩，有齿印，苔厚浊，脉弦稍数，两寸稍弱。

辨证：胁痛(乙型肝炎)，证属脾虚肝郁。

治法：健脾舒肝。

处方一：太子参18g　云苓15g　白术12g　川萆薢10g　麦芽30g　大枣4枚　甘草5g　黄皮树叶* 12g

处方二：柴胡10g　枳壳6g　白芍15g　太子参24g　云苓15g　白术15g　黄皮树寄生30g　甘草5g

嘱两方药交替服用，每方药连服3天后即转用另方药。

治疗过程中曾根据病情需要，适当选加怀山药以健脾，郁金以舒肝，玄参、石斛、沙参、花粉、旱莲草、楮实子以养护肝阴。连续服药至1980年7月3日，上述症状基本消失，精神、胃纳均佳，再到该医院复查，肝功正常，HBsAg(±)，超声波示肝区稀疏微波，未见明显炎症波型。至此病已基本痊愈，唯肝区时有不适，难入睡易醒等肝炎后综合征症状，乃嘱服健脾之剂以善其后。

[按语] 慢性肝炎反复难愈，怎样寻找更有效的根治途径和方药，是目前亟待解决的课题。

从临床上来看，慢性肝炎患者，大都表现为倦怠乏力，食欲不振，身肢困重，恶心呕吐、腹胀便溏等一系列脾虚不运之证，以及胁痛不适，头目眩晕等肝郁症状。因此，本病病位不单在肝，更重要的是在脾。

*：黄皮为南方一种水果，学名 *Clausena lausium(Lour)skeels*，叶有解毒舒肝作用。

本病的病因病机：若患者湿热邪气外袭内蕴于脾胃与肝胆，则发为急性肝炎；若患者脾气本虚，或邪郁日久伤脾气，或肝郁日久横逆乘脾，或于治疗急性肝炎的过程中寒凉清利太过伤及中阳，均可导致脾气虚亏，而转变为慢性肝炎。此时矛盾的主要方面已由邪实（湿与热）转化为脾虚（正虚），故此慢性肝炎之本乃为脾虚。

在疾病发展过程中，由于脾虚不运，可致湿浊内生，湿郁日久则可化热；或气血运行失畅，而致瘀血内留；或气血生化之源不足，阳损及阴，而致肝阴不足；或脾虚及肾，而致脾肾两虚。临床上则可出现各种相应的兼夹证候。但脾气虚这一基本证候，作为共性症状，始终存在于绝大多数慢性肝炎患者身上。

根据上述认识以及五行学说中"见肝之病，知肝传脾，当先实脾"的理论，笔者认为脾病固当治脾，肝病亦当先"实脾"。本病病位在肝脾两脏，而主要是在脾，脾虚是本病的主要矛盾，故应以健脾补气、扶土抑木为治疗慢性肝炎总则。

临证余常选用自拟慢肝六味饮治疗。基本方如下。

组成：党参 15g　云苓 15g　白术 12g　甘草 5g　川萆薢 10g　黄皮树叶 15g

本方取四君子汤补气健脾阳；黄皮树叶疏肝解毒，行气化浊；川萆薢去除困郁脾土之湿浊。本方治疗单纯脾气虚型的慢性肝炎颇有疗效。

若患者同时有其他兼夹证候出现，则可根据辨证适当采取兼治法，以上方加减治疗，脾虚较甚并见气短声低、精神不振者，加黄芪 15～25g 以补气，兼湿浊上泛并见脘闷、恶心呕吐、舌苔厚浊脉缓滑者，加法夏 10g、砂仁 6g 以和胃降浊；若湿浊中阻、身肢困重、腹胀便溏明显者，加苡仁 15g、白蔻仁 6g 以通阳除湿；兼肝气郁结、胁痛较明显、易急躁、头晕、头痛、脉兼弦者，加郁金 10g、白芍 15g 以舒肝解郁，或可合四逆散同用；兼肝阴不足并见头目眩晕、失眠多梦、舌边尖红、苔少、脉弦细弱稍数者，加桑椹子 15g、旱莲草 12g、菟丝子 12g，以太子参易党参，去川萆薢，以养肝阴；兼肾阴虚并见面白唇红、头晕、睡眠不佳、口干咽燥、腰膝酸痛、舌质红嫩、苔薄白或苔少、脉细数而弱者，加首乌 30g、山萸肉 12g、熟地 20g、桑寄生 30g、旱莲草 12g，以太子参易党参，怀山药易白术；兼血瘀阻络并见面色黧黑或唇色紫暗、胁痛明显、胁下癥块（肝大，质较硬易扪及）、舌质紫暗或有瘀点、脉弦缓或涩者，加丹参 15g、茜根 9g、䗪虫（又称土鳖虫）10g，以活血祛瘀；兼湿郁化热并见有口苦、小便黄浊或轻度黄染或低热、舌嫩红、苔黄白厚浊、脉数者，加金钱草 25g、田基黄（或鸡骨草）25g、土茵陈 25g，以太子参易党参，以清利湿热。

上述治法，总的原则不离健脾。组方的核心是四君子汤加川萆薢、黄皮树叶。这是笔者通过长期临证研究摸索到的经验。随证加减则按辨证论治原则处理。

三、益气活血化瘀法治愈胸痹一例

奇纳里（美国人），男，48 岁。

初诊：1972 年 9 月 1 日。

主诉及病史：患者到达广州后第 2 天，到各处参观访问，甚为劳累。入院前 1 小时，于大便过程中突感心前区压榨痛，放射至双上臂，疼痛持续不减，冒冷汗，面色苍灰，无发绀，神倦，神志清楚，无恶心呕吐。有眼底动脉硬化、胆固醇较高病史，但无心绞痛史。有溃疡病史。白细胞 16900/mm^3，血沉 106mm/h，血清谷草转氨酶 140 单位%，血清胆固醇 260mg%。胸部透视：主动脉心型，双肺清晰。心电图示：急性后壁心肌梗塞。西医诊断为①冠状动脉硬化性心脏病。②急性后壁心肌梗塞伴再发急性前侧壁心肌梗塞。③阵发性室性期前收缩伴三联律。

次日请中医会诊。

诊查：症见心前区隐痛，咳嗽，痰多，口干喜热饮，面色苍白，脉缓滑，舌有裂纹，质嫩有瘀点，苔白滑。

辨证：为胸痹证，属心阳虚，痰瘀闭阻。

治法：补心气、祛瘀逐痰。以温胆汤加高丽参、田七末。

处方：竹茹 10g　法夏 10g　枳壳 6g　云苓 15g　橘红 6g　炙甘草 5g　田七末 3g(分两次冲服)　高丽参 6g(另炖服)

二诊：入院第 3 天伴再发急性前侧壁心肌梗塞，呈心源性休克前期状态。症见左胸疼痛，表情痛苦，面色苍白，大汗淋漓，四肢逆冷，恶风毛竖，脉微弱，舌暗滞有瘀点，舌中有少许灰白苔。为心阴心阳两虚，痰瘀闭阻。补心气，养心阴，活血除痰。四君子汤合生脉散、失笑散加减。

处方：西洋参 15g(另炖)　麦冬 6g　五味子 10g　橘红 5g　云苓 10g　炙甘草 6g　火麻仁 12g　扁豆花 10g　枳壳 5g　田七末 3g(冲)　蒲黄 10g　五灵脂 10g

3 天后去火麻仁、扁豆花，加高丽参 6g(另炖)。连服 3 天。

住院第 9 天，病情好转，脉弦数，较前稍有力，舌质尚暗(但较前转鲜)，中有厚浊苔。上方去枳壳，加竹茹 10g，枣仁 12g，法夏 6g，连服近 1 个月。

此后进入恢复期，各症好转，无自觉不适，精神、食欲亦好，二便如常，脉缓、间有结象，舌质红润、仍有少许裂纹，苔薄白。补气健脾，佐以除痰导滞。

处方：高丽参 10g(另炖)　白术 15g　云苓 12g　炙甘草 6g　黄芪 15g　枳壳 5g　怀山 18g　桔梗 10g　鸡内金 10g

上方药连服约 1 个月后出院。1 年后患者爱人再度来院表示感谢，并谓患者出院后情况一直良好。

[按语] 心肌梗塞，多由冠心病发展而致的危重疾病，病理机制多为心络闭阻不通，致使心之气血乱逆，危在旦夕之间。此病本虚标实，本虚多为心阳虚，心阴虚，或阴阳俱虚；标实或为瘀，或为痰，或为痰瘀互见。根据笔者的临床观察，心肌梗塞以痰瘀闭阻最为多见。

心肌梗塞的发生，是标病上升为矛盾的主要方面，一切治疗措施都应着眼于“通”，心脉得通，病才得愈。笔者通过临床实践体会到，痰瘀闭阻与正气内虚常同时并见，并且互为因果，息息相关。所以通法与补法是治疗此病不可分割的两大原则。“通”，有芳香开窍、宣痹通阳、活血化瘀等法；“补”，有补气、温阳、养阴等法。临床是先通后补，还是先补后通，通多补少，或补多通少，或一通一补，通补兼施，均应根据证型具体情况权衡而定，不能只知补虚，而忽视疏导痰瘀，也不能一通到底而不予固本扶正。

根据经验，笔者祛痰喜用温胆汤加减，温胆汤能除痰利气，条达气机，方中不用枳实而用枳壳者，是取其宽中下气，且其力缓不致耗气伤阴。补气喜选用黄芪、五爪龙(即五指毛桃根)，甚者加人参。活血通瘀喜用失笑散，痛甚者加田七末，或云南白药之保险子。兼阴虚者可合生脉散，兼高血压加珍珠母、草决明等，兼脾虚者合四君子汤，随证加减，灵活运用。

四、温阳利水、益气养阴安神法治愈心悸水肿一例

某女，40 岁。

主诉及病史：患者少年时患风湿性关节炎，20 岁时发现有风湿性心脏病。30 岁有孕，生产

时出现心衰，10 年来心悸、气促、水肿反复发作，经中西医诊治不能完全缓解。此次复发急重，于 1983 年 3 月 7 日入我院急诊室留观治疗。入院时患者自觉心悸不宁，胸闷，喘促短气难续，咳咯白色泡沫痰，小便量少，下半身水肿。神清倦怠，急重病容，喘促声怯，强迫半坐卧位。面色苍白，暗晦，口唇、肢端轻度紫绀。右下胸肋间饱满，叩诊呈实音，呼吸音消失；其余肺野可闻少量干湿啰音。心尖搏动弥散，心前区可扪及不规则搏动，有猫喘；心界向左下扩大，可闻及四级收缩期杂音、三级舒张期杂音，心律不规则，心率 120 次/分。腹软，肝上界叩不清，下界于右肋下 4cm 可扪及，质中边钝，有压痛，肝颈静脉回流征阳性。脾于左肋下仅可触及。臀部以下凹陷性水肿。肝功能：除血清谷丙转氨酶 160 单位外，其余均正常。X 线：心脏向两侧扩大，搏动不规则，右胸腔中等量积液。心电图：快速房颤伴室内差异传导，左右心室肥大、心肌劳损。超声心动图：二窄加二漏，全心各房室均扩大。

入院后，中药曾用真武汤加丹参，每日 1 剂。西药先后用过西地兰、地高辛、心得安、多巴胺、双氢克尿塞、氯化钾、肌苷、维生素 B_1、氨茶碱、青霉素等。心悸、气促稍减轻，但水肿未消，仍房颤，心室率 120 次/分。遂请余会诊。

诊查：除上述见症外，舌淡胖暗，苔薄白，脉促，沉细无力。

辨证：此为心痹悸喘水肿证。参考西医诊断所见肝脾肿大、右胸腔积液，为兼病癥瘕、悬饮。

治法：病情复杂，形势危急。四诊合参，可知五脏俱病，标证实而本大虚，概括起来为痰、瘀、毒、虚。治疗上应从这四方面扶正祛邪，随变随应，方能救治患者渡过难关。

处方一：高丽参注射液 2ml 加 50% 葡萄糖 40ml，静注，每日 1～2 次；或每日炖服红参 10g。

处方二：熟附子 15g　白术 20g　茯苓 15g　生姜 3 片　白芍 12g　桂枝 12g　炙甘草 9g　黄芪 30g　防己 15g　丹参 30g

每日 1 剂，上午水煎服，下午复渣再煎服。并暂停西药。

二诊：病者经用上方药 7 天（西药逐步停用，单用中药，3 天后住院医生加用复方丹参注射液 4ml，肌注，每日 2 次）后，小便量每天增至 2000ml 以上，水肿逐渐消退，手足转暖，精神较佳，每餐能进食一小碗饭，心悸、气促、肝区痛等也明显减轻，可在病房内走动。但下肢仍有轻度水肿，夜晚失眠、梦多，觉心烦，心率 90 次/分；心律不整，右胸腔还有少量积液，舌淡红仍暗，苔少，脉仍细数促、较前有力。此为胃气渐复，阳气能抵达四末，温化膀胱，病有转机，预后有望，但因利水过偏，渐现心阴不足、心神不宁之象。遂按上方减少温阳利水药，加入益气养阴安神药。

处方：党参 30g　麦冬 12g　五味子 9g　白术 15g　茯苓 20g　白芍 15g　桂枝 6g　枣仁 20g　黄精 20g　丹参 30g

每日 1 剂。另参须 15g，每周炖服 2～3 次。

在调理上，教导病人思想乐观，避免六淫、七情所伤，注意饮食宜忌，劳逸适中。可行力所能及的活动和锻炼，如散步、做气功、打太极拳等，促使气血流畅，增强抗病能力。

病人离院后遵上方加减服药，并按法调理。1 个月后随访，心率减慢至 80 次左右，仍房颤，水肿全消退。病情较稳定，可从事较轻的家务劳动。

［按语］ 本案患者正气内虚，腠理空疏，致使风寒湿气杂至侵犯而成痹；“脉痹不已，复感于邪，内舍于心”，心系受病，血脉失主，五脏失养，虚之更虚，致使水湿内停，水气凌心射肺，引起心悸、气促、水肿。今又受精神刺激，导致气滞血阻，升降失常，使病情急转直下，若处理不当，

随时有阴阳离决的危象发生。且又见唇面暗晦，肢端紫绀，胁下癥瘕，胸胀支饮，舌暗紫，脉促等，此为痰瘀交结之征象。故本案之心悸，实由心阳衰弱、水饮上扰、痰瘀阻络所致；水肿（痰饮），为脾肾阳虚、土不制水、肾虚水泛而成；咳喘，是与正气虚弱，寒水射肺，肾不纳气有关；至于癥瘕，乃属心脾阳气不足、无力推动血脉运行，加之水湿不运，浸渍其中，水瘀停积而成。概括起来，本案为本大虚而标实盛。本虚，从五脏病变来看，以心脾肾为重点，从阴阳来看是以阳虚为主，而且达到心脾肾阳气欲脱的危重阶段。标实，为邪毒不解，成瘀成痰，血瘀、痰饮交结难解，外阻经脉，内迫脏腑。

治疗必须权衡标本的轻重程度而有所侧重，适当兼顾其他相关脏腑；瘀血、水饮不可不除，但攻邪不能过急，宜时刻照顾正气，在补虚的基础上祛邪；补虚不能纯用呆补，否则会使瘀痰难消，变生他证，延误病情。故此，首先用高丽参固其欲脱之阳气。继而用真武汤为基础，加桂枝、炙甘草、防己、黄芪、丹参等。实践证明，这是治疗心衰水肿的有效方剂。与《伤寒论》的桂枝甘草汤（桂枝、炙甘草）合用，以增强温壮心阳之力，且寓苓桂术甘汤之意，为张仲景治痰饮的主要方剂。加黄芪、防己益心脾之气而利尿，祛经络之水湿，且与白术、生姜、甘草组成益气健脾、利水消肿的防己黄芪汤。这样，共熔数方于一炉；更重用丹参以活血祛瘀，因丹参有扩张冠状动脉以强心、扩张肾血管以利尿和减低血液粘稠度、疏通微循环等作用。经第一阶段治疗，心阳振奋，血脉温通，故心悸减轻，手足转暖，肝区痛减；肾阳渐复，膀胱气化，故尿量增多，水肿渐退，寒水得去，痰饮遂消，咳喘亦平；脾阳升发，胃气恢复，故胃纳改善。但由于利水过快，未注意"中病即止"的原则，致使心阴更显不足，而出现失眠、梦多、心烦、舌淡红，苔少、脉细等证候。由于病机已变，心阴不足已成为矛盾的主要方面，故第二阶段用药减少温阳利水药，加入益气养阴安神之品，意在调平阴阳，气血兼顾，标本同治。药证相合，使病者脱离险境而出院。

五、健脾除痰法治愈噎膈一例

患者张某，女，46岁。

初诊：1974年4月11日。

主诉及病史：患者于1973年4月因患急性黄疸性肝炎而住传染病院治疗，2个多月后痊愈出院。出院后仍继续服中药，6月中旬开始觉服中药后胃脘不适。6月底每于吞咽时有阻碍感，并伴有牵拉样疼痛，且疼痛部位从项部逐渐下移。9月疼痛移至剑突上胸骨后并向背部及上胸部放射，时有胃脘烧灼感及恶心，但无呕吐，11月4日住解放军某医院治疗。根据纤维胃镜及多次食管钡餐检查，诊断为食管炎。又因心电图运动试验阳性、三酸甘油三酯250mg%诊断为"冠心病"。共住院治疗3月余，经用中西药治疗未见明显效果。

诊查：诊时除上述吞咽受阻伴食管下段疼痛症状外，并见疼痛加剧，发作严重时则不能食，强咽即吐；面色㿠白，气短乏力，舌嫩，苔白润，脉弦滑，重按无力。

辨证：噎膈证。属气虚痰阻。

治法：健脾除痰。

处方：威灵仙15g　竹茹10g　胆南星10g　枳实5g　党参15g　云苓12g　白术10g　甘草5g

上方药共服50剂，自觉疼痛发作时间缩短，间歇时间延长，且胃纳转佳，舌淡胖嫩，苔白浊厚，脉细滑。病有好转之机，仍守上法。

处方：党参15g　白术12g　云苓15g　威灵仙18g　竹茹10g　法夏10g　橘红5g　枳壳5g　甘草5g

服上方药40天后，食管疼痛减轻，胃纳佳，二便正常，舌质淡，苔白，脉细滑。再服药20天后，症状消失，胃纳二便均佳而告治愈，追踪4年一直未再发作。

[按语] 噎膈一证，多因痰、瘀、气虚等因素所致。本例因病后损伤中气，脾失健运，湿浊内生，聚湿成痰，痰浊阻膈而成。从患者面色皖白、气短乏力、舌嫩苔白、脉重按无力，可知脾气内虚；食管疼痛，饮食难下，强咽即吐，舌苔润，脉弦滑，乃痰浊中阻之象。脾虚为本，痰浊为标，本虚标实。故治以健脾除痰，冀以扶正驱痰，标本兼治。初用四君子汤加胆星、竹茹、枳实、灵仙，后予四君子汤合温胆汤。取四君子汤补气健脾，以扶正固本；遣温胆汤或胆星、竹茹之类，以除内结之痰；灵仙除湿通络止痛，用以引经。谨守病机，效不更法，终收预期之效。

六、健脾养阴通络法治愈胃脘痛一例

吴某，女，47岁。

初诊：1978年3月9日。

主诉及病史：患胃病30余年，近3个月加剧，纳呆消瘦，间歇性呕吐，某医院作纤维胃镜检查诊断：浅表性萎缩性胃炎及十二指肠球炎、胃下垂。经治疗未见好转。入本院后经补液、解痉止痛、镇静、消炎等治疗，呕吐止，继以助消化药后渐好转，能进半流质食物，但每日进食只1两左右，故体重仍在下降，几个月来共减重12kg。于3月9日来诊。

诊查：诊见面色黄滞少华，唇暗，舌暗嫩、齿印、舌边有瘀点瘀斑，苔剥近于光苔，只于舌根部尚有疏落之腐苔，脉左弦细，右虚寸弱尺更弱，低热，大便7天未行，背部夹脊有多处压痛点。

辨证：此乃气阴大虚，胃失煦养，血失鼓动，瘀阻脉络之候。

治法：治宜补气健脾和胃，养阴救津，佐以活血通络，兼退虚热。

处方：太子参24g　云苓12g　怀山药12g　石斛9g　小环钗9g　丹参12g　鳖甲30g（先煎）　麦芽18g　甘草5g

另：参须9g，每周炖服1次。7剂。

二诊：3月15日。低热退，精神较好，食量稍增，唯大便尚秘结难排，面色由黄滞转稍有润泽，唇暗，舌嫩色暗，苔薄白（中根部），舌边见瘀斑，脉右细弱，左细而弦，稍滑缓。病有起色，治守前法，于前方中加白术9g，大麻仁18g，另炖服参须9g，每5天1次。

三诊：3月22日。又见低热，开始有饥饿感，大便仍靠开塞露始能排出。舌嫩胖色暗，舌边有瘀斑，苔薄白润，脉缓细弱，右稍弦。

处方：太子参30g　云苓12g　怀山药18g　石斛18g　小环钗9g　丹参15g　鳖甲30g（先煎）　麦芽18g　百合15g　甘草4.5g

另：炖服参须9g，每4天1次。7剂。

四诊：3月29日。头痛头晕，月经来潮已3天，翌日将净；胃纳转佳，每餐能尽半两米饭；唇暗稍淡，舌暗嫩，瘀斑稍减少；苔薄白，尖部少苔；脉细数，右稍弦。

照上方加百合24g、炙甘草6g，去丹参（因月事未完），并嘱从第4剂起加丹参18g，百合加至30g，连服10剂。

仍4天炖服参须9g，1次。

五诊:4月12日。体重比入院后最低时(41kg)增加3kg多,有饥饿感,面色转好,面部较前饱满。舌暗,白苔复长,舌边瘀斑减少,脉细稍弦。

处方:太子参30g 云苓12g 怀山药18g 小环钗18g 龟板30g(先煎) 百合30g 素馨花6g 麦芽30g 丹参18g 大枣4枚 炙甘草6g 7剂

六诊:4月18日。病况继续好转,4月15日作纤维胃镜检查:慢性浅表性溃疡(已非萎缩性胃炎)。活检亦为慢性炎症细胞。舌质淡暗,苔薄白(全舌有苔),舌边瘀斑缩小,脉缓稍弦。

处方:照上方小环钗改为15g,百合24g,丹参15g。共服半个月。

七诊:5月3日。患者自觉良好,每天可食3～4两米饭,面色转润,颧部仍暗。唇淡,舌质淡嫩,有瘀斑,但色变浅,苔薄白,脉左细右稍弦。

处方:太子参30g 黄芪15g 云苓12g 白术9g 怀山药18g 龟板30g(先煎) 小环钗12g 丹参15g 麦芽30g 大枣4枚 甘草5g

病者带药出院,继续到杭州疗养半年后恢复工作。追踪观察至今7年余,未见反复。

[按语] 从中医辨证角度来看,余认为萎缩性胃炎实为本虚标实的虚损病。本病之虚,主要为脾胃亏虚,脾亏虚于阳气,胃亏虚于阴液,此为病发的前提和本质。其病机的成因则多由烦劳紧张,思虑过度,暗耗阳气,损伤阴液;亦有因长期饮食失节,缺少调养,致使后天损伤;亦可因先天不足,后天失养,大病失调所致。本病之实,多为虚损之后所继发,脾气亏虚,血失鼓动,血滞成瘀阻络,此为一;脾失健运,湿浊不化,痰湿停聚,此为二;瘀阻湿郁加之阴液亏损,则易引致虚火妄动,此为三。在治法上,补脾气,养胃阴,是治疗之根本。但标实不除,不能很好地固本,所以活络祛瘀,除湿化痰,清退虚热,亦是不可忽略的重要措施。

上述病例,胃病30余年,长期处于紧张的工作之中,所谓劳倦伤脾,是造成脾胃虚损的病因;纳呆,消瘦,体重下降,面色黄滞,唇暗,舌淡嫩,齿印,脉虚弱,胃下垂,是脾脏阳气亏虚的证候;舌苔光剥,呕吐,脉细,是胃之阴津亏损已甚的外候;胃脘疼痛,上腹及背部夹脊压痛,舌边见瘀斑,是脉络瘀阻的见症;低热,大便秘结,脉弦,乃阴虚夹有虚热之故。处方用太子参、云苓、怀山药、麦芽、参须、甘草以培补脾胃,健运其气;用石斛、小环钗、怀山药急救已伤之胃阴;用丹参、鳖甲益阴活络、通脉祛瘀兼清虚热。本证以虚损为本,瘀热为标,故遣方用药以培元气救阴津为主,祛瘀清热为辅,方与证合,故能建功。

此病是伤于后天,消化吸收之功能甚差,故培补不能急于求成,骤投大温大补之厚剂,只能滞其胃气,灼其胃阴;救护胃阴亦不能过于滋腻,以免壅阻脾脏阳气的恢复;活络祛瘀要防破血太过,清退虚热要防伤阳。笔者认为:治疗本病时,培元宜用太子参、怀山药、云苓、炙甘草等,虽补力不及党参、黄芪,但不会滞气助火,再反佐以麦芽使之易于受纳,这对于消化吸收功能甚差、胃阴已伤的本病患者是恰到好处的。余在使用参须时是颇有考虑的,脾胃大虚,不求助参力不行,故选用补力稍缓之参须,并根据脾胃渐复的情况逐渐加密投药次数,不图急功,俟其胃阴渐复元后再用黄芪。至于救胃阴,特别是舌苔光剥者,石斛、小环钗、怀山药最为相宜;活络通瘀,清降虚热,丹参配鳖甲较为妥贴;至于化湿浊,宜选用药性较平和之扁豆、云苓、鸡蛋花、麦芽等,切忌用温燥之品,因为易伤元气与胃阴,胃阴不复,病机不转,则犯虚虚之弊。

患病日久,“穷必及肾”,脾胃属土,肝属木,脾虚往往肝气乘之,故治疗时不能忽视与肝肾肺的关系,于适当之时加调养肝肺肾之品。本病例在治疗中曾用素馨花、龟板、百合等品,就是根据这一思想。

七、清热解毒、化瘀通腑法治愈肠痈一例

邓某，男，19岁。

初诊：1967年3月30日。

主诉及病史：3月29日下午4时周身不适，畏寒发热，上腹隐痛，晚上10时许转为右下腹持续性疼痛（不放射），并呕吐胃内容物两次，即服藿香正气丸1粒，第2天因腹痛加剧而入院。

诊查：入院时体温39.3℃，腹肌紧张如板，抵抗明显，全腹均有明显的压痛及反跳痛，麦氏点尤甚，腰大肌征阳性。舌红，苔黄，脉弦滑数。血常规：白细胞14850mm^3（杆状11%），大便潜血（＋）。尿常规：红细胞（＋＋），白细胞（＋＋）。

辨证：肠痈（急性阑尾炎合并弥漫性腹膜炎）。

处方一：生大黄12g（后下）　玄明粉6g（冲）　桃仁6g　丹皮6g　赤芍18g　冬瓜仁45g　银花24g　蒲公英24g　皂角刺30g

1剂。复渣再煎，取汁200ml作保留灌肠。此方药上午服尽。

处方二：冬瓜仁45g　蒲公英24g　连翘18g　皂角刺30g

1剂。此方下午服尽。

另：针刺阑尾穴（双），留针1小时。外敷双柏散（为我院成药）。

二诊：入院第2天。服药后大便两次，色暗黄溏。体温38.7℃，腹痛减轻。仍按上法，但泻下之药如芒硝、大黄有所减量，清热解毒之品如川连、黄芩、连翘、蒲公英有所加强，未予灌肠及针灸。

三诊：入院第3天。脉症渐见好转，知药见效，仍守上法，以丹皮、桃仁、冬瓜仁、苡仁、连翘、蒲公英、败酱草等为主随证加减，并继续外敷双柏散。

四诊：入院第6天。体温曾一度回升（最高达38.3℃），但无其他不适。腹软，未见压痛及反跳痛，未扪及包块。仍以上方加减。是日下午停用双柏散，加用四环素及链霉素。

五诊：入院第8天。体温正常，腹痛大减，只在转动身体时有些微痛，胃纳好。舌红苔白，脉弦。改服四逆散加桃仁、冬瓜仁、苡仁、白头翁、秦皮等。

六诊：入院第11天。停用四环素及链霉素，继用四逆散合四君子汤调理。

第14天痊愈出院。随访10年未见复发。

[按语] 笔者于1967年至1968年间用中医药治疗10多例急性阑尾炎（其中1例合并弥漫性腹膜炎，1例合并局限性腹膜炎，3例为合并阑尾周围脓肿之早期），均于短期内痊愈（短者三五天，最长也不超过20天）。病例虽不多，但疗效快而可靠。特别是中医“下法”的运用，很值得重视，现归纳分析如下。

“下法”的运用特点：即在辨证基础上早用、坚持用，用必达到泻下的目的。其方法是内服配合保留灌肠，争取时机，尽快控制病情。

笔者认为只要诊断一成立，越早用“下法”越好。用药三四个小时后，若仍不见泻下，可再服1剂，必于当天达到泻下之目的。得泻后，第2天仍用“下法”，直至痊愈。但后期泻下药应有所减轻，而增加清热解毒药。当然，病情恶化如合并弥漫性腹膜炎时，“下法”则宜慎用。如此病发展成为阑尾周围脓肿时，仍可用“下法”。

方药多以大黄牡丹皮汤为主方加减化裁。痛甚者加蒲公英或田七末；热甚者加地丁、银花；出现包块者（阑尾脓肿）加皂角刺；虚者于后期酌加党参或吉林参以扶正。

至于灌肠，其优点是既能泻下，又能使药力更快地直达病所，这是“攻邪应就其近而逐之”的灵活运用。其法是将内服药复渣再煎，取汁进行保留灌肠。

根据中医理论及临床体会，个人认为治疗急性阑尾炎“宜用下法”的理论根据是：急性阑尾炎是由于寒温失调或饮食失节或喜怒无度，而使“邪气”（瘀秽之物如粪石之类）与“营卫”（血液循环与卫外机能）互相搏结于肠道，致使运化失职，糟粕积滞，气血瘀阻，积于肠道而成肠痈。如果诱发肠痈的瘀热没有出路，那么瘀热与血肉便腐败成脓。因此，有效而便捷的治法便是祛邪从下而出，邪有出路，则脓不成而正自安。

采用下法会不会引起阑尾穿孔？据笔者临床数十年的经验，用下法尚未见引起恶化者，关键在于芒硝不宜重用，一般应不超过9g。另外，中医运用下法亦是根据君臣佐使的配伍原则，因而能消除副作用，产生较理想的药理作用。大黄牡丹皮汤就是这样的配伍，使之具有泻下除积，清热解毒，祛瘀排脓等作用（笔者经验脓成仍宜用大黄牡丹皮汤）。可见，中医的下法，能从根本上治愈急性阑尾炎。但必须注意的是：腹痛已除又无发热，病似已愈，仍需服大黄牡丹汤3剂以彻底治疗，可免复发。

八、补脾益肾涩精法治愈肾病一例

黎某，男，22岁。

初诊：1980年3月16日。

主诉及病史：几个月前脸部浮肿两次，均未治疗而自然消退。1980年2月3日，眼睑、头部出现水肿，渐蔓延至全身而住院。西医诊为慢性肾炎急性发作，经用激素、利尿药与五苓散、五皮饮等治疗，水肿在1周内消退，而后隔日服强的松80mg共50余天，其中加服环磷酰胺半个多月，但蛋白尿持续，逐渐出现激素副作用，全身毛细血管扩张而发红，脸上长痤疮，两颞有搏动性头痛，服安眠药始能入睡但易惊醒，易兴奋激惹；头发脱落。

诊查：现尿蛋白（＋＋＋）或（＋＋＋＋），眠差易惊，头发脱落，食欲一般，大便正常，小便稍少，色淡黄。口微苦，不渴。舌边尖略红，有齿印，苔灰黄浊腻。脉弦滑，左关尤甚，重按无力。

处方：黄芪15g　玉米须30g　怀山药30g　茯苓皮15g　生苡仁30g

每日1剂，水煎，连续服用。

服上方药1周后，小便蛋白（＋＋）；2周后，小便蛋白（＋）；3周后，小便蛋白（±）；第4周末，小便蛋白（－）。以后连续服药3周，小便蛋白都是阴性。嘱其以后仍服此方药，酌加龟板，以图巩固（治疗期间仍隔天服强的松80mg。曾因预防感冒注射过丙种球蛋白1支）。

［按语］本病从辨证审察，其蛋白尿与脾肾两脏关系最大。脾气散精，肾主藏精。脾气虚弱，不能运化水谷精微，上输于肺而布运全身，水谷精微反与湿浊混杂，从小便而泄。肾气不固，气化蒸腾作用减弱，亦致精气下泄而为蛋白尿。故治此病，常以补脾益肾涩精，恢复脾肾功能而收效。

本案为慢性肾炎急性发作，临床症状控制后，蛋白尿持续不退。就诊时虽出现一派阴虚阳亢症状，但这是激素的副作用所致，掩盖了原有病症。中医认为，肾上腺皮质激素虽有补肾阳之作用，但剂量过大或使用时间过长，极易耗损阴液而出现阳亢症状。根据患者舌有齿印，苔灰黄浊腻，脉重按无力，并且服用激素后蛋白尿不消退等，认为脾气虚弱，失于升发，水谷精微与湿浊混杂下注是主要矛盾。论治时应舍弃用西药所出现的假象，抓住主要矛盾加以解决，方可奏效。故以黄芪、玉米须为主药，益气升脾，降泄浊阴；佐以茯苓皮、生苡仁利水而健脾；怀山药益脾阴而固肾涩精，利水道而不伤阴，并能抑制激素的副作用，起到补阴配阳的作用。药虽少而力专宏，故能收效。

九、补益脾肾法治愈睑废一例

娄某，男，15岁。

初诊：1971年12月7日。

主诉及病史：患者于3个月前感冒发热后，突然出现左眼睑下垂，早上轻，晚上重；继则眼球运动不灵活，上、下、内、外运动范围缩小。约经月余，右眼睑亦下垂，并有复视现象。经某医院检查，X线片示胸腺无增大。用新斯的明试验确诊为"重症肌无力"。经抗胆碱酯酶药物治疗无效而来就诊。

诊查：症见眼睑下垂，眼球运动不灵活，运动范围缩小，复视，身体其他部位肌肉未见累及，饮食、睡眠、呼吸、二便、肢体活动均正常，仅体力较差，舌嫩无苔而有裂纹，脉弱。

辨证：证属脾肾两虚，脾虚为主。

治法：以补脾为主，兼予补肾。

处方：黄芪10g　升麻9g　白术12g　菟丝子9g　党参15g　桑寄生18g　当归12g　石菖蒲9g　柴胡9g　首乌9g　橘红4.5g　紫河车15g　大枣4枚

每日服1剂。另每日开水送服六味地黄丸18g(一次顿服)，并配合针刺脾俞，肾俞，足三里等穴。

二诊：1972年3月2日。经上述治疗3个月后，病情稍有好转，原晨起后约半小时即出现眼睑下垂，现眼睑下垂时间稍推迟，余症同前。上方黄芪倍量，每周服6剂，每天1剂。另每周服后方1剂。

处方：党参9g　云苓9g　白术9g　炙甘草6g　当归6g　熟地15g　黄芪12g　白芍9g　五味子9g　肉桂心1.5g　麦冬9g　川芎6g

补中益气丸12g，另吞服。

上法治疗月余，症状明显好转，晨起眼睑正常，可维持至下午3时左右，两眼球活动范围增大，复视现象消失。

三诊：6月6日。服前方药3个月，除左眼球向上活动稍差外，其余基本正常。舌嫩苔少有裂纹，脉虚。治守前法。

处方：黄芪60g　白术12g　党参15g　当归12g　柴胡9g　升麻9g　杞子9g　大枣4枚　阿胶3g　橘红3g　紫河车粉6g(冲服)

每周6剂，每日1剂。

另每周服下方1剂。

处方：杞子9g　云苓12g　怀山药12g　丹皮9g　山萸肉9g　熟地12g　生地12g　巴戟天6g

四诊：1973年3月。服前方药半年多，两眼球活动及眼裂大小相同，早晚无异。嘱服上方药2个月以巩固疗效。

追踪观察13年，病无复发。

[按语] 运用中医中药治疗重症肌无力，是当前很值得研讨的课题。中医眼科虽有"睑废"之证及《北史》有"睑垂复目不得视"的记载，近似于眼肌型重症肌无力，但尚未能形成对本病较

完整系统的理论和临床验证。笔者根据脏象学说，以脾主肌肉，脾为后天之本，肾为先天之本，先天后天互相关联等理论，治疗本病收到一定的效果。

《灵枢·大惑论》曰："五脏六腑之精气，皆上注于目而为精。"并指出："精之窠为眼，骨之精为瞳子，筋之精为黑眼，血之精为络，其窠气之精为白眼，肌肉之精为约束……"后世医家据此发展为"五轮"学说，指出目部与脏腑的有机内在联系。其中"肉轮"——眼胞(眼睑)属脾，因脾主肌肉，肌肉之精为约束。笔者根据前人这一理论，认为眼睑下垂主要是脾虚气陷，脾阳不升，清气不升，故提睑无力。治疗大法宜以大补脾气，使脾阳健运，清阳上升，则眼睑活动可复常。要升发脾阳，应首选李东垣之"补中益气汤"。通过反复的临床实践，余体会使用此方要重用黄芪、升麻和柴胡。

本病的形成除与脾有关外，尚同肝肾相关，因除眼睑下垂外，还有眼球运动障碍，引起复视、斜视等症状，并多有肾虚或阴虚的脉象、舌象。所以治疗上除大补脾气外，还应根据肝肾同源、肝虚补肾之原则，同时补肾，即既补脾又补肾，使先天(肾)与后天(脾)同补，以图根治。

从脾与肾的相互关系来看，本案患者舌嫩无苔兼有裂纹，脉弱，都是肾阴不足的征象。治疗采用六天补脾阳、一天补脾阴之法，补脾时兼予补肾，养肾时兼予补脾，一法到底，直至治愈。

十、祛风除痰通络法治愈眉棱骨痛一例

李某，男，62岁。

初诊：1974年6月24日。

主诉及病史：3个月前，患者自觉戴眼镜后双眼疼痛，尤以左眼眶为甚，每天眉心及左眉棱骨大痛2～3次，每次约持续20～30分钟，影响工作及睡眠。后虽不戴眼镜，左眼眶疼痛亦未减轻，有时伴眩晕、胸闷纳减或觉口苦。平素喜饮水；大便成形、日2～3次。某医院曾诊为"视神经炎"，予维生素B_1、维生素B_{12}等药治疗，未见好转。于1974年6月24日入本院治疗。

诊查：眼科检查见右侧玻璃体稍浑浊，眼底视神经乳头边界清楚，颜色淡红，动脉反光度增强，静脉充盈，A∶V=1∶3，未见交叉压迫现象；诊断为左眼眶上神经痛，眼底动脉硬化(双)。又请某医院会诊，同意眶上神经痛诊断。

中医诊查见舌暗红，苔白滑，脉弦细略滑。

辨证：为眉棱骨痛。

治法：初时多以肝肾不足论治，取杞菊地黄丸加减，并隔天用维生素B_{12}和普鲁卡因作左眶上神经穴位封闭。按此法治疗约1月余，自觉似效非效，眉棱骨处疼痛仍时时发作。

于8月15日改用选奇汤合温胆汤加减治疗，以祛风与除痰通络论治。

处方：羌活9g　防风9g　竹茹9g　枳壳4.5g　橘红4.5g　法夏9g　云苓9g　甘草6g　小生地15g　木通6g

服上方药后自觉眉棱骨处疼痛逐渐减轻，眩晕、胸闷等症状亦见改善，精神、胃纳转佳。以后照此方加减，至8月24日，症状好转出院。嘱患者继续服用上方药约2个月余，穴位封闭由隔天1次渐减为三四天1次，1周1次，1个月1次。10月30日最后1次封闭后，便停止封闭疗法，单服中药，眉棱骨疼痛基本无发作。

［按语］眉棱骨痛属内伤头痛范围，多与痰涎风热郁遏经络有关。清代林珮琴《类证治裁卷六・头痛论治》谓："眉棱骨痛，由风热外干，痰湿内郁，选奇汤（选奇汤：防风 9g，羌活 9g，黄芩 3g，甘草 2.4g）。"清代沈金鳌《杂病源流犀烛・目痛源流》亦谓："大约选奇汤，上清散二方俱为总治眉棱骨痛之剂。"（此书之选奇汤多法夏与生姜）。本例主要证见除眉棱骨痛外，还有眩晕、胸闷、纳减、口苦、苔白滑、脉弦滑等一派痰浊内阻的征象。痰浊中阻，故见胸闷、纳减、口苦、苔白滑；痰浊夹肝风上逆，则见眩晕，脉弦细滑；痰阻经络则眉棱骨痛。处方在前人治疗眉棱骨痛经验方基础上，配合温胆汤以除痰通络。

十一、益气养血、滋阴清热法治愈肌痿一例

胡某，男，41 岁。

初诊：1981 年 12 月 4 日。

主诉及病史：患者于 8 年前额部、眼睑、双颧出现水肿性淡紫色红斑，继而手臂掌背皮肤均出现紫红色斑片，手指压痛，肌肉酸痛，甚则躯干四肢肌痛无力，不能自持倒地，时有发热。曾在香港某医院住院检查治疗，确诊为"皮肌炎"，给予激素治疗，症状一度缓解，但激素减量后，症状反复，被迫加量服用激素。当地医院医生曾断言须终身服用激素，带病延年。病者因苦于激素的种种副作用，遂于 1981 年 12 月 4 日专程求治于余。

诊查：诊见全面部及手背满布淡红色红斑，手部肌肉压痛（＋），双手握力减弱，双上肢抬举活动尚可，但觉费劲，四肢肌肉时觉酸痛，倦怠气短，时有低热，舌质暗嫩有齿印，苔白，脉弦滑细，略数。

辨证：气血亏虚，肌肤失养，阴虚内热。

治则：益气养血，濡养肌肤，佐以养阴清热。

处方：北黄芪 20g　五爪龙 30g　鸡血藤 30g　云苓 15g　白术 15g　怀山药 15g　丹参 15g　甘草 6g　旱莲草 12g　女贞子 12g

嘱显效后将激素逐渐减量。

二诊：1982 年 1 月 8 日。服上方药 34 剂，红斑逐渐消退，面部红斑已局限于前额及双颧，双手掌指关节略红，无触痛，肌痛消失，双手有力，已无倒地现象。舌质暗嫩，苔白，脉弦略数。

初见成效，药已对证，治守前法。

按上方白术减至 12g，丹参增至 20g。

三诊：4 月 2 日。服上方药至今，红斑完全消失，唯尚有少许色素沉着，肌力已增，活动自如，无肌痛及触痛，自觉良好。强的松已减至每日 5mg。舌质淡红，舌边有齿印，苔薄白，脉细，寸尺弱。

按二诊方加地骨皮 12g，每晚加服六味地黄丸 12g。并嘱继续减少激素用量。

患者坚持用上方治疗至 1982 年底，并于 1982 年 10 月底停用激素，病情稳定，未见反复。1983 年至 1984 年间均按益气养阴活血之治疗原则，并以二诊处方为基本方加减论治。以每周服药二三剂至一二剂以巩固疗效。

1985 年 8 月来访，自述已停用激素 2 年余，自觉一切良好，曾再到香港某医院复查，血、尿均告正常。观其面色正常，无红斑及色素沉着，四肢活动自如，无肌痛及触痛，肌力如常人，病已基本告愈。为巩固疗效计，仍需间断服药。

处方：五爪龙 30g　黄芪 15g　丹参 15g　旱莲草 15g　鳖甲 30g(先煎)　怀山药 15g　太子参 30g　北沙参 18g　女贞子 15g　百合 18g　丹皮 12g　甘草 6g

嘱其根据情况每月服药数剂以为调养之用。

[按语] 皮肌炎一病，属结缔组织疾病。其病因目前尚未明了。以临床症状看，笔者认为多属于中医“虚损”病的范畴。所谓“虚损”病，简而言之就是指人体“正气”虚损，包括形质亏损和功能虚衰两方面，在治疗上则以“补虚益损”、“扶正固本”为主要治疗大法。“皮肌炎”患者大都久病缠绵难愈，这说明其正气虚败不能抗病，典型患者除皮损水肿外，还见浑身乏力、肌肉痿软、精神委靡等形体受损之见症，这是虚损病立论的重要依据。此病所虚，虚于气阴；所损，损于脾肺之阳气与肝肾之精血。脉络失于温煦濡养，血络滞留，郁阻成瘀，故肌肤疼痛，红斑出现；脾虚不能运四旁，肺虚不能朝百脉而主皮毛，水湿停滞于腠理之间，故皮肤水肿；肌肉失于后天之养，故痿软无力；水火不济，虚阳无根，浮越于上，故首先犯头面而见皮损紫红；水不济火，加上瘀阻脉络，故热从内生。

根据上述的病机辨证，便拟订补气养血，滋阴清热，佐以活血通络为主要治则的“论治”。处方以黄芪、五爪龙、白术、怀山药、云苓、鸡血藤等益气生血；以二至丸养阴清热；以六味地黄丸益精养血；以丹参、鸡血藤活血通络，故取得较为满意的疗效。

应强调的是，皮肌炎虽属“虚损”病，具有“虚损”病的一般共性，但亦有其特有的个性。笔者认为本病的病位其本在脏腑阴阳，其标在肌肤络脉，其“本”属虚，其“标”属实，“本”为主要矛盾，“标”为次要矛盾。如只理本而不治标，则延误病情，如只治标而不理本，则治疗终要失败。因而施治时，在调养脏腑阴阳的前提下，应兼予活血通络以治肌肤络脉。笔者喜用鸡血藤配丹参，以达此目的。鸡血藤既可通络又可养血，丹参既可活血又可凉血清热，两者配合，恰到好处。另外，除考虑疏通肌肤络脉，还应考虑濡养肌肤，但在选取补益药时，应选用走而不守的黄芪、五爪龙、鸡血藤，并重用之，而不选用人参、熟地、黄精等壅滞腻胃之品。在治疗上述病例的中后期，将白术减量亦同此理。此外，在补益脏腑阴阳亏损时，补气与养阴应有轻重缓急之分。《内经》云：“形不足者，补之以气，精不足者，补之以味。”“皮肌炎”初起多见皮损及肌痛、肌肉痿软无力等“形不足”的证候，所以在治疗的第一阶段应偏重于补气、活络，故在治疗前期用黄芪、五爪龙、白术、云苓、怀山药等大队补益气分的药物，而只用二至丸以顾及阴分。待病情稳定，脾之运化功能有所恢复时，亦即在第二阶段才用六味地黄丸以益精养血，以达“精不足者，补之以味”之目的。笔者还认为此病多有内热，不宜使用大温大热的补益药物。更应注意的是，不要因有皮损红斑、肿胀、发热疼痛，又囿于西医所谓“炎症”而治以苦寒清热、利水消肿、祛瘀化斑之法，否则易犯虚虚之弊。

十二、开窍通腑法治愈昏迷一例

吴某，男，26 岁。

初诊：1985 年 9 月 17 日。

主诉及病史：1985 年 9 月 15 日早晨 6 时半左右，患者入砖窑内进行清理工作，50 分钟后被工友发现晕倒在窑内，昏迷不醒，急送来本院急诊室抢救。查体：颜面粉红，唇红，呼吸浅促，节律快慢不等(每分钟 20～40 次)，脉搏 120 次/分，血压 140/70mmHg，心率 120 次/分，律齐。头颅躯干四肢均无创伤，双瞳孔等圆等大，对光反射迟钝，颈软。西医诊断：一氧化碳中毒。按常规抢救一日一夜，未见转机。遂于 9 月 17 日上午邀余会诊。

诊查：患者昏迷不醒，呼之不应。面色瘀暗，面目浮肿，全身肿胀，肌肤灼热，呼吸喘促，痰涎壅盛，戴眼反折（瞳仁瞧下瞧内，仅见瞳仁边缘），口气臭秽难闻，二便闭塞不通。舌瘀暗，苔厚浊，脉洪大而数。

辨证：今邪毒之气上犯肺系，逆传心包，致使患者痰毒蒙心，闭塞清空，昏迷不醒。

治法：因患者喉头水肿，吞咽反射消失，无法插管鼻饲，故采用下述特殊服药法。

处方一：安宫牛黄丸一粒，用清水 10ml 化开不停地蘸点于患者舌上，干则加冷开水搅匀继续点舌。

处方二：生大黄 30g、崩大碗 30g、苏叶 15g，煎水取汁 200ml，再加紫金锭 3 片，溶化后作保留灌肠。每日 2 次。

二诊：9 月 20 日。3 天内经用安宫牛黄丸 5 粒，6 次灌肠后，病者体温降至 37.5℃，痰涎明显减少，已停用吸痰机，解除心电监护，压迫眶上神经有痛苦表情，角膜反射及瞳孔对光反射恢复，患者由深昏迷转为浅昏迷。病有转机，治守前法，用牛黄粉每日 1g 溶水点舌以取代安宫牛黄丸；灌肠法同前。

三诊：9 月 21 日。病者之尿液检验发现真菌，此乃湿毒之邪蕴留下焦，浊气上蒙心窍，药量尚轻，未能胜邪，腑气未通，毒未全祛。故加大牛黄粉之用量，每天 2g 溶水点舌；灌肠改用二方：上午用苇茎 30g、桃仁 12g、冬瓜仁 30g，煎水取汁 200ml 保留灌肠；下午用生大黄 30g、崩大碗 30g、鲜车前草 30g 如法灌肠。

四诊：9 月 23 日。患者已有吞咽反射。

处方：陈皮 6g　法夏 10g　胆星 12g　竹茹 10g　枳壳 6g　菖蒲 6g　远志 6g　郁金 10g　桃仁 12g　羚羊角骨 25g（先煎）

每天 1 剂，鼻饲。

灌肠法用前方药。

五诊：9 月 25 日。患者体温降至正常，双肺啰音消失，呼吸平顺，已能睁开双眼，神志复苏，生理反射存在。小便常规及心电图恢复正常。病入坦途，遂转入病房继续调治，未再会诊。

[按语] 本案仅着重记录了抢救昏迷病人的中医治法。初次会诊时，因喉头水肿，吞咽反射消失，无法鼻饲，似已无法下手用药，但细分析，中医认为“心主神明”，“舌为心之苗”，况且五脏六腑都通过经脉直接或间接与舌相联，于是确定舌上给药法；又因患者是吸入煤气而中毒，煤气乃温毒之邪气，温邪上受，首先犯肺，再逆传心包，蒙闭心窍；肺与大肠相表里，若能打通腑气，使邪毒从下而解，有助于通窍，故选用中药灌肠之法。

患者面色瘀暗，全身肿胀，痰涎壅盛，高热、昏迷，这是毒盛病危之重候，急须清热解毒，祛痰通窍，牛黄丸实为首选。故令其用水化开点舌给药，这是多年之经验。又因患者二便闭塞不通，全身肿胀，舌苔厚浊，这是湿毒之邪弥漫三焦，充斥脏腑内外之恶候，若不迅速排解，邪无出路，正亦难安，故重用大黄、崩大碗灌肠，意在去郁陈莝，通利三焦，清热解毒。加入苏叶 1 味，在于上应肺系，开发水之上源，疏利上下，使热毒痰湿从下而解。经过 3 天抢救，病者由深昏迷转为浅昏迷，痰涎壅盛之候消除，此时改用单味牛黄粉重用点舌，是因病已有转机，如再过用芳香走窜之药，有伤其正气之弊，1 味牛黄，药重力专，足能解神明之困。与此同时，将重点转移到灌肠用药上，并加大淡渗利湿、活血通腑之药，意在通利下阴二窍，使湿邪热毒从下而出。当患者进一步苏醒、能鼻饲给药时，则用温胆汤以清化热痰，合菖蒲、远志、羚羊角骨以通心辟浊。证治相合，故效。

［**编者评注**］一氧化碳中毒引起的昏迷，中医古代文献尚无记载。邓老根据此例临床表现为肌肤灼热、痰涎壅盛、口气臭秽、二便不通、苔厚浊、脉洪大数等，判断其病因病机为热毒之邪夹痰浊蒙蔽心包，闭塞清空所致。在西医抢救不利的情况下，大胆地采用传统中医药急救方法，取得良好的效果。特别是开窍通腑，用药物点舌及灌肠等方法，简便易行，效果好，对用中医药抢救危重病人是一个很好的启示。

贵州名医医案

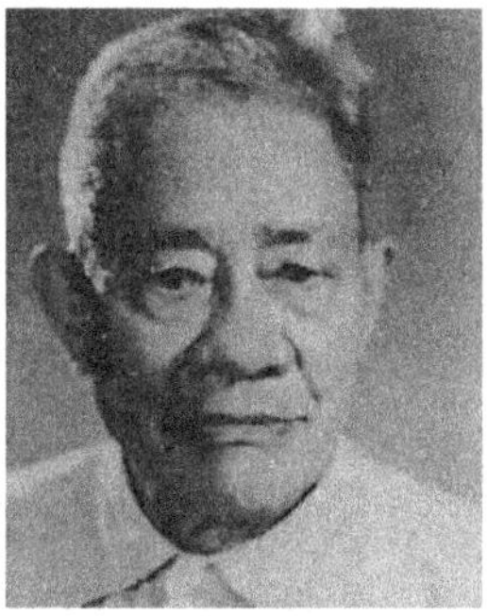

石玉生医案

【生平传略】

石玉生，1889年生，贵州省赤水县人。名老中医。11岁开始在药铺从师学医，后又跟罗晓峰先生学习。20余岁在赤水县开办“玉生堂”药店，后又开办“家瑞医院”，一面采集和种植中草药，经营药店和医院，一面为群众治病。1958年调遵义市中医院工作，1981年退休。

行医80年。临床长于骨伤科、妇科和内科疑难病。石氏认为：人体以气为主，阳气健旺，气机调和则身体健康，故在治疗时常以补气、行气、理气为常法；对不少疾病常采用内服与外用同时并进的疗法，以增强疗效，深受病家欢迎。

曾任遵义市政协委员、副主席等职。

一、辨证治愈痫证两例

例一 窦某，女，1岁半。

初诊：1979年2月13日。

主诉及病史：近2个多月来，常于夜间发痫，双上肢阵发性抽搐，眼上翻，先啼叫，后呼之不应，每次发作持续1分钟左右，三四天即发作一次。发作前常有蹲动表现，发作后无特殊表现。病儿素来饮食欠佳，曾赴遵义医学院检查，考虑为“癫痫不典型大发作”，脑电图并提示为“癫痫”。曾用苯妥英钠等药，无明显效果，于1979年2月13日求治于中医。

诊查：症同上述，并见患儿面色少华，指纹微紫，舌质淡，苔薄黄。

处方：苏条参5g　白术5g　茯苓5g　甘草2g　陈皮3g　法夏3g　西砂仁3g　谷芽5g　水竹茹3g　茅根3g　贝母3g

3剂，水煎服。

二诊：2月20日。服上方药后饮食增加，精神好转，1天前又发作1次。余同前。继以前方加羚羊角磨水冲服。

三诊：2月27日。服上方药后食欲增强，发作较前缓和，但仍几天发作1次。指纹微紫，舌淡红，苔薄黄。予清火之剂，酌加和胃化痰之品。

处方：栀子15g　白术12g　茅根9g　法夏9g　陈皮12g　北沙参15g　黄柏12g　砂仁9g　青黛6g　琥珀15g　酒军9g　茯苓15g　谷芽18g　黄芩12g　贝母15g　胆草15g

上药共为细末，蜂糖为丸，怀山药、朱砂为衣，每次3g，1天2次，白糖水送服。

四诊：4月17日。已半月未见发作，近因饮食欠佳而又来诊视。指纹色较前柔和，欠流畅。再以和胃健脾消积之药调理。

处方：泡人参5g　谷芽6g　莲米6g　山楂3g　桔梗3g　水竹茹3g　陈皮3g　白术3g　茯苓6g　鸡内金3g(水洗)

经治疗，随访1年未见复发。

[按语] 该患儿为脾胃虚弱，痰湿内生，郁久化火而发病，治疗先健脾胃，以六君子汤加味酌加钩藤以祛风，贝母祛痰，水竹茹、黄芩、茅根以清热，不急于投清火之品。

次诊再以羚羊清肺肝之火，并仍守健脾和胃之剂。待脾胃得以健运，再投以清火之味。

丸药方中，主要以清火为主，方中加贝母、陈皮行痰，砂仁、白术，谷芽健脾和胃，琥珀安神镇惊。最后以健脾之药调理而愈。

例二　杨某，女，20岁。

主诉及病史：病癫痫4年余，原半月左右发作一次，近来发作频繁，几天发作一次，每次发作持续2～3分钟，发作时常昏倒，吐白沫，眼上视，手握如拳，发作后头昏、乏力。平常时有胁痛胸闷等现象。于1979年来此治疗。

诊查：脉弦数，舌质微紫，苔薄黄。

治法：先以逍遥散加味治之。

处方：柴胡12g　白芍18g　当归15g　黄芩12g　法夏12g　茯苓18g　陈皮12g　栀子12g　丹皮12g　泡人参15g　青皮12g　甘草3g　大枣9g

2剂，水煎服。

二诊：7月15日。服药后无特殊反应。脉弦数，舌质微红，苔薄黄。继以前方再进药2剂。

三诊：7月18日。头闷咳嗽，全身疼痛，脉浮紧，舌质微红，苔薄黄白。

处方：荆芥9g　防风12g　泡人参15g　前胡18g　柴胡12g　枳壳12g　羌活15g　独活12g　桔梗12g　甘草3g　川芎12g　茯苓15g　生姜1片　大枣9g　粉葛12g

2剂，水煎服。

四诊：7月21日。头闷、咳嗽、身痛已解。脉弦数，苔薄黄。继服前方药逍遥散加味2剂，并拟以下丸药内服。

处方：枳壳15g　黄连20g　香附18g　黄柏18g　木香12g　黄芩18g　大黄18g　龙胆草30g　生地18g　白芍30g　当归18g　丹皮15g　栀子18g　丹参15g　柴胡15g　茯苓30g

共为细末，蜂蜜为丸，朱砂为衣，每次6g，每天2次，开水送服。

五诊：8月5日。服上方药后无特殊反应，发作同前，嘱其继续服用丸药，并以钩藤钩煎汤送之，再以石斛、水竹茹、茅根煎水当茶饮用。

六诊：9月18日。20多天未见发作。脉弦细，舌质淡红，苔薄黄白。再以下方药调理。

处方：黄连叶9g　竹茹12g　胆草12g　法夏12g　茯苓15g　谷芽18g　栀子12g　柴

胡 12g　红蔻 9g　白术 15g　白芍 15g　北沙参 15g　当归 15g　陈皮 12g

每 3 天 1 剂，连用 3 剂，水煎服。

随访 2 年多未见复发。

[按语] 患者表现为肝郁化火之象，先以疏肝解郁，用丹栀逍遥散加味治疗；然后再用清火之品为丸内服，丸药中加香附、柴胡、木香、枳壳以疏肝行气，待火气已平再用逍遥散加味调和肝血，酌加清肝健脾之品。肝气疏达，火气得平，肝血调和，自然病愈康复。

二、散寒行水活血法治愈经闭一例

夏某，女，18 岁。

初诊：1978 年 10 月 5 日。

主诉及病史：月经尚未来潮，常眼睑浮肿，腰酸腹痛，于 1978 年 10 月 5 日来此治疗。

诊查：脉弦紧，舌质淡红，有紫斑，苔薄白微腻。

治法：先以麻黄汤合五皮饮加减治之。

处方：麻黄 15g(先煨)　防风 15g　桂枝 12g　杏仁 15g　甘草 5g　陈皮 12g　茯苓 15g　五加皮 12g　白术 15g　大腹皮 15g

2 剂，水煎服。

二诊：10 月 10 日。服上方药后眼睑浮肿减退，余症同前。再以前方加旋覆花 12g，服药 2 剂，以散经络之寒。

三诊：10 月 19 日。眼睑浮肿消退。脉沉弦，舌质淡红有紫斑，苔薄白。通窍活血汤加味治之。

处方：赤芍 12g　川芎 15g　桃仁 12g　红花 12g　葱白 5 棵　生姜 2 片　没药 12g　红枣 9g　黄酒 30g(冲服)　麝香米粒大 1 粒(后下兑药中)

先将上方药 1 剂入沙锅中加水 500ml，文火煎熬半小时，再将药液倒出，再加水同前法，如此连煎 3 次，将药液用小口瓶装好，再入黄酒、麝香，加盖密闭摇匀，分 3 次温服。

四诊：10 月 25 日。服上方药 2 剂后感到腰腹疼痛，次日经血适来，经色暗有瘀块，腰腹仍感疼痛。脉沉弦，舌质淡红有紫斑，苔薄白。再予温经活血行瘀之剂。

处方：当归 15g　川芎 12g　赤芍 12g　桃仁 9g　红花 9g　桔梗 12g　枳壳 12g　柴胡 12g　牛膝 12g　大茴 9g　香附 12g　甘草 3g

2 剂，水煎服。

[按语] 患者为风寒外袭，水湿内停，故眼睑浮肿，寒湿客于冲任，寒凝血阻，滞于血海，故经水不至而腰酸腹痛。

先予麻黄汤合五皮饮加减以散寒行水，再以通窍活血汤治之。通窍活血汤中用活血化瘀之品加麝香之辛窜，黄酒之温经，故经水通达。因瘀血尚未完全消散，仍感腰腹疼痛，再以活血行瘀之品调理而愈。

三、疏肝理气、导滞凉血法治愈崩漏一例

杨某，女，38 岁。

初诊：1979 年 3 月 15 日。

主诉及病史：胸肋疼痛，上腹胀闷，大便干燥已半年多。近2个月来，月经不调，经行初来两天，经量较多，后则淋漓10天左右方尽。今因月经量过多而急来此治疗。

诊查：脉弦滑，舌质微红，苔薄黄。

处方：白术15g　伏苓18g　枳壳12g　青皮12g　油朴15g　香附12g　桔梗12g　郁金12g　火麻仁12g　郁李仁12g　胖大海9g　降香12g　砂仁9g　红蔻9g　柴胡12g　当归12g　檀香12g　莱菔子12g　广木香12g　车前草5棵

2剂，水煎服。

二诊：3月18日。服上方药后胸闷腹胀已缓减，大便顺畅，经量减少。脉弦细，舌质微红，苔薄黄。

处方：柴胡12g　白术12g　茯苓15g　桔梗12g　郁金12g　青皮12g　枳壳12g　油朴15g　香附子12g　砂仁9g　红蔻9g　降香12g　广木香12g　车前草5棵　当归12g　檀香12g

2剂，水煎服。

三诊：3月20日。腹胀胸闷已解，月经方尽。脉弦细，舌质正常，苔薄黄。

处方：当归15g　白芍18g　白术12g　茯苓15g　柴胡12g　甘草3g　生姜2片　大枣6g　丹皮12g　栀子12g　黄芩12g

2剂，水煎服。

观察3个月，月经正常。

［按语］ 患者因肝气郁滞不舒而致上腹胀闷；气郁化火，内热壅滞而致大便干燥，月经量多，漏下淋漓。方中除用疏肝理气、宽中润肠、导滞通便、凉血止血之品外，还用和胃之剂，因肝木之病势将影响脾土，故应防治于未然。

方中用桔梗开提肺气，乃“提壶揭盖”法；用胖大海等通便，为“釜底抽薪”法；用车前草引热下行，使肝气疏达，内热得去，则崩漏自止。

四、健脾补肾、活血舒筋法治愈痿证一例

洪某，男，10岁。

初诊：1975年8月16日。

主诉及病史：自幼食欲不振，消瘦体弱，未引起重视，渐渐肌肉萎缩，行走无力，髋膝屈伸受限，活动不便，直至卧床难起，但不疼痛，曾到遵义医学院检查，诊断为“进行性肌营养不良”。于1975年8月16日来此治疗。

诊查：脉细濡，舌质淡，苔薄白，面色萎黄。

辨证：此为脾胃虚弱，气血两虚所引起。

治法：采用内服药和外包药相结合治疗，分3个疗程治疗。

第一疗程(8月16日—9月25日)：以健脾和胃为主。

处方：潞参12g　白术12g　莲米12g　苡仁12g　红蔻6g　谷芽9g　大枣6g　桔梗6g　枳壳9g　陈皮9g　法夏9g　茯苓12g　甘草3g　木香6g　砂仁6g

服药15剂后，精神好转，食欲增进，面色红润。

第二疗程(9月25日—10月25日)：以舒筋活络，健脾除湿为主。

处方：麻黄9g(先煨)　桂枝9g　桔梗9g　枳壳9g　苍术9g　陈皮9g　厚朴9g

当归 12g　川芎 9g　赤芍 6g　桃仁 6g　红花 6g　法夏 9g　茯苓 12g　干姜 3g　大枣 6g　甘草 3g

服药 8 剂，能慢慢自行下地行走，但活动还欠自如。

第三疗程(10 月 25 日—11 月 19 日)：以养血益肾为主。

处方：当归 12g　党参 15g　黄芪 15g　枸杞 20g　炒枣仁 12g　枣皮 9g　白术 12g　龙眼肉 20g　杜仲 12g　甘草 3g　大枣 6g

服药 12 剂，患儿精神康复，肌肉较前丰满，活动自如，能自行到校上课。

3 个疗程中坚持外治法，每 4 天换药 1 次。

处方：吴萸 60g　香附 60g　羌活 180g　细辛 30g

共为细末，加面粉 500g 调开水、酒、蜂糖外包尾骶部。

尾骶部为督脉循行之道，督脉总督全身之阳气，用温通气血、舒筋活血之药直接外包，有鼓动阳气通达之功。

3 个疗程总计 90 余天，随访 1 年多，发育正常。

[按语] 此例患儿因脾胃虚弱、气血两虚而发病。《素问·太阴阳明论》说："脾病不能为胃行其津液，四肢不得禀水谷气，气日以衰，脉道不利，筋骨肌肉皆无气以生，故不用焉。"

用健脾、舒筋活血和益肾养血之法治疗，配合舒筋活血之药外包，全身得到充足的水谷精气之濡养，脉道通利，筋骨肌肉皆有所养，故病得痊愈。

[编者评注] 小儿痿证是儿科的难治病之一，历代医家都视为棘手之疾。石老先生治此例患者从脾肾入手，用健脾补肾、养血活血之法，配合外治法，治疗 3 个月患儿即康复。关键之处在于把握本病的根本病机，辨证准确，层次井然，理法方药，丝丝入扣。脾胃虚弱，气血化源不足，肌肉筋骨无以充养，久则肢体痿弱为病。治疗分 3 个阶段，首先健脾和胃，使化源充足；继则舒筋活络，佐以健脾除湿，使筋得其养；终以养血益肾补其先天而奏效。这些宝贵的经验，值得我们好好去研究。

张孝纯医案

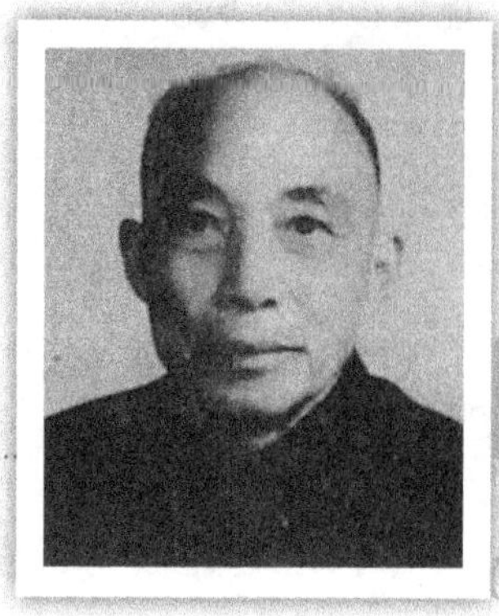

【生平传略】

张孝纯，1910年生。主任中医师。湖南省长沙市人。少年时从叔父学习中医，后考入上海中国医学院，1937年毕业，先后在长沙、贵阳等地行医。1954年起在贵州省人民医院中医科工作。曾任贵州省人民医院中医主任医师。

学术思想上，外感病倾心于张仲景及叶天士理论，主张伤寒温病不必强为划分；内伤杂病推崇李东垣脾胃学说，时时注意顾护胃气。用药喜平淡中见功力，不尚偏僻新奇以哗众。对内、妇、儿科均有一定的心得。

平时忙于应诊，甚少著述，仅有《神农本经分类辑释》、《药性异能宜忌录》、《诊余杂著》、《案验存参》等作为自己学习笔记保存，未尝公诸同道。

一、温经汤治愈崩漏一例

于某，女，51岁。

初诊：1957年。

主诉及病史：患者因间歇性阴道流血7个月，伴经前寒冷，曾在某妇产医院作诊断性刮宫，确诊为“子宫内膜炎”。因拒绝手术治疗而来本院中医门诊求治。

诊查：头昏头痛，神疲肢冷，呃逆心慌，眠食俱差，大便数日1行，溺频而白带如注。经血淋漓不尽，脉象虚弱无力，舌质淡胖，苔白滑。

辨证、治法：属脾肾虚寒，亟予散寒温经。

方用二陈、四君加枳、朴、姜、桂、砂仁、丁香、大枣。

连服药12剂，纳增呃止，肢体转温，经血不流矣。旬日后复诊，又有少量流血，仍感头昏。乃改用温经汤原方，又连服药27剂，停药则又有少量经血。细思其故，盖因结婚过早，生育过多(曾足月生产14胎，尚存子女9人，最小者方4岁)，克伤气血，脾肾两亏，冲任皆虚。遂于温经汤原方去川芎、丹皮、麦冬、法夏，加鹿角胶、黄芪、附片、山茱萸、黑固脂、白术、茯苓，连服未断。3个月之后，精神健旺，诸症如失，天癸绝矣。

［按语］温经汤为张仲景治妇人杂病之方。原主妇人年五十所，下血数十日不止，为冲任不固、气血两亏而设。方中补脾益气以助生血之源，温经活血而除崩漏之根。本例以产育过多，兼之脾肾虚寒，非加用大剂温补，不克收功。故遵用经方而亦贵增损。

二、补气血固肝肾法治愈血崩一例

樊某，女，48岁。

初诊：1959年。

主诉及病史：患者3年来每当长夏之月，经事即以时至，血来成块，盈盂而降，腰痛头昏，不能坐立。其夫挟掖至。

诊查：面苍骨瘦，呻吟不已，脉至虚弱无神，舌淡苔滑。

辨证：属阴精亏损之证。

治法：大益气血，兼固肝肾，佐以升提。

处方：黄芪30g　白术15g　潞党参15g　熟地24g　杜仲15g　川断12g　枣皮9g　炙甘草9g　升麻6g　柴胡8g　茜根炭9g　小蓟炭9g　干姜炭9g　血馀炭9g　2剂

二诊：药后崩势乃缓。又继服药2剂，血来即止。

三诊：原方去“四炭”，加云苓15g、莲米12g、芡实12g、砂仁6g，又进3剂。症续见平，食纳亦增，能自己行走。

四诊：以八珍归脾复方加减收功。

讵知1960年、1961年长夏疾又复发，血来较少，时间较短。吾皆以前法治之获效。

［按语］该患者连续3年皆当长夏之月即发崩血之症，盖以长夏为脾土当令之时。今脾土本身亏虚，失其统摄健运之职，虽当其令而失统血之功能，故3年均届期发病。揆其第一次崩症发病时，年已届“七七”，本当天癸绝地道不通之时，今不绝而反崩，则为冲任空虚，阴精亏损也。故以大益气血、兼固肝肾，佐以升提法治之，冀其先后天充足则邪乃去矣。

三、清热解毒、软坚散结法治愈瘰疬一例

钟某，女，10岁。

初诊：1961年。

主诉（其母代诉）及病史：此孩2岁时，即绕头结核，自生自灭，自溃自收，迄今8年。亦曾治而未愈。

诊查：今已蔓延于胸部腋部，累累如贯珠，小者如梅，大者如卵。因乡居医药不便，家贫亦不能长得医药。身体枯瘦，惟头项肿大，转动不灵，顾盼为艰。

处方：北柴胡9g　连翘9g　浙贝母9g　胡芦巴9g　香附9g　元参12g　银花藤15g　牡蛎12g　蒲公英15g　紫地丁15g　昆布6g　海藻6g　夏枯草12g　全瓜蒌15g

上方药先后连服10余剂，并予红芽大戟煮鸡蛋方服之。计共服红芽大戟250g，鸡蛋30余枚。8年疾患，从此根除。

附：红芽大戟煮鸡蛋方：

成年人最大量：一次红芽大戟45g　鸡蛋7枚

成年人中等量：一次红芽大戟30g　鸡蛋5枚

10 岁以下用量：一次红芽大戟 15g　鸡蛋 3 枚

煮法：先将鸡蛋洗净，同红芽大戟一道煮，待蛋熟破壳浸药水内。每服药水 1 碗，蛋 2 枚。每日 3 次，将药水鸡蛋均吃完。一般病轻者 3～5 次即愈，病重者 1 个月内即愈。如瘰疬越多越恶者，向愈越快。

又大戟有无红芽者，即常用之京大戟(黄萩戟)，味较有红芽者略苦，功效一样。

［按语］大戟苦寒有小毒。《本草纲目》云"主治颈腋痈肿"。又云：大戟"春生红芽"，其无芽者，乃芽断耳，并非二物。此药与鸡蛋煮食，乃解其毒耳。吾用此方治愈瘰疬不论新久之患者近 30 例，无论男妇老少，治之皆愈。

四、肝脾两调法治愈胃脘痛一例

李某，女，年 19 岁。

初诊：1962 年。

主诉及病史：患者久患胃痛，中脘痞结不舒，呃逆泛酸，口作干苦，大便时稀时干，肠鸣而蠕动甚烈，每以手按左上腹，腹即鸣响，如水作流，声达户外，久之不已。X 光钡餐检查未发现器质性病变，有胃肠逆蠕动现象。曾赴多处医院就诊，总难痊愈。

辨证：乃脾胃虚弱，运化失职，气机升降失常，水气内停。

治法：姑拟和胃消痞、苦辛开泻之生姜泻心汤进治。

原方药先进 2 剂，胃病较舒，肠鸣声小而短。仍口苦渴，溲黄，面呈青色，消瘦，舌红苔黄。汛事如期。盖此女素禀虚弱，兼之父母早亡，情怀抑郁，所谓有"终身之忧"者。故复诊以丹栀逍遥散加香附、枳壳、延胡、川楝、云苓、太子参、滑石以舒肝解郁，健脾利湿。又服药 2 剂，诸症见轻，继以逍遥散原方加川连、法夏、枳实、厚朴、竹茹、扁豆、莲米为治，以观后效。

乃越数月，未见其来，心窃疑之，以为愈后或停药矣。而未料忽闻来言曰：有曾主赴外科作阑尾手术者，术中探查仅见轻度胃下垂，其他一无所获。自此愈后，便尔结婚，逾年育子，一如常人。

［按语］胃脘痛、肠鸣，原极寻常之症，惟不似此例肠鸣久而声如雷。查《伤寒论》第 162 条："伤寒汗出，解之后，腹中不和，心下痞硬，干噫食臭，胁下有水气，腹中雷鸣下利者，生姜泻心汤主之。"病机主症与此例甚合，用之亦每见效机。复诊着眼全局，肝脾两调，先偏于调肝，后侧重理脾。其中加减进退，视病情而用药，病已就痊，不意自出插曲，则更心安而理得矣。

五、温通经脉、活血化瘀法治愈经闭一例

吴某，女，24 岁。

初诊：1962 年。

主诉及病史：婚前 3 个月，经忽不潮，家人莫不疑以为妊。及既婚之后逾 1 年，经迄未至，咸甚异之。常感头昏腹胀痛，面足浮肿。

治法：初诊以健脾利湿、通经活血之剂治之。

处方：焦白术 9g　云苓 9g　当归 9g　茺蔚子 9g　丹参 9g　大腹皮 9g　槟榔片 9g　神曲 9g　苡仁 15g　冬瓜皮 15g　红花 6g　陈皮 6g　月季红 4.5g

药进 4 剂，浮肿消而经未至。细察其脉弦细而涩，按其腹有癥块之形，因悟此即《金匮》"宿

有癥病”之谓，癥积而经闭，“经为血，血不利则为水，名曰血分”。前方以健脾利湿为主，虽亦对症，终有舍本逐末之嫌。今改以桂枝茯苓丸为汤剂，再以大黄䗪虫丸缓消其症。

处方：桂枝 9g　丹参 9g　丹皮 9g　桃仁 9g　杭白芍 9g　红花 6g　香附 9g　焦白术 9g　云苓 9g　牡蛎 15g　乳香 4.5g　没药 4.5g

药进 6 剂。大黄䗪虫丸每服 3g，每日 1 次。

此后专以大黄䗪虫丸进治，共服 120g。腹中之癥遂消失不见，继而经至，腹亦不痛，肢肿全消。历时 3 个月，始能受孕，逾年得子。

[按语] 经闭之因甚多。此例以瘀血结为癥块，经脉不通，继而影响水液之运行敷布，发为头面肢肿。若单纯治其水湿，有可能旋消旋起。谨察病机，各司所属，从血分着手，消其癥块，通其经脉，月经按时以下，水液各行其道，方为治病求本。桂枝茯苓丸温通经脉，活血消癥，气血痰湿兼顾；更兼大黄䗪虫丸“润以濡其干，虫以动其瘀，通以去其闭”（尤在泾语）。缓中补虚，推陈致新，攻邪而不伤正，是以得奏全功。

六、大补气血法治愈产后寒战发热一例

郭某，女，25 岁。

初诊：1964 年。

主诉及病史：产已弥月矣，忽作寒战发热，腰背酸楚，恶露少而复多，腹不痛，口不渴。

诊查：脉沉细无力，舌质淡而苔白薄腻。

辨证：时有主疟治者，有主逐瘀者。予谓脉症如此，恶露虽多而腹不痛，必不是瘀。虽作寒热，而非休作有时，更与疟无涉。且产已弥月，寒热交作，亦非血虚阳浮。据脉审症，盖为产后新虚，血气未复而感寒也。

治法：昔傅青主有十全大补之治法，即用之。

处方：生晒参 9g　黄芪 30g　焦白术 9g　云苓 9g　当归 9g　酒芍 9g　熟地 15g　川芎 4.5g　肉桂 3g　炙甘草 4.5g

急浓煎进药服 1 剂，寒热大减，精神亦振，略能进食，战抖亦不作矣。又续进药 3 剂，恶露遂净，病即旋愈。

[按语]《沈氏女科辑要笺正》云：“产后感冒者，必有表证可辨。然亦不当妄事疏散。”傅氏云：“新产之妇，风易入而亦易出。凡有外邪之感，俱不必祛风。”惟大补其气血以顾本逐邪，此治从权也。

七、辨证治愈中风二例

例一　滕某，男，63 岁。

初诊：1970 年。

主诉及病史：患者素有高血压史，一日做家务猝然昏仆于地，右上下肢即告瘫痪，当即送住院。人事不知，面赤气粗，小便失禁，口不能张，经抢救并服牛黄安宫丸 2 颗，4 日后稍为苏醒。邀予会诊，改服中药。

诊查：脉洪数鼓指，呼吸迫促，头胀目眩，舌謇难言，口渴，溺少，便结，舌质红而苔黄厚垢腻。

辨证、治法：良由肝经风火太甚，亟应潜镇熄风、清热化痰开窍为治。

处方：钩藤 15g　白芍 15g　怀牛膝 12g　杜仲 15g　黄芩 9g　枳实 9g　羌活 9g　防风 9g　石决明 24g　珍珠母 24g　地龙 9g　川贝 9g　草决明 15g　夏枯草 15g　牡蛎 15g

5 剂，并仍兼吞安宫牛黄丸。

二诊：上方药服后，症较平适。仍应化痰熄风为急务。

处方：生地 24g　白芍 15g　怀牛膝 12g　杜仲 15g　黄芩 9g　地龙 9g　川贝 9g　胆星 9g　天竺黄 9g　羌活 9g　防风 9g

三诊：大进 5 剂，药尚投机，病症渐稳。

处方：钩藤 15g　白芍 15g　怀牛膝 12g　黄芩 9g　川贝 9g　竹茹 9g　胆星 9g　天竺黄 9g　羌活 9g　地龙 9g　枳实 9g　石决明 24g　川连 6g　杜仲 24g

四诊：此方药连服 12 剂，热清风定。治应养阴生津。

处方：扁豆 12g　沙参 12g　黄精 12g　玉竹 12g　石斛 15g　黄芩 9g　川贝 9g　连翘 9g　白芍 15g　川连 6g　麦冬 15g　谷芽 12g

五诊：此方药又服 6 剂，大凡肝病最横，用药忌刚喜柔。治仍清淡滋润，兼以祛痰。

处方：当归 9g　白芍 12g　云苓 15g　法夏 12g　川贝 9g　建菖蒲 9g　枳实 9g　石斛 15g　杜仲 15g　首乌 15g　扁豆 12g　黄精 12g　玉竹 12g　怀牛膝 12g

患者服中药已达 30 余剂。其头昏胀目眩已除，言语清晰，惟右手脚偏废，活动维艰，幸食纳日增。舌苔正常，脉亦柔和。即要求归家休息，其后尚不时来门诊就治，凡 8 年而卒。

［按语］ 该患者不惟肝经风火内盛，且体质丰腴，痰湿偏多，相互为害。《经》云："必伏其所主，而先其所因。"王旭高氏云："肝风症虽多，上冒巅顶，亦能旁走四肢。"故在诊视之初，一本其潜镇熄风、清热化痰开窍之法为治。虽无显效，幸未另生枝节，尚可冀延其岁月也。

例二　欧阳某，男，65 岁。

初诊：1964 年。

主诉及病史：素为血虚肝旺、脾湿痰嗽之躯，今岁以风中其左上下肢，遂成瘫痪，当即招吾诊治。

诊查：脉来弦滑而数，舌苔滑腻。

辨证：此盖王旭高所谓"肝风症虽多，上冒巅顶，亦能旁走四肢，上冒者阳气居多，旁走者血虚为多。然内风多从火出，气有馀便是火"。故素多头眼昏花，痰多咳嗽，左半手脚麻木瘫痪。

治法：兹先养血熄风以治其本。

处方：当归 15g　白芍 15g　生地 20g　怀牛膝 15g　天麻 15g　钩藤 15g　蒺藜 12g　夏枯草 12g　丹皮 10g　栀子 10g　首乌 15g　三角胡麻 12g

此方药连服 10 余剂。次诊则以消痰除湿，熄风活络为治。

处方：云苓 15g　法夏 12g　红花 10g　茺蔚子 12g　杏仁 12g　紫菀 10g　枇杷叶 15g　白芥子 10g　黄芩 10g　桑叶 10g　菊花 10g　瓜络 10g　桑枝 20g　秦艽 10g　芦根 30g

此方药与前方药交替进治，先后服达 30 余剂。至 1978 年，患者已不扶杖偕其老伴尝来就诊，年且 80 矣。

［按语］ 语云治风先治血，祛痰当先祛其生痰之源。该患者血不荣肝，风火易动。脾湿不健，淹滞经络，偏废之症成矣。幸未跌仆，又非猝遇恶风，只以坐立不慎，左半肢体忽告失灵。盖即《内经》所谓虚邪贼风也。

八、开窍化痰、解郁宁心法治愈癫证一例

贺某,男,41岁。

初诊:1967年10月6日。

主诉及病史:患者其性抑郁寡言,因惊恐成病。某日癫证忽发,不能作言语,神识不清,表情呆滞,不知冷热,不知饥饿,衣裳不整,不知羞耻。其妻无奈,即将之关入堂房内。其伯岳曾某,医也,邀予赴诊。

辨证:予审知其情,盖为心郁既甚,积忧成疾。

治法:治宜开窍化痰、镇心定悸。

处方:朱茯神15g 炙远志9g 广郁金9g 酸枣仁24g 建菖蒲9g 京半夏12g 川贝母9g 胆南星9g 杭白芍15g 生龙牡各30g 炙甘草9g

药2剂,经服1周,病情大有好转,人较安定,略知进食。

二诊:10月15日。原方去杭芍,加云苓15g、白术9g、白扁豆12g,先后又继服8剂。

三诊:11月5日。服药至此,精神自能镇静,言语清晰,食欲亦增,惟易感疲乏。理宜大补气血,固肝肾,健脾胃,以资恢复。

处方:地黄24g 首乌24g 酸枣仁18g 柏子仁12g 潞党参15g 云苓12g 白术9g 京半夏9g 怀山药15g 扁豆12g 炙草9g

药又继服7剂。

四诊:11月22日。原方药共进11剂,患者完全恢复正常。

[按语] 本案全受外界强烈精神刺激而抑郁成病,虽为时未久,然七情郁结,气滞痰生,心窍闭塞,发为癫矣。针对此证,惟有开窍化痰、宁心解郁,兼以镇摄。后以气血兼顾,脾肾双调乃痊。

九、小柴胡合桃仁承气汤治愈热入血室一例

何某,女,42岁。

初诊:1967年11月。

主诉及病史:患者初病经水适断,缠绵日久,精神似已失常。嗜食异物,每日吃生米当饭。辗转床褥,高热不退,大便不行,夜则谵语,口苦燥渴,终日索饮不休。一身疼痛,自命必死。儿女骇之,急唤父归,为治后事。适予巡回医疗遇此,乞为治。

诊查:脉弦而滑数,舌质红而苔黄燥。

辨证:脉症合参。此实为胃热甚而兼热入血室证候。

治法:以小柴胡合桃仁承气复方增损治之。

处方:北柴胡9g 黄芩9g 桃仁9g 丹皮9g 瓜蒌仁9g 桂枝6g 枳实9g 川朴9g 生军9g

二诊:11月5日。药进1剂,热微减,口渴不及前甚,身痛稍轻,大便未行。原方去桂、丹、枳、朴,加当归9g、生地黄9g、白芍9g,甘草4.5g、芒硝9g(冲兑)。

三诊:11月9日。又进1剂,大便即行,腹中空舒,口渴减少,小便转清,略思饮食,不吃生米,不复谵语。脉症平和,改用养阴生津法为治。方用竹叶石膏汤加味。

处方:生石膏 30g　竹叶 9g　泡参 15g　粳米 15g　玉竹 12g　麦冬 15g　川贝 9g　法夏 9g　蒌皮 9g　炙甘草 6g

3 剂后,便能起床饮食,下楼行走。值予医疗队即将结束离此,行前一日,特再度往视。乃云月经来潮。再为切脉,知其气血未复。遂为拟八珍汤加味之方予之,以竟全功。

[按语] 该患者以居穷乡僻壤,医药不便,亦不惯于用医药,有病则卧床呻吟而已。胃火实甚,故吃生米亦消。病发于经水适断,昼日明了,暮则谵语,确属热入血室之候,复兼胃热。桃仁承气和小柴胡,实为对证之方,竹叶石膏汤,亦属善后良剂,故能投之即愈也。

十、养血祛风化痰法治愈颈项肿硬偏歪一例

郑某,男,33 岁。

初诊:1968 年 3 月 2 日。

主诉及病史:患者身躯清瘦,冬夜露宿帐篷,夜风袭入颈项。未几忽感左半颈项肿硬右歪,其皮逐渐如革,似缚竹块,其范围长可 6 寸,宽 2 寸许。无何痛苦,惟颈项不能左转、向前,强为之则立即复旧。

辨证、治法:因忆徐灵胎有治湖州副总戎穆某恶风袭头面案,以其曾外宿围口帐房中,夜半阵风大作,帐房拔去,为风所袭,20 年而发病,两颊皮坚如革,初不作痛。今郑某盖类此情也。即师徐案亦重驱风养血之法为治。

处方:黄芪 15g　当归 9g　白芍 9g　云苓 9g　白术 9g　羌活 9g　防风 9g　川芎 6g　僵蚕 9g　蜈蚣粉 4.5g(分吞)

二诊:3 月 5 日。2 剂药后,尚感平适,其颈部转动稍活。原方加法夏 9g、川贝 9g、胆星 9g、建菖蒲 9g,以增强化痰之力。

三诊:3 月 12 日。又进 2 剂,其颈项活动基本正常,惟偏右尚未完全纠正。治仍当本养血祛风、柔筋活络之法。

处方:桂枝 9g　黄芪 15g　当归 12g　白芍 12g　云苓 9g　白术 9g　羌活 9g　防风 9g　蜈蚣(大者)2 条　全蝎粉 4.5g(分吞)　3 剂

嘱仍继续观察服药。乃越 2 个月,未见复至,心窃疑之。

四诊:5 月 10 日。讵知以病初愈,又出差外地,昨日归来,颈部歪右加剧,满面青惨,愁容可掬,低首不欲作语。其陪来同志代语云:"目前所急者,惟不能食而呕不止。"诊脉弱,视苔白。治当先其所急,和胃健脾兼以祛风化痰。

处方:云苓 15g　法夏 12g　陈皮 6g　吴萸 4.5g　潞党参 9g　当归 12g　白芍 9g　扁豆 12g　羌活 9g　防风 9g　建菖蒲 9g　生姜 5 片

急进 3 剂。

五诊:5 月 13 日。呕止纳增。原方去萸、扁、羌、蒲、参,加益智仁 6g、白术 9g、川贝 9g、蜈蚣 2 条、全蝎 4.5g。3 剂。

六诊:5 月 17 日。药后精神渐振,食量日增,颈项已见柔活,肿硬已消其半。因思贼风袭入隧络,此顽痼之疾也。遂兼以大活络丹朝夕并治,每次汤药后吞服 1 丸。汤药即原方继服 3 剂。

七诊:5 月 20 日。前方丸药并治,已收显效。

处方:云苓 12g　白术 9g　北黄芪 15g　当归 12g　白芍 9g　首乌 15g　柏仁 12g　葛

根 12g　羌活 9g　防风 9g　蜈蚣 2 条　全蝎 4.5g

3 剂，大活络丹仍继续朝夕服食。

八诊：5 月 23 日。仍即原方略作损益并大其剂。

处方：北黄芪 24g　当归 15g　潞党参 12g　白术 12g　云苓 12g　白芍 12g　法夏 12g　天麻 12g　炙草 9g

4 剂，大活络丹改为早晚各服半丸。

患者自 5 月复诊以来，服药未断。加之其单位配合，监督其服药和休息，病遂日渐痊愈。其领导曾亲来致谢。

［按语］本案纯属风袭经隧，局部气血郁阻，以致肿硬如革，转动不灵。治风必先治血，风有一分未尽，病即有一分未除；血有一分未充，病根即有一分不去。此病之所以反复，即缘于此。故后经督责其服药、休息，乃克收全效。

十一、益气扶正、活血通络法治疗脑外伤一例

钱某，男，39 岁。

初诊：1970 年。

主诉及病史：患者于 1970 年 9 月 7 日因车祸事故重伤，脑部和左臂受伤为剧，入院时不省人事，经抢救神志渐苏。约月许，会诊服中药。

治法：以其外伤既愈，乃调理气血祛瘀续伤为治。

处方：当归 9g　赤芍 9g　桃仁 9g　丹参 9g　地黄 15g　杜仲 12g　川芎 12g　银花 15g　合欢皮 12g　骨碎补 12g　血竭 4.5g　生三七 9g(磨兑)

二诊：此方药连服 5 剂，尚见效益。但见其背部、小腹部及前阴上各有小脓疱 1 个，势已作脓欲穿。疏方以原方略作增损。

处方：银花 30g　连翘 15g　蒲公英 30g　紫地丁 15g　元参 18g　地黄 15g　白芍 12g　当归 9g　赤芍 9g　桃仁 9g　血竭 4.5g　三七 9g(磨兑)

三诊：又连服药 6 剂，清热败毒消肿兼以行血破瘀，身上脓疱遂一一消散。惟觉精神欠佳，睡眠不稳。更方改用安神养血、补气消瘀。

处方：朱茯神 15g　枣仁 15g　黄芪 15g　远志 9g　当归 9g　赤芍 9g　地黄 24g　红花 9g　银花 30g　连翘 9g　川贝 9g　合欢皮 12g　血竭 6g　三七 9g(磨兑)

四诊：续服药 8 剂，精神日振，眠食有增。治仍大益气血，兼续伤宁神。

处方：黄芪 15g　当归 12g　白芍 12g　骨碎补 15g　杜仲 15g　川断 15g　丹参 9g　赤芍 9g　远志 9g　川贝 9g　桃仁 9g　红花 9g　朱茯神 15g　合欢皮 12g　朱麦冬 15g　龙骨 15g　牡蛎 15g　炙甘草 9g

五诊：上药加减出入，共服 12 剂，头伤肢痛既愈，卧亦能安。惟尚时感头昏眼黑，视物双影。此盖肝肾阴亏之象，治宜重在肝肾。

处方：熟地黄 24g　杜仲 15g　川断 12g　黄芪 15g　当归 9g　白芍 9g　川芎 6g　潞党参 15g　朱茯神 15g　云苓 15g　法夏 12g　怀山药 15g　朱麦冬 15g　合欢皮 12g　炙甘草 9g

六诊：上方药共服 15 剂，其间因夜眠流涎，又加益智仁、台乌药以缩泉。旋视物亦较明，已无视一为二之感。治再扩充前法。

处方：熟地 30g　当归 12g　白芍 12g　菟丝子 12g　怀牛膝 12g　女贞子 12g　白术 12g　茯苓 12g　法夏 12g　黄芪 15g　朱麦冬 15g　首乌 15g　枣仁 15g　潞党参 15g　怀山药 15g　五味子 9g　蒙花 9g　蝉衣 4.5g　木瓜 9g　炙甘草 9g　川芎 9g

上方药加减为用，共服 15 剂。

医治 2 个月，疏方 26 次，服药达 61 剂，并兼服三七 300g。药尚投机，患者已能外出行走，眠食正常，并能阅读书报和写作。其爱人陪伴，服侍周至，服药及时。故如此大伤之后，2 个月克竟全功。

［按语］本案患者，经西医抢救 1 个月后，中药调治 2 个月。大凡外伤之证，气血亏损，血络瘀阻。治疗大要无非益气扶正，活血通络，续骨理筋，调理脏腑。但临证又贵周详，如患者背腹脓疱，非问望不得而知。目之视物为二，亦非审问不详。故治病不可观大而忽细。

十二、润肺降气、调理脾胃法治愈咳血一例

曾某，女，32 岁。

初诊：1970 年。

主诉及病史：年前行右肾切除，此后即体弱。国庆节前连日加班，发病当晚便咳呕痰血，即以“支气管扩张并咯血”收住内科病房。至第 3 日，邀我会诊。

诊查：咳血痰量已数痰盂，淹然而卧，言语低微，倦怠无神，神志清，面色苍黄，每咳则痰中带血或全系鲜血。切其脉尚缓而有神，舌质红苔黄。

辨证：病因强力劳动，气机逆乱，血不循经，随气上逆。

治法：前人云“其气冲和，则气为血帅，血随之而运行。血为气之守，气结则血凝，气虚则血脱，气迫则血走”。故欲止血必先降其逆上之气，并力戒多动多言。疏方润肺降气、养血止血。

处方：杏仁 12g　紫菀 15g　生地 30g　白芍 15g　阿胶珠 15g　麦冬 15g　枳实 9g　丹皮 9g　白茅根 30g　茜根炭 9g　川贝粉 9g(分吞)　三七粉 12g(分吞)

药进 2 剂，咯血止。又进 2 剂，精神转佳，略进饮食，苔黄转白。再疏方以调理脾胃，养血止血。

处方：生地 24g　当归 9g　白芍 9g　焦白术 9g　云苓 12g　潞党参 9g　怀山药 15g　扁豆 12g　枣仁 15g　麦冬 15g　炙甘草 9g　阿胶 12g(蒸兑)　3 剂

药后咳嗽咯血不复作，食饮正常，已能起床行走，休养数日出院。

［按语］患者平时体弱，更加强力劳动，损伤肺络，血不循经，气遂而出。对于大出血的治法，《血证论》言之最详，大致不外止血、消瘀、宁血、补虚。然而咳血必属肺失肃降，气逆不降，则血不得宁。故当以润肺降气为先导，而达止血之目的。出血既止，又当调理脾胃，使气血源源而生，身体方可望康复。

十三、清利肝胆湿热法治愈黄疸一例

潘某，女，50 岁。

初诊：1974 年 9 月 12 日。

主诉及病史：患者体瘦神疲，身黄目黄，发热不退，呕吐不食，口渴，右胁痛，溲黄短，大便如陶土色。舌红苔黄腻，脉濡数。外科诊为“结石性胆囊炎”而行将手术矣。虑年老体弱，不欲手

术，乞予试为诊治。

辨证：属肝胆湿热郁阻，气机壅滞。

治法：亟以清肝胆湿热，和胃化浊进治。

处方：北柴胡 9g　黄芩 9g　竹茹 9g　藿香 9g　泽泻 9g　丹皮 9g　山栀 12g　枇杷叶 15g　茵陈 30g　川连 6g　枳实 9g　金钱草 30g　山楂 9g　神曲 9g

二诊：9 月 14 日。上方药服 2 剂后，呕止溲畅，略为思食。原法有效，原方加佩兰 9g、连翘 9g、芦根 24g，去山楂、神曲，又进 2 剂。

三诊：9 月 16 日。黄疸已轻，纳增，但食不知味，时作呕恶，二便通畅。原法不变。

处方：北柴胡 9g　黄芩 9g　藿香 9g　益智仁 9g　旋覆花 9g　茵陈 30g　川连 6g　云苓 12g　金钱草 30g　扁豆 12g　苡仁 15g　砂仁 6g　枇杷叶 15g　滑石 24g

四诊：9 月 27 日。上方药进 3 剂后，黄疸已退，诸症见平。再 3 剂，精神饮食均日趋正常。舌淡苔白，脉缓和。健脾和胃仍兼清湿热。

处方：云苓 15g　白术 9g　扁豆 12g　藿香 9g　泽泻 9g　茵陈 30g　旋覆花 9g　滑石 15g　枇杷叶 15g　陈皮 6g　山楂 9g　神曲 9g　金钱草 30g　3 剂

半月后，诸症缓解，身体康复出院。

［按语］黄疸证治，近世多见阳黄，病机多为肝胆湿热。西医学之“胆结石”、“胆囊炎”，余亦常见此种类型，而以清利肝胆湿热收效。虽不能彻底治愈，但能救急于一时。特别对不宜手术或不愿意手术治疗者，尚属可行之法。待热退黄消痛缓之后，又常以调理脾胃善后。

十四、疏肝理气、除湿消痰、通络软坚法治愈乳核二例

傅某，男，65 岁。

初诊：1974 年。

主诉及病史：患者右乳头内肿硬如梅核，不红不热，不动不移，奇痛，衣不可触，每与喜怒有关。一日赴诊外科，谓须手术。患者以年老，怯于手术而乞治于予。

辨证：此证多由肝脾二经气郁结滞而成。

治法：以外科四妙汤合软坚化症、祛痰除湿、解郁理气等药为治。

处方：北柴胡、黄芩、丹皮、白芍、当归、黄芪、全瓜蒌、忍冬藤、连翘、浙贝、昆布、海藻、云苓、法夏、白芥子、牛蒡子、夏枯草、花粉、海浮石、生牡蛎、蒲公英、紫地丁、元参。

上药出入为治，服之月余，肿块逐渐消散，痛亦随失。不胜其喜，旋又介绍同样病者普某来治。普年 34，亦为右乳头内结核肿痛，经治之已久，亦拒用手术。吾竟一用治傅之法为治，服药亦达 30 余剂，果不到 2 个月而愈，肿痛消失。

［按语］傅、普二例，原属小恙。然核成之后，形势虽小而痛难忍受，即衣襟亦不可触。其痛如此，却不可轻忽视之。惟舒肝理气，除湿消痰，通络软坚，一鼓而击之，乘胜而进，免贻后患也。

十五、化痰开窍、养心解郁法治愈郁证一例

某君，男，38 岁。

初诊：1983 年 2 月。

主诉及病史：该君素性沉默寡言，遇事则深愁善郁，久之遂积劳成疾，精神错乱。闻人言，

谓为骂己。见人疾行,谓将捕己。易地而医者数月罔效后赴某院诊治,中西药并投,已服中药近百剂矣。吾尽检阅其方,率皆滋腻碍病之药,其中虽有数味中病者,又皆杂于滋腻之中,未能生效。惟日以西药镇静而已。

诊查:面色沉暗,舌质淡胖,苔白滑腻,脉右寸关滑而微数,左寸缓而弱,关部郁涩,双尺俱微。食便尚可。

辨证:盖此纯属忧郁之疾,湿盛痰深,蒙蔽心窍,非霹雳当空,阴霾不散。

治法:大剂化痰开窍、解郁养心安神之法以治。

处方:朱茯神、胆南星、天竺黄、炙远志、建菖蒲、云苓、法夏、白术、陈皮、枣仁、柏仁、枳实、朱麦冬、川贝母、知母、川连、当归、地黄、阿胶、龙眼肉、龙骨、牡蛎、炙甘草。

上药加减进退为治,服至30余剂,其精神逐渐清爽。又逾月,便能治家作,并能授课,疾即寻愈矣。

[按语] 七情之疾,忧思郁结,气机不畅,痰湿由此而生,机窍由此蒙蔽,是以神思恍惚,妄听妄见。不舒其郁滞,条畅气机,而反妄投滋腻,敷衍塞责,非医者所为。今化痰开窍、养心解郁、审因论治,用极其平常之法而治之见效,实属意料之事。不过病由七情而起,故积极开导、循循善诱乃必不可少。吾治此案,投药之先,已畅怀开导之力,则又非医案所能尽述。

十六、调理肝脾法治愈不孕症一例

张某,女,39岁。

初诊:1963年3月。

主诉及病史:患者婚后20年未育,爱人经检查无恙。后天失调,易感冒咳嗽。食纳欠佳,精神不振,经常腹痛便泻,白带如注,汛尚如期。

诊查:舌质淡,苔白腻,脉滑弱。

辨证:属肝之疏泄过甚,脾湿下陷,病久及肾,带脉不能约束。

治法:治当先和肝健脾、渗湿止带为主。

处方:北柴胡9g　白芍9g　木瓜9g　车前仁9g　香附9g　扁豆12g　芡实12g　莲米12g　砂仁6g　陈皮6g　牡蛎12g　楂曲各9g

二诊:初服药2剂,自觉甚适。再续服6剂。仍宗原法,去木瓜,香附,加白果9g、白芷9g,续服药4剂。

三诊:之后2个月,觉有恶心厌食,然以廿载未育,不以为受孕。审其脉缓和流利,颇疑已受孕,姑以安胎和气为是。

处方:焦白术9g　云苓9g　黄芩9g　白芍9g　枳壳9g　砂仁6g　竹茹9g　佩兰9g　苏梗9g　陈皮6g　炙甘草4.5g

嘱进服药4剂。

四诊:3个月后,偶触风寒咳嗽,并兼头昏腰痛。询症凭脉,果已麟珠暗结。疏方轻宣疏表,仍兼固胎。

处方:荆芥9g　杏仁12g　蒌皮9g　枳壳9g　桑寄生9g　白术9g　茯苓9g　陈皮4.5g　炙甘草4.5g

2剂而安,又逾2个月,孕已五越月矣,始自觉腹中胎动。乃赴产科检查,证实为胎。不胜其喜。届期足月顺产一男婴。

［**按语**］陈修园《妇科要旨》云："妇人无子，皆由经水不调……若经水既调，身无他病而亦不孕者，一则身体过于肥盛脂满子宫而不纳精也。一则身体过于羸瘦子宫无血而精不聚也。"临床不孕症确由经不调者为多，则调经即治不孕。除此而外，则多由阴阳气血偏盛偏衰而致不孕，并无一定成法可循，全在辨证求因。此例肝脾不调较为典型，用药亦本寻常调治肝脾之方，不意竟一举解决其廿载之心病，亦足见中医治病确有其优越之处。

［**编者评注**］关于不孕症的治疗，多数医家都以调补肝肾为主，宗冲为血海、任主胞胎之说，临床上确有疗效。但有些患者虽用此法而无效，说明另有他因，因此还须另辟门径。张老治疗此例不孕症从辨证出发，审为肝之疏泄过甚，脾湿下陷，治以和肝健脾渗湿之法，使20年之不孕短期治愈，可见中医辨证论治理论的高妙之处，也可见张老之医道精深。

彭显光医案

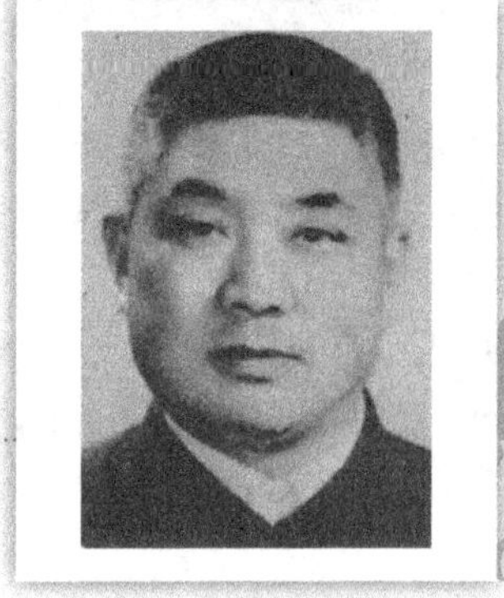

【生平传略】

彭显光，1928年生。四川省安岳县人。主任中医师。中学时代随叔父学习中医，后就读于四川巴县高级农校，因家境困难中断学业，于1946年拜重庆名老中医学医，1950年至1951年在重庆市开业行医，1951年入西南中医进修学校深造，1953年毕业后到贵州工作。1958年获卫生部嘉奖，1959年及1960年分别出席贵州省和全国文教群英会，曾先后3次获得贵州省人民政府科研成果奖。

几十年来，彭氏注重中医典籍及肛肠疾病的研究，善于膏丹丸散的炼制，认为肛肠疾病的发生与五脏六腑有密切关系，是全身疾病的局部反映，因此在治疗上采取全身治疗与局部治疗结合、内外兼治的原则，疗效颇佳，积累了丰富的经验。

历任贵阳中医学院教授、主任医师、肛肠科主任，中华全国肛肠学会常务理事、贵州省肛肠学会主任委员等职，曾在《中医杂志》等刊物上发表学术论文10余篇，是国内著名的中医肛肠学专家之一。

一、辨证治愈脱肛五例

例一 王某，男，26岁。

初诊：1963年7月2日。

主诉及病史：20年前便后出现直肠脱垂，屡治无效，近年来脱出加重，需用手托扶纳回，伴见消瘦乏力，食少便溏，曾有十二指肠溃疡病史。

诊查：舌质淡，苔薄白，脉细无力，蹲位排便时可见直肠脱出约5cm，有环状沟。

辨证：完全性直肠脱垂，脾气虚型。

治法：补气健脾，升中举陷。以补中益气汤加减。

处方：黄芪30g 潞党参20g 升麻15g 柴胡15g 陈皮9g 焦白术15g 当归9g 怀山药20g 煅牡蛎粉15g 炙甘草6g

局部治疗：用五倍子、煅龙骨，煅牡蛎各15g，冰片5g，共研细末，大便后涂敷于脱垂部分，纱布包扎。

连服药20剂后，于1963年7月22日痊愈出院，随访17年无复发。

［按语］ 古人曰："脾为气血生化之源。""脾主升清。"若脾胃之气虚，气血生化无源，则四肢百骸失其所养，气虚日久则下陷，固摄失司而见大肠脱出。故此治疗宜补气健脾，升中举陷；方中重用黄芪、党参、柴胡、升麻补中升举，怀山药、煅牡蛎粉健脾固涩。

例二 张某，男，30岁。

初诊：1959年10月。

主诉及病史：2年前患痢疾后出现便后直肠脱垂，需用手托纳方可缩回。病人入院前未进行过治疗。伴心慌心跳，四肢乏力，目眩盗汗。曾有外伤性神经官能症史。

诊查：脉沉细无力，舌质淡苔白。蹲位用力排便姿势，直肠脱出7cm，有环状沟，分泌物较多，色淡黄而清，肛门松弛，可容2指。

辨证：完全性直肠脱垂，心肝血虚型。

治法：补中益气，养血安神。以补中益气汤加减。

处方：炙黄芪30g 党参15g 升麻15g 柴胡15g 陈皮10g 焦白术9g 当归9g 熟地15g 白芍15g 五味子6g 炒枣仁15g

服上方药7剂，诸症大减。守方5剂，配合局部注射"脱肛注射液，后，于1959年10月31日痊愈出院。

［按语］ 脾胃为后天之本，脾胃弱，气血亦弱，则诸脏失养；又忧思怒恼，致肝气郁结，思虑过度，暗耗心血，又可累及脾胃气机升降，终至气机下陷，导致直肠脱垂；同时伴见心肝血虚诸症，故当治以补中益气，养血安神。处方以补中益气汤升提补中，熟地、白芍、枣仁、五味子养血安神。

例三 钟某，男，32岁。

初诊：1962年8月19日。

主诉及病史：便后及劳累后直肠脱出，需用手托扶方可回纳，兼见全身乏力，倦怠畏寒，气短自汗。

诊查：舌淡苔白，脉细弱。胸透可见左上肺局限纤维性结节阴影；蹲位用力排便时，直肠脱出约5.5cm，有环状沟，粘膜有轻度充血。

辨证：完全性直肠脱垂，肺气虚型。

治法：补肺益气。以补中益气汤加味。

处方：炙黄芪30g 太子参30g 山药20g 五味子10g 陈皮9g 焦白术12g 柴胡15g 煅牡蛎15g 升麻15g 炙甘草10g

局部治疗：独角莲（七叶一枝花、重楼）用食醋磨汁，外涂患处后，用纱布托扶纳回，每日2～3次。

连服上方药14剂，于1962年8月30日痊愈出院。随访18年未复发。

［按语］《景岳全书·脱肛》曰："大肠与肺为表里，肺热则大肠燥热，肺虚则大肠滑脱，此其要也。"肺与大肠相表里，肺气虚，则大肠虚弱而脱出。肺主气，而气源于脾胃之化生，故治疗上以补肺益气、固表。方用补中益气汤加山药、五味子、太子参、牡蛎以增强益气固表之力。

例四 巢某，男，46岁。

初诊：1962年6月17日。

主诉及病史：自幼体虚多病，常患泄泻痢疾，直肠脱垂已27年。腰酸耳鸣，记忆力减退，尿频数清长。

诊查：脉沉迟，舌质淡，边有齿痕，苔白。蹲位排便姿势见直肠脱出约5cm，有环状沟。

辨证：完全性直肠脱垂，肾虚型。

治法：补肾益气。以补中益气汤加味。

处方：炙黄芪30g　潞党参15g　当归9g　白术9g　柴胡12g　升麻12g　补骨脂9g　巴戟天15g　枸杞9g　益智仁9g　龟版胶9g　鹿角胶9g　炙甘草6g

局部治疗：用五倍子9g、白矾21g煎汤洗患处后，再用木贼灰涂于患处。服用上方药5剂后，腰酸耳鸣减轻，小便次数减少。再服药5剂上症大减，继用之。于1962年8月3日痊愈出院。随访19年无复发。

[按语] 肾为先天之本，寄真阴寓元阳，肾司二阴，肾气虚衰，二阴失其所司，在前阴则见阳痿失精；在后阴则见泄泻脱肛。《灵枢·邪气脏腑病形》云："肾脉微涩为沉痔。"沉为脱肛，痔指痔疮。肾脉微涩为气血不行，肾气虚之征。本患者先天不足，病程达27年之久，而久病必穷及于肾。对此，治疗当用补益气血，以补中益气汤合肉桂、枸杞、巴戟天、益智仁、补骨脂、龟鹿胶，以增强补肾之功。

例五　吴某，男，45岁。

初诊：1963年5月29日。

主诉及病史：直肠脱垂已20年，曾做过酒精直肠周围注射，术后4个月后复发，要求入院治疗。自觉肛门灼热疼痛，肿胀不适，大便溏而不爽，口干不欲饮。

诊查：脉细数，苔黄腻。蹲位用力排便姿势，见直肠脱出约6cm，直径约6cm，粘膜粗糙、充血，分泌物黄稠而臭。

辨证：完全性直肠脱垂，气血虚兼湿热型。

治法：补中益气，兼以清热化湿。以补中益气汤加减。

处方：炙黄芪20g　党参15g　升麻9g　柴胡9g　当归9g　陈皮6g　白术12g　黄连6g　黄柏15g　地榆15g　槐花9g　炙甘草6g

局部治疗：注射"脱肛注射液"。

服上方药10剂后，全身及局部症状明显好转。继服前方药，于1963年6月21日痊愈出院。随访18年，疗效巩固，无复发。

[按语] 脾恶湿，胃恶燥，湿重浊缠绵，燥易化热伤津，脾湿胃燥相合，致湿热之变。湿邪多由久居湿凉之地、饮食生冷、脾失健运、水湿停骤而生；湿邪为患，则困遏脾阴。本病脾胃虚弱，气血不足是本；湿热下注，肛门灼热、肿痛为标；故治疗宜补气养血兼清化湿热，方用补中益气汤加黄连、黄柏、地榆、槐花以清化湿热。

二、脱肛注射液治愈脱肛一例

艾某，男，36岁。

初诊：1959年12月30日。

主诉及病史：26年前患直肠脱出，但便后可自行复位。1956年患肺结核后，直肠脱出逐渐加重，须用手推压复位，间歇性便中带血，经中西医治疗均无效。

诊查：蹲位用力解便姿势，见直肠脱出约7cm，表面有环状沟，肛门松弛，可容2指。

辨证：完全性直肠脱垂。

治法："脱肛注射液"直肠周围注射。

入院后第2天，取截石位，距肛缘3cm的3点处、10点处作局麻后，用“脱肛注射液”在两侧骨盆直肠间隙紧靠直肠壁呈扇形作3条线状注射。3天后，大便时未见直肠脱出，术后第7天作第2次注射，住院23天，痊愈出院，信访6年无复发。

[按语] 根据中医学“酸可收敛”、“涩可固脱”的理论，彭老于1968年选用中药明矾为主，研制成脱肛注射液。在研究直肠脱垂的病因病理和明矾药理作用的基础上，采用低浓度、大剂量明矾注射液，注射到紧靠肠壁的骨盆、直肠间隙，呈扇形3条线状分布，使直肠外的疏松组织产生无菌性炎症，致结缔组织增生，使直肠与周围组织粘连形成柱状疤痕，从而起到支撑固定作用。

三、健脾补气固涩法治愈小儿脱肛一例

孙某，男，9岁。

初诊：1980年10月20日。

主诉及病史：8年前腹泻后开始直肠脱垂，便后能自行回纳。近年来病情加剧，需手托扶方可纳回，伴纳差倦怠，四肢乏力。

诊查：面色萎黄，舌淡苔白，脉细无力。蹲位排便姿势，见直肠脱出约3.5cm。

辨证：直肠脱出，脾气虚型。

治法：健脾补气固涩。

处方：煅牡蛎9g　诃子肉6g　党参8g　怀山药9g

每日1剂，连服10剂，全身症状大减，直肠脱出缩短到2cm。在原方中加大枣3枚，继续服30剂，治愈。随访3年无复发。

[按语] 彭老认为小儿直肠脱出是气血未旺，兼腹泻日久，脾气虚，中气不足，气虚下陷引起。治疗直肠脱出，主张重用党参、怀山药补气健脾，煅牡蛎、诃子肉以收敛固涩，大枣调养气血，共奏健脾补气固涩之功，使脾旺则气升。

四、分型治愈内痔二例

例一　朱某，男，49岁，已婚。

初诊：1980年9月30日。

主诉及病史：因大便时间歇性射血，伴肿物脱出8年，加重2年。患者8年前，无明显诱因，大便时滴鲜血，伴肿物脱出，便后可自行回纳肛内。近2年出血加重呈喷射状，便后多次晕倒，且脱出物亦需用手按压方可纳回。用止血药效果不佳。伴有口苦、咽干、胃脘痞满、食少便秘、肛门灼痛、小便黄。

诊查：舌质红、苔黄腻厚，脉弦数。大便后取膝胸位，见齿线处1～3点、4～6点、9～11点，各有2cm×1.1cm、2cm×1.4cm，2cm×1cm大小的红色囊状物脱出肛外，顶端散布点状出血点。

辨证：Ⅲ期内痔，湿热型。

治法：清利湿热、消肿止血、润肠。

处方：黄连3g　黄芩9g　黄柏9g　山豆根8g　白术15g　薏苡仁15g　杏仁9g　郁李仁9g　茯苓12g　柏子仁9g　火麻仁30g　槐角20g　马勃15g　地榆15g　甘草6g

服药第3日血止，口苦咽干、胃脘痞满等症消失，二便通畅。舌质淡、苔微黄、脉弦数。原方去黄连、黄芩、火麻仁，加草决明20g、煅牡蛎15g、大枣3枚、当归10g。

服药14天痔核明显缩小，仅见6点、11点分别有0.9cm×0.9cm、0.4cm×0.3cm大小的内痔。

继服药32天再检查，痔核已全部萎缩。追踪1年无复发。

［按语］《外科正宗》云："夫痔者，乃素积湿热，过食炙煿或因久坐而血脉不行，又因七情而过伤生冷，以及担荷负重、竭力远行，气血纵横，经络交错，肠胃受伤，以致浊气瘀血流注肛门，俱能发痔。"彭老认为：痔的发生是脏腑失调，气血不足，湿热内生、瘀热郁结下注大肠，血脉不行，筋脉横解，痔静脉丛充血扩张而成痔。由于热伤血络，加之大便干燥则出血；脾虚失运，湿停中焦，则胃脘痞满、食少；湿热熏蒸则口苦、咽干等。治疗以清利湿热、消肿止血、润肠而取效。

例二　叶某，男，33岁，已婚。

初诊：1979年5月17日。

主诉及病史：患者于12年前因大便干燥难解而出现便后带血，继之滴血、射血，每次量约10ml，血色鲜红。近年来有肿物脱出，需手还纳。伴肛门下坠、气短、自汗、四肢无力、神倦。

诊查：舌质淡、苔薄白，脉浮细无力。大便后膝胸位：见齿线处3～4点、5～6点、8～11点、11～1点各有1.2cm×1cm、1.2cm×1.1cm、1.2cm×0.5cm、1.1cm×1.2cm大小的红色囊状物脱出肛外。

辨证：Ⅲ期内痔，气虚型。

治法：补气健脾、收敛止血。

处方：党参12g　茯苓12g　白术12g　马勃15g　槐角24g　地榆30g　陈皮6g　炙甘草6g

每日1剂。服药1周后，便时滴血、喷血停止，痔核缩小，肛门下坠、气短自汗消失，四肢无力、神倦等症大有减轻。原方加草决明、麦芽各15g，朱砂莲12g，广豆根9g。

服药2周后，大便时痔核无脱出，肛镜检查痔核明显缩小。

服药第3周后，肛镜再查：3～4点及6点痔核萎缩到0.3cm×0.5cm大小。

服药26天肛镜查，痔核全部消失，痊愈出院。追踪观察2年无复发。

［按语］《丹溪心法》论述："痔者皆因脏腑本虚外伤风湿，内蕴热毒……以致气血下坠，结聚肛门，缩滞不散，而冲突为痔也。"在《内经》中有"因而饱食，筋脉横解，肠澼为痔"的记载。彭老认为此病多因饮食不当，脏腑功能失调，气血不足，湿热内生，下注大肠，筋脉横解而发生。由于脾气虚，中气不足，则肛门下坠、气短自汗、神倦等；治疗以补气健脾，收敛止血为主。

五、痔核注射液治愈内痔一例

刘某，男，54岁，已婚。

初诊：1984年4月13日。

主诉及病史：自诉10年前大便时有肿物脱出，逐年加重，须手扶方能还纳肛内，曾用中药内服、外洗、化痔栓填塞肛内等治疗，效果不显。近1年诸症加重，行走、劳累、咳嗽时，肿物均会脱出。

诊查：大便后取膝胸位，见齿线处2～3点、5点、6～8点、10～11点分别有2cm×1.5cm、

1.5cm×1cm、3cm×2cm、1.5cm×1.5cm 红色囊状物脱出肛外。

辨证：Ⅲ期内痔。

治法：在局麻下对痔根基部及痔体注射、痔核注射液 30ml，注射过程病人无不良反应，注射后肛内注入九华膏 3ml。

术后第 1 天，肛门有轻微灼热疼痛及坠胀感。第 1 次大便排出暗红色血液约 10ml，痔核有部分脱出，但便后自行回缩肛内。第 3 天灼痛消失，坠胀感明显减轻，大便时无血、无脱出。第 9 天指检，在注射处可扪及大小不等之硬节，镜窥痔核呈灰白色，大部分萎缩。第 16 天诸症消失，镜检痔核完全萎缩，硬节可触及。25 天痊愈出院。

［按语］根据中医学"酸可收敛，涩可固脱"的理论，在原使用的无砒枯痔钉的基础上，彭老于 1971 年开始以注射方法治疗内痔的研究，选用明矾、食盐为主要成分，以适当的浓度配制成"痔核注射液"。其治疗机制是通过药物的致炎作用，使痔血管管腔狭窄或闭塞，使肛管衬垫与粘膜层和肛管肌层粘连固定，从而达到内痔硬化萎缩的目的。

六、枯痔散治愈内痔一例

刘某，男，54 岁。

初诊：1958 年 6 月 26 日。

主诉及病史：肛门肿块脱出及出血 37 年，自发病后，患者大便时肛门常有肿物脱出和大便时滴血。近 20 年来，滴血有时达 400ml 左右，曾昏倒数次，脱出之肿块逐渐增大，数年来便后不能自行复位，须用手推回。历 1 小时发生 1 次剧烈疼痛。因畏惧解大便而养成三五日一解的习惯，伴面色皖白、四肢乏力、头晕、眼花、失眠等。

诊查：内痔与肛管粘膜脱出直径为 8.5cm，主要由 3 个大内痔构成。膝胸位：1～6 点、6～9 点、9～12 点，3 个内痔呈紫红色，表面有数处小出血点。

辨证：Ⅲ期血管型内痔。

治法：于 6 月 30 日上午上枯痔散，下午内痔更为肿大，脱出肛外，并觉下腹膨胀解不出小便，2 小时后小便自行解出。以后每日上药两次，共上枯痔散 8 次，至 7 月 7 日痔核变黑发硬、干枯。后用九华膏，直到痔脱落及创面愈合。检查：肛门无失禁、狭窄、出血或脱肛，于 7 月 27 日出院。

［按语］枯痔散是由白矾 4.5g、白砒 3g、雄黄 6g、硫磺 2g、硼砂 3g、麝香 1g、梅片 2g 煅制而成的一种腐蚀剂，涂搽在痔核上，能使痔核组织逐渐坏死，与正常组织分离脱落，适用于二、三期内痔。治疗时，先令患者排便，使痔核脱出，如不能脱出，可用换痔散加葱汁调成块送入肛门内，1 小时后痔核即可自行脱出。痔核脱出后，令患者侧卧，用 0.1%新洁尔灭消毒，根据痔核大小，酌定用量，然后将枯痔散用盐水调和成稀泥状，涂于痔核部，用薄层药棉将痔核涂药部分包严，再用一块较厚的药棉盖上，外覆纱布，最后用胶布固定。本疗法疗效可靠，无后遗症。

七、枯痔钉治愈内痔一例

易某，男，48 岁。

初诊：1985 年 10 月 22 日。

主诉及病史：患者于 10 年前嗜食辛辣及酒醴，而致大便干燥难解，继之大便后滴血，初期血染手纸，继而增多，约 2～4ml，未经治疗。

诊查：舌质淡红，苔黄而腻，脉滑数。膝胸位检查：肛缘 11～2 点、3～6 点、7～10 点各有 2.5cm×1.5cm、2cm×1.5cm、2cm×1cm 红色肿物脱出。肛指诊未扪及硬包块。

辨证：Ⅲ期内痔，湿热型。

治法：先用 0.1%新洁尔灭消毒暴露的内痔，分别在每颗痔核上插入 4～6 颗枯痔钉，相距 0.5cm、深 1.5cm，剪去多余部分，然后将痔核推入肛内，用纱布敷盖、胶布固定。

术后第 2 天，痔核肿胀，便时未见出血。第 7 天，痔核开始萎缩。第 13 天痔核完全萎缩，于 1985 年 11 月 13 日痊愈出院。

［按语］ 枯痔钉为长约 2.5cm，两端略尖之药条，是由枯矾、黄柏、五倍子为主的中药制成的收敛剂。内痔插钉后局部产生炎性作用，继而局部组织纤维化，痔核萎缩消失，颇有疗效。

八、辨证治愈肛门瘙痒症二例

例一 张某，男，40 岁。

主诉及病史：患者平素嗜好烟酒，于 5 年前开始出现肛门周围皮肤阵发性发痒，每次发作约2～3 分钟，未进行治疗。近 1 年来痒痛逐渐加剧，痒比痛重，常用手搔抓止痒，经西药外用无效。伴见胸闷不适，纳谷不香，坐卧不安。

诊查：口苦，舌质淡，苔黄腻，脉弦数。肛门周围皮肤粗糙变厚，苔藓样变，有抓痕，皲裂，分泌物多色黄而腥臭。

辨证：肛门瘙痒症，脾虚湿热下注型。

治法：健脾，杀虫止痒，清热渗湿。外用熏洗汤熏洗，继用银粉膏外敷。内服萆薢渗湿汤加味。

处方：萆薢 12g　薏苡仁 18g　黄柏 15g　茯苓 15g　丹皮 12g　泽泻 12g　通草 9g　滑石 12g　苍术 12g　吴萸 12g　白鲜皮 15g　鹤虱 15g　苦参 15g　防风 9g　蝉蜕 15g

外用和内服药共治疗 25 天，肛门瘙痒痊愈。

［按语］ 患者因平素嗜好酒食，而致脾胃虚弱，湿热内生。肝经郁热，则肛门瘙痒，痒痛难忍，坐卧不安；湿热下注，则分泌物多，色黄而臭；湿热内蕴，停于中焦，则口苦而腻，舌质淡，苔黄腻，胸闷不适，纳谷不香，脉弦数。故治疗以健脾、清热渗湿、杀虫止痒为大法。方中薏苡仁健脾化湿，黄柏清下焦湿热，丹皮清热凉血，泽泻、通草、茯苓、滑石、萆薢、苦参清热利湿，鹤虱、吴萸、白鲜皮杀虫止痒，防风、蝉蜕祛风止痒。

例二 陈某，男，51 岁。

主诉及病史：患者于 7 年前肛门部出现瘙痒，多在夜间发作，继之日夜不安，灼热痒痛加剧。近 2 年来又出现失眠，五心烦热，头晕目眩，视物昏花，耳鸣，腰膝酸痛。口干不欲饮。

诊查：舌红，少苔，脉细数。肛门周围皮肤粗糙稍硬，色减退，有抓痕，皲裂，血痂等。

辨证：肛门瘙痒症，肝肾阴虚型。

治法：调补肝肾，滋阴降火，祛风止痒。内服知柏地黄汤加味，外用熏洗汤熏洗，继用银粉膏外敷。

处方：生地 15g　泽泻 12g　丹皮 12g　山茱萸 12g　山药 15g　茯神 15g　知母 15g　黄柏 15g　当归 9g　白鲜皮 15g　夜交藤 20g　地肤子 12g　防风 9g　蝉蜕 15g　制首乌 15g

患者服用上方药 5 剂而诸症减轻，10 剂而诸症大减。经 21 天治疗后痒止，症状随之消失而痊愈。

[按语] 患者肝肾阴虚,精血两亏,血虚生风化燥,出现肛门灼热瘙痒。肝肾阴虚而生内热,则见头昏目眩,视物昏花,耳鸣,五心烦热;腰为肾之府,肾虚则腰膝酸痛,舌红少苔,脉细数,均为阴虚之象,治以调补肝肾,滋阴降火去风止痒。方中知母、黄柏滋阴降火,山茱萸、山药、制首乌调补肝肾,当归养血,白鲜皮、防风、蝉衣祛风止痒,茯神、夜交藤安神,泽泻、地肤子利湿清热止痒。

附:熏洗汤方

组成:苦参、川椒、白鲜皮、蛇床子、川楝子、明矾、黄柏、银花藤、石榴皮、地肤子。

附:银粉膏方

水银、响锡、浮石、轻粉、麝香、梅片。

上方药炼制后配凡士林成膏。

九、扩肛按摩治愈肛裂一例

王某,女,42岁。

主诉及病史:10年前因大便后干燥而致肛门疼痛、出血,以后屡屡发作,症状逐渐加重。近来每次大便后疼痛数小时,大便艰难,带血,色鲜红,经中西药内服外搽均无效,而来我院就诊。

诊查:膝胸位5点、6点、10点各有一梭形裂口,并有赘皮突起。

辨证:多发性陈旧性肛裂。

治法:扩肛按摩:取截石位,常规消毒后用1%普鲁卡因20ml作肛周浸润麻醉,再用0.1%新洁尔灭反复消毒肛内,戴手套后用石蜡油涂搽双手及肛门,先插入食指,此时有紧指感,扩肛按摩后,逐渐递增再插入中指(周径13cm左右),深度约4cm,内外进退持续5分钟,术后用淡盐水坐浴,每日3次,外用消炎膏。次日疼痛大减,无其他不适。5天后复查,自觉症状消失,伤口痊愈,追踪3年无复发。

[按语] 彭老认为:肛裂多由血热肠燥,大便干结,用力努挣,损伤肛管,湿邪滞留,而使局部气血运行不畅,造成溃破不敛。用扩肛按摩则可舒筋活络,解除筋脉挛缩,舒通气血运行,使气血畅达,裂创自愈。

十、指压承山穴治疗肛门直肠术后疼痛二例

例一 张某,男,42岁。

主诉及病史:于1985年10月30日,在骶麻下行混合痔剥扎术,术后3小时伤口疼痛难忍,经肌肉注射安痛定2ml及口服去痛片2片,效不佳。

治法:指压承山穴两分钟。疼痛即刻解除。

例二 谢某,男,33岁。

主诉及病史:于1985年11月4日在局麻下行混合痔剥扎术,术后每隔半分钟肛门即收缩疼痛1次,经口服颅通定及肌肉注射度冷丁针均无效,连续14小时收缩疼痛不止,夜不能眠。

治法:经指压承山穴3分钟,收缩疼痛即缓解控制。

[按语] 术后疼痛是肛门直肠疾病患者最痛苦的症状,且疼痛又是导致尿潴留和便秘的原

因之一。指压承山穴，治疗肛肠疾病术后疼痛具有奇特的疗效。彭老认为：术后疼痛主要是由金刃外伤，致使肛门局部血瘀气滞，经脉凝滞不通所致，不通则痛。承山穴属足太阳膀胱之脉，位于腓肠肌两肌腹凹陷的顶端，委中穴下8寸。足太阳膀胱之脉其经别“别入于肛”，《灵枢·经脉》曰：“膀胱足太阳之脉……其支者，从腰中下挟脊、贯臀、入腘中。”用指压承山穴，能疏通足太阳膀胱经络之气，使其血脉通利，达到“通则不痛”，正如《针灸集铝》所言：“承山功同委中，而偏于治疗小脚转筋及肛门疼痛。”

十一、治疣汤加味治愈肛门尖锐湿疣一例

杨某，男，37岁。

主诉及病史：肛门周围潮湿及异物感4年。自诉肛门周围有异物突起，分泌物粘稠而臭，肛门瘙痒，轻微刺痛。嗜好烟酒。曾服中药一度好转。既往有精神忧郁史。

诊查：舌质淡红，苔黄厚腻，脉细缓。膝胸位：肛门周围满布灰白色米粒状物，其中3～6点有拇指大小菜花状突起物，分泌物多呈黄红色，恶臭。病理检查：良性乳头状瘤。

辨证：肝虚血燥，下焦湿热，肛门尖锐湿疣。

治法：滋养肝肾，活血化瘀，佐以利湿。以治疣汤加味。

处方：首乌15g　熟地15g　杜仲12g　赤白芍各12g　桃仁9g　赤小豆15g　白术12g　牛膝9g　穿山甲9g　黄柏15g

每日1剂。外用燥湿解毒、散结收敛的中药，方如下。

处方：苦参20g　马齿苋20g　五倍子15g　乳没各15g　乌梅20g　明矾15g

煎汤，每日熏洗坐浴2次。

用上述药物，3天后刺痛及肛门瘙痒明显减轻，分泌物减少。继用鸦胆子为末配凡士林外敷，7天后肛门周围米粒状物脱落，菜花状物缩小。为缩短疗程，将之切除，1周后痊愈，追踪3年无复发。

［按语］ 肛门尖锐湿疣是发生于肛门周围表浅皮肤的小赘生物，《薛己医案》记载：“疣属肝胆少阳经，风热血燥或怒动肝火或客淫气所致。”彭老认为：此病的发生是忧郁过多伤肝，阴虚血燥，筋气不荣，湿郁积于肛门周围肌肤而致。治以滋养肝血，活血化瘀，佐以燥湿；方用治疣汤加味，配合外治法及手术切除，可取得较好疗效。

（以上由彭红卫整理）

［编者评注］ 彭老是肛肠病专家。对于肛肠疾病多数医家以外治法为主，而彭老则重视内治，从调解五脏六腑的关系来治疗肛肠疾病，突出了中医特色。本例肛门尖锐湿疣辨证为肝虚血燥，下焦湿热，治以滋养肝肾，活血利湿，并配合外治而治愈。他启发我们临证无论内妇儿外科疾病，都要从全身脏腑气血着眼，坚持整体观念。

山西名医医案

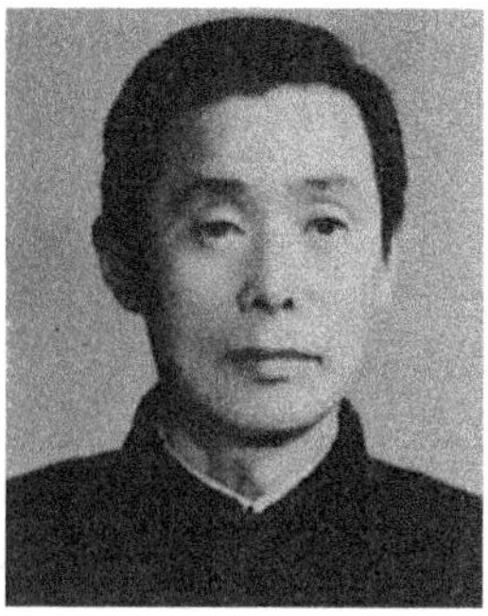

原明忠医案

【生平传略】

原明忠,1926 年生。山西晋城人。中医主任医师。历任山西省人民医院中医科主任,全国中医内科学会委员。1946 年起先后入时街中医学校、山西省中医进修学校、呼和浩特业余医科大学学习。

业医近 40 年,临床以内、妇科常见病和多发病的治疗为特长,并治愈不少疑难重症。

主要论著有《冠心病证治》,还与他人合作编著《中医内科学讲义》、《中医妇科学讲义》、《心脏血管病诊治的进展》。此外,还发表《60 例冠心病辨证论治疗效观察》、《胸痹 60 例临床证治分析》、《光莹舌的虚实寒热辨》等多篇论文,在以中医药救治危重病人及用中医理论阐述冠心病的发生、发展及其证治规律等方面进行了有益的探索和尝试。

一、重用黄芪治愈痱病一例

赵某,男,21 岁。

初诊:1982 年 9 月 23 日。

主诉及病史:1982 年 7 月初持续高烧 9 天不退,体温达 39℃,于第 6 天出现四肢痿软无力,不能走动,不能持碗筷进餐。西医诊断为格林巴利综合征。退烧后,即转内蒙医院诊治,诊断同上,对症治疗 2 个月,虽有好转但进展很慢。故转中医科治疗。

诊查:现四肢肌肉对称性萎缩松弛,不能站立,需人搀扶方可缓行,并伴恶心、食少。面色黄白,形体消瘦,舌质正常,苔白薄。语言清利,声音较低,气息不足。脉沉缓较无力。

辨证:痱病。证属营卫气虚,脾胃不和,筋肉痿软。

治法:益营卫、和脾胃、强筋骨。方选黄芪五物汤合小柴胡汤加味,并加用启痱散。

汤方：黄芪 50g　白芍 10g　桂枝 10g　当归 10g　党参 10g　柴胡 10g　黄芩 8g　半夏 9g　甘草 9g　竹茹 10g　木瓜 9g　牛膝 10g　薏苡仁 15g　生干姜 3g　大枣 2 枚

散方：祁蛇 100g　蜈蚣 20 条　全蝎 20 个

共研细面，每服 2g，每日 3 次，于饭后白开水送服。

服上方药 6 剂后，恶心消失，食谷香，胃纳增，余无变化。

服药至 30 剂，感觉四肢较前有力，可自行步履，能蹲坐起立，四肢肌肉萎缩明显好转。唯站立不能持久，约 5 分钟后即向后倾退，但能控制不仆。脉象沉缓转有力。此时营卫之气已复，脾胃调和，筋骨痿软，肝肾仍虚，故更法变方。益营卫、补肝肾、强筋骨。以黄芪五物汤合加味金刚丸加味。

处方：黄芪 50g　白芍 10g　桂枝 10g　当归 10g　甘草 9g　木瓜 9g　川牛膝 10g　薏苡仁 15g　川萆薢 15g　炒杜仲 9g　肉苁蓉 15g　菟丝子 10g　党参 10g　干姜 3g　大枣 2 枚

水煎服。每日 1 剂。又进药 40 剂。一切活动正常而告痊愈。

[按语]《灵枢·热病》指出："痱之为病也，身无痛者，四肢不收。"所谓四肢不收，即将患者四肢放于任何位置，均不能自行收持移动，与"不用"义同。"身无痛者"，是鉴别于因四肢疼痛而不能收持之痹证。虽未明言肌肉萎缩，但大纲已备，故本例患者可诊断为痱病。

治疗主要抓住营卫之气俱衰，不得温煦营养筋肉而致筋肉痿软无力之病机。故重用黄芪为君以益卫气，桂枝、白芍、当归为臣以养营气，党参、木瓜、牛膝、杜仲、萆薢以强健筋骨，祁蛇、蜈蚣、全蝎宣气血、启瘫软，配伍相得，故收全功。

痱病与痿证不同，痿证以双下肢痿软无力为特点；痱病则以四肢痿软无力为主症。又与痹证出现四肢疼痛不能活动者迥异。本病亦不应列入中风证范畴，《医宗金鉴》将此病列在中风门内，似应分开论治为宜。

本病当及早治疗，治之得法，基本上均可治愈。少数则留残疾于终身。严重者，可因呼吸麻痹而致死亡，正如《灵枢·热病》所说："甚则不能言，不可治也。"

二、逍遥散加味治愈黑变病一例

苏某，女，36 岁。

初诊：1979 年 10 月 13 日。

主诉及病史：2 年前颜面变黑，逐渐加重，颜面、口唇、齿龈现均呈黑色，肢体疲倦，食欲不振，两肋及两侧太阳穴时痛，某医院内科诊断为阿狄森病，治疗无效而转中医就诊。

诊查：近查尿 17-羟 3.5mg/24h。面部颜色发黑而干燥，口唇、齿龈均呈现黑色，尤以额部及眼周围为甚。耳廓亦现黑色。形体消瘦，神情疲惫。舌苔白薄。舌有诸多黑斑。语言清利，气息不足。腹部柔软，无压痛，肝脾未扪及。脉沉缓无力。

辨证：黑变病。证属肝郁脾虚，水反侮土。

治法：疏肝健脾、实土制水、消退色素。以逍遥散合保元汤加味。

处方：当归 10g　白芍 10g　茯苓 10g　白术 9g　甘草 9g　柴胡 9g　黄芪 10g　党参 10g　白芷 10g　川芎 12g　白僵蚕 9g　白鲜皮 10g

水煎服。每日 1 剂。

上方药进 3 剂，头痛止，出现手足心烧。原方加胡黄连 9g。又进药 3 剂，两胁痛及手足心烧消失，但出现胃中嘈杂，午后疲倦甚，头痛，脉沉细。10 月 20 日以原方去僵蚕、胡黄连、白芎，加苍术 10g、升麻 6g(补中益气汤意)。连服药 15 剂。

11 月 3 日复诊时，肢体疲倦明显好转，头疼消失，颜面、口唇、齿龈色黑均明显变浅，舌上黑斑消退，脉象由沉细转缓而有力，但又觉项部发紧，查尿 17-羟 4.9mg/24 小时。效不更方，上方加葛根 15g。进 3 剂后，项部发紧感消失，却又腹胀，原方加大腹皮 9g。又进 9 剂，腹胀消失，颜面、口唇、齿龈黑色基本消退，继进原方药 16 剂。1979 年 12 月 11 日复诊时，精神疲倦消失，食欲胃纳转佳，形体丰腴，脉沉缓转有力，颜面、口唇、齿龈色黑完全消退，面色转红润。至此痊愈，原方药再进 6 剂，以巩固疗效。

随访 5 年，未复发。

[按语] 本例是黑变病，西医诊为阿狄森病，是由肾上腺皮质功能低下所致皮肤色素沉着而致。从中医辨证看，先是肝郁脾虚为主，后以脾胃气虚为主。以逍遥散、补中益气汤等方药加味治之而收功。肝郁脾虚之辨证要点有三：①两胁时痛；②精神疲倦，食欲不振，形体消瘦，气息不足；③脉沉缓无力。水反侮土，面色变黑，是运用五行学说的理论进行分析辨证的。从治疗效果看，确实收到了补土制水，以退色素之功效。

逍遥散、补中益气汤两方均加入白芷、川芎、白鲜皮 3 味，意在散风活血除湿，以助实土制水之功，从而促进颜面黑色素沉着之消退。

三、温补清补并用治愈肾劳一例

李某，女，16 岁。

初诊：1974 年 3 月 18 日。

主诉及病史：慢性肾炎急性发作，肌注青霉素治疗 20 多天，并服中药(方药不详)治疗 6 个多月，因尿检一直不正常而就诊于余。

诊查：无自觉症状，食欲胃纳均可。尿化验 3 次蛋白(+)，颗粒管型(0～1)，红细胞(5～6)，白细胞(2～3)。血压 120/80mmHg。面色皖白，舌质淡，苔白薄润，颜面下肢无浮肿，扁桃体肿大Ⅲ度。脉沉细尺弱。

辨证：肾劳，证属脾肾两虚。

治法：益气健脾补肾。方选春泽汤、滋肾通关丸加味。

处方：党参 12g　白术 15g　茯苓 15g　泽泻 9g　知母 9g　黄柏 9g　肉桂 3g　白茅根 30g　黄芪 15g　连翘 15g　麻黄 9g　菟丝子 12g　川续断 12g

水煎服。每日 1 剂。并服六味地黄丸、早晚各 1 丸。

上方药进 24 剂，丸药 48 丸，尿常规：蛋白(+)，颗粒管型(0～1)，红白细胞(0～1)，疗效不显。更以益气健脾温肾法，更方以补中益气汤加味。

处方：黄芪 30g　当归 12g　党参 12g　白术 12g　升麻 6g　柴胡 6g　陈皮 9g　甘草 6g　山药 15g　茯苓 12g　川续断 15g　补骨脂 9g　荆芥穗 9g

上方药连进 7 剂，并早晚服金匮肾气丸各 1 丸(停六味地黄丸)。尿常规化验：蛋白(±)，颗粒管型阴性，红白细胞(0～1)。

原方又进 7 剂。尿常规化验蛋白(+)。原方去芥穗、补骨脂，加金樱子 9g，五味子 9g，肉苁蓉 9g，红花 9g，枸杞子 9g 以补肾固涩。

上方药连进 14 剂，面色由皖白转红润，脉由沉细转沉小较前有力。但尿常规化验无进步。复更方以当归补血汤，滋肾通关丸加味。

处方:党参 12g　黄芪 30g　知母 9g　黄柏 6g　肉桂 3g　荆芥穗 12g　当归 12g　红花 12g　金樱子 12g　熟地 15g

仍服金匮肾气丸,每日早晚各 1 丸。

治疗 1 个月,服汤药 28 剂,丸药 60 丸。尿常规化验 3 次,蛋白(+～±～极微量),颗粒管型(—),红白细胞(0～1)。至此,停服汤剂,单用丸药治疗,早晚各服金匮肾气丸 1 丸,中午服六味地黄丸 1 丸。

继服丸药 50 天,尿常规化验 5 次,蛋白均为(—)。共治疗 6 个月而痊愈。为巩固疗效,上述两种丸药又服 3 个月。尿常规化验 6 次,蛋白均为(—)。

随访 10 年未复发。

[按语] 慢性肾炎的临床疗效判定,主要观察尿蛋白转阴与否。因而在治疗中需要辨证与辨病相结合。本例无自觉症,主要从气色、脉象辨证为脾气虚,肾气虚。蛋白尿的形成,亦由肾虚而致。因肾主藏精,肾虚则封藏失司,而肾中所藏之精微物质渗于尿液之中,故尿中出现蛋白质,因而宜用补肾方法治之。肾虚又有阴虚阳虚之分,而本例因无自觉症,无法辨别。先用清补,意在清除肾脏湿热之邪,以避"补虚留邪"之患;后以温补与清补并用,意在阴阳并补,勿使其偏。方中兼用收敛涩精之品,意在收涩肾精(指营养脏腑之精微物质,非生殖之精),勿使渗漏,终于使蛋白尿消失。

进一步巩固疗效,是肾炎愈后的重要一环。一般需服半年左右的补肾丸剂。本例蛋白尿转阴后,又继续服金匮肾气丸、六味地黄丸达 4 个多月方停药,故而远期疗效亦较好。

四、生脉散合增液汤加味治愈呕血虚脱一例

张某,男,60 岁。

初诊:1974 年 11 月 1 日。

主诉及病史:有肝硬化、食管静脉曲张、门脉高压症及脾脏肿大病史,曾于 1971 年行脾脏切除术,术后病情基本稳定。2 天前因被某人击打胸部而引起食管静脉破裂,约 2 小时许即见呕血,随之暴涌而出,约 2000ml(含胃液),立即送某医院抢救。当时已测不到血压,立即给予止血定、安络血、维生素 K、仙鹤草素等止血剂,补液并输血 500ml 后,血压回升至 70/30mmHg,继续加压输血,2 天内输血 2000ml,并补充液体,但未能止血,每日解柏油样便 3～4 次,出血不止,持续休克,并恶心,但未吐。午后发热,体温 37.5℃,精神极度疲乏。西医诊断为:食管静脉破裂大出血并发休克。

诊查:诊见面色㿠白,舌质淡、苔白薄而干燥,口唇、甲床、齿龈色俱淡白,精神委靡、表情淡漠、神志清楚。语言低微,气息不足,脉虚无力,肌肤发热。

辨证:胃络破损大出血。证属血热妄行,气虚血脱。

治法:益气固脱,凉血止血。以生脉散增液汤加味。

处方:红人参 6g　麦冬 10g　五味子 12g　生地 18g　元参 9g　黄芩 12g　紫珠草 9g　竹茹 9g　白及 9g(打碎)　阿胶 9g(烊化)　旱三七粉 5g(煎服)

服上方药 1 剂半,便血减少(由每日 3～4 次减为每日 1 次),2 剂而便血止,尽剂后第 2 天查便潜血阴性。原方药又进 3 剂,再未出血,身热已退,脉象由虚转缓和较有力,苔白薄转润,诸症消失而愈。

随访 2 年又 3 个月,未再出血。

［按语］胃之脉络破损大出血并现虚脱之证，是危重病证，本例经抢救治疗，收效较快。可谓中西医合治之功。据目前国内有关资料报道，单用西医疗法治疗此病，有效率50%左右。用中西医结合方法治疗，有效率可达70%以上。单用中医方法治疗疗效未见统计。故遇此危重病证，宜中西医合治，取长补短，各尽所能。

本例患者抢救成功，亦属中西药并用之功。若无大量输注新鲜血液及大量补充液体，必将出现气随血脱（即失血性休克）而亡。若无中医药抢救治疗，虽大量输血补液已历时两天，但仍未能有效止血，病人处于持续休克状态，亦难抢救成功。

本例应用补法，药用红人参、麦冬、五味子益气生津，补气摄血；生地、元参、黄芩凉血止血；阿胶、旱三七、白及、紫珠草收敛止血生肌，收缩血管，保护伤面，能修复破损之脉络；竹茹清胃降逆止呕。诸药配伍较为合理，故收效甚捷。随访2年多，未见有“留瘀”之患。故失血见虚，补之无误，止血第一，余症后医。若犹豫不决，必贻误病机。

五、健脾益气升陷法治愈中气下陷重症一例

程某，男，62岁。

初诊：1977年8月29日。

主诉及病史：腹胀食后为甚已七八年。于1973年做胃肠钡餐造影示：胃下垂于两髂嵴连线以下6cm。时有胃痛，受凉加重，饮食减少（每日半斤左右），体渐消瘦，常觉头昏，精神疲惫。入院时又做胃肠钡餐造影示：胃小弯侧下垂于两髂嵴连线以下7.8cm。近1年多来又有左胸背相引而痛，时作时止，每次痛20分钟左右，多于生气及气候异常变化时出现。若服冠心苏合丸可于10分钟内缓解。西医诊断：①胃下垂；②冠心病心绞痛。

诊查：舌质淡红，苔白稍厚少津。脉象弦而小，脐左有压痛。

辨证：①脾胃病，中气下陷证。②胸痹，胸阳不振，心脉瘀滞证。

治法：健脾益气升陷，以补中益气汤加清上生津之品。胸痹服冠心苏合丸治之。

处方：党参9g　白术6g　升麻6g　柴胡6g　当归6g　陈皮9g　黄芪9g　甘草6g　白芍9g　菊花6g　川芎9g　麦冬9g

服上方药18剂，病情无变化。1977年10月4日，因进食过饱后致腹胀加重，不欲饮食。舌苔黄厚少津，口干且不欲多饮，脉弦有力。此为饮食失节损伤脾胃之候。轻者损谷则愈，重者消导自安。而该患者脾气素虚，中气下陷，兼食滞于中州，宜先治其标。治以健胃消食，理气消胀。方选平胃散、木乌散加味。

处方：苍术12g　枳实9g　陈皮9g　甘草6g　木香9g　乌药9g　神曲15g　大麦芽15g　大腹皮9g　石斛12g　菊花9g

上方药进6剂，腹胀减轻，食欲好转，舌苔变薄，但大便溏泄，一日3次。原方加肉蔻以固肠止泻。又进6剂，大便仍溏，每日1～2次，且食后仍有腹胀，并出现胃脘痛，口干。苔隐黄转薄而少津，脉弦。据食欲好转为胃气稍复，食后腹胀为脾气仍虚，食后胃脘痛多为实证，但本例则以脾胃虚为主，故不宜再进消导理气之剂。宜遵《素问·至真要大论》塞因塞用之法治之。复用健脾益气升陷法。仍以补中益气汤加味治之。

处方：党参6g　白术9g　黄芪12g　当归6g　柴胡9g　升麻9g　白芍15g　陈皮9g　甘草9g　芦根15g

进药24剂，至1977年12月12日，食后腹胀及胃脘痛均减轻，食欲胃纳好转，大便调，但

仍口干，苔白少津，脉弦。效不更方，继以该方去芦根（因生津之功不显故去之），加赤芍 15g（与白芍为伍，以增强平肝活血解痉止痛之效）。又进药 11 剂，至 1978 年 1 月 3 日，食后腹胀继续减轻，口干好转，唯食后胃痛无明显减轻。以该方改白芍 30g、甘草 18g（取芍药甘草汤意）。又进药 4 剂，胃痛减轻，继用药 10 剂，胃痛消失，但食后腹胀未再好转。继服上方药，每日 1 剂。

另配制枳壳粉 2250g，嘱每次服 3g，每日 3 次，均于饭前 30 分钟左右服之，白开水送下。

上两方药合用 28 天，食欲胃纳均明显好转，食后腹胀亦逐渐减轻，体重增加。于 1978 年 2 月 20 日停服汤剂，继续服枳壳粉 50 天，至 4 月 10 日，食后腹胀消失，精神转佳，形体较丰满，面色转红润，口干消失，舌苔转薄白而润，脉沉缓兼弦。体重增加 6kg。于 1978 年 4 月 21 日，复查胃肠钡餐造影：胃小弯侧于两髂嵴连线水平以下 3cm，较治疗前上升 4.8cm。又以补中益气汤加白芍配制丸药，与枳壳粉共用，继续巩固疗效。

处方：党参 80g　白术 80g　黄芪 100g　当归 80g　柴胡 80g　升麻 80g　陈皮 80g　白芍 130g　甘草 80g

共为细面，炼蜜为丸，每丸重 9g，早晚各服 1 丸，空心服，白开水送下。

半年后（1978 年 11 月 11 日），再做胃肠钡餐造影：胃小弯侧于两髂嵴连线水平以下 1cm，基本恢复正常。

［按语］ 胃下垂的主要病机是脾胃气虚，中气下陷。故谨守“陷者举之”之治则而收效，此其一也。

其二，食后胃痛多属实证，而本例则属虚候。故方中加大芍草用量（白芍用到 30g，甘草用至 18g）而使痛解，即《素问·脏气法时论》“脾欲缓，急食甘以缓之”之意。

其三，应用枳壳粉，是在服补中益气汤 3 个月，食后腹胀明显减轻，而继服药疗效停顿时使用。枳壳与枳实功用相似，药力较枳实为缓。《神农本草经》载：“枳实味苦…利五脏，益气”，故以枳壳粉使之空心服而助胃气。胃气得复，则能和降；浊气下行，则食后腹胀自除。与补中益气汤同用，相得益彰，增强疗效。不必泥于“宽中下气”一说而闭塞思路，使良药不得良用也。

六、大柴胡汤合茵陈汤加减治愈黄疸一例

那某，男，52 岁。

初诊：1965 年 2 月 8 日。

主诉及病史：两旬前吃油腻食物后，突然胸中疼痛阵作（尚可忍受），饮水或进食后加重。近日疼痛加剧，全身发黄瘙痒，白睛发黄，口干苦。大便正常，尿色赤，西医诊断为急性胆囊炎、胆石症、阻塞性黄疸。

诊查：舌质淡红少津，苔全部剥脱呈镜面舌（光莹舌）。右上腹近右胁处按之痛甚、拒按，脉象沉细。肝功能化验：黄疸指数 30 单位，谷丙转氨酶 390 单位，麝香草酚浊度试验 6 单位。

辨证：黄疸（阳黄）。证属肝胆湿热郁阻，胆热腑实证。

治法：清湿热、利胆通腑。以大柴胡汤合茵陈蒿汤加减。

处方：柴胡 12g　黄芩 10g　半夏 12g　白芍 20g　大黄 15g　茵陈 30g　栀子 10g　元胡 12g　香附 10g　良姜 4g　甘草 12g　郁金 10g　元明粉 12g（冲服）

进上方药 2 剂后水泻 4 次，胸痛大减。又连服药 2 剂，胸痛消失。原方将元明粉减为 6g，又连服药 12 剂，黄疸消退，舌上渐生薄白苔而润。于 2 月 26 日出院后门诊治疗，原方去大黄继服药 35 剂，复查肝功能正常。胆囊造影报告：未见结石影像，胆囊浓缩功能正常。

[按语] 本例在辨证中抓住 3 个要点：

(1)其痛在胸，病本在胆。辨证要点是：根据右上腹近右胁处是胆之区域，按之痛剧而拒按，故断定病本在胆腑，再加黄疸之出现，更无疑义。若以《素问·刺禁论》谓："肝生于左"，《难经》所说："肝之积名曰肥气，在左胁下"，而误认为肝在左胁，胆附于肝之短叶间，而胆亦在左胁下，据此判断病位，必然贻误病情。

(2)脉舌表现为虚象，而症状表现为实证。因患者病程短，体质好，且无气血不足及胃气阴虚之证可寻，故判定脉舌之虚是为假象，当舍之。若以脉舌之虚为据，不敢施以攻下，必贻误病机。故必须对脉舌症状详加分析，摒除假象，抓住本质，始能切中病情。特别是光莹舌(镜面舌)出现于实证之中，更属罕见，应当慎审，仔细辨别。

(3)本例用大柴胡汤合茵陈汤加减主之，其中柴胡、黄芩、茵陈、栀子、郁金皆入肝胆，具有利胆腑、清湿热、退黄疸等功用，得理气活血之香附、元胡则能增强利胆作用而止痛。白芍、甘草则有平肝解痉止痛作用；元明粉、大黄通泻胃肠之积热而利胆，止痛尤速，即"通则不痛"；半夏燥湿，与茵陈同用则增强清胆利湿退黄疸功用；良姜性温为反佐。全方旨在利胆通腑以清肝胆之湿热，药证相符，故见效较快。

七、温经散寒、活血通络法治愈后头痛一例

王某，女，45 岁。

初诊：1980 年 3 月 22 日

主诉及病史：7 年前曾有 1 次卒然昏倒，苏醒后出现头痛，经治疗疼痛消失，其后每一两个月疼痛一次，与生气、劳累等有关，发作时服止痛片即止。神经科检查诊断："血管性头痛"。近半个多月来，头痛每日发作，多于午夜加重，服止痛片无效。有时恶心，睡眠差。

诊查：面色晦暗，舌尖红，苔微黄而润。脉象沉缓。

辨证：后头(枕部)痛。证属脑络瘀滞。

治法：活血化瘀，疏通脑络。方选血府逐瘀汤加减。

处方：柴胡 9g　赤芍 9g　甘草 8g　香附 9g　当归 10g　川芎 15g　生地 10g　红花 9g　白芷 10g　藁本 15g　半夏 6g　怀牛膝 10g

进上方药 3 剂，夜间头痛 3 次，未服止痛药。原方加地龙 10g、蜈蚣 1 条，又进药 3 剂。服药后 2 日未头痛，再以原方进药 6 剂。1980 年 4 月 1 日，头痛又连续发作数次，复以原方加菊花 15g，进药 3 剂，头痛如故，但恶心及口干已除，舌尖仍红，脉沉缓较有力。因已进药 15 剂，疗效不著，考虑除脉络瘀滞外尚有寒邪，因寒盛易致脑络瘀滞，故于夜间痛作。《灵枢·经脉》云："肝足厥阴之脉与督脉会于巅。"督脉则循行经过枕部，故推断为寒邪客于足厥阴之经脉，并损伤督脉。辨证为寒滞肝脉，脑络瘀滞。法宜温经散寒，活血通络。方选吴茱萸汤合芎归汤加味。

处方：当归 10g　川芎 15g　吴茱萸 5g　党参 6g　红花 10g　赤芍 10g　葛根 15g　生姜 3 片　大枣 2 枚

进药 3 剂，头痛两天未作，效不更方，原方药再进 6 剂。头痛 10 天未作，第 11 天下午又有

轻微头痛，约1小时自行缓解。脉沉缓较有力，舌尖仍红。上方吴茱萸改为8g，又进药3剂，停药观察，半个月头痛未作，睡眠转佳。舌尖仍红，至此告愈。

随访3个月未发作。

［**按语**］本例辨证为脑络瘀滞，用活血化瘀之血府逐瘀汤加减，进药15剂，头痛没有减轻，疗效不佳。经仔细分析后，辨证为寒滞肝脉，脑络瘀滞，方用吴茱萸汤合芎归汤加味，进药2剂即见效，进药9剂头痛消失。停药观察半个月未再发作，至此告愈，随访3个月未复发。可见辨证要准确，选方要得当，用量要足，是取得疗效之关键。

在治疗过程中，要仔细观察主症演变情况，若疗效不著，仍须细审病机，以求治病求本，本例就是如此，初诊时患者舌尖红，又有口干，苔微黄，考虑有热，故未敢投以辛温，在治疗过程中认识到舌尖红是假象，因口干已除，苔转白薄而舌尖仍红。再以午后夜间头痛发作次数多，始考虑为寒滞肝脉，更以温经散寒之方药后，其效应见。

八、荆防四物汤加味治愈额眶痛一例

岳某，女，45岁。

初诊：1979年12月12日。

主诉及病史：前额及眼眶痛1个月，以中午最甚，其痛如裂，难以忍受。在某医院神经科检查诊断为"血管神经性头痛。"每日需服麦角胺、安乃近3次，可暂时缓解。已服药20多天，不能停药。并有疲倦、食少、心慌、气短疲乏。无外伤史。

诊查：面色黄白，形体偏瘦，舌边有齿痕、苔白薄。气息不足、声音低弱。脉沉细。

辨证：额眶痛。证属心脾气虚，厥阴、阳明脉络不通。

治法：补益心脾，活血清头。方选补中益气汤加减。

处方：党参9g　黄芪9g　升麻6g　柴胡6g　陈皮6g　甘草6g　白芷20g　川芎15g　藁本15g　半夏6g　柏子仁12g　焦三仙各12g　防风10g

上方药进8剂，疲倦、食纳均明显好转，但额眶痛如故。改以补肝养血清头法，方选荆防四物汤加味。并嘱停服麦角胺、安乃近。

处方：当归15g　白芍15g　熟地15g　藁本15g　炒芥穗10g　防风15g　白芷15g　川芎15g　柏子仁10g　远志10g　羌活9g　炮姜5g　朱砂2g(冲服)

进药3剂，额眶痛无变化。上方加吴茱萸6g，意在温散厥阴经脉之寒邪以解除额眶之痛。服药6剂疼痛十去六七，再服药3剂，疼痛及其余症状均消失，精神及食欲转佳，病告痊愈。又予药6剂以巩固之。

［**按语**］额眶痛之病位本属厥阴、阳明二经，但诸症却以心脾为主，其中必有缘故。吾在治疗之初就存疑点，直到疾病痊愈方知其中原委。本病病机实属气血两虚而寒邪客于厥阴、阳明之脉，并以气虚为主，但由于血通于心，故气血两虚以气虚为主之证与心脾气虚之证，二者实属难辨。因此，初以心脾气虚施治而收到改善心脾虚症状之效，但药未中疼痛之本，所以额眶痛如故。从其疼痛性质而论，其痛剧烈，难以忍受非邪实而不致。就其疼痛时间而言，中午乃一日阳盛之时，一般说来，热邪客于人体当于此时加剧。但细思之，本患者为气血两虚之素体，本乃正气不足，无力以抗寒邪。邪正无争，人体自安。当中午阳盛之时，寒邪为阳气所遏，正气方能与邪气相争，此时正气虽能与寒邪相争，实乃寒邪因阳气所遏而致，并非正气有达邪外出之能，故邪气欲达而未达，邪正相争，脉络受阻，因而疼痛作于此时而剧也。

又因厥阴之脉内属于肝，肝以血为本，气血虚则肝脉失养；阳明乃多气多血之经，气血虚其累最甚，故气血虚时，此二经易为邪所客也。此即所谓“至虚之处，乃为留邪之所”也。

九、茵陈五苓散治愈寒疝一例

吉某，男，42岁。

初诊：1978年11月13日。

主诉及病史：1个月前夜间乘坐卡车，感觉阴囊部受凉，2天后两侧睾丸抽缩疼痛有发凉感，于午后夜间加重，热敷后减轻。在某医院外科诊治，检查两侧睾丸均肿大，以左为著。诊断为慢性睾丸炎。用青链霉素治疗半月多，无效，又服中药(不详)仍无效。

诊查：两侧睾丸抽掣疼痛，午夜重，影响睡眠，睾丸及阴茎均发凉，喜热敷，两下肢浮肿发凉。面色黄白，形体偏瘦。舌尖稍红，苔薄白中心隐黄而润，脉象弦。

辨证：寒疝，证属肝肾寒湿，水湿停滞。

治法：温肝肾，利水湿。方选茵陈五苓散加味。

处方：广木香9g　川楝子15g　小茴香6g　茯苓20g　泽泻10g　肉桂6g　猪苓10g　皂刺10g　海藻20g　吴茱萸5g　木瓜6g

上方药进8剂，睾丸发凉消失，抽掣痛减轻，脉象仍弦。原方药又进8剂，左睾抽痛消失，右睾抽痛减轻，下肢浮肿消失。查左睾肿已消退，右睾肿好转，但出现尿道痛。以原方加大黄6g，意在清尿道湿热，化瘀消肿，又进药4剂，尿痛消失，查右睾肿消退，附睾仍肿大，活动量大时则疼痛。继服上方药4剂，并以盐炒热敷患处，每晚敷2小时，连续用7天。后又用原方加橘核仁20g，进药8剂，查右侧附睾肿已消退，诸症消失而愈。随访1年余，未见复发。

[按语] 本案是双侧睾丸肿痛，诊为寒疝证。要点有三：一为睾丸发凉；二有抽缩感；三下肢发凉。虽有舌尖红、苔中心微黄，但因滑润，故断定舌尖红苔中心微黄不表示有热。

方中小茴香、川楝子、木香、吴萸、肉桂等理气散寒，以改善阴睾气血之循行，配伍二苓，泽泻利水湿，则促进阴睾之消肿，皂刺通络，海藻软坚，木瓜舒筋为佐使，可共奏温经散寒、消肿止痛之效。盐炒热外敷用，则能促进阴睾血液循环而消肿止痛。

十、开骨散加减治愈难产一例

关某，女，29岁。

主诉及病史：怀孕足月，因胞浆破水于1982年3月4日入某医院产科病房。5日阴道出血，至6日下午血自止，自觉无胎动。8日产科医生会诊检查发现骨盆较小，胎儿心音遥远，拟行剖腹产。因产妇对麻药及抗生素过敏而不能手术。产科作催产素试验亦过敏。故请中医会诊。

诊查：面色黄白，神形紧张，额汗阵出，舌质偏红，苔白薄。脉象沉而略滑数。

辨证：难产重症。

治法：开骨催生，方选开骨散加减。

处方：当归30g　川芎24g　炙龟板30g　益母草30g

水煎2遍，分2次空心服。并嘱其家属悉心守护，详记服药后反应并及时报告，以便调整方药。

3月8日下午2时许开始服药，4时出现腹痛欲大便，入厕2次，晚8时许服二煎药后又腹痛1次，较下午为轻。9日上午服药约2小时后腹痛较重，欲大便，入厕3次，晚上服药后腹痛但较轻。10日服药后反应同前。每次约在服药后2小时出现腹痛（子宫收缩），但间隔时间长，产科查宫口仍未开。故于10日下午决定一日服药两剂，即6小时服一煎，每次服后出现腹部阵痛数分钟，约间隔半小时1次，并欲大小便，腹痛愈紧，则又欲便不出。至11日服药后腹痛加重并有下坠感，阵阵紧迫。至12日下午3时，腹痛间隔仍半小时1次，自4时起腹痛变频，每隔一二分钟腹痛1次，至5时开始半分钟腹痛1次，每次疼痛约4～5分钟。此时检查宫口开3指；夜间10时宫口开10指，零点顺产一男婴。

因产妇骨盆较小，生产后耻骨联合出现裂隙约2cm，影响步履，用六味地黄汤加续断、骨碎补、补骨脂、自然铜、木瓜。服药9剂而愈合。

［按语］难产重症，目前几乎均行剖腹产，用中药催产者甚少。本例因对西药过敏，不能手术，乃用中药开骨散加减治之，疗效满意。

开骨散方载《医宗金鉴·妇科心法要诀》。原方：当归、川芎、龟板、妇发灰。本例去妇发灰加益母草。归芎养血行血，小剂量可安胎，大剂量则引起子宫收缩而催生；益母草能加强子宫收缩；龟板养阴气以开骨，故4味同用共奏开骨催生之效。《济阴纲目》论难产之因有“交骨不开者阴气虚也”之说，此或就是开骨散用龟板的原因所在。所谓“交骨不开”之难产，可能有骨盆较小之因在内。

关于难产一症，中医的疗效还是可以肯定的。但对于骨盆过小以致胎儿无法娩出之产妇，亦难取效。

十一、温补肝肾、安胎固元法治愈滑胎一例

孔某，女，30岁。

初诊：1982年8月25日

主诉及病史：妊娠3个多月，于1982年7月3日阴道出血，小腹痛（预示流产）而住院。用黄体酮治疗后诸症消失而出院。5天后，又因阴道少量出血而再次入院。继用黄体酮保胎治疗。1周后再次出血，量较多，约60ml，用前法治疗无效，遂请中医会诊。阴道少量下血不断已一旬，伴有腰酸痛，小腹隐痛及下坠感。去年春季怀孕3个月时曾流产。

诊查：面色黄白，语言清晰，声音低弱，苔白薄，脉沉滑、右较有力、左脉无力。

辨证：习惯性流产。证属肝肾亏损，任脉不固。

治法：温补肝肾，安胎固元。方选安胎验方。

处方：当归10g　川芎10g　白芍20g　炙甘草9g　熟地12g　菟丝子15g　川续断15g　炒杜仲10g　阿胶（烊化）10g　醋炒艾叶10g　鹿角胶（烊化）6g　补骨脂9g

上方药进3剂血止，腰酸痛、小腹坠痛均减轻。进药6剂腰腹疼基本消失。又进药6剂，诸症消失。

嘱其每月服药3剂，以防流产。患者虽未遵医嘱，但仍于1983年1月足月产1男婴。

［按语］滑胎多由肝肾两虚、命门火衰所致。故以补肝肾、益元阳之法而能取效。凡类此症者，余常以此方治之，多得效验。而所治诸例，每遵医嘱而按月服药。但本例患者因顾忌药

物可能会对胎儿产生不良影响而未再服药，然其结果亦令人满意。此患者虽未遵医嘱，但却从另一个角度说明中药安胎作用之持久。

［**编者评注**］本例滑胎先以西药激素治疗，起初效果尚好，但后来用之全无疗效，而中医治之一次收功，未见复发，且婴儿发育良好，足见中医、中药不但能安固胎元，预防流产，且对胎儿无副作用。从本例验方中，亦可看到原氏临证治验之丰富。

上海名医医案

严二陵医案

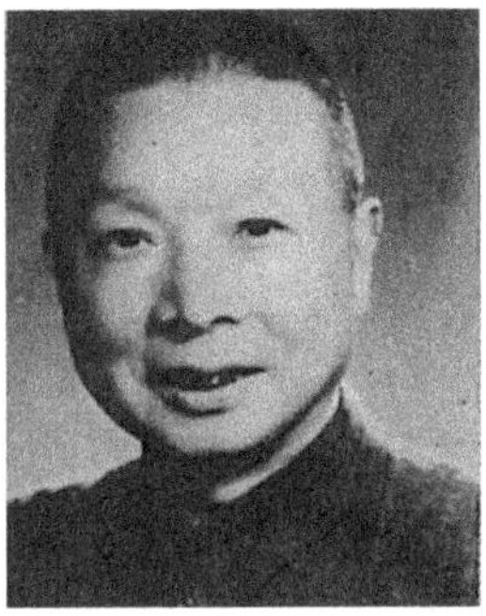

【生平传略】

严二陵(1901—1981)。江苏省吴县人。主任中医师。1916 年从林衡甫先生学习中医。1921 年在上海南市王家码头开业,精于岐黄之术,熟悉各家学说,在学术上自成一派,前来求诊者常门庭若市。1923 年上海温病盛行,严氏用轻可去实之法,救治了很多危难重症病人,从此名声大振,与当时名医石筱山、顾小岩齐名,同为上海南市“三鼎”。严氏出身贫寒,同情贫病,凡贫者求治,常不取分文,或赠钱配药。这种高尚的医德,深受病家颂扬,至今仍在上海人民中传为佳话。1959 年被选为上海市新成区人民代表,1960 年又被选为上海市静安区政协委员。1962 年任上海市中医妇科学会理事。

临床擅长治疗温病,用药主张轻可去实,喜柔济刚,多用甘温、甘凉、甘平之剂,最忌攻伐,重视养阴,屡获功效。

一、救液生津、涤痰开窍法治愈春温一例

姜某,男,16 岁。

主诉及病史:发热半月,汗出不解,渐至神志昏迷。

诊查:舌垢唇焦,烦闷不安,察脉弦数带滑,苔浊腻如糊,质红。

辨证:乃邪毒内陷,痰浊蒙蔽清窍。

治法:病情已属危候,医家均感棘手,姑拟背城一战,俾痰祛浊化、邪毒壅遏局面豁然开朗,透达于外,可能转机,亟以救液生津,涤痰开窍法,此乃拨云见日之含意。

处方:鲜生地 60g(捣水汁冲)　鲜石斛 15g　鲜沙参 15g　苦桔梗 4.5g　白僵蚕 12g　清豆卷 15g　双钩藤 12g　陈胆星 9g　鲜菖蒲 9g　鲜竹沥 60g(冲)　牛黄至宝丹 2 粒(分 2 次研冲)

二诊：次日凌晨即邀复诊，视之神志略清，据述药后涌吐痰涎粘浊甚多，舌垢渐薄，频欲水饮。脉象弦滑且数，又见肌肤烧热、烦躁不安。论证据脉，虽未出险履夷，乃邪毒外达之象，必有疹痦发出，仍须再接再厉，以希逐步好转。

处方：西洋参 9g(另煎冲)　鲜生地 30g　鲜石斛 15g　朱连翘 12g　清豆卷 15g　白僵蚕 12g　制胆星 9g　金银花 12g　鲜菖蒲 9g　鲜茅芦根各 30g　鲜竹沥 30g(冲服)　牛黄至宝丹 1 粒(化服)

三诊：红疹白痦果然齐布，身热渐退，伴有咳嗽，思吃稀粥。邪从外达，肺胃得行清泽之令，可以额手称幸矣。大便连日不通，兼顾行腑运畅。

处方：西洋参 6g(另煎服)　鲜石斛 12g　清豆卷 12g　金银花 12g　朱连翘 12g　香青蒿 9g　川浙贝各 6g　苦杏仁 12g　制胆星 4.5g　大腹皮 9g　鲜茅芦根各 30g　凉膈散 12g(包)

四诊：服第 2 剂药时，大便已通，便行不实，自觉神清气爽。续予调理处方，经过匝月，竟收全功。

[按语] 春温，病多发于春季。适逢春气外升之机，热自内发，颇易伤及津液。治疗时“刻刻顾其津液”是其大法。本案患者为邪毒内陷、痰浊闭窍之危候，属春温重症。以救津生津、涤痰开窍之法，力挽狂澜，一剂而神清，再剂则促疹痦外发，以泄毒热。

二、清营泄热、达邪平肝法治愈风温一例

任某，女，23 岁。

主诉及病史：新产旬日，恶露将尽未净，感受风温，突发壮热，汗出不解。

诊查：脉象弦数。

辨证：乃属产后营虚无力御外，风温之邪由气入营，且动内风。

治法：亟宜清营泄热，达邪平肝，急则治标，希望转机。

处方：大力子 9g　粉前胡 9g　金银花 12g　带心连翘 12g　钩藤 12g　京元参 9g　天花粉 12g　桃杏仁各 9g　粉丹皮 3g　鲜茅芦根各 30g　羚羊角粉 1.5g(2 次吞服)

二诊：壮热得减，神识渐清，夜眠不宁，咳嗽痰多，渴欲喜饮。脉象细弦，苔黄舌绛。风温之邪，外达之兆，若能一帆风顺，可无忧虑矣。

处方：青蒿梗 9g　粉前胡 9g　金银花 9g　净连翘 9g　钩藤 12g(后入)　天花粉 12g　川浙贝各 6g　桃杏仁各 12g　朱茯苓 12g　淡芩 4.5g　鲜茅芦根各 30g　羚羊角粉 0.6g(分 2 次吞)

三诊：温邪留恋，肺胃清化失司，咳嗽痰稠，胸膺隐痛。脉细数，苔薄黄。续予前法。

处方：青蒿根 9g　粉前胡 9g　朱连翘 6g　天花粉 12g　金银花 9g　玉桔梗 4.5g　生甘草 4.5g　薄橘红 4.5g　淡竹叶 9g　鲜茅芦根各 30g　清炙枇杷叶 12g(包)　钩藤 12g(后入)

四诊：热邪将尽，咳嗽已稀，痰多胸痛，脉转缓。当予肃清余蕴，以收功告痊。

处方：粉前胡 9g　象贝母 9g　光杏仁 12g　冬瓜子 9g　款冬花 12g　瓜蒌皮 9g　忍冬藤 9g　朱连翘 9g　生竹茹 6g　化橘红 5g　干芦根 12g　炙枇杷叶 12g

[按语] 风温重候，在春季病发，又值新产，当时处理颇费踌躇。产后宜温。该病家乃新产之质，大用寒凉之剂是否适宜？《内经》云“有故无殒，亦无殒也”，有是故而用是药。据其症状已由气入营，且动内风，当以急则治其标为准则，使用寒凉之剂而挽回病情。

三、清营达邪法治愈暑温一例

张某，男，26 岁。

主诉及病史：发热逾候，汗出不解，渴喜冷饮，神倦嗜睡，面赤唇红，夜间神识时清时迷，且有谵语。

诊查：脉象弦滑而数，舌绛黄燥。

辨证：论证凭脉，暑邪内干心营，扰乱神明，邪势张极。

治法：姑以清营达邪。

处方：带心连翘 9g　银花 9g　元参心 9g　黑山栀 9g　鲜菖蒲 3g　益元散 12g　鲜荷叶 1 角　青蒿梗 9g　广郁金 12g　朱茯苓 9g　天竺黄 9g　天花粉 12g　牛黄清心丸 2 粒(化服)

二诊：药后神识转清，身热未退，汗多口渴，面红目赤。脉象滑数，舌苔黄燥。暑邪虽已由营外达，而暑温热邪，一时难以肃清。再以原法出入。

处方：鲜沙参 12g　玉泉散 12g　鲜石斛 12g　肥知母 9g　净连翘 9g　京元参 9g　天花粉 12g　黛滑石 12g(包)　香青蒿 9g　嫩白薇 9g　金银花 9g　茅芦根各 30g

三诊：高热得减，面红已除。舌苔黄燥转润，津液渐能来复，脉犹弦数。再以养阴泄热。

处方：京元参 9g　粉沙参 12g　肥知母 9g　天花粉 12g　净连翘 9g　金银花 9g　香青蒿 9g　朱茯苓 9g　生苡仁 12g　淡竹叶 12g　益元散 12g　芦根 30g

四诊：身热退尽。脉象转缓，舌苔薄黄。小溲短赤。原方去沙参、元参，加金石斛 9g、生麦芽 15g，1 周后停药观察。

［按语］此案乃暑温邪入心营之候，叶天士云“入营犹可透热转气”，故治疗上初用清营达邪以透热于外，终以养阴泄热而善其后。

四、清暑泄热化湿法治愈暑湿一例

俞某，女，18 岁。

主诉及病史：身热 5 日，汗出不解，头昏且胀，胸脘痞闷，不时泛恶，口渴喜饮，小溲短赤。

诊查：苔白腻。

辨证：乃由暑邪夹湿，气机郁阻失宣。

治法：治拟清暑化湿。

处方：清水豆卷 15g　鲜藿香 9g　鲜佩兰 9g　香白芷 3g　净连翘 9g　金银花 9g　生苡仁 12g　淡竹叶 9g　赤苓 12g　梗通草 5g　炙茵陈 12g　飞滑石 12g　鲜荷叶 1 角

二诊：前方药服后身热略减，胸宇痞闷亦瘥，口渴欲饮。苔转薄黄，脉数。湿化热留，续予清暑泄热治之。

处方：大豆卷 9g　净连翘 9g　金银花 9g　香青蒿 6g　淡竹叶 9g　黑山栀 9g　赤苓 9g　鲜佩兰 9g　白蒺藜 12g　川石斛 9g　鲜芦根 1 尺　六一散(鲜荷叶包)9g

［按语］此例是暑热夹湿，按王孟英云：暑气湿盛必兼感。是属暑湿并重兼感之候。初诊用清暑化湿而以化湿为重；二诊湿去热留，重在清暑泄热。

五、表里双解法治愈伏暑一例

孙某，女，52岁。

主诉及病史：形寒发热，神倦力乏，头昏目花。

诊查：咽红且痛，脉形滑数，舌红苔黄。

辨证：秋邪外侵，引动蕴伏暑湿，太阳阳明同病。温邪暑湿抑于里，既不能外达，又不能从下而解。

治法：拟予疏泄达邪，清热化湿，表里双解法。

处方：清水豆卷15g　黑山栀5g　玉桔梗4.5g　生甘草3g　金银花9g　净连翘9g　炒牛蒡子9g　香青蒿9g　鲜佩兰9g　冬瓜子12g　鸡苏散12g(包)　鲜荷叶1角　芦根1尺

二诊：形寒发热已除，头昏亦减，神倦乏力如故。大便清泄，邪有出路。脉弦，苔薄黄。续予清热解暑，和中化湿，仍宗太阳阳明同治之。

处方：川石斛12g　清豆卷12g　金银花9g　净连翘9g　炒黄芩5g　扁豆衣6g　生竹茹9g　冬瓜皮9g　生谷芽12g　朱茯苓9g　青蒿梗9g　干芦根15g

［按语］此例用辛凉疏解清热，化湿则热退而自安。

六、扶正清解法治愈秋温一例

葛某，男，40岁。

主诉及病史：曾患咯血，时届秋分以后，原有暑湿内伏，复感新邪，导致寒热纷争，继而但热无寒，半月不解，胸闷体痛，烦渴不已。

诊查：胸前有白痦，脉象弦数带滑，舌质光绛起刺。

辨证：素体阴虚，木火过盛，势必刑金，系正虚邪盛，胃阴大伤，夹痰蕴结，虚实相同。

治法：急拟扶正清解，兼化痰热。

处方：粉沙参9g　大麦冬9g　扁金斛9g　陈蒿梗9g　京元参9g　肥知母9g　生蛤壳15g　生竹茹9g　天花粉9g　冬瓜子9g　鲜藿梗9g　鲜芦根1尺

二诊：药后热势减，津液渐复，痦点晶明，邪从外达，胃气初复，稍入稀粥。脉弦数转缓，舌质转润而光。午后热象较高，口干唇燥，头昏耳鸣。再以清滋肺肾，佐入和胃。

处方：北沙参12g　大麦冬9g　生地12g　扁金斛9g　京元参9g　川贝母6g　制首乌12g　怀山药12g　生龟版15g(先煎)　生白芍5g　陈青蒿6g　生熟谷芽各9g

三诊：里虚邪伏已减，元气不能抵御，一时难以肃清，热减津回。舌光如前，脉缓。再予原法出入之。

处方：西洋参5g(另煎服)　大麦冬9g　生地12g　京元参9g　扁金斛9g　生龟版(先煎)12g　怀山药9g　大玉竹9g　青蒿梗9g　茯苓12g　生谷芽15g　茅芦根各30g

［按语］此例秋温晚发，阴虚体质，适值燥气当令，又加伏暑，均阴液伤甚，乃致正虚邪实之候。

七、桑杏汤加减治愈温燥一例

张某，男，31岁。

主诉及病史：入秋以来，燥气凌之，少有寒热。

诊查：咳嗽频频，痰中带血。脉象弦细，舌苔中黄边白。

辨证：肝阳素盛，木火内炽，上刑于肺，阴液内伤。燥气偏生，邪在肌表。

治法：治宜辛凉透泄，宗桑杏汤加味。

处方：霜桑叶 5g　光杏仁 12g　黑豆卷 6g　焦山栀 5g　生竹茹 6g　冬瓜子 12g　南沙参 9g　象贝母 9g　大玉竹 12g　天花粉 9g　旱莲草 12g　生梨 1 只

二诊：寒热已退，咳嗽早晚尤甚。脉弦细，苔薄质红。肝肾阴虚，水不涵木，燥热灼金，血络内伤。当戢肝阳，佐以清燥润金。

处方：白滁菊 6g　甜杏仁 6g　川贝母 9g　大玉竹 9g　天花粉 12g　白石英 24g　粉丹皮 5g　生白芍 5g　女贞子 15g　旱莲草 12g　冬瓜子 12g　清炙枇杷叶 12g(包)

[按语] 本例素体阴虚，复感秋燥之邪，遵“先表后里”原则，一诊治以辛凉透泄，而再诊重在滋阴潜阳，以固其本。

八、杏苏散加减治愈凉燥一例

王某，男，48 岁。

主诉及病史：头巅胀痛，恶寒咳嗽，咯痰稀薄。

诊查：鼻塞咽干，脉象浮弦，舌苔薄白。

辨证：秋燥寒凉之气外束于表，肺先受邪。

治法：《经》云：燥凉所胜，平必苦温。仿杏苏散主之，佐入宣泄化浊之品。

处方：苦杏仁 12g　紫苏叶 5g　粉前胡 12g　玉桔梗 5g　生甘草 5g　薄荷 2g　白茯苓 12g　炒枳壳 6g　仙半夏 5g　化橘红 3g　白蒺藜 12g　款冬花 9g

二诊：药后头痛已减，咳嗽痰薄，咽干唇燥。舌苔薄白腻，脉象弦滑。守原法出入。

处方：粉前胡 12g　紫苏叶 3g　苦杏仁 12g　玉桔梗 5g　白茯苓 12g　炒枳壳 5g　仙半夏 5g　化橘红 3g　款冬花 9g　大玉竹 12g　清炙枇杷叶 12g(包)

[按语] 湿化燥者，宜清润，清润之中，仍兼渗湿，如《局方》甘露饮，二地、二冬、茵陈、泽泻；再加葛根、藿佩、木香等随证施治。

九、清热涤痰法治愈冬温一例

林某，男，36 岁。

主诉及病史：禀赋素弱，又感冬温乘袭而发，始则恶寒身热，旋即热盛无寒，由午至暮热势加重。

诊查：咳嗽气逆，胸痛烦闷，有痰不易外吐，脉弦滑数，舌绛苔黄、中灰且燥。

辨证：证属冬温夹痰胶结肺胃，热依痰为关隘，痰据热为护符，合则热甚，分则势孤。

治法：治以清热涤痰，以解胶结，可望热退而愈。

处方：金银花 9g　净连翘 9g　鲜石斛 12g　京元参 9g　川浙贝各 5g　莱菔子 9g　牛蒡子 9g　白杏仁 12g　粉葛根 5g　黛蛤散 12g(包)　鲜竹沥 60g(分 2 次冲服)　炙枇杷叶 12g(包)

二诊：得汗热减，热不恋痰，痰松能吐，咳嗽亦稀。当此燔灼之后，津液劫伤，口苦咽燥，更衣虽通，小溲短少，苔灰已化，脉转缓滑。宗原意，略增甘寒，继续从治。

处方：炒大力子 9g　玉桔梗 5g　生甘草 3g　川浙贝各 5g　海浮石 9g　天花粉 9g　冬瓜子 12g　白通草 5g　鲜金斛 9g　京元参 9g　干芦根 15g　黛蛤散 12g

［按语］冬日应寒反温，感受非时之邪发为此疾，初起在卫，继而入气，夹痰热互蕴，故于透达之中，佐入清化痰浊，从而胶结得松，痰能吐出。毕竟热灼阴伤，是以口苦而燥，小溲短少，用药去苦寒，易甘寒，以养肺胃之阴，旋告收功。

十、辨证治愈喘证两例

例一　丁某，男，26 岁。

主诉及病史：气喘历经 10 年之久，逢感即发，喘咳胸闷，纳呆口淡，咯痰白沫，且多清稀。

诊查：舌苔白滑，脉弦滑。

辨证：阴寒浊痰壅阻于上中二焦，肺失宣散之常，脾乏运化之机。

治法：宗寒者温之，结者散之之义，温肺运脾，和胃化痰。

处方：炙桂枝 5g　制川朴 3g　淡干姜 2g　光杏仁 12g　姜半夏 9g　化橘红 5g　佛耳草 15g　炙紫菀 9g　远志 5g　全福梗 9g　香砂仁 3g(后入)　煅鹅管石 9g(先煎)

二诊：喘咳改善，咯痰尚未爽，胸膈窒闷。拟原法加减之。

处方：姜半夏 9g　广陈皮 5g　白杏仁 12g　佛耳草 15g　金沸草 9g　广郁金 9g　广地龙 9g　白芥子 5g　苏菔子各 9g　款冬花 9g　沉香曲 5g(包)　煅鹅管石 9g(先煎)

三诊：胸闷咳喘，大有好转，纳谷不馨。脉象濡弦，苔腻渐化。宗气累伤，肺脾之阳不能振展。从本调理，巩固疗效。

处方：党参 9g　炒白术 9g　云茯苓 12g　清炙草 5g　炙黄芪 9g　半夏曲 9g　化橘红 5g　谷麦芽各 15g　广地龙 9g　炙远志 9g　全福梗 9g　银杏肉 7 枚

服上方药后，体力逐渐恢复，即停汤药，改服香砂六君丸，缓图根治。

例二　徐某，女，28 岁。

主诉及病史：喘咳宿恙，劳累逢感，一触即发，咯痰黄厚，粘稠不爽。

诊查：口干烦闷，面红升火，便艰溲赤，脉形弦滑，苔黄少津。

辨证：缘于内燃之火灼金劫液，熬炼为痰，痰气交阻，闭塞气道，肺失肃降之职，喘咳因此频发。证属气实肺盛。

治法：拟于清热泻肺，涤痰降浊。此乃以热者清之，实者泻之为准则。

处方：南沙参 12g　肥玉竹 9g　江剪刀草 15g　杏苡仁各 12g　地骨皮 12g　海浮石 12g　川浙贝各 5g　桑叶皮各 9g　鱼腥草 15g　广地龙 9g　甜葶苈 9g

二诊：喘咳缓解，便行略畅，但仍咯痰不爽。脉形转缓。继以前法出入，尤须戒躁戒恼，安逸静养，配合药饵治疗，则事半功倍，方能早复健康。

处方：珍珠母 30g(先入)　肥玉竹 9g　广地龙 9g　杏苡仁各 12g　冬瓜子皮各 9g　粉沙参 12g　地枯罗 12g　嫩白前 5g　江剪刀草 15g　全福梗 9g　黛蛤散 12g

［按语］前者寒喘，当以温药和之，方用苓桂术甘合三子、二陈等同时并进，恰合前人法度。后者热喘，清热泻肺，服药 2 周，症渐平复，改服清气化痰，缓收其功，本病由于脾胃不能运化精微，流而成痰，痰愈积愈多，痰湿蕴结化热，夹痰刑金，凶焰上凌，肺气被阻而致喘咳，治宜利肺清热，降气化痰，故收效颇捷。

十一、益气润肺、清热排脓法治愈肺痈一例

张某，女，40岁。

主诉及病史：咳吐脓痰，其味臭秽，且带血液，精神委疲，动则气急，入暮升火颧红。

诊查：舌苔薄白，脉濡数。

辨证：良由肺气虚弱，津液亦损，痰热壅蕴化脓，证属肺痈。

治法：治宜益气润肺，清热排脓法。

处方：太子参12g　天将壳12g　桑白皮9g　南北沙参各12g　丹皮9g　败酱草12g　赤苓12g　杏米仁各12g　冬瓜子15g　生甘草5g　藕节9g　白茅根30g　黛蛤散12g(包)

二诊：服药之后，脓痰减少，精神略振，咳嗽减而未除，痰红亦止。苔薄纳少，脉象濡而有力。邪热尚盛，素体肺虚，还守原法加减。原方去太子参、桑白皮、黛蛤散，加党参15g、仙鹤草30g、功劳叶15g。

［按语］本例素体肺气不足，痰热壅阻，气急痰臭带血，为肺痈之见症，以千金苇茎汤加减主之，故奏效较速，继进养肺化痰之剂，以善其后。

十二、养营清热法治愈龈血一例

张某，女，40岁。

主诉及病史：牙龈出血经久不止，状似水注，掌心烘热，面目少华且浮肿，耳鸣头昏，腰酸，溲混浊。

诊查：舌苔淡白，质微红，脉象濡弦。

辨证：良由肝肾虚亏，防血失虚脱。

治法：治宜养营清热，宁神止血。

处方：炙鳖甲12g(先煎)　生牡蛎30g(先煎)　茯苓12g　炒山栀6g　钩藤12g(后入)　生首乌15g　侧柏叶12g　茜草根12g　炒白芍5g　淮小麦30g　远志6g　粉丹皮9g

另用珠黄散1支外涂出血处。

［按语］失血之因，有火有气之分，火盛则迫血妄行，气伤则无以摄血，此为虚实之辨别。治血之要，宜行血，不宜止血；宜补肝，不宜伐肝；宜降气，不宜降火。

十三、平肝清肺法治愈鼻衄一例

陈某，男，36岁。

主诉及病史：素体肝旺肺热，鼻衄经月不止，头昏神疲，面色㿠白，又增心悸少眠，易于烦躁。

诊查：苔薄舌微红，脉弦少力。

治法：治宜平肝清肺，止血安神法。

处方：鲜生地15g　桑白皮9g　茜草炭12g　茯苓神各12g　钩藤12g(后入)　麦门冬9g　炒山栀6g　淡芩3g　石决明30g(先煎)　杭菊9g　淮小麦30g　远志6g　白茅根30g(去心)

二诊：服药之后，鼻衄已止，肢冷不温，心悸少眠。苔薄，脉细数。还当养阴凉血，和络安神

治之。

处方：党参 12g　麦门冬 9g　珍珠母 30g(先煎)　茜草根 12g　茯苓神各 12g　钩藤 12g(后入)　女贞子 12g　旱莲草 15g　制首乌 16g　淮小麦 30g　远志 6g　仙鹤草 30g　功劳叶 15g

［按语］病为肝火上炎，木反刑金。盖鼻为肺窍，热伤肺络所致。故以平肝清肺，止血安神，则鼻衄痊愈。

十四、回阳摄血法治愈便血一例

张某，男，30 岁。

主诉及病史：昨夜大便下血甚多，色紫黑不鲜，头晕目花，肢冷汗出。

诊查：脉细弱，舌白少华。

辨证：脉症参合，阳虚阴足，真火势微。

治法：急宜扶正回阳，摄血归经治之。

处方：别直参 30g(另煎冲)　淡附片 3g(先煎)　甘草 3g　炮姜炭 9g　茯苓神各 12g　地榆炭 9g　阿胶珠 9g　砂仁 3g　炒藕节 12g　熟地炭 12g

［按语］本症便血量多，势欲虚脱，急予扶正回阳，摄血归经之法，旋告收功。

十五、滋阴泄热和络法治愈血尿一例

吴某，男，30 岁。

主诉及病史：血尿已逾三载，近日又发，小溲频数且短，伴有血丝，行尿无痛感。

诊查：形瘦神疲，腰尻酸楚，夜寐不安，苔薄腻且黄，脉濡弦。

辨证：此乃热在下焦，伤及营阴。

治法：治宜滋阴泄热，和络止血。

处方：大生地 12g　童木通 6g　大蓟炭 9g　赤苓 12g　蒲黄炭 9g　生草 3g　大玉竹 12g　桑寄生各 15g　地榆炭 12g　陈皮 5g　川断肉 12g　琥珀末 1.5g(研粉分 2 次吞)

二诊：滋阴泄热，和络止血，尚合机宜，故诸恙均见改善。再守原法增删之。

原方去蒲黄炭，加青蛾丸 15g(包)。

［按语］盖阳经之热，下注膀胱，伤其营分，热少血多，瘀成血蓄；热多血少，热迫血行，血不得蓄，而走下窍，故为尿血也。方剂以导赤散利而清之。

十六、先通下后芳化法治愈湿温一例

祝某，男，21 岁。

主诉及病史：病发长夏。壮热无寒，头额剧痛，胸窒闷，口渴索饮，大便秘结。

诊查：脉数而实，舌苔黄燥。

辨证：邪不在表，故虽得汗，热仍不解。湿蕴化热，潜伏阳明，乃阳明实热之证。

治法：亟拟大承气汤加味。

处方：生川军 9g(后入)　生枳实 5g　上川朴 3g　元明粉 9g　白通草 5g　扁金斛 9g　杏苡仁各 9g　淡竹叶 9g　天花粉 12g　大腹皮 9g　茅芦根各 30g

二诊：昨服大承气汤加味，大便通，热势减，口渴亦瘥，无如湿邪窃踞未逐，清旷失舒，胸内窒闷如故。脉速，舌苔黄。治以泄热生津为继。

处方：扁金斛 12g　天花粉 12g　生枳壳 5g　制川军 3g　上川朴 3g　大腹皮 9g　省头草 6g　金银花 9g　淡竹叶 6g　生苡仁 12g　陈蒿梗 9g　赤苓 12g

三诊：湿浊熏蒸未艾，热势仍然起伏，渴喜冷饮，胸闷烦懊，夜来谵语。脉弦而数，势虑入营昏痉之变。再予芳香开逐，宣畅气机，俾邪从外达，以杜内陷之渐。

处方：紫雪丹 1.5g(吞)　净连翘 9g　鲜菖蒲 9g　鲜石斛 9g　川贝母 9g　炒牛蒡 9g　金银花 9g　天花粉 9g　京元参 9g　白杏仁 9g　白茯苓 12g　白通草 5g

四诊：热减神清，胸膈宽舒，内蕴邪热，始得外达。再以循序前进。

处方：鲜石斛 9g　川贝母 6g　朱茯神 12g　白杏仁 12g　淡竹叶 6g　生竹茹 9g　广郁金 6g　天花粉 12g　鲜菖蒲 9g　青蒿梗 9g　金银花 9g　鲜芦根 30g

五诊：余热渐退，神安得寐，渴止，胸舒畅，邪退正虚，头昏耳鸣，纳食乏味。舌苔薄黄，脉缓。顾其胃气，更生其困，得谷食以助元气。

处方：扁金斛 9g　省头草 9g　炒豆豉 3g　白蔻壳 5g(后入)　生谷芽 15g　生鳖甲 15g　糯稻根 15g　麦门冬 9g　白茯苓 12g　生地 12g　陈蒿梗 9g　六神曲(包)9g

六诊：余热未尽，津伤未复，头昏体重，知饥少食。脉见小数。再以清养醒胃。

处方：扁金斛 9g　省头草 9g　炒香豉 3g　香砂仁 3g(后入)　地骨皮 9g　生鳖甲 15g　麦门冬 12g　糯稻根 15g　陈青蒿 6g　六神曲 9g　生地 12g　生熟谷芽各 15g

七诊：大病初瘥，湿热尽化，胃津渐充，脉缓无力，头昏心悸，耳胀蝉鸣，正虚未复，再以调理。

处方：太子参 12g　生鳖甲 15g　朱茯神 12g　京元参 9g　生白芍 5g　六神曲 9g(包)　红枣 15g　香砂仁 3g(后入)　穞豆衣 12g　细生地 12g　扁金斛 9g　生熟谷芽各 12g

[按语] 此案湿温错综复杂，湿热化燥，虽经导下而热势不减，且有谵语，故谓迫眉入营之虑。三诊处方用紫雪丹，清热透泄，乃杜绝温邪内陷，为病情机转之关键所在，药后热减神清，邪得外达，湿化热退而愈。盖湿温有忌下之诫，惟恐损伤中气，但此患者阳明燥实之证已具，如应下而失下，亦足以贻误病机，故须灵活掌握，不必拘泥。

[编者评注] 严老先生是我国著名的中医学家之一，从事中医内科临床 60 年，学验俱丰，在学术上自成一派。湿热阴伤，最为棘手，祛湿易于伤阴，养阴易于助湿。严老先生以芳香化浊、清热透邪法配合甘寒生津法治疗湿温，为治疗湿热阴伤树立了典范，指明了门径。用药轻灵，是严老特点之一。本例取芳化之佩兰、青蒿，配甘寒之石斛、花粉，之所以不选苍术、草果者，是避其过燥伤津也。生地、元参、麦门冬后期方用之，亦为避免养阴助湿之虞。所用石斛、花粉，生津而不腻，青蒿、佩兰，化浊而不燥，四者合用，既不助湿，又不伤阴，可见严氏功底之深也。

历来辨治湿温，强调缓下，而严氏此案开首即予通下，可见其用药之果断。但本例先予通下，仍与利湿之苡仁、芦根、通草，生津之石斛、天花粉同用，这说明用药必须根据病机而定，病机复杂，则用药亦应灵活。

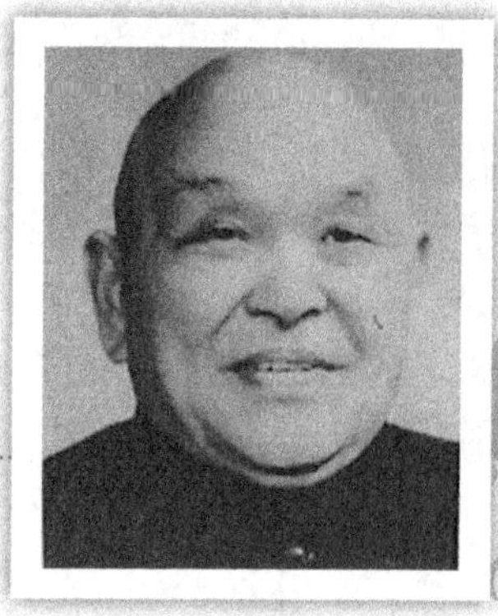

张伯臾医案

【生平传略】

张伯臾，字湘涛，号志浩。生于1901年，上海市川沙县人。髫龄即有志于医，18岁考入名医丁甘仁创办的上海中医专门学校，为该校第三届学生，笃学5年，成绩优异。1922年前后又得以躬事丁甘仁先生诊侧，问难解疑，得蒙深造，1923年卒业后悬壶乡梓。1937年因兵燹，全家移居市区，与同学秦伯未行医于当时的中医疗养院。

1956年应聘到上海市第十一人民医院（即上海中医学院附属曙光医院）从事内科临床及教学工作，先后任内科主任、内科顾问。1978年被评为上海中医学院教授。1980年被上海市政府委任为上海市高等学校中医学科教授职称评审委员会成员。1984年被聘为院专家委员会委员。

张老从医60余年来，手不释卷，精研中医经典及各家著述，同时还勤习西医及文史诸子，以求他山之助。其仁心慈厚，悬念病家疾苦，为探索疾病治疗规律，勤求不怠。虽年届耄耋，仍坚持门诊、会诊，指导并参与临床科研，并热心教学，为国内培养了大批中年中医骨干。

张老精于医理，尤擅临床，长于调治内科疑难杂证及心血管病，活人无算。学术上既继承前人，又不囿成说，颇多建树；理论上倡言心胃相通，发挥肝气肝阳；外感病上，能融贯“伤寒”、“温病”，并有新的发展；杂病上取法“千金”治难症，提出“急病重肾”，“冠心”重“虚”等观点，既娴熟于中医传统辨证，又能参合西医对病的认识。主要著作有主编全国高等中医药教材《中医内科学》（业界称为5版教材）、《张伯臾医案》等，发表论文多篇。张老还多次被评为市先进个人，其事迹已录入《上海医学名人录》及《全国名老中医荟萃》电影。

一、大柴胡汤加减治愈外感发热一例

朱某，男，53岁。

初诊：1983年6月2日。

主诉及病史：患者于2个月前，因洗澡受凉而发热，迄今未得控制，体温为38～39℃。初起热无定时，不恶寒，近1个月来，发热有定时，中午起，入暮退，伴有耳聋、目眩、口苦、咽中干热，脘腹及左下腹作胀，胃纳欠罄，无恶心呕吐，二便正常。曾有肝硬化、脾切除史。

诊查：舌红苔薄黄，脉弦数。

辨证：证属少阳阳明合病。

治法：治拟大柴胡汤出入。

处方：银柴胡12g　炒黄芩10g　炒知母10g　炙甘草4g　制川军6g　北沙参15g　麦冬10g　茯苓12g　碧玉散18g(包)　鲜芦根30g　4剂

二诊：6月6日。服药后发热已平两天，耳聋转轻，余恙如前，并见左胁下胀痛。苔薄舌偏红，脉弦数。药已对证，仍拟前法出入。

前法加天花粉15g，赤白芍各12g。4剂。

三诊：6月9日。热仍未发，诸症均减。舌红苔少，脉弦带数。据前方改白芍为24g，改柴胡为9g，加生晒参9g(另炖兑入)。4剂。

[按语] 病见有口苦，耳聋，目眩，定时发热，不欲食，皆为少阳证；然又热不恶寒，呈潮热状，并见胃脘及左下腹作胀，又属阳明承气证；证兼两经，故辨为少阳阳明合病。取大柴胡汤合蒿芩清胆汤化裁之，再诊、三诊邪渐撤，舌苔渐化，为防炉灰复燃，故参入养阴活血益气之品，扶正气以善后。

张老主张治热病要融贯伤寒与温病两家学说之理，取两家之长，不应拘于学派门户。临证是用经方，还是用时方，还是两者合用，皆据证情需要而定。本案以经方大柴胡汤和解少阳清泄阳明之府，取时方蒿芩清胆汤清利湿热、和胃消痞，两者合伍，正符病机，故药仅2剂，即见效应，学者当于此究心。

二、越婢加半夏汤加减治愈夜咳一例

刘某，男，56岁。

初诊：1983年3月24日。

主诉及病史：素有痰饮，兼感外邪。初起寒热咳嗽，经治热退而恶寒未罢，顿咳，咯痰不爽，咳则胸闷气促胁痛，口渴引饮，纳便正常。

诊查：脉浮小滑，舌尖红，苔灰黄边白。

辨证：表邪虽解未彻，热饮内阻。

治法：拟越婢加半夏汤加减。

处方：净麻黄4.5g　生石膏20g(先煎)　炙甘草4g　制半夏15g　光杏仁9g　木防己15g　生熟米仁各15g　冬瓜子12g　桃仁泥9g　干芦根15g　2剂

二诊：3月28日。顿咳夜间较减，咳痰不畅，带有血丝，左胸痛，口渴引饮，尿多，大便量少。苔黄腻而干，脉弦小滑。恶寒已减，表邪渐化，痰饮化为痰热，肺失清肃。再拟清肺化痰。

处方：桑叶皮各10g　南沙参12g　光杏仁10g　木防己15g　海蛤粉18g(包)　全瓜蒌15g　炒枳实9g　云茯苓12g　生熟米仁各15g　冬瓜子15g　炒黄芩9g　桃仁泥9g　鲜芦根1支　3剂

三诊：4月1日。顿咳痰多得减，但仍痰黄带血，咳时左胸引痛，口渴多饮。苔薄，虽黄腻但左前半得化，脉弦小滑。邪痰虽减未彻，肺络震伤，再拟清肺化痰补络法。

处方：桑叶皮各 9g　南沙参 15g　地骨皮 15g　云茯苓 10g　炒黄芩 9g　海蛤壳 24g　光杏仁 9g　天花粉 10g　赤白芍各 9g　佛耳草 20g　冬瓜子 15g　茅芦根各 30g　茜草根 15g　生熟米仁各 15g

上方加减服药 14 剂，病愈出院。

［按语］本病人由外感发热转为咳嗽，月余未止，夜咳尤剧，咳不安眠，颇为所苦。病房医师曾投以桑菊饮、止嗽散及清肺化痰、养阴解毒等多种方药治疗未效，故延请张老会诊。张老认为：本病应抓住两点：其一，热虽退而恶寒未罢，前人谓“有一分恶寒就有一分表证”，故知病虽日久，表仍未解；其二，口渴引饮，内热可知，参合舌苔脉象及痰饮病史，断为内蕴热饮。证成外有表寒内郁热饮之势，治疗只有两者兼顾才能符合病机，故取越婢加半夏汤加味治疗，方中麻黄散表寒，石膏清里热，配以半夏、防己等化痰去饮。组方之妙，一是方中木防己与石膏相合为木防己汤主药，木防己汤为张老治疗正虚内有热饮之常用方剂，本案证以热饮为主，故去桂枝、人参。二是方中芦根、苡仁、冬瓜仁、桃仁相合为千金苇茎汤，张老体会本方不专主肺痈，凡肺部感染证属痰热，皆可应用本方加味治疗，对痰饮化热、咳嗽日久、灼伤肺络而有瘀者尤为适合。至再诊三诊表邪罢，热势见减后，改清肺化痰佐以补络宁血以收功。

三、大半夏汤加味治愈呕吐一例

董某，女，65 岁。

初诊：1983 年 3 月 14 日。

主诉及病史：患者于 1982 年 10 月起见脘腹部胀痛，呕吐苦水，脘中烦懊不舒，不思纳食，食后即吐，1983 年 1 月起呕吐发作转频，迄今未止，其间曾迭进多种中西药物及施行针灸治疗未效。经 X 光摄片，拟诊为胃窦炎(无恶性病变)。

诊查：脉沉细带弦，舌质淡红，苔薄，大便 2 日 1 次，量少颇艰。

辨证：此属胃虚作吐。

治法：拟大半夏汤加味。

处方：太子参 12g　姜半夏 12g　生姜 4.5g　蜂蜜 20g(冲入)　炒吴萸 1.2g　炒川连 1.6g　3 剂

二诊：3 月 17 日。药后呕吐旋止，中脘烦懊亦舒，已能纳食，大便 2 日 1 次，仍欠畅。脉细，舌淡红苔薄。再拟养胃润肠以善后。

处方：太子参 12g　制半夏 9g　炒川连 1.6g　炒吴萸 1g　蜂蜜 30g　生谷芽 12g　火麻仁 10g(研)　4 剂

［按语］呕吐一证，有虚有实，必须根据具体情况辨证施治。本例患者呕吐已 50 余天，正气耗伤可知，参诸脉沉细舌淡红，故其主因当责为胃中虚，胃失润养和降所致。另病人又有脘中烦懊，呕吐苦水，脉沉细中带弦，测知证中尚有肝之郁火犯胃一面，即景岳所谓“独处藏奸”是也。

大半夏汤有二：一见于《金匮要略》，一见于《千金要方》，所不同的是后者较之前者多生姜、白术。张老之大半夏汤取自《千金要方》，主治因虚引起的“胃反不受食，食已即吐”，因证中有便秘，故去白术，另加左金丸泄肝和胃，标本兼顾。再诊据证加谷芽开胃，麻仁润肠。组方精专不杂，方药与病机相吻如此，故使 50 余日之呕吐得以痊愈。

四、平肝和中降气法治愈呃逆一例

殷某，女，50 岁。

初诊：1983 年 5 月 12 日。

主诉及病史：患者有呃逆病史 10 余年，每因情志不乐而发作。上月已发 3 次，今又作。曾行胃食管钡餐检查，未发现器质性病变。

诊查：顷诊，呃逆嗳气频作，甚则呕吐，胸臆痞闷不舒，口干，脉细滑，苔薄。

辨证：证属肝气横逆，脾胃受制。

治法：拟平肝和中降气法。

处方：沉香片 1.2g(后入)　降香 4.5g(后入)　制香附 9g　旋覆花 9g(包煎)　代赭石 18g(先煎)　炒枳壳 9g　制半夏 12g　太子参 10g　云茯苓 10g　白蒺藜 10g

二诊：5 月 16 日。服药 4 剂，呃逆得减，胸臆见舒，呕吐未作。余症同前，治守前法。

前方加白芍 12g，郁金 6g。4 剂。

三诊：5 月 20 日。呃逆已止，口干得减，胸臆稍有不舒，余无异常。舌脉如前，前方调整以巩固。

处方：沉香片 1.2g　广郁金 6g　枳壳 6g　旋覆花 9g(包)　半夏 10g　太子参 15g　云茯苓 10g　白蒺藜 10g　逍遥丸 10g(吞)　7 剂

［按语］ 本例呃逆发作与情志有关，并见胸臆痞闷，知为肝气横逆，胃受其制，胃气不得下降所致。故治疗立法从降胃气、泄肝郁着手，方取沉香降气散中的主药香附、沉香，合以旋覆代赭汤降胃气兼泄痰浊，另取白蒺藜平肝理气。张老体会，白蒺藜一味为泄肝和胃之佳品，凡肝郁犯胃所致之胃痛、呃逆、脘胀等症，用之皆有明显效果。再诊加白芍柔肝以治本。三诊去代赭石之重镇，加逍遥丸调畅气机，养肝健脾，扶正以防复发。

五、通腑消导、清泄热毒法治愈脾心痛一例

戚某，男，46 岁。

初诊：1983 年 5 月 6 日。

主诉及病史：患者有慢性胰腺炎病史 10 年，1982 年起腹胀加剧，左上腹隐痛。1982 年 9 月剖腹探查，未见恶性病变。口干，便难如栗，量少。

诊查：舌苔白腻而干，脉沉滑有力。

辨证：证类脾心痛，考之胰腺炎以结、热、滞居多，病虽久，脉舌症均属实证。

治法：拟小承气汤加味。

处方：生川军 10g(后下)　川朴 9g　枳实 12g　火麻仁 12g　当归 12g　红藤 20g　败酱草 30g　生苡仁 30g　槟榔 12g　生山楂 12g　赤白芍各 12g

二诊：5 月 11 日。服 4 剂药大便畅行，日 2～5 次，便时稍有腹痛，畅后腹部觉松，但胃纳欠旺，口干苦。舌润红，苔白中兼黄而干，脉细滑。腑气尚未尽畅，再拟行气疏腑兼以和中。

处方：炒枳实 12g　川朴 6g　广木香 6g　青陈皮各 6g　当归 12g　赤白芍各 12g　花槟榔 12g　清炙草 4.5g　生军 6g(后下)　败酱草 30g　蒲公英 24g

三诊：5 月 15 日。前用行气疏腑之方药，便日行两次，但脘腹胀仍未除，胃纳欠旺，口中干苦。舌质红，苔中薄黄，脉细滑。此为肝胃不和，再拟泄木疏土，以和中州。

处方:炒柴胡 4.5g 赤白芍各 12g 青陈皮各 4.5g 金铃子 12g 炒枳实 12g 川朴 9g 连皮槟榔 12g 炙甘草 6g 当归 12g 生军 6g(后下) 败酱草 20g 鸡内金 9g 4 剂

四诊:5 月 19 日。大便日行两次,质软,腹痛已平,唯于食后稍胀,苔腻十化八九。湿热渐撤,再拟前法出入,改为缓攻。

处方:炒柴胡 4.5g 赤白芍各 12g 枳壳 9g 炙甘草 3g 制川军 6g 大腹皮 12g 川朴 6g 青陈皮各 4.5g 红藤 15g 败酱草 20g 焦楂曲各 9g

[**按语**] 胰腺炎属西医病名,据病位当属中医膵脏病范畴,膵脏病文献记载甚少,而据该病症状,类似中医文献中的脾心痛,或胃心痛。1973 年起,张老曾治疗急慢性胰腺炎 100 多例,从临床中体会到本病实证多,湿热多,病机多为食滞与湿热互结,腑气不通,治疗应以通腑消导、清泄热毒为法。有的病人纵然脉虚便溏亦不能认为就是虚证,故本例一诊即以小承气加槟榔、山楂消导,红藤、败酱草解毒化瘀热。再诊治法仍守一诊而立。三诊症以腹胀为主,故酌加调肝理气疏郁之品。四诊腹痛解,苔见化,故改为缓攻收功。

张老认为:急性胰腺炎,或慢性胰腺炎急性发作,治尤应以攻法为主,攻之不力,姑息养奸,每致病情恶化,不可不知。

六、调补气阴法治愈虚损一例

马某,男,31 岁。

初诊:1983 年 6 月 20 日。

主诉及病史:患者 1976 年 5 月曾发高热 1 个月,热退后白细胞减少为 2000/mm^3 左右,延至今仍未恢复正常。近二三年来常患感冒,甚则三四天即发一次。发则咽痛,头痛,鼻塞,头晕乏力,口苦。外院检查诊断:免疫功能低下。

诊查:口舌经常碎痛,舌质淡红,苔薄,脉细弱。

辨证:证属气阴两亏,卫外不固,津血不足,则生内热。

治法:拟调补气阴。

处方:孩儿参 12g 生黄芪 15g 炒白术 9g 炒防风 9g 北沙参 10g 大麦冬 10g 生地 12g 桑白皮 15g 地骨皮 15g 川石斛 15g(先煎) 炒白芍 12g 炒银花 12g 7 剂

二诊:6 月 27 日。服药后感冒未发,但咽红痛及舌边碎痛依然。气阴两虚,内热上炎,仍守前法出入。

前方去桑白皮,炒银花;加京元参 10g,炙鳖甲 15g;改生地为 15g。7 剂。

三诊:7 月 11 日。上周血检:白细胞 3200/mm^3。咽红微痛,头晕倦怠,口疮已瘥。脉弦细,舌质淡红,苔薄白。白细胞减少已 7 年,服药后,3 周感冒未发。气血两亏,内热夹湿,再拟扶正驱邪。

处方:孩儿参 12g 制熟地 12g 桑椹子 12g 生黄芪 15g 元参 10g 墨旱莲 12g 当归 12g 丹皮 9g 仙鹤草 30g 汉防己 12g 云茯苓 12g

上方加减服 21 剂。

四诊:10 月 24 日。服药以来,感冒未发。脉细弱,舌淡红。复查白细胞 4200/mm^3,头晕时作,乏力。仍拟调补气阴。

处方:党参 15g 生黄芪 18g 怀山药 15g 当归 10g 大白芍 12g 仙鹤草 30g 生熟地 20g 制首乌 12g 炒丹皮 10g 大红枣 10 枚 糯稻根须 24g 7 剂

上方加减服40余剂后，体虚症状消失，白细胞数一直正常。

[按语] 白细胞减少症，据症状应属中医的虚损范畴。就本病而言，不仅有里虚，且有经常感冒之表虚，先治表虚还是先治里虚事关重要。张老认为：若感冒不止，正气屡耗，徒事补里，劳而无功。故立法先实其表，方取玉屏风散加养阴清解，使感冒停发，咽痛得止，转而调补气血，并参入健脾益精之品，以期精化为血。张老认为：补虚必须分清先后主次，若一见虚就蛮补呆补，往往事与愿违。

七、酸枣仁汤加味治愈心悸一例

黄某，男，50岁。

初诊：1985年9月26日。

主诉及病史：患者心悸不宁已三四年。经心电图检查示：频发室早，呈三联律、四联律。近半年来，心悸发作转频，伴胸闷，头昏，动辄汗出。叠投益气养心安神之品，药效罔然。近周来，心烦，艰寐梦扰，神疲口干。

诊查：舌边尖红，稍有裂纹，苔薄，脉细虚弦结代。

辨证：心肝阴虚，内热上扰，心神失养。

治法：拟养阴清热，理血安神，金匮酸枣仁汤加味。

处方：炒枣仁12g　炒知母6g　炒川芎6g　云茯苓12g　炙甘草9g　麦门冬12g　生熟地各15g　熟附片6g(先煎)　五味子6g　磁朱丸10g(包煎)　刺白蒺藜各12g　生蒲黄12g　龙骨24g(先煎)　7剂

二诊：10月3日。本周内心慌、汗出明显得减，胸闷亦轻，精神较振。苔薄少，舌偏红有裂纹，脉细、偶有结代。仍从前法出入。

前方加佛手12g。7剂。

三诊：10月10日。证同前，行走稍急仍有心慌、气短不续。苔脉如前。仍宗前法出入。

处方：熟附片6g(先煎)　生熟地各15g　麦门冬15g　五味子6g　炒枣仁12g　赤芍10g　益母草20g　丹参15g　生芪15g　淮小麦30g　北沙参15g　炙甘草9g　磁朱丸12g(包)　7剂

四诊：10月17日。本周内心悸又增，精神欠振，懒言，夜寐易醒，心烦，纳便均可。舌偏红、裂，苔薄，脉细结代(四联律)。仍宜酸枣仁汤加味。

处方：炒枣仁12g　肥知母6g　炒川芎6g　茯苓15g　当归9g　炙甘草9g　生黄芪20g　磁朱丸12g(包煎)　麦门冬12g　生熟地各15g　赤白芍各10g　丹参15g　茶树根30g　生龙齿30g(先煎)　7剂

五诊：10月24日。早搏得减，夜寐向安，精神见振，心慌亦轻。舌苔如前，脉细，结代略减。仍守前法。

前方加太子参15g。7剂。

[按语] 本患者心律严重失常，曾反复投用炙甘草汤、天王补心丹等药均未见效。张老以其虚烦不寐，舌红，脉虚弦而细，辨为心肝阴亏，内热扰心，心神受损，而投仲景酸枣仁汤，使经年宿疾得向愈之机。张老认为：心脏病中，凡见动辄心悸怔忡，艰寐梦扰，甚则惊梦、惊惕，头晕倦怠，脉细或虚细而数者，皆属心神受损，治疗当以养心神为主。养心神方法众多，如心阴不足者，张老分别选用甘麦大枣汤、酸枣仁汤、琥珀多寐丸、天王补心丹、朱砂安神丸，甚则用黄连阿胶鸡子黄汤等；心气亏虚者，轻证用归脾丸，重证用钱氏养心汤。倘心元阴阳气血皆有亏损，炙

甘草汤最宜。在辨证治疗的基础上，又酌加镇心安神之品。张老常用灵磁石、珍珠母、龙骨、牡蛎、龙齿、磁朱丸等，但因诸药性味各异，又应选用恰当。张老认为：磁石性寒下沉，脾虚便溏者当避之；龙骨收敛，痰湿内蕴或便秘者不宜，而汗多者首选；牡蛎则兼通涩两性，惟气味较浓烈，故纳呆者宜少用；磁朱丸为重镇安神之妙方，但因其究属金石之品，有伤胃之弊，故用量应轻(吞服3～5g，包煎9～12g)，且不能久用。

八、桂枝加桂汤治愈奔豚气一例

滕某，男，34岁。

初诊：1976年9月29日。

主诉及病史：下腹作胀，时有冷气上冲胸膈，腰酸，右胁稍有胀痛，饥而不欲食，便软。

诊查：舌苔白滑，脉弦细。

辨证：仲景所称奔豚气是也，系肾虚水气上逆。

治法：桂枝加桂汤主之。

处方：川桂枝4.5g　炒白芍6g　炙甘草3g　煨生姜3g　大枣3枚　上官桂3g　紫石英30g(先煎)　防己12g　云茯苓12g　7剂

二诊：10月6日。下腹作胀，冷气上冲，药后即平，纳食亦增，唯右胁时有隐痛，腰酸足软。苔白滑已化，脉细尺弱，舌转嫩红。水气上逆虽平，肾虚未复，肝气郁滞，再拟滋肾泄肝。

处方：制熟地9g　怀山药15g　五味子4.5g　菟丝饼15g　补骨脂12g　桑寄生12g　茯苓9g　川楝子9g　潼白蒺藜各9g　7剂

[按语]《金匮要略》有"奔豚气从少腹上冲咽喉，发作欲死……""奔豚气上冲胸"等记载，本病多因水气上逆而为患。故用桂枝、茯苓通阳利水，以平冲逆，为治本病之要药；然患者又有下腹作胀，时有冷气上冲胸膈，并兼见右胁胀痛，知是肾中寒气夹饮上冲而兼肝气郁滞，故先予桂枝加桂汤，重用桂枝，易桂枝为肉桂，并与紫石英相配，增加其温肾纳气、平降冲逆之力，随后再予滋肾泄肝调治，以收全功。

九、仿补阳还五汤治愈眩晕一例

李某，男，59岁。

初诊：1985年2月19日。

主诉及病史：患者于1982年底突发眩晕，头昏如转，剧作1天后，眩晕虽减未止。平素常觉头目不清，步履不稳，泛恶纳差，精神委顿，并有脐腹部作胀隐痛，大便稀溏。

诊查：刻下腹痛虽减，余症仍在。脉象濡滑，舌边红，苔薄。

辨证：证由烦劳过度，肝肾精血耗伤，不能上荣于脑，又因脾胃失调，气虚亦显。

治法：拟调补肝肾兼理脾胃。

处方：太子参15g　滁菊6g　明天麻6g　潼白蒺藜各10g　炒川芎12g　制半夏9g　生谷麦芽各18g　炒当归10g　粉葛根12g　干荷叶20g　钩藤15g(后下)　全蝎1g(研吞)　5剂

二诊：2月29日。今经X线摄片检查，颈椎C_4、C_5、C_6中度肥大。颈项活动仍欠利，头晕胀，间或胸闷泛恶，肠鸣不痛，大便成形日2次，两目干涩。脉濡滑，苔薄白。胃肠病有好转之象，宜调治颈椎为主。

处方：葛根 15g　炒川芎 15g　云茯苓 15g　明天麻 6g　制半夏(竹沥 5g 拌)10g　炒当归 10g　炒赤白芍各 6g　潼白蒺藜各 10g　佛手片 12g　地鳖虫 6g　炙姜蚕 9g　花粉 12g　谷麦芽各 18g　3 剂

三诊：3 月 12 日。胃肠痛已趋向稳定，腹已无胀痛，头晕，胸闷欲恶，步履欠稳等症仍未见好转。口苦干粘。脉虚弦细，舌边淡红，苔薄白。病属颈椎肥大，证属正虚痰瘀阻络。改为病证结合同治。

处方：生黄芪 15g　全当归 10g　炒川芎 15g　炒赤白芍各 9g　藏红花 6g　炙地龙 6g　云茯苓 12g　制半夏 10g　明天麻 6g　炒茅术 9g　炒枳实 9g　潼白蒺藜各 10g　嫩钩藤 15g(后入)　谷麦芽各 18g　7 剂

四诊：3 月 24 日。依病证结合同治法治疗，无副作用，晕胀略减，大便成形，腹未胀痛。舌边淡红，苔薄白，口粘干稍减，脉细小。仍守原法调治。

处方：生黄芪 20g　当归 12g　炒川芎 15g　炒赤白芍各 9g　藏红花 6g　炙地龙 6g　云茯苓 15g　制半夏 12g　明天麻 6g　炒茅术 9g　炒枳实 9g　佛手片 9g　谷麦芽各 15g　白蔻仁 3g(研后入)　7 剂

五诊：3 月 1 日。投补阳还五汤加味，尚觉舒适。脉细弱，舌边淡红，苔黄腻。口干苦粘，烦劳过度则倦怠头晕，四肢发麻，活动欠利。拟守前方增损。

处方：生黄芪 20g　藏红花 6g　瓜蒌皮 12g　谷麦芽各 18g　炒当归 12g　炙地龙 6g　生白术 9g　绵茵陈 18g　炒川芎 15g　云茯苓 15g　炒枳实 9g　炒赤白芍各 9g　制半夏 9g　佛手片 9g　14 剂

另：参三七 1.5g，麝香 0.09g，炙僵蚕 1.5g，以上作一天量，研细和匀装胶囊，每日服 2 次，服 20 天。

[按语] 本例患者证具两端，即不仅有眩晕病且有肠胃失调，为免顾此失彼，故初诊以理脾胃与调补肝肾为主，随着胃肠症状的好转，三诊改为补气活血佐以和胃，以补阳还五汤加减治疗，遂使眩晕肢麻、步履不稳等症得以渐减。因患者原有腹胀痛，故黄芪等补药由小量渐加，活血药亦随证而调整。

据张老经验，颈椎病眩晕，虽有肢麻，泛恶等肝风痰浊之象，然予平肝熄风化痰治疗，效多不佳。张老参考西医医理，知本病的病理为颈椎退行性病变，周围血管、神经等组织受压迫而肿胀，此当属中医的痰与瘀，加之本病多发于老人，鲜见于青年，知病之本当为正虚，故立法从补气行血通络着手，仿补阳还五汤意调治。参三七等 3 药研粉吞服，其功在于通络活血。

关于眩晕病因，前人曾概括有三：即肝风、痰浊、正虚。张老认为上述 3 点虽为眩晕主因，但不应局限于此，血瘀、水饮等亦为常见病因，应予补充，且诸病因多混杂出现，本案即是一例。

本案以西医之理为中医所用。补阳还五汤原为治疗中风后遗症者，今仿其理移用于治疗眩晕，不仅理可通，且效亦验。"医者，意也"，诚哉斯言。

十、心肾调补法治愈肾亏一例

张某，男，57 岁。

初诊：1984 年 10 月 4 日。

主诉及病史：1984 年 8 月起，两足胫浮肿，按之凹陷。尿频，淋沥不畅，无刺痛，并有目胞微浮，腰部酸楚。

诊查：脉虚细数，两尺部均弱，舌质淡红，有齿印。

辨证：证属肾亏，泌尿失常，水湿流积于下，过劳心君亦伤。

治法：拟心肾同调。

处方：鲜生地 15g　云茯苓 12g　生黄芪 18g　淮小麦 30g　怀山药 18g　炒丹皮 10g　炒白术 9g　大麦冬 12g　山萸肉 6g　汉防己 15g　炒枣仁 15g　枸杞子 10g

二诊：10 月 13 日。7 剂后尿频略减，尚爽利，足胫仍肿。诉脉象夜间较快，在 95 次/分以上。顷诊脉虚细迟弱，舌质淡红，苔薄白。证由烦劳失度，心肾俱伤，心血伤则营卫周行乏济，心神失宁，故夜脉数，证已有日，不易骤复。仍守原意增损调治。

处方：生熟地各 15g　云茯苓 12g　生黄芪 30g　炒枣仁 15g　怀山药 20g　丹参 18g　汉防己 15g　柏子仁 10g　山萸肉 9g　炒白芍 18g　炒白术 12g　青龙齿 20g　麦冬 12g　琥珀片 10 片(分吞)　生晒参 6g　7 剂

三诊：10 月 27 日。足胫肿退，目胞微浮亦平，腰酸楚得正，脉数亦平，心率 80 次/分左右。顷诊脉虚小尺弱稍转有力，舌质淡红胖。心肾两伤已见好转，宗前方出入，巩固疗效。

处方：白术 12g　煨益智 9g　杞子 12g　生晒参 6g(另煎)　桑寄生 15g　生黄芪 30g　山药 15g　山萸肉 9g　仙茅 15g　山楂 12g　防已 12g　生熟地各 15g　云茯苓 10g　枣仁 10g　蛤士蟆油 5g(另煎)

［按语］肿证不外虚实两因，实当分利，虚当议补。就本病而论，不仅有尿频、腰酸、两尺脉弱等明显肾虚见证，尚有脉数、心悸等心经气血不足见证。病机在于烦劳过度，心肾两亏，尤以肾虚为著。心虚则悸，肾虚则开阖失司，水湿下流，发为胫肿。张老从心肾同调入手治疗，方以六味地黄丸补肾，因证有尿频故去泽泻不用，取防己黄芪汤补虚消肿，加麦冬、枣仁、小麦养心。二诊尽管未见明显效验，然认证既确，守法不移，只是于前方加熟地、生晒参、柏子仁、琥珀、龙齿等，以增强补益和镇心之力。守法守方，遂取得明显效验。

张老认为，治疗肿病首察虚实很重要，不能一见肿就用分利法，本例治疗基本上以补为主，虽未专事消肿而肿自消，所谓“治病必求于本也”。

十一、扶正祛邪法治愈痹证一例

胡某，女，49 岁。

初诊：1983 年 4 月 5 日。

主诉及病史：4 年来经常低热或高热，高热时体温可达 38～40℃。热前先有两肩恶寒，无汗。形体消瘦，体重由 60kg 减至 40kg。右肢及左肘肿痛，便秘口渴，肘膝关节稍变形(血沉 100mm/h，风湿乳胶试验阳性)，外院拟诊类风湿关节炎。

诊查：脉细，舌光红。

辨证：证由肾气素虚，肝血不足，初则感受风寒，久则郁而化热，由筋入骨，以致关节变形。

治法：目前虚实寒热夹杂，故拟扶正祛邪法。

处方：制川乌 9g(先煎)　生甘草 9g　桂枝 3g　大生地 15g　生军 4g(后下)　肥玉竹 12g　赤白芍各 15g　炒知母 9g　忍冬藤 15g　络石藤 15g　汉防己 12g　丹参 15g

二诊：4 月 12 日。前以寒温并用，肘膝关节疼痛稍减，舌虽光红而有津，但大便仍干结量少，目赤如鸠。药后阴液稍增，血热未去。再拟前法加清血之品。

前方去忍冬藤，加生川军 6g(后下)，炒丹皮 9g，木贼草 12g。7 剂。

三诊：4 月 19 日。右膝左肘关节肿痛已退，低热亦减，便秘已转间日一行，两目干涩，唇燥口干，纳食稍增，肩冷虽除，但后项仍有冷感。舌红边带灰，干糙已转润，脉沉细。寒热错杂之邪得减，正虚津液未复。再拟调阴阳，生津液，活血通络。

处方：仙茅 12g　仙灵脾 12g　炒知母 6g　炒黄柏 6g　当归 10g　鲜生地 15g　肥玉竹 12g　金石斛 15g　大麦冬 10g　赤白芍各 12g　忍冬藤 12g　络石藤 12g　生川军 6g(后下)　4 剂

四诊：4 月 24 日。肘膝关节痛止未发，但目眦干涩（眼科诊断为结膜炎）；便秘已通，口角碎痛。舌红少苔，脉细弱不数。邪热虽去，阴液耗伤仍在，再拟滋养阴液而和血脉。

处方：川石斛 18g(先煎)　鲜生地 15g　京元参 10g　大麦冬 10g　炒白芍 15g　炙甘草 6g　丹参 15g　天花粉 12g　菟丝子 12g(包煎)　枸杞子 10g　鲜首乌 20g　火麻仁 15g(研)　7 剂

五诊：5 月 3 日。肘膝肿痛低热均退，但舌红绛而光，口渴目糊干涩稍减，肩部仍感恶寒，便艰。脉沉细。据脉证，肾气不足，阴阳俱虚，以阴液损伤偏重。再拟滋阴为主佐以养阳调治。

处方：生熟地各 10g　怀山药 12g　北沙参 12g　天麦冬各 9g　川石斛 18g(先煎)　杞子 10g　菟丝子 12g　仙茅 10g　丝瓜络 9g　炒杜仲 12g　火麻仁 12g　鲜首乌 20g　7 剂

[按语] 类风湿关节炎属中医“痹证”、“历节”范畴，虽有“风气胜者为行痹，寒气胜者为痛痹，湿气胜者为着痹”之说，然究其临床，每见化寒变热，虚实错杂，病因多不单纯，变化多端。

本例患者不仅有阴虚内热一面，还有肩冷恶寒一面，对这类病若单清其热则每感寒增，若单温其寒又每见热剧，治疗颇为棘手。张老从寒热并用之法，取乌头、桂枝散寒，知母、生地、生军清里泄热，配以养阴通络，俟寒热退，疼痛缓，则改以缓调阴阳佐以通络而收功。

张老认为，痹之属于热者，初起有表证，可用麻黄连翘赤小豆汤加减以解表热清里湿；若热痹已见高热汗出，口渴苔黄，可予桂枝白虎汤，并可选加忍冬藤等以清热；若热痹化火，灼痛嚎叫，壮热口渴，舌红绛而干，脉数，为火毒入络，当以《千金》犀角汤治之。还有一种阴虚内热、肝阳偏亢、化风入络成痹，痛多在指、趾关节，并见头晕头痛，痛则日轻夜重，脉弦细数，治宜养阴清热，平肝熄风，可用羚羊角、生地、芍药、丹皮、钩藤、石决明、忍冬藤、地龙之类，忌用风药发散。

痹之属于寒者，除证见局部冷痛、全身恶寒外，关节不红不热是其特点，张老每用大乌头煎加减治疗，并必用蜂蜜，一者可缓和乌头毒性，二者又可缓急止痛，兼表虚者每加黄芪等药扶正。

至于寒热错杂之证，张老每效法《千金》而寒热并用，常可获效。

痹证日久致关节变形、疼痛日久不愈者，多为痰瘀凝结经络，可参入五灵脂、乳香、没药及蜈蚣、全蝎、蕲蛇、露蜂房等虫类药搜剔通络止痛。又因肾主骨，关节变形当属骨痹，故又可参入补肾之品。

十二、膏方补养调治慢性病两例

例一　张某，男，70 岁。

初诊：1983 年 12 月 3 日。

主诉及病史：有高血压病、冠心病、慢性支气管炎、腰肌劳损等疾病。咳吐稠痰，腰痛时发，转侧不利，心悸怔忡，口干咽痛，头晕目眩。

辨证：年逾古稀，气阴渐亏，心脏失养，肾阴不足，肝阳易动，酿成阴虚痰饮。

治法：冬令蛰藏之际，适于滋养培补，标本同治，膏滋代煎，缓图功效。拟膏方如下：

处方：吉林人参 150g(另炖，收膏时入) 北沙参 200g 炒白术 150g 云茯苓 250g 炒枣仁 250g 炒白芍 200g 炙远志 150g 炙甘草 180g 生熟地各 130g 灵磁石 400g 苦参片 150g 天麦冬各 200g 制半夏 150g(竹沥 30g，拌) 瓜蒌皮 180g 桑寄生 250g 补骨脂 180g(炒) 嫩黄精 300g 枸杞子 200g 杜仲 250g 胡桃肉 200g 生石决 400g 山药 200g 白莲心 200g 丹参 300g 茶树根 400g 佛手 200g 焦山楂 250g 全当归 180g

上药宽水浸透，煎 3 次，滤取清汁，加白冰糖 500g，龟版胶 100g(烊冲)，枇杷叶膏 150g，文火收膏。每日晨、晚各 1 食匙，滚水冲服。

例二 罗某，男，76 岁。

初诊：1984 年 11 月 20 日。

主诉及病史：患有慢性支气管炎、高血压、动脉瘤、尿路结石、前列腺炎等疾病。素有痰饮，咳痰稠白，颈侧瘿瘤，搏动应手，时有疼痛。患有淋证数载，缠绵难愈。

辨证：高龄素体阴虚，血脉乏于滋润而趋硬化，目前虽无淋症，湿热暂化，但肾阴亏损未复，宿根殊难尽除。脉弦小而滑，左关弦劲，左尺细弱。冬至前后，阳热上升，阴不敛阳，下虚上盛，非寒凉直折可治。迭服滋阴生津之剂，阴亏略有好转。

治法：时入冬令，天气渐寒，正痰饮易发之际。阴虚痰饮，温化则伤阴，滋阴则碍痰，治多矛盾。惟有复方图治为妥。

处方：西洋参 150g 皮尾参 150g(此两味另煎，收膏时入) 全瓜蒌 200g 川贝粉 100g 制半夏 150g 云茯苓 150g 木防己 150g 生熟地各 150g 天麦冬各 100g 肥玉竹 150g 枸杞子 200g 干苁蓉 150g 炒丹皮 100g 煅牡蛎 200g 陈海藻 150g 夏枯草 150g 赤白芍各 100g 块滑石 250g 海金沙 200g 鸡内金 200g 炒枳实 100g 佛手 200g 琥珀末 60g(收膏时入)

上药宽水浸透，煎 3 次，滤取清汁，加龟版胶 120g(另烊)，饴糖 500g，枇杷叶膏 120g，文火收膏。晨、晚各 1 匙，滚水冲服。

[**按语**] 此为以膏方调治的两例病案。前者以补虚为主，后者则以治病祛邪为主。张老在治疗慢性病中，虑其久病必虚实夹杂，甚或寒热错综，阴阳互损，故常于冬令处以膏方，标本兼顾，既可缓图功效，又可去煎煮之麻烦。病家服后，每觉体质增强，病情减轻，更有顽疾得愈者。张老认为膏方调治要点有四：

其一，首当分清攻补之宜。同是虚实夹杂，但或为久病致虚，或为因虚致病。前者重在治病，后者重在补虚(上两案即有其代表性)。

其二，切忌蛮补。蛮补者不分气血、阴阳、五脏，不注意留邪、伏邪、宿疾，不明辨寒热真假，每每以阴为阳，以寒为热，助纣为虐；或致留邪不去，引发宿疾。

其三，要注意动静结合。阳气为动，阴血为静，补阴补血必须注意配用补气补阳之品，反之亦然，以使气血互生，阴阳互振，此动静结合之一意。此外，补药为静，理气、助运、消导之品为动，注意配用，既可避免滋补呆胃之弊，又有健脾胃助运化以收滋补之功。

其四，须明宜忌。张老认为，并非所有病人皆可服用膏方。慢性病证，凡胃纳尚可且证情稳定者，可处膏方；凡病重者，皆不宜服膏方，如严重胃溃疡，慢性支气管炎属痰饮重症者(痰浊，痰热，痰火)等；此一因为病邪深重，非缓图之法可效；二因为重证每致脾胃衰败，饮食少进，难受膏方之滋腻。此外，伤食停滞以及外感者均不宜处膏方。

十三、辨证治愈胸痹三例

例一 徐某，男，74岁。

初诊：1985年5月30日。

主诉及病史：有动脉硬化性心脏病5年，高血压10余年，目前血压稳定。动辄胸闷发作，闷久则痛，头昏，时有胃脘隐痛不适，甚或泛恶，口粘腻，心慌艰寐，纳呆，腰酸耳鸣。

诊查：舌红偏暗，苔白腻，脉弦小滑，两尺弱。

辨证：心肾两亏，痰浊内阻。

治法：拟养心益肾化痰，十味温胆汤出入。

处方：孩儿参15g　熟地15g　制半夏10g　陈皮10g　茯苓15g　炒枳实10g　炒竹茹6g　瓜蒌皮10g　细石菖蒲6g　炙远志6g　郁金10g　丹参15g　生蒲黄12g(包)　7剂

二诊：6月6日。药后苔腻见退，夜寐向安，胃脘不适得减。舌红苔薄脉细。宗前法出入。

处方：炒党参15g　生熟地各15g　制半夏9g　炒竹茹6g　麦冬12g　生黄芪18g　全瓜蒌15g　郁金9g　炒枳实10g　丹参15g　熟附片9g(先煎)　苦参片9g　炒川连2g　7剂

［按语］ 此例为痰浊内阻之胸痹，又有心肾两亏之象。张老认为：肾精不足则精不化气，气不行湿而致痰浊内蕴；心气不足则心神失养，心神亏虚而易为痰浊所扰。此时单用温阳汤化痰开窍，其效甚微，必须加扶正之品，故十分推崇十味温胆汤一方。方中人参、熟地(两仪膏)以填精益气，既能使精化气，助温胆汤化痰开窍，又能养心安神，以拒痰浊之上扰。临证中，张老每又加入干石菖蒲，以化痰开浊，多获良效。

例二 徐某，男，74岁。

初诊：1985年2月28日。

主诉及病史：有冠心病心绞痛史10年。近日胸痛动辄发作，面浮跗肿，气促。面红升火时作，并自觉胸中有气上冲咽喉，四肢欠温，口不渴。

诊查：舌红润，苔薄腻、中光剥，脉细。

辨证：心脏气阳不足，病久阳损及阴。

治法：治拟阴阳同调。

处方：熟附片6g(先煎)　炙生地15g　炙甘草9g　炒党参15g　生黄芪20g　全当归9g　麦门冬12g　丹参15g　交泰丸3g(分吞)　生山楂15g　紫石英20g(先煎)　7剂

二诊：3月7日。升火减，面浮跗肿亦瘥。行走稍促时仍有胸闷胸痛发作，然程度已减轻。脉虚细，舌尖偏红，苔薄中剥。仍守前法出入。

前方去交泰丸，加小川连3g，肉桂1.5g，生蒲黄12g(包)。7剂。

［按语］ 本例胸痹表现为阴阳并损，故张老用阴阳同调之法，并合用紫石英、交泰丸以引火归原。二诊时，虑其舌尖偏红，心火偏亢，故去交泰丸，改用黄连3g，肉桂1.5g，增加清心降火之力。老年冠心病患者多见气阳衰弱，临床可见心衰表现，张老善用附子温振心肾阳气。附子有强心利尿之功，凡遇气阳衰弱，水湿潴留者(或暂无水湿潴留)，皆可用附子以温阳利水。即使有阳损及阴，或兼心火，或兼肝阳，皆不必畏惧。逢有上述兼症时，张老常以附子合生熟地、麦门冬，或合川连、山栀，或合石决明、羚羊角、夏枯草等，以阴阳并调，寒热合方，或升降同用。此法实为仿仲景大黄附子汤、附子泻心汤、肾气丸之意也。

例三 吴某，男，72岁。

初诊：1985年1月10日。

主诉及病史：有心绞痛史近12年，高血压史16年。近3个月心绞痛发作频繁，每发于活动时，休息片刻或含硝酸甘油片可缓解。寐短神疲，形寒便烂。

诊查：舌淡红，边有瘀斑，苔花剥，脉濡细。

辨证：高年心肾阳气不足，劳伤心脏，络有留瘀。

治法：拟温阳益气，化瘀止痛。

处方：熟附片9g(先煎) 川桂枝6g 炒党参15g 炙甘草6g 麦门冬12g 丹参20g 失笑散12g 当归12g 川芎9g 赤白芍各9g 瓜蒌皮10g 广郁金9g 7剂

二诊：1月17日。心绞痛发作已得轻减，偶因活动而有隐痛，不含硝酸甘油片亦可缓解。脉沉细，苔花剥得减。仍守前法出入。

前方去失笑散，改熟附片为15g，加干石菖蒲6g。7剂。上方加减服药至2月13日。

三诊：2月14日。胸痛虽减未已，痛时心慌不宁。经24小时心电图检测，胸痛发作时心率偏快，并有房性早搏与室性早搏发生。面红升火时作，便软、日3次，无腹痛。舌偏红，脉沉细小弦。心肾之阳渐复，心阴受损。转拟益气养阴为治。

处方：炙甘草9g 大白芍20g 炙生地20g 炒党参15g 生黄芪20g 炒白术12g 云茯苓12g 嫩黄精20g 山药20g(打) 炒枣仁12g 炙远志6g 干石菖蒲6g 紫石英20g(先煎) 14剂

四诊：2月28日。证情稳定，偶有心慌，多动则胸闷，行走稍快时仍有左胸隐痛轻发。血压偏高(170/110mmHg)，目花，指麻，口干。舌偏红，苔薄白，脉细。肝阳偏亢，心脏累伤难复，拟增入平肝潜阳之品。

处方：炙甘草9g 大白芍20g 炙生地20g 生黄芪20g 嫩黄精20g 炒枣仁12g 柏子仁12g 炙远志6g 云茯苓12g 山药20g 羚羊角粉0.6g(分吞) 夏枯草20g 生牡蛎20g(先煎) 7剂

上方加减服3个月余。

五诊：6月13日。胸闷胸痛基本不发，偶因疾走而有轻度胸闷，片刻即止。纳便可，夜寐安。舌淡红偏暗，苔薄白，脉细小弦。病去十之八九，拟散剂善后。

处方：参三七18g 生晒参45g 沉香粉14g

上3味共研末，每日2次，每次吞服1.2g。长服无虞。

4个月后随访，停药3个月多，胸闷胸痛未发，行动一如常人。

[**按语**] 胸痹病机为本虚标实，老年患者尤以虚证为多。张老认为：虚证胸痹者多由心之气、血、阴、阳亏损，而致心脏失营。此不营而痛，非不通之痛。故治疗中遵“虚痛者必须补之”之训，或温振心阳心气，或滋补心阴心血，使心脏得以营养濡润，其痛自止。此例胸痛即以补而收效者。本例先后用益气温阳、益气养阴、养心平肝等法而使病情逐渐向愈，最后以散剂缓调而收功，体现了张老随证处方、不墨守一病一方的思想。

（以上由门人整理）

[**编者评注**] 张老先生是我国著名的中医学家，从医60余年，学验俱丰，既娴熟于中医传统辨证，又能参合西医对疾病的认识，而且善于把握病机病症的变化，改法换方，加减药味，恰到好处。张老此案，前后五诊重点突出，在治法转换、选方用药上显示了高度的灵活性，给我们以深刻的启示。

初诊时，决不囿于“高血压”即用平肝潜阳之品，而据形寒便烂、神疲舌淡、脉濡细用附片温补心肾之阳。在用药上瓜蒌皮配附片，温阳宽胸，疗效甚佳，并未见到毒副作用。因附子与乌头虽同一植株，但毕竟非一物，古人十八反中只论乌头反瓜蒌，未云附子反瓜蒌。二诊时，病减即去失笑散加重附片，并加菖蒲配郁金使阳气流通。三诊时据面红火升，舌红而改用炙甘草汤补益气阴。四诊增入平肝潜阳证情遂日趋改善。倘若在三诊时仍守附子剂，则势必阳气亢盛，转生变证。其着眼处不但在证候表现，也是根据气血阴阳并虚的病机，调整其气血阴阳使之平衡。故先温其阳，阳气振奋，再济之以阴。中医学中阴阳互根的理论在这里得到充分的体现。五诊所用散剂，人参补益元气，三七活血化瘀，沉香纳气行滞，三物相配，更适合于虚瘀交加、本虚标实的病情。从这里我们可看出，中医临床必须谨守病机变化，施治才能获得巩固的疗效。

黄文东医案

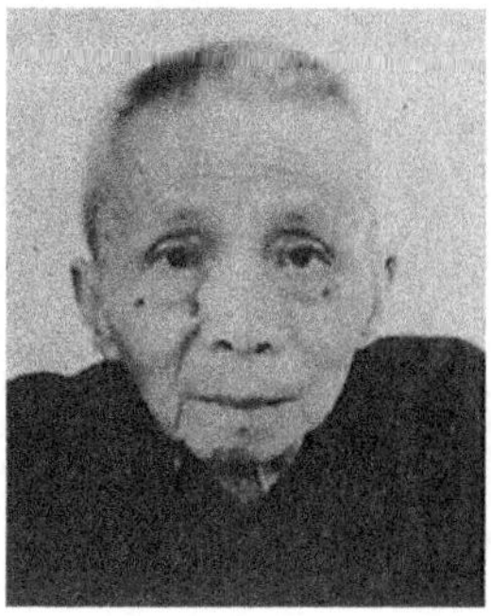

【生平传略】

黄文东，字蔚青(1902—1981)，江苏省吴江县人。主任中医师、教授。少年时代受业于上海名医丁甘仁先生门下，并以首届第一名毕业于上海中医专门学校，毕业后回原籍悬壶应世。1931年应聘回母校执教，任教务长，并兼《伤寒论》、《中医内科学》、《名著选辑》等课的教学，直至1948年该校被迫停办。

解放后，历任上海中医学院内科教研组主任兼附属龙华医院内科主任、上海中医学院医疗系主任、上海中医学院院长、中华医学会上海分会理事长、上海市政协常务委员、中华医学会副理事长等职。1960年加入中国共产党，同年出席全国文教群英会。1978年出席全国科学大会，当选为主席团成员，并荣获大会颁发的奖状。

黄氏为中医教育事业，呕心沥血，辛勤工作，是一位杰出的中医教育家，60余年来为祖国培养了大批高级中医人才，对中医事业的发展作出了重大贡献。

在学术思想上，黄氏强调人以胃气为本，重视五行学说在治疗中的作用，每每运用自如。临床擅用活血化瘀诸法，用药不尚矜奇炫异，看似平淡，实寓深意，主次分明，配伍得当，不枝不蔓，丝丝入扣，攻邪不忘护正，扶正不致碍邪，因而每获良效，又是一位独具一格的中医临床学家。

著作除《丁氏学鸿的形成和学术上的成就》、《黄文东医案》外，还主持编写了中医学院教材《中医内科学》，并在中医药杂志上发表过《五行学说在临床治疗上的实际应用》、《关于王旭高治疗肝病各法的探讨》等学术论文20多篇。

一、宣肺化痰法治愈咳喘一例

张某，女，52岁。

初诊：1975年4月19日。

主诉及病史：自幼即患咳嗽、哮喘，时发时愈。近3年来发作渐趋频繁，多发作于夏季。经体检，患有支气管扩张。平时经常痰中带血。

诊查：目前咳嗽气急，不能平卧已多日，剧烈咳嗽时则额上出汗，咯痰不爽，鼻塞流涕，心悸，肢冷。舌质青紫，脉象小滑。

辨证：近感风寒，素有痰浊恋肺，肺失宣降，心阳不能舒展。

治法：先拟宣肺平喘，化痰止咳。

处方：炙麻黄6g　杏仁10g　生甘草6g　炙紫菀15g　炙百部15g　炙苏子10g　白前12g　苍耳子10g　炙地龙6g　5剂

二诊：4月26日。咳喘已减，咯痰渐爽，已能平卧，动则仍感气急，流涕转稠。脉小滑，舌质青紫已退，苔白腻。再守原意。

原方去百部，加射干10g。6剂。

［按语］本例哮喘病程已久，邪气壅实，痰浊恋肺，以致肺气失于宣降。故用三拗汤以宣肺平喘；选用止嗽散中之紫菀、百部、白前以肃肺化痰止咳；地龙配麻黄以加强平喘作用；苍耳子以宣通肺窍；苏子以降气定喘。服药后咳喘渐减，已能平卧。二诊时舌质青紫已退，乃肺气得宣、心阳已能舒展之象，病势渐趋缓解。

二、泻白散合黛蛤散加味治愈咳血一例

王某，女，35岁。

初诊：1975年8月1日。

主诉及病史：素有慢性支气管炎，10年来时常咳血。昨起略有咳嗽，痰中带血甚多，胸闷痛，上身热，大便干燥。

诊查：苔薄，脉细弦而数。

辨证：此为肝火犯肺，灼伤阳络。

治法：拟清肺平肝，和络止血，用泻白散合黛蛤散加味。

处方：桑白皮12g　地骨皮12g　仙鹤草30g　麦冬10g　侧柏叶10g　竹茹10g　枇杷叶12g(包)　白茅根30g　制川军10g　黛蛤散15g(包)　7剂

二诊：8月9日。服药后咳血已止，胸闷痛、身热均减，大便亦转滋润。苔脉如前。再守原意。

前方去竹茹，加郁金10g。7剂。

［按语］患者10年来反复咳血，肺阳已虚，气失清肃，素体肝火偏旺，阴虚火扰，灼伤肺络，烁液为痰，故常见咳痰带血，胸痛身热。方用泻白散清肺热，麦冬养肺阴，黛蛤散平肝火，佐以枇杷叶、竹茹润肺止咳化痰。因患者肺络损伤，此次咳血甚多，故方中又用仙鹤草、侧柏叶、白茅根凉血止血。黄老善用活血化瘀之法，兼收止血之功，其中制川军功效显著。二诊时咳血虽止而胸闷胸痛未除，故增郁金以解郁宽胸。

治肺燥咳血之证，黄老认为须清肺润燥与平肝降火两法同用方能见效，使火降而咳渐愈，肺气清而络血不致外溢。

三、益气健脾法治愈自汗一例

陆某，女，44岁。

初诊：1975年7月3日。

主诉及病史：1972年流产之后，汗出恶风，腹中鸣响，自觉时有冷风入腹并作抽痛，饮食尚佳，形瘦乏力，经多方治疗至今未愈。

诊查：舌质红，苔薄腻，脉细，经行甚少。

辨证：此属气血俱虚，脾胃虚弱，卫阳不固，外风易侵。

治法：治以益气健脾，固表敛汗之法。

处方：党参12g　白术10g　炙甘草6g　桂枝3g　白芍10g　淮小麦30g　糯稻根30g　煅龙骨30g　木瓜6g　陈皮6g　红枣5枚　6剂

二诊：7月10日。服前方药6剂后，汗出恶风及腹中鸣响抽痛等症均明显减轻。舌质红，苔薄腻，脉细。再予前法。

患者即返外地工作，原方带回嘱再服药6剂。

［**按语**］本例因流产之后营卫俱虚，腠理不固，风邪乘虚入侵而起病。汗出恶风，腹内觉冷抽痛，经久不愈。处方用药看似平淡，实为数方融合而成。自汗多属气虚，故以四君子汤补养中气，充实营卫，配糯稻根、煅龙骨以增固表敛汗之力；并用桂枝汤以调和营卫，治表虚自汗恶风；芍药、甘草又能缓急而止腹痛，桂枝兼能温通经脉，配木瓜养肝舒筋以为辅；患者形体消瘦，舌红脉细，乃因汗出已久，阴血亦伤，芍药兼有保护营阴的作用；再用甘麦大枣汤养心安神，以助脾胃之运化。由于配伍得当，相辅相成，故一举而收效。

四、补气养血法治愈心悸一例

孔某，男，成年。

初诊：1975年2月6日。

主诉及病史：2年来心悸时作时休，胸闷善太息，气短，大便干结。1972年心电图示频发早搏。

诊查：舌质淡红，苔薄。脉小弦结代。

辨证：证属气血亏耗，心失所养，以致心阳不振，气血失于调畅。

治法：治当补益心气，调养阴血，兼通心阳，佐以理气活血之法。

处方：党参12g　炙甘草10g　桂枝6g　赤芍12g　当归12g　淮小麦30g　佛手5g　郁金12g　香橼皮12g　茶树根30g　红枣5枚　7剂

二诊：2月20日。药后心悸略减轻，胸闷已瘥。舌苔薄，脉小弦结代。再拟前法。

原方去淮小麦，加磁石30g。7剂。

三诊：2月27日。心悸续减，每于上午出现胸闷1次，时间较短。

仍守原方。7剂。

四诊：3月13日。心悸胸闷较前轻减，自觉神疲。舌质淡，苔薄白。脉小弦，结代已少见。最近回单位工作已20天。仍予前法。

原方。7剂。

五诊：4月3日。心悸续见轻减，偶有胸闷，精神渐振。苔薄腻，脉弦，偶见结代。再予益气养心，活血通阳。

处方：党参10g　炙甘草10g　桂枝6g　赤芍12g　当归12g　丹参12g　郁金10g　茶树根30g

六诊：4月17日。诸症基本消失，纳香。诊脉未见结代。再守前法。原方7剂以巩固疗效。

［按语］心悸多属虚证。本例由于气血亏耗，心失所养，导致心阳不振，气机不调，故见心悸气短，胸闷太息，脉来结代等症。黄老用炙甘草汤合甘麦大枣汤，去生地、阿胶等滋腻药，并佐以理气行血之品。以党参、炙草补益心气，当归、赤芍、丹参调养心血，桂枝温通心阳；淮小麦、大枣养心润燥而安神，佛手、郁金、香橼理气开郁而宣痹；用茶树根以治脉结代。“气为血之帅”，依据阴血赖阳气以推动之原理，重点在于补心气和通心阳。心阳通，心气复，则脉结代可消失；合补养心血药以充盈血脉，使阳气有所依附而不致浮越，则心悸亦自止。患者胸闷太息，乃心气不足之象，非属湿阻气滞一类，虚实悬殊，必须加以鉴别。

五、滋阴潜阳、养心安神法治愈脑震荡后遗症两例

例一 巴某，男，55岁。

初诊：1973年6月12日。

主诉及病史：患者曾于1967年被木棍击中头及背部，当即昏倒，神志不清约半小时。醒后觉头痛，不能安寐。几年来，经常头痛泛恶，失眠，精神较差，纳谷不香。

诊查：舌质红，苔薄腻，脉弦。

辨证：脑部震荡以后，肝阳易于上扰，心神为之不安。

治法：治以滋阴潜阳，养心安神之法。

处方：当归 10g　赤白芍各 10g　朱麦冬 10g　珍珠母 30g　牡蛎 30g　甘菊 10g　钩藤 12g(后下)　夜交藤 30g　合欢皮 12g　鸡血藤 30g　7剂

二诊：6月20日。诸恙减轻，舌脉如前。原方续进7剂。

三诊：7月7日。头痛明显减轻，夜寐能持续5～6小时(以前只能睡2～3小时)，近来右胁阵痛，右肩臂有沉重感。舌苔薄腻，脉弦。肝阳渐平，心神得安，但有时气滞胁痛，或血液流行不畅，自觉肩臂沉重。再于前方中加入利气活血之品。

原方加旋覆花 12g(包煎)，川芎 10g。7剂。

四诊：7月17日。症已减轻。按原方续进药7剂。

五诊：7月24日。头痛已愈，夜寐较安，纳食增加，二便正常，精神渐振，肩重胁痛已除。仍予养血安神，滋阴潜阳之法。

前方去川芎、旋覆花。继续服之。

例二 包某，女，45岁。

初诊：1973年6月12日。

主诉及病史：患者曾于1968年由三楼跌下，神志昏迷，经医院抢救两天，神志渐清，以后经常后脑痛，右臂痛，肢麻，腰痛，夜寐不安，每晚只能睡2～3个小时。

诊查：舌苔白腻，脉细弦。

辨证：病起于脑部震伤，引起肝阳上升，心神不宁，脾胃运化不健，湿从内生，络脉痹阻。

治法：治以平肝潜阳为主，化湿通络为佐。

处方：白蒺藜 12g　赤芍 12g　桃仁 10g　川芎 6g　陈皮 6g　朱茯苓 12g　炙远志 5g　制狗脊 12g　续断 10g　桑寄生 12g　鸡血藤 30g　珍珠母 30g

二诊：6月20日。症已好转。按原方续进药14剂。

三诊：7月17日。后脑部痛晕较轻，右臂痛麻沉重，面部及上肢浮肿，饮食尚好，病已多

年，时轻时重。舌苔腻未化，脉细。肝阳渐平，蕴湿未化，气血流行不畅，络脉为之痹阻。再从前法加减。

前方加制苍术10g，威灵仙12g，桑枝30g，去狗脊、续断、桑寄生、珍珠母。7剂。

四诊：7月24日。头痛晕较轻，右臂及右腿痛麻沉重，胃纳增加。舌苔腻未化，脉细。眼花有黑影。再予平肝潜阳，化湿通络。

前方加当归10g，海桐皮10g。

［按语］以上两案均由脑部震伤引起肝阳上升，心神不宁，血瘀内停，故见头痛失眠等症，经多年治疗无效。黄老用平肝潜阳、养心安神、活血通络之品治疗，取效较好。

六、舒肝利胆、理气化湿法治愈胁痛一例

顾某，女，42岁。

初诊：1974年12月6日。

主诉及病史：右胁隐痛，牵引背部，反复发作已四五年。此次病发，伴呕吐发热，口干口苦，大便干结，厌食油腻。

诊查：脉细弦，舌苔薄腻(外院超声波检查胆囊收缩功能差，胆囊造影显影不佳，脂肪餐1小时后胆囊收缩1/3)。

辨证：此为肝胆不和，气滞湿阻之象。

治法：治以疏肝利胆，理气化湿。

处方：柴胡10g　郁金10g　赤芍15g　姜半夏10g　青陈皮各10g　金钱草30g　生山楂15g　槟榔10g　4剂

二诊：12月13日。服前方药后胁痛大减，大便通畅，但觉胃纳不香，神疲无力，劳累后背部酸楚。脉细弦，舌苔薄。药既应手，原法续进。

前方去槟榔，加当归12g。6剂。

［按语］《内经》说："胆胀者，胁下胀痛，口中苦，善太息。"这些症状的描述与胆囊炎、胆石症颇为相似。本例为胆囊炎，由于肝失疏泄，胆失通降，肝胆气滞，湿浊壅阻所致。故用柴胡、郁金、金钱草以疏肝利胆，赤芍、槟榔、山楂以化瘀破气散结，半夏、青陈皮以和胃降逆。总之，本例乃胆腑为病，六腑以通为用，故用药忌粘滞而贵灵动。

七、顺气降逆、泄肝养胃法治愈反胃一例

王某，女，18岁。

初诊：1974年3月5日。

主诉及病史：呕吐1年余，食后胃中不舒，继而吐出不消化物，无酸味，吐尽方舒。吐后又觉饥嘈，略进饮食，泛吐如前。

诊查：形体消瘦，大便艰难(X线胃肠检查无异常发现)，口干。舌质红，脉细弱。

辨证：由于精神刺激，饥饱失调，引起久吐不止，导致气阴两伤，上逆之气，从肝而出，损伤脾胃。

治法：先用顺气降逆，泄肝养胃之法。

处方：旋覆花10g(包)　煅赭石12g　北沙参10g　麦冬10g　金铃子10g　半夏10g　陈

皮 6g　姜竹茹 10g　谷芽 12g　枳壳 5g　3 剂

二诊:3 月 8 日。呕吐略减,胃嘈如前,前方再加黄连 1.5g。7 剂。

三诊:3 月 15 日。呕吐逐步减轻。原方续进 7 剂。

四诊:3 月 23 日。呕吐已止,大便亦通,饮食渐进(先进豆浆、稀粥,渐渐能食软饭),胃中较舒,但神疲,舌红无苔,脉细。可见脾胃已伤,气阴未复,再予益气生津,健脾和胃之法,方用《金匮》麦门冬汤加减。

处方:麦冬 10g　半夏 5g　党参 10g　生甘草 3g　陈皮 5g　香谷芽 12g

嘱按此方连服药 10 剂,巩固疗效,并注意饮食不宜过量,以防复发。

[按语] 患者呕吐已 1 年余,由于胃虚气逆,已属"反胃"范畴。曾经多次治疗无效,以致形瘦色萎,全身乏力,不能劳动。据病情分析,既有食入反出,谷食不化,属于脾胃虚寒的一面;又有舌红、口干、饥嘈,属于胃热阴伤,胃中不和的一面。故用药避免香燥,而以顺气降逆为主,且偏重于滋养胃阴,兼养胃气。以旋覆代赭汤、麦门冬汤、黄连温胆汤合为一方,并根据朱丹溪"上逆之气,从肝而出"的论点,加入金铃子以泄肝利气。本病临床不多见,多寒热夹杂,先实后虚,病情复杂,实属缠绵难愈。当呕吐不止时,服药不易入胃,故先用和胃降逆,略佐苦降之法较为适宜。以药能入胃才能使气顺而吐止。

八、甘麦大枣汤合生铁落饮治愈癫证二例

例一　许某,男,39 岁。

初诊:1974 年 12 月 24 日。

主诉及病史:1968 年春,因患"十二指肠球部溃疡"而用"鸡血疗法"治疗,后逐步出现神志失常。同年秋病情加重,经上海及南京某医院诊断为"精神分裂症"。曾住院 4 个多月接受胰岛素休克治疗 40 次,迄今未愈。现服安坦、泰尔登、安定等药。患者多疑、忧郁、悲观、自卑、失眠、惊叫、急躁易怒,其中以多疑为主。时而精神振奋,时而疲劳不堪,喉间有痰,不易咯出,有时小便不禁。

诊查:舌质红,苔薄腻,脉弦滑。

辨证:思虑过度,心脾受伤,阴血不足,肝阳上扰,痰浊内蕴,窍络不利。

治法:治以补益心脾,豁痰开窍,用甘麦大枣汤合生铁落饮加减。

处方:炙甘草 10g　淮小麦 30g　大枣 5 枚　陈胆星 10g　铁落 60g(先煎)　菖蒲 10g　郁金 10g　炙远志 5g　6 剂

二诊:12 月 31 日。近日情绪较前安定,睡眠略有进步,梦多,有时惊叫,容易疲乏,口干。苔脉如前。

原方加合欢皮 12g,北沙参 12g。7 剂。

三诊:1975 年 1 月 7 日。近来已停服西药,夜寐可达 5 小时。仍有惊叫,头胀,烦躁,口干,尿多,反应迟钝。喉间痰已减少。脉细,苔薄,舌质红。再从原方加减。

处方:炙甘草 10g　淮小麦 30g　大枣 5 枚　陈胆星 10g　铁落 60g(先煎)　知母 12g　菖蒲 12g　郁金 12g　炙远志 5g　7 剂

五诊:1 月 21 日。服药 27 剂后,病情有所改善,情绪较前开朗,多疑、急躁减少,惊叫消失。停服西药后,可睡 5~6 小时。小便不禁亦除。再守原意。

原方去知母。7 剂。

八诊:2 月 15 日。春节期间已能接待客人,但由于烦劳过度,以致睡眠减少,迷梦不酣,烦躁头胀,口干。舌红,脉弦。

原方去远志,加北沙参 12g。7 剂。

九诊:2 月 27 日。夜寐已能熟睡 6 个小时左右(未服西药),多疑、急躁等症均已消失,情绪开朗,面色润泽。脉弦,苔薄腻,舌尖红。治疗 2 个月,病已基本痊愈。嘱病人注意休息,逐步恢复全天工作。仍用原方加减。

处方:炙甘草 10g　淮小麦 30g　大枣 5 枚　陈胆星 10g　郁金 10g　铁落 60g　党参 10g　北沙参 12g

患者于 1975 年 3 月 28 日来信说:回南京后可睡 6 小时左右,并能午睡,诸症未发,精神面貌很好。已于 3 月 17 日起恢复半日工作。回信处方,嘱病人可连服药 3 周,如情况很好,可改为隔日 1 剂,到 5 月底即可停药。

处方:炙甘草 10g　淮小麦 30g　大枣 5 枚　陈胆星 10g　铁落 60g(先煎)　菖蒲 10g　旱莲草 15g　郁金 10g　7 剂

例二　龚某,女,44 岁。

初诊:1975 年 5 月 3 日。

主诉及病史:平素多愁善忧。1974 年 8 月因暴受惊恐,情绪紧张过度,以致神志失常。时而抑郁寡言,神情淡漠,时而喋喋不休,无故打骂子女。有时自觉耳内有人言语,心慌胆怯,恐惧多疑,有时悲哭流泪,扬言要寻短见。兼有夜寐不宁,盗汗,两目直视,大便干燥等症(西医诊断"精神分裂症"。现服安泰乐、泰尔登、谷维素等)。

诊查:脉象弦细,舌质淡紫,苔腻。

辨证:惊恐之后,心胆俱虚,痰浊留恋,肝气郁滞。

治法:治拟养心安神,镇惊豁痰。

处方:炙甘草 10g　淮小麦 30g　大枣 5 枚　丹参 10g　陈胆星 10g　生铁落 60g(先煎)　菖蒲 10g　炙远志 5g　郁金 10g　7 剂

二诊:5 月 10 日。奇思幻想,无时休止,不能自主,大便干燥,口臭,面目虚浮,走路有腾云驾雾之感。脉弦细,舌淡紫,苔腻,根起刺。再守原意。

处方:炙甘草 10g　淮小麦 30g　大枣 5 枚　丹参 10g　合欢皮 12g　郁金 10g　陈胆星 10g　菖蒲 10g　生铁落 60g(先煎)　制川军 5g　7 剂

三诊:5 月 22 日。奇思幻想不止,烦躁易怒,情绪抑郁,大便干结、数日一行。脉弦滑,舌淡紫,苔黄腻。再予前方加减。

原方去合欢皮加萱草 12g,制川军改为 10g。7 剂。

四诊:5 月 29 日。近来自觉病情好转,睡眠可达 5～6 小时(西药已减量),幻想及多疑程度减轻,大便每日 1 行,口臭减轻,寐中出汗,已不无故打骂孩子,仍有消极悲观思想。脉弦滑,苔薄黄,舌质淡紫。再予养心安神,解郁豁痰。

处方:炙甘草 10g　淮小麦 30g　大枣 5 枚　丹参 12g　制川军 10g　生铁落 60g(先煎)　炙远志 5g　陈胆星 12g　萱草 12g　7 剂

五诊:前方续服 7 剂。

六诊:6 月 12 日。奇思幻想续减,大脑已有休息时间,幻听已少,大便每天或隔日 1 行,走路腾云驾雾之感已消失,仍有忧郁感。今日独自前来就诊(过去均由其爱人伴随,初诊、二诊全由爱人代诉)。脉弦滑,苔薄腻,舌质淡紫渐退。症情好转,信心日增,再用原方加减。

处方:炙甘草 10g　淮小麦 30g　丹参 12g　制川军 12g　生铁落 60g(先煎)　郁金 10g　炙远志 5g　萱草 12g　知母 12g　7 剂

七诊:前方续服 7 剂。

八诊:6 月 26 日。烦躁已减,胃纳增加,睡眠改善,1 周来已停服西药,强迫思维活动减而未除,大便每天 1 次。苔薄腻,脉弦滑。再守原意。

处方:炙甘草 10g　淮小麦 30g　丹参 10g　菊花 10g　制川军 12g　郁金 10g　生铁落 60g(先煎)　萱草 12g　白蒺藜 10g　7 剂

九至十三诊:前方药续服。

十四诊:8 月 28 日。强迫思维活动已消失,情绪舒畅,睡眠尚安,胃纳一般,已恢复全日上班。停服西药已 2 个月余。治疗以来,病情日见好转,再守原意。

前方药续服至 9 月下旬,嘱停止服药。

[按语] 上述两例,多由心脾素亏,思虑劳倦过度,通过暴受惊恐,药物过敏等诱发因素,导致心胆俱虚,肝阳上扰,痰浊内蕴,窍络不利,出现一系列情志症状。与《金匮要略》中的"百合病"、"脏躁症"极相似,故用甘麦大枣以养心润燥,甘以缓急;菖蒲、远志、郁金、萱草以豁痰宣窍,疏肝解郁;铁落、胆星以镇惊平肝安神。在治疗过程中,亦针对病员的不同特点,辅以情志疗法,故能在短期内取得疗效。

九、清肝宣窍法治愈耳聋一例

秦某,男,30 岁。

初诊:1964 年 6 月 12 日。

主诉及病史:两耳失聪已 8 个月余,头痛头昏,不能用脑,夜寐甚差,每晚仅能睡 2～3 小时,神疲乏力,胃纳尚佳,大便干结。

诊查:舌质红有刺,脉弦。

辨证、治法:肝火充斥清道,治拟清肝宣窍之法。

处方:石决明 12g　石菖蒲 10g　炙远志 3g　生甘草 3g　菊花 10g　赤芍 10g　黑山栀 10g　连翘壳 12g　淡黄芩 6g　苦丁茶 10g　6 剂

二诊:6 月 19 日。耳聋,头痛头昏,神疲,寐差,但服前药后曾有 1 次能隐约听到声音。舌尖红,脉小弦。再守原法。

原方加生黄芪 10g,生地 10g,带心连翘 15g。7 剂。

三诊:6 月 26 日。耳聋已聪,头痛,夜寐不安,形瘦。舌尖红,有碎纹,脉细弦。阴虚肝阳易升,再用前法加减。

处方:石决明 12g　石菖蒲 10g　炙远志 5g　生黄芪 10g　生地 10g　生甘草 3g　苦桔梗 3g　菊花 10g　白蒺藜 10g　带心连翘 12g　苦丁茶 10g　7 剂

四诊:7 月 3 日。耳已能听,头昏,睡眠时好时坏。舌质红,脉弦细。再守原意。

原方去白蒺藜,加夜交藤 15g。7 剂。

[按语] 耳聋多数由肝肾阴虚、肝阳上亢所致。本例西医诊为癔病性耳聋,治疗未见好转,后又从高处跌下,住院检查为脑震荡,致使耳聋更加严重。治以清肝宣窍之法,除用清肝潜阳之品外,黄老还用菖蒲、远志以宣通窍络,使肝火渐平,窍络宣通;再加生地、黄芪以滋阴益气,

而助听力。调治不满1个月，听觉已明显改善。

十、益肾固摄法治愈遗尿一例

孙某，女，16岁。

初诊：1969年8月23日。

主诉及病史：连续夜间遗尿多年，每晚1～2次，日间小便频数，面色㿠白，寐中磨牙。

诊查：舌脉如常，余无他症。

辨证：肾气不足，下元不固所致。

治法：今拟益肾固摄。

煎方：五味子5g　煅牡蛎30g　党参12g　覆盆子10g　补骨脂10g　菟丝子10g　制狗脊12g　5剂

嘱先服煎方药，继服丸药调治。

丸方：五味子45g　党参90g　制狗脊12g　熟地120g　甘草30g　川断90g　菟丝子60g　金樱子90g　怀山药120g

上药各研细末，用煅牡蛎300g，桑寄生90g，红枣120g，煎汤泛丸，每日早晚各服10g。

二诊：1975年9月11日。服丸方药3个月后，夜间遗尿明显减少，渐至痊愈。1975年7月11日，因阑尾切除术药麻后，遗尿又发，近来每晚1次，白天小便失禁。苔薄腻，舌尖红。仍守前法，缓图功效。

[按语] 遗尿多属肾气不足，下元不固，用益肾固摄法而奏效，数年未发。后因手术药麻旧恙复作，再用原法施治。先服煎方药，后服丸方药，既有利于对慢性病的缓缓调治，又能减少药费，便利服用。

十一、导赤散加味治愈血淋一例

黄某，女，28岁。

初诊：1975年4月6日。

主诉及病史：昨起小便频急，涩痛而赤，腰酸，少腹胀，心烦，少寐。

诊查：舌质红，苔腻，脉细数。尿常规：蛋白(++)，红细胞(++++)，白细胞(0～1)。

辨证：湿热蕴蓄于下焦，膀胱气化不利，血得热而下注，症属血淋。

治法：治拟凉血滋阴，清利湿热。

处方：生地15g　竹叶9g　生甘草5g　木通3g　黄芩15g　小蓟草30g　乌药9g　2剂

二诊：4月8日。昨日诸症一度减轻，尿色稍清。今晨又见尿频涩痛，腰酸，少腹胀痛。苔腻，脉细数。尿常规：蛋白微量，红细胞(++++)，白细胞(0)。再予前方加味。

原方加萆薢15g。2剂。

三诊：4月10日。尿频明显减轻，尿色已清，少腹胀痛基本消失，腰酸乏力。脉细带数。尿常规：红细胞(0～1)，白细胞(0～1)。再守原意。

前方去木通。4剂。

[按语] 淋证初起，多湿多热，治宜宣通清利为主。因患者心烦少寐，舌红脉数，心火偏旺，故用导赤散加味。生地凉血滋阴，竹叶清心泻火，均以鲜者为佳；木通、甘草清热通淋，兼治尿

道刺痛；并加重小蓟凉血止血，萆薢利湿泌浊，乌药行气利窍。诸药配合，以达到止血通淋的目的。

十二、甘麦大枣汤合安志丸治愈不寐健忘一例

王某，女，33 岁。

初诊：1975 年 4 月 10 日。

主诉及病史：失眠 10 余年，今年尤为严重。近 3 个月来虽临睡前服安眠药，但入睡不到 3 小时，甚至仅睡 1 小时。醒后心悸不宁，烦躁，不能再入睡。上午头昏，下午头胀痛，晚上头痛尤甚，头部筋脉紧张，颈部板紧不舒，食欲不振，嗳气，健忘，精神不易集中，情绪抑郁，以往便秘，近 1 个月来大便日行二三次，精神疲乏，怕冷，腰酸带下。

诊查：脉弦细，舌质淡青，苔薄腻。

辨证：脾胃运化不健，生化之源不旺，气血亏虚，血不养心，以致心神不安，肝阳上扰，由失眠心悸引起头昏胀痛之症。

治法：治拟补养心脾为主，方用甘麦大枣汤合安志丸意。

处方：炙甘草 10g　淮小麦 30g　大枣 5 枚　郁金 10g　菖蒲 10g　炙远志 5g　党参 10g　木香 6g　珍珠母 30g　6 剂

二诊：4 月 17 日。大便转稠，每天 1 次，胃纳略振，但食后仍胀气，睡眠约三四个小时，晚上头痛亦有减轻。脉弦细，舌淡青，苔薄腻。再守原意。

处方：炙甘草 10g　淮小麦 30g　大枣 5 枚　郁金 10g　菖蒲 10g　党参 10g　珍珠母 30g　大腹皮 10g　旱莲草 12g　佛手 18g　7 剂

三诊：4 月 26 日。睡眠续有进步，可达 4 个小时，安眠药量已减少，头痛亦轻，腰酸带下，左胁胀痛，乏力。脉弦细，舌淡青。再予补养心脾为主，加入益肾止带之品。

处方：炙甘草 10g　淮小麦 30g　大枣 5 枚　郁金 10g　菖蒲 10g　党参 10g　青陈皮各 10g　佛手 10g　狗脊 12g　椿根皮 10g　7 剂

四诊：5 月 3 日。各症续减，胃纳进步，头晕。再守原意。

原方去郁金、菖蒲，加甘杞子 10g，旱莲草 15g。6 剂。

五诊：5 月 17 日。上周感冒，近已好转，咳嗽已减，神疲乏力。原法出入。

处方：炙甘草 10g　淮小麦 30g　大枣 5 枚　炙紫菀 12g　前胡 12g　陈皮 10g　半夏 10g　旱莲草 15g　狗脊 12g　6 剂

六诊：5 月 24 日。睡眠可达四五个小时，偶服少量安眠药。胃纳进步，大便成形。舌淡青，苔薄腻。再予养心安神，益气健脾。

处方：炙甘草 10g　淮小麦 30g　大枣 5 枚　郁金 10g　菖蒲 6g　党参 6g　旱莲草 15g　夜交藤 30g

[按语] 患者由思虑劳倦导致心脾两亏，脾不健运，气血生化不旺，心失所养，而成失眠、健忘，精神不易集中，皆系血不养脑所致。治病之法，首先抓住脾胃这一关键。因此，患者心血虽亏，但治疗重点不在养血，而在补脾益气。如胃纳增加，大便正常，则营养吸收较好，气血渐充，而心神得以安宁。用甘麦大枣汤为基础方随症加减，治疗 1 个月余，睡眠明显进步，胃纳转佳，大便成形。可见阴血虚而脾运不健，不一定用滋养阴血之品，以免妨碍运化功能。重点抓住健脾益气，以助生化气血之功，使严重失眠症逐步好转。

［编者评注］ 黄老先生是我国杰出的中医教育家，也是一位独具一格的中医临床家。甘麦大枣汤本为脏躁良方。黄氏用于不寐重症，颇有新意，开辟了治疗不寐的蹊径。中医治病最讲究分析病机，病机同者治法同，脏躁与不寐虽为二证，但心脾不足病机相同，故皆可用甘麦大枣汤主之。自古以来实证易攻，虚证难补，因补虚有先后及峻补调补之分。本案按语中关于重在补脾气的论述，又阐明了不寐虚证用补的法度。所有这些均可为后学者师范。

程门雪医案

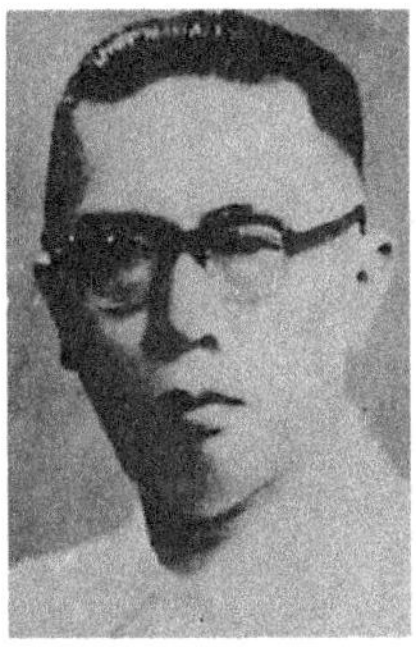

【生平传略】

程门雪，名振辉，号壶公(1902—1972)，江西省婺源县人。少年时代从安徽省歙县名医汪莲石先生学医，后就读于上海中医专门学校，并拜江苏省孟河派名医丁甘仁先生为师。毕业后，留校任教，并任教务长，兼广益中医院医务主任。1954 年任上海第十一人民医院顾问，1956 年任上海中医学院院长。曾当选为上海市人民代表大会代表，第二、第三届全国人民代表大会代表。

程氏主张把伤寒与温病学说综合运用于临床，临床善用叶氏(天士)之法，擅长以轻灵之剂治病。程氏从事中医教育工作 40 余年，在培养中医人才、继承与发扬祖国医学遗产方面，作出了重大贡献。

程氏医术精湛，著作甚多，现存的有《金匮讲义》、《伤寒论歌诀》、《校注未刻本叶氏医案》、《妇女经带胎产歌诀》和《程门雪医案》等。

一、清暑熄风法治愈暑厥一例

郑某，女，中年。

主诉及病史：久恙之体，烦劳后感受暑气，陡然热高，发痉发厥。厥返之后，肢搐头疼仍甚，热高不退，渴欲引饮。

诊查：脉弦而数，苔黄腻。

辨证：此素体早虚，肝用本强，烦劳之后又受暑邪，热胜风生，引动风阳，上窜于脑，横流四末，故见痉厥之象。证在重途，本虚标实，有正不胜邪，厥而不返之虑。

治法：清泄重镇，以熄风阳而安脑府，固为必要，但当先以清暑之品退其壮热，良以热不退则风阳不平，退热乃釜底抽薪之计也。从前病象，只能暂置不议，急则治标，古有明训，际此标症鸱张之时，尤当先治暑矣。列方于后，以备酌取。

处方：羚羊片四分　生石决八钱(先煎)　白池菊三钱　抱茯神三钱　益元散四钱(包煎)　鲜藿佩三钱　西瓜翠衣三钱　连翘壳三钱　粉丹皮一钱半　霜桑叶三钱　竹茹叶各一钱半　鲜荷叶一角　嫩钩钩三钱(后下)　荷梗一尺(去刺)　白荷花露半斤　枇杷叶露半斤(代水煎药)

二诊：今诊脉数见平，细而弦如故，苔转薄白。热势潮高潮低，头疼肢蠕动，梦语如谵未止，口苦无味。以症脉论，暑邪渐化，肝阳未平，湿热未尽。其身热之不尽者，以素有虚热也。目眦皆黑，经事二载不行，内有干血无疑，姑暂置之。再用平肝潜阳，安神化湿热为继。

处方：生白芍二钱　生石决八钱（先煎）　杭菊炭二钱　鲜竹茹二钱（玫瑰花三朵同炒）　朱茯神三钱　真川贝三钱　橘白络各一钱　鲜佩兰一钱半　嫩钩钩三钱（后下）　水炙桑叶一钱半　枇杷叶露一斤（代水煎药）　鲜荷叶一角　荷梗一尺（去刺）　益元散四钱（包煎）

三诊：头眩痛仍甚，带下频频，腹中胀，溲赤黄。肝阴本亏，肝气滞而肝阳升，湿热下注，带脉不束。暂投柔肝潜阳，化湿束带法。

处方：大白芍二钱　穞豆衣三钱　左牡蛎八钱（先煎）　炒杭菊二钱　朱茯神三钱　真川贝二钱　瓜蒌皮三钱　鲜竹茹一钱半（玫瑰花三朵同炒）　橘叶络各一钱半　生薏仁四钱　川柏炭八分　桑螵蛸四钱　鲜荷叶边一圈　荷梗一尺（去刺）

［按语］干血之证是大实致虚、虚中夹实。此例虚实夹杂，标本交错，使辨证甚为困难。程老在辨证上首先认准其高烧有暑热、虚热两种因素。痉厥既是热盛生风，又是本体肝阳化风，上犯清空而厥，流窜经络而痉。其可虑之处，既在邪势鸱张，又在正不胜邪、虚中生变。

治法以“急则治其标”为前提，用清暑热（益元散、连翘、藿香、佩兰、荷叶、荷花、荷梗），平肝潜阳（羚羊、石决明、牡蛎），清泄风阳（菊花、桑叶、丹皮、钩藤），安神（茯神、朱砂——益元散），一剂而诸症缓和。二诊、三诊即转入柔肝（白芍、穞豆衣），化痰湿（橘白、橘络、瓜蒌、川贝），化湿束带（苡仁、黄柏、桑螵蛸）等法，取效甚捷。

此病转机的迹象，在于二诊时由高热转为潮热，由痉搐而转为肢蠕动，由昏厥而转为头痛，梦语如谵（已经清醒，但睡熟时有梦呓）。

至于干血劳的治法，仲景有大黄䗪虫丸，为程老所常用。他的理论是：“润以濡其干，灵动入血之药（即虫类药）以通其瘀，先行干血，缓用补虚。”此例当待暑邪退、肝阳平、体力恢复后用之。

二、益气养营、纳气平喘法治愈虚喘一例

陶某，男，65岁。

初诊：1958年7月14日。

诊查：短气，动则喘促，色不华。舌质淡，苔薄白，脉虚细。

辨证：肾气大亏，虚冲上逆，证势严重。

治法：姑拟益气养营，而纳虚冲。

处方：吉林参一钱半（另煎冲）　紫衣胡桃三枚（打）　紫石英四钱（打）　大熟地四钱　酒洗当归身二钱　枸杞子二钱　山萸肉二钱　炒补骨脂一钱半　五味子六分　坎炁粉二钱（包煎）　4剂

［按语］喘者气从少腹上冲，谓之“冲气”，是由于肾气大虚，不能纳守于下，加以中气亦虚，中无砥柱，则奔冲于上，而为短气喘促，以年老及肾虚者较为常见。治法以温肾纳气、补中守气为本，可酌配补肺降气法，以治其标。

古人认为虚喘之证，“根于肾，关于脾，出于肺”，“气生于脾，降于肺，纳于肾”，所以治疗年老、虚弱者之喘，必须重视脾肾二脏。

本方以吉林参、当归补气和营；熟地、萸肉、杞子以补肾精；石英、胡桃、五味、补骨脂、坎炁等则为温肾纳气之要药。如有虚汗，可加重人参用量，以防虚脱；如面色苍白，虚肿复起，可用桂、附、胡芦巴、黑锡丹等以温肾阳而平冲固脱，此皆为程老常用之法。

程老生前治疗咳喘有几句要言:“治喘咳不离乎肺,不限于肺”;“虚喘治肾,实喘治肺”;“治实必顾虚,治虚必顾实”;“在肺为实,实者邪实;在肾为虚,虚者元虚”。进一步的辨证,程老则认为表邪有风温、风寒、风燥,痰有寒痰、热痰,或有风寒夹热痰,风温夹寒痰,甚至还有肺阴虚兼伏风温之邪而致的痰红,以及肺气虚兼有热痰,感冒频繁等表里寒热虚实夹杂等种种证型。肾虚咳喘,以中老年为多;但年轻者受寒饮冷,多言高声,皆令肺虚,故治疗咳喘也应注意肺虚。

治疗咳喘,程老喜用定喘汤,对寒郁化热尤为适宜。有表邪者用小青龙汤;有表邪而又夹热者加石膏,或用厚朴麻黄汤(厚朴、麻黄、石膏、杏仁、半夏、细辛、干姜、五味子、小麦)。这3方内包括解表、平喘、止咳、化痰和清热等法。咳喘夹热者,除上述方剂外,轻则常用泻白散、黛蛤散(兼见痰红)加味。

至于《金匮》“脉沉者泽漆汤主之”,程老以为是表邪渐解,要兼顾正虚,所以用紫菀、白前止咳平喘,半夏、泽漆泄化痰饮,桂枝、生姜温开,黄芩清热。此外,须用人参甘以扶正补虚。从而他又体会到用生脉散来补肺,对咳轻喘重、体虚汗多者,比之人参更有针对性。

对于肾虚咳喘,程老常用的方剂是七味都气丸、黑锡丹、肾气丸、全鹿丸等。又仿《外科证治全生集》阳和汤法,用熟地、鹿角霜、甘草、麻黄、白芥子,配合紫菀、款冬、白前、苏子、杏仁等药,治疗阳虚咳喘痰鸣的患者也颇有效。

程老认为:治咳喘而不善化痰,其效果是不会理想的。外邪袭肺不论是寒是热,必然聚湿酿痰,经热灼蒸,则更胶结,阻气机之肃化,碍治节之下行,气不得降,必然为咳为喘。至于肾阳不振,中气不续,阳虚则不能化水,气虚则不能布津,亦必蓄水停饮,酿成痰湿,肺气不得下降,同样为咳为喘。所以虽虑痰为实邪,又须顾到这些虚的因素。

化痰一法,当视为咳喘治疗中主要佐法,二陈汤为通用方,痰多者加白芥子、杏仁,即六安煎;夹热者加黄芩、贝母、海浮石、蛤壳等。消痰用白芥子、莱菔子、雪羹汤(海蜇头、荸荠);豁痰用枳实、郁金、远志;滑痰用竹沥、竹茹;涤痰用皂荚丸、葶苈大枣泻肺汤等(用此法时须注意患者体质强弱,虚老者应慎用)。

程老治咳喘常用清肺、宣肺、肃肺等法。清肺又分两种:一为清养肺阴,用药如沙参、麦冬、花粉、玉竹等;一为清泻肺热,用药如桑皮、地骨皮、黄芩、马兜铃等。以上诸法大都配合应用,如宣肃、清肃、润肃、清润、清宣等,而化痰法必须经常参入,使气机通利,当有助于取得疗效。

三、祛瘀宁络法治愈咳血一例

叶某,男,成年。

初诊:1935年6月20日。

诊查:苔薄,脉弦带数。咳嗽痰红,红虽暂止,咳嗽痰多未清,仍防复吐,不可忽也。

辨证:肝火扰犯肺络,络伤血溢。

治法:姑予清肝肃肺,祛瘀宁络法。

处方:水炙桑叶皮各三钱　粉丹皮一钱半　黛蛤散四钱(包煎)　甜杏仁三钱　象贝母三钱　瓜蒌皮三钱　茜草炭一钱半　鲜竹茹三钱　十灰丸三钱(包煎)　清炙枇杷叶三钱(去毛包煎)　广郁金一钱半

二诊:咳嗽痰红,再次举发。气上则咳,咳后红至,膺肋引痛,脉弦数。此肺金清肃不行,络损血溢也。肝火未平,痰瘀未清,难期速效。再以肃肺宁络之法进治,须安静怡养为佳。

处方：甜杏仁三钱　川象贝各二钱　水炙桑叶皮各三钱　炙苏子二钱　抱茯神三钱　黛蛤散四钱（包煎）　粉丹皮一钱半　茜草炭一钱半　侧柏炭一钱半　鲜竹茹一钱半　冬瓜子三钱　广郁金一钱半　清炙枇杷叶三钱（去毛包煎）

三诊：咳血已止，肋痛亦除，近有心悸虚汗。再以培土生金、养肺化痰、柔肝宁络、而敛虚液之法，复方继进，以资调复。

处方：怀山药三钱　湘莲肉三钱　白扁豆三钱　南沙参三钱　茯苓神各三钱　炙远志八分　炒白芍一钱半　炙甘草五分　淮小麦四钱　蜜水炒陈广皮一钱　肥玉竹二钱　清炙枇杷叶三钱（去毛包煎）　糯稻根须一两（煎汤代水）

［按语］证由肝火犯肺，肺气失于肃降，上逆而咳，咳震损络；肝火亦伤阳络，而致咳血。肝火是其主因，脉弦不平，可见主因未去；咳嗽或气逆不止，则络道不宁，络不宁则血亦不止。膺肋为肺肝之分野，若肝火窜络，络道有瘀，痰热阻肺，肺气失肃，均可引膺作痛。凡膺痛未止，再见脉弦不平，或痰有腥味，或头痛面赤，或烦躁失眠等症，咳血虽暂止，常易复发。同时也须劳逸适度，不犯情志，以免触动已损而尚未恢复的络道，故程老于此例一再叮嘱之。

程老治咳血，颇重视缪仲淳三法，即“降气（即肃肺）不宜降火，补肝不宜伐肝，行血（即祛瘀）不宜止血”。此例用桑皮、苏子、杏仁、枇杷叶等以降气；仅用青黛、丹皮清肝，避免大苦大寒之品，不犯“伐肝”之戒；亦不过早用白及、阿胶等止血药，以免留瘀，均是缪氏之法。如本例用黛蛤散清肝化痰热，治肝火犯肺；瓜蒌、贝母合用则清肺化痰解郁；十灰丸凉血止血，而能祛瘀（亦即十灰散，其中大黄炭，茜草、茅根、丹皮等有祛瘀作用），均是程老常用的方药。

三诊乃善后调复之方。白芍、甘草，缪氏称为“制肝之专药”，亦即补肝法。茯神、淮麦、湘莲养心安神（缪氏治吐血也用安神法），具有宁络之意。培土不用党参、白术，而用山药、扁豆以养其脾阴，避免甘燥动血，考虑可谓周密。

四、瓜蒌薤白汤合丹参饮治愈心悸一例

郑某，女，成年。

初诊：1971年9月14日。

诊查：心动悸，胸满闷时痛，头眩，寐不安，梦多。苔薄，脉细弦。

治法：拟瓜蒌薤白、丹参饮加味。

处方：薤白头三钱　瓜蒌皮三钱　紫丹参五钱　白檀香八分　广木香八分　云茯苓三钱　制半夏三钱　陈广皮一钱半　干菖蒲一钱　酒炒黄芩一钱半

二诊：诸恙见减，原方加川桂枝五分。

［按语］本例用《金匮》瓜蒌薤白白酒汤和《金鉴》丹参饮，治心动悸、胸满闷痛，取得疗效。胸气郁痹则中阳不展，心络瘀阻则心气结滞，必致痰湿留聚，程老用二陈汤法佐以化痰湿，很有意义。

五、甘麦大枣汤合百合地黄汤治愈烦躁一例

庄某，男，37岁。

初诊：1965年4月13日。

诊查：肝升太过，右降不及，烦躁不宁，头痛偏右，眩晕不清，筋脉拘挛，夜寐不安，大便艰，脉虚弦，苔薄腻。

治法：甘麦大枣合百合地黄汤加味。

处方：野百合五钱（先煎） 大生地四钱 淮小麦一两 炙甘草一钱 炒枣仁三钱 川贝母二钱 珍珠母五钱（先煎） 红枣四枚 夜合花二钱 5剂

二诊：前诊用百合地黄、甘麦大枣合法，尚合法度，烦躁不寐、头偏痛、眩晕已瘥，筋脉拘挛依然如故。仍守原法加重。

处方：野百合一两（先煎） 大生地四钱 淮小麦一两 炙甘草一钱半 炒枣仁三钱 左牡蛎五钱（先煎） 珍珠母五钱（先煎） 红枣四枚 5剂

［按语］烦躁不宁、夜寐不安等精神恍惚之症，颇似《金匮》所谓“百合病”，是肺阴心营两虚之故，所以用百合补肺阴，地黄滋心营，再配合甘麦大枣汤养心安神，介类药潜降，颇有效果。

本例用百合补肺以助其右降，又用珍珠母、牡蛎平肝以制其左升，相辅相成，而达到两脏的相对平衡。方中贝母有两种作用，一是同夜合花配伍以解郁，二是清肺虚有热之痰，故可起到清除烦躁的作用。

六、育肾柔肝清心法治愈不寐一例

顾某，男，35岁。

初诊：1958年7月21日。

主诉及病史：不寐已久，口苦，舌麻辣，后脑热，时痛。

辨证：心肾不交，阴虚阳扰之故。

治法：拟予育肾柔肝，清心安神。

处方：阿胶珠二钱 酒炒大白芍二钱 珍珠母四钱（先煎） 抱茯神三钱 炙远志一钱 枣仁三钱（川连三分同炒） 酒黄芩八分 嫩钩钩一钱半（后下） 夜交藤四钱 莲子心八分 淮小麦四钱 5剂

二诊：不寐、口苦、舌麻辣、后脑痛均见轻减，腰酸痛。再从前方加减之。

处方：阿胶珠三钱 酒炒大白芍二钱 珍珠母四钱（先煎） 抱茯神三钱 炙远志一钱 枣仁三钱（川连三分同炒） 酒黄芩一钱 炒川断三钱 桑寄生三钱 嫩钩钩三钱（后下） 夜交藤四钱 5剂

三诊：不寐、头痛虽减未安，腰酸痛，遗泄。再拟育肾柔肝安神。

处方：阿胶珠三钱 酒炒大白芍二钱 珍珠母五钱（先煎） 抱茯神三钱 炒杜仲二钱 枣仁三钱（川连三分同炒） 炒川断三钱 炒潼白蒺藜各三钱 桑寄生三钱 金锁固精丸四钱（包煎） 5剂

四诊：夜寐安，头痛止，口舌和，已二旬余。近日耳后疼痛，头痛耳鸣，下则遗泄，寐少梦多，相因同发。苔薄，脉细弦。再拟育阴清肝。

处方：阿胶珠三钱 生白芍二钱 抱茯神三钱 夏枯草三钱 枣仁四钱（川连四分同炒） 酒黄芩一钱半 黑山栀一钱半 炒杭菊二钱 三才封髓丹四钱（包煎）

［按语］本例阳不入阴，心肾不交，阴虚火旺，肝阳扰动，前后四诊，黄连阿胶汤滋阴清心的主法不变。

肾阴耗伤，不能上承于心，心肾失交，则心火独亢而不得眠；阴亏于下，虚火上炎，则口苦舌燥，舌感麻辣。肝肾阴亏，相火易动，四诊时头痛、耳鸣、梦遗、失眠又发，故程老始终以滋阴为主，着眼于治本而兼顾其标，方中养心、柔肝、育肾都属于滋阴的范畴。

程老治不寐用黄连，很注意与他药的配合。他认为对心阴不足（或肾水不足）、心火有余而烦躁者，黄连用量宜小，一般在三分至五分之间，用水、盐水或蜜水炒，主要是防其"苦从燥化"。程老尝有因黄连用量较大而致彻夜不寐，后减轻剂量，加入柔润，遂得以见效的实例，所以提出治不寐须轻用黄连的告诫。他常以黄连配阿胶，以得其滋润；配枣仁，以得其酸制。

程老还认识到：补心"体"宜酸，强心"用"宜辛，故归脾汤、补心丹等成方中均有枣仁（酸）、远志（辛）相配，且远志交通心肾，解郁开结，辛而不猛，比之川芎与枣仁为伍，似更为妥善（川芎过于升散）。所以他常用茯神（或朱茯苓）、远志、枣仁 3 药相配以养心安神。

七、平肝潜阳法治愈类中风一例

邹某，男，成年。

初诊：1940 年 10 月 17 日。

辨证：下虚上实，肝阳化风上升，烦躁不宁，神志不清，脉象虚弦。

治法：先以平肝潜阳，安神定志。

处方：珍珠母五钱（先煎） 生石决五钱（先煎） 辰茯神三钱 川连五分 炒枣仁三钱 盐水橘红一钱半 枳实八分 炒竹茹一钱半 嫩钩钩三钱 青龙齿四钱（先煎） 朱灯心一扎 淮小麦四钱 竹沥炒半夏一钱半 1 剂

二诊：诸恙均有转机，原法出入治之。

处方：珍珠母四钱（先煎） 生石决四钱（先煎） 青龙齿四钱（先煎） 川连五分 辰茯神三钱 竹沥炒半夏二钱 盐水橘红一钱半 枳实八分 炒竹茹一钱半 瓜蒌皮三钱 广郁金一钱半 陈胆星八分 石菖蒲八分 淮小麦四钱

三诊：进珍珠母丸合六神丸加味，平肝阳、化痰热、安神明，尚觉合度。神志已清，诸恙均见减轻。脉弦滑，苔薄腻。仍从原方加减之。

处方：珍珠母八钱（先煎） 生石决六钱（先煎） 川雅连五分 辰茯神三钱 竹沥炒半夏一钱半 盐橘红一钱半 枳实八分 炒竹茹一钱半 瓜蒌皮三钱 广郁金一钱半 陈胆星八分 干菖蒲五分 淮小麦四钱 黛蛤散四钱（先煎）

［**按语**］此案类中风已至神昏，由于治疗得宜，3 天之内即转危为安。

程老用珍珠母丸为主方，其中珍珠母、龙齿，配合石决明、黄连之镇肝清心为主药。其次用六神汤（《女科辑要》方：橘红、半夏、胆星、茯神、菖蒲、旋覆花）和黄连温胆汤，配蛤壳、郁金、瓜蒌皮等以清化痰热，此虽属辅佐之法，但颇为重要。如痰热蒙蔽心包，窍络不开，则神志不得安宁；痰热阻塞气道，则升降之道不通，虽用镇肝平肝之法，肝风亦难以平息，清空不清，则头脑亦难清醒，故程老常以全力对付痰热，可以见其重视之意。

八、化痰饮、泻厥阴法治愈眩厥一例

俞某，女，成年。

初诊：1970 年 2 月 15 日。

主诉及病史：头眩耳鸣，甚则昏厥不省人事，逾时方醒。心悸不安寐，胃纳不香，舌苔腻布。

治法：拟化痰饮、泄厥阳、安虚神法治之。

处方：辰茯苓四钱　竹沥炒半夏三钱　陈广皮一钱半　炒枳实一钱　炒竹茹一钱半　珍珠母四钱　穞豆衣四钱　炒杭菊一钱半　潼白蒺藜各三钱　炒白术一钱半　炒泽泻一钱半　3剂

二诊：药颇对证，诸象均减，毋事更张。原方3剂。

三诊：前方药两投，诸恙良已，惟心悸不安寐如故。再拟原方加减之。

处方：珍珠母四钱　煅牡蛎八钱　辰茯苓三钱　炒枣仁一钱半　陈广皮一钱半　炒松茹一钱半　竹沥炒半夏三钱　炒香谷芽四钱　煅龙齿四钱　潼白蒺藜各三钱　炙远志一钱　3剂

［按语］眠不安则神不宁，阳升之势不得平熄，时时可以复厥。舌苔腻布，痰湿中阻，则又碍其升降之道，肝阳难平。清气不得上升，头眩如何能安？浊气不得下降，胃气如何能醒？生化之源告乏，则本益虚而难支。本例肝阳与痰湿作祟为癥结所在，所以程老在一、二诊以化痰为主，痰化则升降之道自通，胃气可醒。三诊则安神、平肝、化痰3法同用，而偏重于镇定，取效颇速。

九、峻补阴阳法治愈瘖痱一例

左某，男，成年。

诊查、辨证：消瘦萎缩，精神不振，面色及肌肤暴露部分均见暗黑，脏色外露，为肾气虚败之象。失眠声暗，毛发稀疏，舌色淡紫，脉沉迟细微。

治法：幸纳食未衰，尚可峻补阴阳。

处方：大生地四钱　山萸肉一钱半　细石斛三钱　淡苁蓉三钱　巴戟肉二钱　远志肉一钱半　五味子五分　大麦冬三钱　干菖蒲一钱　云茯苓三钱　夏枯草三钱　淡昆布三钱　7剂

二诊：诸象略有起色，仍按原法治之。

处方：大生地五钱　山萸肉三钱　细石斛三钱　大麦冬四钱　炙远志一钱半　干菖蒲一钱　淡苁蓉三钱　巴戟肉四钱　五味子八分　桑白皮三钱　肥玉竹四钱　菟丝子三钱　夏枯草三钱　7剂

三诊：精神见振，面黧略淡，语言亦渐有力；舌紫稍润；脉弱较起，仍沉且迟。再拟前法加入鼓舞肾阳之品，宗河间地黄饮子。

处方：大生地四钱　山萸肉三钱　川石斛三钱　大麦冬三钱　五味子一钱半　干菖蒲一钱半　炙远志一钱半　云茯苓三钱　巴戟肉三钱　仙灵脾四钱　淡附片八分　肉桂心五分　菟丝子四钱　肥玉竹五钱　7剂

［按语］本案肾中阴阳两亏，臻于虚败程度。《灵枢·经脉》云："足少阴气绝则骨枯，肉软却，齿长而垢，发无泽"；又"肾足少阴病，面如漆柴"；《素问·诊要经终论》云："少阴终者面黑"；《中藏经》亦以"色黑耳干"为肾绝。都指出肾脏的脏色（黑色）外露，是大败之象。此例幸而"仓廪未败"，说明其生化之源未断，可投偏于厚腻的峻补肾阴肾阳的药物；如果见到呕恶、纳减、腹胀、泄泻等胃气衰败的病状，则病入危境，峻补之品投之无益。

本方采用地黄饮子、麦味地黄汤、右归饮等方加减。"咸入肾"，方中苁蓉、昆布因其性咸，故有引经作用。

十、调和营卫、益气固表法治愈浮肿一例

王某，女，51岁。

初诊：1958年4月21日。

诊查：面色浮肿，胸闷短气，自汗盗汗，畏寒，失眠多梦，头眩眼花。苔薄，脉濡。

治法：拟桂枝龙牡加味。

处方：炙黄芪三钱　桂枝五分　炒白芍三钱　炙甘草一钱　煅龙骨三钱(先煎)　煅牡蛎四钱(先煎)　炒枣仁三钱　北秫米三钱　制半夏一钱半　辰茯神三钱　薄橘红一钱半　糯稻根须五钱　浮小麦四钱

二诊：面浮肢胀，虚汗出，心慌不安，头眩眼花。仍拟益气固表，养心安神。

处方：炙黄芪三钱　五味子三分　辰茯神三钱　柏子仁三钱　煅牡蛎五钱(先煎)　酒炒大白芍二钱　淮小麦五钱　竹沥半夏一钱半　糯稻根须一两　红枣四枚　炒香谷芽四钱　炒枣仁三钱

三诊：面浮已消，虚汗亦减，夜寐不安。再从原方加减之。

处方：炙黄芪三钱　白归身三钱　大白芍二钱　米炒麦冬二钱　五味子三分　辰茯神三钱　炒枣仁三钱　柏子仁三钱　煅牡蛎四钱(先煎)　竹沥半夏一钱半　淮小麦五钱　糯稻根一两　红枣四枚　北秫米三钱

四诊：虚汗渐止，寐亦渐安，神疲乏力。原方加减。

处方：炙黄芪四钱　白归身二钱　大白芍二钱　炒潞党参二钱　泡麦冬三钱　五味子三分　辰茯神三钱　炒枣仁三钱　煅牡蛎五钱(先煎)　竹沥半夏一钱半　北秫米一钱半(包煎)

［按语］面目浮肿、头眩眼花而见濡脉，程老辨其为气血虚弱，故用桂枝加龙骨牡蛎汤、黄芪桂枝五物汤为主，调和营卫，益气固表，不杂一味疏风利水之药，而浮肿自消。方中黄芪为主药，配合桂枝、白芍以调营固卫；党参、甘草、红枣以健中气；归身、白芍以补血；小麦、糯稻根须、龙骨、牡蛎、五味等以敛虚汗。这里包括用甘麦大枣汤以养心(因汗为心液，汗泄伤心)；用生脉散以补气生津(因多汗伤气耗津)。同时又参用一些安神、和胃之法，照顾很全面。

本例面目虚肿，气短神疲，汗出畏寒而无烘热烦躁之象，用黄芪最为贴切，贯彻于治疗始终，故浮肿、虚汗两症均获治愈。

十一、清养气阴、化痰降逆法治愈关格一例

张某，男，75岁。

初诊：1958年8月18日。

诊查：形肉消瘦，不思纳谷，大便难，口苦甜，曾有呃逆，呕吐绿水，脉细弦，苔薄。

治法：用清养气阴，化痰降逆法。

处方：金石斛三钱　吉林参须八分(另煎冲)　竹沥半夏三钱　橘白络各一钱半　左金丸七分(包煎)　旋覆花二钱(包煎)　煅瓦楞四钱　玫瑰花四朵　姜汁炒竹茹一钱半　炒香枇杷叶三钱(去毛包煎)　炒香谷芽五钱

二诊：5剂大便已通，口苦甜亦瘥，呕吐止，呃逆停，胃纳不香，形肉消瘦，腹胀足肿。脉细弦，苔薄。根本已伤，高年须防变端。前方出入治之。

处方：金石斛三钱　吉林参须一钱(另煎冲)　竹沥半夏二钱　橘白络各一钱半　旋覆花二钱

(包煎)　煅瓦楞四钱　炒香枇杷叶四钱(去毛包煎)　左金丸七分(包煎)　济生肾气丸四钱(包煎)　炒香谷芽四钱

[按语] 本例上有呃逆、呕吐,下有大便难,是关格之症。腹胀足肿系脾虚,口苦甜则为胃有湿浊,证势虚实夹杂,不能一意养胃健脾治其根本,必须去其胃中湿浊,使能纳食,方可受补。

老年大虚夹实之证,用药之先后、轻重很有出入。程老仅用吉林参须、金石斛2味气味轻清之品以养胃阴、生胃气,治其本虚,而不用白术、山药、甘草等守中之健脾药,含意深远。其余如半夏、黄连、竹茹化湿降逆,旋覆花、枇杷叶肃肺,橘白络、谷芽和胃,玫瑰花理气宽胸,也是选取较为轻清之药,虚实兼顾。此外,程老在清养气阴、和胃降逆、轻清治上的方药中,加入济生肾气丸以固肾气之本,药虽重浊,但用量较轻,故不致碍胃。

十二、破气散结法治愈少腹瘕块一例

山某,女,50岁。

初诊:1969年12月21日。

诊查:右少腹瘕块,攻冲酸楚,发则带多质稠,脉弦细涩,苔腻。

治法:法当破气散结止带。

处方:肉桂心八分　焦白芍三钱　枳实炭一钱半　香白芷一钱　荆三棱八分　荔枝核五钱　制川朴一钱　莪术一钱　沉香曲一钱半(包煎)　黄柏炭二钱　椿根炭三钱　乌贼骨四钱　3剂

二诊:药后带止,右少腹瘕块攻冲酸楚得减。再方消息。

处方:肉桂心一钱　焦白芍三钱　荆三棱一钱　莪术一钱　云茯苓三钱　荔枝核五钱　制川朴一钱　枳实炭一钱半　沉香曲一钱半(包煎)　煅牡蛎五钱　3剂

[按语] 本例除用三棱、莪术、枳、朴之类破瘀化痰、行气舒急外,又以桂心配合白芍,温辛以通之,酸以柔之,是仲景治疗妇女腹部疾患的引经法。

十三、养阴化湿、清补肝肾法治愈痿躄一例

荣某,男,37岁。

初诊:1958年7月7日。

诊查:左足痿软酸楚,不便步履,溲黄咽干。脉细左沉,舌苔黄腻。

辨证:阴亏之体,湿热下注,痿躄之象已见。

治法:拟予养阴化湿热,补肝肾,强筋骨。

处方:北沙参四钱　酒炒川黄柏一钱　川牛膝三钱　厚杜仲三钱　酒炒陈木瓜一钱半　桑寄生三钱　生薏仁四钱　晚蚕沙四钱(包煎)　酒炒丝瓜络三钱　虎潜丸三钱(包煎)　5剂

二诊:左足痿软酸楚、不便步履见减,溲黄已清。仍拟养阴化湿热,强筋骨。

处方:北沙参三钱　米炒麦冬三钱　酒炒川柏一钱半　川牛膝三钱　炒苡仁四钱　炒杜仲三钱　酒炒木瓜一钱半　桑寄生三钱　威灵仙钱半　晚蚕沙四钱(包煎)　虎潜丸四钱(包煎)　6剂

三诊:左足痿软酸楚、不便步履均见轻减,咽中干燥。前法奏效,原方加减。

处方:北沙参四钱　泡麦冬三钱　酒炒川柏一钱半　川牛膝三钱　威灵仙一钱半　酒炒陈木瓜一钱半　炒杜仲三钱　桑寄生三钱　晚蚕沙四钱(包煎)　虎潜丸五钱(包煎)　6剂

[按语]《内经》云:"阳明虚则宗筋纵,带脉不引,故足痿不用也。"宗筋属肝肾。本例肺胃

阴虚，即失“肺朝百脉”和“阳明主润宗筋”的功能；而肝肾阴虚则精血不足，筋骨亦失其濡养；加以湿热流注于下，浸淫于筋骨，筋骨纵弛而不能用，所以成为痿躄。

治疗痿证，《内经》以“独取阳明”作为主要治则，因为“阳明者，五脏六腑之海，主润宗筋，宗筋主束骨而利关节也”。本例即是以润阳明、补肝肾、强筋骨、化湿热的治法而取效的。

十四、活血消痈法治愈外吹乳一例

刘某，女，成年。

初诊：1969年11月27日。

诊查：外吹乳痈肿初起，结块色红，尚无寒热。

治法：治用疏肝清胃，活血消痈之法。

处方：全瓜蒌四钱　细青皮三钱　白芷一钱半　全当归二钱　金银花三钱　鹿角霜四钱

二诊：上症已愈，再以原方服之。

［按语］外吹乳是由于乳妇胃热上壅、肝经气郁，加以小儿含乳而睡，口鼻之气吹入乳房，与乳汁相凝结，为痰为瘀，致乳房结块肿痛，甚则寒热，成脓破溃。

上方参照《医宗金鉴·外科》之瓜蒌牛蒡汤、橘叶瓜蒌散组成，方中白芷入阳明，青皮入厥阴，为主要引经药；瓜蒌清肠胃、化痰结，余者活血解毒，简洁有效。

十五、养液熄风、导赤清心法治愈肺损肾衰一例

杜某，男，成年。

初诊：1960年。

诊查：肺损及肾，肾阴亏耗，金水两伤，虚风内扇，浊液凝痰，清肃之令不行。上为喘呼，下为尿少，头面汗多，舌短缩，神识昏蒙不清，面浮，脉下垂入尺泽。

辨证：症脉相参，已属危笃时期，恐难以挽回。

治法：今拟生脉散加味，大养肺肾阴液，佐以熄虚风、安神明之品，以作最后挽回。

处方：吉林参三钱(另煎冲)　西洋参一钱半(另煎冲)　泡麦冬四钱　五味子六分　天竺黄一钱半　真川贝二钱(去心)　阿胶珠四钱(蛤粉炒)　煅牡蛎五钱　甘杞子三钱　大生地五钱　北沙参五钱　淮小麦四钱　炙远志一钱　煅龙齿四钱(先煎)　2剂

上药煎浓汁，缓服，不拘时。

二诊：进生脉散加味，育肾阴、养肺气、安虚神、化痰热，神蒙渐清，喘呼亦平，小溲较多。苔光舌绛，脉左弦细，右软弱。肺肾阴亏，虚风内动，夹痰热上蒙清窍，毫无可疑。前方既合，毋庸改弦更张，仍当守原法出入。唯虚证善变，是否续有变化，须视今后数日情况而定。

处方：天麦冬各三钱　五味子六分　西洋参三钱(另煎冲)　大生地五钱　北沙参五钱　阿胶珠四钱(蛤粉炒)　甘杞子三钱　煅龙齿四钱(先煎)　煅牡蛎五钱(先煎)　炙远志一钱　真川贝三钱(去心)　天竺黄一钱半　淮小麦五钱　3剂

三诊：据述诸恙尚平善，唯小溲短少，色深黄，气促汗多。仍以肺肾两虚着手。

处方：西洋参二钱(另煎冲)　天麦冬各三钱　五味子六分　大生地五钱　北沙参三钱　阿胶珠四钱(蛤粉炒)　甘杞子三钱　墨旱莲三钱　熟女贞三钱　炙远志一钱　真川贝三钱(去心)　天竺黄一钱半　煅牡蛎六钱(先煎)　3剂

四诊：每见小溲短少，则病势必转剧。先溲少，继则胸烦闷，渐次昏蒙不清，面浮色紫。今诊脉虚弦带数，舌红紫少苔，神识时蒙时明。因思肺为水之上源，源不清则流不洁，心与小肠相表里，痰热内蕴，火府不宣，则溲浑赤。拟养肺、清心、导赤法，以挽回之计。

处方：西洋参三钱（另煎冲） 北沙参五钱 天麦冬各三钱 小生地四钱 阿胶珠三钱（蛤粉炒） 益元散四钱 炙远志一钱 干菖蒲五分 细木通八分 淡竹叶一钱半 真川贝三钱（去心） 天竺黄一钱半

局方牛黄清心丸1粒，和入药内化服。

五诊：据述病情又见好转，神识已清，小溲畅多，唯仍汗多，烦闷阵作。再从原方增减，冀望持续得效，不变乃佳。

处方：西洋参三钱（另煎冲） 北沙参五钱 天麦冬各三钱 小生地四钱 阿胶珠三钱（蛤粉炒） 益元散四钱（包煎） 野百合四钱 炙远志一钱 淮小麦五钱 真川贝三钱（去心） 天竺黄一钱半 淡竹叶一钱半

局方牛黄清心丸1粒，化服。

［按语］此例危重病证，当时经5次诊治，得以转危为安，疗效甚佳。程老在总结此案时着重介绍两点：第一，古法成方可以灵活运用。此案肺损及肾，法用气阴兼顾，以生脉散为主方，然第四诊所见小溲短少则病势加剧，考虑肺为水源，源不清则流不洁，若仍用生脉散，则五味子当去之，因酸温收摄之品与病不宜。此时病情之变化，乃由于心移热于小肠，当加用清心导赤法。所以古法成方是可以随证变化、灵活应用的。第二，牛黄清心丸的用法。一般是用万氏牛黄清心丸主治热入心包、中风内闭等症，而局方牛黄清心丸不但有犀角、羚羊角、牛黄、麝香等清心开窍药，更有人参、当归、阿胶等扶正之品。所以杂病中虚实夹杂、内闭外脱等证，以用局方牛黄清心丸最为相宜。

（以上由门人整理）

［编者评注］肺损肾衰，虚风内动，舌短神蒙，确为危笃之疾。程老先生治疗本例，采用大养肺肾阴液、熄虚风、安神明之法，实为得力措施，故一诊而即有起色。四诊时抓住“小溲短少”的特点，分析出上源不清则下流不洁，心火移于小肠的病机，加用清心导赤法，从而使病情继续好转。这启示大家，处理疑难病证时，一定要仔细分析病机的转化，只有抓住这一关键，方能取得最佳疗效，使疾病转危为安。

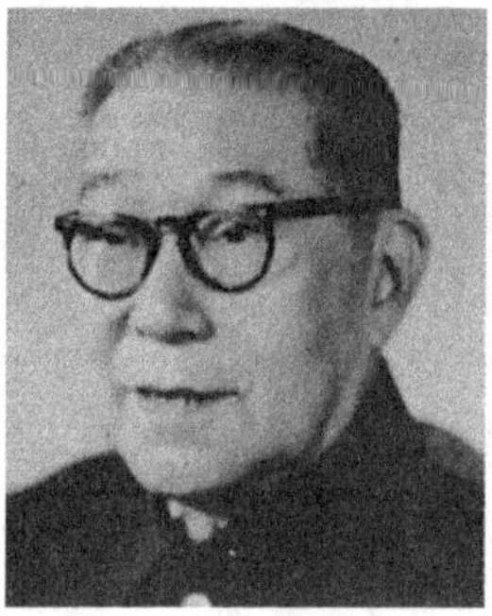

董廷瑶医案

【生平传略】

董廷瑶，1903年生，浙江省鄞县人。主任中医师。世业中医儿科，幼承庭训，弱冠即继祖业，悬壶行医，迄今已60余年。精于幼科，擅治小儿热性病。提倡“开门逐盗”的治疗原则，在救治麻疹重症逆症中，常用解毒活血透疹法而屡挽危重；创制熊麝散治疗腺病毒肺炎，每每药下应手；以集成金粟丹防治小儿发热性惊厥，疗效极佳；惯用活血利气法主治小儿复发性肠套叠症，曾获好评。

曾任上海市静安区中心医院中医科主任、上海市中医文献馆馆长、上海市中医研究所主任。

主要著作有《幼科刍言》，并在《中医杂志》等刊物上发表过论文数十篇。

一、活血解毒、清热开窍法治愈麻疹(毒攻心包)一例

毛某，女，3岁8个月。

初诊：1961年1月19日。

主诉及病史：疹发7天，壮热不退(39.4℃)。

诊查：热毒内攻，疹色紫暗成块，神昏摇头龂齿啮衣，烦躁不安，便通1次，小溲尚多，口唇干燥，咳嗽气促，舌红苔薄润而腻。

辨证：乃疹毒由血分入侵心包，但尚未化燥。

治法：拟活血解毒、清热开窍。

处方：赤芍4.5g　葛根6g　当归4.5g　枳壳4.5g　生草2.4g　连翘9g　大生地9g　桃仁9g　杜红花4.5g　生黄芩9g

另苏合香丸1粒，开水化服。1剂。

二诊：1月20日。上方药服后神志清晰，疹色转润，摇头停，龂齿除，神安热退(37.4℃)。舌红苔薄，大便不多，小溲仍通。再拟活血解毒为主。

处方：大生地9g　杜红花4.5g　赤芍4.5g　桃仁泥9g　当归4.5g　生甘草2.4g　连翘9g　银花9g　生黄芩9g　白茅根30g(去心)　1剂

三诊：1月21日。神清热净，咳嗽气缓，二便通调。予清肺调理。

处方：桑叶 9g 枇杷叶 9g 竹茹 6g 杏仁 6g 生甘草 2.4g 大生地 9g 麦冬 6g(去心) 2剂

服上方药后痊愈出院。

［按语］疹发7天，邪毒壅盛，必以解毒为要。因其疹色紫暗，毒入营血，故还须以活血化瘀为法，若以解表之升麻葛根汤之类，恐难奏效。

二、清气泄热、解毒化暑法治愈暑温腑实一例

郑某，男，2岁。

初诊：1965年7月29日。

主诉及病史：患儿高热(38.5～39.4℃)已3天，肢冷无汗，颈强抽搐，时有嗜睡，神志尚清，便闭5天。

诊查：腹部微满，舌苔薄润，脉象细数(西医诊断为乙型脑炎)。

辨证：是为暑温邪热内结。

治法：亟须清解泻火，开门逐盗。

处方：西香薷 3g 西绵纹 6g 益元散 12g(荷叶包) 黑山栀 9g 大青叶 9g 元明粉 4.5g(冲) 连翘 9g 银花 9g 钩藤 6g 鲜佩兰 12g

二诊：7月30日。1剂便通5次，腹已柔和，小溲尚通，颈软搐减；但热度仍高，舌红脉数。温邪初得出路，其势尚炽。再以清火解毒。

处方：生石膏 30g 知母 6g 大青叶 9g 川连 1.8g 益元散 12g 鲜竹叶 50片 连翘 9g 银花 9g 鲜青蒿 12g 1剂

三诊：7月31日。热势较松(38.5℃)，便下5次，睡时惊惕，舌绛苔薄。温邪未消，病势犹重。再以泻火清热，祛除邪毒。

处方：川连 2.4g 淡黄芩 6g 黑山栀 9g 益元散 12g 扁豆花 4.5g 连翘 9g 银花 9g 大青叶 9g 鲜竹叶 50片 紫雪丹 0.9g(化服) 1剂

四诊：8月1日。热退惊平，便下亦和，舌红苔润，续以清泄。

处方：川连 1.8g 淡黄芩 4.5g 六一散 12g(荷叶包) 连翘 9g 银花 9g 桑叶 9g 淡竹叶 4.5g 大青叶 9g 川石斛 9g 知母 6g 2剂

五诊：8月3日。诸恙均和，形神亦振，唯小便短少，大便干涩，苔薄而干，是温热伤津之故。病瘥当予清润调理。

处方：元参 9g 知母 6g 瓜蒌仁 12g 火麻仁 12g 炙草 3g 炒谷芽 9g 川石斛 9g 麦冬 9g 大生地 12g 2剂

药后病愈出院。

［按语］病孩证起3天，已见实热里结，可见暑温传变急骤，邪毒正盛，故即予通腑泻火之剂。昔贤喻嘉言谓：《金匮》治痉为病，胸满口噤，卧不着席，脚挛急，必龂齿，可予大承气，乃死中求生之法也。服之邪毒初得通泄，其猖獗之势顿挫。二、三诊时，先予白虎加味，继之黄连解毒，均以清气泄热、解毒化暑为主。其后邪势大衰，病情遂入坦途，治方逐渐转为清润滋养而愈。

三、白虎汤加味治愈高热急惊一例

杨某，女，10岁。

初诊：1962年6月3日。

主诉及病史：壮热不退，已有1周（39.5～40℃），神志昏迷，狂妄不安，便结5天，矢气频转，手足掣搐，汗少溲赤。

诊查：两脉数实，舌苔黄腻。

辨证、治法：是阳明经腑实热，拟通腑结，下实热。

处方：川朴3g　生枳实6g　西绵纹9g　元明粉6g（冲）　紫雪丹3g（化服）　1剂

二诊：6月4日。神志仍昏，大便未下，汗出较多，小溲赤涩。脉象同前而舌绛苔燥。为实热逗留肠胃，势已化火化燥。改用白虎加味以透邪清热，生津润燥。

处方：生石膏60g（先入）　知母6g　生草3g　陈粳米30g（包）　鲜生地30g　花粉9g　鲜竹叶50片　鲜菖蒲6g　紫雪丹3g（化服）　1剂

三诊：6月5日。药后下大量宿粪，热和神清，知饥索食，津津有汗。舌转滋润，脉象平静。然余热未清，防其死灰复燃。拟竹叶石膏汤2剂。

药后热清神安，调理而愈。

［按语］本例急惊昏迷掣搐，是因阳明经腑实热所致；用大承气釜底抽薪，未见显效，大便不下。此时病邪化火化燥之势转甚，故改进白虎汤加味清透泄热，增液润燥。药后腑气得通，热势顿和，神识即清，惊搐就定。此亦吴鞠通增水行舟之变法也。

四、清火解毒开窍法治愈温毒犯肺一例

陈某，男，11个月。

主诉及病史：风痰阻肺，咳逆气急，高热1周。

诊查：面色苍白，惊厥抽搐，角弓反张，便下粘滑，小溲短赤。舌红苔厚腻干燥。

辨证、治法：温毒痰热化风，病势危急，姑拟豁痰制惊。

处方：钩藤4.5g（后下）　明天麻3g　天竹黄6g　鲜菖蒲4.5g　胆星3g　连翘9g　白附子4.5g　炙苏子6g　桔梗3g　橘红3g　橘络4.5g　琥珀抱龙丸1粒（1次化服）　1剂

二诊：药不应症，痰热秽浊壅阻未化，仍以豁痰开窍，以制其惊。原方去连翘、橘红、橘络，加川连、郁金，续进1剂。至宝丹1粒（1次化服）。

三诊：服药2剂，壮热不退，四肢厥冷，更见昏沉嗜睡，痰多咳逆气促，舌红苔薄口糜，便下泄利。温毒内扰膻中，已成闭脱之势，亟须清火解毒开窍。

处方：葛根9g　生条芩6g　川连2.4g　生石膏30g（先入）　银花9g　生甘草3g　钩藤4.5g（后下）　橘红3g　天花粉9g

另用熊胆1.5g，麝香0.09g（化服）。1剂。

四诊：昨加服熊麝后，毒从便下，热势稍和，项脊较软，四肢转温，神志已清，气促亦缓。虽温毒未曾尽撤，病势已由险化夷。拟原法主之。

处方：生石膏30g（先入）　知母6g　甘草3g　粳米30g　黄芩6g　黄连1.5g　竹叶6g　天花粉9g

另用熊胆 0.9g，麝香 0.03g（化服）。1 剂。

此后热清恙和，唯肺气未复，先后以补肺阿胶汤及六君以收全功。

［按语］本例西医诊为腺病毒肺炎。初以清热豁痰、镇痉开窍，未见缓和。三诊时改用熊麝合葛根芩连加石膏主之，一剂其热即退，改变险象。考抱龙、至宝亦为清热解毒、凉心豁痰之品；但本病则因温毒壅盛，犯肺蒙心，化风抽搐，故以熊胆凉心平肝，麝香开结解毒，合白虎清其肺胃实热。药证既合，效如桴鼓。最后清调而安。

五、麻黄附子细辛汤合真武汤治愈阳亡欲脱喘逆一例

王某，女，2 岁。

主诉及病史：素体羸弱，近日发热（就诊时体温 38℃）。

诊查：咳逆喘促，鼻扇面青，痰声辘辘，自汗淋漓，眼眶凹陷，四末厥冷，大便泄利，舌苔白腻，脉沉细数。

辨证：症属阴盛于内，阳亡于外，正虚欲脱。

治法：急拟麻黄附子细辛汤以救其逆。

处方：麻黄 4.5g　淡附片 2.4g　细辛 2.4g　茯苓 9g　淡干姜 3g　五味子 2.4g　焦白术 9g　1 剂

二诊：药后阳气渐回，面色稍润，二目见泪，自汗亦减，舌苔转腻，发热未除（体温 38℃），咳逆，便泄一天五六次，小溲短少，四肢不温，脉象细数。里寒有温化之机，尚未离乎险境。宗原法真武汤为主出入。

处方：淡附片 3g　淡干姜 2.4g　茯苓 9g　焦白术 9g　细辛 2.4g　五味子 2.4g　陈皮 3g　姜半夏 9g　桂枝 2.4g　川贝粉 3g（包）　1 剂

服药后阳回肢温，面润泄瘥，唯痰咳气逆，苔腻脉滑。乃肾不纳气，痰饮未化。以二陈合之，参入黑锡丹，2 剂告平。

［按语］本例之病，起于太少两感，旋呈阳亡欲脱。故勉以麻黄附子细辛合真武。因其下利，去芍药而用五味子，以干姜代生姜，守中阳而纳肾气。一剂症见好转，续予原法，去麻黄易以桂枝，重在安表。药下阳回肢温，已出险境矣。

六、扶阳益阴法治愈阳虚高热一例

周某，男，1 个半月。

主诉及病史：初生即发高热，已持续 40 余天，体温高达 40.9℃（肛表），西医诊断为肺炎。近日透视肺部正常，然高热不退。

诊查：体温仍在 39.7℃，无咳嗽气促，能食神静，便下不化，小溲清长，舌淡汗出，发育似无影响，症情颇感特殊。

辨证：细审之下，乃气阳不足也。

治法：予全真一气汤加减，扶阳益阴，以观后效。

处方：移山参 6g（另炖）　黑附片 3g　麦冬 6g　五味子 2.4g　熟地 12g　焦白术 6g　生甘草 2.4g　2 剂

二诊：药后高热初和，今体温 37.8℃，形神亦安，大便如常，小溲仍长，纳可腹软，舌淡苔薄。气阳初苏，仍须培本，调燮阴阳。原方加谷芽 9g，川石斛 6g。2 剂。

三诊：昨今体温略有升高，曾达 39℃。便调溲长，但腹胀矢气多，审其舌转淡红，苔中呈腻。病中哺食过多，形成食复也。以消补兼施为治。

处方：移山参 4.5g（另炖） 于术 6g 茯苓 9g 青陈皮（各）4.5g 甘草 2.4g 木香 1.8g 青蒿 9g 淡竹叶 6g 荷叶 9g 炒楂肉 6g

四诊：2 剂后热势已缓，体温 38℃上下。形神安静，便下通调，腹部柔软，舌苔已化，其质淡红。病得稍安，健脾清热以冀收功。

处方：太子参 6g 于术 6g 茯苓 9g 清甘草 1.8g 白芍 6g 扁豆衣 9g 青蒿 9g 淡竹叶 6g 谷芽 9g 花粉 9g 2 剂

此后热退便畅，继以调理而愈。

［按语］本例为初生幼婴，症见高热持久不退，但查无异常，颇属特殊。在新生弱质尤须细察。张景岳谓："无虚者，急在邪气，去之不速，留之生变矣；多虚者，急在正气，培之不早，临期无济也。"董老初诊察审，患婴一派虚象，乃本元亏弱，阳气外越之虚热，故亟投全真一气汤，阴阳并治，深思熟虑，法至稳当，症势渐缓；迨三诊时察见食复之热，故予调中行滞，消补结合，其热始平，终获痊安。故同一发热，前后病机不同，则全赖细心洞察，随机应变耳。

七、阴阳并扶法治愈腹泻一例

朱某，5 个月。

初诊：1961 年 5 月 2 日。

主诉及病史：便下秘利，次数频多，小溲尚通。

诊查：腹满胀气，按之即哭，形色较委，身热不高，舌红口淡。

辨证：热利伤津，脾运不畅。

治法：治以清养运脾。

处方：人参须 2.4g 煨葛根 6g 花粉 9g 扁豆衣 6g 麸炒枳壳 4.5g 青皮 3g 炒于术 4.5g 生甘草 2.4g 香连丸 1.8g（包） 2 剂

二诊：5 月 4 日。泄利仍剧，日有 10 余次。腹满而胀。舌光干而淡红。形神委靡，汗出，纳少作恶，小溲尚有。元气大惫，伤阴耗液，阳虚之象。其势危殆，亟投益气扶元救之。

处方：西洋参 2.4g（另炖） 移山参 4.5g 乌梅 4.5g 钗石斛 9g 煨诃子 9g 花粉 9g 石莲子 9g 生熟谷芽各 9g 土炒于术 4.5g 怀山药 9g 炮姜 1.5g 生甘草 2.4g 1 剂

三诊：5 月 5 日。泄泻次数虽减，但便下清谷，腹满有气，形神不振，舌光津少而质淡，体温反低。阴津已伤，阳气亦衰，幸胃气稍动，或有一线生机。兹拟救阴扶阳，以冀转机。

处方：西洋参 2.4g（另炖） 移山参 4.5g 黄厚附片 9g 炮姜 1.8g 钗石斛 9g 生扁豆 9g 炒于术 4.5g 生熟谷芽各 6g 焦甘草 2.4g 乌梅 4.5g 茯苓 9g 1 剂

四诊：5 月 6 日。服昨方药后形神较振，泄利见粪，但有不化粘质。小溲尚通，胃气已动。腹部虽满，按之尚软。征象渐露生机，兹拟原法继之。

处方：移山参 4.5g 黄厚附片 9g 上肉桂 1.2g 炒于术 4.5g 炮姜 1.5g 茯苓 9g 焦甘草 2.4g 乌梅 4.5g 钗石斛 9g 生熟谷芽各 9g 3 剂

五诊：5 月 9 日。大便泄利，次数减少，小溲通长，腹部亦软，形神转振，胃气亦和，舌光淡红。证势由险化夷，仍以原法加减。

处方：移山参4.5g　黄厚附片9g　炒于术4.5g　炮姜1.5g　乌梅4.5g　钗石斛9g　生熟谷芽各9g　怀山药9g　清甘草3g　煨木香2.4g　2剂

嗣后病情稳定，由于体质太弱，一直调治至6月1日始痊愈出院。

［按语］本例西医诊断为中毒性消化不良。中医辨证为阴阳两伤，其证乃由热利转变而成。本案病情错综复杂，非明察毫末，步步紧扣，则殊难见功。初诊时其症见舌红口淡，身热色萎，便下秘利次多，是热邪未清而又伤及阴分；腹满胀气，按之即哭，是脾运虽虚，气亦阻滞，乃系虚实互夹之证。如邪热不祛，气滞不畅，泄久必更亡津。因之用参须、于术、扁豆衣、花粉、甘草以养阴生津，香连丸、葛根清热和泻，青陈皮、枳壳理气运脾。二剂后泄利仍剧，舌光而干，形神委靡，纳少作恶，是阴津亏少，胃气亦衰；其腹满而胀，但按之不哭，与前胀不同，与舌质淡红，汗出相参，是为阳虚之征。经曰脏寒生满病，虽对水气而言，但其理相同。此是阴损及阳，而致火衰不能温煦肠胃，运化无权之虚胀腹满。这时邪热虽去，元阴亦由病久而随之虚衰，病情十分危重，当务之急在于扶元生津，保其胃气，所谓留得一分胃气，便有一线生机也。若妄用苦寒克伐，必致危殆。方中重用二参以扶元救阴，炮姜温运阳气，乌梅、石斛、花粉、莲子、谷芽、怀山药、于术生津保胃。一剂后病情好转，体温反低，说明辨证阳衰虚胀无疑，再以原方增损，加入附片以温阳，病情日趋坦途。续予阴阳并扶加减运用，终获全功。

（以上由王霞芳整理）

八、消疳化积法治愈疳积重症一例

董某，女，11个月。

一诊：1981年6月24日。

主诉及病史：疳积腹胀，按之硬满，口馋嗜食，大便坚硬。

诊查：面色萎黄，毛发焦枯，夜眠烦扰，易醒汗多，舌红苔黄。针四缝穴液多。

辨证、治法：疳积较重，治以消疳化积。

处方：干蟾皮4.5g　陈香橼6g　炒白芍6g　木香3g　胡黄连2g　醋炒五谷虫9g　煨三棱4.5g　煨莪术4.5g　炒谷芽9g　炒枳实4.5g　7剂

后二诊又连服上方1周，其间针四缝穴，粘液尚有。

三诊：7月8日。疳积渐化，腹仍胀满，但按之已软，纳食如常，形神较振，大便通调，夜烦多汗时见，舌苔薄润。针四缝穴液少夹血。以扶脾消疳法主之。

处方：米炒党参6g　焦白术9g　朱苓9g　清甘草3g　炒怀山药9g　小青皮4.5g　煨三棱4.5g　煨莪术4.5g　醋炒五谷虫6g　玉屏风散9g(包)　7剂

其后诸症渐平，色润发泽，续以调补而愈。

［按语］董师治疳积之证，每从本虚标实入手，而相机运用补消二法。同时，又针四缝作为辅助治疗，有调整三焦、扶元理肠之功。本例患婴，腹胀硬满，毛发焦枯，诊为疳积重症，初方全以消疳化积，蟾皮辛凉微毒，功专消积除胀；五谷虫咸寒性平，善于化食化积；三棱、莪术散结行气，均为治疳要药，配入胡黄连清疳热，枳实破结滞等。两周而积化腹软，改予消扶并进之剂，其疳遂愈。

九、安蛔杀虫、温里下积法治愈虫积阻结一例

王某，男，9岁。

初诊：1975年6月5日。

主诉及病史：素有蛔虫、感寒腹痛3天，日夜阵作。

诊查：痛且拒按，腹部膨胀，吵扰不安，食入即呕，便下闭结，形瘦神软，舌质淡润。

辨证：此属虫积中阻。

治法：亟须安蛔杀虫，温里下积。

处方：乌梅6g　川椒目3g　胡连3g　雷丸9g　淡干姜3g　榧子肉9g　使君子9g　白芍9g　白芜荑9g　党参6g　生军9g(绞汁冲入)　2剂

因不能受食，药液由胃管灌入。

服上方药头汁后30小时左右，下蛔虫16条；38小时左右，又下蛔虫百余条。腹痛缓解而诸症悉平，第3天即出院回家。

［按语］本例属虫积腹痛，故用乌梅丸之变法。因虫得酸则伏，乃以乌梅大酸伏之；虫得苦则安，乃以胡连大苦安之。白芍缓急止痛，姜椒温中散寒。使君、雷丸、芜荑、榧子并力杀虫。以生军绞汁冲入，功能通利腑气，下其虫积。由于患儿体弱，恐其攻伐太过，故加党参益气健脾。诸药合用，终于获得预期功效。

十、活血利气法治愈肠结血瘀阻络一例

陈某，男，3岁。

初诊：1974年2月12日。

主诉及病史：肠套叠反复发作已有9次，经常腹痛，胃口不开。

诊查：舌红苔剥，形色委羸，口唇青暗。

辨证：证属络脉瘀结。

治法：治以活血通络。

处方：当归尾9g　赤白芍各6g　红花4.5g　桃仁泥9g　柴胡4.5g　元胡索4.5g　枳壳4.5g　生地15g　醋灵脂9g　生蒲黄9g　4剂

二诊：2月16日。药后腹痛即和，便溏三二次，与络通血活、肠蠕动增加有关。舌苔花剥，面萎唇青。还需活血调气。

处方：陈皮3g　木香2.4g　当归6g　赤白芍各6g　红花4.5g　桃仁泥9g　青皮4.5g　柴胡2.4g　元胡索4.5g　枳壳3g　4剂

三诊：2月20日。腹痛已止，便下亦调，胃纳不香。舌苔花剥，面色不华。仍以和血为主。

处方：当归尾6g　赤白芍各3g　红花4.5g　桃仁泥9g　枳壳4.5g　木香2.4g　柴胡2.4g　生地12g　川石斛9g　醋炒五灵脂6g　4剂

四诊：2月24日。腹痛不作，面色较泽，便下通调。舌苔转润。再以调气活血和胃。

上方去生地、柴胡，加陈皮3g，炒谷芽9g。6剂。

服药后恢复正常，随访未见复发。

［按语］本例肠套叠发作频繁，其形色征候显系络脉瘀阻，故取少腹逐瘀之意，用活血利气

法。药以归、地、二芍行血和营，桃红、蒲黄、灵脂祛瘀止痛，柴胡、枳壳疏气开结。服药后即痛和，续以原法，其证渐平而根治。

十一、温脾汤治愈腹痛阳虚寒实一例

陶某，男，10岁。

初诊：1984年9月22日。

主诉及病史：患儿幼时曾作直肠尿道造型手术，此后大便失调，经常数日不通，以致腹痛难忍。几天前腹痛又作，大便不下，呕吐不食，多次送急诊，西医诊为肠梗阻，经导便仍不解。

诊查：今腹痛呻吟，按之满实，大便秘结，食后呕吐，四末清冷，小溲短少，两脉沉弦，舌苔淡白。

辨证：久病伤阳，寒实里结。

治法：亟须温通，主以温脾汤。

处方：肉桂1.5g　附片4.5g　干姜3g　当归6g　元明粉9g　生军6g　党参9g　清甘草3g

服药1剂后腹痛转缓，2剂后大便通利数次，吐平能食，腹软肢温。续以调扶中州，用参、术、苓、草、归、芍、桂、陈等品而获安。

[**按语**] 本案乃属急证，患儿便秘呕吐，腹痛肢冷，病史既久，气阳转衰。董师当机立断，勉从寒实不通立法，投以温脾汤全方，应手而效。设若辨证不确，药不中的，必致偾事；是以诚如董师之常云：倘非有定识于平时，曷克有定力于片刻耶。

十二、振阳温化法为主治愈胎黄一例

张某，女，57天。

初诊：1983年3月16日。

主诉及病史：生后2周，肤黄目黄，肝脾肿大，住院40余日，症势转重。西医诊断为巨细胞包涵体病，伴肺炎。

诊查：顷诊全身肤黄，面萎色暗，大便淡白，次数频多（日3～4次），小溲短少，腹满胀气，纳乳尚可，咳嗽息促，哭声低沉，舌苔薄润。

辨证：湿邪羁恋，气阳虚弱，病势不轻。

治法：先予温阳和中，冀退黄疸。

处方：茵陈30g　干姜2g　淡附片2.4g　茯苓9g　泽泻9g　苡仁10g　枳壳4.5g　青皮9g　归尾6g　赤芍6g　清甘草3g

嘱服药3剂，后二三诊原方出入又连服药10天。

四诊：3月30日。黄疸减轻，面色转润，小溲通长，形神亦振。腹满胀气，按之稍硬，大便色白，酸臭次多，此胃动伤食也。但哭声已亮，舌苔薄润。气阳稍复，湿邪得泄，久病入络，中焦阻结，兹拟破气通瘀为主。

处方：茵陈9g　干姜2g　枳壳6g　青皮6g　木香3g　大腹皮9g　川楝子9g　苡仁10g　郁金6g　三棱4.5g　莪术4.5g

6剂。本方药连服月余。

十诊：5月11日。肤黄已淡，目黄尚有，肝脾仍大（肝肋下2.5cm，质中；脾肋下3cm，质软),腹满稍软,大便浅黄,小溲清长。邪恋血分,续以活血行瘀,搜剔通络。

处方:归尾 6g　赤芍 6g　青皮 6g　枳壳 6g　木香 3g　三棱 4.5g　莪术 4.5g　蟾皮 4.5g　金钱草 10g　人参鳖甲煎丸 3g(包煎)　7 剂

此后目黄亦除,病情稳定,停用汤药,以人参鳖甲煎丸每天 3g 常服。至 8 月初复查,黄疸全退,大便如常,各项化验检查正常,但腹软稍满,肝脾略大。续服丸药,其后多次前来诊察,无异常发现,发育亦趋正常。

[按语] 患婴就诊之时,已呈面萎色暗,哭声低沉,病势十分严重,频感棘手。其气阳虚惫,非急投振阳温化之剂,难济万一。2 周后神活阳振,湿化面润,已见生机;然其气机一时未复,结滞不利,即改予温运通瘀。其后黄疸虽退,肝脾尚肿,盖因瘀滞日久,邪浊盘踞气血经络之间,殊非虫蚁搜剔、入络蚀血则难见功,药下患婴终于渐得痊安。

十三、豁痰攻下法为主治愈惊痫一例

齐某,女,4 岁。

一诊:1969 年 5 月 9 日。

主诉及病史:患儿自 1969 年 3 月起惊痫时发,日作一二十次不等,发时目瞪神呆,角弓反张,手足抽搐。

诊查:现面色带青,喉中痰鸣,胸痛闷胀,夜烦不安。两脉滑数,舌苔薄腻。

辨证、治法:此系痰痫,先予豁痰攻逐。

处方:钩藤 6g　竹沥 30g(姜汁 3 滴兑入)　胆星 3g　干菖蒲 3g　龙齿 15g　茯神 9g　琥珀 2.4g　白附子 6g　天竺黄 6g　远志 6g

另用保赤散 0.3g(分 2 次化服)。4 剂。

药后下痰甚多,症势稍缓。原方加抱龙丸 1 粒,连服药 10 剂,症情大减,痰少眠安。即以金箔镇心丸 1 料治本。

二诊:11 月 5 日。据诉服上方药后曾有 2 个月不发,但 8 月中因突遭异常雷响,极度震惊后痫证复作,抽掣连发,日夜数十次。为此又服金箔镇心丸 1 料,竟未见效。现肢搐阵作,发时神清,未闻痰鸣,复卧身颤,肢体诉痛。舌红无苔,脉弦而涩。盖突受雷惊,震动心肝,使血滞而筋失濡养,致风动而搐。改予王氏身痛逐瘀法活血行滞,养筋定搐。

处方:赤芍 6g　桃仁 6g　红花 4.5g　当归 9g　醋炒五灵脂 9g　怀牛膝 9g　丹参 9g　党参 9g　枳壳 3g　生甘草 3g　5 剂

以后又连服药 5 剂,痫定不发。随访知其证已平。

[按语] 本例之治,分前后两个阶段,初时主因化痰,故用豁痰逐下之法,痰去而渐安。嗣后因突遭雷惊,痫搐大作,但其病因已变。《经》云"雷气通于心",雷惊而心伤气乱,势必血行失常,筋脉不养,故搐且身痛也。身痛逐瘀汤方原治痹证身痛,现减去风药,增入丹参、党参扶神和血,使血行筋濡,其搐即定。

十四、潜阳宁神法为主治愈面抽一例

钱某,男,9 岁。

初诊:1984 年 11 月 15 日。

主诉及病史:患儿右侧面颊瘙痒不适 3 年,伴有反复发热,时见腹泻、喷吐,但无昏迷、抽搐。外院检查:右侧面部肌束颤动,并有向右水平眼震颤征,右眼角膜反射迟钝。脑 CT 示:右小脑半球病变,占位性病变待排(小脑炎? 小脑肿瘤? 小脑血管瘤?)。

诊查:现面皖神委,右颊作痒,时见抽动,尤以右眼下睑及右侧口角为甚。经常呕恶,口气臭浊,纳佳便通,夜烦不寐。二脉弦滑,舌苔白腻。

辨证:证属肝阳上浮。

治法:化风袭络。姑先潜阳宁神。

处方:琥珀 1.5g(研吞) 龙齿 20g 代赭石 18g 龙骨 10g 牡蛎 20g 磁石 20g 陈皮 3g 丹参 9g 远志 6g 茯神木 9g 干菖蒲 4.5g

二诊:11 月 22 日。7 剂颊痒抽动均减,二便亦调,但头昏吐恶仍作,夜寐欠安。舌边尖红,苔心薄腻。肝火尚盛,治拟清泄平木。

处方:羚羊角 1.5g 生石决 20g 代赭石 15g 龙齿 15g 天麻 6g 钩藤 9g 川连 3g 远志 6g 陈皮 5g 姜竹茹 9g 7 剂

后又连服此方药 1 周。

四诊:12 月 6 日。头已不昏,夜睡亦安,纳呆泛恶,口气臭浊,便下通调,舌苔厚腻。肝热横逆,再以抑肝清木主之。

处方:龙胆草 4.5g 黑山栀 9g 黄芩 5g 远志 6g 茯神木 10g 龙齿 15g 磁石 20g 神曲 9g 竹茹 9g 陈皮 5g 薄荷 3g 7 剂

上方药连续服 3 周,诸症见和。但见纳少口臭,舌苔腻浊,眼口微见颤动,乃以胃苓汤合温胆汤复方调治,半年而安。西医复查,认为肌束颤动、眼球震颤与角膜反射异常均显著减轻,但未做 CT 检查。

[按语] 本例被诊为右小脑半球占位性病变,西医认为预后不佳。虽其见症有肝胃不和之象,但一诊之方着重在平肝潜阳、重镇降逆,其药金石介类逾半;复诊之剂,则重在清泄肝热,镇摄熄风,而以羚羊钩藤汤为主。逐一解决右颊痒抽与头晕呕吐,即获初效,其后予清肝化湿图治,其证颇安。

十五、平肝泻火法治愈角弓反张一例

杨某,女,10 岁。

一诊:1984 年 9 月 22 日。

主诉及病史:素性急躁易怒,头痛时作。近 3 个月来,常见抽搐反张,目翻复视,一天数次,发时意识清醒。

诊查:夜眠梦惊,纳呆吐恶,痰咳稍有,二便尚调。舌苔薄,脉弦数。

辨证:肝郁气亢,火旺化风。

治法:先须平肝泻火,以制其痉。

处方:龙胆草 4.5g 黑山栀 9g 柴胡 4.5g 钩藤 6g 羚羊角片 1.8g 生石决 24g 川连 1.5g 天浆壳 7 枚 干菖蒲 9g 龙齿 15g 杏仁 6g 百部 10g 4 剂

二诊:9 月 26 日。抽搐反张显著减少,头痛亦轻,痰咳已松,略有吐恶,夜眠转安,两脉弦缓。原法既合,治宗前议。

处方:龙胆草 6g 黑山栀 9g 钩藤 6g 远志 6g 羚羊角片 1.5g 生石决 30g 琥珀 3g 天浆壳 7 枚 干菖蒲 9g 龙齿 15g 7 剂

原方药更进7剂，药后其症旋即平定，乃返原籍。近1年来，多有来函，其症不发。

[按语] 患儿阵发抽搐已有3个月，四诊所见及追溯其禀性，可知当属肝郁化火生风所致。即以羚羊角片、胆草、黑山栀、川连清泻肝火为主，钩藤、天浆壳、石决、龙齿平肝镇惊，更以柴胡疏理肝木，菖蒲豁痰开窍，亦参杏仁、百部肃降化痰。方症合拍，如矢中的，4剂而知，迅获良效。

十六、活血通络解结法治愈喉梗一例

许某，男，11岁。

一诊：1974年6月29日。

主诉及病史：患儿10天来不能咽食，仅进流质，亦时见喷吐。西医诊断为第9、第10对脑神经麻痹。

诊查：面色晦暗，声音嘶哑，喉中如梗。自诉舌麻。舌红而暗、苔薄白，脉细。

辨证、治法：证属瘀结阻络，当宜活血化瘀为治。

处方：当归6g　红花4.5g　乳香4.5g　没药4.5g　枳壳4.5g　桃仁9g　五灵脂9g　生蒲黄6g　川芎3g　7剂

复诊时稍能进食，发音略开，原方去蒲黄、灵脂，加代赭石12g，生甘草2.4g。6剂。

三诊：7月12日。已能咽食，声音亦出，舌麻大减，面色较润，喉梗欲咳，有痰不爽。络结初开，尚需宣瘀泄痰。

处方：桃仁9g　红花4.5g　乳香4.5g　没药4.5g　川贝4.5g　桔梗3g　当归6g　杏仁6g　竹茹6g　生甘草2.4g　6剂

此后咽食如常，声音大亮，吐痰松利，喉梗已失。乃以滋肾调补收功。

[按语] 本例之证较为罕见。王清任曾提出“饮水即呛，乃会厌血滞”的论点，制订了会厌逐瘀汤。本例以不能咽食、音哑不开为主症，因其面晦舌暗，故从瘀血阻络论治，仿王氏之制而投活血通络解结之剂，即见好转，后见有痰欲咳，加入化痰开音之品，功效益彰，终获痊愈。

（以上由宋知行整理）

十七、玉女煎加味治愈紫龈一例

毕某，女，9岁。

初诊：9月1日。

主诉及病史：上下牙龈发紫多年，西医检查原因不明。

诊查：面色晦暗，唇色暗滞，胃纳一般，大便日行，小溲通长，夜梦惊叫，口气臭浊，时有鼻衄，舌淡苔少，脉象弦急，家长觉得近2年来患儿生长缓慢。

辨证：上述诸证，实属阳明瘀热，兼有肾气不足。

治法：先拟玉女煎加味以清胃热为主。

处方：生石膏30g(先煎)　大生地12g　怀牛膝12g　知母6g　麦冬9g　萸肉6g　藕节9g　白茅根30g　丹皮9g　黑山栀9g　7剂

二诊：9月8日。药后牙龈较润，口气仍臭，舌质淡红，胃纳仍差，二便均调。前方尚合，原法为主。

处方：生石膏20g(先煎)　怀牛膝10g　知母6g　麦冬9g　大生地12g　茯苓9g　白茅

根 30g　炒藕节 9g　清甘草 3g　糯稻根 9g　浮小麦 9g　7 剂

二诊后，牙龈颜色转润。

［按语］本例患儿牙龈发紫已有多年，西医检查原因不明。中医通过望、闻、问、切，辨证应属胃火偏旺，兼有肾气不足。何以见之？牙龈发紫，口气臭浊，夜梦惊叫，时有鼻衄，脉象弦急，均属胃火偏旺；而面色晦暗，口唇暗滞，生长缓慢，舌淡苔少是由于肾气不足之故。联系到经络学说，前贤有龈为胃之络，齿为骨之余之说，故与胃肾两脏有关是有理可据的。

本案重在明理、辨证，一旦辨证精确，立法选方亦就迎刃而解。

十八、五苓散加味治愈囟填一例

杨某，男，7 个月。

初诊：1983 年 9 月 21 日。

主诉及病史：上月初开始发热，大便泄利，小溲短少。

诊查：现体温尚平，9 月初囟门高突，纳呆作恶，神志清晰，大便干结，小溲仍少。面色萎黄，舌苔淡白。夜睡尚安。

辨证：证属肾阳不振，水饮阻结。

治法：治以五苓散加附子。

处方：桂枝 3g　米泔浸茅术 9g　赤苓 9g　猪苓 9g　泽泻 9g　淡附片 6g　通草 3g　炒谷芽 9g

5 剂药后小便通利，囟门已平，续以温化调治。

［按语］囟填即婴儿囟门凸起，古人有"解颅者，上下囟不合，乃肾气不足之故"；"囟肿者，脏腑不调，其气上冲，为之填胀囟突而高"之说。治疗当辨寒热虚实，热者用清热解毒法，虚者用健脾益气法，本例患儿辨证较特殊，考虑到患儿因发热以后大便泄利，小溲短少，囟门高突，是由于肾阳不振影响膀胱的气化功能，水蓄不行，故用五苓散加附子温阳利水，水道利则囟填得以平软。

（以上由陈家树整理）

十九、温通下达法为主治愈疫毒痢一例

郭某，女，7 岁。

主诉及病史：下痢赤白 2 天，里急后重，日 10 余行。

诊查：高热神昏汗淋（体温 39.5～40℃），纳呆作恶，脉伏微细，舌苔厚腻。

辨证：是为疫毒下痢，积热蕴郁，冷实不清，内闭欲脱也。

治法：病势危重，亟须温脾汤温通下达，以力挽之。

处方：淡附片 4.5g　干姜 3g　肉桂 1.5g　酒浸大黄 9g　元明粉 9g（分 2 次冲服）　炙甘草 3g　当归 4.5g　党参 6g　炒白芍 9g

二诊：二进温脾汤，热毒外泄，痢次反增，日十七八次之多，赤白粘冻，兼夹绿色。热和神清（体温 38.3℃），阳回肢温，吐恶亦戢，脉象细数，舌红苔化。病有转机，然郁滞未清，尚须苦寒泄热。

处方：葛根 6g　酒炒黄芩 6g　炒川连 2g　白头翁 4.5g　川柏 4.5g　秦皮 9g　马齿苋 9g

银花炭 9g　扁豆花 9g　车前子 9g　2 剂

三诊、四诊：服药后，症情递减，仍宗前义，上方去秦皮、川柏，加酒炒赤芍、酒炒苦参，加减增损，续服药 7 剂。

五诊：热度已平，痢下初和，胃纳转佳，但大便溏泄，面浮形委，舌淡苔厚，脉滑软数。此为痢后土虚，脾阳不振也。再拟温中消滞，以化余湿。

处方：党参 4.5g　焦白术 9g　炮姜 2.4g　肉桂 1.5g　广木香 2.4g　陈皮 3g　川朴 3g　山楂炭 9g　煨葛根 6g　酒炒黄芩 4.5g　7 剂

六诊：痢愈腹软，大便仍溏（粪培养 3 次阴性），两脉细弱，舌根尚腻，胃纳转佳。是脾阳虚耗，须温运固涩以善其后。

处方：党参 4.5g　焦白术 9g　姜炭 3g　粳米 15g　山药 9g　煨木香 3g　扁豆花 9g　石莲子 9g　石榴皮炭 9g　赤石脂 9g　5 剂

服上方药后诸恙均和而出院。

［按语］患儿下痢赤白，高热神昏，属疫毒痢（西医诊断中毒性菌痢）。病势危重，非常法所胜。董老辨其热高神昏，肢厥面皖，脉伏苔厚，虽似热胜厥胜，却为冷实与湿热疫毒错杂蕴郁而成内闭欲脱之象也。谓其内有实积，非攻不去；里有阴寒，非温难解。故选用千金温脾汤寒温互施，补泻并用。以桂、附、姜、草温中回阳；参、归、白芍调和气血；投硝、黄泄热开结，荡涤积滞。俾阳气得回，阴寒之邪却夹湿滞下泄也。继以葛根芩连合白头翁汤，参入理气化滞之品，苦寒泄热，导滞和痢。继后再用温中法为主，或参消滞或参固涩，惟见证辨治，终获全功。

又，熊胆灌肠剂为董老自制疫毒痢之急救方，由熊胆 0.6g，马齿苋 15g，黄柏 12g，椿根白皮 15g 组成。下血多者可加苦参 9g。用水 200ml 煎至 30ml，保留灌肠，每日 1～2 次。熊胆苦寒无毒，入心肺肝胃 4 经，功能清火凉血，解毒开结；椿根皮苦寒而涩，入胃大肠经，功能燥湿清热，涩肠固下；川柏、马齿苋均为治痢要药。

（王霞芳整理）

［编者评注］身寒用附子，高热用黄连，此乃一般常法。然高热神昏汗淋而用附子，则非有胆识者不可。董老先生此案抓住肢冷脉伏微细、苔厚腻以及无积不成痢之病机，初诊时用温脾通下，力挽狂澜，高热反退，既显示了辨证施治的威力，也充分体现了董老先生的胆略。待病有转机后，即以葛根芩连白头翁等苦寒泄热，最后以调补脾阳而收功。前后用药，紧扣病机，故病情虽重，终获全功。医案和按语都很精彩，值得认真细读深思。

石筱山医案

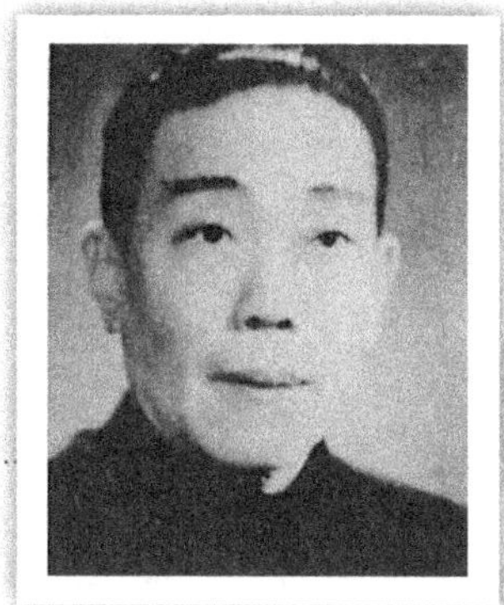

【生平传略】

石筱山，名瑞昌，字熙侯（1904—1964），江苏省无锡县人，著名中医骨伤科专家。少年时代曾就读于神州中医专门学校。后从家学，侍诊于其父石晓山案侧，1924年前后临诊，事伤科，并兼主针灸及外科。勤学精研，博取众长，躬亲实践，强调内外兼顾，整体调治。对于外伤筋骨、内伤脏腑气血及伤科杂病，既能按病症特点灵活地应用按摩手法、针刺、敷贴、固定等外治法，亦能辨证论治配以内治方药，内外同治，疗效卓著而独树一帜，名噪上海江浙一带。

解放后，历任上海中医学院伤科教研组主任，上海市卫生局伤科顾问，上海第一医学院伤科顾问，上海市中医学会副主任委员和伤科学会主任委员，全国政协第二、第三届委员会委员。

主要著作有《石筱山医案》，此外还曾在杂志上发表学术论文多篇。

一、内服外敷配合手法治愈脱臼三例

例一　肘关节脱臼

程右，32岁。

初诊：1962年12月7日。

主诉及病史：高处堕跌，左臂肘脱臼。

诊查：肱骨髁部损裂，瘀血凝结，青紫漫肿，疼痛颇剧，不能活动，已经匝月。

治法：治以拽搦屈肘手法复位，外敷固定，内服化瘀退肿，舒筋续骨。

处方：青防风钱半　炙地鳖二钱　制南星钱半　川独活钱半　苏木屑二钱　制狗脊三钱　泽兰叶三钱　片姜黄钱半　留行子三钱　自然铜四钱　炙乳香一钱　单桃仁三钱　嫩桑枝四钱

二诊：12月13日。左臂肘脱臼复位后，肱骨髁部损裂，瘀阻青紫肿痛较减，略能活动。再拟化瘀舒筋，续骨息痛，防其关节强硬。

处方：青防风钱半　炙地鳖二钱　大丹参三钱　川独活钱半　制南星钱半　小生地四钱　炙甲片钱半　泽兰叶三钱　留行子三钱　煅自然铜四钱　万灵丹一粒（包）

三诊：12月17日。左臂肘脱臼，后期复位，肿痛已减，酸楚引及肩髃，举提屈伸不利，气血碍滞。再拟活血舒筋，和络息痛。

处方：青防风钱半　炙地鳖二钱　制南星钱半　川独活钱半　制狗脊三钱　川断肉三钱　泽兰叶三钱　片姜黄钱半　炙乳香一钱　煅自然铜四钱　伸筋草四钱　单桃仁钱半　嫩桑枝四钱

四诊：12月21日。左臂肘脱臼，后期复位，医治半月，肿胀已退，疼痛亦瘥，举提握物已恢复正常，屈伸尚觉牵强。再以活血舒筋和络为治。

处方：青防风钱半　制南星钱半　制狗脊四钱　川独活钱半　川断肉三钱　川桂枝一钱　泽兰叶三钱　片姜黄钱半　炙甲片钱半　新红花八分　炙乳香一钱　伸筋草四钱　嫩桑枝四钱

[按语] 一般肘关节脱臼除出现关节畸形、功能丧失外，其疼痛较为剧烈。本例系陈旧性脱臼，并发骨骼损裂，故在采用拽搦屈肘手法时，宜稳重沉着有力，不能滥施暴力，以免重伤关节筋膜；尔后予以化瘀退肿、续骨息痛及舒筋活络药内服、外敷，并行早期功能锻炼和手法治疗，仍可加速筋骨损伤的修复和防止日后关节强硬的后遗症。

例二　下颌关节习惯性脱臼

吴右，62岁。

初诊：1962年10月11日。

主诉及病史：习惯性下颌脱落，历年已经多次。

治法：因齿根摇动，今取外复位手法而吻合。年逾花甲，肝肾之气已衰，当以图本为治，冀其稍能巩固。

处方：怀山药三钱　炒熟地六钱　山萸肉三钱　全当归二钱　炒白芍三钱　制狗脊三钱　川断肉三钱　制首乌四钱　白茯苓三钱　新红花一钱　大川芎一钱　炙甘草一钱

[按语] 本例下颌关节习惯性脱臼，缘由老年肝血肾精虚衰，筋骨失于充养，而使骨节间筋膜松弛，约束少能所为，故除行手法复位者外，再以调益肝肾以图其本，如能长期服用(或改为丸剂)，每能得到巩固。

例三　髋关节陈旧脱臼

王童，10岁。

初诊：1962年9月11日。

主诉及病史：倾跌蹩伤，右髀骱脱臼、移位1个月，经过多处治疗，未能复位。

诊查：骨骼高突，上缩，粘膝不分，疼痛难忍。

治法：治以后复位手法，外敷固定，内服活血舒筋息痛。

处方：青防风钱半　炙地鳖二钱　川牛膝二钱　川独活钱半　制南星钱半　苏木屑二钱　泽兰叶三钱　留行子三钱　制狗脊三钱　川断肉三钱　乳没炭各一钱　单桃仁二钱　丝瓜络三钱

二诊：9月13日。右髀骱脱臼1个月后，勉为手法复位，酸痛已减，略有肿胀，酸楚牵强，不能蜷曲。再以活血舒筋，和络息痛。

处方：青防风钱半　炙地鳖二钱　川牛膝二钱　川独活钱半　制南星钱半　苏木屑二钱　泽兰叶三钱　威灵仙三钱　青陈皮各钱半　川断肉三钱　制狗脊三钱　单桃仁二钱　炙乳香一钱　炒丝瓜络二钱

三诊：9月17日。右髀骱脱臼后期，勉为复位，腿膝略形弛长，肿痛已减，仍有酸楚牵强。再拟前方出入。

处方：青防风钱半　炙地鳖二钱　川牛膝二钱　川独活钱半　川断肉三钱　制狗脊三钱　泽兰叶三钱　青陈皮各钱半　五加皮三钱　焦白术钱半　香白芷钱半　炙乳香一钱　单桃仁三钱

生甘草五分

四诊:9 月 22 日。右髀骱脱臼后期复位,筋脉气血渐和,疼痛已除,步履站立尚觉酸楚少力。再以活血健筋和络。

处方:青防风钱半　川牛膝二钱　制狗脊三钱　大丹参三钱　焦白术钱半　香白芷钱半　泽兰叶三钱　西赤芍二钱　忍冬藤四钱　川断肉三钱　炒广皮钱半　生甘草五分　嫩桑枝四钱

五诊:9 月 29 日。右髀骱脱臼月余,后期复位,气血渐得和畅,酸楚少力,步履略行跛斜;近日右头项兼有痰块肿胀。再以健筋和络,活血化痰为治。

处方:炙蜜根五钱　焦白术钱半　香白芷钱半　青防风钱半　川独活钱半　制狗脊三钱　大丹参三钱　制半夏二钱　青陈皮各钱半　熟牛蒡三钱　制天虫三钱　夏枯草三钱　淡竹茹二钱　生甘草五分

六诊:10 月 5 日。右髀骱脱臼,后期复位,经治以来,气血渐和,骨节筋膜已得修复,步履亦趋正常,下蹲蜷曲略受牵掣,头项痰块亦已消散,症向愈途。再拟扶植气血,健筋和络巩固之。

处方:炙蜜根五钱　焦白术钱半　香白芷钱半　川独活钱半　川断肉三钱　制狗脊三钱　大丹参三钱　川牛膝二钱　青陈皮各钱半　新红花八分　伸筋草四钱　丝瓜络三钱

[按语] 此证乃因一月前互嬉追逐倾跌所致,当时疼痛剧烈,臀部高突,不能动弹站立,即送当地农村卫生院治疗,疼痛仍剧,继续延医,并经多次治疗复位,但疼痛更剧,二旬后转至当地医院,经 X 线摄片示:"右髋关节脱位,软组织增生,关节模糊。"嘱转上海医院骨科治疗,经诊断认为脱臼日久,需经牵引或行切开后复位,家长不愿住院,遂求治我处,复位后曾经 X 线摄片复查,关节已经正常(原注)。

本例髋关节陈旧性后脱位,经俯卧位手法复位后,仍迭进活血化瘀、舒筋通络、调益气血肝肾之剂,旨在促使筋骨劲强,关节滑利,以免致后患。盖髋关节脱位后,往往可导致股骨头缺血坏死,复位后不宜过早负重步行。采用中药内服外治,对增强关节供血及修复确有积极意义。

二、柴胡细辛汤治愈脑震荡一例

宋君,25 岁。

初诊:1958 年 1 月 14 日。

主诉及病史:高堕撞跌头脑山骨已两天,当时有短暂昏迷;局部血肿,形若半球,按之柔软;神志时明时昧,伴有呕恶不思食。

诊查:左侧手足软弱无力,视物不清,微有身热。苔薄腻,脉细。

辨证:脑海震荡,瘀血凝滞,清阳浊阴升降失调,乃为统率无权。

治法:拟柴胡细辛汤加味,以观动静。

处方:软柴胡钱半　北细辛一钱　薄荷头一钱(后下)　当归尾四钱　炙地鳖三钱　大丹参三钱　大川芎钱半　泽兰叶三钱　姜半夏二钱　陈胆星钱半　姜竹茹二钱　石菖蒲钱半

另至宝丹 1 粒(研末),玉枢丹五分,匀和吞服。局部血肿处剃发,外贴消坚膏。

嘱患者家属:需悉心监护,如症情恶化,即送急诊处理。

二诊:1 月 16 日。药后身热退,血肿未消,神志已清而嗜卧,呕恶得减。患者自诉头晕胀痛,但语言略謇,手足活动未利,视物昏糊。脑伤非轻,未可忽视,再拟化瘀升清,降浊醒脑。

处方:软柴胡钱半　北细辛一钱　薄荷头一钱(后下)　当归尾四钱　炙地鳖三钱　大丹参三钱

广郁金钱半　天竺黄二钱　竹沥半夏二钱　茺蔚子三钱　石菖蒲一钱　采芸曲四钱(包)

三诊:1月19日。脑海受震,头部瘀肿渐化,语言已清,视物渐明;手足活动较利,但握物及步履尚觉少力且稍有颤动;呕恶止,饮纳少,伴有夜梦纷纭,头目胀痛,眩晕阵作。再拟活血安脑,平肝熄风治之。

处方:天麻二钱　白蒺藜四钱　全当归三钱　嫩钩藤四钱(后入)　赤白芍各三钱　大丹参三钱　川芎钱半　蔓荆子三钱　生石决一两(先入)　滁菊花三钱　小川连一钱　酸枣仁四钱　抱木神四钱　香谷芽四钱

四诊:1月24日。脑海受震,症势已趋稳定,头脑眩晕胀痛轻减,心烦夜梦稍宁。再守前方出入。

处方:明天麻二钱　白蒺藜四钱　全当归三钱　嫩钩藤四钱(后入)　大丹参三钱　赤白芍各三钱　大川芎钱半　生石决一两(先煎)　珍珠母一两(先煎)　北秫米四钱(包)　磁朱丸五钱(包)　仙半夏二钱

五诊:1月31日。头脑震伤,经治胀痛已止,眩晕亦微,夜寐渐安,饮纳尚可。再以柔肝养血,安脑宁神。

处方:稆豆衣四钱　潼白蒺藜各四钱　嫩钩藤四钱(后下)　全当归三钱　赤白芍各三钱　甘杞子四钱　党丹参各三钱　川芎钱半　珍珠母一两(先煎)　淮小麦一两　白茯苓四钱　香枣仁四钱

六诊:2月10日。经过5次治疗,诸恙悉平,惟头脑目睛偶有胀滞。再予丸剂养气血,调肝肾以徐图,可收全功。

人参养荣丸、杞菊地黄丸各三两,分服15天。

[按语] 脑为"元神之府",位居至高,关乎灵明而统全身者也。故凡头脑受震,轻则眩晕泛恶,重则昏厥,甚至危及生命。而头又为诸阳之位,属奇恒之府,藏而不泻。本例乃伤后瘀凝脑髓,以致清阳不升、浊阴上逆而不降,因伤后从其所属,故败血必归于肝,伤脑虽以肝经受病为主要,但随着症情的演变,亦可导致脾胃、心肾等诸脏腑经络的功能失调而出现多种兼症,治疗时,亦需兼顾协调之。故初予柴胡细辛汤祛瘀活血,升清降浊;配以胆星、菖蒲、至宝丹以豁痰开窍,清热醒脑;半夏、竹茹、玉枢丹以和胃降逆;细辛、蔓荆子、川芎以上行头目而除头痛脑动。继以天麻钩藤汤平肝熄风,和营安脑;配珍珠母、石决明、滁菊、磁朱丸等以平肝潜阳;枣仁、秫米、茯神、淮小麦以宁神安脑。终以养气血、调肝肾而收功。可见正确掌握好脑伤初、中、后分期的辨证施治,每能获得良好的疗效。

三、益气化瘀涤痰法治愈脑伤后遗癫痫一例

罗右,38岁。

初诊:1958年7月4日。

主诉及病史:脑外伤后遗,近来神疲乏力,头晕脑胀目眩频作,甚则晕厥跌仆,四肢痉挛,片时即苏,泛恶纳呆,病逾十载。

辨证:痼疾已成,预后堪虑。

治法:勉以益气化瘀,涤痰安脑。

处方:生黄芪一两　全当归四钱　赤白芍各三钱　大川芎钱半　单桃仁四钱　新红花一钱　香白芷钱半　党丹参各四钱　石决明一两(先煎)　炙僵蚕三钱　嫩钩藤八钱　姜竹茹三钱　姜半

夏二钱　抱木神四钱　白金丸钱半

另炙全蝎五分　炙蜈蚣五分　共研细末吞服。

[按语] 本例系脑外伤后继发癫痫，由头部宿瘀未化与痰浊互结，阻于脑络，气虚不达，无助于血行，而气血上行之道路为之阻滞，清空被蒙，反复发作。本病从肝经论治而责之气虚痰瘀作祟，可为脑外伤的治疗开扩思路，似可作进一步研讨，惜乎复诊脉案已散佚，未能全部观察用药进退及疗效结果。

四、化瘀止血法治愈头面部挫伤衄血一例

侯君，成年。

初诊：1958 年 2 月 24 日。

主诉及病史：5 天前跌仆磕撞，震伤头额眉梁，伤及血络。

诊查：目眶眉梁青紫，衄血未止。

治法：先拟化瘀消肿，和络止血为治。

处方：炒当归钱半　小生地四钱　炙地鳖二钱　荆芥炭二钱　丹皮炭钱半　炒川芎一钱　山栀炭三钱　茅花炭三钱(包)　三七粉八分(吞)　炒竹茹二钱　降香片五分

二诊：2 月 26 日。

跌仆磕撞，头额鼻梁青紫肿胀较退，鼻衄未尽。胃纳略馨，苔薄腻，脉象弦数。再拟化瘀止血，消肿和络。

处方：炒当归钱半　炙地鳖二钱　嫩钩藤四钱(后下)　小生地四钱　丹皮炭二钱　小蓟炭三钱　荆芥炭二钱　大丹参三钱　采芸曲四钱(包)　炒竹茹二钱　茅花炭三钱(包)

三诊：3 月 3 日。头额鼻梁青紫肿胀，逐步减退，鼻衄已止。再拟化瘀生新和络为治。

处方：全当归钱半　京赤芍二钱　大川芎一钱　小生地四钱　炙地鳖钱半　泽兰叶二钱　大丹参三钱　天花粉四钱　采芸曲四钱(包)　炒竹茹二钱　茅花炭三钱(包)

[按语] 本例为一般头面部浅表损伤，惟见外伤鼻衄，未可纯以寒凉止血，以防留瘀之弊。当以化瘀止血，理伤和络治之为妥。

五、复元活血汤治愈胁肋挫伤一例

任右。

初诊：1961 年 4 月 23 日。

主诉及病史：右胁肋被铁棍撞伤，已经半年，虽经持续治疗，终觉疼痛不止，转侧咳呛不利。

诊查：望诊所见，右肋略觉隆起，触诊尚有压痛，脉形濡涩。

辨证：骨膜经脉之伤，败血归于肝，凝留不化，遂致瘀阻气亦滞。

治法：立法以复元活血汤加减。

处方：软柴胡钱半　当归尾三钱　炙地鳖三钱　桃杏仁各三钱　炙乳没各钱半　炙甲片一钱　天花粉四钱　小青皮三钱　干蒲黄四钱(包)　玄胡末钱半(吞)　降香片一钱　制半夏二钱

[按语] 本例伤后半年，虽经治疗而疼痛未彻。究其病理，乃由伤瘀留滞胁下不去，则气为血滞而运行失畅，隧络阻塞为痛。盖肝主胁下，伤后败血留瘀必归于肝，故组方以复元活血汤疏肝化瘀为主，佐理气和络以止痛。

六、调肝和络法治愈胁肋内伤咯血一例

金右。

初诊：1961年8月20日。

主诉及病史：去秋以来，努力伤气，损及阳络，咯血略带咳呛，续发迄今，已有多次。

诊查：左胁隐痛不舒，经过验痰及X线摄片，俱无迹象可见。右脉浮涩，左脉微弦，癸事不正。

辨证：胁肋内伤，损及阳络。

治法：按病论治，先理阳络之损，再调厥阴之脉。

处方：全当归二钱　川郁金三钱　大丹参三钱　炒蒲黄四钱(包)　干藕节四钱　茜草炭三钱　仙鹤草四钱　桃杏仁各三钱　旋覆花三钱(包)　福橘络一钱　降香片一钱　清炙枇杷叶四钱(包)

二诊：8月25日。胁肋内伤已久，肝胆之气失调，以致肺气受侮，时有咯血，两胁隐隐作痛，左胁为甚，近年癸事少至。右脉浮涩、左脉细弦。阳络内伤则血外溢，厥阴肝失条达，以致经期失常。再以调肝理气，止血和络为治。

处方：全当归二钱　川郁金三钱　大麦冬三钱　炒蒲黄三钱(包)　藕节炭四钱　仙鹤草四钱　益母草四钱　桑寄生四钱　冬青子三钱　逍遥散四钱(包)　炒竹茹钱半

三诊：9月1日。胁肋内伤已久，肝失条达，肺金受侮，治后咯血已稀，胁肋之间尚有隐痛。舌苔薄腻，左脉弦细，右脉浮涩。再拟调肝和络、宁血保金。

处方：当归丸八粒　炒白芍二钱　大丹参三钱　黛蛤散四钱(包)　益母草四钱　仙鹤草四钱　干藕节四钱　炒竹二青钱半　白茯苓四钱　桑寄生四钱　野百合三钱　逍遥散四钱(包)

四诊：9月11日。胸胁内络损伤，为时已久，气血不和，隐隐掣痛，左胁较甚，偶有咯血；冲任失调，经来不正，粉剂为治，注意起居，徐图疗效。

处方：阿胶珠五钱(炒松)　川贝母三钱　川郁金三钱　白及片五钱　生蒲黄五钱　降香片三钱　党丹参各五钱

上药匀和，共研细末，每日用温开水调服一钱，分2次吞下。

五诊：11月26日。胸胁内络久伤，阵阵作痛，常有咯血；调治以后，胁痛渐平，咯血亦止，惟癸事少至，头晕腰膂酸软，肝肾之气不充，涉及冲任失调。爰拟调肝和络，益肾补气之品，综合为丸，以固其本。

处方：全当归一两　赤白芍各一两　川郁金八钱　制香附一两五钱　川贝母八钱　炒蒲黄四两　益母草一两　西藏红花五钱　炙绵芪一两　党丹参各一两　怀山药一两　潼白蒺藜各一两　菟丝子一两　厚杜仲一两　山萸肉一两　紫石英二两(煅)　白茯苓一两五钱　降香片五钱　大生地一两五钱

上药共研极细末，加陈阿胶四两，鹿角胶四两(均用陈酒燉烊)，和末为丸，如绿豆大，每日早晚各吞服1次，每次用温开水服二钱，如遇感冒食滞等不适，暂缓再服。

[按语] 本例胁肋内伤，损及阳络，离经之血久而不祛，遂致留瘀隐患，故胁痛咯血反复发作；至于近年癸事少至，显属肝肾两亏，肝藏血，肾藏精，精血不充，肝气失于疏泄，则冲任失养，乃为经血少至。治当先理阳络之伤而平胁肋之痛，尔后予补益肝肾，养血调经以图其本，此乃常理，可得预期之效果。

七、化瘀升清法治愈会阴部挫伤一例

屠君，38岁。

初诊：1958年6月2日。

主诉及病史：木棒凿伤海底穴，尿道血管损裂，已经8天。

诊查：青紫肿硬略退，小溲滞涩带血不止，酸胀阵阵。

辨证：伤及督任交会之处。

治法：姑拟化瘀升清，疏络止血。

处方：软柴胡钱半　当归尾三钱　炒蒲黄四钱(包)　玉桔梗一钱　炙地鳖钱半　泽兰叶二钱　炙乳没各钱半　延胡索二钱　梗通草钱半　单桃仁二钱　血珀末五分(吞)

二诊：6月9日。海底血管尿道损伤，肿痛渐减，小溲带血已稀，仍有滓屑之物。前方既获小效，再拟升清降浊，化瘀生新。

处方：软柴胡钱半　全当归三钱　小蓟炭三钱　炙升麻钱半　炙地鳖钱半　丹皮炭钱半　玉桔梗一钱　炙乳香钱半　白茯苓四钱　大丹参二钱　制锦纹二钱　血珀末七分(吞)

三诊：6月19日。海底血管尿道损伤，瘀血硬块逐渐消散，小溲带血已止，头晕乏力。再拟升清益气，培本固元。

处方：炙绵芪三钱　全当归三钱　粉丹皮钱半　炒党参三钱　怀牛膝三钱　泽兰叶二钱　炙升麻一钱　大丹参二钱　京赤芍三钱　云茯苓四钱　生草梢二分　血珀末六分(吞)

［按语］本例会阴损伤，波及尿道血管，瘀血凝滞则成形结块，络伤则为尿血；小溲涩滞责之升降失司，阴窍不利。故以柴胡、升麻、桔梗以升清宣上，取“欲其降者，必先升之”之意，亦“提壶揭盖”法；配归尾、地鳖、泽兰叶、乳没药、玄胡以祛瘀止痛，合血珀、梗通草、蒲黄、小蓟以下行止血，散瘀利窍。待伤损渐趋好转后，即投以绵芪、党参等以益气而生新血。

八、疏肝散结法治愈阴囊挫伤一例

苏君，1961年4月6日。

主诉及病史：挫伤肾囊右睾丸，已经3周。

诊查：尚有硬块未消，步履掣痛引及少腹。

辨证：瘀凝未消，厥阴脉络失于疏通。

治法：治拟疏肝化瘀，散结止痛。

处方：柴元胡各钱半　川楝子三钱　归尾四钱　炙地鳖三钱　大丹参三钱　泽兰叶三钱　广木香一钱　橘叶核各三钱　酒炒川军钱半　瓦楞子八钱　梗通草钱半

［按语］足厥阴之脉绕阴器，上抵少腹。今阴囊挫伤，瘀血凝聚结块，气机阻滞牵连少腹胀痛；故予归尾、地鳖、丹参、泽兰、大黄活血化瘀，而以柴胡疏通厥阴之经气作为引导药，配木香、元胡、橘叶核以理气散结止痛，加瓦楞子一味以化宿瘀而软坚消块，药似平淡，每获良效。上方药服后，可取药渣加醋2～3匙，水蒸熏洗患处，作为外治法辅之。

九、温经和络法治愈膝踝陈伤风湿一例

谈君，28岁。

初诊：1961年6月18日。

主诉及病史：左膝踝骨关节筋膜损伤，时日已久，步履掣痛隐隐时作。

诊查：按压局部有酸楚感，外形不肿。

辨证：是乃络脉气血失和，寒湿痹着。

治法：予温经和络，外治为主。

处方：生川乌三钱　生草乌三钱　北细辛二钱　香白芷三钱　川桂枝三钱　川独活三钱　甘松四钱　山柰四钱　新红花钱半

上药用清水5大碗，用纱布敷擦，勿入口。

二诊：9月1日。左足踝及膝关节陈旧伤筋，寒湿逗留。经治之后，步履较有劲力，感受寒湿或疲劳之后，酸楚仍有间作。再以蠲痹活血，舒筋和络为治。

处方：生川草乌各三钱　川桂枝三钱　北细辛钱半　白附子三钱　新红花钱半　甘松四钱　千年健四钱　樟脑三钱　海桐皮三钱

用清水5大碗，浓煎熏洗患处，不可入口。另服大活络丸20粒，每日2粒。

[按语] 本例系一般的筋膜损伤，可能由初伤之时失于将息治疗，以致经脉气血失于宣畅，风寒湿之邪乘袭痹阻于关节筋膜间而为隐隐酸痛，遇劳而发。《外治医说》谓："外治之理，即内治之理；外治之药，亦即内治之药，所异者，法耳。"本病属轻浅之伤，为时虽久，但用温经通络之药外治熏洗，亦可奏效。

十、地龙散加减治愈陈伤宿瘀留滞足太阳经一例

魏君，32岁。

初诊：1962年3月3日。

主诉及病史：负重损腰而起，左腰持续酸痛，牵引腰骶，甚则及于肩背，转侧不利，并且畏寒。

诊查：脉来细濡尺软。

辨证：陈伤已逾两载，血脉凝涩，气阳失和。

治法：足太阳膀胱为寒水之经，拟地龙散加减。

处方：生麻黄钱半　上官桂钱半　炙地龙二钱　北细辛一钱　全当归二钱　新红花钱半　巴戟肉四钱　苏木屑二钱　盐炒川柏钱半　生甘草一钱　鹿角片二钱　单桃仁二钱

二诊：3月10日。左腰膂陈伤，已逾两载，血脉凝涩，气阳失和；投以地龙散加减后，腰膂腿部渐觉舒适，略有酸胀撑动。脉来细濡而软。陈伤已久，实中夹虚，气血周流失畅。再守原意增删。

处方：生麻黄钱半　川桂枝钱半　北细辛一钱　全当归三钱　炙地龙二钱　新红花钱半　单桃仁二钱　菴闾子三钱　巴戟肉三钱　鹿角片二钱　上官桂一钱　盐水川柏钱半　生甘草一钱

三诊：3月16日。左腰膂陈伤2年余，血脉凝涩，气阳失和；投予温经活血通络，腰腿酸软较瘥，背部尚觉酸胀畏寒，寐不甚安。面色不华，脉来细濡，剪损损伤，实中夹虚。再以益气温

经和络为治。

处方：炙密根一两　川桂枝钱半　生白术二钱　北细辛八分　新红花一钱　苏木屑二钱　桑寄生四钱　刘寄奴四钱　炒青皮钱半　鹿角片三钱　川楝子二钱　生甘草五分

四诊：5月15日。负重屏伤而起，已逾两载，经常腰背酸胀，不能劳动。今春调治以后，作胀畏寒已瘥，惟足太阳膀胱经络尚觉酸楚板滞，工作不能持久。脉濡而涩。幸在壮年，寝纳尚可，但面色不华耳。病属陈旧劳伤，还须温经活血固腰为继。

处方：蜜炙草乌二钱　生麻黄钱半　北细辛一钱　上官桂一钱　单桃仁三钱　新红花一钱　炙地龙二钱　炒杜仲三钱　苏木屑二钱　盐川柏钱半　鹿角片三钱　生甘草一钱

五诊：5月19日。左腰背膂陈伤，足太阳经脉阻滞，气血不易流通。调治以来，畏寒作胀已瘥，腰膂仍觉酸楚乏力，脉濡带涩，再予温化通络。

处方：当归须三钱(小茴香一钱同炒)　川楝子三钱　川桂枝钱半　北细辛一钱　杜红花钱半　仙灵脾三钱　苏木屑二钱　炙地龙二钱　刘寄奴四钱　蜜炙草乌二钱　单桃仁钱半　路路通二钱

六诊：5月26日。左腰膂陈旧损伤，经治以来，已入坦途，再以固腰益肾善其后。

青娥丸三两，分服10天，淡盐水送下。

[按语] 本例系陈伤腰痛，宿瘀留滞足太阳膀胱经，予地龙散以化瘀宣通而疏太阳之经气，为至理之治，然血瘀气滞日久，其证每多虚实并见，故应时时以肾虚为念，方中鹿角、巴戟、杜仲、仙灵脾等温阳益肾之品，并以青娥丸善后调摄，旨在巩固疗效，减少伤痛的复发。

十一、固腰理气和络法治愈习惯性腰损伤一例

马君，59岁。

初诊：1958年4月21日。

主诉及病史：习惯性腰损伤，已经多次，昨晚登台演出之际，骤然扭伤右腰骶关节。

诊查：经脉气血阻滞，酸痛不能俯仰转侧，大便干结。

辨证：旧伤新作，血瘀气滞。

治法：夫腰为肾之府，拟以理气活血，固腰补肾。

处方：当归须三钱　炒杜仲五钱　川楝子三钱　制香附四钱　延胡索钱半　炙乳香钱半(去油)　川断肉四钱　补骨脂三钱(盐水炒)　巴戟天三钱　青陈皮各钱半　甜苁蓉四钱　路路通二钱

二诊：4月22日。习惯性腰损伤，气阻骶关节，筋膜板滞，作胀酸痛较昨略减，腑行不畅。再拟固腰理气和络。

处方：当归须三钱　炒杜仲五钱　川楝子三钱　制香附三钱　川断肉四钱　炙乳没各一钱　延胡索二钱　桑寄生四钱　云茯苓四钱　青陈皮各钱半　淡苁蓉四钱　路路通二钱

三诊：4月24日。左腰骶关节缝筋膜挫伤，已经平复，转侧之间尚觉酸痛。气血未和，再拟温润固腰，舒筋和络。

处方：全当归三钱　川断肉四钱　大川芎钱半　炒杜仲五钱　泽兰叶二钱　桑寄生四钱　补骨脂四钱(盐水炒)　延胡索二钱　巴戟天四钱　刘寄奴三钱　单桃仁四钱(打)　制首乌五钱

四诊：4月25日。腰骶骨缝习惯性损伤，反复多次，致使关节筋膜液汁受损，虽然经过治疗而愈，气血津液周荣未复，平时大便带燥，肝肾不足，脾运不健，拟以补中益气，两调肝肾，制丸代煎，缓图取效也。

处方：炙绵芪两五钱　原杜仲二两(盐水炒)　巴戟天五钱　炒党参二两　大熟地二两　鹿角霜一两　炙冬术一两　川断肉一两　炙龟版五钱　怀山药八钱　菟丝子八钱　补骨脂一两(盐水炒)　云茯苓一两五钱　炒泽泻八钱　肥玉竹一两　炒广皮五钱　制半夏五钱　炙甘草五钱

上方药如法炮制，共研极细末，水泛为丸，每天吞服三钱。如遇感冒，暂停数日再服。

［按语］患者年近花甲，平时仍登台献技，练功操劳，肝肾气血素来不足，腰府失固，有习惯性腰损伤史，一经闪挫逆伤，即致气血凝滞，络道阻塞而为疼痛不能俯仰转侧，即投流通气血、固腰补肾药内服，并以针刺、伤膏等外治辅之而获效；继则调气血，益肝肾以为图本之计。

十二、温化和络法治愈腰骶宿伤兼邪侵一例

王君，32岁。

初诊：1958年11月2日。

主诉及病史：右腰骶跌仆挫伤已逾四载，经常涉水冒风感寒操持于野外，酸胀疼痛延及两臀大腿及全腰。

诊查：筋脉板硬，俯仰步履欠利，遇劳及节气交变为增，脉形细涩。

辨证：陈伤已久，宿瘀未化，复为风寒湿邪侵留。

治法：拟以温化和络。

处方：制草乌钱半　细辛一钱　桂枝钱半　生麻黄钱半　怀牛膝三钱　川续断三钱　苍白术各三钱　单桃仁四钱　杜红花钱半　炙地龙二钱　路路通三钱　云茯苓四钱

［按语］凡临床出现损伤未彻，兼及风寒痰湿等诸邪侵留，合而为病的一系列证候表现时，石氏谓之损伤兼邪，其证每每反复发作，酸痛缠绵，筋脉板滞，关节活动受限或因节气交变而酸痛见增。亦可因素患痹着之邪，复受伤损而引动宿疾为病。清·唐容川谓："跌打损伤，既愈后，有遇节候……伤处每作疼痛"的记载。凡遇风寒甚者，可予麻桂温经汤加减，驱邪宣络，活血息痛，每获良效。痛甚者，可酌加草乌、川乌及虫类搜剔药。

十三、泄风和络法治愈颈项伤筋一例

熊君。

初诊：1961年9月29日。

主诉及病史：风寒外袭，骤然捩伤颈项、胸椎部牵强酸楚。

诊查：顾盼不利，舌苔薄白，右脉略见浮数。

辨证：风寒外袭，经络失和，气血不畅。

治法：姑拟宣散泄风和络。

处方：炒牛蒡三钱　炙僵蚕三钱　白蒺藜四钱　西羌活钱半　粉葛根二钱　青防风钱半　大川芎一钱　炒青皮钱半　新红花八分　紫苏梗钱半　嫩桑枝四钱　丝瓜络钱半

二诊：10月2日。颈项脊椎之间扭捩伤筋，寒湿外袭，经针刺及泄风和络内治，牵强作痛减轻，顾盼尚觉欠利，略作咳呛，痰吐不爽，右脉弦滑。风寒之邪彻除未净，再拟宣散泄风，化痰和络为治。

处方：炒牛蒡三钱　嫩前胡钱半　玉桔梗一钱　光杏仁三钱　象贝母三钱　炙紫菀钱半　炙僵蚕三钱　橘络红各一钱　白蒺藜三钱　嫩钩藤四钱(后下)　炒竹茹钱半　丝瓜络二钱

三诊：10月6日。颈项扭伤基本愈好，惟筋络之间气血未和，风邪易留，顾盼尚感牵掣，略有咳呛。再拟宣化和络法。

处方：炒牛蒡三钱　炙僵蚕三钱　白蒺藜三钱　西羌活钱半　青防风一钱　制半夏钱半　炒竹茹钱半　橘红络各一钱　云茯苓四钱　冬瓜子三钱　光杏仁四钱　生甘草五分

［按语］本例即谓伤筋兼邪之候。风寒伤及颈项，经络失和、气血不畅而见颈项强痛，顾盼不利。因而治疗时以牛蒡、僵蚕、防风以泄风寒于外，用羌活、白蒺藜祛在表之湿，川芎、红花和血，苏梗、青皮理气，配桑枝、瓜络以通经和络，集祛邪和络为一方，疏通气血、调和经络，以此临证，每可获效。

十四、疏化痰湿、活血舒筋法治愈左髋滑囊炎一例

张童，男，12岁。

初诊：1961年11月20日。

主诉及病史：久行之后，左腹股沟部酸痛胀滞，牵及腿膝前侧，已经2周余，昨起疼痛增强。

诊查：步履艰难，行则跛斜，下肢弛长约1寸，微有发热。

辨证：筋脉劳伤，气血失和，风邪痰湿入络留滞。

治法：拟方疏化痰湿，活血舒筋。

处方：炒牛蒡三钱　炙僵蚕三钱　白蒺藜三钱　川独活钱半　制南星钱半　川牛膝三钱　全当归三钱　新红花一钱　炙地龙二钱　威灵仙三钱　炒建曲四钱(包)　制半夏二钱　京赤芍三钱　嫩桑枝四钱

外敷三包敷药加三黄膏、黑虎丹，嘱卧床休息。

二诊：11月23日。左髋腿膝气血未和，风邪痰湿互阻，经敷服后身热已退，酸痛亦缓，两下肢等长，步履较正。再拟前方出入。

处方：炒牛蒡三钱　炙僵蚕三钱　白蒺藜三钱　全当归三钱　川牛膝三钱　京赤芍三钱　川独活钱半　制南星钱半　威灵仙三钱　炙地龙二钱　新红花一钱　嫩桑枝四钱

三诊：11月26日。左髋关节筋络，酸痛已除，步履踡屈亦见正常；仍觉酸楚少力，纳谷不馨。再予清彻余邪，悦胃和络治之。

处方：炒牛蒡三钱　炙僵蚕三钱　白蒺藜三钱　全当归三钱　川牛膝三钱　川断肉三钱　川独活钱半　制半夏钱半　炒广皮钱半　焦建曲三钱(包)　嫩桑枝四钱　炒香谷麦芽各四钱

四诊：12月3日。症已向愈，多行疲劳之后尚觉酸楚少力。再以健筋和络丸剂为治。

健步虎潜丸三两，分服15天。

［按语］上案亦属伤筋兼邪，由损伤诱发或见骨节筋膜劳损，风寒为之侵袭而致气血浊逆，不能行散津液，乃聚变为痰。临床表现多端，可见关节肿胀、筋结成块、肢节活动牵掣，或为麻痹疼痛，伴有身热等。诚如李时珍所谓："痰涎之为物，随气升降，无处不到……入于经络则麻痹疼痛，入于筋骨则头项胸背酸痛，手足牵引隐痛。"故常以牛蒡子合僵蚕用之，其中牛蒡豁痰除风、消肿化毒、通行十二经，白僵蚕化痰散结、消湿胜之风痰；并立牛蒡子汤（牛蒡子、僵蚕、白蒺藜、独活、秦艽、白芷、半夏、桑枝）专治风邪痰湿留注关节筋络之证。兼寒邪偏胜，则配散寒温经宣络之品；血行阻滞，则佐活血通络之法；风痰湿浊瘀凝成块，则增消坚散结之药。

十五、益气温阳、和营通络法治愈久痹骨痛一例

陆君。

初诊：1961年3月24日。

主诉及病史：寒湿侵留已久，痹阻关节筋络，右肩酸楚较甚，举提困难，手指觉麻，左腰腿膝亦牵强畏冷。

诊查：苔薄腻，脉濡涩。

辨证：年将花甲，肝肾气衰，血气无以濡养筋骨。

治法：制方为醴，徐图取效。

处方：炙绵芪八钱　川桂枝三钱　白芍术各三钱　全当归三钱　大生地一两　川续断五钱　仙灵脾五钱　酥炙虎骨四钱　制草乌四钱　青防风三钱　左秦艽三钱

上方药用上好高粱酒三斤浸透，每晚服一两左右。

二诊：6月8日。寒湿痹阻，关节牵强酸楚而畏寒。自饮服药醴后，症状断见改善，惟近觉腰骶酸软，脉来濡缓少力。年近花甲，肝肾渐衰，督脉阳气少达。再拟益气温阳，和营通络，制方为醴续进。

处方：生熟绵芪各四钱　川桂枝三钱　白术芍各三钱　鹿角片四钱　全当归三钱　大生地一两　制狗脊三钱　海风藤八钱　制草乌四钱　巴戟肉五钱　左秦艽三钱　仙灵脾五钱

上方药用上好高粱酒三斤浸透，每天饮服一两左右。

［按语］ 痹证日久，每可耗损气血而使肢节失于温煦濡养，故除关节筋膜痹痛、活动不利者外，尚见酸软麻木少力诸症。盖肝主筋，肾主骨，诸痹与肝肾之关系至为密切。经曰：“病久而不去者，内舍于其合也。”加之本案患者已将花甲之年，肝肾渐衰，故论治时，蠲痹通络与调益肝肾气血兼顾，亦标本同治也。而对体弱痹久的患者，予以小剂量的温养达邪通络方，浸酒以和营而助药力逐服，确有一定的效验，且可减少煎药的麻烦。

十六、药物配合手法治愈骨折四例

例一　肱骨髁上骨折

裘童，8岁。

初诊：1962年3月22日。

主诉及病史：堕跌后右臂肘肱骨下端髁上折碎移位。

诊查：筋脉血管俱伤，瘀血凝聚，漫肿疼痛，不能动弹，关节伤剧畸形。

治法：先为按捺正复，敷缚化瘀。

处方：荆芥二钱　防风二钱　焦山栀三钱　小生地四钱　炙地鳖二钱　制南星一钱半　苏木屑二钱　泽兰叶三钱　京赤芍三钱　留行子三钱　煅自然铜四钱（包）　炙乳香一钱　单桃仁三钱　万灵丹一粒（包）

二诊：3月24日。右臂肘肱骨下端髁上折碎移位，正复后瘀血略化，肿痛四散，引及肩髃手指，不能动弹，关节伤剧。再以化瘀消肿，续骨息痛。

处方：青防风一钱半　炙地鳖二钱　制南星一钱半　川独活一钱半　小生地四钱　京赤芍三钱　泽兰叶三钱　片姜黄一钱半　留行子三钱　煅自然铜四钱（包）　骨碎补三钱　乳没炭各一钱　粉

丹皮二钱　单桃仁三钱

三诊:3月27日。右臂肘肱骨髁上折碎移位,正复后瘀血渐化,肿痛亦减,指节感有酸麻。再拟活血舒筋续骨。

处方:青防风一钱半　炙地鳖二钱　制南星一钱半　忍冬藤四钱　京赤芍二钱　小生地四钱　泽兰叶三钱　片姜黄一钱半　留行子三钱　自然铜四钱(包)　骨碎补三钱　炙乳香一钱　单桃仁三钱

四诊:4月5日。右臂肘髁上折碎,渐趋凝结,肿痛见减,骨骼畸形亦已平复,手指酸麻已瘥。再予活血舒筋壮骨。

处方:青防风一钱半　炙地鳖二钱　大丹参三钱　川独活一钱半　川断肉三钱　制狗脊四钱　泽兰叶三钱　片姜黄一钱半　炙甲片一钱半　煅自然铜四钱(包)　伸筋草四钱　单桃仁二钱　生甘草五分

五诊:4月12日。骨折已基本接续,疼痛已微,功能亦增,改服散剂。

[**按语**]对小儿肱骨髁上骨折之治疗,首在整复畸形,并予恰当的外敷固定。辨证施以内服药物,亦能加速瘀肿的迅速消退和骨折的愈合。本例除用一般化瘀退肿、接骨续筋之药外,于骨折之初期,尚配伍清热凉血之丹皮、山栀、生地、忍冬藤,以防血瘀化热之虞。盖严重骨折,常可出现发热、恶寒、纳呆、脉浮数等全身征象,乃由离经之血壅滞脉络,而为营卫失和。对此,石氏擅用荆防风、南星、万灵丹等以和营疏表、散结止痛;经临床观察,在活血化瘀方中配用上药,对疏通表里气血,加速血运,宣散瘀热壅肿,有较显著的疗效。

例二　胫腓骨中下段骨折逾期未续

陈右,24岁。

初诊:1958年2月5日。

主诉及病史:左小腿胫腓骨中下段骨折,已经石膏固定2个月余。据述摄片复查尚未接续。

辨证:现在肿势虽退,胫骨酸软无力,逾期不能接续,体力衰弱所致。

治法:勉拟和血生新,健筋壮骨,以冀挽回。

处方:全当归三钱　炙乳香一钱　大川芎一钱　怀牛膝四钱　川续断四钱　泽兰叶一钱半　炙地鳖二钱　骨碎补一钱半　粉丹皮钱半　云茯苓四钱　嫩桑枝四钱　煅自然铜四钱

二诊:2月8日。胫腓骨折,敷缚固定服药以后,骨骼略较平整,再守前法进退。

处方:全当归三钱　炙地鳖一钱半　大川芎一钱　焦白术二钱　炙乳香一钱　泽兰叶钱半　怀牛膝四钱　川断肉四钱　骨碎补一钱半(去毛)　粉丹皮钱半　嫩桑枝四钱　煅自然铜四钱

三诊:2月14日。逾期骨折,经双层夹裹敷服治疗,已有接续之象。小溲时常浑浊。再拟培本固元,活血壮骨为治。

处方:炒党参二钱　怀牛膝二钱　大川芎一钱　焦白术二钱　炙乳香一钱　泽兰叶一钱半　全当归二钱　川断肉三钱　骨碎补一钱半　福泽泻三钱　嫩桑枝四钱　煅自然铜三钱

四诊:2月21日。骨折2个月后,再行整骨敷夹,现在已经平整,接续之象可见。小溲浑浊转清。原意出入。

处方:全当归三钱　炒党参三钱　怀山药三钱　焦白术二钱　川断肉四钱　炒泽泻四钱　怀牛膝四钱　骨碎补钱半(去毛)　大川芎一钱　云茯苓四钱　嫩桑枝四钱　煅自然铜四钱

五诊:2月28日。左小腿胫腓骨中下段骨折,施治以来,现已基本接续,惟体力素弱。再以调养为治。

资生丸二两，健步虎潜丸二两，分7天开水吞服。

[按语] 胫腓骨中下段骨折，由于血供较差，愈合较为缓慢；亦有肝肾气血不足者，每致接续无能。筱山公对骨折逾期不能接续的患者，经治颇多，间或迭治经年而得效者，有之。认为此证，主要是由于精虚不能灌溉，血虚不能濡养，气虚不能温煦所为，当从虚损论治，其处方总不离乎益肝肾、养气血、填精髓，以使断端能得充养，则可修复得痊。时在以上处方中增用鹿筋、虎骨（后因虎骨药源不足，常以猴骨代之）、鹿角胶等血肉有情之品，用之以形补形，取同类相须之意，并佐以活血通络之品调治，改善断端之血运。而对外治亦颇为重视，于外敷药中掺以接骨丹（石氏验方），采用内柔外刚的双层夹缚固定。

例三　桡尺骨开放性骨折

马童，11岁。

初诊：1962年11月30日。

主诉及病史：重压倾跌，左臂桡尺骨折碎移位。

诊查：骨锋穿破肌肤，外则流血颇多，内则瘀血凝聚，漫肿疼痛，不能动弹。头面亦有破伤肿痛，头晕神疲，伤势颇剧。

治法：深虑有化脓之变，先为正复止血。

处方：荆芥（炒）二钱　防风二钱　焦山栀三钱　小生地四钱　炙地鳖二钱　大丹参三钱　西赤芍二钱　忍冬藤四钱　粉丹皮钱半　上血竭一钱　蒲黄炭三钱（包）　白茯苓四钱　省头草二钱　生甘草五分　单桃仁二钱

二诊：12月3日。左前臂桡尺骨折碎移位，肌肤穿破，治后创口流血已止，肿痛仍剧，不能动弹，头面肿痛略减，眩晕较瘥，再拟化瘀生新息痛。

处方：荆芥二钱　防风二钱　焦山栀三钱　小生地四钱　炙地鳖二钱　制南星钱半　大丹参三钱　忍冬藤四钱　西赤芍二钱　粉丹皮钱半　煅自然铜四钱（包）　骨碎补三钱　上血竭一钱　生甘草五分　单桃仁三钱

三诊：12月9日。左前臂桡尺骨折碎移位，已较平正，创口未敛，瘀血渐化，肿痛较减，头面青紫肿胀渐消，头晕已除。再拟化瘀生新，清营续骨。

处方：炒荆芥二钱　焦山栀三钱　小生地四钱　炙地鳖二钱　大丹参三钱　制南星钱半　忍冬藤四钱　西赤芍二钱　炒广皮钱半　香白芷一钱　骨碎补三钱　上血竭一钱　单桃仁三钱　生甘草五分

四诊：12月14日。左前臂桡尺骨折碎移位，较前平正，创口渐敛，瘀凝肿痛减，头面青紫肿胀已退。再拟活血生新，续骨息痛。

处方：炒荆芥二钱　全当归二钱　小生地四钱　炙地鳖二钱　大丹参三钱　制南星钱半　忍冬藤四钱　西赤芍二钱　粉丹皮钱半　煅自然铜四钱（包）　上血竭一钱　生甘草五分　单桃仁二钱

五诊：12月19日。左前臂桡尺骨折碎移位，已渐凝结，创口亦已收敛，肿痛逐减。再以活血生新续骨。

处方：全当归二钱　炙地鳖二钱　川续断四钱　大丹参三钱　大生地四钱　制狗脊四钱　忍冬藤四钱　西赤芍二钱　片姜黄钱半　煅自然铜四钱（包）　上血竭一钱　生甘草五分　单桃仁钱半

六诊：12月26日。左前臂桡尺骨折碎，创口已经平复，肿痛续减，移动握物尚觉酸楚牵掣。再拟和血壮骨舒筋。

处方：全当归二钱　大丹参三钱　大生地四钱　制狗脊四钱　焦白术钱半　忍冬藤四钱　西赤芍二钱　片姜黄钱半　煅自然铜四钱(包)　上血竭一钱　伸筋草四钱　生甘草五分

七诊：1963 年 1 月 3 日。左前臂桡尺骨折碎，基本接续，气血周流尚未通畅，举动提握尚觉酸楚少力。再以活血舒筋续骨。

处方：全当归钱半　焦白术钱半　川断肉三钱　川独活钱半　制狗脊四钱　泽兰叶三钱　自然铜四钱(煅包)　片姜黄钱半　新红花六分　伸筋草四钱　炒桑枝四钱

八诊：1 月 12 日。骨折基本接续，疼痛已除，转动握物略觉酸楚少力。改服麒麟散，续诊两次后，功能基本恢复。

[按语] 对开放性骨折的治疗，首以外治止血、护创、正复、固定为急，兼以内服防止创口感染、化瘀退肿、续骨息痛、健壮筋骨、舒筋和络为其大法。本例方中荆防风、南星、山栀、生地、丹皮、忍冬藤、赤芍、甘草以和营疏表，解毒护创；当归、地鳖、丹参、桃仁、红花、泽兰、血竭、自然铜、骨碎补、川断、狗脊等以化瘀消肿，止痛续骨，且以独活、伸筋草、桑枝舒筋活络，姜黄则能引诸药横行肢臂，以行气血而止痛。该孩童因肝肾气血充实，筋骨修复力强，伤势虽重，经内服外敷兼施后，恢复较快。

例四　肋骨骨折

顾君，30 岁。

初诊：1959 年 2 月 28 日。

主诉及病史：受伤 5 天，右后肋部疼痛颇剧，妨于呼吸转侧，经内服七厘散及外贴伤膏，其痛日增，兼有咳呛气促，腑行不畅。

诊查：于第 7、第 8、第 9 肋处，按之有骨擦声，苔薄腻，脉弦略紧。

治法：先拟化瘀顺气，和络息痛。

处方：当归尾四钱　炙地鳖三钱　大丹参三钱　炙乳没各钱半　制香附三钱　橘红络各一钱　桃杏仁各四钱　旋覆花三钱(包)　白芥子钱半　降香片八分　参三七粉八分(吞)　嵊峒丸一粒(吞)

外敷化瘀续骨药，纸板衬垫用多头带扎缚。

二诊：3 月 3 日。右后肋骨折断，经敷、服药后，瘀阻较化，呼吸略畅，伤处略形高突，断骨作声尚存，咳呛掣痛，夜寐少安。再宗前意，少佐宁神之品。

处方：当归尾四钱　炙地鳖三钱　大丹参三钱　炙乳香钱半　桃杏仁各四钱　橘叶络各一钱　旋覆花三钱(包)　延胡索钱半　降香片八分　上血竭一钱　炙远志钱半　抱茯神四钱

三诊：3 月 6 日。右后肋折断，作声已减，呼吸咳呛疼痛亦缓，夜寐仍然不宁。再予化瘀理气，和络宁神治之。

处方：当归尾四钱　炙地鳖三钱　大丹参三钱　炙乳香一钱　桃杏仁各四钱　旋覆花三钱(包)　泽兰叶二钱　延胡索二钱　降香片八分　小川连五分　酸枣仁三钱　带子丝瓜络三钱　枳壳钱半(炙)

四诊：3 月 11 日。右后肋骨折断，治来气瘀渐得顺化，骨骼初步凝结，咳嗽已平，疼痛亦减，夜寐略安，转侧未利。再以活血理气，续骨宁神。

处方：全当归三钱　厚杜仲四钱(盐水炒)　川断肉四钱　炙地鳖三钱　延胡索二钱　上血竭一钱　降香片八分　青陈皮各一钱　炙远志钱半　合欢皮三钱　朱灯心三扎　桑寄生四钱

五诊：右后肋折断经治 4 次，骨骼基本接续，咳嗽转侧虽已不作声，仍有掣痛，夜寐未宁，纳谷不馨。再拟和血调气，宁神悦胃。

处方：全当归二钱　赤白芍各三钱　大丹参三钱　川断肉三钱　玄胡二钱　制香附三钱　仙

半夏钱半　佛手片二钱　谷麦芽各四钱　北秫米四钱(包)　抱茯神四钱　朱灯心三扎

六诊:肋骨折断接续未固,转侧俯伛已能,尚有掣痛,心悸少寐。再予和血生新,理气宁神调治。

处方:全当归四钱　赤白芍各三钱　大丹参三钱　炒杜仲四钱　桑寄生四钱　延胡索二钱　生熟枣仁各二钱　淮小麦四钱　炙甘草一钱　大红枣五只　玫瑰花八分　朱灯心三扎

七诊:肋骨折断接续渐坚,疼痛已止,转侧较利,夜寐亦安,起坐微觉头晕。伤后体弱,再调气血以培其元。

处方:全当归二钱　白芍术各三钱　炒党参三钱　炒杜仲四钱　川断肉三钱　生地四钱　白茯苓四钱　炙甘草八分　香枣仁三钱　淮小麦四钱　缩砂仁八分(后下)　二至丸四钱(包)

[按语] 本例肋骨骨折系外来暴力而致气血俱伤,除出现疼痛气促之气滞血瘀症外,尚有脏腑的功能失调,兼见咳嗽、纳呆、腑艰、心悸、夜寐不安等。其治虽以化瘀理气、续骨息痛为主,但对调整脏腑功能以治其兼症,亦未可忽视。清·沈金鳌谓:"明乎伤在外而病必及内,其治之之法,亦必于经络脏腑间求之。"外因伤折而见内证者,如能重视整体治疗,并以和养善其后,可达到迅速痊愈的目的。

(以上由石仰山　钱均乐整理)

[编者评注] 石老先生是我国著名的中医骨伤科专家之一。勤学精研,博采众长,善于将中医内科理论融会贯通地应用于骨伤科临床,强调内外兼顾,整体调治,因而疗效卓著。本案4例骨折,均在辨证论治理论指导下,采取手法与药物相结合而取效;其所用药物并不局限于活血消瘀,而以见症为依据,当补则补,当调则调。石氏独树一帜的学术思想,的确给后学者极大的启迪。

张羹梅医案

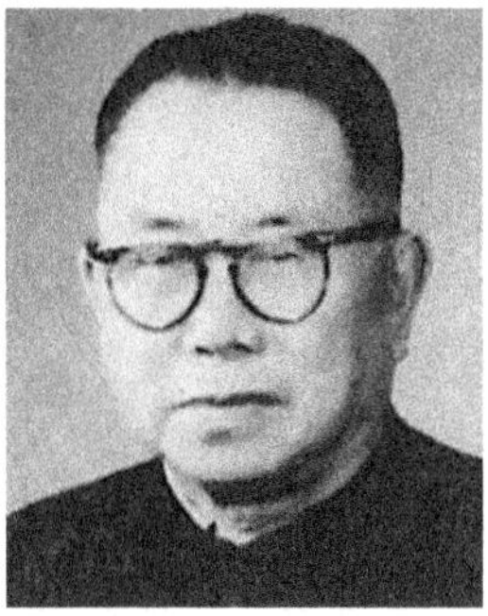

【生平传略】

张羹梅，字鼒，生于1905年。主任中医师。上海市川沙县人。早年毕业于江苏省立第一师范学校，后从川沙名医凌秀千先生学习中医内科，跟陈行镇名医陈雪生公学习中医外科，于1933年独立开业。解放后，张氏历任上海中医学院附属曙光医院内科主任医师，上海中医学院及上海中医药研究院专家委员会委员。

张氏精于医理，勤于临床，经验丰富，擅长治疗内科杂证，在辨证论治和理法方药方面有其独到之处，常起沉疴。

主要著作除《临诊偶拾》一书外，还先后在期刊杂志上发表学术论文10余篇。

一、归脾汤加减治愈便血一例

徐某，男，29岁。

初诊：1966年1月3日。

主诉及病史：曾患贫血及上腹部疼痛。近3个月来又出现柏油样大便。西医诊断为上消化道出血、出血性贫血、肥大性肾炎。

诊查：诊时面色萎黄，头晕心悸，食后脘腹作胀，大便黑如柏油。脉虚细，舌淡无津。

辨证：此为脾不统血，血不归经，便血乃作。

治法：治宜归脾汤加减。

处方：潞党参9g　炙黄芪12g　全当归9g　熟地黄12g　大白芍18g　焦白术9g　云茯苓9g　炙甘草3g　瓦楞子12g(先煎)　海贝粉12g(分2次吞)

二诊：服上方药4剂后，症情稳定。守原方加仙鹤草12g，茜草根18g，活藕节12g。

上方药服13剂后，出血止，大便潜血试验阴性。再服药30剂，眩晕消失，面色红润，胃纳大增。

[按语] 因反复出血，血虚不能上举于脑而见眩晕；又由于肝气恣横损伤脾气，脾气散乱不能统血，致使血不归经而见便血。故用归脾汤以益气健脾，扶助气血生化之源。方中重用芍药，因白芍"补血，益肝脾真阴而收摄脾气之散乱、肝气之恣横"(《本草正义》)，是治本之法；应

用仙鹤草、茜草根、活藕节等止血药，乃是治标之法。标本并治，故而取得较好疗效。

二、清肝柔肝、和胃降逆法治愈肝火犯胃一例

施某，男，54岁。

初诊：1959年6月10日。

主诉及病史：上腹部不规则间歇性疼痛10余年。近半年来疼痛加重，食后尤剧。某医院检查后诊断为“胃粘膜脱垂症”。

诊查：脘腹隐隐作痛，得食更剧，泛吐酸水，口苦腹胀，大便秘结，脉弦细，苔黄腻。

辨证：此为肝气失疏，郁而化热，肝火犯胃，胃气上逆而成。

治法：治当清肝柔肝，和胃降逆。

处方：姜川连9g　淡吴萸2.4g　炒白芍12g　炙甘草3g　香橼皮9g　广陈皮6g　焦白术9g　云茯苓12g　瓦楞子30g(先煎)　石决明18g(先煎)　乌白片18片(分3次服)

二诊：服上方药10剂后，胃脘疼痛已止，泛酸减少，但头痛加重。此乃肝阳上亢，原方加桑叶6g，菊花9g，再进。

三诊：服上方药后，头痛已好转。继以香砂六君子汤调治。

1959年9月9日复查，上消化道已无器质性病灶。

[**按语**] 本案用芍药甘草汤合左金丸加味治疗。芍药、甘草和里缓急，黄连、吴萸清热降逆止呕。两方配合起到清肝柔肝、和胃降逆的作用。

根据临床观察，胃粘膜脱垂症的主要表现是气虚，中气不足者应以补中益气汤加减治疗。本案有肝郁化火的症状，故先清肝、柔肝、疏肝，后用香砂六君子汤调理以补其气，使病得痊愈。

三、补脾气生津液法治愈反胃一例

沈某，男，57岁。

初诊：1959年8月29日。

主诉及病史：1953年因胃穿孔作胃修补术，术后情况尚好。最近1周，食后腹胀、呕吐。经某医院钡餐检查，诊为“不完全性幽门梗阻”。

诊查：饮食停滞胃脘，上逆尽吐而出，纳呆便秘，脉沉细，苔白滑。

辨证：久病纳呆，其虚必然；大便秘结，其燥也显。

治法：治宜补中润燥。

处方：潞党参30g　姜半夏12g　广陈皮6g　生甘草3g　瓜蒌仁18g(打)

另用白蜜60g(冲服)。

二诊：上方药服4剂后，食后胀消；服至20剂后，呕吐亦止，饮食如常，无其他异常感觉，体重亦有增加。

[**按语**]《丹溪心法》说：“如朝食暮吐，暮食朝吐，或食下须臾即吐者，此胃可容受，而脾不能传送也；或大小肠秘结不通，食反而上奔也。”本例反胃乃由于脾气不足，不能腐熟水谷，散布津液所致。故补脾气、生津液是治本之法，用大半夏汤加味。中气足，则胃气宣畅；燥得润，则重浊可消，故反胃即除也。

四、大黄牡丹皮汤治愈肠痈一例

宋某,男,25岁。

初诊:1961年9月4日。

主诉及病史:前日起上腹部疼痛,昨日下午开始痛移至右下腹,今晨疼痛加剧。体温38.4℃,右下腹阑尾点有明显压痛及反跳痛。白细胞总数11850/mm^3,中性粒细胞85%,淋巴细胞15%。西医诊断为急性阑尾炎。

诊查:诊见右少腹疼痛颇剧,拒按,畏寒发热,大便不畅,脉弦滑,苔薄腻,舌边有紫暗斑。

辨证:邪毒内结,溃而成脓,肠痈之疾。

治法:当以大黄牡丹汤泻之。

处方:生大黄4.5g(后下) 牡丹皮9g 赤芍9g 桃仁12g 生甘草3g 败酱草18g 红藤12g 地丁草9g 忍冬藤12g

二诊:服药1剂,大便畅下,寒热已退,腹痛亦减。原方药再服3剂,诸症消失,白细胞检查亦恢复正常。

[按语] 肠痈一证,多由饮食不节、寒温不适、劳伤过度,致使湿热积滞肠道,气血蕴结聚集而成。本例湿热积滞肠内,热邪偏盛,故以清热解毒,行气活血为治。药用大黄、败酱草清理肠道之湿热蕴毒;以桃仁、红藤、赤芍、丹皮调气行血疗痈;以地丁清热解毒,凉血消肿;以忍冬藤清热解毒疗痈,促使肠道湿热郁毒得解,络道之阻滞得通,故疗效神速。

五、疏肝理气法治愈会阴剧痛一例

郑某,男,25岁。

初诊:1966年2月7日。

主诉及病史:从1961年起,初觉会阴部疼痛,以后疼痛逐渐加剧,可延至脐腹部,时常出现遗精,精神极为紧张,经中西医各种检查,未发现器质性疾病。有"神经官能症"病史。诊断为性神经官能症。

诊查:会阴部剧痛,上延脐腹,时有遗精,脉虚细,苔白腻。

治法:先以中气下陷、血滞成瘀治之,方以补中益气汤加理气活血之品。后以先天不足、寒湿下注治之,方以桂附八味温补肾阳。观其脉症,虽有虚象,而以肝气郁滞为主,宜疏肝理气为主。

处方:荔枝核9g 小茴香2.4g 细橘核9g 川楝子9g 延胡索9g 赤白芍各9g 川桂枝4.5g 单桃仁9g 胡芦巴9g 生甘草3g

二诊:上方药连服6剂后会阴部疼痛有显著好转,除会阴部按之尚有微痛外,腹痛消失,遗精亦未出现。再服药4剂,以作善后。

[按语] 本案以《证治准绳》荔核散加减治疗。应用荔枝核、小茴香、细橘核行气,均入肝经;金铃子、延胡索疏肝理气,亦入肝经;加用桂枝温通,胡芦巴温肾,桃仁、赤芍活血。

《灵枢·经脉》说:"肝足厥阴之脉……循股阴,入毛中,过阴器,抵少腹,挟胃,属肝……"本患者之会阴部疼痛,上延脐腹,属于肝经部位,故应用入肝经药物而收到良好效果。

六、温补肾阳为主治愈阳痿早泄一例

梁某，男，41 岁。

初诊：1966 年 12 月 19 日。

主诉及病史：中年结婚，行房阳痿，起则早泄。

诊查：脉虚细，苔白腻。

治法：治以温补肾阳为主。

处方：大熟地 12g　怀山药 9g　山萸肉 9g　菟丝子 9g　巴戟肉 9g　仙灵脾 9g　仙茅 9g　云茯苓 9g　阳起石 9g　锁阳 9g　甜苁蓉 9g　鹿角片 9g

二诊：服上方药 12 剂，阳痿、早泄逐渐好转。效不更方，加黑附块 9g，肉桂 3g，续进 10 剂。

三诊：上方药服 10 剂后，性生活已恢复正常。面色红润，精神饱满。

［按语］《景岳全书》在论证阳痿时指出，“火衰者十居七八，火盛者仅有之耳。”阳痿一证临床以命门火衰为多见，故治以温补肾阳为主。本例以《景岳全书》赞育丹加减主之，药用鹿角、仙茅、仙灵脾、巴戟天、阳起石、锁阳、菟丝子、肉苁蓉等助阳药，更加附桂温肾，补下元之不足。“善补阳者，必从阴引阳”，故方中还应用熟地、山药等药，以滋补肾阴。因而疗效颇佳。

七、益肾泻火法治愈阳强一例

徐某，男，30 岁。

初诊：1965 年 4 月 1 日。

主诉及病史：结婚 4 年，未曾有育。性交之时，阴茎持久勃起，但不射精；性交以后，阴茎仍勃起不倒，每逢劳累过度，常常出现遗精。屡经中西医治疗效果不佳。

诊查：脉沉细，苔白腻。

辨证：此为肾气不足。

治法：当以益肾泻火为法，方用大补阴丸。

处方：生地 12g　败龟板 12g（先煎）　川黄柏 9g　山栀 9g　木通 4.5g　怀牛膝 9g　龙胆草 4.5g　肥知母 9g　7 剂

二诊：服上方药后，稍能射精。病有好转，仍守原意。前方去山栀、木通、龙胆草，加生鳖甲 12g，地鳖虫 6g，炙山甲 6g。

三诊：服上方药 7 剂后，阳强已止，已能射精，性生活恢复正常。

2 年后随访，已生 1 男孩。

［按语］大补阴丸有滋补肾阴之功。其中黄柏、知母能泻相火，对阳强有较好的治疗作用。后改用山甲、鳖甲、地鳖虫等，因有通经活络之功效，故无闭塞之虑。

八、理气化瘀利湿法治愈臌胀一例

胡某，女，27 岁。

初诊：1965 年 9 月 1 日。

主诉及病史：长期低热、盗汗、消瘦，于 1964 年腊月感觉腹部发胀，逐渐增大。经某医院检查,诊断为“结核性腹膜炎”,经治无效。

诊查:腹胀如鼓,溲数而短,便频而溏,纳呆,腹部拒按。脉弦,苔薄腻。

辨证:瘀阻气滞,气化失司,脾运失健,水湿不能化达,蕴结成臌。

治法:治宜理气化瘀制湿。

处方:全当归 9g 单桃仁 9g 原红花 6g 赤白芍各 9g 制香附 9g 川楝子 9g 延胡索 9g 大腹皮 12g 茯苓皮 12g 生米仁 12g 冬瓜皮 12g 姜半夏 9g 广陈皮 4.5g

二诊:上方加减连服药 25 剂后,腹水退清,腹胀消失,食欲增加。邪虽去,正尚虚,以党参、白术、茯苓、半夏、陈皮、砂仁等药扶正以善其后。本案治疗的全过程均服抗结核药物。未服中药前,腹水不退。服用中药后,腹水退清。从中可以看出中药的效果。

［按语］本案以膈下逐瘀汤合五皮饮加减治疗。因痨病多阴虚,故不用有劫阴作用的柴胡。五皮饮中除大腹皮、茯苓皮、陈皮外,尚有桑白皮、生姜皮,本案改用生米仁和冬瓜皮,以加强健脾利湿的作用。可见应用古方必须灵活,根据具体情况加减化裁,才能获得良好效果。

九、先驱虫后利湿法治愈湿蕴生虫一例

邵某,男,33 岁。

初诊:1958 年 4 月 22 日。

主诉及病史:自 1957 年 6 月起,每日腹泻数次,大便中含粘液,脐周腹痛,时发时止。

诊查:面皖白,肢冷,腰酸。近在大便中查出蛔虫卵、钩虫卵。

辨证:此乃饮食失常,损伤脾胃,湿浊内生,湿蕴生虫。

治法:先驱其虫,以清积垢。

处方:苦楝根皮 60g 槟榔 30g 使君子 15g

二诊:4 月 25 日。上方药连进 3 剂,下虫数条,腹痛减轻,大便仍溏。虫虽已除,但脾运未复,内湿未清,当以健脾利湿为治。

处方:潞党参 30g 焦白术 18g 云茯苓 18g 生米仁 18g 广陈皮 4.5g 白扁豆 9g 煨肉果 4.5g 补骨脂 9g 炙甘草 0.9g

三诊:服上方药 7 剂后,大便恢复正常。守方续服 3 剂以巩固疗效。

［按语］本例湿蕴生虫,既有虫,又有湿,故先用化虫丸驱虫,待虫去以后再用参苓白术散利湿调脾。因患者有面皖白、肢冷、腰酸等症,且腹泻已久,故加肉果、补骨脂温肾助脾以化湿,以加强参苓白术散健脾利湿之力,故疗效甚佳。

十、养阴软坚、化痰利尿法治愈瘿瘤一例

王某,女,33 岁。

初诊:1961 年 3 月 18 日。

主诉及病史:颈部粗大 1 年有余。某医院诊为甲状腺肿瘤。经治,肿瘤渐小,面浮足肿未除,故来诊治。

诊查:诊见面浮、足肿、颈粗。脉细数,苔薄腻质红。

辨证:湿浊凝滞,结而成痰,病延日久,阴分已亏。

治法:治当养阴软坚,化痰利尿为法。

处方：川石斛 9g(先煎) 生牡蛎 30g(先煎) 川贝母 4.5g 金银花 12g 赤芍 9g 车前子 30g(包) 冬瓜皮 12g 湖丹皮 9g 夏枯草 9g

二诊：上方药服 4 剂后，浮肿渐退，他症亦有好转。效不更方，守原意加昆布 12g，海带 12g，再进。

三诊：上方药服 14 剂，浮肿退尽，但有内热，腰酸等症。二诊方加天花粉 12g，金狗脊 12g。

四诊：上方药又服 10 剂，症状全部消失。

［按语］本案应用海带、昆布、牡蛎、贝母等化痰软坚，是治疗瘿瘤等痰证的要药。由于水湿停留日久，湿郁化热，热伤阴分，故一方面应用冬瓜皮、车前子利湿，另一方面用银花、丹皮、夏枯草、天花粉、石斛清热养阴，故收良效。

十一、消癥积汤治愈胁痛癥块一例

王某，女，43 岁。

初诊：1972 年 4 月 10 日。

主诉及病史：右胁下有块物已 5 个月，某医院检查诊断为梗阻性胆囊炎、胆石症、胆囊积液，西医药治疗无效，故来诊治。

诊查：右胁疼痛，痛处拒按，有鸡蛋大块形，时时泛恶，脉弦，苔腻。

辨证：病起于情志抑郁，而使气机不畅，血行受凝，日积月累，而成癥块。

治法：治宜活血祛瘀以消癥，疏肝利胆以消石，方用自拟消癥积汤主之。

处方：荆三棱 9g 蓬莪术 9g 金钱草 60g 硝矾丸 4.5g(分吞) 青陈皮各 4.5g 赤白芍各 9g 生川军 3g(后下) 车前子 30g(包) 生甘草 3g

二诊：上方加减连服药 40 天，胆囊渐小，疼痛已除。再以参苓白术散加金钱草、硝矾丸调理善后。

［按语］消癥积汤是张老的经验方。荆三棱有通肝经积血作用，与蓬莪术同用，则破血祛瘀，消积止痛之力更大；大黄亦是下瘀血、破癥瘕积聚的要药，同时有利胆作用；车前子配伍赤白芍，则养肝柔肝的功效更佳；其他如青陈皮、金钱草、硝矾丸等，则有疏肝、利胆、消石的作用。诸药相合，故治疗癥块有显效。

十二、清热解毒滋阴法治愈狐惑一例

杨某，男，36 岁。

初诊：1972 年 11 月 24 日。

主诉及病史：7 年来反复发作口腔粘膜及舌体溃疡，甚至龟头亦有溃疡。西医诊为白塞综合征，应用激素治疗，效不显著。故转中医诊治。

诊查：口舌生疳，有时龟头亦发。脉滑数，苔白腻，质红。

辨证：此为狐惑，乃湿热为患，久延成毒，蚀皮腐肉而致。

治法：治宜清热解毒滋阴。

处方：生地黄 12g 败龟板 12g 肥知母 9g 川黄柏 9g 鲜茅根 30g 金银花 12g 蒲公英 30g 京赤芍 9g 芦荟 1.8g 生甘草 3g 7 剂

二诊：12 月 14 日。服上方药 7 剂后病不见轻。狐惑之疾，虽以热毒为患，而其肾必亏，蚀于阴，是肾不足之明证；肾气足何以蚀之?！当加补肾之品，取肾为先天之本也。

处方：生地黄 12g　败龟板 12g　川黄柏 9g　肥知母 9g　仙灵脾 18g　仙茅 18g　全当归 9g　京赤芍 9g　芦荟 3g　粉丹皮 9g　紫草 9g　人中黄 4.5g(包)

另用：薄荷 6g 煎水洗患处；锡类散 0.6g 吹敷患处。

三诊：1973 年 1 月 10 日。服上方药及用洗敷法后，疳疮痊愈。

[按语]《金匮要略》指出："蚀于喉为惑，蚀于阴为狐。"徐灵胎加以发挥说："蚀于喉为惑，谓热淫于上，如惑乱之气感而生蜮；蚀于阴为狐，谓热淫于下，柔害而幽隐，如狐性之阴也。"狐惑为患，虽以热毒为主，但其肾必虚，蚀于阴者即肾不足之明证也。故临床治疗在清热解毒的同时，必须滋养肾阴，扶其肾气。《金匮要略》曾提出用甘草泻心汤内服，苦参汤外洗，雄黄熏治，此乃治邪实之方，而非治本之举。张老先生治疗本症，强调补肾，以二仙汤合清热解毒药同治，先后治疗 5 例，均获显效。

十三、重用金钱草治愈血淋一例

朱某，男，23 岁。

初诊：1959 年 8 月 19 日。

主诉及病史：1 年来出现血尿伴尿痛，小便时有突然中断现象。经某医科大学检查，膀胱上可见桂圆核大之致密影，诊断为膀胱结石。患者不愿手术治疗，故来求治。

诊查：小便时见带血，痛而不畅，脉平，苔白腻。

辨证、治法：血淋之证，治当消石。

处方：金钱草 60g　炙鸡内金 9g

二诊：8 月 26 日。服上方药 7 剂，排出结石 1 块，小便已畅。惟尿道中微痛，口腔发炎。药用金钱草、内金、石斛、生地、木通、生甘草调理善后。

[按语] 湿热下注膀胱，血热妄行，可使小便热涩刺痛，尿色紫红；络伤血溢，瘀热蕴结，阻于尿路，可致尿血尿痛而突然中断。本例只用金钱草、内金两味而取效，原因何在？因金钱草可排石，大剂应用，疗效更佳；内金善消砂石，二药合用，既化又排，故取捷效。

（以上由门人整理）

[编者评注] 本例血淋，病程 1 年多，膀胱内且有桂圆核大之结石。张老先生应诊时药仅用 2 味，仅服 7 剂，就排出结石 1 块，足见其功夫之深也。一般而言，治疗血淋，实证者宜清热利湿、凉血止血；虚证者宜滋阴清热，补虚止血。张氏则不然，以直取消石为法，从中可看出他辨证论治和理法方药方面的独到之处。

陈苏生医案

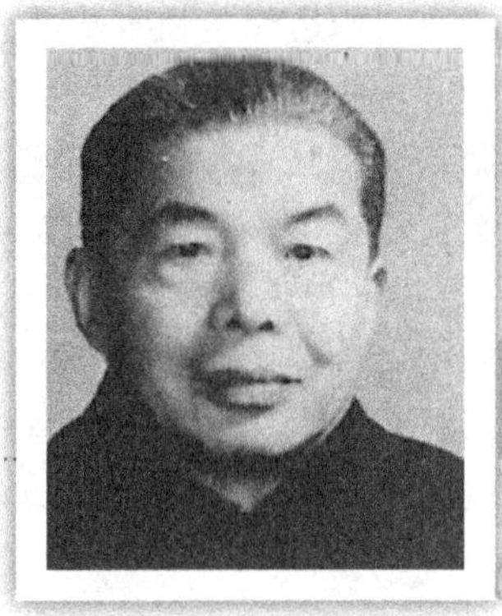

【生平传略】

陈苏生，生于1908年。编审。江苏省武进人。青年时代曾师事于沈仲芳、钟符卿、祝味菊诸名家。解放前曾任上海盐务总局医官，交通大学、大同大学校医。

解放后任上海市嵩山区第二联合诊所所长，1955年调卫生部中医研究院任编审兼任第一届西学中研究班教授。历任上海市卫生工作者协会常委、上海市中医学会内科分会常委、全国中医学术研究委员会委员，曾任上海市卢湾区中心医院顾问。

陈氏从事中医工作50余年，勤于思考，重视实践，对许多学术问题有独到见解，所著《伤寒质难》一书，曾受到中医界老前辈的嘉勉。

一、调补阴阳法治愈虚劳一例

常某，男，45岁。

初诊：1962年5月3日。

主诉及病史：因躁热汗出，乏力，失眠头痛，经某医院诊断为神经衰弱，治疗无效。1961年9月转医学院，住院2个月进行全面检查，诊断为肾上腺皮质功能不全，予激素治疗，但效果不理想，每天用量至100mg，不能中断。于1962年5月3日来本院求治。

诊查：诊见躁热汗出，疲困无力，腹胀，失眠头痛，腹部有悸动处，悸时全身难受无法形容，面颜晦暗黧黑，唇口龈肉均有色素沉着，脉沉而缓。

辨证：证属阴阳气血俱虚。

治法：宜调补阴阳。嘱激素减服一半。

处方：甘草30g　白术15g　杜仲15g　川断12g　夜交藤15g　酸枣仁15g　益智仁9g　菟丝子15g　陈皮9g　桂枝9g　白芍9g

每晨服淡盐水1杯，每晚服甘草膏1匙。

附：甘草膏方

甘草150g　百合90g　白术90g　茯苓90g　枣仁90g　知母60g　白芍60g　制附子30g　陈皮60g　合欢皮60g

二诊：服上方药5剂后，腹部瞤动大减，失眠由每晚仅睡2小时，延长至4小时。原方加制附子6g，珍珠母30g。

三诊：再服药30剂后，唇红、色素沉着转淡，头痛躁汗均减。因患者将去北京，停用激素，携甘草膏代之。

四诊：自停服激素后，躁热汗出头痛等旧症蜂起，坚持不吃西药，大剂再进磁獭龙煎（头4味先煎），并配用甘草附子膏。

附：磁獭龙煎方

制附子6g　磁石30g　獭肝12g　龙骨12g　白人参9g　甘草30g　小麦30g　百合15g　知母9g　桂枝9g　白芍9g　远志6g　益智仁9g　白薇9g　鸡内金6g　制半夏12g　大腹皮9g　陈皮6g

附：甘草附子膏方

甘草500g(煎汤代水煎药)　附子30g　小麦150g　党参120g　沙参120g　元参90g　龟板120g　鳖甲120g　白术120g　泽泻90g　知母60g　磁石180g　牡蛎180g　枣仁90g　远志60g　獭肝末120g(加冰糖收膏)　大枣30个

1963年1月开始全日工作，因怕吃煎药，仍用甘草附子膏代替，诸恙皆安。

［按语］本病属中医学“虚劳”范畴，为难治之证，虽大量服用激素，但效果不显，而采用中医阴阳双调之法，则症除体安。可见不论疾病之轻重，如能辨证准确，治疗得当，也颇有佳效。

本例所用甘草为新疆制品，质松而脆，药力柔和，故用量较大；而新疆的炮附子不如内地的质纯，故用量宜小，此均为因地制宜之理也。

二、潜阳固络法治愈紫斑一例

谢某，男，19岁。

初诊：1962年。

主诉及病史：1958年秋因反复鼻血，面色萎黄不华，经区医院诊断为再生障碍性贫血，治疗月余，虽有好转，仍不时鼻血。1959年因食物中毒又引起大出血，住院2个月，大出血渐止，但两腿时出紫血斑。1962年因鼻血不止住医学院，骨髓化验未作肯定，某教授认为是血小板减少性紫斑与再生障碍性贫血。也有人认为与发育有关，因为患者已属发育年龄，而童音未变。给激素治疗，血象随即上升。住医学院8个月，仍未下结论，介绍来我院门诊。

诊查：患者面色㿠白，唇口淡白，四肢清冷，食欲不振，精神委顿，大便干结，鼻血龈血时流。舌苔薄白，脉迟细。

辨证：此为先天不足，气不摄血，络伤血溢。

治法：拟予附磁三甲汤潜阳固络。

处方：制川附子4.5g　活磁石30g　生牡蛎30g　龟板12g　炙鳖甲12g　珍珠母12g　鹿角胶9g　阿胶9g　桑椹子12g　枸杞子12g　苍术9g　陈皮9g　骨碎补12g

复诊：前后门诊治疗20次，服药60余剂，临床症状基本消失，血色素逐渐恢复正常。随访3年，未发。

［按语］发斑有因温病热伤血络者，也有内伤气不统血者。温病发斑，必伴发热、舌绛之热象，而本例症见面色㿠白，四肢清冷，乃阳气不足、统血失摄之证，治疗当以潜补阳气，固络止血。因辨证、立法、处方丝丝入扣，故收效明显。

三、开痰醒脑法治愈癔病神昏一例

沙某，男，41岁。

主诉及病史：1964年7月由家属陪来门诊，自言头额如山压顶，头昏嗜寐，神志时清时昏。据家属言，因未被评为先进工作者而气愤成病。

诊查：今不食而但欲寐，舌苔脉搏正常。

治法：郁者多痰，从开痰醒脑而治。

1. 龙虎丸(杭州胡庆馀堂产品)3瓶，每天1瓶，一次下。

2. 处方：菖蒲9g 远志9g 生枣仁30g 茯苓12g 制半夏9g 化橘红6g 天竺黄6g 陈胆星4.5g 瓜蒌9g 川连5分 香附9g 乌药9g

复诊：服上方药4剂，神志即醒，龙虎丸服第1～2瓶未得泻，第3瓶服后得泻2次，无其他异常。调理经月，气伸郁解，精神安定，诸恙如失，即嘱其全天上班，无异征。

［按语］中医言“怒则伤肝”，肝伤则气郁不疏，痰浊内生，清窍受蒙，故头昏神迷见矣。本例用菖蒲、远志醒脑开窍；半夏、茯苓、橘红、天竺黄、陈胆星、瓜蒌化痰祛浊；香附、乌药疏肝开郁。待郁解痰除，则神迷自愈。

四、葛根芩连汤加减治愈痿证一例

海某，男，28岁。

初诊：1963年2月。

主诉及病史：1960年出差南疆，归来自觉眼睑升举无力，某医学院诊断为重症肌无力，住院治疗3个月，无效。又去某军医大学求治，诊断同上，给予中西综合治疗8个月，亦未见显效。1963年2月来我院诊治。

诊查：步履乏力，走十丈路即需休息，两臂提物无力，久坐即感腰膂如折，食欲不佳，夜寐不酣，小便黄，舌苔薄白，脉来濡细，病程已三四年，久治无效。

辨证：大凡物理，逢热则纵，逢寒则缩，肌之无力，总是肌之萎躄不振，过去一贯服用温壮之药，如参、芪、桂、附、鹿茸之属，今当反其道而行之，所谓正治不已，则从治是也。证属湿热留注，肌肉萎废。

治法：宜清热利湿通络。方用葛根芩连汤加减。

处方：葛根12g 黄芩6g 黄连3g 知母9g 防己9g 苡仁12g 桑枝12g 苍术9g 黄柏9g 牛膝9g 甘草9g

再诊：治痿独取阳明，葛根走阳明，故以为君。三黄苦寒坚阴，故以为辅。7剂之后，原上下楼有困难，喘不上气，今上楼已比较轻松，下楼仍有抖索之感。过去眼睑升举无力，今自觉眼睑跳动，如前所未有。

复诊：9月24日。根据《串雅》起废神丹及起废神方，皆以麦地等养阴药为主，故改拟处方。

处方：麦冬15g 熟地15g 元参12g 五味子3g 葛根12g 苡仁12g 枣仁12g 苍术9g 制半夏9g 合欢皮12g

又服药7剂，自觉脚力比前轻劲有力，过去从单位来门诊，中途要停2～3次，今已能不歇而至。过去手腕不能持重，今已能抱小孩矣！因其收效甚佳，嘱守方再服。前后服药60余剂，肌力大增，能下乡参加劳动。1962年11月归来又索前方继服。曾与较量腕力，已不逊常人矣！

[按语] 南疆之地，湿热偏盛，感而为患，留注肌肉，使之痿废不用，即《内经》所谓"湿热不攘，大筋软短，小筋弛长"之意。故先以葛根芩连汤为主加清热除湿通络之品，独治阳明，待湿热尽除，阴伤明显时改以养阴为主加以调养，病愈如常人。

五、旋覆代赭汤加味治愈呕吐一例

谷某，女，32岁。

主诉及病史：1964年2月因脘痛呕吐，经医学院诊断为贲门反射性痉挛，十二指肠球部溃疡。经注射各种镇痉止痛药都无效，于是转我院诊治。

诊查：患者形容憔悴，脘痛呕吐频繁，只能服流汁，稍冷稍热均可致脘痛呕吐加剧，甚至茶水难进。病经1个月余，困顿殊甚，舌净，脉沉细。

辨证：胃阴不足，胃气上逆。

治法：宜降逆止呕，佐以养阴。方用旋覆代赭汤加味。

处方：旋覆花9g(包) 代赭石30g 化橘红4.5g 竹茹6g 沙参12g 芦根30g 玉蝴蝶9g 丝瓜络9g 甘草4.5g

复诊：先服药2剂均吐而不纳。嘱其先将紫金锭3g，研末舔服(不用水过)，以止其吐，再服前方药即受纳而不吐，连服前方药18剂，结合推拿治疗，诸恙皆除，饮食恢复正常，恢复全日工作。

[按语] 患者呕吐频繁，舌净，脉沉细，属胃阴不足之象，故用旋覆代赭汤，取其镇降之意，但又不拘泥于原方，尽去温补，加沙参、芦根养阴，化橘红、竹茹降逆。服时以紫金锭先镇其呕而后纳汤药，病虽重却能速愈。

六、益气固表法治愈风团一例

潘某，男，48岁。

初诊：1964年8月。

主诉及病史：1963年5月出现全身性荨麻疹，瘙痒难忍，在我院中西医结合治疗1年余未能根治。中医用辛透表散、清热解毒诸法，效均不显。1964年8月来门诊求治。

辨证：先予辛凉解肌，无效。再用清热解毒，亦无效。再用苦寒下夺亦不止。窃思过敏性荨麻疹续断不缀已1年余，惯服养血祛风、解肌清热之品，独少固表之力；疹发久而不已，固然是治疗之主证，但表虚不能自为调节，亦应分担其咎。荨麻疹久发不已，治疗原则非开即合，开之频发，而靡已则合之，此塞因塞用之法也。发而不已者收之，虚而不摄者补之。

辨证：证属脾肺气虚，卫表不固。

治法：宜益气固表。方用玉屏风散加味。

处方：生黄芪30g 潞党参30g 当归9g 白芍9g 桂枝9g 防风9g 白术12g 甘草12g 生姜9g 红枣5个

二诊：连服上方药8剂，有效。再予连服。另拟洗方。

处方:苏木 60g　防风 30g　白鲜皮 30g　五加皮 30g　桃仁 15g　甘草 15g　蛇床子 15g　鸦胆子 9g

浓煎加温水浸洗患部。

再诊:1965 年 5 月来门诊,谓顽固性荨麻疹已 8 个月未发,但感冒后服辛散方药时稍有轻微抓痒,并无成片成团之焮肿现象。病已基本痊愈。

[按语] 治疗本病,一般多用清热祛风、凉血解毒法。但因脾肺气虚,卫表不固而成本病者,亦不少见。医者不可执之过偏。虚当补之,以玉屏风散加味配外洗之剂、固表与祛邪同用,是本案收效的关键所在。

七、三海通淋汤治愈癃闭一例

孙某,女,23 岁。

初诊:1963 年 8 月 5 日。

主诉及病史:患者因癃闭 18 小时,区医院治疗无效来本院急诊求治。

诊查:患者腹痛甚急,不能呼吸及咳嗽,少腹胀满难忍。舌苔白,脉沉。

治法:急嘱其速归,以葱白头 1 大把,捣烂,加麝香一分作饼,用热水袋温敷脐上。内服下方药,煎浓汁分 2 次服,一夜服完。

处方:升麻 6g　桔梗 9g　苏叶 18g　防风 18g　青皮 12g　香附 18g　路路通 18g　木通 18g　葱白 18g　王不留行 18g　将军干 6g

二诊:8 月 6 日。早晨开始溲下,但溲后仍淋沥不净,或涓滴不通。化验小便有大量非结晶磷酸盐。自述后腰发胀,转侧不舒,当体位变动时,疼痛每有明显变更。小溲虽日下 2～3 次,但仍淋沥不爽。拟从尿路结石治,予三海通淋汤。

处方:海螵蛸 12g　海金沙 6g　海浮石 15g　冬瓜子 30g　冬葵子 24g　蒲黄 15g　滑石 12g　车前子 12g　瞿麦 9g　萹蓄 9g　金铃肉 9g　甘草 9g

又方:六一散 60g,每次 9g,每天 3 次吞服。

三诊:8 月 8 日。月经提前 8 天而至,淋痛大减。加当归、白芍、茺蔚子、泽兰。经净后淋痛痊愈。

[按语] 癃闭一证,《医学心悟》言:"小便点滴而难通。"有由气虚下陷、肾气不化者,也有因湿热蕴积、气滞郁结及异物阻滞者。本例小便点滴不通,先以宣肺开提,即所谓"提壶揭盖"之法,初服收效,但仍不利,虑其疼痛有因体位变更之异,尿柱有粗细之不同,改以清热排石利尿之法而获全效。可见中医贵在"辨"证,有的放矢则病可除。

八、加味桑螵蛸散治愈小便失禁重症一例

齐某,女,30 岁。

初诊:1963 年 12 月。

主诉及病史:患小便不禁四五年,小便频数,天冷时更明显,昼多而夜少,溺后旋欲再溺,反复不已,发则腰酸痛,尿频尿急。

诊治:小便化验正常,苔脉正常。

辨证:属肾气不足,膀胱失约。

治法：宜固肾温阳缩尿。方用加味桑螵蛸散。

处方：桑螵蛸 12g　龙骨 12g　牡蛎 30g　龟板 12g　制川附 4.5g　菟丝子 24g　山药 12g　山萸肉 6g　巴戟天 9g　胡芦巴 9g　仙灵脾 9g　毕澄茄 9g

二诊：服上方药 9 剂，小便频数不禁愈大半。因有北京之行，嘱其常服金匮肾气丸，每天 2 丸。

三诊：1964 年 9 月。

自述前症于服用丸药后已全部痊愈，迄今未发。继续观察 1 年未复发。

[按语] 小便不禁多属肾阳不足、膀胱气化不利、开合失司之证。本案患者小便不禁多年，且伴腰痛怕冷，肾阳亏虚明矣，故用加味桑螵蛸散及金匮肾气丸温补肾阳，固缩小便而收全效。

[编者评注] 陈老先生从事中医工作 50 余年，治验丰富。本例小便失禁四五年，且伴腰痛怕冷，尿频尿急，症情不轻。陈氏辨为肾阳亏虚，治从固肾温阳缩尿，药用加味桑螵蛸散和金匮肾气丸，故收效甚捷。

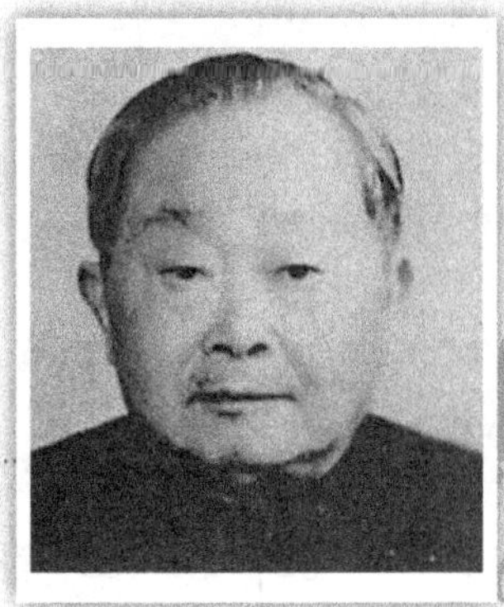

姜春华医案

【生平传略】

姜春华,生于1908年。中医教授,中共党员。江苏南通人。幼从其父青云公学医,20岁到沪行医,后又从陆渊雷先生问业。其时瘟疫流行,救治贫苦患者甚众,深得病人赞扬。同时著文立说,发扬医理,名誉医林,各地医学杂志竞相聘为编撰,并在上海中医专科学校、复兴中医专科学校、新中国医学院任教学工作。

建国后,即受聘于上海第一医学院任内科学院(现名华山医院)中医科主任、教研组主任,是上海最早定为教授职称的中医。长期从事教学、医疗、科研工作,对发展中医和培植西学中队伍作了很多贡献。

临床在肝病、肾病、心血管病及呼吸系统疾病方面积累了丰富的治疗经验,在肾本质、活血化瘀的科研工作方面取得显著成绩。主编《肾本质研究》和《活血化瘀研究》2书。著有《中医治疗法则概论》、《伤寒论识义》、《历代医家学术评介》、《药物与方剂》、《论医集》等书,并在全国医药杂志发表论文300多篇。曾荣获卫生部金质奖章和奖状,评为上海市和全国先进工作者,当选为第五届全国人大代表、上海市第七届人大常务委员会委员。现任国家科委中医专业组成员、卫生部医学科学委员会委员、中国中西医结合研究会顾问、上海市中医学会名誉理事长。

一、辨证治愈臌胀四例

例一 陈某,男,48岁。

初诊:1981年12月22日。

主诉及病史:1976年发现肝肿大,右胁经常疼痛。1978年1月曾出现黄疸(黄疸指数39单位,谷丙转氨酶400单位),在当地作急性黄疸型肝炎治疗,2个月后恢复正常。1981年9月初,持续高热,胁部刺痛;继则有腹水,腹围达115cm,小便量每天200ml。肝功能:麝浊度18单位,锌浊度22单位,黄疸指数10单位;蛋白电泳:白蛋白40.1%,球蛋白$\alpha_1$2.9%、$\alpha_2$9.5% β12.7%,γ34.8%。西医诊断:肝硬化腹水。在当地治疗无效,转至上海中山医院就治于中医。

诊查:症见形肉瘦削,言语轻微,面色赭黄,腹痛且胀,腹大如瓮(腹围 118cm),胸颈有几处蜘蛛痣,目赤唇干,大便不通,小便量少,苔白而干,脉弦细数。

辨证:瘀热互结,水湿壅阻,中气虚惫,不耐峻攻。

治法:治宜益气健脾,活血化瘀,清热泄水。

处方:黄芪 30g 白术 60g 党参 15g 生军 9g 䗪虫 9g 桃仁 9g 山栀 9g 连翘 9g 炮山甲 9g 鳖甲 15g 大腹子皮各 9g 木通 9g 茯苓皮 15g 枳实 12g 茅根 30g

另用皮硝 60g 外敷。

二诊:上方药服 14 剂后发热已退,大便转通,小便量增至每天 1200ml 左右,腹胀痛减轻,能略进食。苔薄白,脉弦细。热去湿重,气虚血瘀,前法参以燥湿之品。

处方:黄芪 60g 白术 15g 苍术 15g 黑大豆 30g 桃仁 9g 大腹子皮各 9g 炮山甲 9g 鳖甲 15g 木通 6g 茅根 30g 7 剂

三诊:大便不通,上方加川军 9g。7 剂。

四诊:大便已通,小便尚少(每天 1200ml 左右),胃纳已正常。苔薄白,脉弦细无力。

处方:黄芪 30g 白术 60g 黑大豆 30g 生川军 9g 䗪虫 9g 桃仁 9g 木通 9g 赤苓 15g 茅根 30g 陈葫芦 15g 虫笋 30g 14 剂

五诊:大便日行两次,小便量多(每天 2500ml 左右),腹围减至 95cm,形肉渐丰,纳食颇馨,腹痛腹胀已平,尚有目赤唇干,夜眠不佳。苔白舌略红,脉细弦。前法参以清心益阴。上方加川连 1.5g,阿胶 9g,夜交藤 15g。7 剂。

六诊:症状全部消失,蜘蛛痣亦隐而不见,腹围 87cm,精神面色明显好转。肝功能:麝浊度 8 单位,锌浊度 12 单位,黄疸指数 6 单位;蛋白电泳:白蛋白 58.4%,球蛋白 $\alpha_1$2.4%,$\alpha_2$4.6%,β12.3%,γ22.3%。惟睡时梦多,原方加枣仁 12g。服药 14 剂后,患者已康复,带药回甘肃续服。不久停药,肝功能及蛋白电泳稳定。

[按语] 此证由黄疸成积,导致臌胀。瘀血热毒郁结于肝,隧道阻塞,水湿壅聚,日久戕伐元气,脾虚斡旋无力。姜老认为:肝硬化腹水严重时中气虚惫,黄芪、白术需要用大剂量,取《内经》"塞因塞用"之意,且能防止肝昏迷和增加活血破瘀的功能。瘀而有热,可加入山栀、连翘、茅根清热凉营,减少出血倾向和蜘蛛痣。山甲、鳖甲、黑大豆有增加白蛋白的作用,能调整白球蛋白的比例,有利于恢复肝脏代谢功能。陈葫芦、虫笋、茯苓皮、木通能加速利尿,清退腹水。患者恢复期出现阴虚火旺、心神不宁,故加入黄连、阿胶。有效的中医治疗,不仅能使臌胀消失,并且可使化验指标恢复正常。

例二 曾某,男,46 岁。

初诊:1978 年 12 月 30 日。

主诉及病史:患有肝硬化病史 6 年。1977 年底觉腹胀,西医诊断为肝硬化腹水。两次住院,先用利水药,继则放腹水。

诊查:现症见腹大如箕,脐眼突出,青筋暴露,畏寒肢冷,头颈胸臂等处有蜘蛛痣,低热口渴欲饮,饮后更胀,便秘,尿少而赤(小便量每天 500ml 左右)。舌苔黄糙腻,舌质淡胖,脉弦沉。实验室检查:锌浊度 20 单位,麝浊度 20.6 单位,总蛋白 6.3g%,白蛋白 1.65g%,球蛋白 4.65g%,γ球蛋白 25%。腹围 106cm。

辨证:此系脾阳虚衰,水湿困聚于中,隧络阻塞,瘀热与水互壅。

治法:欲攻其壅,恐元阳暴脱;峻补其虚,虑难缓标急。治惟温阳通泄一法,攻补兼施,标本同治。

处方：红参 6g(另煎代茶)　黄芪 60g　白术 30g　炮附子 9g　干姜 3g　陈葫芦 30g　生大黄 9g　大腹子皮各 9g　枳实 9g　虫笋 30g　䗪虫 9g　泽泻 15g　赤芍 12g　茯苓皮 15g　茅根 30g

复诊：服药 7 剂，小便量从每天 500ml 增至 1500ml，大便日泻 3 次，腹胀顿松，腹水渐退，知饥能食。又服药 7 剂，大便每日 2 次。小便正常，腹围减至 80cm，诸症好转，改用补中益气活血法调理。肝功能复查：锌浊度 8 单位，麝浊度 10 单位；总蛋白 6.3g%，白蛋白 4.0g%，球蛋白 2.3g%，γ 球蛋白 20%。3 年后随访，情况良好。

[按语] 此例肝硬化腹水，一方面是脾阳虚惫，中气内衰；另一方面是瘀热壅结与水湿互阻。姜老综合体与病的相反病理，采用温扶脾阳、大补元气与清热泄水、活血化瘀同用，将人参、附子、黄芪、干姜、白术与大黄、䗪虫、虫笋、赤芍、茅根配伍，寒热同炉、补泻兼施，取效卓著。

例三　杨某，男，42 岁。

初诊：1981 年 12 月 31 日。

主诉及病史：1981 年 12 月 13 日因急性腹膜炎、胃十二指肠球部穿孔急诊住院，外科当即进行十二指肠球部穿孔修补及腹腔清洗术。术中查见肝脏呈弥漫性结节性硬化。有肝炎病史 10 余年，现查锌浊度 16 单位，其余正常。

诊查：症见面色黧黑，轻度浮肿，纳食不佳，右胁胀痛刺痛，触之有癥块(肝于肋下 3cm，质硬)，时或胃痛，口干齿衄，眩晕，有蜘蛛痣，舌质红，唇深红，脉弦。

辨证：证属气阴两虚，瘀血郁肝成癥。

治法：治用益气养阴，活血软坚。

处方：党参 9g　黄芪 15g　生地黄 9g　桃仁 12g　丹参 9g　鳖甲 12g　仙鹤草 15g　䗪虫 9g　大黄 3g　煅瓦楞 15g　14 剂

二诊：右胁胀痛，前方加乳香 9g。21 剂。

三诊：右胁胀痛好转，口干苦，尿赤，苔转黄。予初诊方加丹皮 9g，连翘 9g。14 剂。

四诊：胃脘部不舒，胀痛，纳差，大便日行 2～3 次，尿黄。舌淡红，苔转白厚腻。脾胃气虚，运化不健。予初诊方加焦楂曲各 9g，炙鸡内金 9g，北秫米 15g。7 剂。

五诊：胃痛减，纳食增，大便正常，有轻度足肿，夜眠不酣。苔薄腻，脉濡。予初诊方去瓦楞，加白术 30g，黑大豆 30g，夜交藤 15g。

续服药 28 剂后胁痛已平(肝于肋下 1.5cm，质软)癥块渐消，胃纳正常，蜘蛛痣已退，面色好转，锌浊度正常。患者遵照外科医生之嘱于 1982 年 4 月 3 日作胃大部切除、胃空肠吻合术，术中发现肝脏右叶弥漫性结节已全部吸收，仅左叶小部分尚有结节。

[按语] 这是一例较少见的肝硬化活体解剖检查对比病例。患者因胃部病变两次剖腹手术，第一次探查时发现其“肝脏呈弥漫性结节性硬化”，经姜老中药治疗 3 个月后，第二次胃手术时发现“肝右叶结节已全部吸收”。活体探查病例证实，肝硬化患者采用益气健脾、活血化瘀复方治疗，不仅能改善体征，对肝硬化的实质性病理改变也有促使其从“不可逆”转变为“可逆”的可能性。

例四　陆某，男，52 岁。

主诉及病史：有肝硬化病史 5 年。1980 年 11 月超声波检查：脾脏肿大，肋下 3cm，肝于肋下 2.5cm，中高波。肝功能正常，血小板 3 万。

诊查：肝区刺痛，纳差，面色晦黑，唇干黑，齿衄龈肿，脚肿尿少，神疲乏力，苔薄腻，舌质红，边有青紫瘀斑，舌底青筋暴露，脉弦涩而细。

辨证：证系血瘀肝脾，郁久化热，元气日损，气虚瘀热错杂兼夹。

治法：治以益气扶正，凉血破瘀。

处方：黄芪 30g　茯苓 12g　白术 15g　党参 9g　生军 4.5g　䗪虫 6g　桃仁 9g　羊蹄根 30g　丹皮 9g　连翘 9g　生地 15g　丹参 15g　蒲黄 15g　当归 12g　炮山甲 9g

随症加减，治疗 5 个月后（中间患者自觉症状好转，曾停药 1 个多月），肝痛基本消失，面黑好转，胃纳佳，脚肿退，齿衄止。超声波复查：脾脏缩小 1/3，肝于肋下 1.5cm，中高波。血小板升至 8 万。

［按语］此例肝硬化症情较复杂，血瘀、瘀热、气虚、脾虚兼而有之。姜老抓住气虚瘀热的主要矛盾，在凉血破瘀药中重用黄芪、白术，使气旺血行，瘀热渐化，取"补阳还五汤"意而不泥于原方，另立新意。姜老认为益气固本药物有促进和调节肝脏的合成代谢，如糖原和蛋白质的合成，及增强机体解毒功能的作用；活血化瘀药物能改善血液循环，使已经纤维化的结缔组织溶解修复，两者合用有增效作用，并能调节免疫功能，这已为实验研究所证实。因此，益气活血对修复内脏实质性损害，变"不可逆"为"可逆"，有着重要的临床意义。

二、苦寒通泄法治愈腹痛一例

苏某，男，18 岁。

主诉及病史：上腹部剧烈疼痛持续不退，恶心呕吐，发热（38.8℃）。血常规：白细胞 16000/mm^3，中性 88%。血淀粉酶 512mg%。诊断为急性胰腺炎。

诊查：诊见脘腹满痛拒按，得呕而满痛不减，发热口渴，大便秘结，口臭，小溲短赤，舌苔黄厚，质红，脉弦紧滑。

辨证：证属脾胃积滞，气腑内闭。病起伤于饮食。

治法：虽年逾古稀，痞满燥实俱全，治宜苦寒通泄，截祛邪实为急。

处方：生大黄 9g　枳实 9g　大腹皮 6g　藿苏梗各 9g　黄芩 9g　黄连 6g　元明粉 6g（冲）　槟榔 4g　生甘草 3g　旋覆花 9g（包）

服药 2 剂，泻下垢便甚多，脘腹满痛顿松，呕吐亦止，体温下降至 37.7℃。原方生大黄改为 6g，去元明粉，继服 3 剂而愈。复检血常规及血淀粉酶均恢复正常。

［按语］西医认为急性胰腺炎是由于胰管梗阻以致胰管及其分支内压力升高，腺泡破裂，胰液溢出，对胰腺本身及周围组织产生消化作用而致。本例中医辨证为脾胃实热，积滞内阻，姜老用通里攻下法快速截断邪热，直折积实，一拔其本，其病速愈。由此可见快速截断立足于辨病辨证，治病求因，直捣病所，祛除病原，这个学术观点在中医治疗急腹症的临床实践中，有着一定的指导意义。

三、宣清肺热、化痰截咳法治愈咳嗽一例

汪某，女，37 岁。

主诉及病史：发热、寒战、咳嗽、胸闷，经西医诊断为右下肺炎。曾用多种抗生素治疗 10 天，发热不退，咳嗽更剧。胸片复查：右下肺炎未见好转。患者自己提出停用西药，请求姜老治疗。

诊查：诊时咳嗽甚剧，咽痛喉痒痰黄，气急胸部闷痛，发热不退(38.4℃)，鼻旁生热疱，胃纳一般，口干，大便不畅，苔黄，脉浮滑数。

辨证：证属初起风温上受，旋到痰热壅肺，无形邪热，已成有形，搏击气道，清肃失令。

治法：治当宣清肺热，化痰截咳。

处方：鸭跖草 15g　开金锁 15g　鱼腥草 15g　酸浆草 9g　黄芩 9g　马勃 3g　百部 9g　南天竹子 6g　天将壳 3 只　旋覆花 9g(包)　全瓜蒌 15g　生甘草 6g

服药 7 剂后热退，咳嗽止，咽痛除，胸闷舒，气急平。肺部 X 线摄片：右下肺炎已吸收。续予清肺养肺之剂调理 7 天病愈。

［**按语**］温邪壅遏，痰热交阻于肺，常是肺炎的主要病机。姜老认为，外感温病初起在卫当汗散截邪，若失去表散机会，无形温邪蕴肺而已成有形实质性病邪时，虽脉浮则不能再表，以免徒伤其津，而宜直化痰热、快速截邪于肺，防止进一步逆变。方中鸭跖草、开金锁、鱼腥草、酸浆 4 味药，有清热解毒、消痈散结之功，有良好的抑菌作用，是控制肺部炎症的辨病药；黄芩擅清肺热，直折温邪；旋覆花、全瓜蒌肃肺化痰。此病例剧咳已有 10 天，截咳宁肺也是要务，百部、马勃、南天竹子、天将壳 4 味药是姜老常用的截咳方(此方用法详见《中医杂志》1981 年 11 期)。由此可见，根据中医辨病与辨证结合的原则，掌握某种治疗急性感染性疾病的快速截断方药，疗效并不逊于西医的抗生素。快速截断的学术观点，在中医治疗外感热病的临床实践中，已被证明具有一定的指导意义。

四、养阴补血、温经破瘀法治愈手足僵硬一例

徐某，女，39 岁。

主诉及病史：2 年前经上海某医院诊断为肢端硬皮病，曾用肾上腺皮质激素、松弛激素、血管扩张剂等治疗无效。皮肤病理活检：真皮变薄，胶原变细，结缔组织硬化及血管壁增厚。

诊查：证见手足僵硬，四肢皮肤色泽晦暗，肿胀坚硬，关节强直疼痛，眩晕，面色萎黄，脱发，口干，入午烘热，畏冷肢清，月经错期而量少，大便不畅，舌质嫩红，有青紫瘀点，脉沉细涩。

辨证：证属营血阴津内耗，瘀血凝滞阻痹，营伤于内，卫涩于外，经脉失宣，腠理失濡。

治法：治拟养阴补血以滋源，温经破瘀以通痹。

处方：生熟地各 12g　玄参 9g　天花粉 9g　赤白芍各 9g　首乌 12g　鸡血藤 12g　当归 9g　丹皮 9g　丹参 12g　苏木 9g　炙桂枝 6g　片姜黄 9g　炙鳖甲 12g　功劳叶 12g　制川草乌各 9g　益母草 12g

上方加减治疗 3 个月余，月经周期正常，经量适中，面色好转，四肢皮肤柔润松软，肿胀全退，关节强硬疼痛已除，屈伸灵活，其他症状基本消失。皮肤组织活检：真皮增厚，胶原束接近正常，结缔组织硬化及血管壁增厚均有显著改善。

［**按语**］硬皮病为结缔组织疾病，目前在治疗上中西医都感到棘手。其病理变化有二：一是结缔组织变性硬化，二是小血管功能和形态改变。此例姜老辨证为营阴内虚，“内有亡血，肌肤甲错”，卫阳外痹，痹者闭也；经隧失宣。所以根据血虚瘀阻、阴损阳痹的病理而采用补血活血、养阴温经的双向调节，润其源而通其流，濡其脉而煦其肤，相反以致相成，顽疾渐解。

五、活血温化、凉营散瘀法同用治愈真心痛一例

卞某，男，78岁。

初诊：1982年3月9日。

主诉及病史：有冠心病史10余年，后又发现脑血管硬化，常发心绞痛及早搏。心电图提示：Ⅲ度房室传导阻滞，自搏性交界性心律。

诊查：主诉心悸、心荡、心痛、胸闷、头痛，手抖指红；大便有时秘结，有时日行2次；胃纳差，唇紫，舌绛苔白腻，舌边有瘀点，脉弦结（脉率42次/分，有不规则间歇）。

辨证：证属心血瘀滞，寒凝营热互结，脉行鼓动不畅。

治法：治拟活血温化与凉营散瘀同用，舒心络而通心脉。

处方：丹参15g　全瓜蒌15g　薤白9g　檀香6g　川椒1.5g　赤芍9g　红花6g　川芎6g　当归9g　桃仁9g　生地15g

二诊：连服药14剂，心悸、心荡已平，心痛胸闷缓解，头痛手抖消失，脉弦有力（脉率68次/分，无间歇）。心电图复查：Ⅰ度房室传导阻滞，窦性心律，提示有明显好转。后予活血化瘀加入益气药调理数月，心绞痛未复发，心律基本正常。

［按语］心主一身之血脉，若心阴不足或心气郁结、心血瘀滞，则心脉鼓动无力，脉管中血运受阻，遂成心脉痹阻之证。心脉痹阻反过来又影响心脉鼓动，郁遏心气心阳，加重心血瘀积。《素问·痹论》说："心痹者，脉不通，烦则心下鼓。"脉不通者，脉来迟、结也；心下鼓者，心跳如击鼓也。此外还可见心痛、脉涩，如《素问·脉要精微论》说："夫脉者，血之府也……涩则心痛。"这些都是血瘀痹阻心脉而引起的心脉失常。唐容川《血证论》说："血虚则神不安而怔忡，有瘀血亦怔忡。"明确指出血瘀可导致心律失常。王清任在《医林改错》中说："心跳心忙，用归脾安神等方不效，用此方百发百中。"则点明活血化瘀的血府逐瘀汤是治疗心律失常的有效方药。姜老临床取血府逐瘀汤合丹参饮加减治疗真心痛，常取捷效。寒甚者加川椒1.5g，细辛3g；阳虚者加桂枝4.5g，附片12g；胸闷者加薤白9g，枳壳6g；气虚者加党参15g，黄芪15g；瘀而有热者加赤芍12g，丹皮6g，大黄9g。

六、温化痰饮、宣畅心脉法治愈水气凌心一例

沈某，女，41岁。

初诊：1981年10月29日。

主诉及病史：有肺气肿、慢性肺源性心脏病史。数日前受凉后曾发高热，经急诊用抗生素治疗后热已退，但心悸咳喘反甚。外院心电图示：肺型P波，右心室肥大，频发房性早搏。

诊查：痰多清稀，胸闷气急不能平卧，畏冷浮肿尿少，口唇青紫，舌胖苔白腻，脉短而促（脉率110次/分，早搏10次/分）。

辨证：证属心肾阳衰，肺伏痰饮，气不化水，水气凌心。

治法：拟温化痰饮，宣畅心脉，俾离照当空，则阴霾自散。

处方：桂枝6g　附片9g　川椒1.5g　细辛3g　全瓜蒌15g　薤白9g　制半夏9g　茯苓9g　白芍9g　五味子9g　生姜3g　7剂

二诊：服上方药后心悸咳喘均有改善，浮肿已退，原方加党参、黄芪12g。续服药14剂。

三诊：心悸咳喘已平，浮肿亦退，尿量正常，略有胸闷，脉率80次/分，无早搏，心电图复查：肺型P波，未见房性早搏。予原方续进7剂，以资巩固。

［按语］痰饮停蓄，心阳不振之真心痛，可见心悸眩晕，胸脘痞闷，痰多气短，形寒肢冷；甚或胸痛彻背，背寒冷如掌大；或浮肿小便短少，恶心吐涎，苔白腻滑，脉弦迟或短、代、结。姜老常用附桂合瓜蒌薤白半夏汤加味，温通心阳，化痰蠲浊，宣畅心脉，常获良效。

七、温补清泄、扶阳解毒法治愈狐惑一例

章某，女，22岁。

主诉及病史：2年前发现生殖器周围皮肤发炎及口腔粘膜溃疡，未加注意，以后有发热，关节疼痛，接着眼肿，口、舌和前后二阴皮肤溃烂，西医诊断为“口眼生殖器三联综合征”。住院后曾用激素、多种抗生素、清热解毒中药，未见疗效，病情恶化，遂请姜老会诊。

诊查：面色㿠白浮肿，眼红肿及口腔周围溃烂，大便溏泄失禁，小溲浑赤，口干引饮，形寒发热肢冷，下肢有少量红斑，嗜睡神昏，脉沉细而数，苔白舌红而干，舌尖有芒刺。

辨证：此《金匮》狐惑病也。病由湿热不化，热毒遏伏，日久戕耗正气，元阳衰微，无力振奋抗毒。

治法：亟宜温补清泄，扶阳解毒。

处方：党参12g　黄芪30g　附片9g　干姜3g　仙茅9g　川连3g　黄柏6g　蛇舌草15g　苦参9g　丹皮9g　金银花15g　生甘草9g

二诊：上方药服7剂后热退神清，浮肿消，大便溏泄亦止，口腔粘膜溃疡明显好转。原方药续服7剂，目赤退，下肢红斑消失，口腔及生殖器周围溃疡逐渐愈合，其他症状均平复，出院。

［按语］“眼、口、生殖器三联综合征”，又名白塞综合征，相当于中医的“狐惑”病。《金匮》用甘草泻心汤主之，即是参、姜、芩、连合用的温补清泄之剂。此证系真阳虚而热毒伏，并非真寒假热。正虚邪实、寒热错杂而用温补清泄，常使错杂旋解，沉疴立起。姜老认为：温阳益气药有兴奋中枢神经、调整内分泌、促进免疫机能的作用，可提高机体的抗应激能力；清热解毒药能抑菌、抑毒、抗病原。温补与清泄二者合用，有增效作用，也就是治病与治体结合，扶正以达邪，故能取得显著疗效。

八、健脾化痰、柔养胃阴法治愈结肠癌术后转移一例

吕某，女，68岁。

主诉及病史：因结肠癌术后淋巴转移，住院用西药化疗抗癌。

诊查：诊见胸闷泛恶，腹胀纳呆，大便溏薄，夜间盗汗，口渴引饮，喉间多痰质粘，消瘦乏力，低热失眠等症，白细胞下降至2800/mm^3，苔灰白而干，舌质红，脉细濡。

辨证：证系病久中气受戕，脾运失健，津液化痰，胃阴告乏。

治法：治拟甘温香燥健脾化痰，甘寒滋润柔养胃阴。

处方：党参9g　黄芪15g　陈皮6g　姜半夏6g　砂仁1.5g　石斛9g　麦冬9g　柏子仁9g　夜交藤15g　茯神9g

二诊：上方药服7剂后，腹胀、便溏、口干、痰多均有好转，胃纳渐增，略有腰酸，小便频数，上方加桑螵蛸9g，覆盆子9g，菟丝子9g，补骨脂9g兼益肾气，共服14剂。患者白细胞上升至

5000/mm³。诸症好转，化疗结束而出院。

［按语］此病例系结肠癌晚期术后转移，一度出现恶液质，化疗不能耐受，白细胞下降。姜老组方着重后天之本，脾胃并重，用参芪益气扶中，姜半夏、陈皮、砂仁香燥健脾化痰，石斛、麦冬、柏子仁滋养胃液。润燥兼施，刚柔并用，使脾健胃安，营血有源。姜老总结说，此证苔虽灰白而干，但不是腻，且舌质红，故可用养阴药而不碍脾；若苔厚腻，滋阴药就非所宜。

九、温养脾土、清泄胃热法治愈口糜胃火热毒一例

陈某，男，57岁。

主诉及病史：有肝病、病态窦房结综合征、胃窦炎、慢性结肠炎等多种慢性病史，每遇身体不适必兼发口腔粘膜溃疡，已有数年。口腔炎发作后不易收口，甚至可溃烂1个多月。

诊查：此次因慢性结肠炎腹泻次数增多而引发，口腔两侧有大小不等溃疡数个，色泽淡红发白，疼痛难忍，妨碍饮食；面色皖白，神疲气短，四肢清冷畏寒，大便溏薄，口臭口干，小溲黄赤，舌苔黄腻，舌质淡嫩而胖，边有齿痕，脉沉迟。

辨证：证属脾阳不运，土气衰惫而胃遏积火热毒。热毒宜苦寒清泄，过凉则有戕耗中气之虑；太阴脾土得阳始运，偏温又恐反助热毒伏火。

治法：当宜温养脾土以扶正，清泄胃热解伏毒。

处方：党参15g　生黄芪15g　炮附子6g　干姜3g　鹿角霜9g　黄连3g　黄芩9g　连翘12g　蒲公英12g　丹皮6g　半枝莲15g　生甘草6g

另外用人中白3g，孩儿茶3g，青黛1.5g，黄连1.5g，黄柏1.5g，冰片0.3g，硼砂0.6g，共研极细末，分次少量用水调湿，外搽口腔溃疡处。

二诊：服药7剂后口腔溃疡渐收口，疼痛轻微，能正常饮食，神疲气短畏寒及大便溏薄均有好转，苔黄腻稍退。原方药续进14剂，诸症均除。后服补中益气丸调治，口腔溃疡1年未复发。

［按语］治疗本病一般多着眼于阴虚、湿热，用药偏凉，少用温热。但《医贯》云："口疮上焦实热，中焦虚寒，下焦阴火，各经传变所致。"可见本病多寒热错杂，虚实互见。此例口疮病程较长，屡经中西医多法治疗不效，就是因为脾阳不足与胃火热毒相杂并见，呈现双向性的病理差异。姜老一改常法，独取仲景甘草泻心汤寒热同用，温补清泄同炉；再加黄芪、附片、鹿角霜以助温补之力，更添连翘、丹皮、蒲公英、半枝莲以协清泄之功。用温补清泄的双向性复方治疗寒热虚实的双向性错杂疾病，相反相成而取效。

十、分层扭转法治愈昏蒙一例

邵某，男，68岁

主诉及病史：素有高血压病史，两天前因大便时努迸突然昏倒，不省人事，送医院急救时瞳孔散大，对光反射消失，血压260/130mmHg，脑脊液呈血样，压力增高。西医诊断为脑出血，并急请姜老会诊。

诊查：症见神志昏迷，牙关紧咬，痰涎壅盛，声若拽锯，面赤气粗，躁动不安，大便秘结，苔黄厚，舌质红，脉弦滑。

辨证：素体肝阳偏激，风火上炎，清空失清，脑络受灼，努迸后气血逆走于上，直冲犯脑，发

为卒中。风火闭遏，灼津为痰，内蒙心窍，上阻廉泉，此为阳闭之证。

治法：急先开窍醒脑，平肝熄风。

处方：羚羊角粉 3g(冲)　生石决明 31g(先煎)　钩藤 15g　怀牛膝 15g　小蓟 15g　丹皮 12g　山栀 9g　陈胆星 6g　天竺黄 9g　石菖蒲 12g　黄芩 9g　生大黄 9g　生地 30g　竹沥 1 支(冲)

上药煎水鼻饲。另用安宫牛黄丸 2 粒，分早晚 2 次研化鼻饲。3 剂。

二诊：进上药 3 剂后大便得通，神志已清，喉痰仍多，左半身偏瘫，语言謇涩，口眼㖞斜，血压 180/110mmHg。苔黄腻，质红，舌底有青筋，边有瘀点。风火趋熄，脑络已靖，清窍渐开；瘀痰未化，脉络阻滞。续以清肝化痰，活血化瘀法为治。

处方：石决明 30g　夏枯草 15g　生地 30g　丹参 15g　牛膝 15g　钩藤 15g　丹皮 9g　赤白芍各 12g　小蓟 15g　半夏 9g　僵蚕 9g　地鳖虫 9g　炙鳖甲 12g　全蝎 3g　大黄 3g

三诊：上方加减服药半月后，口眼㖞斜渐复正，左半身能活动并起床行走；感眩晕腰酸，苔黄质红，舌下青筋色淡，尚有瘀点，脉细弦尺弱。拟调益肝肾之阴，以收全功。

处方：生熟地各 12g　首乌 12g　女贞子 12g　枸杞子 12g　赤白芍各 9g　丹参 12g　炙龟板 9g　炙鳖甲 12g　石决明 15g(先煎)　白蒺藜 9g　钩藤 12g　杜仲 9g　桑寄生 9g　牛膝 9g　牡蛎 30g

[按语] 此例脑出血病情危重，经姜老用分层扭转法，逐次救治，遂康复如常人。案中先用平肝化痰开窍，以后相继以清肝化瘀化痰及滋肾涵肝柔阴为治，层次分明，条理清楚，故能逐层扭转，力挽狂澜，化险为夷。

十一、双向调节法治愈阴阳失调一例

朱某，男，45 岁。

主诉及病史：患者于 3 年前因抢救病人连续 4 夜未睡，劳累过度而突然晕倒，继则高热恶寒，骨节酸痛，全身乏力，肢体沉重，精神委靡，嗜睡多汗，胁痛。以后发热退而恶寒更甚(体温 35℃左右)，虽值酷暑炎夏，仍穿棉衣棉裤，别人挥汗如雨，患者却恶寒不已。经用各种方法治疗无效，转上海请西医内分泌专家及神经科教授检查会诊，诊断为“中枢神经功能失常，脑垂体体温调节功能低下症”，无特效治疗方法。后由江西中医学院某医师介绍至姜老处就诊。

诊查：诊见舌苔黄腻而舌质淡，恶风畏寒而口苦咽干、渴喜冷饮，神倦溲浑，脉弦细。

辨证：为中气内耗，营卫不和，少阳之邪未解，寒热虚实错杂，以致阴阳失调，阳虚外寒，内伏郁热。

治法：治拟温补体虚之阳，清泄遏伏之热，平和阴阳，双向调节。

处方：党参 15g　黄芪 15g　白术 12g　桂枝 9g　白芍 9g　柴胡 6g　黄芩 9g　附子 9g　肉桂 3g　仙茅 9g　黄柏 9g　黄连 3g　生姜 3g　大枣 15g　7 剂

二诊：药后畏寒明显好转(体温上升至 36℃)，余恙也减。尚感腰酸神疲。原方去仙茅，加益智仁 9g，仙灵脾 9g，生姜易干姜 3g。又服 7 剂，畏寒尽除(体温 37℃)，诸恙悉平，全身轻松，恢复如常人。后又续服药数剂而返江西工作。患者来函告一切正常，虽历严冬霜雪，亦能在室外活动。经当地神经科复查：脑垂体及中枢神经功能正常。

[按语] 现代生理学研究证明，丘脑下部，尤其是灰结节，是体温调节中枢所在的主要部位。下丘脑-垂体与中枢自主神经系统的功能紊乱，可以出现体温调节的严重障碍。此例患者

病起疲劳过度，引起中枢自主神经系统功能紊乱及下丘脑-垂体体温调节功能低下，中医辨为阴阳失调。从病史看，患者病程较长，以前曾用过大量温热扶阳之剂罔效；从辨证看，患者既有劳倦伤气、气阳不足的畏寒嗜睡、肢清神委之症，又有渴喜冷饮、溲黄、苔黄等郁热伏结之象。恶风汗出，口苦咽干胁痛，系少阳不和，营卫失调。因此呈现表与里，寒与热，虚与实的多层次双向性病理差异。姜老抓住矛盾对立的辨证关系，用党参、黄芪、白术、附子、肉桂、干姜、益智仁、仙灵脾等大剂温补扶正；又用黄连、黄芩、黄柏清泄伏热，温补清泄，双向调节，相反相成；参以桂枝、芍药、柴胡调和营卫，和解少阳；使多层次的双向性病理差异转向正常的生理平衡，阴阳归于协调。通过中医复方双向调节的治疗，使垂体功能和中枢神经系统的兴奋与抑制调节功能恢复正常，数年顽疾得以迎刃而解。

（以上由门人整理）

［编者评注］姜老先生行医60年，临床积累了丰富的经验。本例阴阳失调，前医用过大量的温热扶阳药而失效，乃失阴阳互根之道也。阴阳不仅是对立的，而且也是相互依存的，孤阴与独阳不能生化和滋长，人体就会发生种种病变。所以善治者必于阴中求阳，阳中求阴。姜氏治本例，温补体虚之阳，清泄遏伏之热，就是从阴中求阳。他用肉桂、仙茅之温肾，黄芩、黄连、黄柏之苦寒，肉桂、附子之辛热，党参、黄芪之甘温，柴胡、白芍之调和，共成平和阴阳之剂，使阴阳归于协调，终于使数年顽疾迎刃而解。医案精练，寓意深刻，堪为后学者借鉴。

徐仲才医案

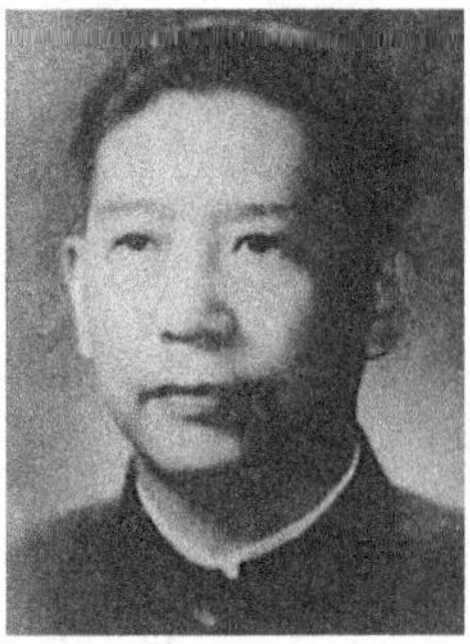

【生平传略】

徐仲才，1911年生。上海中医学院内儿科教授，主任中医师。上海市人。解放前担任神州国医学会常务理事。解放后曾任上海市第十一人民医院副院长，中医学院附属龙华医院副院长，上海中医学会副主任委员，儿科学会主任委员，中华医学会上海分会委员，全国儿科学会委员，上海市卫生工作者协会副主任委员，全国防痨协会上海分会理事。

徐老早年秉承家学师传，从事医疗实践50年，擅长治疗儿科、内科疾病，强调温肾扶阳法在治疗疾病中的重要性。他在总结近代名中医、其父徐小圃、其师祝味菊运用温阳药经验的基础上，提出“阴为体，阳为用，阳气在生理情况下是生命的动力，在病理情况下又是抗病的主力”的学术观点，治愈不少疑难病例，尤其在治疗咳喘病方面积累了相当丰富的临床经验。

1931年负责参校《祝氏医学丛书》1～4集：《伤寒新义》、《伤寒方解》、《病理发挥》、《诊断提纲》。1961年后曾先后发表《徐小圃儿科经验简介》，《健脾补肾在慢性气管炎临床上的应用》，《治疗小儿哮喘临床经验》，《附子在临床上的应用》等论文。曾担任全国中医学院中医教材编审会议顾问，重点参加儿科教材的编审工作。1985年亲自指导“电子计算机模拟名中医徐仲才教授诊疗咳喘病系统”，获上海市科研成果奖。

一、助阳解表、蠲饮化痰法治愈哮喘一例

周某，男，34岁。

初诊：1976年1月24日。

主诉及病史：婴儿时期曾患奶癣。4年前开始哮喘，每逢春秋必发，且逐年加重，常持续两三个月不见缓解。平时特别怕冷，易感冒，不欲饮水。此次发病起于去秋，迄今时轻时重，曾用多种西药包括激素等治疗未能控制。

诊查：半夜后哮鸣气急，舌苔薄白，脉细弦。

辨证：证属外寒内饮，久病体虚，气阳不足。

治法：治当助阳解表蠲饮，标本并图。

处方：生麻黄 6g　桂枝 6g　生白芍 9g　生甘草 6g　苏子 12g　姜半夏 9g　陈皮 6g　炙细辛 3g　熟附片 12g(先煎)　磁石 30g(先煎)　14 剂

另方：黄芪片 100 片，每日 3 次，每次 5 片。

二诊：2 月 7 日。药后哮喘缓解，日来喉间稍有哮喘，胸闷气短，有痰。原方改生麻黄 9g，加局方黑锡丹 6g 分吞。7 剂。

另方：胆荚片（猪胆汁、皂荚、草河车）2 包，每日 3 次，每次 5 片。

上方药服后哮喘基本控制，咳痰亦轻，嗣后改用丸药，予附桂八味丸温肾扶阳为主，并加用黄芪片、地龙片吞服。3 个月后随访，未见复发。

［按语］临床遇见风寒外感引动伏饮的患者，常可用温肺化饮法，方取小青龙汤化裁为治，每每取效。亦有一些慢性咳喘者，久病气阳不足，恶寒、肢清冷、脉细，故在温肺化饮的基础上，再加附子以温阳扶正，发中有补，更增强小青龙汤解表蠲饮的功效。本例哮喘既有外寒内饮为患，又有怕冷脉细等气阳不足之象，故方拟附子配小青龙汤加减，一以温肺化饮以祛邪，一以温阳益气以扶正；再方更加局方黑锡丹以助温肾纳气之力，另加胆荚片以取其化痰逐饮之功。处方立意，既在祛邪以安正气，更重扶阳以祛饮邪，所谓“离照当空，阴霾自散”。

二、温阳利水、宣肺化饮法治愈痰饮一例

裔某，女，63 岁。

初诊：1978 年 5 月 27 日。

主诉及病史：有慢性气管炎史 10 余年，近三四年来日益加重。4 个月前出现浮肿，渐见腹水。胸闷气急，不能平卧，痰涎壅塞，咯出不易，尿少，四肢清冷，面色灰滞紫绀，两肺满布湿性啰音，西医诊断为肺心病心衰。

诊查：舌淡紫，苔薄腻而糙，脉沉微细数。

辨证：属痰饮恋肺，水气凌心。

治法：拟温阳利水，宣肺化饮为治。

处方：生麻黄 9g　川桂枝 9g　炙细辛 4.5g　制半夏 9g　陈皮 6g　熟附片 18g(先煎)　茯苓 15g　白术 12g　葶苈子 18g　黄芪 18g　川椒目 6g　白芥子 12g　3 剂

复诊：药后小便量明显增多，约每小时排尿 1 次。气急稍平，略能平卧，胃纳较增。再予原方加减治疗。以后四肢渐温，紫绀、浮肿续有减轻。

［按语］本例肺心病出现浮肿、腹水、尿少、痰涎壅滞、肢冷、面色灰滞等症，乃脾肾阳虚，痰饮恋肺，水气凌心，证属本虚标实。药用麻黄、细辛、白芥子、半夏、陈皮、葶苈子、川椒目宣肺化饮，平喘利水以治标；附子、黄芪、白术、茯苓温阳扶正，益气补脾以治本。故用药 10 余剂而诸症逐渐消失。

三、温养气血、调和营卫法治愈产后发热一例

顾某，女，26 岁。

初诊：1975年7月1日。

主诉及病史：产后3月余反复发热已6次，多在午后体温升高(38～39℃)。自觉胸闷气憋不畅，有时心悸不宁(心率达130次/分)，四肢麻木，甚则手不能举，足不能履，饮水多，小便频数清长。

诊查：目前头晕神疲，怕冷，面色苍白少华。舌苔薄，质淡，脉细而缓。

辨证：病症得之产后，营血虚亏，营卫失和，营虚不能为卫之守则发热，卫弱不能为营之护则形寒，所谓“气虚则寒，营虚则热”。

治法：治予温养气血，调和营卫，佐以养心安神。

处方：熟附片12g(先煎)　当归9g　生地9g　生白芍9g　生龙骨30g(先煎)　桂枝6g　黄芩9g　广郁金9g　炙甘草9g　淮小麦30g　大枣7枚

复诊：上方药服7剂后，发热已退，诸症改善。上方去黄芩，加用补骨脂12g，续予温养为主。

1976年7月随访：经服上方药后，两诊即愈，且多年夏季亦未再发低热。

［按语］本案处方用药，出入于附子四物汤、阳旦汤、甘麦大枣汤诸方之间。本案患者产后发热，与其营血亏虚有关，而症见神倦怕冷、面苍舌淡等，乃气阳不足之象。辨证属营卫失和，阴阳俱乖。病非一端，治宜兼顾。故用四物合附子，则寓温阳于养血滋阴之中；桂枝加黄芩，则兼清热于调和营卫之内。辅以甘麦大枣合龙骨以养心安神。考附子一药，性温善走，自上而下，出表入里，既走气分，又走血分，为引经要药，前人有附子能“引补血药入血分以滋养不足之真阴”之说，盖指益阴而配阳则阴血得生。

四、温阳益肾、镇肝养心法治愈中风一例

刘某，男，49岁。

初诊：1973年12月9日。

主诉及病史：1971年4月，因脑血管意外、脑干损害、早期高血压住院治疗。出院后自觉头晕钝痛、目糊、左眼跳痛、右耳失聪。行动肢体摇摆不定，需人扶掖。静坐片刻则觉右侧肢体麻木，指趾端犹如针刺。心慌、睡眠不安，于每晚就寝1～2分钟内似觉有冷水自巅顶浇至脚跟。平时常有全身肌肉跳动，胸部屏紧感，口干，咽如梗塞，咯吐少量灰色稠痰。经长期中西药及针刺治疗无明显效果。

诊查：诊得舌胖色淡，苔薄，脉细。血压150/100mmHg。

辨证：证属阴阳失衡，虚阳上浮，肝风内扰，心神不宁，痰浊阻遏经络为患。

治法：查阅前方，均从滋阴泄热为治，诸恙依然。方拟通阳益阴，镇肝养心，潜纳浮阳。

处方：炙甘草9g　淮小麦30g　红枣7枚　菊花9g　川芎9g　生龙牡各30g(先煎)　桂枝4.5g　生白芍9g　瓜蒌皮12g　麦冬12g

另方：胆荚片2包。

二诊：1973年12月26日。

服药7剂，咳痰蠲除，睡眠较佳，左眼跳痛减轻一二成，走路摇摆次数减少。前方尚合机宜，渐进为治。原方改桂枝9g，生白芍12g。

三诊：1974年1月2日。连服前方药14剂，精神日振，全身肌肉跳动及走路摇摆均十愈其六七，目前走路已可不用拐杖。脉转迟缓，心慌心荡减而未除。再方参用温阳之品。原方加

熟附片 12g(先煎),磁石 30g(先煎)。

四诊:1月9日。上方药服7剂后,自觉症状更有改善。仍宗前法,原方改熟附片15g(先煎),并加仙灵脾12g,续服7剂。

五诊:1月16日。服上方药两剂后,即觉精神体力转佳,所有疾苦均已消失。但近数日稍有眼胀目糊。口不渴,舌淡苔白,脉濡缓。予平肝熄风,原方改熟附片18g(先煎),并加钩藤12g(后下)。

[按语] 脑干损害症伴高血压,属阴阳失调。开始均按眩晕、中风一般辨证施治,给予养阴平肝泄热方药,疗效不显。盖人体阴血以阳气为动力,而本例患者肢体麻木不遂,舌淡脉细,足见阳气虚衰,不能煦养络脉。但本病既属阴阳失调,当根据阴阳消长,相机用药,不可初起贸然应用大温大燥之品,否则阳损者未受其益,而阴虚者反先蒙其害。故初诊处方用桂枝以温通心阳,又用白芍、麦冬以养阴和营,合镇肝养心、潜浮阳、化痰浊诸法,冀阴平阳秘,气煦血濡。当三诊之后,病情大见转机,十愈六七,温通心阳既已应手,还须作探本穷源之治,庶免病情反复。缘本病迁延日久,病久多及于肾,而阳气根源于肾,当不失时机地培补肾阳,故用熟附片合仙灵脾诸药以温阳益肾,药病相切,收效更为显著。

此病较为顽固难治,根据中医学辨证施治原则,掌握阴阳失调的病机,着意扶阳以配阴,用通阳法奏效于前,用温阳益肾法巩固于后,不拘泥一病一法,是取得较好疗效的关键。

五、温阳益气、降逆固脱法治愈呃逆一例

张某,男,79岁。

初诊:1976年7月20日。

主诉及病史:患者年近八旬,因肺心病、房颤、心衰而住某医院。近10天来,呃逆连声,日夜不止,影响睡眠,且大小便不能控制。

诊查:脉细而结,苔薄,舌质偏红。

辨证:高年心脾肾三脏之气阳皆衰,上见呃逆,下见二便失固,诚属危象。

治法:急予温阳益气,降逆固脱。

处方:熟附片 15g(先煎)　生龙骨 30g(先煎)　丹参 15g　丁香 3g　柿蒂 8枚　姜半夏 9g　干姜 3g　黄连 3g　瓜蒌皮 12g　党参 12g　焦白术 12g　炙甘草 9g　3剂

另方:皮尾参 30g,分3次另煎服。

复诊:上方药服1剂后,呃逆明显减轻;3剂后呃逆完全停止。嗣后着重扶心阳,调脾胃,经过一段时间中西医结合治疗,病情转危为安,终以好转出院。患者于1977年11月上旬因咳嗽来院门诊,据述近半年精神好,体力佳,这次也能自行步上三楼云云。

[按语] 当疾病发展到阳气衰微、阴寒内盛阶段,临床见到身寒倦卧、四肢厥冷、呕吐下利、脉来微细时,非用大剂温热药物以回阳救逆不可,附子就是回阳救逆的主要药物。汉代张仲景《伤寒论》中所载回阳救逆的四逆汤、参附龙牡汤等方剂,都以附子为主药。本例高年心衰而见呃逆不止,二便失固,是上逆下脱险证,因予重用参附辅以龙骨,以挽将脱之元阳,再以干姜、黄连配丁香、柿蒂温中散寒,辛开苦降,以制上逆之胃气。寒温并施,标本兼顾,速取回阳救逆之功。

六、祛湿为主治愈黄疸两例

例一 戎某，男，5 岁。

初诊：1961 年 11 月 8 日。

主诉及病史：面目遍体尽黄，纳呆，倦怠，小溲深黄。

诊查：舌苔黄腻，口不渴，脉濡缓。检查：肝于肋下 2cm，黄疸指数、谷丙转氨酶均高。

辨证、治法：脾虚湿浊中阻，治拟和中祛湿。

处方：茵陈 15g 茅白术各 6g 厚朴 4.5g 砂仁 1.5g 陈皮 4.5g 炒山栀 9g 赤苓 9g 萆薢 12g 车前子 9g 生熟苡仁各 15g 生熟谷芽各 15g 3 剂

复诊：药后面目发黄渐退，胃纳稍佳，小便较淡，腻苔较化，再服上方药 7 剂后，黄疸退尽。

例二 顾某，男，24 岁。

初诊：1962 年 4 月 30 日。

主诉及病史：目黄肤黄，纳呆泛恶，神疲体软，畏寒乏力。西医诊断为传染性肝炎。

诊查：右胁肝区隐痛，舌苔黄腻，口不渴，脉沉细。

辨证、治法：寒湿中阻，气阳不足，治以温中祛湿。

处方：茵陈 30g 茅白术各 9g 厚朴 6g 熟附片 12g(先煎) 姜半夏 12g 陈皮 6g 广木香 9g 茯苓 12g 车前子 12g 生熟苡仁各 15g 生熟谷芽各 15g

复诊：上方药服 5 剂后，黄疸逐渐减退，精神较振，胃纳较佳，腻苔化，时欲饮水。再服药 7 剂，黄疸退尽，肝区隐痛已消。

[按语] 黄疸病由于胆汁不循常道而侵入血分，外溢体表，患者除大便呈灰白色外，目、皮肤、舌苔、小便均呈黄色。一般临床多从"湿热"论治。本人体会：黄疸病(传肝)患者虽目、身皆黄，但多数症状表现为倦怠、乏力、纳呆、泛恶，口不渴，脉濡或沉细，伴发热者亦不多。其发病与湿的关系密切，临床属于寒湿者并不少见。对此应强调用温燥祛湿之剂，收效较快。抓住一二寒湿之症即可应用，若拘泥于一般辨证，认为黄者均属湿热，专事清热，忌用温燥之品，则往往贻误病机，每致迁延不愈。

应用方药以和中茵陈汤(《医醇賸义》：茅白术、厚朴、砂仁、陈皮、木香、茵陈、山栀、赤苓、车前子、萆薢、当归、生熟苡仁、生熟谷芽)为主，燥湿利湿，调畅气机。例一脾虚湿阻，故以和中茵陈汤燥湿和中化浊。例二症见纳呆、神疲、畏寒、胁痛、不渴、脉沉细等，寒湿明显，故于和中茵陈汤中加附子温散寒湿。

用温燥祛湿之剂后，患者往往由不喜饮水转为喜饮水，这并非坏事，病者饮水量增多，尿量亦可随之增加，有利于黄疸的消退，不必虑其伤阴。

七、温肾培土、清利膀胱法治愈癃淋一例

罗某，男，50 岁。

初诊：1975 年 10 月 25 日。

主诉及病史：1975 年 9 月开始小便频数、困难、涩痛。外院尿培养无细菌生长，尿常规：脓性白细胞 10～15，红细胞 1～2。曾经中西医治疗无效。

诊查：舌苔薄质红，脉濡，最近形寒怕冷，尿频，尿急，涩痛，尿时欲大便，大便时尿不禁。

辨证、治法:肾虚兼膀胱湿热,治先清利湿热。

处方:萹蓄 30g　小蓟 15g　木通 4.5g　生地 12g　滑石 12g　车前子 12g(包)　生甘草 6g　赤苓 9g　石韦 15g　滋肾通关丸 9g(分吞)　7 剂

二诊:11 月 1 日。近 2 天小便较通畅,次数减少,唯每次小便时仍欲大便。脉细,怕冷,感冷则小便次数增多。上方清有余而温不足,于原方中参入温培脾肾。上方去石韦,加熟附片 12g(先煎),党参 9g,白术 12g。10 剂。

三诊:11 月 11 日。加用温培脾肾后,病情明显好转,尿痛已除,怕冷改善,目前大便时已无小便不禁的现象,尿时已无便意,平时小便也能控制。舌脉如前。尿常规正常。原方去滑石。10 剂。

四诊:11 月 22 日。症情继续好转,但不能劳累。苔薄质红,脉细。原方去小蓟、木通。10 剂。

[**按语**] 本病类似中医学的癃淋,乃由肾虚兼膀胱湿热所致,因而采用先标后本、标本兼顾的治则。初诊时以治标为主,用八正散合小蓟饮子、滋肾通关丸加减出入,滋肾而清膀胱湿热。因肾司二便,与膀胱互为表里,肾脏虚弱往往影响膀胱气化,出现小便淋沥等症。二诊后下焦湿热渐清,故转入治本为主,逐步减少清利,加用附片、党参等温肾益气,以助膀胱气化。治疗 1 个月余体质改善,小便涩痛淋沥诸症悉除。

八、益气养阴固表法治愈盗汗一例

陈某,男,41 岁。

初诊:1975 年 4 月 9 日。

主诉及病史:盗汗 2 年余,今年更甚。皮肤有冷感,关节酸痛。

诊查:舌红,口干而不多饮,脉弦细。

辨证:乃气阴不足,卫外不固。

治法:治当益气养阴固表。

处方:黄芪 15g　川桂枝 9g　生白芍 15g　龙骨 30g(先煎)　生地 12g　五味子 4.5g　炙甘草 9g　牡蛎 30g(先煎)　淮小麦 30g　大枣 5 枚

三诊:4 月 23 日。上方药服 14 剂后,盗汗肤冷俱见轻减。再于前方中增入温培脾胃之品。原方加熟附片 12g(先煎),党参 12g。

五诊:5 月 7 日。连服上方药 14 剂,盗汗肤冷诸症明显改善。

处方:熟附片 15g(先煎)　黄芪 15g　党参 12g　生白芍 15g　龙牡各 30g(先煎)　生地 12g　五味子 4.5g　炙甘草 9g　淮小麦 30g　大枣 5 枚

[**按语**] 盗汗一证,一般认为属于阴虚,但也有属于阳虚或气阴两虚者。本例患者汗出颇甚,皮肤冷感,口干不多饮,以及关节酸痛诸症,辨证为气阴不足、卫外失固。处方以桂枝、白芍调和营卫,黄芪益气固表,龙骨、牡蛎、五味固涩止汗,甘麦大枣以养心气;因其舌红,故用生地滋阴。复诊时增入参附以加重益气温阳之力,服药之后症情显著好转。

九、标本兼顾法治愈风疹块一例

戴某,男,35 岁。

初诊：1975年12月16日。

主诉及病史：患慢性荨麻疹4年多，遇热或过冷易发，无明显饮食因素。发病前四肢肌肉跳动，发病时皮肤有痛痒灼热感。风团出现可持续14小时左右，多在下午4时后发作。素来大便干燥。外院认为该患者荨麻疹属于“乙酰胆碱型”。经治疗以来，每周仍然发作二三次，且时间仍较长，颇以为苦。

诊查：刻诊面部浮肿，小便清长，苔薄白，脉细。

辨证：此症或即《金匮要略》所谓“邪气中经，则身痒而隐疹”。

治法：屡发不已，参之脉症，知其体弱正虚，治宜标本兼顾。

处方：熟附片12g(先煎)　生大黄6g　黄连片10片　黄芩12g　黄芪片10片　当归9g　乌梅3g　赤白芍各9g　防风9g　生甘草6g

二诊：1976年1月10日。停用西药，改服上方药7剂后，服药期间仍发病2次，但每次发疹时间明显缩短，发病持续时间由原来8～14小时减为4小时左右。当发病时服上方药3小时后即可隐没。近停药1周，只发病1次。服药后感觉精神振作，大便较畅，面部浮肿亦退，但睡眠欠佳。前方尚合病机，再以进步为治。原方改熟附片18g(先煎)，黄芪片15片(分吞)。14剂。

三诊：2月21日。服药期间病情大见好转，每周仅发病一二次，且程度轻，时间短，面积小。西药已停服1个多月。唯近日睡眠不佳。前法佐养心之品。上方加淮小麦30g，红枣5枚。14剂。

1年后随访，恙虽未尽除，但据患者称述，病苦已去十之七八，对疗效感到满意。

[按语] 荨麻疹属中医学“隐疹”范畴，是一种顽固性疾病，往往反复发作不已。中医治疗本病以祛风为主，偏寒者温之，偏热者清之，肠胃湿浊宜通下，体弱正虚宜补益。本例患者病程较长，症情顽固，具有虚实寒热夹杂的特点，法以寒温补泻并施，方用附子助阳温经，三黄泻火泄浊，即《伤寒论》附子泻心汤之意。复以黄芪、当归、芍药、防风益气和血祛风，乌梅安胃，甘草调和诸药。药后疗效显著，说明本病久发不已，既应着意祛邪，更当努力扶正。本案根据辨证，重用附子一味以振奋身体抗病能力，寓温阳于寒凉之中，寒温并行不悖，攻补各奏其功。

十、透邪清热法治愈丹痧一例

罗某，女，8岁。

初诊：1965年1月15日。

主诉及病史：身热(T38℃)4日，丹痧密布，咽喉疼痛，大便4日未行，小便短少。

诊查：舌苔薄，质红，口渴引饮，脉浮数。

辨证：时邪外感，肺胃热盛。

治法：拟予辛凉透达，清解里热。

处方：薄荷6g(后下)　牛蒡子9g　银花9g　连翘9g　生川军4.5g(后下)　炒山栀9g　板蓝根15g　天花粉9g

复诊：服2剂后身热较轻(T 37.4℃)，腑气亦行。原方去川军，再服2剂后症状消失。

[按语] 本案丹痧密布，腑闭不行，乃温邪未彻而热势内盛，故予辛凉透痧，清热通里。方中薄荷、牛蒡、板蓝根透痧利咽，银花、连翘、山栀清热解毒，花粉、川军增液通腑，使火从下泄。

生军一味，非实热便闭不可轻投。

十一、清上温下法治愈暑热证两例

例一 丁某，男，1岁半。

初诊：1964年8月14日。

主诉及病史：断乳不久，形削色皖，胃纳一般。近日气候酷热，壮热（T 40.3℃，肛温）无汗，用西医发汗药但仍无汗泄，曾作一系列检查亦均无阳性体征。

诊查：病孩烦躁不宁，口渴喜饮，饮后小便频而清长，苔薄，脉细数，下肢清冷。

辨证：此乃典型暑热证也。

治法：上盛下虚，治以潜阳温下。

处方：陈香薷4.5g 黄连2.4g 莲子心9g 天花粉9g 熟附片9g（先煎） 龙齿30g（先煎） 益智仁9g 补骨脂9g 桑螵蛸9g 菟丝子9g 甘草3g 3剂

另方：蚕茧10枚，红枣10枚，煎汤代茶。3剂。

二诊：8月17日。服药后，渴饮尿频稍减，原方中加炒山栀9g。3剂。

三诊：8月20日。昨今气候酷热稍减，患儿发热、烦躁、渴饮尿频均明显轻减。苔薄，脉细数。再予原方出入。

处方：黄连1.5g 莲子心9g 天花粉9g 龙齿30g（先煎） 桑螵蛸9g 覆盆子9g 熟附片9g（先煎） 菟丝子9g 甘草3g

另方：蚕茧10枚，红枣10枚，煎汤代茶。5剂。

例二 陶某，女，2岁。

初诊：1964年8月7日。

主诉及病史：壮热（T 40.6℃，肛温）6日。

诊查：头额少汗，烦躁，口渴喜饮，小便清长而频。舌少苔，质微红，脉细数。

辨证、治法：上盛下虚，治以清热温肾。

处方：知母9g 生石膏30g（另包先煎） 粳米30g（包） 甘草3g 熟附片9g（先煎） 天花粉9g 蛤粉9g 龙骨30g（先煎） 补骨脂9g 覆盆子9g 缩泉丸9g（包） 3剂

另方：蚕茧10枚，红枣10枚，煎汤代茶。3剂。

二诊：8月10日。药后口渴稍减，汗出仍少。原方去蛤粉，加薄荷3g。3剂。

［**按语**］暑热证，每因小儿体质虚弱，又感受暑气，耗伤津液，以致出现发热缠绵，汗少或无汗，口渴多尿等症，反复不已则形成上盛下虚之候，每每投以清上温下治法而取效。例一以黄连、莲子心、山栀清心火，天花粉生津，附子、龙齿、益智仁、补骨脂、桑螵蛸、菟丝子温肾潜阳，香薷祛暑解表。并以蚕茧、红枣煎汤代茶，助中气，治渴溺。三诊时因气候酷热减，故症情亦明显好转。本病症情的轻重与气候有密切关系。有些病情顽固缠绵的患者，往往到秋凉之后也能向愈。例二患儿因壮热，舌质微红，少苔，热盛伤津较明显，故以白虎汤清肺胃之热，蛤粉、花粉生津护阴，附子、龙骨、补骨脂、覆盆子、缩泉丸温肾固涩。二诊时加用薄荷，取其辛凉表散。

十二、温肾固元法治愈遗尿一例

王某，男，10岁。

初诊：1977年5月20日。

主诉及病史：遗尿2年余，每晚二三次，家长唤醒可减少尿床次数。

诊查：病孩形体正常，白昼也无尿频现象。舌苔薄，脉濡软。

辨证、治法：肾阳不足，下元不固，治以温肾固元。

处方：熟附片15g(先煎)　龙骨30g(先煎)　白芍9g　补骨脂9g　菟丝子9g　益智仁9g　金樱子9g　银杏肉10枚　甘草6g　熟地9g

复诊：患儿服药7剂中只有1次遗尿，原方药续服14剂后，遗尿得止。1年后，患儿遗尿又作，再服本方药14剂遗尿痊愈。

［按语］本例遗尿属肾阳不足，下元不固，故处方以附子温补肾阳，补骨脂、菟丝子、益智仁、银杏肉温肾固涩，熟地、白芍兼顾阴分，甘草调和诸药。据临床体会，附子与温肾固涩药同用，可加强其药效。方中补骨脂、菟丝子等温肾药常因缺货而可以不用，或以覆盆子等代用，但附子是主药，为必用之品。附子的用量必须在9g以上，才能取得明显效果。曾有一遗溺小儿，初投附子9g不效，改为15g也不见效，后来增加至24g才获效。应用附子只要审证明确，不会产生副作用。

十三、温补肾阳、益气和营法治愈痹证一例

陈某，男，45岁。

初诊：1977年8月20日。

主诉及病史：患者胸背腰脊部不固定性疼痛10余年，2年来加剧。疼痛于天冷时加重，气温转暖时减轻，与阴雨潮湿也有关。在劳累及情绪波动时易诱发。每次疼痛发作历时至少1个多小时，呈刺痛样，当发作时卧床或热浴后可缓解。痛甚泛恶呕吐涎沫或肌肉跳动，但无抽搐。体重明显减轻(自63kg减为58kg)。曾经外地医院多方检查，治疗不应。

辨证：证属风寒湿三气杂至而成痹，迁延不愈，阴寒气盛，阳不用事。

治法：姑置祛风之品，专从扶阳入手，治拟温补肾命，益气和营。

处方：熟附片30g(先煎)　补骨脂15g　仙灵脾12g　炙黄芪12g　苍术12g　生白芍12g　桂枝12g　当归12g　炙甘草9g　延胡索12g　7剂

二诊：8月27日。疼痛发作减轻。原方加干姜9g续进。另用川朴片，每日10片分吞。

三诊：9月3日。病情如前，虽有进步，但仅愈十分之四。因考其患者于痛甚时常见呕恶，泛吐涎沫，且脉象稍弦，知其阴寒之气不特肆虐于身表，抑有肝气横逆犯胃之象。拟予温经镇痛，益气和营，兼以疏肝宣痹，重用甘缓济急之品。

处方：制川乌45g(先煎)　补骨脂12g　桂枝12g　炙黄芪18g　当归12g　柴胡9g　瓜蒌皮12g　炙甘草9g　淮小麦30g　大枣5枚　生白芍12g

四诊：9月10日。上方药服2剂后即觉疼痛次数明显减少，疼痛程度也减轻。原方药续服7剂。另予川朴片每日10片(分吞)。

五诊：9月17日。药后病情续见改善，胸痛甚少，腰背痛亦十去七八。有时口干，苔稍腻。

原方去淮小麦、大枣，加仙灵脾 9g，防风 9g，白术 9g。7 剂。

患者长期为病痛所苦，对近期疗效尚感满意。后因假满返回原地单位，嘱耐心服药，继续观察。

［**编者评注**］徐老先生用药颇有特色，主要表现在温阳药特别是附子的运用上，常常以附子作为主药，而且用量大。此品大辛大热，性能峻烈，配伍得当，灵活运用于虚实寒热诸证，能起沉疴大症。徐老常以此药配龙骨，收效甚佳。如治陈某痹证，腰脊疼痛，遇天寒加重，多方治疗不应。徐氏重用附子 30g，再入温肾益气之品，使症情显减。三诊时改用制川乌 45g，2 剂后疼痛大减，显然大剂川乌起了重要作用。虚寒或寒湿痹证，非大剂温阳祛湿之品则难以祛其沉寒，止其疼痛。这是徐老先生宝贵的经验之一。

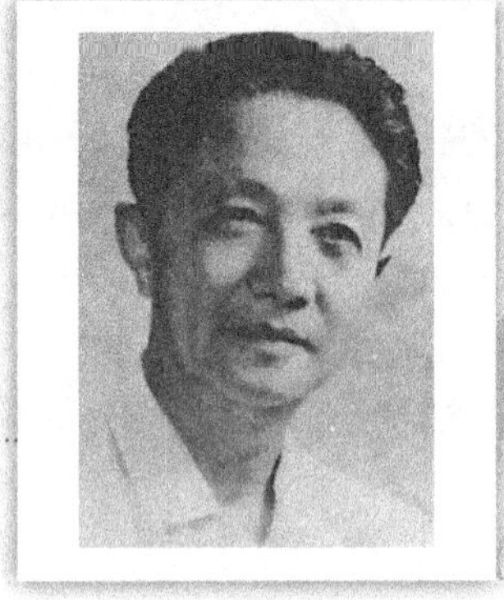

王正公医案

【生平传略】

王正公,1912 年生,江苏省昆山县人。主任中医师。出身于中医世家,曾祖父王济堂、祖父王绥之、父亲王慰伯均为昆山名医。幼承家训,年 14 即从父习医,22 岁自设诊所开业。抗日战争期间迁沪行医。1955 年被聘为上海市第二人民医院中医顾问,1956 年任中医科主任,1985 年退居二线,任医院学术委员会委员。曾先后任上海市中医学会名誉顾问、上海中医学院专家委员会名誉委员、上海市高级科学技术职称评定委员会评审组成员、《上海中医药杂志》编委。

王氏行医 50 余年,擅长中医内科、儿科,尤其对外感温热病和内科杂病如痰饮、哮喘的治疗,有独特之处。

主要著作除《正斋医稿》外,还曾在医学期刊上发表学术论文 20 余篇。

一、益气温阳化饮法治愈寒喘心肾并损一例

蒋某,女,70 岁。

初诊:1981 年 7 月 29 日。

主诉及病史:患者于 1950 年秋起伤风感冒,过早应用寒凉润肺之剂,邪未透达,咳嗽迁延不止,逐步形成慢性支气管炎、肺气肿、肺源性心脏病。平时咳嗽咯痰不利,行动气急,每交暑令则喘咳大发。1981 年 7 月中旬发作,较去年提前 3 天。

诊查:诊脉沉弦数,舌质淡,口唇色褐,咳嗽汗多,通宵端坐,痰多白沫,或如鱼冻,口淡不渴。

辨证:证系久咳损肺,肺损累及心肾,心气虚则血行凝泣,肾阳衰则水饮不化,上射于肺,阻肺气之下降,是以喘闭不通。

治法:证情危笃,亟予益气温阳以化寒饮,豁痰解痉以平喘急。

处方:熟附块 9g　党参 15g　桂枝 9g　细辛 5g　僵蚕 9g　地龙 9g　茯苓 9g　甘草 4g　麦冬 9g　干姜 3g　五味子 4g　半夏 9g　磁石 20g

复诊:上方药连服 21 剂,证情续有进步,前方增用熟地、丹参、当归、黄芪、淮小麦、玉竹,气

血并调；除细辛、干姜，熟附块改为5g，继续调治，交冬进服膏滋。

翌年夏令喘咳虽有小发，其势大减。随访3年，病情缓解，能从事轻便家务劳动。

［按语］大凡痰饮喘咳之证，一般夏令小康，冬季发病。本例于暑令发作，其势甚剧，医者因天气炎热，发作时汗多气促而频投清润，但药频服而咳愈甚。《杏轩医案辑录》有案和此例极相似。兹摘录案语警句于下：《经》云"形寒饮冷则伤肺"，此致病之大端，医者只有天时之气热，不识人身之脏寒……盖肺为娇脏，性虽畏热，然犹畏寒，金被火刑固为咳，金寒水冷亦为咳。此则久咳，心肺元气之损伤已极，寒饮之潜伏靡深，暑令阳气蒸发，内伏之寒饮欲化，由新凉引动而发。即《金匮》留饮、伏饮之证。《杏轩医案辑录》用温肺汤，此例用参附合小青龙汤得效。

二、清肺化痰法治愈哮喘一例

陈某，男，19岁。

初诊：1984年12月23日。

主诉及病史：患者于4岁开始哮喘，每在"五·一"及"国庆"节前后发作。1984年8月即发，迄今未止。哮喘多在子夜为甚，咳嗽气急，不能平卧，痰多色黄，常服用西药氨茶碱以缓解症状。但逐年加重，体力日衰。

诊查：诊脉细小数，舌质红，舌尖有杨梅刺。

辨证：系肺阴虚，心肾之气亦受其累，风热痰浊痹阻，肺气清肃失行。

治法：先予清金肃肺、宣化痰热，顺其生机，因势利导。

处方：南沙参12g　桑叶皮各6g　前胡9g　大力子6g　僵蚕9g　蝉衣4g　白前9g　百部9g　紫菀9g　干芦根12g　枇杷叶6g　荆芥6g　7剂

复诊：药后哮喘即见缓解，咳痰爽利，痰由黄转白。上方加减续服，半年来哮喘未发。续进益气固表、培土生金法以巩固疗效。方取玉屏风散、归芍六君加减。

［按语］青少年哮喘患者，大都在幼年即得，其病多起于伤风感冒。在咳嗽痰多时，过早进服润肺止咳药，使外邪失于宣透，肺气清肃失行，咳嗽迁延，日久形成哮喘。本例病机是：肺有伏邪，膈有痰壅。其所以子夜病发且重者，乃卧则内蓄之痰上逆，痰气相搏则喘作矣。多年来一直以止咳平喘为治，遍尝抑止咳嗽、扩张气管药物，以求暂时缓解其喘急。但导致肺脏固有的清肃功能日益削弱，欲其病解，其可得乎！

肺主一身之气，外合皮毛，内司呼吸，为清净之府，不耐邪侵。治肺之疾患，首先复其清肃之令，顺本脏固有生机，因势利导，使内伏恋之邪与蓄积之痰有其出路。实践证明，疏导的方法比遏止的方法好。从本案所取得的效果来看，足资说明其理。

三、养阴平肝法治愈反胃呕吐一例

周某，女，26岁。

初诊：1980年3月15日。

主诉及病史：患者于1979年上半年赴海丰农场巡回医疗，由于水土不和，发生纳食呕吐，渐至食后即吐，体力不能支持而返院，收入中西医结合病房。经对症和支持疗法，病情好转出院。出诊时诊断："轻度萎缩性胃炎"、"功能性呕吐"及"十二指肠降部憩室"。出院后不久，呕吐又作，每日仅能进食50～100g，以致形体消瘦，面色㿠白，精神委顿。于1980年3月15日邀王老诊治。

诊查:证见反复呕吐,纳谷量少,口苦而干;大便干燥、二三日一行;舌尖红津少,脉细小无力。

辨证:此乃肝气上逆,胃失和降,渐至胃阴耗伤,肠液枯燥。

治法:治宜滋养胃阴,和肝降逆。

处方:明党参 12g　原金斛 12g　麦冬 9g　白芍 9g　佛手 4g　旋覆花 6g　代赭石 15g　淮小麦 30g　竹茹 9g　料豆衣 9g　火麻仁 9g　枇杷叶 6g　怀山药 12g　7 剂

二诊:药后泛吐较减,纳谷略增,精神亦见好转,大便 3 日一行。苔薄黄,边尖红,脉仍细软。肝气亢逆较平,胃阴耗损未复,肠液枯燥,通降失司,仍拟原意化裁。

原方火麻仁加至 15g,再加生首乌 15g。7 剂。

三诊:上方药连服 3 周,情况大有好转,但昨晚过食油腻后,呕吐又发,苔薄质红。再拟益气养阴,和胃降逆。

处方:明党参 10g　旋覆花 9g　代赭石 15g　川石斛 10g　佛手 4.5g　谷麦芽各 10g　竹茹 10g　麦冬 9g　半夏 9g　鸡内金 6g　绿萼梅 3g　7 剂

四诊:呕吐止,纳谷较增,大便亦润,精神渐佳。舌净质红,脉细小而弦。肝木亢逆得平,脾胃阴液渐复,守原意调摄。

处方:明党参 15g　旋覆花 6g　代赭石 15g(煅)　川石斛 10g　佛手 4g　竹茹 9g　白芍 9g　谷麦芽各 15g　鸡内金 6g　怀山药 10g　7 剂

[按语] 患者脾胃中气素亏,营血不足,下乡之后水土不和,加之情绪不宁,肝郁不达,郁则化火,上逆犯胃,胃气失于通降,则纳食即泛;水谷之气不能滋生津液,必然导致胃阴耗伤,津不上承,则舌光津少,口苦而干;肠液枯燥,则大便燥结成栗状;脾胃之通降健运失常,水谷无以滋养脏腑,气血日衰,元气益耗,故脉象细小无力,重按乃得。王老在初诊中即谓此例属典型的胃阴虚、肝气上逆的反胃呕吐症,必须滋养胃阴以资生化,柔肝重镇以平冲逆。养胃阴之药避用滋腻,降冲逆须兼润肠液,腑浊下行,胃之通降得行。方用明党参、山药扶中气,石斛、麦冬养胃阴,配以旋覆花、代赭石重镇降逆,芍药、佛手疏肝理气,麻仁、料豆柔肝而润肠,小麦宁心和胃,竹茹、枇杷叶清胃热以止吐。药后呕吐明显减少,但大便仍见燥块。二诊加用生首乌、火麻仁以增强润下之功。三诊时因过食油腻,以致呕吐又作,仍守前法加减,调治 1 个月而安。

四、清上导下法治愈阳明经腑同病一例

郑某,男,3 岁。

初诊:1979 年 11 月 24 日。

主诉及病史:高烧 5 天,某医院儿科诊断为病毒性感冒。经青霉素、克感敏、吗啉呱治疗,表热虽减而里热甚炽。腹胀,大便 3 日未行。

诊查:口腔及舌尖溃疡糜烂,齿龈肿痛,日夜啼哭,不能吞食。苔黄厚腻,口臭,唇燥焦板,脉数。

辨证:温邪夹滞,阳明积热上蒸。

治法:拟清阳明之热,导大肠之滞。

处方:生地 10g　生石膏 20g　知母 10g　竹叶 10g　生大黄 5g(后入)　甘中黄 5g　鲜芦根 1 支　山羊角 10g　连翘 10g　银花 10g　丹皮 6g　2 剂

另冰硼散搽口腔溃疡处，蜜锭1只通便。

二诊：11月26日。经用蜜锭之后，下燥屎多枚，奇臭；热势较减，口腔及舌尖溃疡减少。苔黄化薄，舌红唇燥有改善。仍守原治。

处方：生地15g　生石膏20g　生大黄5g　桑叶6g　菊花6g　甘草3g　连翘10g　银花10g　山羊角10g　鲜芦根1支　3剂

三诊：11月29日。昨晨大便自行，色深褐，成形。此乃大肠之滞和小肠宿垢仍胶结未下。苔根黄，舌尖红，口疮糜烂较前改善。再拟清上导下。

处方：生石膏20g　生地黄10g　甘中黄5g　知母6g　连翘10g　银花10g　黄芩9g　枳实炭9g　竹茹9g　鲜芦根1支　麦芽15g　3剂

四诊：12月2日。3天来连续下深褐色酱粪3次，今日粪便色泽转黄。口舌糜烂完全消退。齿龈仍疼痛。苔化净，脉小软。余热未清，胃阴已伤。拟清热养阴，以为善后。

处方：生地黄10g　南沙参10g　生石膏15g　知母6g　竹茹6g　鲜芦根1支　甘草3g　连翘10g　麦芽10g　山楂炭6g　3剂

药后病愈。

［按语］此例病起于外感风温，内伤食滞，温邪夹滞，阴阳经腑同病。虽经退热、抗菌、抗病毒治疗，但胃肠邪滞未得宣导，温热之邪由表入里，与有形之积滞固结肠胃，充斥上下，热与积并，故腹胀，3日不得大便；邪热循阳明脉络上炎，以致口腔溃疡，龈肿胀溢，口臭舌碎；热盛灼伤津液，故唇燥焦板，舌质红绛。王老辨证抓住温邪夹滞，阳明经腑同病，积热上蒸这一要点，立法施治，始终以清上导下为主，取白虎、凉膈、玉女煎诸方化裁而获显效。

王老对于外感热病，非常重视胃肠积滞这一因素。他常说："温病热邪稽留不解，每由肠滞之未导而使邪热有所凭借，尤以童孩为多见。特别在应用抗菌类药物后，热势虽减而里滞未达，邪无出路，导致身热不清，纳呆便艰，苔黄厚腻之证，延久脾胃受伤，每为疳积之渐。"

五、清肝汤治愈脉痛一例

陈某，女，27岁。

初诊：1977年11月8日。

主诉及病史：1975年3月妊娠期患急性无黄疸型肝炎，反复发作2年多，谷丙转氨酶波动于66～118单位之间，曾服垂盆草冲剂、五味子粉等。第3次发作时接受中西药治疗。出院诊断：迁延性肝炎活动期。患者自觉四肢乏力，脘腹胀痛连及右胁，口干烦热，大便秘结。经行量多，色紫有块。历次发病后颜面暗褐色斑点明显增多，呈绿豆样大小簇集于前额两颧部。

诊查：面色萎黄晦滞，脉沉弦带数，重按不衰，舌质偏红少津。

辨证：肝热内炽，耗液灼阴，瘀热郁于络脉，上蒸于颜面。

治法：治当清热解毒，宣调气血，透发肝经之蕴热。

处方：生地15g　水牛角15g(先煎)　山羊角15g(先煎)　丹皮9g　赤芍9g　白芍9g　银花9g　滁菊9g　连翘15g　佛手6g　广木香3g　制香附9g　党参9g　茅根30g

复诊：上方药服3剂时，自觉口中热气上腾，唇部热疮遍发。守服原方药7剂之后，烦热大减，口疮渐消。

服药20剂后大便转爽，面部斑点消退大半，色泽转为淡黄。

服药30剂后，两次复查肝功能均正常，惟觉口干，月经量多，脉细弦，舌偏红。再予前方去木香、佛手、香附，加入川石斛、生首乌、川楝子。继进药21剂。随访3年，自觉症状消失，肝功能定期复查未见异常。

［按语］清肝汤是在《千金》犀角地黄汤和清营汤基础上化裁而来，主要药物有：生地、丹皮、赤白芍、银花、连翘、滁菊、犀角、羚羊角（犀角、羚羊角可用水牛角、山羊角代）、茅根等。全方具有清热解毒，凉血行血，辛凉透达，滋阴外托之功。方中生地养肝血，清血热；白芍滋肝液，敛肝阳；赤芍泄肝热，破血痹；滁菊疏风散热，伍山羊角降肝火，熄肝风；水牛角性走散，入心肝胃经清热解毒、消瘀血、治发黄、疗面黑；茅根入血分凉血利尿，引热下行，使邪热有所出路；丹皮属血分药，辛告微寒，既散肝中伏火，又清肾中相火，疏瘀血，除癥坚而无伤正败胃之弊；银翘属气分药，辛凉轻清，宣透诸经郁火。本方对邪热郁伏、血热血瘀、阴液耗伤之迁延性慢性肝炎具有较好的疗效。

六、养血平肝法治愈老年噎膈并发便秘一例

刘某，男，79岁。

初诊：1984年1月19日。

主诉及病史：1979年至1983年5月反复多次呕血及便血。1979年作钡剂摄片检查，诊断为胃小弯溃疡，胃粘膜脱落。右上腹部摸到包块，怀疑胃部恶性病变。由于年事已高，行动不便，胃肠部病变未进一步加以确诊。以后饮食只能进流质，食后呃逆频多，泛吐白沫及清水后觉快，大便秘结成栗状，常服大黄苏打片。患者兼有类风湿关节炎、脊椎僵直等疾病。

诊查：症见面容苍白清瘦，言语低微，两耳失聪。舌苔根部白薄腻，脉虚弦革，间有结代。

辨证：失血日久，气血之亏耗已极，血虚则肠液枯燥，肝失所养，化气攻逆，胃失降和，肠失传导，中州无生之机，水液失调，湿浊内生，证属噎膈。

治法：急应以通腑润肠为主。俟腑浊下行，则上逆之气得降，生机可望。方取养血润肠煎合旋覆代赭汤加减。

处方：生首乌18g　生当归9g　生赤芍9g　火麻仁15g　明党参12g　旋覆花9g　代赭石20g　白芍9g　甘草4g　半夏6g　陈皮6g　佛手6g　淮小麦20g

5剂。并嘱除维生素外停服一切西药。

二诊：药后大便1次，呕吐呃逆减少，舌苔根腻化薄，脉象虚弦革结之象有所改善。原方续服7剂。

三诊：近日呕吐未作，偶有呃逆；大便二三天一次，成条状。能进半流质，食量较前增加。下肢浮肿，脉弦革改善，舌根部有薄黄苔。水谷增进，脾运未复，湿邪内凝也。仿温胆汤意，和胃化浊。原方加茯苓9g，巴戟肉9g，竹茹6g，枳壳6g，佩兰6g。

四诊：上方出入加减，2个月余来泛吐呃逆未作；大便二三天一行，量较多，色泽正常；浮肿退，食欲增，精神面色有所好转。舌苔化，脉转缓和。原方除枳壳、佩兰，继续观察。

［按语］本例噎膈大症，脏腑俱损，虚实互见。高年得此，殊难着手。其虚因病久所致，其实因虚不复而致。只有先治其实，其虚可复。宗“六腑以通为用”之旨，腑浊下行，中州有健运之机，肝气得以下降。方取养血以润燥，增水以行舟，配合旋覆代赭汤益气降逆，幸获殊功。

七、养心宁神、温阳通脉法治愈胸痹一例

秦某,男,32岁。

主诉及病史:初觉口干口苦,渐感胸闷如有重物压迫,卧则背脊酸楚板滞,心悸不寐,眩晕耳鸣,汗多。

诊查:脉迟弦结代,舌红中有裂纹。X线胸透:主动脉弓突出。心电图提示:窦性心动过缓,频发室性早搏,心率50次/分,早搏16次/分。

辨证:证属心阴心阳两亏,肝气肝阳并亢,气失宣通,血行凝泣。

处方:党参15g　旋覆花9g　代赭石30g　麦冬9g　五味子6g　淮小麦30g　熟附块9g　玉竹12g　红枣6枚

复诊:服上方药14剂,上述症状明显好转,心悸胸闷消失,并已恢复工作,但劳累后仍感头晕耳鸣。原方加丹参15g,白芍10g,料豆衣12g,继续调治。随访2年,未再复发。

［按语］心悸胸痹,多为本虚标实之证,虚者大都见心阴心阳两亏,肝阴与肾水俱虚;实者多痰浊互阻,气滞血瘀,而气滞更为病机之关键。盖气为血帅,气行则血行,气滞则血凝。凡胸膈之病,每与胃气之通降失常相关,如得矢气、嗳气,则胸膈顿舒,脉之结代亦瘥。故仲景在《金匮要略·胸痹心痛短气病脉证治》立瓜蒌薤白半夏汤、枳实薤白桂枝汤、橘皮枳实生姜汤等以和胃降浊,通降气机。

患者平素性情急躁,由于肝气之横逆,导致胃气失于通降,方取生脉散合甘麦大枣汤加味以养心液、宁心神、缓肝急,佐附子温阳通脉,旋覆代赭降气镇逆。所以不用瓜蒌、薤白、半夏、桂枝、干姜等味者,以其痰浊之证不显,虚多实少,此乃师仲景之法而变其方也。

八、清宣肺胃法治愈风温一例

顾某,男,23岁。

诊查:温邪外侵,由肺及胃,壮热8日,有汗不解,口渴引饮。唇红便秘,咳嗽痰多。脉象滑数,舌红苔黄。

辨证:无形之温热与有形之痰浊互阻上焦,病势方张。

治法:姑拟清温泄热,肃肺涤痰,太阴阳明并治。

处方:生石膏30g　知母10g　前胡10g　大力子10g　蝉衣3g　桑叶6g　连翘10g　象贝10g　瓜蒌皮10g　银花10g　竹叶10g　花粉15g　鲜芦根1尺　3剂

药后第3天热退证除。

［按语］本例风温热聚太阴、阳明,证现烦躁口渴引饮,痰多咳逆,虽大便秘结,但无唇焦齿燥、矢气、谵语等阳明腑实证候,其邪热尚在肺胃之分。故方取白虎汤合银翘散加减以清泄肺胃,使之不致化燥传营。这符合《伤寒论》阳明经证的治法。

九、清营泄热、涤痰开窍法治愈风温逆传心包一例

吕某,男,32岁。

诊查:温邪上受,由肺逆传心包,壮热4日,陡然神志昏迷,谵语烦渴,痰鸣气逆。脉滑数,

舌绛苔黄，津液干燥。

辨证：症情危重，将次痉厥。

治法：急拟清营泄热，涤痰开窍之治，以冀应手。

处方：鲜石斛 30g　鲜生地 30g　大竺黄 10g　陈胆星 10g　桑叶 9g　连翘心 10g　银花 10g　前胡 15g　花粉 15g　丹皮 10g　川贝母 6g　石菖蒲 5g　钩藤 15g

另方：万氏牛黄清心丸 2 粒，用竹沥油化服；鲜芦根、鲜茅根各 30g，煎汤频饮。2 剂。

二诊：投清营泄热、涤痰开窍之剂，今神志较清，热势亦减，痰鸣喘急渐平，舌津得润，苔黄化薄，转机兆也，尚虑传变。再以前法增删。

处方：鲜石斛 30g　鲜生地 30g　鲜芦根 30g　鲜茅根 30g　前胡 15g　桑叶 10g　天竺黄 10g　大力子 10g　银花 10g　连翘 15g　竹叶 12g　茯神 10g

另方：万氏牛黄清心丸 1 粒，研末竹沥油化服。2 剂。

［按语］本例风温之邪由肺逆传心包，证现神志昏迷、劫津化燥，方取清营泄热，开窍存津涤痰之治，3 剂后即转危为安。

十、辨证治愈湿温化燥三例

例一　王某，女，40 岁。

诊查：湿温证七日，壮热有汗，烦渴引饮，昨忽神志昏糊，谵语狂躁，大便秘结，唇焦齿干，舌绛苔黄，扪之无津，脉象滑数。

辨证：湿热化燥与肠滞互结，阳明腑实之候。

治法：势已燎原，急投大剂清热导下，以救阴液之耗亡。

处方：生石膏 40g　川连 6g　黄芩 10g　鲜生地 40g　鲜霍斛 40g　鲜芦根 40g　银花 15g　连翘 15g　山栀 15g　竹叶卷心 30 枚　凉膈散 15g(包煎)

另方：外用开塞露通便。1 剂。

二诊：经外导内攻后，先下燥粪多枚，翌晨续下宿垢如酱者甚多，秽臭殊甚；神志即清。脉滑数改善，苔黄化薄，舌津已复，仍守原方，以清余邪。

原方除凉膈散，续服 2 剂。

［按语］此例乃温邪夹滞，热结阳明，劫津化燥，方取承气白虎，急下存阴，釜底抽薪之法。宿垢下达，温邪无所凭借，神志即清，热势下降，续进清温养阴之治而安。

例二　范某，女性。

诊查：湿温旬日，壮热汗多，口渴引饮，神昏呓语，协热下利，舌绛津干，苔根黄，脉象细数。

辨证：邪已由气入营，津液内夺。

治法：急拟清营泄热，存津固液为治。

处方：熟石膏 30g　生甘草 6g　鲜霍斛 30g　银花 15g　连翘心 15g　清水豆卷 15g　桑叶 9g　黄芩 9g　竹茹 9g　鲜芦根 30g

另方：万氏牛黄清心丸 2 粒，研末化服。

［按语］石膏为清阳明实热之要药，临床诊治一般病证多生用，惟温病协热下利重症，必须用熟石膏，配以生甘草，才能挽其危急。因熟石膏能清热而敛肠，生甘草能解毒而固液，二者配伍，具有清热止泄之功。如下利不止，津液耗伤，邪热内陷，必然动风痉厥，应用固液止泄，以救将竭之阴液。病势鸱张之时，更须辨证应用，才能转危为安。

例三 顾某，男性，41岁。

诊查：湿温三候，身热不解，痦布已透，而神志仍昏糊，呓语喃喃，舌绛劫津，唇燥齿干，口干不索饮，脉象细数。

辨证：此乃温邪化燥传营，劫烁津液。

治法：症情危重，急拟大剂甘寒生津，清营泄热，已冀挽救。

处方：鲜霍斛30g 鲜生地30g 鲜沙参30g 天花粉15g 知母15g 丹皮15g 元参15g 麦冬15g 连翘心15g 生石膏40g 竹叶卷心30枝 紫雪丹2g(冲入)

另方：鲜芦根2支、鲜石斛40g煎汤，西瓜汁，米汤，轮流用汤匙灌服，每1分钟1匙，昼夜不断(此法名为口腔补液法)。

复诊：经口腔补液法轮流给药，至翌晨舌津得回，神志渐清，继续清温存津，病得痊复。

[**按语**] 凡温热病邪热内传营分、血分，劫津化燥，舌绛津干，唇焦齿板，神昏呓语，手指抽搐，肝风内动等危候，均可采用口腔补液法，即从口腔徐徐滴入药液，纠正亡津(脱水)，每能挽危症于旦夕。此法尤适宜在不具备静脉补液的条件下应用。一般用鲜石斛、鲜生地、鲜沙参、鲜芦根、鲜茅根等作为补液的主要药品(各30～60g，无鲜者用干者代替，剂量较鲜者减半)，分别煎汁备用。夏令季节，可加入西瓜汁、藕汁等，每1～2分钟用羹匙或滴管从口腔徐徐滴入1～2ml；各种液体轮流给服，要持续进行，直至病人舌津回复，脱离险境为止。同时配合蔬菜汤(加适量食盐)、米汤或绿豆、赤豆煮汤，以补充营养。

大凡温热病内传营分、血分时，每见阴液耗伤的证候，此阴津虽已被温热灼伤，但反不索饮，与在气分壮热时大渴引饮者不同，因而更易导致亡津。这种患者神志大都不清而医者不能正常给药，只能采用小量频饮的口腔补液法，纠正其亡津现象。其他疾患，凡兼阴液耗伤之证，亦可应用。

十一、益气镇逆止血法治愈肺痨咯血一例

俞某，女，28岁。

主诉及病史：患者有慢性咳嗽兼咯血史多年，经X线检查发现左上肺浸润型肺结核，伴有空洞。于8月17日突然咯血，当即住院，入院后仍反复咯血，咯血量最多一天达1200ml，邀中医会诊。

诊查：咯血不止，量多色鲜，咳嗽气短，身热盗汗，便秘溲赤，午后火升潮热，脉弦数，舌淡面皖。

辨证：木火刑金，肺络受损，血溢气衰，防其脱变，欲止其血，先降其逆。

治法：即拟柔肝镇逆，益气保肺。

处方：移山人参9g(另煎冲入) 旋覆花9g 代赭石20g 侧柏叶15g 茜草炭9g 墨旱莲9g 藕节15g 鲜茅根30g 料豆衣10g 谷麦芽各15g 细生地20g

另方：参三七粉、蒲黄日3次，每次2g。蚕豆花露代茶。

二诊：药后咯血渐少，痰血7天后消失。仍宗上方加减。调治月余，好转出院。

[**按语**] 肺损络破血溢，每多肺肾阴亏，肝气肝火上刑肺金。前人有"气有余便是火"之说。气逆则血逆，气降则火降，不治血而血自止。前苏州名医顾尤若常于治血症方中加用旋覆、代赭2味，我师其法，每获良效。

[编者评注] 王老先生治肺痨咯血一案，颇见功夫。患者空洞型肺结核咯血多年，咯血量多色鲜，身热盗汗，便秘溲赤，午后火升潮热，脉弦数，一派阴虚肝肺火旺之象。王老脉症合参，虑其久咳咯血，血溢气衰，故用人参防其脱变。欲止其血，先降其逆，此治血证三要诀之一也；用旋覆代赭汤镇肝降逆，肝经气火一平，咯血自止。不治血而血自止，此乃王氏师承而得的经验之一。

金寿山医案

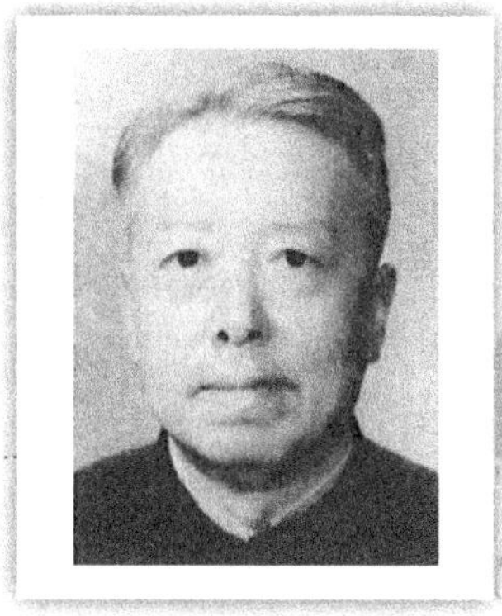

【生平传略】

金寿山(1912—1983),浙江省绍兴市人。中医教授。出身于中医世家。早年丧父,自学成医。解放前曾在上海新中国医学院任教,解放后历任上海中医学院伤寒温病教研组主任、教务处处长、副院长、中医文献研究所所长、上海市中医内科学会主任委员、国务院学位评定委员会医学学科评议组成员,《中医年鉴》(1983年版)主编等职。

金氏从事中医教学和临床工作40年,有高深的理论和丰富的经验。晚年从事中医理论研究工作。主要著作有:《温热论新编》、《金匮要略讲稿》、《金寿山医论选集》等。

一、辨证治愈发热四例

例一 高某,男,2岁4个月。

初诊:1977年9月13日。

主诉及病史:高热(肛表39.7℃)3天,无汗,咳嗽,用过四环素、青霉素、卡那霉素及中药,热不退,纳尚可,便溏、日行3次。

诊查:脉数急,舌红。

辨证、治法:风温夹湿,失于汗解,急予透表,以防内陷生变。

处方:柴胡3g 豆豉4.5g 荆芥3g 前胡4.5g 桔梗1.5g 杏仁6g 炒黄芩6g 生甘草3g 蔻仁1.5g(冲) 苏子叶各3g 1剂

二诊:9月14日。昨上半夜服药,后半夜得汗两次,呕吐1次,吐出痰涎甚多。今晨热已退至37.9℃(肛表),尚有咳嗽,便行两次、溏薄。脉转缓,舌红,苔微黄,前方制其小剂。

处方:柴胡1.5g 清水豆卷4.5g 前胡4.5g 桔梗1.5g 杏仁4.5g 炒黄芩4.5g 蔻仁1.5g(冲) 苏子4.5g 茯苓6g 甘露消毒丹9g(包煎)

2剂后热退尽,病除。

例二 王某,男,48岁。

初诊:1977年4月23日。

主诉及病史:高热12天,每天早上38.5℃,晚上39.7℃。不恶寒,汗多而热不解。始有骨楚，现已罢。咳嗽少，痰黄。初起渴不欲饮，现已口渴欲饮，尚能进食，但食后泛恶。大便正常，小溲短赤。据云经西医多次检查，未得确诊。仅发现血白细胞略有增高（10 000～13 800/mm^3），用过西药未效（何药未详）。

诊查：脉弦，苔白滑。

辨证、治法：湿热留恋，邪在少阳，当予柴葛解肌。

处方：炒银柴胡 4.5g　炒黄芩 15g　葛根 9g　蔻仁 3g　清水豆卷 18g　姜半夏 9g　杏苡仁各 9g　炒枳壳 9g　益元散 12g　茯苓 9g　甘露消毒丹 30g（包煎）

同年 8 月间患者介绍他人来门诊，知其服上方药 3 剂后即热退病愈。

例三　任某，女，43 岁。

初诊：1977 年 11 月 3 日。

主诉及病史：1977 年 9 月间患菌痢，痢止后，每天下午有低热（37.5～37.7℃），已将 2 个月，发热前怕冷。现胃纳尚可，口淡自汗，头痛，睡眠不安，肢节烦疼，大便溏。

诊查：脉弦细带数，舌苔薄滑，营卫不和，不能达邪外出。

治法：柴胡桂枝合玉屏风散治之。

处方：银柴胡 3g　党参 9g　生黄芪 9g　炒防风 4.5g　桂枝 6g　炒白芍 9g　炒黄芩 9g　姜半夏 9g　炒白术 9g　炙甘草 3g　生姜 3 片　大枣 3 枚

复诊：上方服 1 剂后即感觉舒服，2 剂后得汗热退，次日热不再作，精神也振，睡眠安，头不痛，大便成形，诸症皆愈。

例四　黄某，女，39 岁。

初诊：1976 年 11 月 6 日。

主诉及病史：1976 年 5 月初受凉得病，寒热往来，热度在 38℃以上，经治疗后热度虽下降，但始终未退净，每天低热（37.2～37.3℃）。鼻干而塞，口干，怕冷。到半夜后烦热不得眠，面赤，头及手足出汗而身无汗。口渴欲饮。咳嗽，痰多如白沫。大便秘结。

诊查：脉细，舌色尚正、中心苔黄、舌边起小泡。

辨证：此病历时虽久，仍属寒邪失于汗解，寒邪化热，邪恋气分，乃外感之病，非骨蒸潮热也。

治法：当表里双解之，仿防风通圣散法。

处方：柴胡 4.5g　黄芩 9g　知母 9g　生石膏 12g　焦山栀 9g　淡豆豉 9g　杏仁 9g　生甘草 4.5g　鱼腥草 30g　姜半夏 12g　炒枳壳 9g　制大黄 9g　赤白芍各 9g　3 剂

二诊：1977 年 11 月 10 日。服药后得畅汗，大便亦畅通，已不怕冷，口干亦减，咳痰已少，尚觉鼻干，右颈部有肿胀感。除邪务尽，治以原法。

处方：柴胡 4.5g　葛根 9g　黄芩 9g　焦山栀 9g　淡豆豉 9g　制大黄 6g　赤白芍各 9g　炒枳壳 9g　姜半夏 9g　鱼腥草 30g　杏仁 9g　夏枯草 9g　生甘草 3g　3 剂

三诊：11 月 14 日。外邪已解，低热已不复作，尚有咳嗽，两脚时有抽筋，思饮食而见之又不欲进，形寒而加衣又烦热难受。良由久病致郁，与《金匮》所谓百合病意欲食复不能食，如寒无寒，如热无热，或病 20 日或 1 个月后见者颇似。脉细，舌淡，苔薄腻。拟解郁缓肝化痰。

处方：淮小麦 30g　炙甘草 6g　炒白芍 15g　桂枝 3g　炒枳壳 4.5g　瓜蒌皮 12g　桔梗 3g　杏仁 9g　生牡蛎 30g（先煎）　夏枯草 9g　半贝丸 9g（分吞）　姜竹茹 4.5g　谷麦芽各 9g　7 剂

药后胃口开，睡眠安，咳嗽止，诸症悉除。再用原方加减续服药 7 剂而愈。

［按语］外感发热邪在肌表者，多数可以一汗而解。但汗须得法，寒用辛温，热用辛凉，夹风者透风于热外，夹湿者渗湿于热下，此大法也。近则不讲汗法，一见发热，不问是寒是温，便用清凉解毒，往往迁延时日，甚则造成坏病。以上发热4例，有高热，有低热，但都存在失汗这个因素。当此之时，已非一般解表药所能治，须用柴葛之品，或仅用柴胡以解肌透表，方能汗解而彻热。以上4例之得效，即在于此。

其次，中医判明寒热，不能仅看热度高低，例三、例四低热病案，任案患者热度虽较高，而寒象则重，病机在于正气不足，故用扶正达邪之法。黄案热度虽很低，而热象则重，病机由于寒邪失于汗解，郁而化热，故重用寒凉。内热深沉，非用大剂寒凉不可，看似割鸡而用牛刀，实则有其必要。但由于其热是由寒郁所致，必须兼以透表，豆豉、柴胡，透表药也。次诊热象已减，故去石膏、知母之沉寒，改用葛根之清透，合柴胡以解肌热。三诊时出现百合病见症而不用《金匮》治百合病之方，因百合原方偏于凉润，与当前脉细舌淡见症有所未合，故不用之。

二、攻补兼施法治愈癥瘕一例

孙某，男，53岁。

初诊：1976年8月29日。

主诉及病史：1年多来腹部进行性胀满，按之坚实，用特大号裤带已不能束腰，但肢体并不肿。面色无华，胃纳尚可，每餐能食100g而食后腹胀，大小便如常。1976年7月在某医院检查，肝大，肋下9指、剑突下5指，质硬。超声波诊断为：①多囊肝；②多囊肾。

诊查：诊其脉沉弦，舌苔黄腻满布，肝掌明显。

辨证：湿热夹瘀结成癥瘕，邪盛正虚。所幸胃气尚存，犹可攻补兼施。

治法：试拟益气利水，活血化瘀，软坚散结。

处方：生黄芪15g　炙地龙9g　全当归9g　桃仁9g　红花6g　赤白芍各9g　炙鳖甲12g　夏枯草9g　生牡蛎(先煎)30g　泽泻12g　生苡仁30g　带皮茯苓12g　海藻15g　京三棱12g

服药7剂后，患者家属来述，药后尚觉安适，舌苔黄腻渐化，食后腹胀亦减。前方去炙鳖甲、京三棱，加枳实9g。另加鳖甲煎丸12g，分两次吞服。

再诊：10月2日。上方药共服28剂，脉沉弦之象已较初诊时为减，尺部较弱，舌苔黄腻，纳尚可，大小便正常。宗初诊方，去炙地龙、炙鳖甲、京三棱，加炙山甲9g、猪苓12g、枳实9g。鳖甲煎丸照服。

三诊：10月18日。上方药服用14剂，1周前发缠腰火丹，刺痛甚剧，夜不成眠，但腹中反觉松动。脉沉弦，舌苔较腻。前方去海藻、猪苓，加代赭石30g(先煎)、龙齿30g(先煎)、石决明18g(先煎)、钩藤12g(后下)，红花改为4.5g，白芍加至18g。

四诊：11月4日。服药14剂，缠腰火丹已愈，胃纳正常，大便日1次，小便尚可。经医院检查，肝剑突下比前缩小2指、肋下比前缩小3指。脉弦带滑，舌苔已不腻。诸症有好转之象。

处方：生黄芪15g　炙山甲9g　全当归9g　赤白芍各9g　桃仁9g　红花9g　夏枯草9g　生牡蛎30g(先煎)　茯苓12g　生苡仁30g　海藻15g　枳实9g　银花12g　鳖甲煎丸12g(分两次吞服)

五诊：1977年1月1日。上方加减共服药42剂。又经医院检查，肝脏与四诊时触诊相同，肝区自觉有轻松感。当为气血流动之征。腹围又见缩小，胃纳可，大小便如常。脉小弦带滑，舌色嫩红，边有瘀点，苔薄微黄腻。仍当益气化瘀，清利湿热。

处方：生黄芪 18g　炙山甲 9g　丹参 12g　赤白芍各 9g　桃仁 9g　夏枯草 9g　生牡蛎 30g(先煎)　茯苓 15g　生苡仁 30g　海藻 12g　枳实 9g　银花 9g　泽泻 15g　炙地龙 9g　鳖甲煎丸 12g(分两次吞服)

六诊：2 月 3 日。上方药共服 28 剂，腹中痞块又见缩小，4 个月来腹围从不能束带到能束带，从可束皮带 1 孔到能束 2 孔。1 个月来肝区有收缩样疼痛。脉弦，舌苔如前。治从原法。

处方：生黄芪 12g　炙山甲 9g　丹参 12g　赤芍 9g　白芍 15g　桃仁 9g　夏枯草 9g　生牡蛎 30g(先煎)　生苡仁 30g　海藻 9g　炙地龙 9g　三棱 9g　延胡索 9g　莪术 9g　失笑散 12g(包煎)　鳖甲煎丸 12g(分两次吞服)

七诊：6 月 20 日。上方加减服药 5 个月，面色正常，肝区经常隐隐作痛，劳累后更甚。脉小弦左带滑、两尺较弱，舌质正常、苔薄黄腻。大小便如常。治拟益气养阴，活血化瘀，软坚散结。

处方：黄芪 18g　太子参 15g　丹参 12g　炒白芍 9g　炙地龙 9g　生牡蛎 30g(先煎)　泽泻 9g　海藻 12g　夏枯草 9g　生苡仁 30g　茜草 9g　茯苓 9g　银花 9g　鳖甲煎丸 12g(分两次吞服)

此方药服后效果更为显著，精神焕发，肝区已不隐痛。再以此方加减继续服用。1978 年春节后开始上班(已病休 3 年)，并不感觉劳累。原方药仍在继续服用。

1978 年 3 月 19 日随访患者，精神佳，步履轻健，已看不出大腹便便之状，肝掌消失。多年痼疾基本告愈，复查肝功能正常。但因患者主观感觉良好，未再往医院作超声波复查为憾。

[按语] 多囊肝、多囊肾是少见病症，在中医学中应属于癥瘕范畴。本例初诊时病情较重，邪盛正虚，补虚则碍实，攻实恐伤正，治疗颇感棘手。立法虽云攻补兼施，而处方则着重于攻，所以作此决定，考虑到因病致虚，不去其病，虚亦终难得复。在治疗过程中有两个转折点：第一个转折点，在于发出缠腰火丹(带状疱疹)，这从西医学观点来看，与其癥瘕宿疾无关，而从中医学观点来看，则为内蕴湿火寻找出路外达，是好事不是坏事，病症从此果有转机。第二个转折点，是在第七诊，由于久用攻伐之品已见伤正之象，此时处方减少攻伐之药味与用量，增加补养之药味与用量，使扶正而不碍邪，攻邪而不伤正，效果又见显著。可见无论攻药和补药，用得都要恰如其分。

注：第三诊由柯雪帆医师代诊。

三、清燥救肺汤治愈无汗症一例

蒋某，男，28 岁。

初诊：1977 年 7 月 12 日。

主诉及病史：患者自幼就有汗闭症。暑天烦热难忍，伴有低热，精神疲乏，口干，肢麻甚则作痛，溲多而清。历年来服中西药未效。

诊查：刻诊肌肤干燥，脉弦细而数，满舌裂纹、苔剥，体温 37.4℃。

辨证：证属肺气肺阴不足，不能宣散皮毛，汗源亦少。

治法：试拟益气养阴，清燥润肺之法。

处方：生石膏(先煎)30g　玄参 12g　知母 9g　鸡苏散 30g　太子参 15g　生地 12g　葛根 9g　山药 9g　桑白皮 12g　阿胶 9g(烊冲)

复诊:7月22日。服前方药7剂后,皮肤潮湿,有出汗感,其他诸症尽减。脉弦细不数。效不更方,治从原法,再服药7剂。

随访:服药14剂后,汗闭症痊愈。暑天炎热之时,汗出溱溱,肌肤湿润,低热也退。已于1978年考入大学。

[按语] 本案患者脉症表现属肺气虚,不能宣散皮毛;肺阴亦不足,汗源亦少,故为汗闭。方中石膏、玄参、知母、太子参、生地、桑白皮,都属清燥热、补气阴之品,从清燥救肺汤化出,以治其本;佐葛根、薄荷(鸡苏散中有薄荷)以解肌疏表,是治其标。薛生白《湿热病篇》治暑邪闭于腠理无汗,用六一散一两,薄荷叶三四分泡汤调下即能汗解,此方即仿其法。因小便多,故方中用山药以固肾气;时当暑令,见有低热,故用六一散以解之。鸡苏散与山药同用,通中有涩,不致有渗利过甚、小便更见增多之弊。用方照顾全局,故奏效颇速。

四、升清降浊法治愈眩晕一例

万某,男,45岁。

初诊:1977年11月6日。

主诉及病史:1个月前因左副鼻窦炎连续注射链霉素7g,引起眩晕耳鸣,走路时摇晃如醉人,并有复视(不走路时没有复视),至今未愈。经常嗳气上逆,大便干结。已经3个医院神经科检查,无异常发现。

诊查:血压100/70mmHg。脉弦细带滑,舌胖,苔微黄而润。

辨证、治法:清气不升,痰浊上逆。治于升降中求之。

处方:蔓荆子12g 杭菊花9g 升麻4.5g 葛根9g 党参12g 生黄芪12g 黄柏4.5g 炙甘草3g 赤白芍各9g 当归12g 旋覆花9g(包煎) 代赭石12g(先煎) 五味子3g 7剂

同年12月11日来信述:服药7剂后诸症基本痊愈;自己再以原方连服药7剂,诸症悉除。

[按语] 鼻为肺窍,久患副鼻窦炎,风热外袭,痰浊内蕴,肺气本已失宣,治疗不当,邪未去而正又伤,遂致清阳失展,神精不敛,眩晕、耳鸣、复视之所由也;清不升则浊不降,时时嗳气上逆,大便干结,浊阴不走下窍而上逆也。治以益气聪明汤(蔓荆子、升麻、葛根、党参、黄芪、黄柏、芍药、炙甘草)加旋覆、代赭,前者用以升阳益气(全方升中亦有降),后者用以和中降浊,再加菊花以散风热,当归以和营血,五味子以敛神精。立方之意如此,故云"治于升降中求之"。

五、标本兼顾、通中有补法治愈癫证一例

吴某,女,21岁。

初诊:1975年3月16日。

主诉及病史:患者因情绪刺激,患精神分裂症后住院1年半,出院后病症未见显著改善。

诊查:刻诊面色㿠白而浮肿,语言能够对答而无伦次,自诉心慌、胆怯,耳边听到有人讲话,大便干结。家属诉病人有时翻眼睛,有时发抖,有时胡思乱想;出言不伦,有时大声吵闹。行为幼稚,贪吃懒做。诊其脉促,舌淡边有齿印。

辨证:症属痰蒙心窍。

治法:治当涤痰,但久病体虚,不宜猛攻而宜缓图。

处方：朱茯苓 12g　姜半夏 9g　陈皮 9g　炙甘草 3g　炒枳壳 6g　姜竹茹 9g　党参 12g　石菖蒲 9g　远志 6g　桂枝 4.5g　白金丸 15g(包煎)　7 剂

服药 7 剂后家属来述：患者近日智力较有好转，续以此方为基础，再加人参须、柏子仁、淮小麦、大枣等药出入加减以安神定志。服药 14 剂后脾气较有好转，21 剂后胡思乱想较少发作，28 剂后神志逐渐清楚，谈话有条理，言行不像过去那样幼稚，不贪吃，不争吵，懒惰也有改善，面目浮肿已退五分之四。

复诊：4 月 24 日。面色已转红润，浮肿全退，精神症状逐步好转。自诉夜寐梦多。舌胖，苔中心黄。夫癫为郁证，诊其脉细滑不扬，郁结犹未全开，用十味温胆出入。

处方：党参 12g　朱茯苓 9g　姜半夏 9g　炒枣仁 9g　远志 6g　陈皮 6g　炒枳壳 9g　石菖蒲 9g　淮小麦 30g　生白芍 9g　姜竹茹 9g　白金丸 9g(分吞)

此后以此方加减出入继续服用，半年之内，思维完全恢复正常，于同年 11 月恢复工作，智力一如常人。但不能停药，停药就要失眠。在月经来前，往往烦躁不安，加用丹参、生地、丹皮、泽兰等药即安。至 1976 年 3 月症情又有反复。

复诊：1976 年 3 月 12 日。性情急躁，易发脾气，在家常与母无故争吵，但在厂里尚能克制自己，坚持工作。脉弦细滑，舌干糙，痰热郁结，津液煎熬。时当春令发越，有引动宿疾之虞，拟缓肝润燥，清心降火。

处方：皮尾参 9g(另煎代茶)　天竺黄 9g　淮小麦 30g　生炙甘草各 1.5g　赤白芍各 12g　连翘 9g　干竹叶 9g　丹参 9g　柴胡 3g　大枣 3 枚　牛黄清心丸 1 粒(化服)　7 剂

此方药服 7 剂后烦躁渐安，原方去皮尾参，加北沙参 9g，续服药 10 剂，烦躁完全平静。再以原方去天竺黄、竹叶、牛黄清心丸，加生地 12g，广郁金 4.5g，开心果 9g，续服药 10 剂。嗣后以甘麦大枣汤为基础，合温胆汤再加白芍、连翘、郁金等药出入调理，至 1976 年 10 月停药。

患者于 1977 年 10 月满师转正，迄今旧病未复发，智力如常人。

［**按语**］癫证多属痰气郁结，固当治痰，但察其致病之由，往往思虑太过，损及心脾，气滞津聚，积而成痰。其痰乃日积月累而成，非一朝一夕所能去，宜化而不宜攻。若用礞石滚痰丸、龙虎丸等药猛攻，欲求速效，往往徒伤其正而痰仍不去，此非治痰之不当，乃用方之不当也。本案患者初诊表现：面色皖白而浮肿，心慌、胆怯、脉促(促属心虚痰结)、舌淡，心脾之损是本，痰涎壅积是标，故虽大便干结而不用攻下逐痰之药，采用温胆汤加味，标本兼治，涤痰开窍之中寓有通补心脾之意，奏效尚属理想。其后效不更方，并参入安神定志之品继续服用，半年之内得以基本痊愈。次年春天又有小反复，虽属余波未靖，而症情有所变化，改方着重缓肝润燥，清心降火，与初诊之方相比，易温燥而为凉润，药随症变，自当如此。此案治疗过程虽将及 2 年，但诊察病人只有 3 次，由于认症准确，守方不变，故能克奏全功。

六、化痰散瘀、凉血和营法治愈痫证一例

徐某，女，40 岁。

初诊：1975 年 1 月 11 日。

主诉及病史：去年 4 月患疟疾之后，时时发作抽筋，同时神志昏迷，半日始醒，平时头昏。

诊查：脉右弦滑数，左细数带滑。

辨证：盖属疟邪不彻，痰瘀互结，上扰清空，发为痫证。

处方：制首乌 9g　当归 9g　党参 9g　生白芍 12g　生甘草 4.5g　陈皮 9g　橘贝半夏

曲 9g(包煎)　茯苓 9g　生苡仁 12g　炒枳壳 9g　白金丸 15g(包煎)　大枣 5 枚　7 剂

二诊:1 月 18 日。服药后抽筋未发,但晚上失眠。脉右滑数,左细数带滑,苔净。治用十味温胆出入。

处方:生白术 9g　朱茯苓 9g　陈皮 4.5g　炒枳壳 4.5g　党参 9g　炒枣仁 9g　远志 3g　炙甘草 3g　全当归 9g　7 剂

三诊:1 月 17 日。抽筋迄今未发,时有头昏,睡眠已安。脉沉细,舌红。据云服初诊方药时月经先期而至(距上次月经只有半月余),拖延至今已有半月未净。此郁热得泄,原属佳象,但亦不可使其血去过多。

处方:女贞子 9g　墨旱莲 9g　制首乌 9g　全当归 9g　丹皮 4.5g　朱茯苓 9g　生甘草 3g　淮小麦 9g　赤白芍各 4.5g　生牡蛎 15g(先煎)　7 剂

1977 年 10 月随访,痫证以后未发作。

[按语] 本案首方用何人饮(何首乌、当归、人参、陈皮、煨姜)合温胆汤加减,一治其疟邪之不彻,一散其痰瘀之互结,药后中病,月经早期而至,郁热得有去路。但在三诊时脉由滑数转为沉细,经未止而舌红,阴虚端倪已见,故转方为凉血清热、和营润燥。虽不重用镇痫之药而痫自止,盖由"伏其所主而先其所因",故能奏效。

七、祛风清热、解毒利湿法治愈皮肤瘙痒一例

陈某,女,45 岁。

初诊:1977 年 7 月 26 日。

主诉及病史:全身密集丘疹已有半月,背部较少,剧痒不可忍,搔痕满布,曾用西药抗过敏及祛痒,未能解除皮疹及瘙痒。

诊查:面潮红,大便秘结,舌质偏红,苔黄。

辨证:证属湿热内蕴,风邪外袭。

治法:治拟祛风清热,解毒利湿。

处方:荆防各 9g　白鲜皮 9g　蝉衣 6g　银花 15g　赤白芍各 12g　生甘草 6g　连翘 12g　生地 12g　土茯苓 30g　钩藤 15g　生大黄 9g(后入)　3 剂

二诊:7 月 29 日。皮疹已退,瘙痒已瘥。大便通而不畅。头晕如坐舟,乏力,心下痞满,皆湿象也。舌质偏红,苔薄黄,脉细而软。须加重通腑药以除其湿。

原方去生甘草,加枳壳 9g、玄明粉 6g(冲入)。4 剂。

三诊:8 月 2 日。疹已不发,两手臂及两小腿稍有瘙痒。尚有心烦、泛恶,大便已通畅,脉细,舌质不红,苔中心微黄。腑通而胃未和。

初诊方去生甘草、防风,加枳壳 9g、玄明粉 4.5g(冲入)、姜半夏 4.5g。3 剂。

四诊:8 月 5 日。瘙痒已止,心烦,泛恶已减。大便日行 2 次,量多,不溏。胃脘时有胀闷,脉细,苔薄微黄。湿热未净,原方出入巩固之。

处方:荆防风各 9g　白鲜皮 9g　蝉衣 6g　银花 15g　生地 12g　赤白芍各 9g　土茯苓 30g　钩藤 12g(后下)　制大黄 9g　姜半夏 9g　陈皮 6g　7 剂

[按语] 本案复诊方用枳壳,一方面是佐大黄以通腑;一方面即用以治痒疹。《本草经》记载枳实功效,首先"主大风在皮肤中,如麻豆,苦痒"。我根据这一文献记述用之以治风疹块及其他皮疹作痒者,均有一定效验。但枳实难得,故以枳壳代之。

八、大定风珠加减治愈虚风内动一例

梅某,女,62岁。

初诊:1977年10月13日。

主诉及病史:患者于8月31日因急性胆囊炎伴腹膜炎,行胆囊及阑尾切除术,并作胆总管引流术。术后25天作T型管造影时曾晕厥1次,随即出现明显精神委靡、肌肉无力,腹泻、日六七次,小便频数,食欲极差,恶心呃逆频繁。经治疗后,症状一度缓解。但于10月2日起出现神志昏迷,二便失禁,肢体抽动,由该院内科会诊为:1. 低钾性肾病,2. 冠心病,3. 尿路感染。于10月6日转内科病房后予强心剂、抗生素、葡萄糖酸钙、安定、潘生丁、补钾及中药等联合治疗1周,症状未见改善,仍觉胸闷,气急,烦热,全身肌肉颤抖,时有谵语,小便频数,大便溏泄。心率140次/分,血压100/60mmHg,血钾12.9mg%,血钠297.5%,氯化物580%。心电图显示:窦性心动过速,心肌损伤。于10月13日应邀会诊。

诊查、辨证、治法:血耗阴伤,心失所主,神思恍惚,胸闷微痛,虚风内动,四肢颤抖,手指蠕动,口干,小便频数,大便溏泄,舌红绛有裂纹,无苔,脉动数。拟大定风珠加减治之。

处方:生牡蛎30g(先煎) 石斛9g 炙龟板9g(先煎) 砂仁6g(后入) 大生地15g 炒白芍9g 阿胶9g(烊冲) 皮尾参9g(另炖和入) 五味子3g 炙甘草3g 羚羊角粉0.3g(吞) 川连3g 降檀香各4.5g 麦冬9g 3剂

服药3剂后即有好转,胸闷、气急、烦躁等症均较前改善,四肢颤抖、手指蠕动已止,舌红绛已减。继用原方加减,服药10余剂后,精神好,食欲增,意识障碍消除,一切正常,于1977年10月31日出院。

[按语] 本案患者由于手术创伤及呕吐腹泻,阴液大量损耗;且胃纳呆钝,又致阴血化源不足。因血耗阴伤,故见口干,溲短,舌色红绛,无苔而裂;心主血,血少则心失所主,故见神思恍惚,胸闷微痛;四肢颤抖,手指蠕动乃筋失所养,虚风内动之征兆;而脉动数,乃阴液亏耗、阴不恋阳而致虚阳妄动之象,此病经多日治疗,邪势虽衰,然真阴亦仅存无几。故抓住其邪少虚多之本质,以治下焦温病法灵活运用,投以大定风珠加减,育阴潜阳,养血熄风。但因其胸闷便溏恐不耐滋腻,故减去原方鳖甲、麻仁、鸡子黄阴柔之品,加砂仁、降香、檀香宣气和胃。并加用皮尾参、羚羊角粉、石斛以增强益气养阴、熄风固脱之力,防其进一步发生痉厥,以致阴脱阳亡。更予川连清心除烦,在大队补益药中少佐以苦泄,使邪尽去而正能复。

九、辨证治愈哮喘三例

例一 邹某,男,43岁。

初诊:1977年10月7日。

主诉及病史:1963年淋雨后发生哮喘,后断续发作,近2年发作频繁,常用氨茶碱、氢化可的松静脉滴注、异丙基肾上腺素喷雾剂等药仍不能控制。1977年8月4日因大发作伴休克状态,急诊入某医院,经治疗稍有控制,出院后又发作2次。近日来常头痛、胸闷痛、气急,发则不能平卧,喘息不停,痰不多,色白呈沫状,时有心悸(心电图正常)。哮喘在晨间及晚上较甚,遇寒更剧,二便正常,夜寐较差。

诊查:口干,脉弦滑,舌胖色偏红,苔薄。

辨证、治法:伏饮夹热,治以化饮清热。

处方:炙麻黄 4.5g 生石膏 30g(先煎) 炒白芍 9g 细辛 3g 干姜 2.4g 五味子 3g 姜半夏 9g 化橘红 9g 炙甘草 4.5g 全当归 9g 前胡 9g 川贝粉 4.5g(分吞) 旋覆花 9g(包煎) 4 剂

再诊:10 月 11 日。服上方药喘大减,偶有气急,余症均减。脉弦滑,苔中心腻。

上方去石膏,加炒白术 9g。4 剂。

三诊:10 月 14 日。初诊前哮喘每日发作数次,非喷雾不能止。现逐渐平安,发作次数已减,发时较轻,稍有头痛,心慌,纳可,二便均正常。脉弦滑,舌胖色偏红,苔薄。治以原法出入。

初诊方去麻黄、石膏,加苏子 9g、生地 12g。7 剂。

[按语] 本案患者体温虽然不高,但舌红口干,热象颇重,故用小青龙汤去桂加石膏,亦即越婢加半夏汤与小青龙加石膏汤二方合参之意。

例二 沈某,男,13 岁。

初诊:1975 年 5 月 28 日。

主诉及病史:1973 年 10 月因食物过盛,引起哮喘,以后经常发作。

诊查:刻诊哮鸣,咳嗽,吐白沫痰,咳甚则呕吐,脉滑数,舌苔薄白。

辨证、治法:病由饮食而起,且咳而呕,作胃咳治之。

处方:茯苓 12g 姜半夏 9g 陈皮 9g 炙甘草 3g 旋覆花 12g(包) 杏仁 9g 葶苈子 9g 前胡 6g 炒白芍 12g 全当归 9g 党参 9g 炒白术 9g

再诊:6 月 5 日。7 剂咳嗽已减,胃口较差,脉滑数,苔薄白。前方加谷麦芽各 9g。7 剂。

三诊:6 月 13 日。哮喘有时发作,但较轻,痰已少,胃口亦开。脉滑数口渴。此寒去欲解也。

处方:茯苓 9g 姜半夏 6g 陈皮 6g 炙甘草 3g 旋覆花 9g(包) 杏仁 9g 炒白芍 9g 全当归 9g 党参 9g 炒白术 9g 炙苏子 9g 葶苈子 9g 谷麦芽各 9g 大枣 3 枚 7 剂

1978 年 2 月其母亲来信云:迄今哮喘基本得到控制,偶有小发作,服药 3 剂即愈。

例三 王某,女,45 岁。

初诊:1976 年 9 月 23 日。

主诉及病史:据家属代述:哮喘从 1958 年开始,反复发作,年甚一年,常服罂粟碱、激素亦不能完全控制。前天又大发,注射氨茶碱后觉恶心。

诊查:无寒热,咳嗽,痰粘色白,纳差,大便偏干,脉数(100 次/分),舌有裂纹。

治法:姑予肃肺,润肺,化痰。

处方:杏仁 12g 生甘草 3g 炒黄芩 12g 前胡 9g 旋覆花 9g(包) 生地 12g 全瓜蒌 18g 炙紫菀 15g 化橘红 9g 海浮石 12g 全当归 9g 葶苈子 9g

再诊:10 月 8 日。服药 3 剂后哮喘即缓解,停药又发。痰多如白沫,纳差,渴不欲饮,大便已畅。脉弦细,舌偏红,苔少。前方尚合,加重化痰之药可耳。

处方:杏仁 9g 生甘草 4.5g 炒黄芩 9g 前胡 4.5g 大生地 12g 化橘红 9g 海浮石 12g 全当归 9g 葶苈子 9g 炙苏子 9g 姜半夏 9g 白芥子 3g

三诊:10 月 29 日。上方药加减共服 14 剂,现在已停服罂粟碱、激素,哮喘大减,偶有小发作,时间也很短。胃纳增。脉弦细数而不扬,舌色尚正,苔薄白,中心剥。续予清彻痰热。

处方:炙苏子 9g 葶苈子 9g 白芥子 3g 旋覆花 9g(包) 杏仁 9g 前胡 6g 化橘红 9g 炒黄芩 9g 炒枳壳 9g 全瓜蒌 12g 全当归 9g 北沙参 9g 炙甘草 4.5g 半贝

丸 9g(分吞)　7 剂

以后用此方加减续服药 14 剂，哮喘完全控制，惟觉气短，嘱其常服冬虫夏草补养肺气、肺阴。至 1978 年 5 月随访，哮喘未再复发。

[按语] 哮喘一病虽有寒喘、热喘之分，但以余所见，纯寒纯热者少，寒热错杂者多，当其发作之时，必须温寒并进，水热俱行，以小青龙汤加石膏投之，尚称应手。

麻黄为治喘要药，人尽知之，我则认为对哮喘一病亦不过治标之药，即使用以治标，有时也非所宜。此因哮喘久发，气阴多虚，麻黄辛散，有劫肺伤阴之弊。《金匮要略·痰饮咳嗽篇》于服小青龙汤后出现变症，出五方，不外小青龙汤方中药味出入进退，但有一点，不复再用麻黄，而且于姜辛半夏杏仁汤方证中说："其症应纳麻黄，以其人遂痹，故不纳之，若逆而纳之者必厥，所以然者，以其人血虚，麻黄发其阳故也。"申明麻黄之戒。叶天士治哮喘，也有小青龙去麻黄细辛案例，前人这些理论与实践，很值得我们深长思考。当然，这并不是说麻黄绝对不可应用。

哮喘一病治本在肾，为人所共知，因此，河车、坎炁等药又属常用，但我用之，效亦不一定佳，有时反易生痰妨胃，可能此等药宜丸而不宜汤，也可能我用之未得其法。我对治本方面喜用当归、地黄、白芍 3 药，或全用，或用其一二味，并与化痰药同用，似较用河车、坎炁等药为佳，亦即用金水六君之意。

治哮喘控制症状不难，难在断根。青少年的哮喘，治愈率似较成年人为高，此因正当发育时期，肾气充盈，原有向愈之机，不能贪天之功为己力。当然，药力的帮助，是起到一定作用的。

[编者评注] 金老先生从事中医教学和临床工作 40 余年，有丰富的经验和独到见解，主要表现在治疗常见病及疑难病时，常突破常法，果断处置。如治哮喘，一般多以麻黄为要药，而金氏认为麻黄辛散，有劫肺伤阴之弊，故临床鲜用，而喜用当归、地黄、白芍与化痰之品为伍，亦即取金水六君之意，并且认为如此配伍，较河车，坎炁等药为佳。这些宝贵的经验，值得后人深究和借鉴。

顾伯华医案

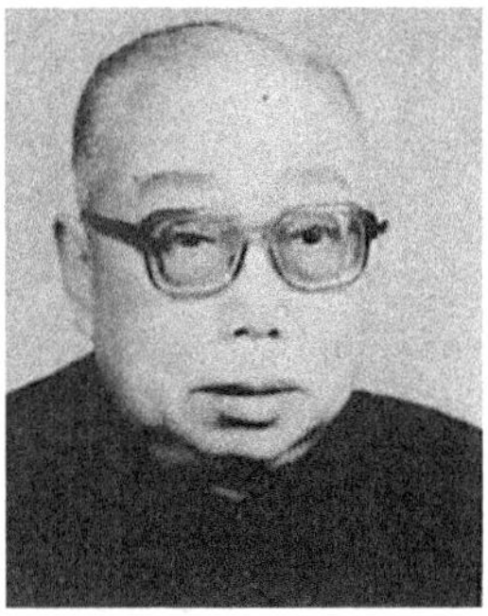

【生平传略】

顾伯华，1916年生，上海市人。教授，中医外科主任医师。出身于中医世家，1936年毕业于上海中医学院。行医50年，对中医外科有很高的造诣，尤其对疮疡、皮肤病、肛门病、急腹症、乳腺病、血管外科等疾病的治疗有丰富的经验。

主编过《中医外科学大学教材》(第一版、第二版)、《中医外科学中级教材》、《中医外科临床手册》(第一版、第二版)和《实用中医外科学》等书；编著出版的有《外科经验选》以及论文40余篇。

30余年来，对中医外科成药的配制不断进行改革，并且不断改进中医疗法，创造了橡皮筋治疗肛瘘，气囊袋压迫止血法，用电吹风热烘疗法治疗神经性皮炎、慢性湿疹、疤痕疙瘩，并且改良运用中医垫棉压迫疗法治疗各种窦道，获得上海市卫生局科技成果二等奖；对浆细胞性乳腺炎形成瘘管的治疗，获得上海市卫生局科技成果一等奖；根据古方结合临床实践，创制的锦红新片、六应丸获得上海重大科技成果奖，为发展中医事业作出重大贡献。现任上海中医学院顾问、专家委员会副主任委员、七届全国政协委员等职。

一、清热解毒法治愈蛇头疔一例

曹某，男，21岁。

初诊：1984年9月17日。

主诉及病史：右手中指蛇头疔症起半月，曾在外院作局部切开术3次，庆大霉素肌注，并拔除指甲。X线摄片示：右手中指软组织炎症波及骨质，以药线探查疮口，有骨破坏的粗糙感，并有稀薄黑污脓液自疮口溢出，西医诊为脓性指头炎合并指骨髓炎。

诊查：手指肿胀疼痛，苔黄腻、质红，脉弦滑。

辨证：症属疔毒火盛，蕴郁日久，致损筋蚀骨，俗名蛇头疔。

治法：治拟清热消肿解毒，并需待死骨脱落后方能收口。

内服方：紫地丁30g　野菊花6g　半枝莲15g　银花9g　连翘9g　草河车9g　生

地 15g　伸筋草 9g　丝瓜络 6g　角针 9g　生草 3g

外治方：二宝丹药线引流，外敷金黄膏。7 剂。

二诊：经药线引流后，脓液排出畅达，手指肿痛减轻。X 线摄片示：右中指远节指骨可见骨质破坏，基底部可见骨折片。苔薄润，舌尖红，脉濡数(84 次/分)，再拟清解托毒。

内服方：紫地丁 30g　野菊花 6g　半枝莲 15g　赤芍 9g　忍冬藤 15g　丹皮 9g　草河车 9g　生地 15g　伸筋草 9g　丝瓜络 6g　角针 9g　生草 3g

外治方：以纹式钳自疮口处钳出末节指骨死骨，骨体如虫蚀状蛀空。外敷红油膏、九一丹。1 周后疮口痊愈而出院。

［按语］顾老认为：蛇头疔 7～10 日最易损筋蚀骨。这是因为疔毒火盛，外不得清泄，则内可损筋蚀骨。参考现代人体解剖，手指末节为封闭结构，一旦为炎症侵袭，肿胀压迫营养指骨的血管，引起指骨缺血坏死。说明顾老经验是有科学依据的。亦提示我们在治疗该疾时应及早控制炎症和注意切开引流以避免指骨的破坏。

二、清热凉血解毒法治愈委中毒一例

陆某，男，11 岁。

初诊：1963 年 11 月 15 日。

主诉及病史：2 周前左脚背不慎被沥青烫伤瘀阻，数日后患处又被竹竿打伤，于次日左腘窝感觉疼痛，步履不便，并日渐加重，于入院前 3 天骤发高热，持续不退。

诊查：症见患处焮红肿胀，灼热疼痛难忍，范围约 11cm×6cm，按之中软应指，头面躯干皮肤出现风团样块物，伴有口干欲饮，便燥溲短。苔黄，脉数。

辨证：火邪热毒外侵，郁于肌肤，复因外伤，以致经络被阻，营卫失和，血凝毒滞而成痈肿。故《内经》有“营气不从，逆于肉里，乃成痈肿”之说。由于热毒交蒸，入于营血，故见遍身皮肤疹块累累。

治法：治当切开引流，使毒邪得以外泄，内服凉血清热解毒之剂。

处方：银花 9g　赤芍 9g　丹皮 6g　连翘 15g　地丁 15g　生山栀 9g　制军 9g　生草 4.5g　川牛膝 9g

入院当日，给以切开排脓，流出稠脓 100ml。二宝丹药线引流，金黄膏盖贴，外以垫棉包紧，防止袋脓。

复诊：内服凉血清热解毒之品，局部疼痛减轻，肿胀缩小，皮疹块亦消失，体温降到 38℃以下。考虑到患儿体弱，又有咳嗽，故应用土霉素 250mg，每日 4 次，服 2 天。此后，体温正常。中药改为和营清热解毒之品。后期并嘱患者病足功能锻炼。痊愈出院。

［按语］委中毒生在膝后腘中，有急性与慢性两种。急性者，因湿热瘀滞，或足跟冻疮、皲裂碰破后，不洁之物侵入而引起。初起红肿疼痛，步履艰难，恶寒发热。舌苔黄腻，脉象浮数。易自溃，收口亦易。治宜内服萆薢化毒汤加忍冬藤、茯苓；外敷玉露膏。慢性者，由伤筋瘀滞，或寒湿阻络而成。初起皮色如常，肿硬疼痛，脚屈难伸，寒热不扬。苔多薄白，脉或带数。溃脓后收口较慢。伤筋瘀滞者，宜内服活血散瘀汤；寒湿阻络者，活血散瘀汤去大黄、瓜蒌，加独活、苍术、牛膝；外敷冲和膏，掺以红灵丹。大半有消退之希望，如 2 周后不消者，即欲成脓，宜内服和营托毒之剂，药用当归、赤芍、丹参、防己、牛膝、穿山甲、皂角针、乳香、忍冬藤、茯苓(约服 3 周至 1 个月)。按之中软者，乃脓已成熟，可以切开排脓。溃后，用纸线蘸九黄丹嵌入疮口内，

外盖冲和膏。脓净，停用纸线，掺九一丹收口。

此症开刀宜直开，要在委中下切开，切口宜大些，使流脓爽快而容易痊愈。委中中空如袋形，脓水易于下袋，如见有袋脓情况，必须在切口下面袋脓之处，垫棉花两层，用3寸阔的纱布绷扎，再加小枕头垫平，不使脓水下流，则脓水易净，收口亦快。

本病如经过较长时间而收口者，则病足往往因筋失所养而一时不能伸动。对此，顾老常让病人在完全收口后的10余天后，坐在靠背椅上，用病足踏滚放置地上的竹筒或玻璃瓶，初起滚动半小时，以后加至1小时，每日二三次，运动幅度逐日加大。快者1个月，慢者2个月，则病足运动功能可以复原。

三、当归龙荟丸治愈子痈一例

邵某，男，38岁。

初诊：1975年6月25日。

主诉及病史：1周前全身关节酸楚，怕冷发热，右侧睾丸下坠胀痛，上及腹股沟部，右侧腰部也疼痛，活动不利，曾到某门诊部外科诊治，诊断为急性睾丸炎，注射青链霉素后发热略退，但局部红肿疼痛加重，腰部不能直立，大便5日未解。

诊查：症见右侧阴囊红肿光亮，压之疼痛，睾丸、副睾、精索皆肿大，右腰背有叩击痛。白细胞总数10800/mm^3，中性84%。尿常规：红细胞1～2/HP，白细胞7～9/HP。苔黄腻，根厚，脉弦滑数。

辨证：证属肝胆实火、湿热下注肾囊而成。

治法：拟当归龙荟丸加减。

处方：龙胆草9g　当归9g　黄柏12g　焦山栀12g　生大黄9g(后下)　木香9g　金铃子9g　荔枝核12g　苍术9g　粉萆薢30g

黄连片5片，每日3次，3剂。

外用方：金黄膏掺十香散外敷。另加用阴囊托，腰部热敷，每日两次。

二诊：6月28日。药后日大便2次，阴囊肿胀疼痛已减，腰痛已止，活动自如，胃纳转香，发热也退。苔黄腻渐化，脉弦细带数。再拟前法出入。

处方：龙胆草4.5g　黄芩9g　黄柏9g　黑山栀12g　土茯苓30g　蒲公英30g　当归9g　橘叶核各6g　金铃子9g

外用方：措施同前。4剂。

三诊：7月2日。阴囊肿胀全退，惟睾丸、副睾仍稍肿大，略有压痛。苔、脉正常。拟和营清热，解其余毒。

处方：当归9g　赤芍12g　牛膝9g　汉防己12g　黄柏9g　忍冬藤30g　生地12g　留行子12g　生米仁12g

另方：小金片3瓶，每日3次，每次4片。4剂。

1975年7月10日随访，病已痊愈。

[按语] 急性睾丸炎，中医叫"子痈"，病由湿热下注厥阴之络，以致气血凝结而成。用龙胆泻肝丸清利湿热，泻肝胆实火，方是正法。此病例实火重，大便结，所以取当归龙荟丸之意，药后便解热退。余留睾丸肿大，加活血散结之品很快收功。

四、清热凉血解毒法治愈流注一例

王某，女，16岁。

初诊：1974年4月23日。

主诉及病史：1周前，左手中指因劳动时裂伤继发感染，3天后右足内踝处红肿疼痛，4天后左足背红肿疼痛，伴有高热（39～39.5℃），曾用中西药物治疗，但病情加重。检查：两腹股沟可触及蚕豆大小淋巴结4～5枚，有压痛。右腰背和左臀部各有两块肿物，范围7cm×8cm，不红略肿有压痛。左足从趾到足背、足底均红肿灼热，明显压痛。右足踝内侧漫肿，边界不清，焮红灼热疼痛。左手中指末节有1cm×0.5cm因外伤感染后的结痂。白细胞8800/mm^3，中性72%。西医诊断为多发性肌肉脓肿（毒血症）。

诊查：流注多处，肿块焮红灼热疼痛，伴有高热，大便不畅，小溲短赤，咽干唇燥。苔薄，舌红，脉细数。

治法：仍有毒势内陷之虑，急拟清热解毒为主。

处方：生地30g　赤芍9g　银花9g　黄芩9g　紫地丁30g　蒲公英30g　半枝莲15g　大黄9g　车前子12g　生甘草4.5g

静脉滴注葡萄糖溶液加四季青（钠盐）注射液30ml。

外敷：金黄膏。

二诊：5月2日。1周后发热已退至37.5℃，多处肿块已退，仅有轻度压痛。苔黄腻，舌质红，脉细数。拟和营清热，化湿通络。

处方：当归9g　赤芍15g　丹参9g　生地30g　地丁草30g　四季青30g　制苍术9g　黄柏9g　虎杖15g　忍冬藤15g　丝瓜络4.5g　新消片3g（分吞）

三诊：5月13日。肌肉深部脓肿基本全退，惟蹠趾关节尚酸痛，余肿未退，活动不利。苔薄，脉平。拟祛风清热，利湿通络，独活寄生汤加减。

处方：独活9g　桑寄生12g　川牛膝12g　虎杖15g　土茯苓30g　汉防己12g　忍冬藤15g　当归9g　赤芍15g　粉萆薢15g

服药1周后痊愈。

［按语］ 多发性肌肉脓肿，属中医“流注”范围。发无定处，随处可生。初起漫肿无头，皮色不变，凝结日长，可化脓溃破。有暑湿、湿痰、余毒、瘀血等数种，总由外邪侵入，内未能入于脏腑，外不得越于皮毛，行于营卫之间，阻于肌肉之内，邪毒结滞不散，气血凝滞不通，导致脓肿形成。若治疗及时，先清热解毒，后和营通络，每多可消散而不致溃脓。

五、健脾和营、祛风通络法治愈风湿入络一例

胡某，男，22岁。

初诊：1973年10月17日。

主诉及病史：右足背肿胀疼痛1年多，曾在某医院皮肤科诊断为“变态反应性脉管炎”。经常关节酸痛，小腿有紫红色结节，有时腹痛便溏。

诊查：血沉、抗“O”均偏高。苔薄润，脉濡。

辨证：脾胃虚弱，风湿入络，气血运行不畅。

治法:拟兼顾健脾益气,和营祛风通络。

处方:独活 9g　桑寄生 9g　左秦艽 9g　党参 12g　焦白术 9g　怀山药 9g　川桂枝 9g　京赤芍 15g　鸡血藤 15g　制川乌 9g

二诊:1974 年 1 月 11 日。断续服中药 2 个多月,腹痛便溏已愈;皮损消退,有时发浅静脉炎;足趾发冷,有时青紫,走路有间歇性跛行。某医院作超声波测定动脉搏动如下表所示:

	股动脉	腘动脉	胫后动脉	足背动脉
左	50UA	50UA	18UA	1UA
右	50UA	44UA	16UA	(—)

超声波印象:左下肢足背动脉减弱,右下肢足背动脉搏动消失。疑似血栓闭塞性脉管炎。

拟温经通络,和营活血。

处方:当归 9g　赤芍 15g　泽兰 9g　杜红花 9g　川桂枝 9g　制川乌 9g　威灵仙 12g　左秦艽 9g　虎杖 15g　仙灵脾 12g　新消片 3g(分吞)

三诊:6 月 4 日。坚持服前方药加减近 6 个月,间歇性跛行大为好转,可走 1 里多路,但足趾仍时有麻木刺痛。浅静脉炎不发。超声波检查已好转(见下表)。再拟前法出入。

	股动脉	腘动脉	胫后动脉	足背动脉
左	50UA	36UA	50UA	2UA
右	50UA	50UA	50UA	1UA

处方:当归 9g　赤芍 15g　杜红花 9g　左秦艽 9g　虎杖 15g　土茯苓 30g　蛇舌草 30g　生山楂 15g　防己 12g　野赤豆 18g　川桂枝 9g

外用:红灵酒擦足背至小腿。

四诊:1975 年 11 月 11 日。去年诊后已回外地工作,断续服上方药。原走路仅能坚持 10 分钟,目前可连续走 3 个小时以上。足背动脉搏动正常,静脉炎、结节未再发生。血沉、抗“O”正常。超声波复查已基本正常(见下表)。建议前方药间断服用,天暖可停。

	股动脉	腘动脉	胫后动脉	足背动脉
左	50UA	50UA	40UA	6UA
右	50UA	50UA	50UA	8UA

[**按语**] 本病例早期是变态反应性脉管炎,后因动脉闭塞而用血栓闭塞性脉管炎的治法。坚持内服活血药,使足背动脉搏动恢复正常,在临床中已有数例。

从前认为闭塞性脉管炎只能通过建立侧支循环来改善血液供应,原来的动脉不会再通,但顾老的几例病案证明,部分病人闭塞的动脉仍可使之畅通。

六、辨证治愈血栓闭塞性脉管炎三例

例一　王某,男,45 岁。

初诊:1974 年 3 月 25 日。

主诉及病史：1958年冬季在某地工作时，两足曾冻伤，以后即局部隐痛，寒冷时加重。1962年开始间歇性跛行，足趾发紫、发冷、苍白，有肢端动脉痉挛现象，虽经数次治疗，症状仍逐渐加重。1965年冬，左足第2、第3、第4趾已先后溃烂。近半年来疼痛剧烈，常全夜不能入睡，抱足而坐。某医院拟行高位截肢术，病员不同意，故特来我院中药治疗。

诊查：两下肢肌肉萎缩，皮肤温度明显减低，汗毛脱落，趾甲变厚，足背动脉搏动消失，胫后动脉和腘动脉搏动也减弱。左足第2、第3、第4趾端溃烂，脓水较多，肿胀漫延前足背，周围皮色暗红。左手食指不能伸屈，指端呈干性坏死，两侧桡动脉搏动减弱。白细胞13500/mm^3，中性88%。脓液涂片培养：金黄色葡萄球菌生长，绿脓杆菌生长。西医诊断为血栓闭塞性脉管炎（坏死期）。

治疗分为3个阶段。

第1阶段（1974年3月25日～1974年5月9日）：脱疽已坏死，疮面脓水淋漓，臭秽不堪，疼痛剧烈，夜不能眠。苔薄，舌红。仅右手桡动脉搏动微弱，呈细数（88次/分）。

辨证：寒湿郁久化热，已成火毒，经络阻塞，气血凝滞。

治法：先拟养阴清热，和营活血。

处方：玄参12g　生地30g　银花9g　四季青30g　蛇舌草30g　川牛膝12g　当归12g　赤芍15g　杜红花9g　野赤豆18g　虎杖15g　生山楂15g

外用方：庆大霉素溶液浸泡患处后，再敷红油膏掺九一丹。

第2阶段（1974年5月10日～1974年6月30日）：脉管炎健康组织与坏死处分界明显，腐肉尚未全脱，疼痛大减未止。再拟前法出入。

处方：生地15g　当归12g　赤芍15g　杜红花9g　野赤豆18g　川牛膝12g　粉萆薢15g　生甘草6g

第3阶段（1974年7月1日起治疗3个月）：脉管炎疮面腐肉大部分已脱，脓水极少，疼痛也止，肉芽新鲜。苔薄润，脉濡细。病久气血两亏，拟加调补之品。

处方：生黄芪12g　潞党参12g　全当归9g　赤芍15g　杜红花9g　生地30g　玄参12g　蛇舌草30g　忍冬藤30g　生甘草6g

外用方：红油膏、九一丹。

共经6个月治疗，疮面收敛痊愈。病员在院内功能锻炼时可自动步行1里路，后出院。

例二　施某，男，36岁。

主诉及病史：1951年起右小腿皮色紫暗起红筋（静脉炎）而疼痛。1953年接受交感神经切除术治疗，术后觉右足发冷发麻。1957年施行双侧肾上腺切除术治疗，术后两下肢麻木发冷。至1962年4月，左大趾溃破；同年10月，右第2趾破溃。曾经注射硫酸镁等，未效。

诊查：右第2趾疮口大小约0.5cm×1.5cm，脓水又多，足背动脉搏动消失，足背皮肤色紫，痛不可触。脓液培养：金黄色葡萄球菌生长。动脉造影：股动脉下段阻塞，周围有广泛侧支循环建立。

治疗分为3个阶段。

第1阶段：右第2趾破溃，脓水又多，疼痛厉害。患者发冷，皮肤苍白，足背青紫。苔白腻，脉沉细。

辨证：证属寒湿外侵，阳气不能下达，经络阻塞不通，气血运行失畅。

治法：拟温阳利湿，和营通络。

处方：川桂枝　熟附片　威灵仙　野桑枝　汉防己　野赤豆　当归尾　京赤芍　杜红花

桃仁　川牛膝

外用方：红油膏、九一丹、红灵酒揉擦患处以上皮肤，并用推拿、耳针止痛。

第2阶段：服上方药1周，疼痛时轻时剧，疮面腐烂，脓水增多，右足紫红。苔白腻转黄，脉弦细而数。寒湿郁久，有化热之象。当和营清热利湿，方用四妙勇安汤加减。

处方：银花　当归　玄参　甘草　川黄柏　生地　泽兰叶　粉萆薢　赤苓

疼痛夜眠不安，加五味子、延胡索、炒枣仁。

作趾骨截除术后，引起足底继发性脓肿，身热(曾达39℃)，口渴欲饮，疼痛，便干溲赤。苔黄腻，脉数。上方加紫地丁、川连、黄芩、山栀等。脓肿经切开引流后，外用药同上。

第3阶段：疮面脓腐已尽，新肌渐生，足背颜色红活，疼痛已瘥，夜眠安，纳谷佳，大便正常。苔薄白，脉濡细。久病气血两亏，拟益气益血。

处方：党参(后期曾吞服红参粉)　黄芪　当归　赤白芍　白术　熟地　银花　云茯苓　米仁

上药连续服3个月痊愈出院。

例三　陈某，男，32岁。

主诉及病史：1952年，左下肢开始怕冷发麻，有间歇性跛行。1954年左足趾及右足背颜色紫暗，右大趾溃烂，于某医院作双侧交感神经切除术，经动脉造影确诊为血栓闭塞性脉管炎。1955年接受组织疗法治疗。1956年右下肢紫暗疼痛，中趾溃烂，曾服中药，症情好转。1961年，因碰伤右中趾，使溃烂加剧，经外地某医院治疗，服中药200多剂，仍时轻时剧。1963年9月病情恶化，将右中趾切除，继而延及次趾(又将次趾切除)，而大趾则溃烂更甚，局部冷、麻、灼痛、坏死。

诊查：两下肢肌肉萎缩，足背、趾色紫暗，右侧更甚。大趾、次趾溃烂面各1.5cm×1cm。脓水稀薄味臭。足背动脉及腘动脉搏动均不能触及，右膝两侧有微弱搏动。脓液培养：绿脓杆菌生长。

治法：先以滋阴降火和营通络。以四妙勇安汤加味；外用含30%升丹的药物。

用药3周后疼痛减，脓水少。绿脓杆菌培养阴性。改服益气养血之品。外用红油膏。1个月后痊愈。

[按语] 中医认为：本病发病与多种因素有关。严寒涉水，寒湿下受，致寒凝络痹而血行不畅，阳气不能下达，均可导致本病。《素问·举痛论》说："寒气入经而稽迟，泣而不行，客于脉外则血少，客于脉中则气不通，故卒然而痛。"但寒湿郁久，亦能转化为热，故始为寒凝，久则形成热毒为患。

治疗可以分3型：

寒湿型：病起患肢沉重，怕冷、麻木，应和营温阳通络，宜桂枝加当归汤加减；若病程较久，皮肤冰冷、苍白，形枯瘦，足趾、足背疼痛，应温经散寒、和营通络，兼补气血，宜独活寄生汤加减。

湿热型：一般用滋阴降火、和营解毒的方剂，宜四妙勇安汤加味；若有继发感染，症见烦热口渴，局部肿胀、疼痛，脓水淋漓，气味腥臭者，宜前法加入解毒之品，用《外科真诠》的顾步汤加减；若局部肿胀疼痛，腐烂紫黑，流水无脓，宜补益气血、托里消肿，用托里消毒散加减。

气血两虚型：日久溃口不敛，气血两亏，应调补气血，用八珍汤或人参养营汤加减。

七、疏肝和营通乳法治愈乳痈一例

林某，女，28 岁

主诉及病史：右乳房肿胀疼痛已经 8 天，伴有持续性发热。在分娩后第 6 天，因哺乳时乳头破碎疼痛甚剧，继之乳房突然肿胀作痛，全身恶寒发热，骨节酸楚，次日乃去某医院治疗。先后注射青霉素 24 瓶(计 960 万单位)，链霉素 6 瓶(计 6g)，热退未尽，乳房疼痛依然不减。

诊查：右乳房较健侧肿大，按之内上象限肿块约 4cm×4.5cm 大小，质硬而坚，压痛明显，无波动感，皮色如常，乳腺腺体较肿胀，乳头破碎处已结痂皮、尚未脱落，乳晕表皮伴有丘疹，无滋水渗出。苔薄腻，脉微数。

辨证：乳汁壅滞，乳络不通，阻于肝胃二经，营卫不和为患。

治法：治宜疏肝理气，和营通乳。

处方：软柴胡 4.5g　小青皮 4.5g　蒲公英 30g　全当归 9g　赤芍 9g　橘叶 4.5g　银花 9g　连翘 9g　生麦芽 30g　路路通 6g　3 剂

外治方：以清热消肿止痛，局部敷贴金黄膏。

复诊：发热已退，乳房肿块逐渐缩小，压痛减轻，哺乳后仍感乳络疼痛。再以上方去银花、连翘，酌加制香附、瓜蒌、鹿角霜等。连服药 10 剂后，乳房肿块消失，乳头破碎已愈且痂皮脱落，乳汁通畅，哺乳时乳络疼痛消失。

[按语] 依据经络的循行分布，乳头属足厥阴肝经，乳房属足阳明胃经。产妇气血运行有序，脾胃运化如常，则乳汁畅通。今由乳头破碎疼痛后结痂皮，不能使乳儿吮尽乳汁，形成乳汁积滞不得外流；且因肝气郁结，胃热壅滞，以致局部气血凝结发为乳痈。故初诊用柴胡、青皮、橘叶疏泄肝气，银翘清阳明胃热，麦芽醒脾健胃，蒲公英、路路通疏通乳络，合当归、赤芍以和营。复诊时，因热退身凉，故上方中去清热之银翘；但结块尚未全消，故加重理气通乳之品，如制香附、瓜蒌、鹿角霜等。经辨证加减治疗后，遂消退而愈。

外吹乳痈在发病的第 1～2 天，局部有肿胀疼痛后，均伴有恶寒发热、骨节酸痛等全身症状。经连续使用抗生素治疗，虽全身症状得到控制，但乳房局部肿块仍可持续不消甚至发脓，且在每次哺乳后仍有乳腺疼痛的自觉症状。本病例经使用抗生素治疗后，全身症状消失，而乳房肿块由于质地坚硬，皮色不变，压痛不显，可迁延日久不消，有时与乳腺增生病和纤维瘤相混淆。因此，须问明发病情况和既往治疗经过，例如有否急性发作、分娩前乳房部有否肿物，以及患病后是否应用过抗生素等，以资鉴别。

八、外治法治愈慢性瘘管三例

例一　王某，男，49 岁。

初诊：1964 年 5 月 3 日。

主诉及病史：1963 年 12 月间，因患急性胆囊炎胆石症，在某医院施行胆囊切除术，术后 12 天拆线。至 14 天时，手术创口突然自溃，由创口中窜出蛔虫 1 条，因而又在左侧腹壁作一辅助切口。1964 年 1 月 20 日，胆囊区切口愈合，但左侧之切口至今不愈，脓水淋漓。曾作脓液培养，有绿脓杆菌生长。该院因考虑患者体弱不宜再作手术，而介绍来我院。

诊查：右腹部胆囊区有一手术切口疤痕，长约 10cm。左腹部腹壁有 1 小孔，流出黄绿色脓水，质稀薄，量多，但无臭味，以药线探之，深约 4cm。

辨证：腹壁瘘管（手术后遗症）。

治法：先用五五丹药线插入瘘管中，外盖红油膏纱布。每天换药 1 次。

复诊：在每次换药拉出药线时，药线上均粘满腐肉，瘘管流出多量脓液。治疗 20 天后，脓液转厚，量亦减少，粘在药线上的腐肉亦减少，即改用九一丹药线引流。1 周后，脓液更少，并在取出药线时，先流出少量脓液，接着有粘稠黄色液体流出，即停止药线引流，用生肌散收口，腹部棉垫紧压，包扎固定。10 天后，瘘管愈合。共治疗 37 天，瘘管愈后未复发。

例二 秦某，女，62 岁。

初诊：1964 年 5 月。

主诉及病史：10 余年前，在腹部有 1 红肿结块，日久化脓，经切开排脓后，创口至今未愈合，并在周围多处相继穿孔出脓，时好时发。曾在某医院两次施行瘘管切除术。1962 年来我院门诊时，亦给以手术切开橡皮筋挂线治疗，均未获效。

诊查：腹部脐之上方有 5cm×7cm 大小的结块，局部高低不平，质坚硬；肿块表面有 8 个小孔，按之均有黄稠脓液流出，有臭味，用球头银丝探针探之，各小孔之间均有通连，管道深入腹壁约 4.5cm。

辨证：腹壁复杂性瘘管。

治法：在局部麻醉下，用有槽探针先后贯穿各管，再用剪刀将所有管道全部剪开。术后用七三丹掺于创面，用棉花填塞，外盖红油膏纱布，每天换药 2 次。

复诊：经治疗 15 天后，管壁结缔组织大部分腐脱，脓水减少，臭味消失，即改用九一丹。10 天后创面逐渐缩小，脓水也尽，肉芽组织生长良好。最后，用生肌散收口而愈。共治疗 35 天，瘘管愈合后至今未复发。

例三 杨某，男，45 岁。

初诊：1964 年 7 月 18 日。

主诉及病史：1963 年 2 月间，胁肋部生 1 肿块，皮色不红，漫肿疼痛，经某医院诊断为“胸壁结核”，给以链霉素等治疗，但未见效。同年 5 月间，作手术后切开排脓，术后 2 周收口而愈。不久又反溃出脓，再经治疗 3 周后，创口愈合。至 1964 年 6 月 28 日再次复发，穿溃流脓。既往有肺结核史。

诊查：左侧第 6、第 7 肋间有一手术疤痕，长 12cm，中有黄豆大小之小孔。有稀薄脓液流出，创口深约 3cm。

辨证：肋疽（胸壁结核性瘘管）。

治法：先以五五丹药线插入瘘管中，外盖太乙膏，每天换药 2 次。

复诊：10 天后脓液转厚，即改用二宝丹药线引流。又经 7 天后，脓水减少，并有粘稠黄色液体流出，改用生肌散收口而愈。共治疗 24 天。

[按语] 瘘管，好发于肛门部、腹部、胁肋部、乳房部、耳前部等。临床上大致可分为化脓性、异物性、结核性、坏疽性、放线菌性及梅毒树胶肿等，其中以前 3 种较为多见。

治疗时，应根据瘘管的部位、性质，采用不同的方法和药物。对肛门、乳房、耳前部等处的瘘管，如生于浅部者，采用手术切除；生于深部者，采用橡皮筋挂线；性质复杂者，则采用手术切开配合橡皮筋挂线。

对结核性或胁肋部或因腹腔手术后所引起的瘘管，则以药线蚀管为主，其方法是先用千金散或五五丹蘸在药线上，按瘘管深浅插入管中，每天更换 1～2 次，到脓液减少而稠厚时，可改用二宝丹或九一丹药线引流，约再经2周左右，当取出药线时，伤口先有少量脓液流出，接着流出粘稠黄色液体如刨花水样，用棉花蘸之能拉成一条丝状者，应改用生肌散收口(腹部瘘管，另用棉垫压紧，包扎固定，以减少腹部运动，使伤口愈合时间缩短)。

对一般化脓性瘘管，经切开或挂开管道后，用含升丹成分较少的药粉如七三丹、二宝丹等提脓祛腐。

对异物所致的瘘管，须先取出异物(如死骨、线头等)；异物取出后，如采用蚀管方法治疗者，当用含升丹成分较多的药粉五五丹等蚀管。

在治疗时，必须正确无误地探明瘘管情况。探查管道时，必须做到耐心细致，动作轻柔，切忌用暴力，因为使用暴力，常可在探查过程中造成假道，以致治疗失败。对不同部位的瘘管，探查方法也有所不同：如一般性瘘管，须将探针球头银丝拉直，然后进行探查；乳晕部瘘管，须将探针球头银丝做成弯形，然后进行探查，才能正确探得管道，使银丝从乳头孔穿出。

九、益气养血、化痰散结、解毒软坚法治愈瘰疬重症一例

蔡某，男，20岁。

初诊：1973年6月27日。

主诉及病史：患者2个多月来颈部、腋下、腹股沟等处淋巴结肿大，背部亦有数个皮下结节。伴有周期性高热(40℃)，全身无力。曾经3个医院诊治，皆诊断为“何杰金病”，建议作活组织病理切片检查。病员不愿意做活检，要求中医治疗。以往无肺结核病史。

诊查：人体消瘦，面色㿠白，精神委顿，颈部两侧、颌下、腋窝、腹股沟都有散在的蚕豆及杏仁大小的淋巴结，质地略硬，可推动，无压痛。胸部摄片，提示纵隔变狭。苔薄舌淡，脉濡细。

辨证：体虚之体，肝气郁结，痰湿夹火凝滞而成。

治法：拟益气养血、化痰散结、解毒软坚。

处方：党参 12g　焦白术 9g　全当归 9g　炒白芍 9g　制半夏 9g　陈皮 6g　蛇舌草 30g　蛇六谷 30g(先煎)　蛇莓 30g　夏枯草 15g　海藻 12g　黄药子 12g

二诊：9月19日。连服上方药2个半月，淋巴结已日渐缩小，只发热1次(38.5℃)，3日后自退。精神好转，体力渐复，胃纳转香，略有口干。苔薄舌淡红。前方有效。上方加玄参12g，麦冬12g。

三诊：1974年6月4日。前方加减服药9个多月，淋巴结消失，其他正常，体重增加。拟下方巩固疗效。

处方：党参 9g　玄参 9g　麦冬 12g　夏枯草 12g　海藻 12g　蛇舌草 30g　蛇六谷 30g(先煎)　蛇莓 15g　土茯苓 30g

上方药服3个月后，改用小金片，每次4片，每日3次；党参片，每次5片，每日2次。

半年后随访，情况好。

[按语] 中医瘰疬包括西医学的淋巴结核和淋巴结慢性炎症。本病例临床诊断为“何杰金病”(淋巴网状细胞肉瘤)，虽未经病理切片证实，但按瘰疬施治，加进一些抗癌的中草药，疗程虽长，确已临床治愈，值得进一步探讨。

十、先温化后补益法治愈阴疽一例

袁某，男，41岁。

初诊：1973年1月29日。

主诉及病史：自1972年8月起，感到腰背酸痛，两下肢萎软无力。当时检查白细胞计数多次，均于1200～4500/mm³之间，分类淋巴球较正常值增高。以往有肺结核和副睾结核史。1972年12月8日于某院摄片示：第9、第10胸椎椎间隙狭窄，并见骨质破坏，有冷脓肿可见。确诊为“胸椎结核”。经用西药抗结核治疗，病情未能控制而日趋加重。

诊查：慢性病容，形体消瘦，精神委顿，面色皖白，畏寒；下肢瘫痪，行动不能自主；第9、第10胸椎棘突有明显压痛；右侧胸部可扪及边界不清的肿物，站立时较明显，不红不热。苔薄黄腻，脉濡细。血沉为73mm/h。

辨证：肾亏致骨骼空虚，风寒乘虚而入，痰浊凝聚而成阴疽。

治法：治拟温经散寒化痰，益肾壮骨法。方用阳和汤加减。

处方：净麻黄6g　大熟地12g　鹿角粉3g（分吞）　生狗脊15g　补骨脂12g　白芥子9g　姜半夏9g　川桂枝9g　白芍6g　生甘草4.5g

嘱卧（木板）床休息，加强食物营养，多晒太阳。

二诊：诸症同前，兼见盗汗、口干、发热（38～38.5℃）。舌红少苔，脉细数（110次/分）。阴虚火旺，有渐成疮痨之势。拟养真阴、清虚热、益肾壮骨，宜大补阴丸合清骨散加减。

处方：左秦艽9g　炙鳖甲15g（先煎）　地骨皮15g　虎杖15g　百部12g　丹参9g　黄芩9g　怀牛膝12g　熟地12g　生狗脊15g　炒川断12g　补骨脂15g　白芥子9g

三诊：前方加减服药4个多月，胃纳渐增，精神转佳，体力逐步恢复。但摄片提示冷脓疡较前增大。苔薄舌淡，脉细数。气血两亏，人参养营汤加减，以调补气血、益肾壮骨。

处方：党参12g　焦白术9g　当归9g　生白芍6g　怀牛膝12g　炒川断12g　补骨脂12g　白芥子9g　陈皮4.5g　百部9g　黄芩9g　鸡血藤15g

四诊：前方加减服药6个多月，局部冷脓肿渐吸收。苔薄润。脉率72次/分。查血沉为9mm/h。已能参加全天轻工作。1974年6月4日摄片提示局部病变较以往诸片趋向好转。为防复发，尚需巩固疗效。

处方：当归片，每次5片，每日3次；虎挣片，每次1片，每日2次。均饭后服用。

[按语] 阴疽病期较长，是阴寒虚证。清代以前常与“流注”相混淆，自清代起才分开。流注属阳证，脓出不久可愈；而阴疽流痰是阴寒虚证，缠绵日长，始有酸胀漫肿而微高起，但不坚硬，溃后流豆腐渣样物，难以收口，身体逐渐疲弱，相当于西医的“骨与关节结核”。其病因多是痰塞络道，气血虚寒，凝结而成。其大法是初服阳和汤，温经散寒而化痰结；溃后用人参养营汤，调补气血、益肾壮骨。本病例即用此法，再据辨证，略有变化，使冷脓肿也自行吸收。说明中医中药治疗骨结核不但有效，且可免除手术。

十一、益气托毒、养营补肾法治愈肾府痰结化脓一例

王某，男，38岁。

初诊：1965年1月4日。

主诉及病史：1957 年不慎跌伤脊背，因疼痛不能行走，在南京某医院诊治，摄片为“胸腰椎骨折”。以后虽能坚持工作，但阴雨天背部酸痛，屈伸活动不利。伴低热，1962 年 3 月起，发热可高达 38℃左右，神疲乏力，胃纳减少。1962 年 4 月发现脊背高突，并日见明显，在某医院拍片确诊为“胸腰椎结核”。经连续注射链霉素、口服异烟肼后发热即退。1964 年 8 月，又感腰背酸痛不能伸直，低热，同时发现右腰背起一肿块，不热不红，逐渐增大，请某医院骨科会诊，确诊为“胸腰椎结核并发冷脓肿”。后转我院，经西医诊查为脊背明显后凸。胸椎 11、12 及腰椎 1、2、3 均有明显压痛，运动受限制。左腰背侧有 1 肿块，范围 15cm×15cm×3cm 左右，皮色未变，已有明显波动。

拍片：胸 10 椎体完全破坏，胸 9、11 椎体近胸 10 边缘也不整齐，胸 11～12 前缘见有骨桥相连。胸 12、腰 1 椎体边缘不整，间隙变狭。诊断为：胸 9～胸 11 及胸 12、腰 1 椎体结核；腰椎肥大性变化。

诊查：右肾俞流痰大如覆碗，漫肿色白边界不清，按之中软应指，但无触痛。神疲腰酸。既往有肺结核病史及腰部外伤史。苔薄腻，脉濡数。

辨证：气血两亏，骨骼不充，虚痰凝结，蕴久化热为脓，阻于肾府。

治法：治拟益气养营，补肾壮骨，佐以托毒。

处方：生黄芪 9g　潞党参 9g　焦白术 9g　全当归 9g　炒赤芍 9g　大熟地 12g　炒川断 9g　炙狗脊 9g　桑寄生 9g　皂角针 4.5g

二诊：1 月 7 日。肾俞流痰在局麻下切开，流出脓液 250ml 左右，质地稀薄夹有败絮状物质。苔薄，脉濡。再拟前法出入。前方去皂角针，加鹿角片 12g（先煎）、白芍 9g。外用红油膏、二宝丹药线引流。

以后一直服上方药，至 3 月 10 日疮面收敛。后发现两腹股沟也起肿块，外敷大布膏、十香散、桂麝散 2 个月而消散，体重增加 30 多斤，化验皆正常，出院后即上班。

［按语］ 本例脊柱结核有 3 处冷脓肿。腰背部之冷脓肿，中医认为属“肾俞虚痰”，要和流注（多发性肌肉深部脓肿）相鉴别。后者是阳证，初起至化脓只需 1 个月左右，预后好。肾俞虚痰多发于气营两亏之体，是肝肾精血衰微，属虚劳，预后较差，故《疡科心得集》中说“本证溃脓，不能收功”。现在看来，并没有那么危险。临床中曾治疗本证多例，切开引流，效果皆良好。不少未成熟冷脓肿外敷十香散、桂麝散可以消散吸收，而不必切开排脓，说明外科病内外同治很重要。中医的外用药能使脓肿消散，值得进一步研究。

十二、分型治疗脑疽内陷三例

例一　钱某，男，63 岁。

初诊：1980 年 5 月 27 日。

主诉及病史：项后患头疽 12 天，初起呈粟米样脓头，继则红肿，迅速扩大，疼痛日加，曾在外院用庆大霉素、四环素 1 周。

诊查：体温 38.4℃，血白细胞总数 22900/mm^3，中性 82%，脓液培养有金黄色葡萄球菌生长。尿糖阴性。自溃脓少，肿势日展，今已上至枕骨，下抵大椎，旁及两耳矣。中央结块大约 12cm×12cm，边界不清，坚硬紫滞，疮顶平塌，溃如蜂窝，无脓，苔黄腻，脉弦数。

辨证：邪热炽盛，脏腑蕴毒，正气不足，不能达邪外出，火陷变局已成。

治法：拟以益气和营，清热托毒。

处方：生黄芪 12g　当归 12g　党参 12g　皂角针 9g　赤芍 9g　银花 9g　野菊花 9g　制川军 9g　半枝莲 30g　蒲公英 30g

并以中药鹿衔草提出的有效成分鹿蹄草素 400mg，加入葡萄糖液中静脉滴注，每天 1 次，连用 20 天。

外敷八二丹、金黄膏。

二诊：用药半月后，体温恢复正常，血白细胞总数下降至 9800/mm³，中性 75%。纳谷渐增，二便自调，疮口渐隆，腐肉松动将脱，疮周红活，脓水较多，但清稀不稠。苔薄腻，脉滑。此邪热渐清、脏腑蕴毒渐泄之际，气血不支之象，防成干陷，仍以益气养荣，清化托毒之法，40 日后而敛。

[**按语**] 此类头疽毒盛期的陷局，名曰火焰。或由于高年平素阴液不足，疽起之时，火毒炽盛，而成陷局；或因疽起之后妄加挤压，邪毒走散；或由误治、失治，正不胜邪，火毒入营入血。局部可见疮色紫滞，漫肿不束，疮顶平塌不隆，疮口难于溃脓，灼热、坚硬、剧痛，并见壮热、口渴、便秘、溲赤、烦躁不安、神昏谵语，或胁肋隐痛时起，苔黄或腻、或糙，舌质红；脉数或弦、或洪、或滑等全身症状。火陷变局的病机重点是火毒入血，一派热象之下阴液暗伤，邪入心营，蒙闭清窍。

旧时，因卫生条件差，卫生知识不普及，但见有头之疮，便自以为疖，谓疖出脓便好，妄加挤压，又无条件治疗，每致毒邪扩散，致火陷变局而不能挽救。现既见火陷端倪，便着力救治，投以清热化湿，和营托毒之剂，故治皆有效。

例二　陈某，女，61 岁。

初诊：1982 年 3 月 4 日。

主诉及病史：项后有头疽半月，初见粟米状脓头，红肿迅速扩大，肿势漫及两耳，范围约 22cm×11cm，入院前曾用青霉素、链霉素、庆大霉素等抗生素，肿势虽减，疼痛反加，体温达 39.6℃，血白细胞 29000/mm³，中性 94%，尿糖(＋＋＋＋)，血糖 395mg%，脓液培养有金黄色葡萄球菌生长。

诊查：疮顶凹陷，脓水不多，紫滞灰暗，头面尽肿，精神委顿，每纳食则欲呕，疼痛呻吟，大便 3 日未解，舌质光红，脉细数(120 次/分)。

辨证：证属年迈体虚，阴虚火炽，脏腑蕴毒炽盛，正虚不能托毒外出，内陷变局已成。

治法：治当益气养阴，和营托毒为法。

处方：黄芪 15g　党参 15g　怀山药 12g　生地 30g　玄参 9g　天花粉 12g　当归 12g　赤芍 9g　丹皮 9g　银花 9g　皂角刺 9g　生川军 9g(后下)　蒲公英 30g　半枝莲 30g　紫地丁 30g

并于每餐前 30 分钟按尿糖每"十"皮下注射正规胰岛素 8 单位。红霉素 1.5g，加入于葡萄糖液中静脉滴注。琥珀氯霉素 0.5g，加入生理盐水 20ml 中静脉推注，每 6 小时 1 次，连用 9 天。外敷八二丹，金黄膏。

复诊：用药 2 日后，脓虽透而清稀不稠，根盘不束，疮顶不隆。续用前法。经 10 日，疽毒漫肿渐退，疼痛稍轻，但脓水稀薄，腐肉未脱。体温 37.5℃，血白细胞 7900/mm³，中性 70%，尿糖(＋)～(＋＋)，血糖 350mg%。再以益气养阴和营清化剂。又半个月，疮面脓腐渐脱，脓液增多，疮面下方有 3cm×3cm 的空腔。复以前法内服，外用九一丹，红油膏，在空腔处用棉垫加压排脓。半月后空腔与皮肤粘合，疮口收小，脓水减少，尿糖(－)，血糖 166mg%，胃纳可。苔薄润，脉细数。再守前法内服药，外用白玉膏、生肌散。半月而敛。

[按语] 此类头疽溃脓期的陷局，名曰干陷。盖疮疡以气血为本，脓液乃气血所化，脓泄则毒去。今夫大疽既成，势欲酿脓，而气血素亏之体，酿化托毒不能，火毒势必内逼，而成内闭；正气无力外达，乃呈外脱。局部见脓腐不透，疮口中央糜烂，脓少而稀或干，疮色灰暗，肿势平塌，散漫不聚，闷胀疼痛或微痛。全身并见发热，恶寒或寒战，胁痛，神昏谵语等内闭证候；神疲，纳少，自汗，气息喘促，肢冷，便溏，尿频，舌苔黄腻或灰腻，舌质淡，脉沉细或虚数等外脱证候。干陷的重点是亏，局部见症是干，外现五脏虚损之脱象，内见毒邪深入之闭象。

凡疽之起，疮顶平塌，肿势不聚，其色紫滞或灰暗者，若平日气血素亏，此时又身热不高者，即或平过一候，若不着力益气和营托毒，毒气不化，疼痛难寐，饮食必减，脾胃生化乏源，无以酿脓，载毒外泄，乃至于此。治以益气养阴托毒，多可回狂澜于既倒。

例三 张某，女，70岁。

初诊：1982年3月22日。

主诉及病史：正脑疽症起17天，初如粟米，日渐增大，5日后红肿结硬，大如分币，迅速扩大，红肿散漫，根脚不束，范围8cm×10cm，中间微高，状如蜂窝，脓虽黄稠，泄而不畅，疼痛日加。入院前曾用庆大霉素，难抑其势，体温39.8℃，血白细胞$11700/mm^3$，中性81%，尿糖(—)，血糖116mg%，脓液培养有金黄色葡萄球菌生长。

诊查：疼痛呻吟，影响睡眠，纳谷顿减，大便秘。舌苔黄厚腻，质红，脉弦滑。

辨证：古稀之年，气血两虚，冬令衣领不法，邪毒乘虚而入，凝阻于经络之间，留滞于腠理肌肤之际，气血不行，营卫不和，乃成脑疽。疽毒既成，气虚则无以托毒外出；血虚又缘何化脓泄毒。疮脚不束，难免蔓延，顶不高，脓不泄，终恐内陷。今结毒肿痛，舌红苔黄厚腻，脉弦滑，正在邪毒鸱张、脓成未泄之际，痛势最剧。

治法：治以清热托毒，理气止痛。

处方：银花9g　连翘9g　黄芩9g　当归9g　赤芍9g　甲片9g　皂角针9g　天花粉12g　紫地丁30g　黄芪12g　炙乳香3g　生川军4.5g

外用：金黄膏，八二丹。

二诊：治近半月，疮顶渐退，脓水亦畅，疼痛日减，肿势收而根盘束，体温持续38～39℃。至4月12日后，腐脱新生，纳谷亦增，疮面渐小，肉色红润，已经步入坦途。

三诊：4月20日。见全身不适，关节酸痛，下肢遍发鲜红密集点状红斑，按之褪色，不觉痛痒。诊断为关节痛型过敏性紫癜，检验血小板计数、出凝血时间、凝血酶原时间均属正常。予以益气养血和营清热之剂。3日斑色渐淡。

四诊：4月23日下午。忽又连续呕吐清水及食物3次，入夜又呕吐数次，次日午后又呕吐，但疮面肉色尚红，两臀轻度浮肿，胃脘闷胀不适。舌苔黄腻，脉弦数84次/分。拟诊：胃肠型过敏性紫癜，证属湿浊中阻；予以理气化湿，和胃利水。

处方：陈皮4.5g　制半夏9g　苍白术各9g　赤苓9g　焦米仁12g　金铃子9g　炒枳壳9g　春砂仁3g(后下)　炒香谷芽12g　银花9g

五诊：4月29日。四肢紫癜又发，伴蛋白尿(++++)，胸闷纳呆。舌苔黄腻，脉弦数。仍从前法，但因呕吐频繁，不能顺利口服给药。尿量只有每日100ml，肾气衰颓。胃气已败，夜间又呕七八次。两手、足背、小腿又起密集紫癜。次日连续少尿(每日100ml)，足乃浮肿，腹中胀气。经用中西药抢救，不能逆转。肾气已竭，疮面肉色光白板亮，状如敷粉。次第出现肾功能衰竭，低蛋白血症，酸中毒，胸腔积液，虚陷变局毕露。经中西医、院内外合力抢救，运用激素、免疫抑制剂，补给干血浆、白蛋白，纠正酸碱平衡，抗感染，利尿，消肿，腹膜透析等措施，凡

21天，终因正不胜邪而死亡。

［按语］此类头疽收口期的陷局，名曰虚陷。此时脓腐既净，邪势虽挫，气血大衰，脾气不复，水谷气绝，肾阳式微，生化乏源，疮口腐肉虽净，而疮色淡白，脓水稀冷，色灰或偶带绿色，新肉不生，状如镜面，光白板亮，或如敷粉，不知痛楚。全身则见虚热不清，形神委顿，纳谷日减，或腹痛便泄，自汗肢冷，气息低促，苔薄白或光如镜面，质淡白，或淡红。脉沉细或虚大无力，旋入昏迷，厥脱，尿少、尿闭，蛋白尿，浮肿，喘促等脾阳衰见症。或可并见口糜，舌红如镜，细数脉等胃阴枯竭见症。虚陷变局的病机重点是阴阳两竭，局部和全身皆以虚寒见症为主。

高年气血阴阳俱虚者，患有头疽，虽治之合度，平过三候，但大病尔后，气血阴阳大伤，五脏门户皆虚，旦遇外邪便长驱直入，顿入损途。急以扶正固本为主，或顾护胃气，或温煦肾阳，皆得相机而施。但当此之际，逐邪恐伤正，补虚恐恋邪，颇为棘手，虚陷损途，百难救一。

本案虚陷，初起即见火陷端倪，虽经托补，治近1月，脓毒方清，可见虚之甚也。故旦感新邪，便入营血而成败证。

十三、清热解毒、和营通络法治愈附骨疽一例

徐某，女，18岁。

初诊：1967年12月21日。

主诉及病史：患者9月下旬全身不适，关节酸痛，伴有发热，下肢活动不利，用过多种抗生素。病情时轻时重，左大腿逐渐粗大，活动障碍，疼痛日益加剧。伴有发热(38℃)，胃纳不香，全身不舒。X线摄片，西医确诊为“右股骨急性化脓性骨髓炎”。

诊查：右大腿中下段骨骼胖肿、粗大；皮色未变，压痛明显。右下肢不能向腹侧弯曲。白细胞总数12500/mm^3，中性91%。苔黄腻，脉细数。

辨证：毒邪内盛，经脉阻塞，营卫不和，血凝毒聚。

治法：拟清热解毒，活血通络。

处方：紫地丁30g　蒲公英15g　半枝莲15g　草河车15g　制苍术9g　黄柏9g　川牛膝12g　当归9g　赤芍15g　丝瓜络4.5g　丹参12g

外敷：大布膏、红灵丹。

二诊：1968年1月15日。上方加减服药3周余，发热已退，局部肿胀疼痛仍存，压痛明显。苔薄腻，脉细数。症有化脓溃破之象。拟和荣通络、益气托毒为要。

处方：丹参12g　当归9g　赤芍12g　汉防已12g　土茯苓30g　潞党参9g　生黄芪12g　炙山甲9g　皂角针9g　忍冬藤30g

外用：同前诊。

三诊：2月12日。肿胀疼痛均有减轻，屈伸活动已较前进步，压痛已不明显。X线摄片：骨质破坏有改善，有新骨形成。胃纳、二便正常。苔薄，脉濡。

前方去角针、山甲。加野赤豆18g，泽兰9g。

1968年4月19日痊愈出院。3年后随访，能参加体力劳动。

［按语］骨髓炎，属中医附骨疽范围。急性发作者用清热解毒、和营通络法。当发热已退时，即可用《医宗金鉴》中托里消毒散加减，取其补益气血、托毒消肿的功效。方中党参、黄芪、白术、甘草健脾益气，当归、芍药、川芎和营活血，银花、茯苓、白芷清热解毒利湿，皂角

针、桔梗有透托作用。顾老即用此方加减，治愈本例化脓性骨髓炎，且没有破溃缠绵，远期疗效良好。

（以上由唐汉钧　潘群整理）

[编者评注]顾伯华教授是全国著名中医外科专家，从本组医案可见，他不仅善用多种外治法，而且内科功底也甚深厚，内外结合，治愈不少疑难重症。如他治徐姓附骨疽一案，急性期右股骨处红肿疼痛发热，毒邪内盛，经脉壅阻，血凝毒聚，先拟清热解毒、活血通络内服之剂，外用红灵丹，大布膏。待热退仍感疼痛，症有化脓溃破之时，则转用和营通络、益气托毒法，取《医宗金鉴》中托里消毒散加减治愈。

朱锡祺医案

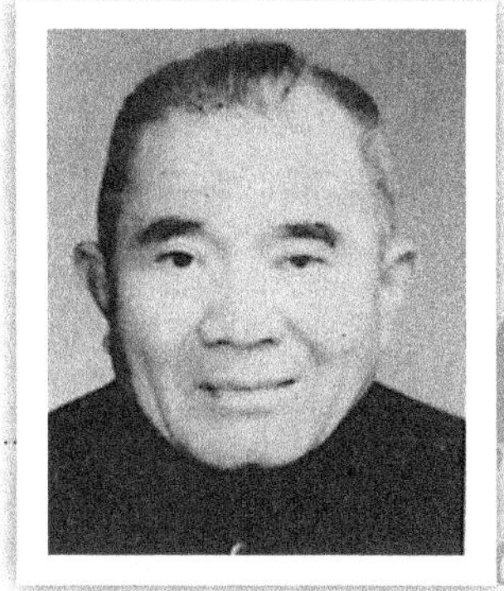

【生平传略】

朱锡祺，字左人，1917 年生，上海市川沙县人。主任中医师。1937 年毕业于上海国医专科学校，从师于当时名医蒋文芳。旋后，悬壶于上海。抗战期间，转辗行医于浦东、莫干山等地。抗战胜利后，返沪从事诊务。1956 年调入上海中医学院岳阳医院工作。曾任中华全国中医学会上海分会理事，上海胸科医院中医科顾问，上海中医学院专家委员会委员，上海中医学院附属岳阳医院内科主任医师兼顾问，上海心病防治组顾问等职。

朱氏在近 50 年的医疗实践中，勤于临床，注重疗效，积累了丰富的经验，尤其擅长治疗心脏疾患、哮喘、胆囊炎、慢性肠炎、男子不育等内科杂病，在国内享有一定声誉。他拟定的“强心饮”、“宁心饮”、“整脉饮”、“通脉饮”等 4 张治疗心脏病的处方，均收到较好的疗效；他诊治冠心病的经验已输入电脑，并通过了鉴定。朱氏自 1959 年起，先后在全国报刊上发表学术论文 10 余篇。

一、泄热通腑、泻肝潜阳法治愈中风先兆一例

魏某，男，57 岁。

初诊：1963 年 12 月 9 日。

主诉及病史：患高血压多年，血压常在 230/130mmHg 之间，性情急躁。今晨突然舌强不利，手指麻木，走路不稳，头晕目花。

诊查：面赤如丹，伸舌偏斜，口秽喷人。脉弦数苔薄黄。

辨证：厥阳升扰，下及肾阴，阳明积热，证属中风先兆。

治法：治宜泄热通腑，泻肝潜阳。

处方：羚羊角粉 0.6g(吞)　龙胆草 6g　生川军 6g(后下)　丹皮 9g　夏枯草 12g　野菊花 12g　钩藤 12g(后下)　决明子 30g　黄芩 6g　生石决 30g(先煎)　珍珠母 30g(先煎)　2 剂

二诊：12 月 11 日。药后血压见降，血压 180/110mmHg。多言善笑，口角流涎，右手麻木，走路摇晃，面赤升火，头痛目花，大便已行。脉弦细，苔薄黄。厥阳升扰未熄，再以泻肝泄热，佐

以潜阳。

处方：羚羊角粉 0.6g(吞)　龙胆草 6g　生石决 30g(先煎)　珍珠母 30g(先煎)　丹皮 9g　夏枯草 12g　豨莶草 15g　丹参 9g　臭梧桐 30g　决明子 30g　黄芩 9g　茺蔚子 12g　2 剂

三诊：12 月 14 日。血压续降，血压 150/90mmHg。舌斜已正，多言善笑，喜动，喉头痰多，头痛减轻，语言不利，流涎。脉弦细，苔薄。风火渐熄，痰浊内恋，险途虽逾，仍防变幻，予以平肝熄风、化痰清热。

处方：豨莶草 12g　决明子 30g　夏枯草 12g　丹参 9g　半夏 6g　郁金 9g　陈胆星 9g　天竺黄 6g　丹皮 6g　僵蚕 9g　生石决 30g(先煎)　珍珠母 30g(先煎)　4 剂

四诊：12 月 18 日。血压 160/106mmHg。多言善烦略有好转，性情依然急躁，头晕，睡眠不佳，头面升火。心火亢盛，肝阳偏旺，予以清心降火，平肝潜阳。

处方：豨莶草 12g　川连 3g　焦山栀 9g　连翘心 12g　龟版 12g(先煎)　生石决 12g(先煎)　珍珠母 30g(先煎)　牡蛎 30g(先煎)　白蒺藜 12g　钩藤 12g(后下)　丹参 9g　生白芍 9g　磁石 30g(先煎)

另方：安神补心丸 1 瓶。5 剂。

五诊：1964 年 1 月 19 日。血压 150/96mmHg。心烦已静，心悸较平，升火亦敛，睡眠欠佳，头昏足软。脉弦细，苔薄腻。再以平肝潜阳，养血安神。

处方：丹参 9g　夜交藤 30g　白蒺藜 9g　枣仁 9g　磁石 30g(先煎)　牡蛎 30g(先煎)　生槐花 12g　北秫米 12g　合欢花 12g　夏枯草 9g

随访：10 余年来病情始终稳定，除步履较缓外，其他正常。

[按语] 第一，患者素有高血压多年，头晕目花，声高气粗，头重脚轻。近因气怒，怒则气上，肝阳因之升腾，又逢腑气燥结，阳明积热上攻，痰热窒塞，地道不通，有升无降，气火上升，似火添薪，风乘火势，火仗风威，燎原之势顿成。故突然发作，舌强不利，头痛如裂，手指麻木，言语不清。此乃急性发作。《经》云："急则治其标。"故以羚羊角粉通灵性者平肝熄风，直达病所。佐以龙胆、决明、黄芩、夏枯草苦寒以泻上盛之火；石决明、珍珠母为质重之品以平肝潜阳；野菊、钩藤清在上之风；丹皮之凉血；川军之急下阳明腑气，通行大便；风平热泄，气火随之，乃釜底抽薪，则肝风肝火何能为患哉。

第二，患者高血压多年，久病多虚，水亏木旺，火炽风生而气血上逆，痰涎猝壅，此即《素问》"气血并走于上，之大厥"。经两次治疗后，气焰已平。治当求本，本乃真水不足，无能涵木，因之肝阳内动，生风上扬。如真阴充沛，肝阳亦必不动，肝阳之动无不由于肾阴之虚。本病既成，多夹痰浊，若顾其虚，应宜滋补，而滋腻之药皆与痰浊不宜。潜阳镇逆，必以介类为主，盖咸寒质重之品性能沉降，以定奔腾之气火，气味俱清不碍痰浊，故方中用生石决、珍珠母、牡蛎潜阳镇逆。待风平火降，再以滋水涵木，育阴潜阳以收功。

二、育阴潜阳、引火归原法治愈眩晕一例

陆某，男，47 岁。

初诊：1965 年 12 月 17 日。

主诉及病史：血压 190/134mmHg。身体素健，因 1 年前儿子突然死亡而悲伤过度，连续彻夜不眠。嗣后常感头晕胀痛，面赤升火，心悸怔忡，尤以紧张时更甚。曾在某医院治疗，服西

药并休息年余。

诊查：口舌干燥。脉弦细，苔薄腻。

辨证：综合症情乃阴虚阳亢，心火内炽。

治法：治以滋水涵木，养血安神。

处方：当归 9g　丹参 9g　豨莶草 15g　夜交藤 30g　枣仁 9g　女贞子 9g　旱莲草 12g　生槐花 12g　夏枯草 12g　牡蛎 30g(先煎)　5 剂

二诊：1966 年 1 月 26 日。血压 166/116mmHg。药后睡眠好转，头仍胀痛，面部生火，夜间怕冷，二足不温。脉弦细，苔薄。阴亏于下，阳浮于上，治以育阴潜阳，引火归原。

处方：熟地 12g　玉竹 12g　女贞子 9g　旱莲草 12g　当归 9g　巴戟 9g　仙茅 9g　仙灵脾 9g　附片 9g(先入)　磁石 30g(先煎)　萸肉 6g

［按语］本例因儿子暴亡，忧思郁结，伤及心阴，阴虚火炽，下及肾阴，水不涵木，厥阳偏胜，久则阴损及阳而致阴亏于下，阳浮于上，阴不敛阳，神不守舍，故现面赤升火，心烦不寐，头晕胀痛之实证，并见畏寒怯冷、二足不温之肾阳虚兼证。初以平肝潜阳、养血安神之品治疗月余，自觉症状虽有改善，但血压降之未够理想，后用育阴潜阳增入附块、仙茅、仙灵脾等温肾壮阳、引火归原之品，血压顿见下降，自觉症状显著改善，并已恢复半天工作。

一般在治疗高血压时，习惯用滋阴降火、平肝潜阳之凉药；对桂枝、附块辛温大热之品，畏如蛇蝎，恐其火上添油，不敢沾唇。实际上如掌握辨证论治原则，辨明阴阳，分清虚实，有是证，用是药，处理得当，则虽用辛温大热之品，亦能获效。本例验案足可证之。

三、通阳活血、强心利尿法治愈风湿性心脏病一例

葛某，男，21 岁。

初诊：1976 年 2 月 9 日。

主诉及病史：患病历时 5 年之久。经某专科医院心电图检查提示：左室肥大。X 线摄片：左心室明显扩大。食管钡餐造影：左心房有压迹。诊断：风湿性心脏病（二尖瓣狭窄与闭锁不全，三尖瓣闭锁不全）。

诊查：目前胸闷，动则气促，神疲乏力，足跗浮肿，呈二尖瓣面容，颈静脉怒张，肝大 4 指，并有少量腹水。脉沉细，口唇紫绀，苔薄，质紫。

治法：治拟活血通阳，强心利尿。

处方：桂枝 12g　赤芍 9g　桃仁 12g　红花 6g　香附 9g　附块 9g　牡蛎 30g　茶树根 30g　河白草 30g　腹水草 30g　茯苓皮 15g　棱莪术各 9g

二诊：2 月 14 日。服上方药 5 剂后，胸闷已轻，胃纳尚佳，口唇紫绀及两颧赤均见减轻，腹水消退，足肿亦消，大便时腹痛隐隐，肝肋下 3 指。脉沉细，苔薄，质稍紫。再拟原法续进。

以本方为主，随症加减，经过 1 个多月的连续治疗后，病情大有好转，体征亦随之改善，腹水及下肢浮肿均已消退；唯心脏听诊，杂音依然存在。

［按语］本病患者经专科医院多种检查，明确诊断为风湿性心脏病。中医辨为久病心肾阳虚、肺络瘀阻、水湿潴留，投以桂枝、附子温通心阳，温肾助阳，以治心肾阳虚。即“心阳不振，浊阴弥漫之际，胸膺清旷之区犹如迷雾之乡，投以桂枝如离照当空，阴霾自散”之意。同时配以河白草、腹水草、茯苓皮、茶树根等，取其温阳利水之效，以解水湿泛滥，凌心射肺之急，兼止咳、退水消肿之效。加用赤芍、桃仁、红花、香附等养血、活血以通血瘀。佐以山棱、莪术，辅以牡蛎破

血祛瘀，消癥瘕积聚，改善其口唇紫绀、两颧赤、肝肿大等瘀血症状。使用通阳活血、强心利尿之剂，虽未能达到根治目的，但对改善症状，创造手术条件，起到积极的作用。

四、温阳固脱法治愈厥脱一例

曹某，女，36岁。外院会诊。

初诊：1970年5月26日。

主诉及病史："风湿性心脏病"术后4天，精神极度疲惫，汗出淋漓不尽，肢体厥冷，血压偏低，不思纳谷。

诊查：脉细微，苔腻。

治法：急宜温阳益气固脱。

处方：附块12g　党参12g　龙牡各30g　黄芪12g　白术芍各9g　桂枝12g　浮小麦30g　五味子6g　陈皮6g　红枣7枚　2剂

二诊：6月1日。服上方药2剂汗出已少，四肢略有转温，血压回升，纳谷已香，但夜不安寐。脉缓，苔薄。治拟温阳益气，固脱宁神。

原方去陈皮、红枣，加丹参12g，川百合12g，朱茯神12g，柏子仁9g。

三诊：6月5日。前后共服药6剂，汗出已止，纳谷亦振，肢体转温，血压稳定，夜眠仍差。脉缓，苔薄。治拟益气，养血，安神。

处方：党参12g　白术9g　云苓9g　当归9g　丹参12g　柏子仁9g　麦冬9g　五味子6g　附块9g　淮小麦30g　大枣7枚

经过连续半个月的治疗，服药19剂，诸症俱解。术后25天(即6月19日)痊愈出院。

[按语] 本病患者罹患"风湿性心脏病"数年之久，加之心脏手术的创伤，导致气血两亏，阳气虚弱，不能敷布肌肤，故肢体厥冷；卫阳不能外固，则肌表空虚；营阴不能内守，则汗出淋漓。脉象微细，为正气衰惫之征。汗为心液，大汗淋漓不尽，耗伤元气与津液，二者互为因果，形成恶性循环，大有亡阳虚脱之危，急宜回阳救逆。方中党参补气(必要时用人参大补元气)，附子温壮真阳，二药相配为参附汤，以振奋阳气，益气固脱；加用龙牡固涩止汗，相佐以救亡阳之危。黄芪、白术益气固表，取玉屏风散之意；桂枝、芍药、大枣取桂枝汤意，调和营卫，扶阳固表；五味子生津止渴，固涩敛汗；白术、陈皮健脾。综括全方乃温阳救逆。服药2剂，汗出已少，四肢转温，血压回升，病势大减。据"阴阳互根"之理，病情稳定后，加用丹参、当归、柏子仁、川百合养血、育阴、宁神。经过中西医结合治疗，患者逐渐恢复健康，痊愈而出院。

五、养心益气、清热解毒法治愈心肌炎一例

徐某，女，32岁。

初诊：1974年11月4日。

主诉及病史：1973年4月高热后出现胸闷，气短，脉来间歇，经某院作心电图检查：心肌损害。诊断：心肌炎。住院治疗月余，未见明显好转。

诊查：目前胸闷，气短，早搏频繁，精神不振。脉沉细、结代，苔薄黄。

治法：治拟养心益气，清热解毒。

处方：丹参12g　麦冬9g　五味子6g　太子参12g　郁金9g　香附9g　降香6g　银

花 9g　大青叶 15g　蒲公英 15g　龙齿 15g　淮小麦 30g　炙草 6g　红枣 7 枚

二诊：11 月 11 日。药后精神好转，胸闷已轻。脉细数，苔薄。再拟原法加减。

处方：当归 9g　赤白芍各 9g　景天三七 30g　麦冬 9g　太子参 12g　降香 6g　郁金 9g　龙齿 15g　蒲公英 15g　地丁草 15g　牡蛎 30g　淮小麦 30g　炙草 6g　红枣 7 枚

连续服药月余，自觉症状明显好转，胸闷气短已平，精神亦振。心电图复查：明显改善。建议适当参加体育锻炼，动静结合，巩固疗效。

［按语］本病例经过系统检查，诊断明确。中医辨证为心气、心阴不足。采用生脉散合甘麦大枣汤加味治疗。方中不用党参，以防益气太过，有助火之弊；丹参养血，活血，祛瘀；龙齿、牡蛎重镇安神；五味子敛心阴。

患者系高热后热病，可能与其细菌或病毒感染有关，同时患者舌苔薄黄，中药辨证为余热未清。故投以蒲公英、大青叶、地丁草、银花等以清热解毒，配合诸药。疗效较为满意。

六、大柴胡汤加减治愈腹部剧痛一例

孙某，女，65 岁。

初诊：1975 年 10 月 20 日。

主诉及病史：10 月 14 日自觉左上腹部剧烈疼痛，体有发热，恶心呕吐。前往某医院急诊，查尿淀粉酶 256 单位。诊断：急性胰腺炎。留院观察 4 天，因治疗无效而自动出院。

诊查：目前发热 38℃左右，脘腹胀痛，多日来粒米未进，大便秘结，环唇麻木。今晨测体温 38.5℃，血压 100/70mmHg。X 线胸透：左肋角有少量积液。既往有高血压史，曾高达 240/120mmHg。脉细，苔黄厚腻。

治法：治拟清热导滞。

处方：柴胡 9g　炒黄芩 9g　生川军 9g（药汁泡）　玄明粉 9g（冲）　枳实 9g　木香 4.5g　蒲公英 15g　地丁草 15g　败酱草 30g　炸酱草 30g　连翘 12g

二诊：10 月 22 日。药后得便 3 次，身热较退（今日测体温 37.4℃），腹痛已减，胸闷好转，已思纳谷，每餐吃稀饭一碗。脉沉细，苔黄腻较退。再拟原法加减。

原方去生川军、玄明粉、木香。加银花 9g，柴胡 9g 改 6g，赤芍 9g。

三诊：10 月 24 日。身热尽退，今日测体温 35.8℃，精神好转，纳谷亦增，睡眠已酣。脉细，苔薄腻。治拟和胃化湿，理气清热。

处方：佩藿梗各 9g　赤苓 9g　半夏 6g　陈皮 6g　泽泻 12g　丹参 9g　香附 9g　苏罗子 9g　蒲公英 15g　地丁草 15g　谷麦芽各 12g

前后服药 7 剂，自觉症状完全消失，精神亦振，纳谷已香。

［按语］本病中医辨证为湿热蕴结，痹阻不通，气机闭塞。治宜通腑气、泄热开始，通里导滞。参考南开医院清胰汤，取大柴胡汤加味，和解少阳，泻下开结而治之。方中柴胡、黄芩、枳实、木香，乃取大柴胡汤意，行气，破气，消积，和解少阳；生军、玄明粉，乃取调胃承气汤之意，荡涤胃肠湿热浊垢；蒲公英、地丁草、连翘、炸酱草、败酱草、丹参，清热解毒，消肿排脓，活血解瘀。服药 2 剂后，大便 3 次，身热已退。六腑以通为用，二诊去生军、玄明粉，加赤芍凉血活血；柴胡为和解少阳退热之品，因身热已退，故由 9g 改 6g，取其疏肝引经之意。最后以芳香化湿，疏散和中，佐以清热解毒而收功。

七、补火生土法治愈疳积一例

黄某，男，10岁。

初诊：1975年10月21日。

主诉及病史：长期以来不思纳谷，进食缓慢，腹痛肠鸣。大便溏泄，日行多次，完谷不化，四肢不温。

诊查：发育欠佳，年已10岁，形如7～8岁的儿童。精神委靡，反应迟钝，面色少华，牙齿短少，生长不全，毛发稀疏。既往有软骨病及急性肝炎。脉细，苔薄。

治法：治拟益气健中，补火生土。

处方：焦白术9g 党参9g 茯苓9g 黄芪9g 炙草6g 怀山药9g 苏梗9g 补骨脂9g 益智仁6g 煨木香4.5g 附块6g 六曲9g

二诊：11月28日。药后腹痛减轻，大便成形，余症未减。再拟原法加减。

原方去六曲、苏梗，加炮姜炭6g，升麻6g。

三诊：12月12日。服药以来，症状逐渐好转，纳谷已香，原每餐饭需1小时左右才能吃完，现1刻钟即可吃完。面色转润，四肢仍觉冷。前方有效，鼓棹前进。

处方：党参9g 白术9g 茯苓9g 炙草6g 怀山药9g 黄芪9g 附块9g 升麻6g 炮姜炭6g 诃子肉6g 煨木香6g 补骨脂9g

另方：紫河车60g 补骨脂30g 生晒移山参30g 鹿角粉30g 甘草30g 升麻24g

共研细末，每日2次，每次3g。

[按语] 本病例证属先天不足，后天失调，命门大衰，不能温煦脾土，而致运化失司，吸收障碍。治当益气健中，补火生土。方中参、术、芪益气升阳，茯苓、怀山药健脾，二者相合，健脾益气；附块、补骨脂、益智仁益火之源，以运脾土；升麻鼓舞脾阳，炮姜炭温中止泻。再以生晒移山参加血肉有情之品紫河车、鹿角补元气，益精血；投以补骨脂等温补肾阳，以壮筋骨。齿乃骨之余，补肾即能壮骨，助齿生长；甘草调味健中。以上药共研粉末，缓服巩固疗效，并能提高机体抵抗力，有促进患者发育之功。

八、清热排石为主治愈石淋三例

例一 吉某，男，28岁。

初诊：1964年4月28日。

主诉及病史：3天前突然左侧腰痛甚剧，经某医院摄片诊断为“左肾输尿管结石，伴有左肾积水”。

诊查：腰痛阵作，向左小腹放射，溲时疼痛，呈肉眼血尿。脉细数，苔薄质绛。

辨证：乃湿热蕴于下焦，膀胱气化不宣，证属石淋。

治法：拟以清热导石，利水通淋为治。

处方：金钱草30g 冬葵子12g 滑石30g 石韦12g 生草梢6g 桔梗6g 米仁12g 瞿麦15g 旱莲草15g 丹皮6g 生地12g

二诊：5月16日。本月9日经X线复查，结石下移到输尿管下口。现少腹近毛际处有刺痛，精神疲乏，溲赤而痛，尿之不畅。脉细舌绛。湿热蕴留，再以清热排石。

处方:生地 12g　丹皮 6g　海金沙 12g　滑石 30g　生草梢 6g　金钱草 30g　石韦 15g　冬葵子 12g　桔梗 6g　琥珀粉 1.8g(吞)

三诊:6 月 1 日。5 月 29 日拍片复查,结石仍在输尿管下端,大小形态无变化。小便仍然不利,左腰疼痛,口苦乏味。脉细,苔薄。湿热未除,再予原法。

四诊:6 月 20 日。前晚起床小便时,茎中剧痛,腹满且胀,小溲难出,用力迸出如绿豆大小结石一粒,外表不光滑,有毛刺。排出后疼痛顿时消失。现精神不振,腰酸乏力。脉细,苔薄。治以滋肾养阴清热,以善其后。

处方:生地 12g　丹皮 6g　怀山药 9g　玉竹 12g　黄精 12g　旱莲草 15g　菟丝子 12g　杜仲 9g　甘草 6g

例二　俞某,男,成年。

初诊:1966 年 2 月 8 日。

主诉及病史:1963 年 7 月 4 日凌晨,腹部阵发性绞痛,急诊于某医院,作对症处理。1964 年 3 月 5 日又发腹部绞痛,摄片检查:左肾积水,左肾结石移至输尿管中段。作手术治疗,取出左输尿管结石一块。1966 年 1 月腹部绞痛又作,X 线再度摄片:与上片比较右输尿管结石体积略有增大。

诊查:苔薄,脉细弦。

治法:治拟清热排石。

处方:生地 12g　丹皮 6g　怀山药 12g　党参 9g　黄芪 12g　桔梗 9g　滑石 30g　冬葵子 30g　茯苓皮 9g　金钱草 30g　草梢 9g　败酱草 30g

二诊:2 月 10 日。服药 2 剂后,因其右侧腰部疼痛难忍,又来门诊。即向病员解释:疼痛乃因药物作用使结石位置移动所致。嘱除仍服上方药外,尽量饮水,坚持跳绳活动。服原方药 18 剂后(1966 年 3 月 3 日),绞痛又作,伴放射痛,小溲呈滴淋状,傍晚尿出 1 块黄豆大小的结石,小便遂得通畅而愈。

例三　刘某,男,52 岁。

初诊:1975 年 10 月 31 日。

主诉及病史:1970 年秋以来自觉腹部不适,继而剧烈绞痛,并向耻骨部放射,前往某医院急诊,尿常规为镜下血尿,给予对症处理。以后常有类似发作,曾经外院泌尿科检查治疗,X 线腹部片及静脉肾盂造影检查,均无异常发现,治疗无效而出院。近 2 个月来,腰部隐痛,有时腹痛较甚。

诊查:小溲频数,并有刺痛,查尿常规,红细胞持续(++)~(+++)。脉细,苔薄。

治法:治拟益肾清热导石。

处方:生地 12g　丹皮 6g　旱莲草 30g　冬葵子 12g　滑石 30g　石韦 15g　升麻 6g　黄芪 9g　党参 9g　金钱草 30g　生草梢 9g

二诊:11 月 7 日。服用益肾清热导石之剂 5 剂,午睡时突然痛醒,尿道刺痛尤为难忍,小溲不畅,余沥不尽,半小时后尿出结石 1 块,小便遂得通畅,疼痛顿时消失。今日复查尿常规,正常。治拟益肾健脾,以善其后。

随访:患者自觉症状消失,多次尿检复查均属正常。

[按语] 西医的"尿路结石",在中医学文献中被称为石淋,系湿热蕴结下焦,复与尿中沉淀物互结而成,日积月累,逐渐结聚成块,大则为石,小则为砂。有石淋、砂淋、血淋之分。临床上以小便涩而难出,或排尿中断,或小便刺痛,少腹拘急引及脐中或腰腹部绞痛,伴放射痛,尿血

等表现为主。古有清热利湿，通淋排石，理气导滞，化瘀通络，健脾补肾，利水排石等法则。本人体会：泌尿道结石形成后，由于尿液向下冲击，结石表面的棱角或粗糙面可能嵌入泌尿道粘膜内，或损伤粘膜产生粘连，迁延日久而不能排出。联想到车轮陷入地面后，汽车不能向前行驶，司机常将车身后退，再加足马力，借助惯性作用，往往可以一冲而过。故我在通淋排石的基础上，使用升麻或桔梗等升提药物，在利尿排石药物的作用下，有可能移动结石的位置，使其冲破原来的阻挡，有利于结石的排出。使用桔梗或升麻时，应配以党参、黄芪等益气药(气虚者更为适宜)，否则，升举力不强，且不持久。经过多次临床实践，确有其效。方中生地、丹皮益肾凉血，取六味地黄丸意。重用旱莲草养阴益肾，凉血止血，肝肾阴亏者用之最好。金钱草清热排石。滑石、石韦、冬葵子利水通淋排石。生草梢利水，为止茎中痛的要药。

在治疗过程中，嘱患者多饮水，体健者可配合跳绳运动，以利于结石的排出。若突然发生剧烈的腰腹部绞痛，可能为结石位置发生移动。若出现尿道刺痛，小溲余沥及肉眼血尿，很可能是结石排出的预兆，应鼓励患者消除顾虑，配合治疗，以促使结石排出。排石后再以益肾健脾之剂而收功。

九、温阳化湿、导痰开窍法治愈嗜睡症一例

栾某，男，42岁。

主诉及病史：长期精神委顿，四肢倦怠无力，遍体虚浮，嗜睡，静坐片刻即呼呼入睡，有时乘车亦会入睡，呼之则醒，醒后复睡。平素畏寒而不怕热，大热天亦很少出汗。

诊查：纳谷不振，大便溏薄。体型矮胖。脉沉迟，苔白腻。

治法：治拟温阳化湿，导痰开窍。

处方：茅术 9g　川朴 6g　陈皮 6g　半夏 6g　陈胆星 6g　石菖蒲 6g　补骨脂 9g　附块 9g　益智仁 6g

以上方加减，连续服药2个月后，浮肿消退，大便转实，精神得振，胃纳亦佳，嗜睡症获得治愈。

［**按语**］阳主动，阴主静，阳虚阴盛，故而嗜睡。中医学理论认为："脾气虚则怠惰嗜卧"，"脾胃受湿，沉困乏力，怠惰嗜卧"。患者体格丰肥。体肥者多湿，脾恶湿喜燥，湿困脾阳，脾阳不振，运化无权，临床可见：纳呆，便溏，身重，嗜睡等症。苔白腻，脉迟缓，系痰湿内阻所致。脾主四肢肌肉，脾气虚弱，水湿内停，溢于肌肤，故而遍体虚浮，精神疲乏。方中茅术、川朴、陈皮，取平胃散之意，以燥湿健脾；半夏、胆星、石菖蒲，化痰降逆开窍；命火式微，故不怕热，但畏寒，拟以附块、补骨脂、益智仁，温壮真阳，益火之源，以运脾阳，脾运得健，诸症均解。全方宗温阳化湿、导痰开窍之法，连续服药60余剂，临床症状消失而愈。

十、瓜蒌薤白桂枝汤治愈心阳不展一例

普某，男，71岁。

初诊：1966年4月6日。

主诉及病史：患者血压150/80mmHg。经某院诊断为"高血压冠状动脉硬化型心脏病"。心电图检查示：①窦性心律不齐；②不定型心电位；③完全性右束支传导阻滞；④慢性冠状动脉供血不足。左胸疼痛放射背后，引及左臂，胸闷气促，每于夜半不能平卧。

诊查：精神疲乏，足跗浮肿，睡眠不佳。脉沉细，有间歇，苔薄白。

辨证：证为心阳不展，气滞血瘀。

治法：治以通阳活血，理气化瘀，以瓜蒌薤白桂枝汤加味治之。

处方：桂枝 9g　瓜蒌 12g　薤白头 9g　当归 9g　丹参 9g　桃仁 12g　红花 6g　党参 9g　生香附 15g　郁金 9g　苓皮 15g　青陈皮各 3g

另方：安神补心丸 1 瓶，每日 3 次，每次 10 粒。

二诊：4 月 23 日。上方药连服 17 剂后，自觉症状改善，心律规则，胸亦不痛，浮肿尽消，但精神仍感疲乏，不能多动。脉细，苔薄，再以原法续进。

原方去苓皮，加黄芪 12g。

三诊：7 月 11 日。治疗以来，症状明显好转，心区已不感闷，无绞痛发生，心律亦齐。

处方：桂枝 9g　瓜蒌 12g　薤白头 9g　丹参 9g　麦冬 9g　红花 6g　生香附 15g　郁金 9g　半夏 6g　党参 9g　黄芪 9g

另方：安神补心丸 1 瓶。

1966 年 7 月 12 日来院复查。近来并无不适，无心前区痛。血压 128/86mmHg，心电图检查示：①完全性右束支传导阻滞；②偶发室性早搏；③目前无冠状动脉供血不全现象。嘱病人可以恢复轻工作。

［按语］本病员自 1966 年 4 月 6 日至 7 月 18 日，共服药 82 剂，始终坚持以温通心阳、活血理气化瘀为主而取效。高血压至后期势必导致血管硬化，影响心脏。本例患者因心脏已弱，血压已不高，主要关键在于心脏血行障碍，心脏本身供血不全，降压药物不可再投。故处方以桂枝、瓜蒌、薤白通心阳；桃仁、红花以活血。气为血帅，活血以理气为先，香附、郁金、青陈皮以行气；香附生用重用，取其力猛。苓皮消肿，党参益气培元。服药至 17 剂后症状已基本消失。患者年事已高，机能衰退，故后期增入黄芪，以培补元气。

我治疗冠心病，常喜用下列药物：

基本药物：丹参 12g　红花 6g　桃仁 12g　留行子 12g　川芎 9g　郁金 9g　赤芍 9g

加减药：

心阳不振者加桂枝 9g，瓜蒌 12g，薤白头 9g。

痰浊壅塞者加半夏 9g，陈皮 6g，陈胆星 6g，枳实 6g。

胸闷者加生香附 9g，苏罗子 9g，紫菀 9g。

心悸者加磁石 30g，枣仁 9g，天王补心丹 9g(吞服)。

失眠者加夜交藤 30g，柏子仁 9g，景天三七 30g。

痰热者加杏仁 12g，贝母 9g，瓜蒌皮 9g。

湿重者加苍术 9g，川朴 4.5g。

心律紊乱者加生脉散合甘麦大枣汤，龙牡各 30g，寄生 30g，茵陈 30g，苦参 18g，延胡索 9～15g。

心绞痛者加制川草乌各 6g，细辛 3g，失笑散 12g，延胡索 9g，乳没药各 4.5g，参三七粉 1.5g(吞服)。

开窍通闭者加沉香 6g，石菖蒲 6g，远志 4.5g。

高血脂者加山楂 15g，玉竹 12g，茶树根 30g，首乌 12g，茵陈 30g，泽泻 12g，寄生 15g，决明子 15g，茺蔚子 30g(可选择 1～2 味)。

高血压者加夏枯草 12g，生槐花 12g，生小蓟 12g，珍珠母 30g。

脑动脉硬化者加杞子 9g，黑料豆 30g，旱莲草 15g，女贞子 9g，首乌 12g。

心功能不全：热象者加茶树根 30g，万年青根 30g；寒象者加附块 9～15g；阴虚者加黄精 12g，玉竹 12g。

另外，我还考虑，地龙似也可用于冠心病、心绞痛、血栓性脉管炎等方面的疾病。因为地龙功能解痉熄风，又善走窜，现代药理亦证实能扩张血管，降低血脂。在临床上，本人用于治疗哮喘及雷诺病等均已获效。

除了采用药物治疗冠心病、心绞痛之外，还有其他几种方法可防治本类疾病。

1. 在心绞痛的放射部位，取阿是穴隔日拔火罐 1 次，以疏通脉络，缓解症状。

2. 冬季夜间，将热水袋置于左腋下，使其血管扩张。本人亦患冠心病，常用此法，感觉良好。

3. 保健马甲：三伏天用姜汁及高粱酒浸泡棉花，然后晒干，反复多次，用此棉制成马甲（主要用于左侧胸背部，右侧以一般棉花即可），以预防心绞痛发作。

4. 风寒砂（古称坎离砂，中药店有售）用醋拌，装入袋内，待热置于心前区，作用同上。

5. 心脏按摩：临睡时平卧，全身肌肉放松，用右手掌心平放于心前区，隔衬衣轻轻旋转按摩，向左向右各 100 次。起床前再做一遍，有促使气血流通的作用。

［编者评注］ 朱老先生治胸痹心阳不展案，虽用通阳、行气、化瘀之常法，但选药恰当精练，针对性强，故效果显著。朱氏根据自己长期临床实践的经验，总结出一套治疗胸痹（冠心病）的用药法则，如失眠在基本方中加景天三七、夜交藤、柏子仁；心律紊乱加生脉散等品；心绞痛甚加制川草乌、细辛、参三七、乳香、没药；心功能不全加茶树根、万年青根、附块等等，既能吸取现代药理研究成果，又能根据药物四气五味的特点和辨证需要选择用药，这样疗效必然是卓著的。

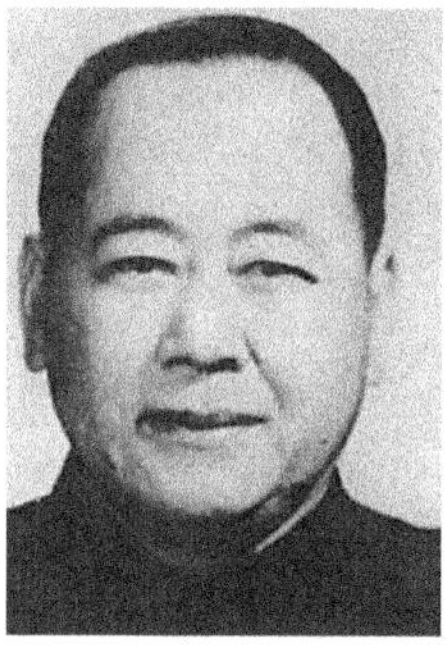

钱伯文医案

【生平传略】

钱伯文，1917年生，江苏无锡人。教授。1939年毕业于上海新中国医学院。曾任上海中医学院专家委员会副主任、上海研究所肿瘤研究室主任，为卫生部药典委员会委员，并受聘于厦门大学抗癌研究中心兼职教授。

行医40余年，对于肿瘤的治疗，主张从调整整体着手，充分发挥正气的抗癌作用。通过长期的临床实践，初步总结出肿瘤的辨证施治规律，用于临床行之有效。

主要论著有《研究祖国医学，探索治癌规律》、《扶正祛邪相结合治疗癌症》、《从祖国医学的噎膈、反胃探讨食管、胃癌的防治》、《祖国医学对肝癌的认识及治疗》、《浅谈癌的中医辨证鉴别与治疗》、《清热解毒药在肿瘤治疗中的运用》、《运用补益药治疗肿瘤的经验》、《理气药在防治肿瘤病中的运用》、《肿瘤的辨证施治》、《钱伯文医案》等。其中《肿瘤的辨证施治》一书尤受欢迎。

一、理气活血、消肿软坚法治愈胃癌一例

傅某，女，64岁。

初诊：1964年11月。

主诉及病史：胃脘部隐痛、胃纳减退1年，曾大量呕血1次及黑便多次。1964年10月曾在某医院作胃肠钡餐检查，诊断是胃小弯癌性溃疡，嘱住院施行手术。因对手术有顾虑，于11月来我院要求服中药。

诊查：极度消瘦，中上腹可扪及8cm×6cm大小隆起的肿块，质坚硬，不易移动。舌质紫暗，苔黄腻，脉细弦。

辨证：证为忧郁气结，气机不畅，气滞血瘀。

治法：治用理气活血，消肿软坚为法。

处方（主要药物）：枸橘、橘叶、枳壳、陈皮、八月札、香橼、丁香、佛手、玫瑰花、槟榔、丹参、赤芍、牡蛎、天龙、木香、香附、生熟苡仁、合欢皮、川楝子、茯苓等。

加减药物：白术、党参、露蜂房、全蝎、坎炁、象牙屑、瓜蒌皮、当归、生黄芪、土茯苓、菝葜、石见穿、石打穿、白花蛇舌草、墨旱莲等。

酌情加用云南白药以及人参鳖甲煎丸等成药。

连续服汤药1年左右，即将汤药改为丸药，每日3次，每次6g。服药3年余（未用任何西药），大便色泽由黑色逐渐转为黄色，中上腹肿块逐渐缩小，以至消失。服药期间，曾多次去某医院作胃肠钡餐复查，发现胃小弯病变明显好转，最后一次复查（1967年10月），胃部已无异常。嗣后健康情况一直良好，未再服药。1977年5月随访，身体健康，锁骨上淋巴结未及，腹部平坦柔软，未扪及痞块，无压痛，肝脾均正常。在家作家务劳动。

［按语］ 在胃癌出现呕血或黑便时用云南白药，有良好的止血功效；同理气活血药配合之后，对胃部肿块的缩小，可能也有一定的帮助。其次，木香、槟榔、枸橘、象牙屑等药的理气宽中、散结消积、拔毒等功效，对胃部肿瘤的治疗，也有一定的作用。

此外，人参鳖甲煎丸与理气活血药结合在一起，辨证地应用，对本病的好转也有较大的关系，但其机理还有待于进一步研究。

二、辨证治愈鼻咽癌两例

例一 张某，男，42岁。

主诉及病史：1972年在某医院诊断为晚期鼻咽癌。当时自觉头晕头痛较甚。

诊查：右侧眼球外斜，两腮胀痛有灼热感，张口和吞咽时常感困难，胃纳不佳，咽喉干燥，口干。舌红津少，脉细弦。

治法：治以养阴生津，清热解毒。患者边服中药，边进行化疗。

处方（主要药物）：元参、天麦冬、天花粉、沙参、玉竹、石斛、蒲公英、野菊花、银花、肥知母、生地、山豆根、板蓝根等。

放疗结束后，头痛、眼球外斜有所好转，口腔及牙龈溃烂等症状仍然存在。在原方基础上再加生甘草、苦桔梗、地骨皮、丹皮、瓜蒌皮、天龙等。

坚持服上方药1年多，症状逐渐减轻乃至消失，检查鼻咽后部未见复发和可疑迹象。1978年10月随访，情况良好，并已恢复工作。

例二 华某，男，47岁。

诊查：鼻咽癌出现颈淋巴结转移，放疗后颈部淋巴依然肿大，咽干口燥，咳嗽不畅，痰中带血，头晕头痛，视力减退，胃纳不佳，大便溏薄，精神疲倦，四肢乏力。苔厚腻，质干，脉细弦。

治法：治以清热利湿，化痰止咳。

处方（主要药物）：茯苓、生熟苡仁、土茯苓、瓜蒌皮、石韦、蒲公英、佛耳草、苦桔梗、生甘草、陈皮、炒扁豆、泽泻、浙贝母、白茅根、石菖蒲等。

坚持服上方药2年左右，诸症逐渐减轻，至今相隔7年，局部复查，未见异常，并且早已恢复工作。

［按语］ 第一，治疗鼻咽癌应在辨证的基础上确定治则。如舌红津少阴虚较甚者，当以养阴生津；如舌苔厚腻而质干，为湿热内阻，当以清热利湿。

第二，治疗鼻咽癌，以放疗与中医中药相结合，效果较好。

第三，如鼻咽癌患者出现颈淋巴结转移，淋巴结肿大较甚，治疗时重用消肿软坚药物，对缩小肿大的淋巴结可以起到较好的作用。

三、养阴解毒法治愈晚期鼻咽癌一例

郁某,男,48岁。

主诉及病史:1974年5月在某医院诊断为晚期鼻咽癌,已无手术指征。来我处要求中医中药治疗。

诊查:当时自觉头痛,两腮部胀痛灼热,右侧眼球外斜,张口和吞咽常感困难,胃纳不佳,咽喉干燥,心烦失眠,口苦咽干,舌质红绛,脉细带数。

辨证:证为肾水不足,肺热灼津。

治法:治拟滋阴润燥生津。同时接受少量的放射治疗。

处方:生地24g　麦冬12g　玄参12g　知母12g　玉竹12g　石斛24g　南北沙参各24g　蒲公英30g　生米仁24g　昆布24g　银花12g　山豆根6g

常用成药:六味地黄丸24g,分吞。

经治疗后,头痛、眼球外斜有所好转,但口干津少,张口和吞咽困难,咽喉干燥等依然存在。在原方基础上再加天花粉、炙鳖甲、炙龟板、生甘草、苦桔梗、丹皮、地骨皮、天龙等药进行治疗。连续服药2年左右,上述症状逐渐减轻至消失。于1977年2月在某医院复查,鼻咽后部未见复发的可疑迹象。1985年8月随访,情况良好,并早已恢复工作。

[按语] 本病案为晚期鼻咽癌,症见口干津少,舌质红绛,阴液亏耗,而予生地、麦冬、天花粉、石斛、知母、玉竹以及六味地黄丸等药以滋阴润燥生津,长期连续服用,增其阴液,提高机体免疫功能,同时减少放射治疗的副作用。经中西医结合治疗而获得比较满意的效果。

四、清痰散结养阴法治愈甲状腺腺瘤一例

叶某,女,36岁。

初诊:1974年9月。

主诉及病史:甲状腺右侧有1鸽蛋大小的肿块,按之质偏硬,表面光滑,边缘清楚,至某医院检查诊断为甲状腺腺瘤,需手术治疗。因有顾虑而来我院要求中药治疗。

诊查:经常低热不退,精神疲惫,心情急躁,动辄烦躁易怒,胃纳不佳,月经不调,经来腹胀腹痛、腰际酸楚。苔薄腻,脉细弦。

辨证:证属肝气郁结化火,灼伤津液,痰火胶结致成肿核。

治法:治用海藻玉壶汤和内消瘰疬丸加减。

处方:夏枯草24g　昆布24g　海藻12g　水红花子12g　生黄芪12g　玄参12g　煅牡蛎24g　象贝母3g　炒白术9g　香附12g　天龙2条　7剂

二诊:服上方药后肿块未见改变,动辄烦躁易怒,颧红肢麻。苔薄,脉弦。法以消肿软坚化痰,佐以滋阴降火。

原方加丹皮10g,六味地黄丸12g(分吞)。7剂。

三诊:药后肿块稍有柔软,胃纳较佳。苔薄,脉弦。仍宗上意加减。

原方加橘皮叶各6g,苦桔梗6g,减去炒白术。14剂。

四诊:药后烦躁易怒,颧红肢麻均有好转,肿块也稍有缩小。前方见效,再宗上意治之。

原方加黄药子12g,去香附。14剂。

五诊：患者低热已退，甲状腺右侧肿块明显缩小，惟睡眠不熟。苔薄，脉弦。前方既效，毋庸改弦易辙。

原方加茯苓12g，夜交藤24g。14剂。

嗣后患者以原方续服药20余剂，至1974年12月复诊时肿块基本消失。随访3年，身体健康，甲状腺腺瘤一直没有复发。

［按语］本例由于肝郁化火，灼伤津液，痰火胶结致成肿核，故在治疗时，除用夏枯草、昆布、海藻、牡蛎等药之外，加香附、橘叶等行气解郁之品，以疏泄肝郁，和六味地黄丸滋阴之品以降其火。其中黄芪、白术益气健脾不致寒凉太过而影响脾胃之运化。

五、理气化痰、消肿软坚法治愈恶性淋巴瘤一例

唐某，男，43岁。

初诊：1973年4月24日。

主诉及病史：1973年4月21日经某医院病理切片，诊断为淋巴肉瘤。遂来我院请求中医治疗。

诊查：右侧颈项有一6cm×4cm×2.5cm的肿块；左侧颈项两个肿块，一为4.5cm×2.5cm×1.5cm，一为2cm×2cm×1cm；按之质中，不疼痛。面色萎黄，精神疲惫，四肢倦怠。舌苔厚腻，脉细濡。

辨证：证为脾虚气弱，运化失司，痰湿凝聚，而成肿核。

治法：治以理气化痰，健脾燥湿，佐以消肿软坚。

处方：青陈皮各9g　象贝母9g　茯苓24g　姜半夏12g　当归12g　枸橘李12g　全瓜蒌12g　炙甘草6g　水红花子24g　黄药子24g　苦桔梗6g　天龙6g　八月札12g　川厚朴6g

水煎，日服1剂。归脾丸12g，分3次吞服。

另用：环磷酰胺200mg，每日肌肉注射1次。

二诊：服药1周后，胃纳稍佳，但肿块未见缩小。苔厚腻。原方青皮剂量加大到24g，再加天葵子9g。

环磷酰胺仍以200mg，每日肌肉注射1次。

三诊：用上方药3周后，颈项肿块有所缩小。舌苔厚腻也较前稍化。惟胃纳稍差，精神疲惫，四肢无力，脉细濡。法仍宗上意加减。

原方加橘皮叶各9g，苍白术各12g，并把枸橘李剂量加大至24g。

环磷酰胺由每日200mg改为隔日200mg，肌肉注射。

四诊：治疗1个多月以后，肿块较前略有缩小，惟精神疲倦，四肢乏力。舌苔仍然比较厚腻，脉濡缓。证为脾虚气弱，气虚较甚。以益气健脾为主，佐以消肿软坚补肾。

处方：炒白术24g　炒党参12g　生黄芪24g　炒扁豆12g　天葵子24g　仙灵脾12g　香附9g　橘皮叶各9g　天龙6g　夏枯草12g　枸橘李24g　青皮12g　柴胡6g　制南星12g　昆布24g

环磷酰胺隔日200mg，肌肉注射。

另用：六味地黄丸12g分吞；夏枯草膏500g，每日3次，每次1调羹，开水冲服；小金片，每日3次，每次4片，开水吞服。

嗣后基本上按照此方每日服药1剂。环磷酰胺由隔日1次(200mg),改为每隔1～2周一次(200mg)的维持量。经过1年多治疗,颈项肿块逐渐缩小以至消失。为巩固疗效,又继续服用中药4个多月,经某医院复查,未发现异常肿大淋巴结。1978年2月随访,患者身体健康,并早已恢复工作。

［**按语**］淋巴肉瘤,手术切除较困难,且不能解决肿瘤的转移;单用化疗虽有一定的疗效,但毒性较大,容易损耗人的正气;单纯中药治疗,往往不能迅速奏效。根据扶正与祛邪、辨证与辨病相结合的观点,在辨证治疗的基础上适当配合环磷酰胺化疗,而获得比较满意的效果。

六、化痰佐以他法治愈颅内肿瘤两例

例一 孙某,女,41岁。

初诊:1964年8月。

主诉及病史:患者自头部受伤后,常有发作性头痛、头胀已10多年。近2年来逐渐加剧,头痛剧烈时神志不清,小便失禁。1年多前突然右侧肢体偏瘫,手足僵硬,运动障碍。1964年曾去某医院神经科就诊,作脑血管造影,诊断为左侧颞部脑血管动脉瘤。因手术有困难,要求中医中药治疗。

诊查:病员左侧头部胀痛近数月加重,右侧手足屈伸不利,运动障碍,语言謇涩,行走时步履不稳。两眼视力模糊,反应迟钝,有时出现复视。苔薄腻、脉弦滑。

治法:治以化痰软坚,活血祛瘀为法。

处方:主要药物为牡蛎、昆布、海藻、石见穿、水红花子、白芷、当归、赤芍、丹参、地龙、熟地、党参、生南星、红花、钩藤、天龙等。

加减药物:蒲公英、天葵子、煅瓦楞、白术、连翘、夏枯草、石菖蒲、黄芪、姜半夏、远志肉、象贝母、天竺黄、陈皮、茯苓、川芎、生熟米仁、全蝎、甘草等。

酌情加用指迷茯苓丸、复方夏枯草膏、牛黄醒消丸等成药。

连续服用中药半年后,头痛、头胀及右侧肢体僵硬逐渐好转。后继续服药1年左右,头痛发作次数明显减少,头痛程度也明显减轻,右侧肢体功能基本恢复正常。为巩固疗效,患者坚持连续服用中药4年左右。1983年10月随访,健康情况良好,并已恢复工作。

例二 戴某,男,45岁。

主诉及病史:1973年8月开始头晕、耳鸣、烦躁、恶心,有时头痛呕吐,身体虚弱无力。1974年多次作内耳道摄片,并请脑外科会诊,确诊为右侧内耳道听神经瘤,建议暂不手术,请中药治疗。1975年5月曾在某医院肿瘤科治疗半年多,未见成效,1976年2月来我院就诊。

诊查:病员头晕头痛,恶心呕吐,烦躁不安,耳鸣,前额及右耳听骨处麻木,有时影响到左手肘及手指。舌苔黄腻,舌质偏暗,脉象弦滑。

辨证:证为肝肾阴虚、肝阳上扰、痰湿内阻。

治法:治以滋阴补肾、平肝潜阳、化痰开郁等法。

处方:主要药物为:女贞子、生地、白芍、墨旱莲、穞豆衣、生牡蛎、珍珠母、灵磁石、夏枯草、昆布、生熟苡仁、茯苓、陈皮、姜半夏、远志肉、石菖蒲、天龙、陈胆星、天竺黄、地龙、象贝母、水红花子等。

加减药物:黄芩、丹皮、地骨皮、赤芍、丹参、枳壳、佛手片、六曲、海藻、煅瓦楞、黄药子等。

酌情加用指迷茯苓丸、耳聋左慈丸、二至丸、牛黄醒消丸等成药。

上方加减，连服药3个多月，头晕、耳鸣等开始好转。半年后右耳侧麻木现象消除，头晕头痛程度明显减轻，烦躁、恶心、呕吐现象也大大减少，体力亦逐渐恢复。至1977年，头晕、头痛、恶心、呕吐、耳鸣等症状基本消失，并已恢复全日工作。经某医院X线摄片复查，右侧听神经瘤已缩小。为巩固疗效，又继续服药半年左右。1983年12月随访，患者身体健康。至今已存活8年多。

［按语］脑部肿瘤在中医学方面虽无这个病名，但根据“坚者削之……留者攻之，结者散之”的理论，结合辨证，认为上述病例与痰火郁结、上扰清阳等有关，用化痰开郁、消肿软坚、平肝潜阳等法，进行较长时间的治疗，可获得比较满意的效果，说明中医学不仅有丰富的实践经验，而且还有一整套行之有效的可以指导临床实践的理论体系。

七、益气养血消肿法治愈脊索瘤一例

裘某，男，18岁。

主诉及病史：患者因骶尾部疼痛逐渐加剧，大便溏薄，小便淋沥，于1976年2月至某医院摄片检查，诊断为骶尾部脊索瘤或骶骨巨细胞瘤。要求用中药治疗。

诊查：患者除骶尾部疼痛外，每次大小便都感到困难，尤其是小便时，每次需蹲下后才能淋沥不断地解出一些小便。骶尾部疼痛严重时，步行艰难，精神委靡，胃纳不佳。舌苔薄腻，脉象细濡。

辨证：证属肾气不足，气虚血衰。

治法：治以益气养血补肾。

处方：怀山药 12g　茯苓 12g　生熟苡仁各 24g　生熟地各 12g　山萸肉 9g　桑寄生 24g　仙灵脾 9g　赤白芍各 9g　川牛膝 9g　丹参 9g

二诊：服药后症状未见减轻。舌苔薄腻，脉象细弦。治以活血消肿，佐以补肾。

处方：莪术 12g　赤芍 12g　丹参 12g　生大黄 9g　天龙 2 条　怀山药 24g　生熟地各 12g　桑寄生 24g　仙灵脾 24g　川牛膝 12g　生熟苡仁各 24g

牛黄醒消丸 3g，分吞。

三诊：脉症如前，治法仍宗上意加减。

原方加三棱 12g，丹皮 9g。

牛黄醒消丸 3g 分吞，六味地黄丸 12g 分吞。

四诊：患者骶尾部疼痛有所减轻，胃纳尚可，惟大小便仍感困难。苦薄，脉细弦。前方稍有见效，治法仍宗上意。

处方：莪术 12g　丹参 12g　赤芍 12g　生大黄 9g　桃仁泥 9g　天龙 3 条
生熟地各 12g　桑寄生 24g　山萸肉 9g　补骨脂 9g　川牛膝 12g　生熟苡仁各 24g
六味地黄丸 12g 分吞，牛黄醒消丸 3g 分吞。

五诊：上方药连服1个多月之后，骶尾部疼痛减轻，大小便困难亦有好转，胃纳尚可。前方既效，毋庸更辙。

原方加杜红花 6g，生黄芪 12g。

小金片，每日3次，每次3～4片。六味地黄丸 12g 分服，牛黄醒消丸 3g 吞服。

嗣后基本上按照上述方法治疗，连续服药1年多，骶尾部疼痛消失，大小便完全正常。于1977年X线摄片复查，骶骨中部原有大片破坏，现破坏区域出现钙化。

[按语] 本病根据中医学“肾主骨，骨生髓”的理论，采用补肾的方法进行治疗；其骶骨部疼痛为气滞血瘀，根据“痛则不通，不通则痛”的原则，采用活血化瘀来消除疼痛，二者结合，获得比较满意的效果。这充分说明，中医学的肾主骨和活血消肿的理论是正确的。同时，天龙消肿散结，和牛黄醒消丸活血消肿，对消除肿瘤也起到重要的作用。

八、疏肝理气、活血止痛法治愈乳癖一例

张某，女，28岁。

初诊：1976年12月30日。

主诉及病史：乳房肿核大如桂圆已五六年，2个月前在外地医院切片检查诊断为“乳腺瘤”。当地外科医师考虑因牵累整个乳腺，动员作乳房全切除术，患者未同意而返沪就诊。

诊查：诊时乳核肿痛，常常牵引到胸胁之间，胃纳尚佳，大便正常。苔薄，脉细弦。

辨证：证属肝气郁结，气机失调，气血凝滞。

治法：治拟疏肝理气，活血止痛。

处方：橘叶皮各9g　青皮9g　八月札12g　蒲公英30g　制香附12g　丹参9g　赤芍9g　当归9g　瓜蒌皮12g　生苡仁30g　逍遥丸12g(分吞)　7剂

二诊：1977年1月6日。药后胸胁疼痛明显减轻，乳房肿块未见缩小。苔薄，脉细弦。仍宗上意加减。

原方续服7剂。加小金片，每日3次，每次4片。

三诊：1月13日。服药后，乳核肿痛减轻。再以疏肝理气，活血止痛法治之。

原方：加枸橘李12g。7剂。

四诊：1月20日。经来乳房作胀作痛，腰酸腿软，胃纳一般。苔薄，脉弦。治法再宗上意加减。

原方：去丹参，加合欢皮24g。7剂。

五诊：1月27日。服上方药至今已将1个月，自觉乳房肿核稍有缩小，惟左胸胁有时仍感疼痛。苔薄，脉细弦。前方略见效果，仍照原意。

原方药续服7剂。加“7611”药丸，每日3次，每次4粒。

六诊：2月3日。乳房肿块续见缩小，惟右胸肩部仍感疼痛。苔薄，脉细弦。再宗上意加减。

处方：蒲公英30g　瓜蒌皮30g　合欢皮30g　生苡仁30g　八月札12g　制香附12g　青皮9g　生黄芪12g　橘叶皮各9g　当归9g　丹参12g　川楝子12g　天龙2.4g

“7611”药丸，每日3次，每次4粒。续服药7剂。

七诊：2月10日。乳房肿核基本消失，右胸肩疼痛亦瘥，惟食后有时稍感胸闷。苔薄，脉细弦。前方奏效，毋庸易辙。遂嘱连服药20剂，以巩固疗效。

原方：去川楝子，丹参。加枳壳9g，炒白术12g。

注：“7611”药丸，为三七、天龙、地龙等药制成。

九、滋阴补肾、健脾利湿法治愈膀胱肿瘤一例

汪某，男，64岁。

初诊：1977年3月。

主诉及病史：因经常尿血，于1976年12月至某医院进行膀胱镜检查，见膀胱右侧壁有几颗乳头状肿瘤，最大直径约1.2cm×1cm，诊断为膀胱肿瘤，建议手术。由于患者有严重冠心病，对手术有顾虑，于是要求用中医中药治疗。

诊查：诊时，尿血时有时无，时多时少，服用止血药未见明显效果。小便时常感淋沥不畅或轻度尿痛等膀胱刺激症状。精神疲乏，腰际酸楚。舌苔微薄，舌质偏红，脉细弦。

辨证：证为高年正气不足，肾阴亏损，湿热下注。

治法：治以滋阴补肾，健脾利湿，两者兼顾，使补不呆滞，利不伤阴。

处方：知母12g　黄柏12g　生地24g　丹皮12g　泽泻12g　茯苓24g　山萸肉12g　生熟苡仁各24g　粉革薢24g　甘草梢6g　天龙2条

另用琥珀粉1.5g，分2次吞服。六味地黄丸12g，分2次吞服。

二诊：服药后小便较前稍畅，尿频、尿痛等膀胱刺激症状也略有减轻，小便尿血减少。惟腰际仍感酸楚，精神疲倦，胃纳不佳。苔薄质偏红，脉细弦。仍守原意。

处方：知母12g　黄柏12g　茯苓24g　生地24g　泽泻12g　丹皮12g　天龙3条　生熟苡仁各24g　粉革薢24g　桑寄生24g　甘草梢6g

琥珀面1.5g，分2次吞服。六味地黄丸12g，分吞。14剂。

三诊：药后尿血明显减少，膀胱刺激症状亦明显减轻，惟腰际仍感酸楚。前方见效，仍守上意为法。

处方：原方加山萸肉12g，杜仲12g，怀牛膝9g。去黄柏、知母。

嗣后患者离沪休养，坚持服用上方药半年左右，回沪膀胱镜复查，膀胱右侧壁乳头状肿瘤有所缩小，建议继续服用中药，于是按照原方，继续服药8个多月。1982年随访，未再出现尿血，一般情况良好。由于患者对膀胱镜检查有顾虑，未再进行复查。1984年10月随访，健康情况良好。

[按语] 膀胱癌在临床上常见湿热下注、瘀血阻滞和阴虚火旺等型。本例根据辨证宗肾阴亏损，虚火上升，正气不足，湿热下注治之。因此，以六味地黄丸滋阴补肾，辅以知母、黄柏滋阴降火，并佐革薢、生熟苡仁、甘草梢等清利下焦湿热。这样补泻结合，攻补兼施，俾补而不滞，利不伤阴，以达相辅相成之功。据实验报道，革薢和薏苡仁水煎剂对癌细胞均有一定的抑制作用。

方中琥珀、天龙不仅有化瘀止血消肿的功效，同时还有较好的抗癌和抑癌作用。本人认为本例能获得比较满意的效果，琥珀、天龙可能具有重要的作用。

十、滋阴养胃、活血消肿法控制食管癌一例

候某，女，62岁。

初诊：1979年5月。

主诉及病史：从1978年10月起进食作噎，曾服药治疗未见好转，至1979年4月赴某医院作CT摄片诊断为食管癌，片见食管中段约3.5cm左右的区域狭窄，拉网及胃镜检查亦诊断为食管癌(鳞癌)，建议手术。因年高体弱，不愿手术而要求用中药治疗。

诊查：吞咽困难(仅能吃半流质)，胸前区及背部常感闷胀隐痛，咳嗽不爽，痰多粘腻，大便干燥。舌苔薄腻，质偏红绛，脉细弦。

辨证：证为肾水不足，阴液亏耗。

治法：治拟滋阴养胃，活血消肿。

处方：南北沙参各24g　生熟地各24g　天花粉24g　麦冬12g　茯苓24g　丹皮12g　瓜蒌皮24g　乌梅肉9g　生熟苡仁各24g　土茯苓24g　天龙3条　石见穿12g　石打穿12g　八月札12g　女贞子24g　枸橘李12g　五味子6g　三棱12g　莪术12g　穞豆衣12g

加减药物：如症见口干津少、舌质红绛者，加知母、玉竹、石斛、元参等；如症见咳嗽痰多粘腻者，加石韦、陈皮、象贝母等；如见胸背灼热隐痛者，则加苏梗、丹参、白花蛇舌草、蒲公英、合欢皮等；如胃纳不佳、大便干结者，加桃仁泥、瓜蒌仁、焦楂曲等。

常用成药：六味地黄丸12g，包煎。

患者服药半年左右，右胸前区及背部胀闷、疼痛消失，吞咽困难逐渐减轻，大便基本正常。连续服药至1980年9月，X线摄片复查食管中段癌未见再复发。嗣后经常服药迄今6年左右，病情稳定，未见明显发展。1985年4月11日在某医院复查，食管双重造影：食管中段可见约3cm左右的食管呈狭窄表现，但钡剂仍能顺利通过，狭窄部上方食管略扩张，与老片比较基本相似。结论：食管中段癌，与老片相比，未见明显发展。

［按语］ 本病例辨证分析为高年体弱、肾水不足，阴液亏耗，根据《医贯》引王太朴所谓“食入即吐是无水也，无水者壮水之主”的理论，用六味地黄丸常服滋补肾阴，以扶其正而治其本；沙参、麦冬、生地、天花粉等养胃生津，增其阴液而润其燥；八月札、枸橘李、橘皮、橘叶等理气以散结；丹参、桃仁、天龙、石见穿、石打穿、三棱、莪术等活血以消肿。一面扶正，一面祛邪（消肿块），标本兼顾，相辅相成，而取得比较满意的效果。

十一、清热解毒利湿法控制肝癌一例

王某，男，61岁。

主诉及病史：1971年患黄疸性肝炎，当时谷丙转氨酶曾达400单位以上，1972—1973年间复发3次，以后一直不正常。1975年6月因脘腹胀满、肝区隐痛、嗳气不适、食欲不振及肢倦乏力到某市级医院检查：肝于肋下1.5cm，剑突下8cm，质较硬，表面不平，约有6cm×3cm硬结节，稍有压痛，脾未及，左锁骨上淋巴结未触及，腹水（－）。超声波检查肝肋下吸气时2cm，剑突下8cm，脐上7cm。肝区波形较密、微小波，甲胎蛋白放射免疫测定结果＞1280毫微克/毫升，血凝D-FG阴性。环卵试验（－），复查谷丙转氨酶5次均在40单位以下。澳大利亚抗原阴性。诊断为原发性肝癌。

诊查：肝区隐痛，胃纳不佳，脘腹胀满。舌苔黄腻，舌质偏暗，脉弦。

辨证：证为热毒壅盛，湿浊内聚。

治法：治以清热解毒，佐以利湿。

处方：基本药物为白花蛇舌草、石上柏、龙胆草、土茯苓、黄连、川楝子、蒲公英、黄芩、板蓝根、栀子、茯苓、生熟苡仁、田基黄、橘皮、八月札、泽泻、车前子、合欢皮等。

随症加减药物：柴胡、丹皮、女贞子、七叶一枝花、旱莲草、大黄、皮尾参、北沙参、夏枯草等。

酌情加用成药：人参鳖甲煎丸、枳术丸、逍遥丸等。

连续服药1年后，肝区肿块缩小，脘腹胀满消失，胃纳亦佳，但仍然肢倦乏力。舌苔薄腻，舌质偏暗，脉弦。上方药继续服用2年余，于1979年6月上旬复查，肝同位素扫描：未见明显占位性病变，甲胎火箭电泳<30 毫微克/毫升，超声波检查：肝肋下未及，肝波：较密微波。嗣后基本上按照上述治疗方法，服药至 1980 年 7 月停药。半年后因劳累，上腹不适，肝区胀痛，胃纳不佳，到某医院检查，甲胎球蛋白试验又显阳性，延至 1981 年 6 月病情恶化而死亡，生存 6 年零 1 个月。

［按语］ 癌肿一病，治疗原则多宗初起邪实正未衰，以攻为主；中期邪伤正虚，宜攻补兼施；而后期则正气大伤，多以补益。本案肝癌患者，病本在肝，伤及于脾，为热毒壅盛、湿浊内聚之候，故治疗以清热解毒利湿之法，以降标实，配用扶正消积之品，以攻为主，攻补兼施，收效满意。

十二、温补脾肾为主治愈结肠癌一例

吴某，女，32 岁。

初诊：1973 年 2 月。

主诉及病史：1971 年 10 月开始发现有黑粪，隐血试验阳性。当时诊断为上消化道出血。用止血药，出血依然不止。于 1972 年 3 月住某医院摄片，诊断为结肠肿瘤，5 月 19 日进行手术。术后切片报告为结肠腺癌已侵入肌层。9 月复查，脐后下腹又触及 1 个包块，约核桃大小。1973 年 2 月来本院诊治。

诊查：右下腹肿块已发展到鸡蛋大小，质较硬，并伴有腹痛、腹泻、胃纳不佳、形体消瘦等症状。苔薄白，质淡，脉细无力。

辨证：证为脾肾阳虚，湿浊凝聚。

治法：治以温补脾肾，佐以健运。

经过一段时间的治疗，体力稍有恢复，后改用理气活血、消肿为主，适当加一些益气补肾药物。

处方：主要药物为党参、白术、当归、黄芪、茯苓、陈皮、木香、香附、枳壳、山药、白花蛇舌草、桂皮、茴香、仙灵脾、甘草、补骨脂、牛膝、八月札、肉苁蓉等。

加减药物：枸橘、山楂、丹参、赤芍、附块、苍术、苡仁、旱莲草、生地、橘叶、陈香橼、熟地、瓜蒌皮、没药、乳香、玫瑰花、寻骨风、青皮、三棱、山萸肉、肉桂、锁阳、桑寄生、蜈蚣、夏枯草等。

酌情加用成药：人参鳖甲煎丸、归脾丸、六味地黄丸、天龙丸（守宫研末为丸）。

巩固阶段方药：

党参、合欢皮、熟地、白术、黄芪、扁豆、甘草、茯苓、苡仁、陈皮、仙灵脾、山药、木香、旱莲草、桑寄生、黄精、白芍、补骨脂等。

经过 3 个多月的治疗，肿块开始缩小而至逐渐消失。调理至 1974 年 8 月，即恢复全天工作。至今健康情况良好。

［按语］ 本例手术后不到半年，癌肿复发转移而出现肿块，引起腹痛腹泻，胃纳不佳等症状。根据辨证为脾肾阳虚，致肠胃的运化功能失常，水谷精微吸收差，导致气虚血衰。因此，在治疗时先采用温补脾肾、佐以健运，同时适当酌加一些理气活血、去除病邪的药物治疗后，病人症状有所减轻，体力也有显著增加，但肿块未见缩小。于是改用理气活血消肿药物，去除病邪，消除肿块，并适当酌加一些益气补肾药物。经过一段时间的治疗，肿块慢慢地开始缩小，以致消失。

［编者评注］ 从本组资料可以看出，钱老先生所治愈者，均为经西医手段确诊的恶性肿瘤，

且以中医中药为治病的唯一或主要手段。足见钱老丰富的临床经验和中医中药在攻克不治之症方面的效力。他治疗癌症，不仅重视病邪，更重视正气，扶正以攻邪，这是成功之关键。例如结肠癌案例，虽术后癌肿转移，肿块坚大，但根据舌淡、脉细无力、纳差、腹泻等，辨为脾肾阳虚，故先以温补脾肾、健运中焦为主，佐以理气活血之品。当症情改善、体力增加后，则侧重理气活血消肿以祛病邪，终使肿物渐渐消退，这是治病上战略与战术的巧妙结合。

何承志医案

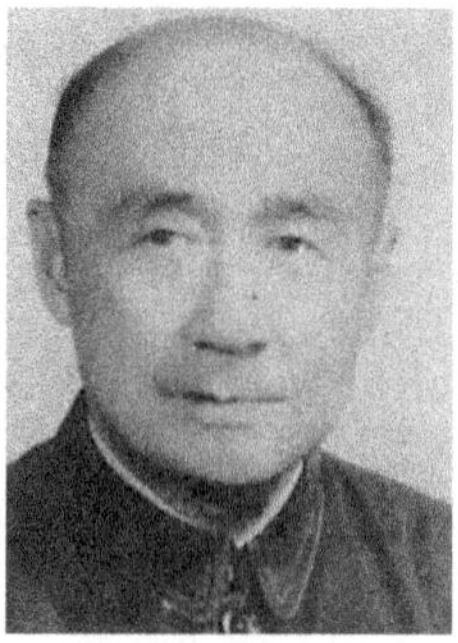

【生平传略】

何承志，字锦文，1919年生，上海市青浦县人。名老中医。为江南何氏二十七世世医之一。其八世祖何五模自奉贤迁至青浦县北簳山定居。清代名将林则徐曾有联赠其先人曰："橘井活人真寿客，簳山编集老诗豪"。何家最盛时期同时行医者有10余人，名扬苏、浙、杭一带。

何氏既有学传，又有师承。1940年于上海中医学院毕业后，在青浦朱家角悬壶，就诊者日以百计，贫病者施诊贷药，妙手回春，时人誉有"何一帖"之称。

解放后，曾任上海第一医学院中医教研组教师、青浦县人民政府卫生科副科长、青浦县卫生局副局长、青浦县中医院院长等职，并曾当选为青浦县人民代表、青浦县人民委员会委员、上海市人民代表大会代表。历任青浦县中医医院名誉院长，青浦县人民代表大会常委会副主任。

主要著作有《何氏药性赋》、《何氏伤寒纂要》，并编纂《青浦县中医药治疗血吸虫病论文集》等。

一、疏肝和胃益气法治愈胃脘痛一例

刘某，女，28岁。

初诊：1983年1月7日。

主诉及病史：素有胃痛病史，1982年于某医院摄片示胃窦炎。

诊查：症见脘痛作胀，嘈杂泛酸，纳少，肢软乏力，动辄心悸。脉弦数苔薄腻。

辨证：肝失疏泄，横逆犯胃，气失宣畅，中焦不运。

治法：当于疏肝和胃，调气行湿。

处方：软柴胡5g　杭白芍10g　江枳实10g　制半夏10g　广陈皮10g　云茯苓15g　炙甘草5g　天花粉30g　海螵蛸15g　板蓝根20g　平地木20g　焦楂曲各10g　川断肉10g　5剂

另方：胃痛片1瓶。

二诊：1月12日。药后诸恙均减。脉弦数苔薄。再守前法，参入益气扶正。

处方：白术芍各10g 炙黄芪10g 怀山药15g 江枳实10g 广木香10g 云茯苓15g 苏噜子15g 焦楂曲各10g 川断肉10g 海螵蛸15g 煅瓦楞15g(打) 陈皮10g 炙甘草5g 5剂

三诊：1月19日。药停两天，胃痛又作，便溏纳差。脉细数苔薄。再拟益气和胃，调气止痛。上方去枳实、川断、云苓、瓦楞，加诃子肉10g，玄胡索10g。5剂。

四诊：胃痛又减，偶有嘈杂泛酸，便溏好转。脉弦苔薄。前方已奏药效，守法稍事增损。前方去延胡，加川厚朴5g，制半夏10g，江枳实10g，白扁豆20g。5剂。

另方：保和片1瓶。

五诊：1月31日。胃病已平，未见嘈杂泛酸，食后稍胀，二便自调。舌脉如常。肝胃转和，气机得调，当予和胃消食丸药图治，以善其后。保和片2瓶。

［按语］胃脘痛又称胃痛，以胃脘部经常发生疼痛为主症。其发病原因有病邪犯胃、肝气犯胃和脾胃虚寒等几个因素。何老认为：本病在临证中多见肝气犯胃。盖肝胃在生理上相互协调，关系密切。胃为中土，功当通降，赖肝气之疏泄；而肝为刚脏，性喜条达而恶抑郁，若肝气郁结，疏泄失司，易于横逆，侮脾犯胃，气机升降不利，乃作胃脘疼痛。诚如《内经》所云："木郁之发，民病胃脘当心而痛"。本例胃痛，反复不已。何老抓住脘痛作胀，嘈杂泛酸，脉象带弦之辨证要点，辨为肝气犯胃，故投疏肝和胃之剂。方以四逆散疏肝解郁，二陈汤和胃化湿，天花粉清热生津助四逆散抑肝之旺。川断、楂曲温运消食，资二陈汤培土调中，海螵蛸、煅瓦楞止酸止痛。平地木、板蓝根乃为辨病(胃窦炎)用药之意，经现代药理研究证明，二药均有抗菌、消炎之功。由于辨证明确，方药中的，故数剂即效。最后肝气渐疏，胃腑得和，二诊减少疏肝之品，伍入益气之药，系属标本兼顾，祛邪扶正，继以本法出入，稍事增损，终则丸药图治，竟收全功。

二、清利湿热法治愈黄疸一例

杨某，男，9岁。

初诊：1983年1月12日。

主诉及病史：患肝炎已逾2个月，曾住某医院用西药治疗1个月余，谷丙转氨酶反复不降，因而求治中医。

诊查：症见巩膜黄染，纳谷尚可，小便色黄，腑气日行，舌淡胖，苔薄腻，脉细弦。谷丙转氨酶>400单位，硫酸锌浊度14单位，肝剑突下4cm，肋下2cm，质软，轻度压痛。

辨证：肝胆湿热留恋，疏泄失于条达。

治法：当予清利湿热，调畅气机。

处方：绵茵陈15g 大小蓟各10g 平地木20g 板蓝根15g 紫丹参10g 蒲公英15g 鸭跖草15g 田基黄15g 软柴胡5g 白术芍各10g 云茯苓15g 金钱草15g 广陈皮10g 炙甘草5g 5剂

另方：抗炎灵2瓶。

二诊：1月17日。目黄未退，小溲淡黄，自汗盗汗，舌脉同前，守法再进。

上方去金钱草、广陈皮、鸭跖草，加黄精10g。5剂。

另方：抗炎灵2瓶，肝炎清肝冲剂1盒。

三诊:1月24日。湿热虽清未除,汗出已瘥。舌淡红苔薄,脉弦数。谷丙转氨酶170单位,硫酸锌浊度13单位,仿茵陈四苓法。

处方:绵茵陈15g 平地木20g 大青叶15g 云茯苓15g 白术芍各10g 广陈皮10g 软柴胡5g 田基黄15g 金钱草15g 蒲公英15g 炙甘草5g 7剂

另方:垂盆草糖浆2瓶。肝炎清肝冲剂1盒。

四诊:1月31日。湿热未除,肝失疏泄。舌淡红,苔薄,脉细弦。再予疏利。

处方:绵茵陈15g 云茯苓15g 大小蓟各10g 白术芍各10g 软柴胡5g 制黄精15g 炙黄芪15g 炙甘草5g 平地木20g 蒲公英15g 生地黄15g 广陈皮10g

另方:肝炎清肝冲剂2盒。

五诊:2月7日。药后较舒,纳可便调,目黄渐退,小溲淡黄,谷丙转氨酶100单位,硫酸锌浊度12单位,余无特殊。舌脉如前。前方尚属合度,守法稍事增损。

上方去黄精、黄芪、蒲公英、生地黄,加粉丹皮10g,生米仁15g,金钱草15g,败酱草15g。7剂。

另方:垂盆草糖浆2瓶。

六诊:2月14日。诸症同上,湿热渐清未净,守法冀收全功。方取茵陈四苓散加减。

处方:绵茵陈10g 猪茯苓各15g 福泽泻10g 白术芍各10g 软柴胡6g 生米仁15g 平地木20g 败酱草15g 大小蓟各10g 制大黄6g 生甘草6g 广陈皮10g 7剂

七诊:2月22日。一般尚可,纳好便调,小溲淡黄。舌略红、苔薄,脉细弦。湿热未除,肝阴已有亏损之机,再守前法,佐以柔肝。

上方去大小蓟、生甘草,加女贞子15g,虎杖根25g。7剂。

八诊:3月2日。精神较好,纳谷进步,腑气日行,小溲转清。舌略红、苔薄,脉细弦。肝功能正常,肝检不大。前方已奏效机,守法击鼓再进,祛邪务净之意。

上方去米仁、大黄,加板蓝根15g,粉丹皮15g。7剂。

[按语] 肝炎病,一般可归属于中医黄疸、瘟黄、胁痛等范畴。本例以目黄溲黄为主,显属黄疸之证,病为时邪外袭,郁而不达,内阻中焦,脾胃运化失常,湿热交蒸肝胆,不得泄越,以致肝失疏泄,胆汁外溢,侵入肌肤,下流膀胱,致使面目、小便俱黄。据此何老按《金匮要略》"诸病黄家,但利其小便"之意,圆机活法,方用茵陈、茯苓、金钱草、车前子、生米仁、福泽泻等清利湿热药为主,加用经现代医学药理研究证实具有抗肝炎病毒之中草药,如平地木、板蓝根、蒲公英、田基黄、大小蓟等,并用软柴胡、芍药引药直达肝经,酌用陈皮、白术、甘草,以防上述诸药祛邪伤正之弊。由于何老深察明辨,用药精当,药后半月,即见效机,谷丙转氨酶从>400单位迅速降到170单位。嗣后增用大黄,清化湿热,俾邪从大便而下,所谓"大黄"一味,既速下降之势,又无遗留之邪。"俟湿热渐清,舌淡见红,即伍入柔肝泄肝之品(生地、女贞子、丹皮等)。共服药50余剂,黄疸消退,肝大恢复正常,肝功能亦转正常。

通过本案体会到:

第一,《金匮要略》云:"黄家所得,从湿得之。"故清利湿热乃治疗本病的重要法则。导邪外出的去路有二:利小便、通大便,而以前者为主。

第二,辨证与辨病相结合,能缩短病程,提高疗效,这也是中医发展的方向和前途所在。

第三,祛邪不留,意在务净,然当顾本,不伤正气。

第四,适当用引经药及活血药。

三、香连丸合白头翁汤治愈痢疾一例

王某，男，40岁。

初诊：1982年10月27日。

主诉及病史：四五年来便泄不已，曾患菌痢，便时腹痛，里急后重，多处求治少效。

诊查：脉弦苔薄腻。

治法：当予和胃整肠，泄肝扶土，苦寒渗湿疏泄为法，香连丸合白头翁汤出入。

处方：白术芍各10g　木香10g　白头翁10g　楂曲各10g　云苓15g　山药15g　地锦草15g　黄芩10g　败酱草15g　煨益智10g　紫草5g　刘寄奴10g　炙草5g　7剂

另方：香连丸2瓶。

二诊：11月3日。药后便泄渐戢，肠鸣辘辘，稍稍思纳。脉细数，苔薄腻。再予效法进步治之。

处方：山药15g　败酱草15g　地锦草15g　白头翁10g　楂曲各10g　刘寄奴10g　炙草5g　炒黄芩10g　白术芍各10g　煨益智10g　秦皮15g　诃子10g

三诊：11月10日。湿热滞交蕴，胃肠未和，晨起大便1次，溏薄，腹鸣辘辘。脉濡数，苔薄腻。再予扶土抑木。

处方：山药15g　诃子10g　赤石脂30g(包)　紫草5g　刘寄奴10g　楂曲各10g　禹余粮30g(包)　焦麦芽15g　焦苡仁15g　黄芩10g　白术芍各10g　木香10g　煨益智10g　云苓10g　炙草5g　7剂

另方：香连丸2瓶。

四诊：11月17日。腹鸣未愈，便行次数已减，胃肠未和，脾湿中阻。脉濡苔薄。再予和胃清肠。

处方：白术芍各10g　大腹皮10g　木香10g　楂曲各10g　山药15g　诃子10g　山栀10g　青陈皮各10g　郁金5g　延胡10g　焦麦芽15g　焦苡仁15g　石榴皮10g　7剂

另方：香连丸2瓶。

［按语］慢性菌痢在发作时，仍表现为肠中湿热，治以和胃整肠、苦寒渗湿、泄肝扶土为法，何老常以香连丸合白头翁汤加减，病程较长者加白术、山药、苡米、茯苓健脾渗湿，柴胡、白芍疏肝抑木；久泻不止者酌加诃子、赤石脂、禹余粮、石榴皮以清肠止泻。

四、大承气汤加味治愈肠梗阻一例

赵某，男，27岁。

初诊：1982年12月22日。

主诉及病史：西医诊断为粘连性肠梗阻。

诊查：平素嗜纳牛羊肉，经常便秘腹痛。脉弦，苔薄。

辨证、治法：此属手足阳明腑实也，治予承气汤。

处方：生军10g(后下)　元明粉10g(冲)　川朴10g　木香10g　败酱草15g　红藤15g　皂角针10g　青陈皮各10g　枳实10g　2剂

二诊：12月24日。药后便下粘腻，燥矢甚多，腹痛已瘳。脉弦，苔薄腻。再予击鼓前进。

处方：当归 10g　川朴 10g　枳实 10g　皂角针 10g　败酱草 15g　青陈皮各 10g　制半夏 10g　生苡仁 30g　木香 10g　制川军 10g(后下)　5 剂

［按语］此例系粘连性肠梗阻所致的腹痛，因热结于内，气血瘀滞，腑气不通，故见大便秘结，腹胀且痛，属阳明腑实，治宜清热攻下，用大承气汤加味。方中大黄泄热攻下燥矢，元明粉软坚破结，川朴、枳实破气导滞，加青陈皮、木香行气止痛，败酱草、红藤清肠解毒，皂角刺辛散温通、能消肿托毒行瘀。药后泻下多量粘腻燥矢，肠热得清，气行瘀散，故腹痛即止。二诊时改以当归活血，小承气理气通便，木香、青陈皮理气行滞，用半夏和胃，苡仁利湿、清泄余邪，使肠道气机畅通，病获痊愈。

五、清利宣通法治愈淋病一例

周某，男，38 岁。

初诊：11 月 16 日。

病史：无既往史可循。

诊查：前起突感尿频尿急尿痛(尿常规：白细胞 10～15)，腰背酸楚，脉弦苔薄腻。

辨证、治法：湿热下注，膀胱气化不宜，先予清化。

处方：生地 20g　丹皮 10g　知母 10g　海金沙 15g(包)　云苓 15g　瞿麦 20g　萹蓄草 10g　川断 10g　石韦 10g　黄芪 10g　白术芍各 10g　炙草 5g　5 剂

另方：抗炎灵 2 瓶。

二诊：11 月 23 日。尿痛、急频均减(尿常规：白细胞 1～3)，腰背酸痛亦较瘥。湿热互蕴，膀胱气化失宣，再予益肾宣化为法。

处方：川断 15g　海金沙 15g(包)　猪苓 15g　萹蓄草 15g　生地 15g　黄芪 10g　石韦 10g　瞿麦 15g　白术芍各 10g　炙草 5g　焦车前 15g(包)　狗脊 15g　5 剂

［按语］淋证初起，多属实、属湿、属热，治宜清利宣通为主。本例患者湿热证显著，以生地、丹皮凉血清热滋阴，知母泻肾火，清膀胱湿热。海金沙、瞿麦、萹蓄草、石韦、车前子，俱有利水通淋之功，能宣通膀胱而清湿热。辅川断、狗脊益肾，攻补兼施，收效较显。

六、清热利湿、通淋排石法治愈石淋一例

谢某，男，57 岁。

初诊：1982 年 10 月 26 日。

诊查：偏左腰痛，尿意不畅，尿血，淋痛不已(尿常规：白细胞 2～3，红细胞满视野)，脉弦，苔薄。

治法：先予益肾宣化，排解结石。

处方：海金沙 15g　萆薢 15g　云苓 15g　蒲公英 15g　瞿麦 15g　大小蓟各 10g　黄芩 10g　丹皮 10g　仙鹤草 15g　焦车前 15g(包)　萹蓄草 15g　生草 5g

另方：壮腰健肾丸 1 瓶。琥珀末、西黄末各 5g，每日 2 次，每次各 1g 调服。

二诊：10 月 28 日。证如上述，再与原意出入。

处方：瞿麦穗 10g　海金沙 15g(包)　川萆薢 12g　萹蓄草 12g　粉丹皮 10g　大小蓟炭各 12g　金钱草 30g　蒲公英 30g　仙鹤草 15g　焦谷麦芽各 20g　车前子 12g(包)　甘

草 5g　侧柏炭 10g　炒川断 12g　4 剂

另方：琥珀末 5g、西黄末 5g，每日 2 次，每次各 1g 调服。

三诊：11 月 5 日。11 月 2 日尿常规：红细胞 2～4。11 月 3 日尿路平片：膀胱及左侧输尿管下端可见颗粒状结石阴影。膀胱结石，小便解则腹痛、腰痛。苔白脉数。湿热内阻，气化失司，治以渗利排石。

处方：炙鸡金 10g　金钱草 20g　海金沙 10g(包)　牛膝梢 10g　瞿麦穗 10g　萹蓄草 10g　净石韦 6g　生甘草 5g　焦车前 10g　桑寄生 15g　炒泽泻 10g　7 剂

四诊：11 月 10 日。服排石汤后已解下米粒样结石，小便已正常，腰酸好转。做尿路平片复查：左侧输尿管下段结石消失。舌黄腻，脉象细数。湿热未除，治再原方加减。

处方：炙鸡金 12g　瞿麦穗 10g　萹蓄草 10g　净石韦 6g　生甘草 5g　金钱草 20g　海金沙 10g(包)　焦车前 10g　大腹皮 12g　茯苓 10g　桑寄生 15g　5 剂

［按语］石淋证，乃由湿热下注、尿液煎熬成石致成，临床每见小便艰涩淋痛，并因瘀阻而致腰腹绞痛，窘迫难忍，结石损伤脉络则尿血，治宜清热利湿，通淋排石。何老临证常用蒲公英、草薢清解下焦湿热，海金沙、瞿麦、萹蓄草、车前子、金钱草通淋排石，大小蓟、黄芩、丹皮凉血而止尿血。琥珀能利水通淋，又善祛瘀，对石淋而见尿血者尤宜。此例仅数诊即排出结石，小便涩痛之症全消，收效甚捷。

七、麻黄汤加味治愈风水一例

徐某，男，16 岁。

初诊：5 月 31 日。

诊查：寒邪外客，面色㿠，烘热无汗，面浮肢肿，脉数，苔薄腻。

辨证、治法：风邪上受，首先犯肺，腠理开阖不利，当予调和营卫。

处方：桂枝 5g　白术芍各 10g　防风 10g　黄芪 15g　白芍 10g　炙草 5g　羌独活各 6g　川牛膝 10g　茯苓 15g　车前子 15g(包)　炙麻黄 5g　杏仁 10g

二诊：6 月 7 日。自觉发热，二便不畅，面浮肢肿。脉细数，苔薄腻。风水为患。建议进一步检查。

处方：白术 10g　防风 10g　黄芪 10g　车前子 15g(包)　泽泻 10g　豆豉 15g　桑叶皮各 5g　茯苓 15g　川牛膝 10g　葫芦壳 20g　炙草 5g　陈皮 10g　紫背浮萍 10g　4 剂

三诊：6 月 11 日。药后身热较退，微微汗出。脉数苔薄。再予调和营卫治之。

处方：清水豆卷 15g　柴胡 5g　防风 10g　黄芪 10g　云苓 15g　炙草 5g　白术芍各 10g　羌独活各 6g　陈皮 10g　板蓝根 15g　黄芩 10g　半夏 10g　孩儿参 20g　5 剂

四诊：6 月 28 日。身热已退，汗出溱溱。脉数苔薄。当于调和营卫。

处方：防风 10g　桂枝 5g　白术芍各 10g　茯苓 15g　大豆卷 15g　西黄芪 10g　楂曲各 10g　前胡 5g　池菊 10g　桑叶 5g　炙草 5g　陈皮 10g　胆星 5g　7 剂

［按语］水肿，临床可分“阳水”与“阴水”。本例系“阳水”中之“风水”。风邪袭肺，肺气闭塞不能通调水道，见小便不利，面浮肢肿，身热无汗，头痛肢楚，治宜宣肺利水为主。何老先处以麻黄汤加羌活、防风等以开鬼门，茯苓、车前子洁净府。二诊后表证渐轻，已见微微汗出，宣散之药易为，豆豉、豆卷、防风、桑叶、浮萍之属，随后又增加清热之黄芩、板蓝根。待至四诊，身热已退，汗出溱溱，则以玉屏风散益气固表，桂枝、芍药调和营，以为善后。

八、健脾利湿、调补肝肾法治愈带下一例

崔某，女，42 岁。

初诊：1982 年 7 月 5 日。

诊查：既往无其他病史可循，育 2 胎已绝育，月经尚可。平时眩晕不已，少腹胀满，带下频频。纳差，呃逆。脉细数，苔薄舌光。

辨证：肝肾同病，带脉不固，脾胃不和，运化无权。

治法：先予调和营气主治。

处方：山药 15g　蒺藜 15g　白术芍各 10g　莲须 15g　川断 10g　海螵蛸 15g　楂曲各 10g　云苓 15g　孩儿参 20g　黄芪 10g　炙草 5g　青陈皮各 10g　当归 10g　5 剂

二诊：7 月 11 日。髀痛不已，头痛晕眩，脘腹胀满，带下频频。脉细数，苔薄。再予调气和营，通络为法。

处方：川断 10g　狗脊 10g　蒺藜 15g　鸡头子 15g　龙牡各 15g　骨碎补 10g　西黄芪 10g　当归 10g　石决明 15g　半夏 10g　桂枝 5g　白术芍各 10g　炙草 5g　明党参 10g　5 剂

另方：金鸡虎丸 1 瓶。

三诊：7 月 29 日药后诸恙均减。脉细数，苔薄。再予调气和营，通络治之。

处方：蒺藜 15g　当归 10g　生熟地各 15g　云茯苓 15g　党参 10g　川断 10g　黄芪 10g　骨碎补 10g　老鹳草 20g　辰麦冬 10g　威灵仙 10g　黄精 30g　桂枝 5g　炙草 5g　7 剂

另方：归脾丸 2 瓶。

［按语］带下一证，有属湿热者，有属脾虚者，有属肝肾不足者。此例带下因脾虚运化不健，肾虚带脉失约所致，兼有肝气郁滞之象，故以参、芪、术、草、山药、云苓健脾利湿，白蒺藜、青皮疏肝气，当归、白芍养血柔肝，川断益肾，海螵蛸、莲须固涩。使脾气足，运化健，水湿化，同时肝血足，肝气疏泄正常，无以犯脾，气血得充，肾精得养，封藏固摄才能约束带脉。二诊仍守前意，益气用参芪，固涩加龙牡与芡实。因有髀痛之兼症，加桂枝配白芍以和营通络。待至三诊，诸症已显著好转，仍守前法，益气养血加祛风通络之品治之。从中亦可看出，治疗慢性病，若辨证正确，守法是非常重要的，若有兼症可以随症加减，但应不失原意，才能取效。

九、清肺化痰、滋阴凉血法治愈咯血一例

张某，男，18 岁。

初诊：1983 年 1 月 25 日。

主诉及病史：1983 年元旦开始咯血，嗣后屡屡发作，曾用中西药治疗，未见明显好转。

诊查：顷诊：咯血伴咳，痰中带血或纯血鲜红，口渴欲饮，纳可便调。舌红苔薄有裂纹，脉滑而数。胸透：两肺纹理呈卷发状。印象：支气管扩张。

辨证：证属肺失肃降，痰热内蕴，阴耗火动，灼伤肺络。

治法：治拟清肺化痰，滋阴生津，凉血止血。

处方：南北沙参各 15g　鱼腥草 15g　光杏仁 10g　炙兜铃 10g　大力子 10g　生地

黄 15g　粉丹皮 15g　汉麦冬 10g　天花粉 30g　黑玄参 15g　野百合 15g　川贝粉 3g(冲)　黛蛤散 15g(包)　大小蓟各 10g　7 剂

二诊:2 月 1 日。服药 5 剂,咯血即止,然咳嗽未已,咯痰不畅,咽喉欠利,口渴依然。舌略红、苔薄微黄,脉数。前方已奏效机、守法击鼓再进,百合固金汤出入。

处方:野百合 15g　杭白芍 10g　汉麦冬 10g　生熟地各 15g　黑玄参 10g　川贝粉 3g(冲)　全当归 10g　炙甘草 5g　光杏仁 10g　鱼腥草 20g　南北沙参各 15g　大青叶 15g　仙鹤草 15g　大小蓟各 10g　7 剂

三诊:2 月 10 日。咯血未作,咳嗽渐减,咯痰见畅,咽喉亦利,口渴改善,纳可便调。舌略红、苔薄,脉细数。痰热渐清,气阴未复,当予益气养阴,佐化痰热,祛邪务净,冀收全功。

上方去鱼腥草、大小蓟、仙鹤草、全当归,加太子参 20g,粉丹皮 10g,熟大力 10g。7 剂。

[按语] 咯血一证,轻者痰中带血,重者纯血鲜红,甚至血出如涌,气随血脱将危及生命。临床辨证当紧扣病机,权衡标本治疗,方能截其变证。是案咯血近月,口渴欲饮,舌红苔薄有裂纹,系肺阴亏损之象;咳嗽咯痰,咯血鲜红,脉象滑数,又为痰热络伤之证。何老据此立法,化痰止血以治标,滋阴生津以治本;方中鱼腥草、兜铃、牛蒡清热化痰,杏仁、花粉、川贝润肺化痰,黛蛤散乃清金制木,抑肝之旺,使肺金无炎灼之害,生地、丹皮、大小蓟凉血止血,均为治标之计,沙参、麦冬、玄参、百合养阴生津,为治本之图。所谓"壮水之主,以制阳光"。全方标本兼顾,相辅相成,章法分明,药证相符,故取效甚捷。待血止咳减之后,即予沙参麦冬汤、百合固金汤及生脉散之类扶正固本,调理善后。由此可见中医治病的独特优势,特别是对某些西医屡治乏效的病例,常能收到意想不到的效果。

(以上由青浦县中医院整理)

[编者评注] 何老先生系江南何氏二十七世名医之一,师承家传,学识渊博,治验丰富。所治咯血一案,病延月余,咯血量多不止,据其血色鲜红、口干舌红,脉滑数,辨为痰热伤阴,虚火伤络,故以养阴凉血为治,并用黛蛤散清肝化痰,鱼腥草、杏仁、贝母等品清化痰热,大小蓟止血,故药仅 5 剂,咯血即止。然咳嗽未除,咯痰不畅,再以百合固金汤加减养阴清化痰热。待痰热渐清,气阴待复之时,再以益气养阴,清化痰热以收全功。前后治法循序渐进,井然不紊,值得后人学习借鉴。

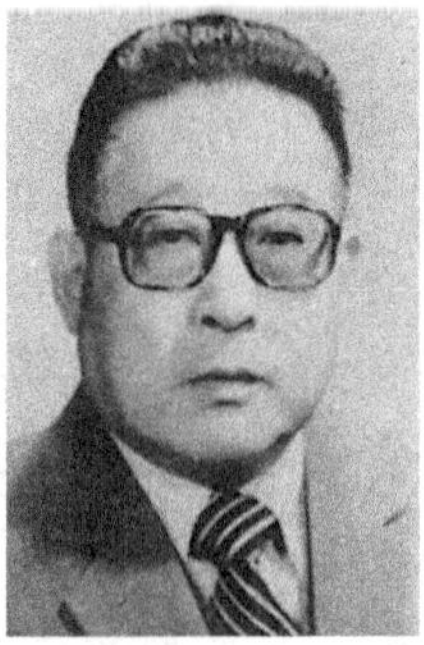

张镜人医案

【生平传略】

张镜人，名存鉴，1923年生，上海市人。主任中医师。张氏家族自明末迄今执行医业，家学渊源已十二世。镜人幼承庭训，研习灵素及仲景书，壮岁又遍览历代医著。内科杂病颇崇景岳，热病尤膺服叶、吴二氏。尝谓治学当厚古而不薄今，集思广益，博采众长。治病当师法而不拘方，变化在我，贵在讲求实效。然必须熟谙药物的特性功用，才能匠心独运，处方用药自出机杼。临床对温病及内科杂病的辨证论治，立意创新，另辟蹊径，每获桴应，曾分别总结探讨提出独到的见解，发表于中医学期刊。

近年来，从事中医气血理论和脉象的专题研究，并参加《辞海》中医学科、《中医内科学》、《中医诊断学》、《中医症状鉴别诊断学》、《中医证候鉴别诊断学》的编写工作，以及国内外中医学术交流等活动。

历任上海市卫生局顾问、上海市第一人民医院中医主任医师、中华全国中医学会副会长、中医内科学会副主任委员、上海分会副理事长、上海市科协常务委员、七届全国政协委员等职。

一、泄热化湿法治愈风温一例

袁某，女，33岁。

初诊：1979年12月3日。

主诉及病史：持续高热6天，咽喉疼痛，头痛，四肢酸楚，恶心，上腹部不适。体检：体温39℃，神志清晰，巩膜轻度黄染，咽部充血，扁桃腺Ⅰ度肿大。化验：血白细胞350～800/mm^3，谷丙转氨酶95单位，一分钟胆红素1.80mg％，总胆红素2.04mg％，新鲜尿找到巨细胞病毒包涵体。

诊查：热势起伏，经候不解，面赤头痛，咽痛，口唇干燥，胸闷不畅。脉细数，舌根白腻，前半苔黄少润。

辨证：风温时邪，夹湿交阻，有化热转气之象。

治法：先拟清温泄热。

处方：清水豆卷12g　炒牛蒡5g　桑叶9g　炒杭菊9g　炒黄芩9g　连翘9g　银花12g　野荞麦根30g　瓜蒌皮9g　广郁金9g　炒枳壳9g　益元散9g(包)　钩藤9g(后下)

二诊：12月6日。发热仍壮盛，汗出不畅，头痛口干，巩膜色黄，胸闷不畅，右胁下按之疼痛。脉细滑数，舌苔黄腻满布，边红。邪湿交遏，瘀热在里，少阳气郁，胆液外溢。拟予清温达邪，化湿泄热。

处方：清水豆卷12g　茵陈30g(另煎冲入)　炒山栀9g　连翘9g　银花30g　瓜蒌皮9g　平地木15g　大青叶12g　白花蛇舌草30g　甘露消毒丹12g(包)　炒黄芩9g

三诊：12月9日。热势朝衰暮甚，头痛，无汗，巩膜色黄，胸闷不畅。脉虚弦而带滑数，舌苔黄腻，质红。湿热熏蒸，气阴受烁，邪盛正虚，拟仿白虎加人参法。

处方：皮尾参9g(另煎冲入)　生石膏30g(先煎)　银花藤30g　杏仁9g　炒黄芩9g　炙远志3g　茵陈15g(另煎冲入)　猪殃殃30g　炒赤芍15g　左秦艽9g　广郁金9g　蛇舌草30g　连翘9g　甘露消毒丹12g(包)

四诊：12月12日。得汗热势大减，口干较缓，头痛胸闷亦瘥，惟巩膜仍黄染。脉转濡数，舌苔黄腻渐化，质红已淡。温邪虽获透达，湿热逗留未彻。再守原方，宜慎饮食，以防反复。

五诊：12月14日。身热已退，巩膜黄染渐淡。胀濡数带滑，舌根黄腻尚未化净，质偏红。法当清理余邪湿热而和胃气，竹叶石膏汤加味调治。

处方：皮尾参9g(另煎冲入)　生石膏9g(先煎)　茵陈15g(另煎冲入)　广郁金9g　连翘9g　银花藤15g　秦艽9g　炙远志3g　猪殃殃30g　炒桑枝12g　淮小麦15g　白杏仁9g　淡竹叶15g　白花蛇舌草30g　香谷芽12g　益元散9g(包)

患者住院2周，身热逐减，以致退尽。体检：巩膜无黄染，咽部(一)。化验：血白细胞上升至4400/mm^3，肝功能恢复正常，尿未找到巨细胞病毒包涵体。痊愈出院。

[按语] 温病学家陈平伯称："风温为病，春月与冬季居多。"吴坤安亦谓："凡天时晴暖，温风过暖，感其气者，即是风温之邪。"由于风温属阳邪燥热，燥热从金，热归阳明，常先犯肺胃，症见身热、咳嗽、烦渴。然本案初起并无咳嗽，临床表现高热口干，巩膜黄染，右胁下疼痛，显系少阳、阳明湿热交遏，客邪再至，内外相引，煽动木火燔灼，胆液泄溢，致热势鸱张，面赤目黄，乃风温之变证。复以湿邪夹热内郁，耗伤气阴，因此，身热逾旬不解，脉见虚弦。实验室检查，血白细胞仅350～800/mm^3，提示邪盛正虚，预后堪虑。证变则论治自需权宜，遂仿白虎加人参法，参入化湿泄热之品，3剂而热衰，6剂而热退黄淡，效应犹如桴鼓。于焉体会，医者必须知常达变，深思果断，毋失时机。若惟务按图索骥，因循贻误，又安能咎药石之无灵耶！

二、钩藤饮、涤痰汤治愈中风一例

洪某，男，71岁。

初诊：1983年2月12日。

主诉及病史：高血压史多年，2月8日突然语言障碍，左侧肢体活动不利，经我院急诊室观察4天，拟诊为"脑血栓形成"，收住病房。体检：神志尚清，血压190/120mmHg，左皱额运动较右为差，左鼻唇沟变浅，口角歪斜，左侧肢体肌力减退，约Ⅳ度，左下肢引出病理反射。

诊查：年逾古稀，形体丰盛，骤然口角歪斜，舌强难言，面色潮红，喉间痰声辘辘，左半身瘫痪，幸神志尚清，脉弦滑带数，舌质红，苔黄腻。

辨证：肝阳化风，兼夹痰瘀交阻，东垣所谓“中血脉则歪口眼，中腑则肢节废”是也。

治法：拟平肝潜阳，化痰清热，和营通络。

处方：羚羊角粉 0.3g(吞服) 生石决 30g(先煎) 竹沥半夏 9g 陈皮 6g 陈胆星 3g 水炙远志 3g 干菖蒲 6g 广郁金 9g 炙僵蚕 6g 川芎 6g 炒桑枝 12g 指迷茯苓丸 12g(包) 鲜竹沥油 1 支 钩藤 9g(后下)

另方：丹参注射液 10 支加入 5%葡萄糖 500ml 静脉滴注，每日 1 次。

二诊：2 月 16 日。神志清晰，口角歪斜好转，语言謇涩，左手足痿不能动。脉弦滑，苔腻较化。血压 170/104mmHg。风阳虽熄，痰瘀难蠲，再守原方，毋需易辙。

三诊：2 月 25 日。迭进平肝潜阳、化痰清热、和营通络之剂，旋动之风阳已得平潜，壅阻之痰热亦获清化，语言尚利，口角渐正，痰涎日见减少，惟左侧肢体偏枯，脉仍弦滑。舌苔薄黄，质暗红。显系瘀滞经脉，络气未宣，治应侧重活血祛瘀，兼佐平肝化痰。

处方：生石决 30g(先煎) 钩藤 9g 丹参 15g 赤白芍各 9g 川芎 6g 红花 3g 炒桑枝 12g 茺蔚子 12g 炒白术 9g 茯苓 9g 陈皮 6g 水炙远志 3g 炙僵蚕 6g 广地龙 9g 炒楂曲各 9g 指迷茯苓丸 9g(包)

患者住院 19 天，出院时体检：神清，语言尚利，面瘫纠正，血压 160/96mmHg，左上、下肢肌力Ⅱ度，未引出病理反射。出院后，续服中药调治，随访 2 年，血压稳定，行动复常。

[按语] 中风一证，“乃身中阳气之变动”，因此病势急骤，治不及时，危在旦夕。然风阳升扰，每夹痰火以为之援，痰火壅塞，必致络隧瘀凝，于是舌强音謇，㖞僻不遂。初起宜参钩藤饮、涤痰汤及指迷茯苓丸等方意，先予平肝潜阳，化痰清热，俟症稍缓解，则须活血和营，消除经隧之瘀，风阳熄，痰火平，营血调，络脉通，则枯者荣，废者起，庶免后遗之患。临床体会：风痱之成因不外乎风火痰瘀 4 者，但辨证当审主次，论治宜分先后，指挥若定，常可化险为夷。

三、攻补并施法治愈癥积一例

赵某，女，55 岁。

初诊：1972 年 1 月 18 日。

主诉及病史：1970 年 11 月 16 日，因持续胃痛伴频繁呕吐 2 天，在某医院急诊，诊断为“溃疡病合并幽门梗阻，胃癌待排除”，收治入院。经胃肠钡餐检查，诊断为“胃癌合并幽门梗阻”，转外科手术。术后右上腹持续疼痛，并经常出现黑粪，病情日趋恶化。

诊查：面苍形瘦，精神委靡，行走需人扶持。胃脘疼痛，引及胁肋，纳呆寐差。脉细弦，舌苔花剥。

辨证：胃部癥积，虽作手术姑息，但瘤体未除，气阴匮乏，脉络瘀滞。

治法：拟予益阴和胃，清热消积。

处方：北沙参 9g 川石斛 12g 孩儿参 9g 炒山药 9g 旋覆花 9g(包) 枸橘叶 9g 广郁金 9g 川楝子 9g 炙玄胡 9g 白英 15g 龙葵 15g 蛇果草 15g 夜交藤 30g 生牡蛎 30g(先煎) 香谷芽 12g

二诊：2 月 23 日。进服上方药 30 余剂，精神稍振，脘痛转轻，已能独自行走，惟心悸寐差。脉细，舌苔花剥。药症尚合，再宗原旨，佐以养心定悸。

处方：北沙参 15g　川石斛 12g　孩儿参 9g　炒山药 9g　旋覆花 9g(包)　枸橘叶 9g　川楝子 9g　炙玄胡 9g　蛇果草 15g　夜交藤 30g　淮小麦 15g　生牡蛎 30g(先煎)　茶树根 15g　香谷芽 12g　白花蛇舌草 30g

三诊：11 月 23 日。自服中药以来，历时 10 个月，眠食均佳，脘痛大减。脉细，舌苔薄。病情已有起色，效不更法。

处方：孩儿参 12g　川石斛 12g　炒山药 9g　生米仁 30g　炒川断 15g　女贞子 9g　炙远志 4.5g　茶树根 15g　淮小麦 30g　香谷芽 12g　铁树叶 15g　白英 15g　火鱼草 15g　龙葵 15g　桑寄生 15g　白花蛇舌草 30g

患者坚持采用中药治疗 3 年，气阴得复，诸症均平，形体亦见丰腴。乃嘱其间歇服药调治，至今历时十三载，经多次随访，恙情稳定。

［按语］胃癌重症，应属中医“癥积”、“噎膈”等范畴。《灵枢·四时正气》曰：“饮食不下，膈塞不通，邪在胃脘。”其成因多与忧恚有关。患者夙有胃病，因女儿罹癫狂之病，长期情志不豫，肝失条达，脾胃受损，气滞血凝，酿成癥积。虽施姑息手术，然瘤体内存，隐害未除，瘀热蕴结，耗伤气阴，遂致痼疾迁延，日益进展，沉疴势入膏肓。窃思肿瘤虽见于胃腑，而病机却涉及整体。但正虚邪实，攻补两难，欲除癥积，则弱质岂受戕伐，三棱、莪术之攻克，水蛭、虻虫之破逐，均应审慎。欲加补益，则瘤癌可能扩散，河车、黄芪之壅补，熟地、枸杞之滋填，亦所禁忌。进退维谷，用药棘手，爰从健脾养胃、清热解毒、散结软坚入手。选取孩儿参、白术、怀山药与河参、石斛、炙甘草相配，气阴两顾以扶正；复用白英、龙葵、白花蛇舌草与米仁、牡蛎、蛇果草配合，清消并进以祛邪。随症加减，缓图功效，今已带瘤存活 13 年，犹能操理家务，行动如常，虽个例验案，殊堪珍视。

四、平肝潜阳、熄风化痰法治愈痫证一例

高某，女，43 岁。

初诊：1979 年 6 月 19 日。

主诉及病史：患者自 7 岁起即患癫痫，13 岁服单方而获愈，至 23 岁产育时又骤然复发，于是每在月经前后发病，先神情呆滞，继而惊叫，昏晕跌仆，四肢抽搐，口吐白沫，舌体咬破；迨苏醒则剧烈头痛，伴有泛恶，脑电图检查确诊为癫痫。近年症情加重，甚或一日二发。平时头晕胀痛，胸闷心悸，夜寐不宁。

诊查：癫痫经久不瘳，恒在经期而作，愈发愈频。发作时惊叫昏仆，口吐涎沫，手足抽搐，醒后头疼，泛恶，胸闷心慌，夜不安寐，脉细滑，舌苔薄腻，质胖。

辨证：肝阳不潜，风痰上扰清窍。

治法：拟予平肝潜阳，熄风化痰。

处方：炒白芍 9g　生石决 15g(先煎)　珍珠母 30g　景天三七 15g　钩藤 9g(后下)　徐长卿 15g　白蒺藜 9g　炙远志 3g　生白术 9g　陈胆星 3g　制半夏 5g　炒陈皮 5g　白金丸 5g(分吞)　炒枳壳 5g　炒竹茹 5g

二诊：10 月 30 日。癫痫发作次数已减，症情亦见缓和，平时头晕心悸之象均平。脉细滑，舌苔薄腻。仍守前法增删。

处方：水牛角 30g(先煎)　白蒺藜 9g　钩藤 9g(后下)　生石决 30g(先煎)　珍珠母 3g　徐长卿 15g　景天三七 15g　陈胆星 3g　生香附 9g　赤白芍各 9g　制半夏 5g　炒陈皮 5g

炒竹茹 5g　炒枳壳 5g　香谷芽 12g　白金丸 6g(分吞)

患者停止其他治疗,坚持服用中药。近 2 年内,平均每年小发作 1～2 次,且均有诱因,如连续劳累,情绪紧张,惊吓恼怒等。病发前略感头晕,神志瞬间迷蒙,但不昏倒,醒后一如常人。平时精神振奋,已重返工作岗位,能完成教学任务。

[按语] 癫痫之证,总由肝血不足,阳起风旋,触及积痰,壅滞气机,蒙扰清窍,因而卒倒不语,口吐涎沫,四肢抽搐;迨风定阳潜,气顺痰伏,则霍然回苏。妇女经期血室空虚,风阳每多升动,更易引发。治疗宜平肝以制风阳之鼓荡,化痰以截痰病之根株。平肝非介类莫属,二陈化痰犹嫌其力逊,常用导痰汤合白金丸,取胆星助半夏,枳实助陈皮,共奏开导之功。再借白矾、郁金之涤痰理气,气行则痰无所隐,风熄则痫自得已,法固无能善于斯者矣。然服药必持之以恒,日久当可获效。

五、补益脾肾、利水除湿法治愈水肿一例

张某,男,29 岁。

初诊:1981 年 2 月 7 日。

主诉及病史:1976 年因浮肿,尿少,尿检异常,诊断为"慢性肾炎、肾病综合征",经中西药治疗 4 年而症状消失,尿检正常。3 天前感冒,身热,咽痛,遂即面目四肢浮肿,恶心呕吐,小溲量少,来院诊治。拟诊"慢性肾小球肾炎肾病型",收治中西医结合病房。一方面仍给予强的松等西药,同时采用中药治疗。

诊查:身热,咽痛,面目四肢浮肿,恶心呕吐,纳食少馨,神疲腰酸,小溲少利。脉象细弦,舌苔薄腻。

辨证:脾肾两虚,水湿泛滥。

治法:治拟补益脾肾,利水除湿。

处方:生白术 9g　赤白芍各 9g　炒山药 9g　莲须 3g　芡实 12g　黑大豆 30g　泽泻 15g　赤猪苓各 9g　米仁根 30g　石韦 15g　大蓟根 30g　炒川断 15g　桑寄生 15g　香谷芽 12g

二诊:2 月 12 日。浮肿已见消退,纳食亦馨,腰酸乏力,小溲渐利。脉细,苔薄。前方收效,治宜续进。

处方:上方去赤猪苓,加云茯苓 9g。

经中西医药结合治疗,病情迅获控制,1 周后面目四肢浮肿已见消退,溲量增多,诸症改善,尿检转阴。继续治疗 2 周,血脂下降,肾功能检查正常而出院。

[按语] 脾主运化,主管摄取精微与输布水液;肾主开阖,主管藏蓄精气与排泄湿浊。太阴虚则运化无权,难以摄取精微,又难以输布水液;少阴亏则开阖失常,不能固摄精气,又不能排泄湿浊,于是水湿潴留,肢体浮肿。实验室检查多发现蛋白尿及血中胆固醇升高。临床体会,适当给予激素类药物,有利于控制蛋白尿,但激素应用至 1～2 周,往往湿从热化,转为湿热偏盛之象,并引起胃脘不舒,而在撤减激素时,蛋白尿又易反复。因此,必须配合中药以化湿清热,扶脾补肾,每能纠正激素所致的弊病,且可稳定病情,达到标本同治,相得益彰的功效。

六、清湿热和脾胃治愈关格一例

周某，男，64岁。

初诊：1985年5月6日。

主诉及病史：高热泛恶呕吐二旬余，经治热退，但恶心呕吐未止，继而颜面浮肿，尿少，仍给庆大霉素24万单位/日。嗣后又出现腰酸，肉眼血尿，血沉42mm/h，B型超声波示：前列腺炎，遂来沪治疗。4月29日市某医院拟诊为"肾功能不全、尿毒症"。

诊查：颜面灰滞，精神委靡，口气秽臭，呕恶厌食，伴低热咽痛，夜寐不宁。脉形细滑，舌苔黄厚而浊腻，质暗。

辨证：此外感风热之邪，内犯少阴，肾气受损，开阖失常，水湿潴留，邪毒内盛，充斥中焦以致清气不升，浊阴不降，形成关格重症。

治法：急拟和脾胃而化湿浊。

处方：炒白术9g　赤白芍各9g　土茯苓15g　六月雪30g　川连3g　生草3g　炒陈皮6g　银柴胡6g　连翘9g　晚蚕沙9g(包)　黑大豆30g　制半夏6g　米仁根30g　石韦15g　大蓟根30g　白花蛇舌草30g

二诊：5月13日。精神略振，呕恶亦止，但颜面发黄，纳谷呆滞，自诉曾口服透析药，因胃脘胀痛，泛酸难受而停用。5天来仅进中药。诊脉细滑带数，察舌黄腻。盖湿遏热伏，气机失调，胆液不循常道，与胃之浊气共并，因而面见黄色。治宜和中化浊，清泄胆热。

处方：炒白术9g　赤白芍各9g　小川连3g　土茯苓15g　六月雪30g　茵陈30g　炒黄芩9g　旋覆花9g(包)　代赭石15g　制半夏9g　米仁根30g　石韦15g　大蓟根30g　晚蚕沙9g　黑大豆30g　半枝莲15g　白花蛇舌草30g

三诊：7月1日。迭进和中化浊、清泄胆热之剂，面黄已退，低热呕恶均除，纳谷转馨，小便通利，惟觉神疲乏力。脉细，舌苔薄腻。中州得运，湿浊渐化，少阳瘀热亦获清泄。拟予健脾益肾，兼清湿浊余邪。

处方：孩儿参12g　生白术9g　怀山药9g　香扁豆9g　女贞子9g　旱莲草15g　黑大豆30g　赤白芍各9g　米仁根30g　石韦15g　大蓟根30g　制半夏6g　晚蚕沙9g(包)　白花蛇舌草30g　香谷芽12g

患者在中药治疗期间曾经医院实验室检查3次，最后一次复查(6月26日)：肾功能肌酐1.2mg%，尿素氮14mg%。肝功能正常。临床症状亦逐步缓解，而获痊愈。

[按语]《证治汇补·关格》曰："关应下而小便闭，格应上而生呕吐，阴阳闭绝，一日即死，最为危候。"从肾功能不全的临床表现分析，应属中医"关格"的范畴。其病机多由少阴肾气本虚，复感外邪，湿热交遏互阻，影响脾胃的升降和肾气的开阖功能，渐致清浊相干，形成上格下关的重症。本例患者又因湿与热合，侵及中清之府，胆液渗溢，而见黄疸，病情更为复杂。考虑到脾主升清，胃主降浊，故欲冀清升浊降，必先除其湿热，和其脾胃。湿热除，脾胃和，则升降自调；三焦通利，肾气开阖有序，或可济困扶危于万一。即宗此旨，主用川连配半夏、陈皮以除湿热；白术配芍药、甘草以和脾胃；更参《温病条辨》宣清导浊汤方意，增入晚蚕沙一味，以走下焦之浊邪，余药佐使，随证加减，亦无非清热利湿，藉奏协同之功耳。

七、祛瘀化痰平肝法治愈外伤头痛一例

陈某，女，47岁。

初诊：1980年3月25日。

主诉及病史：1个月前，不慎从3楼高处坠落，外伤头部。X线示：右枕骨、颅底骨骨折。神经系统检查：眼底乳头边缘模糊。经医院救治脱离险境，但后遗阵发性头痛，伴手足抽搐，来我院中医科就诊。

诊查：症见头痛阵作，且感沉重，痛甚则如锥如刺，泛恶频频，时或手足抽搐，左侧肢体麻木。脉细而涩，舌苔白腻。

辨证：颅骨外伤，脑海震动，气血瘀痹，兼以痰湿内盛，阻遏清阳。

治法：给予活血祛瘀，涤痰除湿。

处方：丹参15g　炒川芎6g　炒赤芍12g　桃仁6g　红花3g　生白术9g　泽泻15g　制半夏5g　陈胆星3g　陈皮6g　炒竹茹6g　景天三七15g　白蒺藜9g　钩藤9g（后下）　蔓荆子9g

二诊：3月30日。投上方药后，头痛减其大半，泛恶抽搐均平，惟感头目沉重，左侧肢体麻木。脉细而涩，舌苔白腻，化而未净。再宗前法，参以和中芳化。

处方：丹参15g　炒川芎6g　炒赤芍12g　桃仁6g　红花3g　生白术9g　泽泻15g　制半夏5g　陈胆星3g　景天三七15g　钩藤9g（后下）　佩兰梗9g　白蔻仁1.5g　生米仁12g　炒桑枝15g　茺蔚子12g

服药15剂后，头痛已止，泛恶亦平，抽搐未作。神经系统检查，眼底乳头边缘清。连续服药月余，诸症痊愈。随访1年稳定。

［按语］头为诸阳之会，精明之府，坠楼损伤颅脑，蓄瘀未消，络气阻滞，复因湿盛痰凝，清阳失展，是以头部疼痛且兼泛恶，肢体麻木而兼抽搐。《灵枢·厥病》云："头痛，不可取于腧者，有所击堕，恶血在于内。"《医宗金鉴·杂病心法》亦说："因痰而痛晕者，则呕吐痰涎。"临床亟需活血调营，祛瘀通络。川芎辛香善升，巅顶之瘀，尤为适应；景天三七功能散瘀治伤，止头痛颇著灵验；然痰湿内盛，则化痰降逆，必不可少。张景岳曾谓："但以头痛而兼痰者有之，未必因痰而头痛也。故兼痰者，必兼呕恶胸满胁胀，或咳嗽气粗多痰，此则不得不兼痰治之"，旨哉斯言。

八、清痰热化瘀滞治愈偏头痛一例

孙某，女，20岁。

初诊：1978年11月1日。

主诉及病史：头痛10余载，据其母回忆，幼年即时呼头痛，无外伤史。脑电图检查未见异常，神经科检查未见明显异常。拟诊为血管性头痛。虽多方治疗，头痛依然发作。

诊查：禀赋不足，自幼罹头痛之患，影响读书学习。近2年来，头痛偏右，发作时颌厌及目眶部呈钝痛，有抽掣感，夜寐欠安，纳谷少馨。经行如期，但量少，色暗成块，而伴腹痛。脉濡细，舌苔薄腻，左边见瘀点。

辨证：濡则为湿，细属血虚，舌边瘀点明示血瘀无疑。盖营血不充，木少滋荣，肝胆气郁化热，兼以脾失健运，湿盛生痰，痰热上扰，络脉瘀阻所致。

治法：法当养血柔肝，化痰清热。

处方：炒当归 9g　炒川芎 5g　生白芍 9g　炒白术 9g　陈胆星 5g　泽泻 12g　制半夏 5g　生米仁 15g　白蒺藜 9g　炒黄芩 5g　夜交藤 30g　钩藤 9g（后下）

二诊：11 月 15 日。食纳略增，夜寐较安，是脾运稍健，化源渐充之象；惟偏头痛仍作。脉细，舌苔薄腻，左边瘀点未消。气机升降得调，立斋云"久头痛多主痰"，天士则谓"久痛入络"，拟清厥少二经痰瘀郁热，佐以平潜。

处方：丹参 9g　桃仁 5g　炒川芎 5g　茺蔚子 9g　炒滁菊 9g　陈胆星 3g　徐长卿 15g　景天三七 15g　钩藤 9g（后下）　生石决 15g（先煎）　炒白芍 9g　炒黄芩 9g　白蒺藜 9g

三诊：1979 年 1 月 3 日。偏头痛已减，足跟及腨内筋胀掣引疼楚。脉细，舌苔薄，左边瘀点。厥少二经郁热已得清泄，痰瘀渐化，然肝主筋，肝血不足，则血不养筋而挛痛。前法酌加舒筋通络之品。

处方：丹参 9g　桃仁 5g　炒川芎 5g　茺蔚子 9g　炒白芍 9g　清炙草 3g　生白术 9g　陈胆星 3g　徐长卿 15g　景天三七 15g　生石决 15g（先煎）　钩藤 9g（后下）　白蒺藜 9g　炒牛膝 9g　炒桑枝 12g　陈木瓜 9g

四诊：3 月 8 日。头痛旬日未作，夜寐得安。原看书仅两页即觉头胀目糊，现阅读 1 小时亦无不适。经行未见腹痛，量较前多，血块亦少。脉细，舌苔薄，边有瘀点。仍用原方巩固。

患者经中药治疗 7 个月，偏头痛痊愈，食纳增进，精神亦振，但舌边瘀点依然。随访 3 年，未见复发，且学习成绩优良。

[按语]《灵枢・经脉》曰："足少阳之脉，起于目锐眦，上抵头角"；"是厥阴之脉……连目系，上出额"。本例患者偏右头痛，痛连目眶，部位固定，迁延日久，尚兼见经期腹痛、量少、色暗成块，舌边瘀点，显与肝胆二经痰瘀有关。昔贤谓："若夫偏正头风，久而不愈，乃由挟痰涎风火，壅遏经络，气血壅滞"，殆即指此等证候。然痰之所由生，在于脾弱湿盛；瘀之所由凝，在于木郁热灼。临床应补脾以杜痰湿，平肝以清瘀热。痰湿蠲则脾运益健，而生化获源；瘀热除则肝气能疏，而冲任亦调，宜乎一举两得，头痛及行经腹疼，宿疾均瘳。

九、清热健脾化湿法治愈口疮一例

曹某，女，10 岁。

初诊：1981 年 9 月 9 日。

主诉及病史：1981 年 4 月起，口腔粘膜及唇际出现紫红色萎缩斑多个，大小不一，经本市某医院口腔科拟诊为"扁平苔癣"，久治未愈。

诊查：口腔两侧粘膜及上下唇皮疹，半载不消，色呈紫红，无疼痛感，惟午后低热。形体瘦弱，胃纳少馨，大便溏泄。脉濡细，舌苔薄黄腻，质偏红，边有齿印。

辨证：夫口为脾窍，唇乃脾之外候，心脉又系于舌本，髫龄脾弱湿胜，湿郁化热，夹心火循经上烁，日久损及气阴而形成。

治法：拟予清火泄热，健脾化湿。

处方：水炙银胡 9g　知母 9g　地骨皮 9g　连翘 9g　银花藤 30g　野葡萄藤 30g　白花蛇舌草 30g　淡竹叶 9g　鹿含草 15g　生白术 9g　香扁豆 9g　生米仁 30g　干芦根 30g　香谷芽 12g

二诊：9 月 23 日。低热已退，口腔粘膜及上下唇皮疹渐见好转，口渴欲饮，大便溏薄。脉濡细，舌苔薄腻。气阴两虚，湿热不清。再宗前法出入。

处方：生白术 9g　川石斛 9g　南沙参 9g　香扁豆 9g　炒山药 9g　知母 9g　连翘 9g　银花藤 30g　野葡萄藤 30g　淡竹叶 9g　白花蛇舌草 30g　鹿含草 15g　生米仁 30g　香谷芽 12g

服药 2 个月余，口腔粘膜苔癣样变消退，上下唇丘疹好转，局部留有皮损痕迹，低热亦净，胃纳较馨，便溏转实。经口腔科复查：痊愈。随访 4 年，未见复发。

［按语］ 扁平苔癣是一种丘疹鳞屑性疾病，好发于口腔粘膜及唇舌等部位。中医辨证应属“口疮”范畴，顽固难愈。童年之体，稚阳未充，稚阴未长，脾运失健而生湿，心火易炽而蓄热，热邪湿蒸，酿成热毒，熏灼心脾二经，遂致口唇疮疡为患。治宜从清火泄热、健脾化湿入手，标本兼顾。方中野葡萄藤、白花蛇舌草甘凉清热；白术、鹿含草苦平除湿。热清则毒解，湿去则脾安，故获良效。

十、清热消结、化痰和络法治愈舌体肿块一例

郑某，男，61 岁。

初诊：1983 年 7 月 18 日。

主诉及病史：舌体左侧缘出现隆起肿块，约 0.4cm×0.3cm，已逾 4 个月。局部无疼痛感，上罩白腐，边缘清楚。据述为咬伤后所致。经上海市某医院口腔科检查，拟诊为“舌体海绵状血管瘤”。

诊查：舌体左侧缘肿块，局部无疼痛，伸舌无困难，伴有心烦、口苦。脉细弦带滑，苔黄腻。

辨证：舌为心之苗，心火旺盛，火热灼津，炼津为痰，痰热上阻舌本，脉络瘀结。

治法：拟清热消结，化痰和络。

处方：连翘 9g　银花藤 30g　水炙远志 3g　广郁金 9g　干菖蒲 6g　紫草 9g　海藻 12g　沙氏鹿茸草 30g　昆布 12g　牡丹皮 9g　生白术 9g　赤白芍各 9g　香谷芽 12g　白花蛇舌草 30g

二诊：8 月 8 日。舌体左侧缘肿块渐见平坦，局部白腐已除，边缘清楚，口苦亦减，惟时有嗳气。脉细弦，苔薄黄腻。上法获效。宜守原方，佐以和中降逆，缓缓图治。

处方：上方加旋覆花 9g(包)，代赭石 39g。

前方稍作加减，连续服药 2 个月后，舌体肿块逐渐缩小。治疗过程中曾因咀嚼不慎，咬伤舌体，肿块又见隆起，坚持服用中药，共进 157 剂，肿块消失，竟得全功。随访 2 年稳定。

［按语］ 舌体海绵状血管瘤，除先天性者外，多为慢性炎症刺激而引起的血管炎症性增生物。舌体肿块增生，在中医文献中亦早有记载，明代薛己《口齿类要·舌症》曰：“若痰盛作渴，口舌肿痛，为上焦有热。”《医宗金鉴·外科心法要诀》曰：“痰核舌上一核生”。舌为心之苗，脾经上挟舌本，故心火旺盛，脾经蕴热，最易炼津为痰，痰热瘀结于舌，引起舌体肿块。患者平素情绪抑郁，思虑过度，常感心烦不宁，甚则夜寐难安，这是造成痰热稽留、上结于舌的内因；由于舌体脉络凝瘀而致肿胖，时被齿角摩擦或咬伤，则是形成舌体肿块的外因。临床治疗重在清心脾之积热，化脉络之痰瘀。方用连翘、银花藤、赤白芍、牡丹皮、紫草、沙氏鹿茸草、白花蛇舌草以清瘀热而凉营血；配远志、菖蒲、郁金、海藻、昆布以通心络而消痰结；佐白术、谷芽以助脾运而布津液，务使心火降，痰热清，脾运健，水津布，瘀结自能消散。方中沙氏鹿茸草，《本草》中未见记载；《浙江中草药学》称其味苦性寒，能凉血解毒，愈乳痈肿痛。民间用治血管瘤，颇有良

效，盖即取其清血热、祛瘀滞之功也。

十一、调肝和胃、清热化瘀法治愈胃脘痛一例

冯某，女，59岁。

初诊：1983年11月30日。

主诉及病史：胃病10余年，脘痛反复发作，近日加剧。1983年11月17日曾在某医院作胃镜检查，发现胃窦大弯侧有一黄豆大小息肉，当即电灼。胃窦粘膜略粗糙，呈细颗粒状增生，胃体粘膜较薄，见粘膜下网状血管和静脉显现。诊断：慢性萎缩性胃炎。

诊查：胃脘隐隐疼痛，以中上腹为主，缠绵不愈。口苦，嗳气频作，纳谷呆滞，大便通。脉弦，舌苔薄腻，质红。

辨证：肝失条达而气郁，胃失和降而气逆，久病入络而瘀阻，证属肝胃不和，兼夹瘀热。

治法：先拟调肝和胃，清化瘀热。

处方：软柴胡6g　炒黄芩9g　生白术9g　赤白芍各9g　清炙草3g　铁树叶15g　平地木15g　八月札15g　旋覆花9g　代赭石15g　制香附9g　佛手片6g　炒枳壳6g　半枝莲30g　炙乌梅5g　香谷芽12g　白花蛇舌草30g

二诊：1984年8月16日。胃脘胀满隐痛已减，嗳气亦平，纳谷增进，但食后2小时有嘈杂感。脉细弦，舌苔薄。肝胃渐调，脾弱气虚。再予疏肝和胃，健脾安中。

处方：软柴胡6g　炒黄芩9g　生白术9g　怀山药9g　香扁豆9g　炙香附9g　佛手片6g　赤白芍各9g　清炙草3g　铁树叶15g　平地木15g　八月札15g　炒枳壳6g　香谷芽12g　白花蛇舌草30g

患者坚持服药1年，胃脘胀痛大减，唯饮食不慎时仍稍见胀痛。平时食纳已馨，精神亦振。1984年12月6日某医院胃镜复查：诊断为浅表性胃窦炎，萎缩性胃体炎。症状缓解，胃镜及粘膜变化观察均见好转。

［按语］《杂病源流犀烛》曰："胃痛，邪干胃脘病也……惟肝气相乘为尤甚，以木性暴且正克也。"从本例临床表现的脘痛、胀满、口苦、嗳气等症状分析，均属肝胆郁热犯胃、久痛入络之征。故取四逆散合旋覆代赭石汤疏肝和胃，升降并调，再增入黄芩、赤芍、平地木、白花蛇舌草清热消肿，活血祛瘀。

尝见《本草纲目拾遗》载铁树叶有"平肝，统治一切肝气痛"的功能，因默志之，并常采用以配芍药、甘草，医肝气相乘而引起的胃脘疼痛，颇获灵验。赵氏之说，询不诬也。

十二、养阴清热、滋肾通关法治愈癃闭一例

竺某，女，63岁。

初诊：1983年3月3日。

主诉及病史：糖尿病史27年。1983年1月初突然发热，不寐多语，尿频尿急。10余天后小溲不能自行排出，来我院急诊。查血白细胞18100/mm^3，尿白细胞（++）～（+++），尿糖（+++）～（++++），空腹血糖340mg%，诊为"糖尿病Ⅱ型，伴自主神经病变，尿潴留，尿路感染"。给予抗生素及胰岛素治疗，小溲仍点滴不出。曾请多科会诊，采用抗生素膀胱冲洗，膀胱区脉冲电疗，口服吡啶斯的明，按摩、针灸、暗示疗法等都未见效。应邀会诊。

诊查：症见口干齿燥，胸闷心悸，神志虽清，但夜间烦躁多语，少腹胀满，小溲癃闭，脉细滑，舌干绛。

辨证：素有消渴宿恙，气阴亏虚已久，新感外邪化热，扰动心神，阳不化阴，气化不及州都。

治法：先拟养阴生津，兼清里热而宣气化。

处方：皮尾参 9g(另煎代茶)　鲜生地 30g　朱麦冬 9g　鲜石斛 30g　南北沙参各 9g　炙远志 3g　广郁金 9g　川萆薢 9g　泽泻 12g　琥珀屑 1.5g(冲)　滋肾通关丸 9g(包)

二诊：4 月 1 日。诸症均平，小便仍需通导。脉弦，重按无力；舌有薄苔，略润，质红转淡。阴液渐复，中气尚虚，治宜养阴之中参以补中益气。

处方：生黄芪 15g　软柴胡 6g　炙升麻 3g　南北沙参各 9g　大麦冬 9g　川石斛 9g　水炙甘草 3g　水炙远志 3g　琥珀屑 1.5g(冲)　泽泻 12g　淡竹叶 9g　香谷芽 12g　滋肾通关丸 12g(包)

三诊：4 月 22 日。小便已能自解，随即拔除导尿管。精神见振，胃纳亦佳。脉弦，右部仍重按无力；舌苔薄，质淡红。再从补中益气，滋肾通关为治，上方续进。

中药治疗五旬，癃闭得愈，其他症状亦逐渐消失而出院。

[按语]《经》云："膀胱者，州都之官，津液藏焉，气化则能出矣。"癃闭之证，有因湿热阻滞，下焦气化失司者；有因无阴而阳无以化者；有因中虚而溲便为之变者。虚实之辨，不容疏忽。绝不应见闭即利，重伤其气阴，气化愈衰则癃闭益甚，必蹈舍本逐末的误害。本例初诊时表现为一派阴虚液涸之象，自当急予养阴增液，滋肾清化。药后舌润而质红转淡，脉来虚弦，乃知阴液渐复，中气仍虚，遂合补中益气与滋肾通关两法于一炉，气阴同补，升降并调。上焦得通，津液得下，小便自然畅利，这方面的病机转归，需经实践，始能有所领悟。

十三、益肝肾清瘀热法治愈骨痹一例

刘某，女，64 岁。

初诊：1980 年 6 月 9 日。

主诉及病史：1979 年 11 月下旬起常感腰痛，引及背骶部及两胁，疼痛难忍，影响行动，面色日渐苍白，低热，精神疲乏，胃纳不馨，经 X 线摄片：头颅骨、肋骨、髂骨均呈多发性骨髓瘤改变，并伴肋骨骨折，胸腰椎骨质稀疏脱钙。诊断为"多发性骨髓瘤"而收入中西医结合病房。在西药化疗(CCOP 方案)的同时，给予中药治疗。

诊查：面色苍白，低热神疲，腰背两胁及骶髋疼痛，行动转侧不利，脉象弦大而数；舌苔薄，少润。

辨证：年逾花甲，肝肾阴虚，外邪夹瘀热互阻，经络之气失和。

治法：治拟清瘀热，通络脉而益肝肾。

处方：丹参 15g　赤白芍各 15g　陈胆星 5g　鸡矢藤 30g　炒桑枝 12g　制狗脊 15g　炒川断 15g　补骨脂 9g　川石斛 9g　白英 15g　桃仁 9g　徐长卿 15g　香谷芽 12g　白花蛇舌草 30g

二诊：11 月 3 日。低热已退，腰胁及背骶部疼痛明显好转。脉虚弦，舌苔黄腻。仍拟养肝益阴，补肾强骨，清热通络。

处方：孩儿参 9g　炒当归 9g　生白术 9g　赤白芍各 9g　炙甘草 3g　蛇六谷 15g(先煎)　刘寄奴 9g　生苡仁 9g　炒牛膝 9g　炒川断 15g　制狗脊 15g　补骨脂 9g　炒陈皮 6g

佛手片 6g　香谷芽 12g　白花蛇舌草 30g

患者经中药治疗 1 个半月，血红蛋白升至 10.4g%，血清蛋白电泳：γ 球蛋白 54.1%，IgG 50.6mg/ml，血清球蛋白 5.05g%。低热退尽，骨痛减轻，于是逐渐加强益肝补肾之品，至 11 月初出院。继续在门诊治疗，并定期化疗巩固。1 年后 X 线摄片复查：见头颅、骨盆、肋骨等骨质结构已基本正常。

［按语］ 多发性骨髓瘤与中医学文献所载的“骨痹”和“骨蚀”颇相吻合。其病因可归纳为 3 个方面：一是外邪夹痰瘀阻络，常以剧烈骨痛为主症；二是肝肾气阴亏损，常以头痛眩晕、面色少华、口干烦渴、乏力浮肿、骨痛酸软为主症；三是热毒炽盛，灼烁营血，常以高热出血、骨骼酸痛为主症。值得注意的是，多发性骨髓瘤的证候，往往虚实错杂。因此，治疗上应掌握扶正与祛邪并重的原则。西医的化疗，对多发性骨髓瘤的异常浆细胞能取得抑制或部分杀灭的作用，但由于疾病本身正常免疫功能被扰乱，加上化学药物的影响，机体的免疫功能更趋低下，每易导致机体损伤，骨髓抑制而并发感染、出血等。这就需要中医疗法的密切配合，且中医强调审因论治，如外邪夹痰瘀阻络，则祛邪而化痰瘀；肝肾气阴亏损，则养肝肾而益气阴；热毒炽盛，灼烁营血，则清营而泄热毒。药随证转，更显示出中医疗法的优越性。

尤需指出，中医学认为“痹者闭也”，气血痹阻，不通则痛；又有“不荣亦痛”之说。因此，临床不当囿于祛风、散寒、利湿、清热。李士材主张参以补法，颇具卓识。本例通过补肝益肾，被破坏的骨质竟获好转，骨折亦较快愈合，这是单纯应用化疗难能获得的治疗效果。

［编者评注］ 张老先生临证特点：重病机而不拘方，熟谙方药而运用自如，标本兼顾，用方立意独具风格。如治骨痹一案，并不因多发性骨髓瘤而单纯散结化瘀，而是根据当时症、脉、舌象，辨为肝肾阴虚，外邪夹瘀热互阻，经络之气失和。故药用狗脊、川断、补骨脂、石斛等补肝肾，以白英、徐长卿、白花蛇舌草等清瘀热，再以丹参、赤白芍、桃仁化瘀通络。药后低热徐退，骨痛好转。邪热渐清后，转而加强补益肝肾以善后，积极配合化疗，减少化疗引起的诸多副作用，充分显示了中医疗法的优越性。

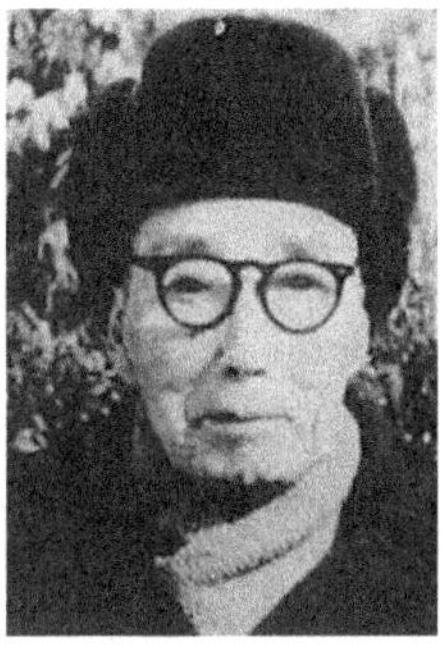

李斯炽医案

【生平传略】

李斯炽(1892—1979),四川省成都市人。中医教授。早年于成都高等师范学校毕业后,从事教育工作,并从成都老中医董稚庵学中医。1927年汪精卫宣布废止中医药,李氏非常愤慨,自此决心献身于中医药事业。1936年与同道赖华锋、邓绍先、何伯勳等开办四川国医学院,先后担任该院教务长、副院长、院长等职。解放后,历任四川中医学院中医教研组主任,成都中医学院院长,并先后当选为成都市人民代表,四川省政协委员、第五届全国政协委员,第二、第三届全国人民代表大会代表。1959年曾荣获中华人民共和国卫生部颁发的金质奖章,1978年被授予教授职称。

李氏从事中医诊疗工作60余年,积累了丰富的经验,对内科疾病尤为擅长。

主要著作有《中医内科杂病讲义》,《李斯炽医案》(第一、第二两辑)。

一、小柴胡汤加减治愈少阳坏证一例

黄某,女,53岁。

初诊:1975年5月。

主诉及病史:病员右胁及腹部突发剧痛,寒热往来,呕不能食,目睛发黄,口苦咽干,小便黄少,由某医院诊断为化脓性胆管炎。经汗下失治,已数日未进饮食。

诊查:目前神色衰败,身体重困,转侧亦无力,语音低微不清,时发谵语,视物昏花,双目若定,大便失禁。脉象弦细欲绝,舌质灰黑少津,上布干黄腻苔。

治法:方用小柴胡汤加减。

处方：白晒参 9g　柴胡 15g　枯黄芩 12g　白芍 12g　茵陈 12g　枳壳 12g　法半夏 9g　生姜 3 片　大枣 4 枚　甘草 6g

二诊：病员服上方药 4 剂后，诸症大减，腹泻停止，能进饮食，自觉全身稍有力气，能坐起诉说病情。近 2 日睡眠甚差，脉稍转有力，舌上津回。前方白晒参、柴胡、枯黄芩、枳壳、甘草各减 3g，加入牡蛎、龙骨潜阳以敛精气。

处方：白晒参 6g　柴胡 12g　枯黄芩 9g　白芍 12g　茵陈 12g　枳壳 9g　法半夏 9g　生姜 3 片　大枣 4 枚　牡蛎 12g　龙骨 9g　甘草 3g

患者后登门相告，服上方药 4 剂后，诸症即消失，只感身体衰弱，后注意饮食调养而恢复正常。1977 年初，又患此病，仍以小柴胡汤合四逆散加减，服数剂即愈。

[**按语**] 从其胁腹剧痛，寒热往来，口苦，咽干，目眩，呕不能食等症，显系邪在少阳。其目睛发黄，小便黄少，为湿热郁于半表半里所致。本应以清利少阳湿热、和解表里为治，但前医竟以发热为感冒症状而妄用汗法。《伤寒论》少阳病篇中早有"发汗则谵语"之戒，而前医又以发热谵语、口苦咽干、小便黄少、目睛发黄等症为瘀热在里，妄用下法，以致洞泄不止，大便失禁，汗下两损阴阳，不但前症未解，加之数日未进饮食，脏腑精气本已无生化之源，再加病邪与药物之耗伤，故出现神色衰败、身重无力、语音低微、双目若定等危险症状，其脉象弦细欲绝，舌质灰黑少津，上布干黄腻苔，亦符合少阳湿热、气阴两损之证。《伤寒论》说："凡柴胡汤证而下之，若柴胡证不罢者，复与柴胡汤。"故治法仍应以小柴胡汤为主方。此种虚中夹实之证，若过于扶正，则有壅邪之弊，过于祛邪，则有损正之虞，故以白晒参两补气阴；重用柴胡、黄芩以和解少阳；以白芍和营养阴、缓解腹痛；用茵陈以祛湿热；用枳壳以疏理肝脾；用法半夏以降逆止呕，加生姜、大枣、甘草和中以调营卫。

二、滋养肾阴、潜阳熄风、豁痰开窍治愈中风一例

王某，男，60 岁。

初诊：1969 年 1 月。

主诉及病史：病员素有腰膝酸痛、头晕、失眠、耳鸣、咽干等症。最近因思想紧张，随时处于恐怖之中，遂至卒然昏倒，当即送该厂医院进行抢救，诊断为脑溢血。因病情危重，特邀我会诊。

诊查：见病员昏睡病床，面部发红，喉间痰声辘辘，牙关紧闭。诊得脉弦而大，左尺脉重按似有似无，撬开牙关，见舌质红赤，上有滑液。

治法：治以滋养肾阴为主，潜阳熄风、豁痰开窍为辅。因病情危重，嘱以急煎，频频灌服。

处方：生地 12g　丹皮 12g　泽泻 12g　茯苓 12g　山药 15g　枣仁 12g　牡蛎 12g　龙骨 12g　石菖蒲 9g　远志肉 6g　竹茹 12g　白芍 12g

二诊：病员服上方药 3 剂后，神志已稍清醒，吐痰粘稠，面红退减，已能开口讲话，但仍舌强语謇，右侧手足能稍伸展，左侧尚不能动。脉仍浮弦，但左尺脉已较明显，舌象同前。仍本前方，加桑枝 30g、牛膝 9g。3 剂。

三诊：病员神志更转清醒，痰量减少，说话已能听清，身体已转活动，只左足尚不能动，饮食增加，睡眠尚可。脉象稍转柔和，舌质红净，滑液不多。再本前方，减去石菖蒲、远志肉，加玉竹 12g，玄参 12g，以增强养阴柔筋之力。4 剂。

四诊：上方药续服 10 余剂，身体恢复正常，唯左足颠跛。再以六味地黄丸加龙骨、牡蛎、白

芍、桑枝、牛膝、甘草巩固疗效。

本例随访至1974年，5年来甚少患病，只左足有些颠跛。

［按语］此病员素禀肾阴亏损。腰为肾之府，肾主骨，故平时即有腰膝酸痛。肾主髓，脑为髓海，肾开窍于耳，肾精不充，复加肝阳上亢，故见失眠、脑转、耳鸣等症。肾脉络于舌本，肾中阴液不足，则咽喉干燥。肾阴本已亏耗，再加恐怖伤肾，使肾精更加受损。肝肾同源，肾精愈亏则肝阳愈亢，肝阳愈亢则阳热上冲，热盛炼痰，阳亢生风，风痰交阻，故见卒然昏倒，面部发红，喉间痰涌，牙关紧闭等症。其脉浮弦而大，左尺脉重按似有似无，舌红苔滑，亦符肾阴不充、肝风夹痰之证。《内经》说："治病必求其本。"此病肾阴亏损为本，肝风夹痰是标，故以六味地黄丸以养肾阴，加牡蛎、龙骨、白芍以养肝潜阳熄风；再加石菖蒲、远志、竹茹以豁痰开窍。意使阴足阳潜、风静痰消，则诸症可冀缓解。

三、宣泄湿热、透表通利法治愈心悸一例

董某，男，15岁。

初诊：1972年11月28日。

主诉及病史：病员心累心跳，痰中带血，大小便欠通畅，食少，口干，腹胀。发病已1年余，西医诊为心包炎，经多方治疗未见效果，且病情日益加重。

诊查：脉象浮数，舌苔黄腻。

治法：治当宣泄湿热为主，兼以透表通利，且顾及阴分。

处方：银花9g　花粉12g　知母9g　芦根9g　冬瓜仁12g　茯苓9g　泽泻6g　木通6g　神曲9g　厚朴9g　甘草3g　枳实9g

二诊：12月2日。病员服上方药3剂后，大小便均较前通畅，尿色深黄，心悸大减，痰中已不带血，但胸闷欲呕。脉舌同前。此宜疏肝开泄，淡渗通腑，养阴益胃之法。

处方：刺蒺藜12g　金铃炭12g　芦根9g　花粉12g　茯苓9g　竹茹12g　莲子12g　山药12g　麦冬9g　厚朴9g　枳实9g　莱菔子12g　甘草3g

病员服上方药3剂后，已无心累心跳现象，饮食大有好转，每天能吃1斤左右米饭，胸部腹部均不胀，小便已趋正常，大便日解2次，舌上腻苔渐退。后以养心益胃之法而收全功。经西医检查，心包炎已排除。随访至1978年1月，虽从事较重劳动，亦未见复发。

［按语］本例症状，系湿热久蕴、弥漫三焦、复加外风所致。湿热伤于上焦、干及心脏则心累心跳，损及肺脏则痰中带血；伤于中焦则发为口干、食少、腹胀；伤于下焦则大小便均欠畅通。且湿热蕴积过久，最易损及阴分，阴分受损则心累心跳，痰中带血，口中乏津等症更会增剧，病情亦由是愈演愈烈。其舌苔黄腻，亦符湿热内蕴之象，脉象浮数为热证兼风之征。风邪外束，则三焦闭阻愈甚，腑气不通则阴分耗损愈烈。故用银花以辛凉透表；用芦根、冬瓜仁、茯苓、泽泻、木通等甘淡甘凉之品渗利湿热而不损阴，以引邪火从小便出；用厚朴、枳实以通腑气，引邪从大便出；加神曲、甘草健胃消食且能补中；加花粉、知母养阴清热而不碍湿。

四、敛肝解郁、通腑涤痰为主治愈狂证一例

杨某，男，29岁。

初诊：1974年5月10日。

主诉及病史：病员因失恋遭受刺激而神志错乱，整天叫骂不休，将家中家具杂物全部打碎，并将墙壁推倒，其膂力之大非常人所能及。不能有片时安静，晚上也通宵不能入睡。曾由其家属将其送某精神病医院治疗，诊断为精神分裂症。服大剂量安眠药，也只能暂时抑制，以后仍复发如故。

诊查：病员眼神外露，口中胡乱言语。脉象浮滑而数，舌质深红，苔黄微腻而有滑液。数日无大便，小便发黄。

治法：拟用敛肝解郁、通腑涤热、行水化痰、开窍安神之法。

处方：法半夏 9g　茯苓 9g　竹茹 12g　枳实 9g　大黄 9g　枯黄芩 9g　郁金 9g　白芍 12g　石菖蒲 6g　琥珀末 4.5g(冲服)　牡蛎 12g　焦栀子 9g　甘草 3g

二诊：5 月 17 日。病员服上方药数剂后，大便已通，近几日保持 1 日 1 次大便，但酸臭难闻；并吐出大量稠痰，小便黄色亦转淡。服药至 7 剂时，已自觉清醒，情绪逐渐安定，虽能入睡，但时间不长。表情抑郁，有时尚说错话。舌苔黄腻，脉浮而滑。上方已见效果，痰热已有出路，心窍亦渐开豁。仍本前方用意，略为增损。因其病起于思想遭受刺激，且目前抑郁寡欢，故增入刺蒺藜、丹皮以增强疏肝之力；并去掉酸敛之白芍；用茯神代茯苓，以增进安神作用。因其舌苔黄腻，故加入冬瓜仁以除湿热，去掉枯黄芩、焦栀子；用黄连直接清心涤热。

处方：法半夏 9g　茯神 9g　竹茹 12g　枳实 9g　大黄 6g　郁金 9g　石菖蒲 9g　刺蒺藜 12g　丹皮 9g　牡蛎 12g　黄连 6g　冬瓜仁 12g　甘草 3g　琥珀末 4.5g(冲服)

三诊：5 月 13 日。服上方药 10 剂后，每日排软便 1 次，小便仍带黄色，痰质转为清稀，渐趋正常。说话已不错乱，但自觉思想不集中，记忆力差，胸闷易怒。舌质红，苔黄，脉象浮弦而细。痰热之象续减，肝经郁火之象已明显暴露。仍本前方，去法半夏、大黄、牡蛎、黄连、冬瓜仁，还用白芍以敛横逆之肝气；加龙胆草、枯黄芩以清肝火；用瓜壳以宽胸膈；以枳壳代枳实，以茯苓代茯神。

处方：刺蒺藜 12g　丹皮 9g　郁金 9g　枯黄芩 9g　白芍 9g　竹茹 12g　瓜壳 12g　石菖蒲 9g　龙胆草 9g　甘草 3g　茯苓 9g　琥珀末 4.5g(冲服)

四诊：6 月 4 日。服上方药 4 剂后，病员神志、睡眠、大小便均已正常。自觉有燥象，有时心烦，神散不集中，记忆力减退。舌质干红，脉象浮大。此由长期郁热伤阴所致。用养阴潜阳、安神开窍法以善其后；用二至丸、甘麦大枣汤加味。

处方：女贞子 12g　旱莲草 12g　白芍 12g　牡蛎 12g　石菖蒲 9g　五味子 6g　龙骨 12g　甘草 3g　山药 12g　茯神 9g　浮小麦 24g　大枣 3 枚　琥珀末 4.5g(冲服)

上方加减服药至 10 余剂后即恢复正常。观察至 9 月，未见异常，已返回工作岗位。

[按语] 本例综合脉症分析，舌黄微腻为内有湿热。因失恋情志不舒，导致肝郁化火，火热聚于阳明胃腑，则出现便秘、尿黄、舌红、脉象浮数有力等症。阳明热盛则妄言骂詈，不避亲疏，其力亦非其素所能及。阳气盛则眼神外露，夜不能眠。且火热炼湿成痰，出现脉象滑利、舌苔滑润之象。热痰上蒙心窍，使神志昏聩错乱，即所谓“重阳则狂”之证。故用白芍以敛肝；郁金以解郁；枳实、大黄、枯黄芩、焦栀子以通腑涤热；茯苓、法半夏、竹茹以行水化痰；石菖蒲以开窍；琥珀、牡蛎以镇心安神。

五、知柏地黄丸加味治愈精血俱出一例

戴某，男，32 岁。

初诊：1974 年 3 月 14 日。

主诉及病史:病员素禀阴亏体质,最近一段时间有强中现象,房事过于频繁。近来忽发现入房后精液带血,思想异常紧张,急去某医院作精液检查,精液中红细胞(++),白细胞少许,并有革兰阴性杆菌,确诊为精囊炎。建议中药治疗。

诊查:病员形体消瘦,面白不泽,神态委靡,并自觉一身困倦,四肢无力,饮食无味。诊得脉象细弱而数,舌苔黄腻。

治法:用滋肾泻火止血兼除湿热之法,取知柏地黄汤加味。

处方:生地 9g 丹皮 9g 茯苓 9g 泽泻 9g 山药 12g 枣皮 9g 知母 9g 黄柏 9g 玄参 9g 小蓟 15g 白茅根 15g

二诊:3 月 21 日。病员服上方药 6 剂后,强中现象消失,自觉一身轻快,精神转佳,饮食亦有改善,脉象已不似前之疾数。舌上黄苔虽减,但仍属黄腻。古人说:"养阴则碍湿。"思六味地黄汤中补中有泻,应无伤大体。故仍本前法加入冬瓜仁、芦根除湿热而不损阴。

处方:生地 9g 丹皮 9g 茯苓 9g 泽泻 9g 山药 12g 知母 9g 黄柏 9g 玄参 9g 小蓟 15g 白茅根 15g 冬瓜仁 12g 芦根 9g 枣皮 9g

服上方药 6 剂后,精中已不带血,余症基本痊愈。随访至 1975 年 12 月,病未复发,性功能亦完全正常。

[按语]《诸病源候论》说:"此劳伤肾气故也,肾藏精,精者血之所成也。""肾家偏虚不能藏精,故精血俱出也。"此因其人素禀肾阴亏损,相火偏亢,本已阳强易举,复加房事不节,以致肾中真水伤耗太甚,阴精愈亏则虚阳愈亢,虚阳愈亢则邪火愈炽。施泄无度,精囊空乏,血尚不及化精,又加强力入房,致相火迫血从精道溢出,而成此精血俱出之症。火甚则消烁肌肉,故形体消瘦;"壮火散气",故有面白不泽、神志委靡、一身困倦、四肢乏力等气虚症状。其舌苔黄腻,饮食无味,为兼有湿热,脉细弱为精伤气耗之象,数为邪火之征。综合以上分析,此病应属肾阴亏极、相火炽盛、兼夹湿热之候。其阴亏是本,气虚是标,若见有气虚之症状而浪用补气之品,无异火上加油。应急以养阴为主,使水生火降,少火自能生气矣。余业医数十载,此精中带血之症尚不多见,只在 30 余年前曾经偶见 1 例,至今犹能记忆。系本市李某之子,因新婚入房太甚,以致精窍射出纯血。余用知柏地黄汤加滋肾止血药,数剂而愈。因思本案病机与彼颇类似,故亦参照彼例而获效。

六、化痰消瘰为主治愈痰瘰一例

卢某,女,65 岁。

初诊:1962 年 11 月 8 日。

主诉及病史:病员于 1951 年曾患肺结核吐血,经治疗后,吐血止而咳嗽频发。1959 年喉头部位开始生一小包,辗转求医,未见效验。最近喉头包块已渐大如核桃,吞咽和发音困难,经西医诊断为喉结核。

诊查:就诊时,病员项下生瘰,按之甚坚硬,右手小指亦有核肿现象,其胁下亦有肿块,但时聚时散。声音嘶哑,咳吐稠痰,脉象细数,舌苔白厚。

治法:治当以消瘰为主,兼顾他症。

处方:玄参 15g 浙贝母 15g 牡蛎 18g 海藻 12g 夏枯草 9g 白芍 9g

二诊:11 月 20 日。服上方药 4 剂后,喉间结核及手小指流痰均变小变软。前几日忽患感冒,今已治愈。目前脉象微见弦数,舌根有白苔。此肝气尚不条达,痰水结滞未尽之象。再重用前方,加入郁金、桑枝,以疏肝通络,行气活血。

处方:玄参15g　浙贝母15g　牡蛎24g　海藻18g　夏枯草12g　白芍9g　郁金9g　桑枝18g

服上方药6剂后,颈下及右手小指核肿已全部消退。但颈下核肿部位忽出现1小孔,流出粘稠黄水,用本市庚鼎药房成药渴龙奔江丹调敷患处,不久即愈合。此后未发现任何症状。1978年访问其子陈某,知其母卢氏于1975年因患肺心病去世。自1962年治愈喉结核后,13年来前病未复发。

[按语] 本例究其病机,早年即患肺痨,阴精消烁,肺叶受损。肺伤则通调失权,水饮内聚,故见舌苔白厚;水湿为肺家虚热熏蒸,则炼成稠痰,痰阻肺道,则发为咳嗽;其胁下包块时聚时散,是肝气不畅之征。痰火更加气郁,故在喉头和右手小指结成胶固之痰核,此应属中医痰瘰之候。其吞咽和发音困难,为喉头痰瘰阻挡之故。其脉象细数,为阴虚生热之象。其症既成痰瘰,故用玄参、牡蛎、浙贝母、海藻、夏枯草化痰消瘰,其中玄参兼能养阴清热,通利咽喉;浙贝母兼能宣散郁火,润肺止咳;牡蛎兼能育阴潜阳;海藻兼能行水泄热;夏枯草兼能补肝泻火;再加白芍以敛阴和营。

七、开郁调肝、软坚消瘰为主治愈瘿病一例

张某,女,37岁。

初诊:1975年2月17日。

主诉及病史:病员于1974年10月发现颈前正中隆起,并有心累心跳症状,心率每分钟110次左右;出汗甚多,两手发颤;食量增大,但体重反而下降。经某医院进行甲状腺吸^{131}碘功能试验,吸碘功能为76%,确诊为甲状腺功能亢进。经过一段时间治疗,心率已控制在每分钟80～90次,出汗、多食情况亦有所改善。但颈前正中部位突起更甚,约有鸡蛋大,中微凹陷,皮色如常,头部和足部有明显浮肿,性急易怒,口干少津,体倦乏力,易患感冒。以后辗转求医,均未见好转,经人介绍来我处求诊。

诊查:诊得脉象弦细,舌质暗红无苔。

治法:宜暂从开郁调肝、软坚消瘰议治,待邪气稍减,再议扶正之法。

处方:刺蒺藜12g　丹皮9g　枳壳9g　白芍12g　青皮9g　郁金9g　花粉12g　牡蛎12g　浙贝母9g　夏枯草15g　玄参9g　甘草3g

二诊:2月21日。病员服上方药4剂后,胸中稍觉开豁,但又患感冒,咽干微痛,鼻微塞。在前方中加玄麦甘桔汤并银花,以清润开提。

处方:刺蒺藜12g　白芍12g　郁金9g　牡蛎12g　浙贝母9g　夏枯草15g　玄参9g　麦冬9g　桔梗6g　银花9g　甘草3g

三诊:2月28日。病员感冒已解,心中更觉安和,两手脉弦略减,口中仍觉干燥,颈上包块有变软感觉。再以疏肝益胃,重用软坚散结之法。

处方:刺蒺藜12g　白芍12g　郁金9g　芡实12g　沙参12g　牡蛎12g　浙贝母9g　夏枯草15g　玄参9g　昆布9g　海藻9g

四诊:4月28日。上方加减续服药20余剂,颈下包块已开始缩小,性急易怒情况亦有改善;口中仍觉干燥,两手有麻木感;脉象不弦而细,并有短暂间歇,时发心累,肢体困倦。病员于1969年曾患肾盂肾炎,目前尚有水肿、腰痛情况。看来胸中郁结稍疏,理应扶正为主。证属心

肾气阴两亏，故用六味地黄丸合生脉散，加消瘰药。

处方：生地 9g　丹皮 9g　菟丝子 12g　茯苓 9g　泽泻 9g　牡蛎 12g　浙贝母 9g　玄参 9g　党参 9g　麦冬 9g　五味子 6g　山药 12g

五诊：8 月 8 日。上方加减续服药 40 余剂，颈前包块更见缩小，精神转佳，水肿亦有消退，已不觉心累。脉象亦转有力，无间歇现象，两手不觉麻木。但最近突然腰痛剧烈，小便黄涩，舌微黄腻，脉象细数，此湿热之邪乘虚侵犯肾脏，拟知柏地黄丸加味。

处方：生地 9g　山药 12g　茯苓 9g　泽泻 9g　知母 9g　黄柏 9g　车前仁 9g　杜仲 9g　桑枝 30g　菟丝子 12g　牛膝 9g

六诊：8 月 16 日。续服上方药 6 剂，腰痛大减，小便已转清利，头部水肿渐消，偶尔有心累现象；脉已不数，但仍细弱；颈下包块更明显平塌。从现症来看，以肾病为主，治肾则颈下包块消退更快，此为肾脉络舌本之故。目前湿热已去，再以培肾为主，兼养心血。

处方：杜仲 9g　菟丝子 12g　牛膝 9g　生地 9g　山药 12g　泽泻 9g　白芍 12g　丹参 12g　桑枝 30g　车前仁 9g　丹皮 9g

七诊：12 月 20 日。上方加减续服药 40 余剂，颈下包块已全部消散，水肿亦有消退，眠食俱佳，精神转旺，体重增加。11 月初经某医院复查，吸碘功能由 76%下降到 30%。目前只是在劳动后尚觉腰部胀痛，脚部尚有微肿，要求续服中药以巩固之。

处方：党参 12g　白术 9g　茯苓 9g　熟地 12g　枣皮 9g　泽泻 9g　山药 12g　丹皮 9g　补骨脂 9g　杜仲 9g　狗脊 9g　桑枝 30g

续服上方药多剂，情况已基本正常。偶因他病来诊，始终未见反复。随访至 1977 年 1 月，均一直坚持全天工作。

[按语]《巢氏病源》说："瘿者……初作与瘿核相似，而当颈下也，皮宽不急，垂槌然也。"本案以颈下突起为主症，与此段记载颇相类似，故应以瘿病名之。本案起因于素体肝火偏旺，长期性急易怒，使气郁成瘰，结于颈下而成瘿病。气愈郁则火愈盛，故出现心率加快、心累心跳、汗出甚多、食量增大等火热症状，火热耗伤阴血，血虚则两手发颤。迁延日久，壮火食气，阳气日渐虚衰，故后期火热之证渐减，而阳虚症状又渐突出。阳不化水，故头、足部发生水肿现象，并有体倦力乏、抵抗力衰减、口干少津、脉细舌净等气阴两亏之症。其颈下肿大，性急易怒，脉带弦象，舌质暗红，说明肝郁之证仍未解除。综合以上分析，病员邪气未除而正气已伤，此种虚中夹实之证，颇难措手，补正则易助邪，祛邪又恐伤正，故本例先进开郁调肝、软坚消瘰之剂，待肝气疏、瘿结消、邪气祛而正虚显时，继投扶正之品，虚实并治而收全功。

八、育阴疏肝、软坚行水法治愈积证一例

李某，男，43 岁。

初诊：1978 年 10 月 24 日。

主诉及病史：2 年前发现肝大，右胁下有积块，疼痛难忍，自觉有下坠感，腰部两侧疼痛。曾到北京某医院检查，诊断为多囊肝、多囊肾。曾经中西医治疗，未见效果。

诊查：除上述症状外，并有少寐多梦，肠间水声辘辘，少腹胀痛，小便发黄，眼睛干涩，头目发胀等症。诊得舌质红，苔薄黄，脉弦细。

辨证：此为阴虚肝郁，水血互结，肝肾受累之证。

治法：治宜育阴疏肝、软坚行水。

处方：玄参10g　牡蛎12g　菟丝子12g　桑寄生15g　山药15g　刺蒺藜12g　丹皮10g　金铃炭12g　土鳖虫8g　茯苓12g　泽泻10g　苡仁12g　黄柏10g

二诊：10月27日。服上方药3剂后，胁痛肠鸣均减，小便已不太黄。此肝气稍疏，郁热亦减。上方中去黄柏，加入白芍12g，瓦楞子12g，以加重养阴软坚之力。嘱其服药4剂。

三诊：11月1日。小便次数及每次排尿量均增多，肠内水声随即消失，腰胁疼痛再减，但自感乏力，两尺脉均弱。此滋阴通利、有损阳气之象。原方意中宜从阴阳平补。上方去玄参、苡仁，加入巴戟天12g，补骨脂10g。嘱服药4剂。

四诊：11月8日。上方药续服7剂，诸症均有减轻，小便渐趋正常，自觉头目发胀，少腹胀痛较为突出，且近来痰液较多。宜加重育阴软坚、行气驱痰之品。上方中加入莱菔子12g，鳖甲12g。嘱其服药4剂。

五诊：11月14日。服上方药5剂后，小腹胀痛、头目发胀、胁痛等均大减，自觉积块变软，腹壁柔和，睡眠转佳，饮食增进，精神甚好，只觉眼睛干涩较重。再用育阴疏肝，软坚散结之法。本杞菊地黄丸加减。

处方：枸杞10g　菊花10g　山药12g　茯苓12g　泽泻10g　丹皮10g　丹参12g　浙贝母10g　金铃炭12g　牡蛎12g　鳖甲10g　玄参12g　刺蒺藜12g　菟丝子12g

六诊：11月17日。服上方药4剂后，诸症再减，腰已不痛，只在过劳后有酸软感觉，胁腹虽柔软，但右胁下仍不时隐隐作痛，小便微黄，脉象弦细。此宜重在补益肝脏阴血，佐以疏肝软坚行水，用一贯煎加味。

处方：沙参10g　麦冬10g　生地10g　当归10g　枸杞10g　金铃子10g　牡蛎12g　玄参10g　丹参10g　浙贝母12g　丹皮12g　刺蒺藜12g　茯苓12g　冬瓜仁12g

七诊：11月21日。服上方药4剂后，自觉诸症逐渐消失，右胁及腰部已无酸痛感觉，眠食均佳，只有时感觉咽喉干燥，剑突下偶尔隐隐作痛，余无异常。患者准备返回辽宁，要求处方以巩固疗效。用育阴疏肝、软坚行水轻剂，并嘱其多服数剂。

处方：生地12g　丹皮10g　茯苓12g　泽泻10g　山药12g　刺蒺藜12g　菟丝子12g　丹参10g　浙贝母10g　瓦楞子10g　牡蛎12g　苡仁12g

后患者从辽宁来信说，病已基本痊愈，特致谢意。

[按语] 本例总缘肝肾之阴不足，故见少寐多梦，眼睛干涩，头目发胀，腰部疼痛，舌红脉细等症。阴虚易致肝郁，气滞易致血瘀水停，故有右胁积块、疼痛难忍、肠内积水、少腹胀痛、脉弦等症。其小便发黄，舌苔薄黄，应为气郁湿聚化热之征。此种正虚邪实之候，用药应有分寸。补阴宜兼固阳，疏肝切勿耗气，行水不宜伤阴，破瘀最忌伤正。故选用玄参、牡蛎、菟丝子、桑寄生、山药育阴兼固阳气，且具软坚行水益脾之效；用刺蒺藜、丹皮、金铃炭疏导肝经气血，而无耗气劫阴之弊，只佐一味土鳖虫以逐瘀积；用茯苓、泽泻、苡仁行水健脾而兼顾气阴，再佐黄柏一味，坚阴以退湿热。因而病情虽复杂，但终收良效。

九、补气养血、培肾健中法治愈虚损一例

潘某，女，51岁。

初诊：1968年5月30日。

主诉及病史：病员1960年曾患肝炎，1961年因腰腹疼痛经医院检查为肾下垂。两侧肾脏游走于少腹前侧。1963年又患食管炎。由于连年患病，体质已极度消耗。近来体重已下降至

70余斤，身体羸弱，面色㿠白，精神委靡，睡眠不好，食纳甚差，晚上口干，不欲饮水，脸足浮肿，两腿乏力，行走困难。据最近医院检查，白细胞已减少至1900/mm^3。

诊查：诊得脉象细弱，舌淡苔少。

治法：此应首当健立中土，补益气血，用小建中当归补血汤缓缓调治。

处方：当归12g　黄芪15g　桂枝9g　白芍12g　生姜9g　饴糖15g　大枣4枚　甘草3g

二诊：6月11日。服上方药10剂后，食纳增进，精神转好，身体觉有力气，已能行走，余症仍在。前方已见效果，应加重药力，用十四味建中汤加培肾药物。

处方：党参12g　黄芪15g　白术9g　茯苓9g　当归9g　熟地12g　白芍12g　陈皮9g　麦冬9g　法半夏9g　菟丝子12g　肉桂3g(后下)　肉苁蓉9g　补骨脂9g　甘草3g　制附片9g(先煎)

三诊：6月24日。病员食量大增，精神更佳，水肿消退，行走更觉有力，睡眠好转。最近到医院检查，白细胞已上升到4000/mm^3，但脉象仍属细微，舌淡不泽。再用补中益气兼建中之法以巩固之。

处方：党参12g　黄芪15g　白术9g　陈皮9g　桂枝6g　柴胡6g　升麻3g　白芍12g　生姜9g　大枣4枚　饴糖12g　甘草3g

病员服上方药10剂后，身体情况更有好转。后即以此方增损调理，而获痊愈。1978年因他病来诊时说，身体情况较好，前病一直没有复发。

[按语]《诸病源候论》说："大病之后，血气减耗，脏腑未和，故使虚乏不足。虚乏不足，则经络受邪，随其所犯变成诸病。"本案因长期患病，体质耗损，出现种种虚损症状，虚劳即虚损，故应属虚损病范畴。其身体羸弱，面色㿠白，精神委靡，两足乏力，脉象细弱，舌淡少苔，均属阴阳气血不足之征。血虚不能养心，故睡眠甚差；阴虚则津液不足，故晚上口干；阳虚则水湿内聚，故脸足浮肿；气虚则脾失健运，故食纳甚差；食差则血气生化无源，故病情日益加重。治疗上从健脾扶中、补益气血入手，用黄芪建中汤培补中土，以充气血之化源，用当归补血汤及补中益气汤益气补血，而使"气旺则血生，血充则气行"。本案理法方药，丝丝入扣，故取效显著。

十、疏肝利胆、清热除湿为主治愈胆胀一例

关某，女，30岁。

初诊：1971年2月23日。

主诉及病史：患慢性胆囊炎多年，长期反复低烧，右胁下胀痛，胸闷不舒，嗳气频频，少食恶心，口中干苦，心累气紧，全身发痒，坐卧不安，四肢乏力，小便发黄。

诊查：诊得脉象弦细，舌质甚淡，上有细黄腻苔。

治法：治当疏肝利胆，清热除湿，运脾降逆，补益气血，用逍遥散、柴芍六君子汤、金铃子散加减。

处方：柴胡6g　刺蒺藜12g　金铃炭12g　延胡索9g　枯黄芩9g　法半夏9g　枳实9g　泡参9g　白术9g　茯苓9g　当归9g　白芍12g

二诊：3月3日。近几日来未见低烧，自觉精神好转，心情较舒畅，右胁痛稍减。仍食少恶心，身痒尿黄，睡眠欠佳，脉微浮弦，舌上仍有细黄腻苔。此气血稍旺，应重在清热除湿，疏肝利

胆，兼顾气阴。用茵陈四苓散加减。

处方：茵陈 12g　白术 9g　茯苓 9g　泽泻 9g　豆卷 12g　桑枝 30g　木通 6g　刺蒺藜 12g　丹皮 9g　郁金 9g　知母 9g　白芍 12g

三诊：3 月 9 日。右胁已不疼痛，舌上细腻苔渐退，小便不黄，身痒微减，知饥欲食，但食后胀闷。睡眠尚差，时发心累，午后精神欠佳。此湿热渐退，肝胆稍舒，但渗利有损阴之虞。在上方意中，加二至丸以护阴液。

处方：茵陈 12g　苍术 9g　茯苓 9g　泽泻 9g　豆卷 12g　桑枝 30g　刺蒺藜 12g　丹皮 9g　郁金 9g　知母 9g　女贞子 12g　旱莲草 12g

四诊：3 月 17 日。服上方药 4 剂后，自觉诸症大减。因故停药数日，现饮食已恢复正常，右胁不痛，只在午后觉胸闷胁胀，身痒续退，口已不苦，但渴不欲饮。脉微弦数，舌质干红，细黄腻苔续退，仍属邪退阴伤。再本上方意，加重育阴之品。

处方：茵陈 12g　茯苓 9g　泽泻 9g　豆卷 12g　刺蒺藜 12g　丹皮 9g　金铃炭 12g　白芍 12g　郁金 9g　玉竹 12g　石斛 9g　女贞子 12g　知母 9g

五诊：3 月 25 日。各症续减，在服药过程中始终未见低烧，饮食正常，精神充沛，小便不黄，舌上细腻苔已基本消退，身痒轻微，上午不觉胁胀、胸闷，只在下午微有感觉，脉微浮弦。仍本上方意，减去渗利药，重在疏肝育阴兼以顾气。

处方：刺蒺藜 12g　丹皮 9g　金铃炭 12g　郁金 9g　白芍 12g　女贞子 12g　旱莲草 12g　玉竹 12g　制首乌 15g　泡参 12g　茵陈 12g　木通 6g　甘草 3g

服上方药 6 剂后，病员身体基本恢复正常，虽参加重体力劳动，亦未见反复。

[按语]《灵枢·胀论》说："胆胀者，胁下痛胀，口中苦，善太息。"本案右胁下胀痛，嗳气频频，口中干苦，恰与此相合，故应以胆胀名之。《灵枢·经脉》说："胆足少阳之脉……下胸中，贯膈，络肝属胆，循胁里……其直者，从缺盆下腋，循胸过季胁……"由于胆经气滞，胸膈胁肋部位气机不畅，故出现右胁胀痛，胸闷不舒，嗳气频频，心累气紧等症。缘胆气之滞，实由于湿热久羁之故。观其反复低烧，全身发痒，小便发黄，苔黄细腻，即可知矣。胆气郁热，故口中干苦，肝胆相连，木横侮土，脾土受克，健运失常，故见食少恶心。久病正气耗损，故舌质甚淡，四肢乏力。综观诸症，此病应为湿热久羁，肝胆郁滞，脾运失常，气血受损之证。故用柴胡、金铃炭、延胡索、刺蒺藜疏肝利胆；茵陈、枯黄芩清热除湿以利胆；法半夏、枳实运脾降逆；加泡参、白术、茯苓以补气，当归、白芍、川芎以养血。

[编者评注]胆胀病多长期不愈，反复发作，且多见于妇女。根据中医脏腑经络理论，一般认为病在肝胆。其病因多为情志抑郁，伤及肝胆，肝胆气滞，日久及血，或致脾胃升降失职，湿邪内停，化热内蕴。肝胆气滞，脾胃运化失职，以致气血化源不足，出现气血不足。肝胆气滞，日久化热化火，火热伤阴，致阴亏肝郁。肝胆气滞，见于素体阳虚或气血虚弱者，日久可致阳虚肝郁。胆胀病机初在气滞，日久及血成血瘀，终以气血阴阳两虚。但临床多见虚实夹杂之证。治疗大法应以疏利肝胆为主。

李老先生从事中医诊疗工作 60 余年，学验俱丰，治疗本案先以疏肝利胆为主，使肝胆二经之气血调畅，继以清热除湿，终以疏肝育阴补气而告愈，亦是以疏利肝胆贯彻始终的。但肝胆气滞每多夹杂他证，尤其是湿热之邪，因湿热可阻滞气机，气滞又因湿热而加重，故而清除湿热是治疗胆胀的关键。肝体阴而用阳，肝失疏泄而成肝胆气滞，其本还是在于肝体不足。因此，治疗胆胀还应育肝阴养肝体，以增强其疏泄功能。这也是李老先生成功的经验所在。

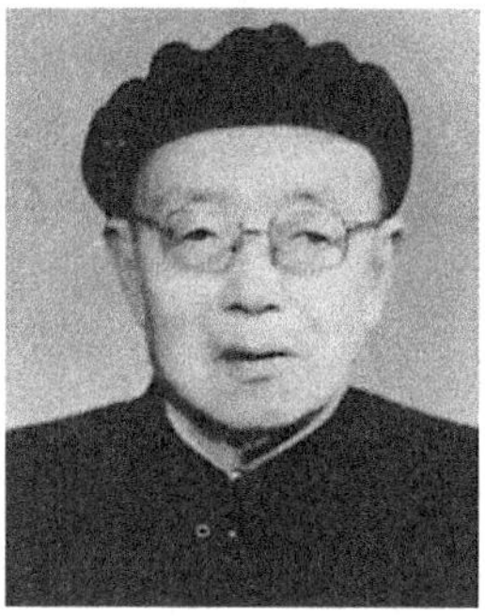

王文雄医案

【生平传略】

王文雄，1900年生，福建省福州市人。主任中医师。早年攻读航海机械专业，1925年毕业于福州马江海军学校，曾任文书、英语教员、翻译等职。中年入蜀，从师于成都名医顾燮卿门下，勤奋好学，深得顾老心传。

王氏行医近50年，对内科肝、胆、肾等疾病有独到经验，对妇、儿科亦有特长，尤其擅长治疗温热病，治疗败血症的经验使其名噪蜀中。

曾任成都市中医药研究所副所长、四川省中医学会常务理事、成都中医学会副理事长、四川省医学科学技术评审委员会委员。历任成都中医学会顾问，四川省政协委员。

主要著作有《肾病电子计算机诊疗程序》等。

一、宣肺强心补肾法治愈痰饮一例

李某，男，60岁。

初诊：1976年2月2日。

主诉及病史：患者素有痰饮回疾。半月前开始恶寒发热，继之咳嗽气紧，咳痰不利，坐不能卧，心悸，跗肿。

诊查：脉濡弱，舌苔黄而干。

辨证：痰饮化热，充斥肺窍，失其清肃之力。

治法：主以轻辛开肺窍，佐微苦以降肺气。

处方：全瓜蒌12g　薤白10g　生麻绒6g　干苇茎30g　炙远志10g　北细辛3g　法半夏10g　姜竹茹10g　木蝴蝶12g　淫羊藿12g　炒知母12g　炙甘草3g　云茯苓12g　苦杏仁10g

二诊：2月6日。服上方药后，咳嗽气紧减轻，但咳痰仍不爽利，跗肿渐消，纳少，自觉吸气困难。以强心、宣肺、纳肾为治。

处方：制附片24g　干薤白10g　生麻绒6g　云茯苓12g　炙远志10g　白蔻仁6g　姜竹茹10g　法半夏10g　木蝴蝶12g　川桂枝10g　苦杏仁10g　炙甘草3g　淫羊藿12g

服上方药后症状续减。继以温阳化饮、强心纳肾法治之近3个月，病愈上班。

[按语] 本例患者痰饮多年，近因感受冬令寒邪而引动内饮，半月之后虽外邪已去，但肺气未得清肃，饮邪郁遏而有化热之势，舌苔见黄色。故以辛微苦之剂以宣畅肺气，则饮邪可利，无化热之虞。用药后肺气渐畅，舌苔由黄转白，脉象缓弱。脾肾阳虚为痰饮之本，故转以温肾纳气、运脾化饮、佐强心宣肺为治。《金匮要略·痰饮咳嗽病脉证并治》谓："久咳数岁，其脉弱者可治，实大数者死。"病员久病痰饮，正虚而邪滞，脉缓弱，舌苔白腻，是脉气与病证相应，故预后佳良，正如《素问·刺志论》所谓："气实形实，气虚形虚，此其常也，反之者病。"

二、养血凉血、益气安胎法治愈胎漏一例

臧某，女，24岁。

初诊：1975年7月12日。

主诉及病史：妊娠2个月，阴道流血，其色鲜红，夹有小血块，腰痛，小腹作胀，食少，大便干结，1周不解。

诊查：脉细弱，舌边红，苔白质润。

辨证：气虚血热，胎元不固。

治法：主以益气养血，佐凉血安胎。

处方：生黄芪24g　红人参10g　川当归10g　炒白芍15g　苎麻根24g　阿胶10g(烊化)　柏子仁10g　桑寄生15g　炒杜仲20g　云茯苓12g　炙甘草3g　枯黄芩10g

复诊：7月15日。上方药服2剂流血即止，小腹痛减，大便已通，纳食亦增，惟腰仍痛。脉舌同上。效不更方，上方药再服2剂。

三诊：诸症消失。

[按语] 病员妊娠而阴道流血，且脉细弱，属气虚血弱、胎元不固，故以泰山磐石饮合胶艾四物汤法加减用之。方中四君合芪、归、芍以补益气血；阿胶养血止血；桑寄生、杜仲益肾以固胎气。因其便结、舌红，是有热象，故加黄芩、苎麻根以凉血安胎。方中柏仁是王老临床用药经验，因柏仁强心，心主血，凡月经不调、月经过多用之，每获良效。

三、辨证施治治愈痛证四例

例一　温运中阳、理气止痛治愈胃脘痛

李某，女，56岁。

主诉及病史：病员有"冠心病"史。素体阳气不足，面色晦滞，今突发胃脘疼痛，痛不可忍。

诊查：冷汗出，脉沉涩，舌质暗、苔白涎。

治法：主以温运中阳、理气止痛。

处方：制附片15g　炙柴胡10g　炒白术10g　金铃炭6g　吴茱萸3g　川黄连6g　木蝴蝶12g　法半夏10g　炒陈皮6g　高良姜10g　广台乌10g　炙甘草3g　生姜片6g

上方药服2次即缓解，未尽剂。

例二　人参汤加减治疗胸痛

张某，男，40岁。

主诉及病史：胸部痞闷疼痛，连及胁下。

诊查：脉弦，舌苔白润。

辨证、治法：初予瓜蒌薤白剂治之，未效。后忆及《金匮要略·胸痹心痛短气》有载："胸痹，心中痞气，气结在胸，胸满，胁下逆抢心，枳实薤白桂枝汤主之，人参汤亦主之。"故再诊患者，其面色青暗，指尖冷，形气不足，脉弦而无力，确为中阳不足，失于温煦，而致胸胁疼痛，改用人参汤原方，略佐理气之品。

处方：红人参 10g　干姜 10g　白术 10g　炙柴胡 10g　吴萸 3g　黄连 5g　炒白芍 10g　炙甘草 10g

药服 2 剂后痛证若释。

例三　芍药甘草汤加味治疗腹痛

张某，女，30 岁。

主诉及病史：素体血虚肝热。妊娠 2 个月。于 1981 年 7 月 10 日突觉小腹疼痛难忍。

诊查：脉象微弦，舌红、苔薄。

辨证、治法：小腹为厥阴经所布，厥阴之经气当阖不阖，阖者顺也。故当用疏理厥阴之气法治之，然其体弱有孕，又素体阴血不足，仿仲景芍药甘草汤法滋阴和营，缓急止痛。

处方：生炒白芍各 10g　生炒甘草各 3g　炒白术 10g　木蝴蝶 12g　金铃炭 6g　吴茱萸 3g　川黄连 6g　云茯苓 12g

药服 1 剂而痛止。

例四　益气升阳、养血活血治疗头痛

刘某，女，40 岁。

主诉及病史：患者苦头痛 10 余年，凡受热、遇凉、失眠、情志不遂等诱因均可致头痛。痛发虽用止痛剂亦难以缓解，中药亦遍尝养血柔肝、活血止痛之剂仍不能控制。

诊查：患者形体较丰腴。脉沉缓，舌胖、苔白，头痛以前额印堂部位为甚，头痛甚时呕吐，吐后痛势可缓，但自觉心下作难，气短难续。

辨证：证属气虚血滞，气虚则清阳不升，血滞则血液不能上荣。

治法：以益气升阳，养血活血为治。

处方：生黄芪 30g　炒潞参 15g　炒白术 10g　老鹿角 10g　云茯神 12g　老川芎 10g　炙柴胡 6g　炒白芍 10g　川当归 10g　制首乌 15g　炒陈皮 6g　炙升麻 6g　炙甘草 3g

上方药服后痛势即缓，以后于发作或未发作之时均用此方药，病甚时加天麻 10g 或藁本 10g；欲呕则加生姜 10g、半夏 10g。服后病员精神转佳，睡眠安卧，感冒少患，头痛仅间有发作。

[按语]《经》云："痛者不通。"不通者或因气滞，或因血瘀，或因寒凝。而气滞又有气郁、气虚之分；血瘀有血寒、血热之异；寒凝有阳气不足与外感侵袭之不同；另外，营卫不和所致之痛证亦多见。故逢痛证须辨清寒热虚实，不可一概以"通"论治。

例一为胃脘痛，本"中有病旁取之"的法则，以疏肝和胃、调理升降，使气机舒畅，另外注意到患者阳虚之本，故加入附片之辛热，则中阳得温、痛证自消。

例二之胸痛初以瓜蒌薤白剂宽胸理气而不效，后根据脉症进一步辨为中阳不足，清阳不布，气虚而滞所致，以人参汤法治愈，可见痛证亦有补法。此二例均用柴胡、吴茱萸、黄连，此 3 味为临床习用以治胸、脘、腹气机不畅，痞满疼痛的配对药物，其效甚佳。

例三之腹痛本开阖枢的经旨，以阖厥阴之经气治之，用芍药甘草汤法和营止痛，而胎元亦不受伤。

例四之头痛以前仅以养血、镇摄为治，忽视了气虚清阳不升的病机，故改用补中益气法升发清阳，则血亦随之上荣，更加养血、活血、通督之品，而证乃获愈。

四、调和营卫法治愈发热一例

傅某，男，9岁。

主诉及病史：1975年5月中旬，病儿由两米高的草堆上跌下，当时右眼眶下缘和右侧腹股间出现皮下瘀斑，右侧髋关节处擦出血，自觉头部晕痛，5天后开始发烧(最高达41℃)，并发干呕。在某医院住院3个月，未见好转，8月9日转至我院住院治疗。经详细体检，诊断为“变态反应性亚败血症”。屡用西药无效。8月12日，应邀会诊。

辨证：多处瘀块，营分受伤而滞无疑也，滞必发热；而卫未受邪，此为营弱卫强之证，营卫不调所致也。

治法：宜调和营卫，药用桂枝汤加祛痰之剂主之。

处方：川桂枝10g　炒白芍12g　法半夏10g　制南星10g　生姜片10g　云茯苓12g　谷麦芽各10g　大枣10g　炙甘草3g

上方药连服7剂，患儿面色转红润，精神日渐活泼，恶寒发热亦未复发，于10月15日痊愈出院。

[按语] 本例患儿病经几月，脏器功能正常，惟血象、血沉偏高，发热，自汗出，即属《伤寒论》所谓营卫不能和谐者。营卫之不和谐，在于一强一弱，《伤寒论》所谓是卫病而营不病，卫为风邪所伤，故为“卫强营弱”，邪并于卫，故曰“强”，营未受邪，故曰“弱”。而本例是营分受邪，而卫未受病，应属营“强”卫“弱”。“卫强营弱”与“营强卫弱”，病机虽殊，而营卫不能和谐则一，故均可用桂枝汤调而和之。

五、辨证治疗邪在卫气营血证(败血症)四例

例一　辛凉透解、清热解毒法治愈邪在卫分证

吴某，男，11岁。

初诊：1962年6月10日。

主诉及病史：患者于3天前突然恶寒发热，2天后右上臂阵发性针刺样疼痛。体温40.2℃，脉搏120次/分，心率120次/分，血压120/70mmHg。神志清楚，急性重病容，右上臂有10cm×6cm大之红肿区，有压痛及波动感。化验：白细胞13050/mm^3，杆状5%，多核72%，嗜酸1%，淋巴22%。血培养：有金黄色葡萄球菌生长。

西医诊断为右上臂脓肿，败血症。予抗感染治疗，并将右上臂脓肿切开引流。但病员仍高热，应邀会诊。

诊查：体温39℃，形寒，发热，口略渴，汗出。脉滑数，舌质红润，微有黄苔。

辨证、治法：邪热在卫气之间，当以辛凉透解，清热解毒为治。

处方：淡豆豉10g　焦栀子10g　荆芥10g　紫地丁15g　毛银花30g　连翘15g　芦竹根30g　枯黄芩10g　竹叶10g　蒲公英30g　乳没各6g　苡仁15g　赤芍药10g

服上方药后体温渐降至正常，伤口愈合。后去栀、豉、荆芥、乳没之属，加生地、丹皮、知母

等续服，半月后病愈出院。

例二　清气解毒、通里攻下法治愈邪在气分证

钟某，男，13岁。

初诊：1962年5月23日。

主诉及病史：患者10多天前因割草不慎，将左蹈趾割伤后化脓，4天前恶寒，发烧（40.6℃），汗出，腹痛，渐至神志恍惚。呼吸48次/分，脉搏160次/分，肝在右肋下2指，左蹈趾尖端有陈旧创伤瘢痕。化验：白细胞14200/mm^3、杆状4%、多核83%、淋巴13%。血培养：有金黄色葡萄球菌生长。西医诊断：败血症。予抗感染、对症支持治疗为主，但效果不佳，故应邀会诊。

诊查：高烧，汗出，神志恍惚，腹满而痛，4日未解大便。脉数，苔黄而干。

辨证：邪热在气分，热结阳明。

治法：以清气解毒，通里攻下，佐开窍法。

处方：芦竹根30g　毛银花30g　连翘15g　旱犀角6g　炒知母10g　焦栀10g　蒲公英30g　川郁金6g　枳实10g　油厚朴10g　淡竹叶10g　大黄12g　至宝丹3g（化服）　甘草3g

二诊：服上方药2剂后体温降至39℃，神识已清，大便尚未解。脉弦数，舌质红，苔黄浊。热毒仍重，里结未解。前方加玄明粉10g（冲服）。

三诊：大便已解，体温接近正常，腹微满，大便短赤。脉濡，舌黄苔退。里结虽通，而热毒未尽，再清气分之热。

处方：蒲公英30g　银花15g　连翘10g　芦竹根30g　鲜石斛15g　青蒿15g　焦栀子10g　川郁金6g　蚕沙10g　油厚朴6g　生甘草3g　杏仁10g

药后诸症皆愈，治疗10日出院。

例三　清营转气法治愈邪在营分证

魏某，男，13岁。

初诊：1962年3月10日。

主诉及病史：患者因“金黄色葡萄球菌败血症”而入院。3月10日应邀会诊。

诊查：诊时发热夜甚，左肩及下肢疼痛，呻吟不绝，胸胁有红疹，烦躁，口不渴。脉虚数，舌质红，少苔。

辨证、治法：邪热在营分，主以清营转气。

处方：芦竹根30g　旱犀角6g　细生地30g　银花藤15g　玄参15g　北秦艽10g　赤芍药10g　丹参10g　紫荆皮15g　淡竹叶10g　连翘12g　乳没各6g　生甘草3g

二诊：上方药服2剂后体温正常，皮疹已退。脉象转缓，舌质已润。但左肩及双下肢仍有肿痛。拟养阴清热，酌加除湿通络之品。

处方：银花藤15g　当归身10g　细生地15g　紫荆皮15g　北秦艽10g　连翘10g　海风藤15g　桑枝15g　木瓜10g　汉防已10g　乳没各5g　灵仙10g

以后随方以苡仁、牛膝、蒲公英、海桐皮等加减出入，服药10余剂，诸症悉除，住院24日痊愈出院。

例四　补气固脱、凉血解毒法治愈邪在血分证

李某，女，28岁。

初诊：1972年3月17日。

主诉及病史：3月14日进行剖腹取陈旧性宫外孕及结扎输卵管，手术顺利。后在输血时发生寒战高烧(40.5℃)，休克，血压70/50mmHg，白细胞44800/mm^3、多核83%、单核1%、杆状13%、淋巴3%、非蛋白氮104mg%、黄疸指数60。西医诊断为输血后中毒性休克败血症。经治罔效，故请中医会诊。

诊查：患者寒战高烧，身面发黄，神志半昏迷，烦乱不安，小便不利。脉细弱、舌质红、苔黄少。

辨证：术后气血两伤而邪热笃甚，正不胜邪，阴阳有离决之虞。

治法：急予扶正固脱佐凉血解毒。

处方：白晒参15g　龙牡各15g　朱麦冬10g　天门冬12g　地黄30g　旱犀角10g　赤芍药10g　建菖蒲3g　车前仁10g　毛银花24g　连翘10g　炙甘草10g　木通10g

二诊：服上方药2剂后烦乱减轻，脉渐有力，舌质红而干，血压仍低(70/50mmHg)。

前方加党参15g，黄连6g。

三诊：服上方药2剂，神志清楚，体温、血压均正常，尿量增多，环口疱疹，心烦，大便色黑，非蛋白氮112.5mg%。肾功能太差，前方加安肾宁心之品。

处方：白晒参10g　干地黄30g　龙牡各15g　朱麦冬12g　天门冬12g　金连翘12g　毛银花24g　炒菟丝15g　宁枸杞24g　大蓟根30g　柏子仁10g　血丹参10g　旱犀角6g　阿胶24g(烊化)

四诊：服上方药10剂，精神好转，皮肤黄染完全消退，环口疱疹愈，二便正常，惟觉脘胁及腰痛。脉缓，舌苔转白润。气血虚而运行滞，治以补益气血及疏和。

处方：生黄芪24g　川当归10g　大熟地24g　苏条参30g　云茯苓12g　炒白术10g　吴萸连6g　炒陈皮6g　宁枸杞15g　炒菟丝12g　炒鸡内金10g　狗脊24g　炙甘草3g

服药10剂后诸症消失，血象、非蛋白氮均正常，住院45天痊愈。

[**按语**] 以上4例均系败血症。败血症各个时期的不同表现，与温病学说中的卫气营血4个阶段的证候是基本一致的。因此对本病应按照叶天士的卫气营血的传变规律进行辨证论治，并结合吴鞠通的三焦证治法则分层次用药。但在临床上，其病变各阶段又不能截然划分；因本病起病急剧，卫分症状短暂，或因传变迅速，邪热很快转入气分或营分。故当辨清邪在卫气之间或气营之间或营血之间，权衡用药。若病浅而药重，药过病所，不惟不能中病，反而挫伤正气；若病深而药轻，不惟不能及病，反而贻误病机。

邪在上焦卫分，用银翘散合栀豉汤，加芦根、淡竹叶等；若有疮疡肿毒可加蒲公英、野菊花、紫花地丁等清热解毒之品。邪在中焦气分，用银翘散去其轻辛之薄荷、荆芥，因辛药即是汗剂，邪在气分，倘用汗解，必伤阴液，而热毒愈炽，恐有燎原之虞；当用清热解毒，佐以利尿化浊之品，使热毒从小便出，如加知母、枯芩、蚕沙、犀角之属；或加苦寒攻下之品，以泻下热毒。邪在下焦营分，因邪不能从汗解，亦不能从小便排出，必须用养阴生津、清营转气之品，如清营汤加芦根、知母、枯芩等。邪在下焦血分，余热未尽，正气已虚，当凉血散血，养阴滋液，用犀角地黄汤加炙远志、石菖蒲、丹参、莲子心、竹叶卷心等强心养心之品。例四因在手术之后气血两伤，更注意加用参芪等益气固本之品。

六、犀角地黄汤加减治愈缠腰火丹一例

李某，男，53岁。

初诊：1983年2月22日。

主诉及病史：患者于2周前开始右侧胸胁部发红疹，瘙痒，继则发为疱疹，并自右向左漫延，缠绕左胸胁肋及左侧背部，痒痛难忍，恐近衣被，恶热。

诊查：患者痛苦面容，胸胁疱疹红肿痒痛，疮面有黄水，心烦，口渴，溲黄。脉细数，舌暗红，苔薄黄微浊。

辨证：此血中热毒，乘春令升发之气而发。

治法：主以清解血分热毒，用犀角地黄汤加减。

处方：旱犀角 6g　细生地 15g　荆芥穗 6g　紫荆皮 10g　川黄连 6g　丹皮 10g　地肤子 10g　刺蒺藜 10g　赤芍药 10g　土茯苓 30g　白鲜皮 10g　连翘 15g　粉甘草 3g

二诊：2月25日。疱疹之根盘仍红，但疱疹未再扩展。热毒未清，最防余毒内攻。仍予清热解毒，佐活血凉血，并内外同治。

内服方：旱犀角 6g　细生地 20g　川黄连 10g　连翘壳 30g　枯黄芩 10g　桔梗 6g　金铃炭 6g　炒黄柏 6g　丹皮 10g　毛银花 30g　刺蒺藜 10g　丹参 10g　炒延胡 10g　生甘草 3g

外用方：绿升麻 6g　黄芩 10g　黄连 10g　生大黄 20g　当归 10g　川芎 15g　龙胆草 10g　芒硝 20g　黄柏 10g　川羌活 10g

上方药以水浓煎，加入纱布1条，药成，将纱布取出拧干，热敷患处，外加干纱布包扎。

三诊：3月1日。疮面已干，痒痛减轻，近又咳嗽。脉略数而浮，弦象已退，舌红，苔润。改予解毒宣肺，佐清热解毒。

处方：全瓜蒌 12g　桔梗 6g　生麻绒 6g　金铃炭 6g　连翘 15g　信前胡 10g　蒲公英 30g　防风 6g　苦杏仁 10g　毛银花 15g　刺蒺藜 10g　大力子 10g　生甘草 3g

四诊：3月4日。咳嗽止，疱疹已愈。

［按语］此案血热丹毒发于胸胁部分，胸胁为肝经所布之地，且疹发于春季，正值肝主之令；又“诸痛痒疮，皆属于心”，故证为心肝二经之郁热。血热则应凉之散之，故用犀角地黄汤；火郁则发之，故用荆芥；火淫于内，治以苦寒，故用三黄；热毒则解之，故用银翘、土茯苓；肝郁则疏之散之，故用刺蒺藜、延胡、金铃。而外用之升麻，据朱肱《活人书》载，升麻可代犀角，本品升发火郁，凉血解毒，其效尤佳。三诊时，其未尽之血热上熏于肺，又兼感春令之寒邪，内外壅遏，肺气不利，发为咳嗽，故治以解表宣肺，并续清热毒，肺气清肃，皮毛郁滞亦透，疱疹即愈。

七、消痰利肺、通补阳明为主治愈肉痿一例

叶某，女，24岁。

初诊：1976年8月2日。

主诉及病史：患者1周前因粪毒感染引起双下肢浮肿，瘙痒，继而双手第2、第3、第4指端麻木，发软，双足不能站立，故于1976年7月17日来院就诊。7月19日在观察室因呼吸肌麻痹引起呼吸困难、咳嗽无力而作气管切开，并保留套管。经过详细查体，诊断为“急性多发性感染性神经炎”，给予抗感染药物治疗，临床症状有所改善，但四肢软瘫仍未好转。故于1976年8月2日请中医会诊。

诊查：四肢肌肉萎缩干瘦，上肢不能上举，下肢不能站立，痰多、气促。脉弱、舌质红、苔薄少略涎。

辨证：属肉痿，乃由于湿热郁遏，脾肾气伤所致。

治法：目前症状以痰喘为主，先以消痰定喘，佐养阳明，并养血通络为治。

处方：明沙参 25g　炙远志 10g　全瓜蒌 12g　粉葛根 10g　二冬各 10g　生麻绒 6g　干地黄 15g　胆南星 10g　炒白术 10g　瓦楞子 30g　川桂枝 5g　炒白芍 10g　淡竹茹 10g

上方加减服药至 9 月 20 日后，痰涎减少，肌肉渐生，神情好转，上肢稍能活动，下肢时觉筋掣，不能立起。改用清养阳明，益润强筋，滋润奇经法。

处方：腹龟板 15g　锁阳 10g　焦黄柏 10g　炒杜仲 20g　苍术 10g　竹沥水 30g　木鳖子 3g　云苓 12g　宁枸杞 12g　杭巴戟 12g

上方加减服药至 11 月 15 日（其中木鳖子因有小毒，仅用数次），症情更见好转，两手逐渐能握碗筷，自进饮食，但下肢仍不能站立。11 月 20 日出院回家，继服下方药。

处方：炒白术 60g　陈皮 15g　豹胫骨 60g　酒炒地黄 45g　炒白芍 25g　锁阳 30g　川当归 45g　酒炒牛膝 30g　五味 6g　制龟板 30g　宁枸杞 30g　云苓 30g　炙甘草 6g　木冬 25g　石斛 30g　干姜 15g

猪脑髓 1 副蒸熟，合上药共为蜜丸，每服 12g，早晚各服 1 次。

1977 年 9 月家属来信说：病员回家后服上方药至今，现已能操持家务，能走到井边洗衣服，但步履尚不稳，肌肉尚不丰满。再予下方善后。

处方：炒白术 60g　云茯苓 45g　陈皮 15g　炒菟丝 60g　干姜 10g　腹龟板 30g　干地黄 60g　锁阳 30g　钗石斛 60g　酒炒牛膝 30g　当归 45g　宁枸杞 30g　炒杜仲 60g　酒炒白芍 24g　五味子 10g　炙甘草 10g　炙黄精 60g　木瓜 30g

[按语] 患者病发于炎暑之季，湿热交蒸，且以水为事，两因相凑，疫毒侵淫，始发疱疹，经脉痹阻，肌肉濡渍，渐至痿软筋弛，此属肉痿之列。痿证之本不外乎肝肾肺脾，本案温邪上受，灼伤肺络；湿中伏热，沉著下焦；阳明脉虚，奇经不固，故用苦胜湿、辛通气分、宣透络热为先；继以甘温、甘淡通补阳明，以实奇经；滋肾养血以壮筋骨，并采用血肉有情之品，以丸守方缓图而获良效。

八、心肝肺肾四脏同治治愈心悸一例

张某，男，41 岁。

初诊：1975 年 3 月 28 日。

主诉及病史：病员系“风心病二尖瓣损害”，10 余年前曾作手术分离。目前以“心房纤颤、充血性心衰、心源性肝硬化”入院。

诊查：现症心悸、咳嗽、有痰，不能平卧，腹胀，腿肿，右胁痛，小便不利，饮食尚可。脉右三部不能诊（已结扎），左三部细迟，舌质暗红、苔薄黄。

辨证：心之气阴两虚，心为肝之子，子病及母，肝失调达。

治法：器质性病变无速效，惟有调整其功能，缓解其症状。主以疏肝强心，利尿消痰。

处方：炙柴胡 6g　泡参 24g　炙远志 10g　金铃炭 6g　京半夏 10g　竹茹 10g　云茯苓 12g　龙骨 15g　丹参 10g　淫羊藿 12g　桂枝 6g　瞿麦 10g　甘草梢 3g　泽泻 10g

二诊：3 月 31 日。服上方药 3 剂，胁痛腹胀减，余症同前。脉细缓，舌边瘀暗，中心苔涎。血瘀夹饮，前方去龙骨、金铃，加麻绒 5g、射干 5g，仿射干麻黄汤法，以宣肺化饮。

三诊:4 月 7 日。前方药服 4 剂,胁痛、心悸减轻,仍咳嗽气紧,不能平卧。改用宣肺纳肾法。

处方:全瓜蒌 12g　干薤白 10g　生麻绒 5g　金铃炭 6g　炒延胡 6g　京半夏 10g　淫羊藿 12g　云茯苓 12g　炒陈皮 6g　木蝴蝶 12g　苦杏仁 10g　炙甘草 3g

四诊:4 月 14 日。前方药服 5 剂,咳嗽气紧减轻,稍能平卧,仍溲涩难解。脉细弱,舌质暗红微干。舌为心苗,舌红而干,心阴大伤,心与小肠相表里,小肠之气通膀胱,膀胱为肾所主,而肝主疏泄,故以益坎滋离,使心肾相交,佐以疏肝,助其宣泄。

处方:干地黄 24g　知母 10g　桂枝 6g　炒白芍 10g　血丹参 10g　天冬 12g　炙远志 10g　泽泻 10g　金铃炭 6g　炒延胡 6g　全瓜蒌 12g　甘草梢 3g　木蝴蝶 12g

五诊:4 月 18 日。服上方药后小便渐畅,但昨夜寒战,继之高热。脉细缓,舌暗红、苔少。心之气阴两虚,营卫不和,当以益气强心,调和营卫,滋阴解表,最忌汗剂,防重伤心阴。

处方:红人参 10g　桂枝 6g　炒白芍 10g　大熟地 24g　生姜 2 片　腹龟板 18g　木蝴蝶 12g　大枣 10g　云茯苓 12g　京半夏 10g　川归 10g　炙甘草 3g

六诊:4 月 21 日。服上方药后寒热一度退下,昨日午夜又发热,天明始退。脉细数,舌质暗红。此阴气大虚,阳气外越,最防虚脱。前方加龙牡各 15g 以潜镇心阳。

七诊:4 月 30 日。上方药服后寒热未作,继服 5 剂,略加宣肺化饮之品,咳嗽基本止,已能平卧,惟小便仍不畅利。脉细弱,舌质暗红稍好转。心与小肠相表里,小肠火腑,非苦不通,而肾司二便,心肾不交,小便亦难以畅通。主以强心安肾,化瘀,利尿。

处方:干地黄 30g　黄连 6g　川桂枝 10g　金铃炭 6g　吴萸 3g　血丹参 10g　木蝴蝶 15g　桃仁 10g　白茅根 30g　淫羊藿 12g　木通 10g　炙甘草 3g　龙骨 15g

八诊:5 月 19 日。上方药服 10 剂,小便已通畅;病员畏热,常人皆着毛衣,而其仅穿短袖单衣。心为巨阳,心病则阳外散,循环不畅,则血瘀亦能化热。仍用强心安肾,化瘀,利尿之法。

处方:干地黄 30g　丹参 12g　棱莪术各 6g　炒白芍 10g　红花 10g　白茅根 30g　肥寸冬 12g　泽泻 10g　炙远志 10g　金铃炭 6g　龙骨 15g　炙甘草 3g

上方加减出入,经治 2 个月诸症减轻,病员已能下楼活动,病情缓解出院。

[按语] 患者患"风心病"10 余年之久,形体瘦削,心之气阴两虚,营卫不和;肝经瘀滞,宣泄失常;肺气不利,饮邪阻滞;肾气不足,心肾失于交济,故心悸、气紧、咳嗽、腹胀、腿肿,小便不利,幸纳食尚可,而后天有资。初诊时虽有诸多症状,但以胁痛、腹胀为甚,故以疏肝之品,配合强心利尿之剂,而胁痛腹胀减。二诊、三诊以咳嗽气紧、不能平卧症为突出,乃加重宣肺化饮之味,咳嗽即减。后又苦于小便不利,因心与小肠相表里,又肝主疏泄,肾司二便,故从心、肝、肾 3 方面着手组方,而小便渐得畅利。患者正气甚虚,兼饮邪,又兼气滞血瘀,故治疗时不盲目用补益之剂,本《素问·标本病传论》之宗旨,病情急重者以治标为主,贯彻治疗始终。但在病者寒战高热时又注意其气阴两虚之本,加用益气滋阴之品,合调和营卫之桂枝汤以解表,尤其掌握阴阳平稳是去病之关键,不用表药,反加龙牡以潜镇心阳,使心阳无外越之虞,为王老独到之处。

[编者评注] 本例心悸患者病情十分复杂,病位涉及心、肝、肾、肺 4 脏,病情为虚实夹杂。治疗上,王老抓住急则治标、缓则治本的原则,先以疏肝强心之法,继以宣肺纳肾,终以滋肾养心佐以化瘀之法收功,步步为营,井井有条,值得我们在处理疑难重症时借鉴。

陈达夫医案

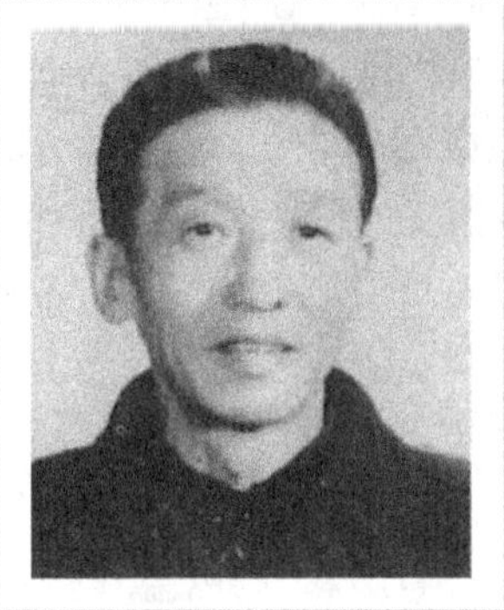

【生平传略】

陈达夫(1905—1979),四川省西昌市人。教授,中医眼科主任医师。其家三代行医,自幼跟随父亲学文学医。1930年任西昌中学校医兼国文教员,1933年正式开业,行医46年,精通中医内、妇、儿、眼诸科,尤擅长眼科,是国内著名的中医眼科专家。

1956年应聘到成都中医学院工作,历任该院眼科教研室主任、附属医院眼科主任、中华全国中医学会理事、中华医学会四川省分会常务理事、四川省科学技术协会副主席、四川省盲哑协会委员、四川省人民代表大会代表、四川省政协委员等职。

主要著作有《六经眼科讲义》、《中医眼科六经法要》等书。他创制的一些验方,如生蒲黄散、驻景丸加减方、陈氏涩化丹等,在一定程度上丰富和发展了中医眼科学的内容。

一、清肝泻肺、兼阴凉血法治愈双目火疳一例

杨某,女,30岁。

主诉及病史:于1个月前发现双目内眦、白睛与黑睛边际之处起紫红色隆起,碜痛不适,视物如常。到某医院就诊,曾用0.25%氯霉素眼液及0.5%醋酸可的松眼液点滴,其症未减。7天前红痛逐渐加重来院就诊。西医诊断为双目浅层结膜炎。自觉眼灼热疼痛,鼻干、口苦、咽干,食纳二便正常。

诊查:双目视力1.5,双目内眦部白睛呈弥漫性紫红色,压之疼痛且褪色,无明显结节隆起,其余轮廓未发现异常改变。舌质红,苔薄白,脉数。

辨证:肝肺热盛,双目火疳。

治则:清肝泻肺兼凉血。以龙胆泻肝汤加减。

处方:龙胆草6g　柴胡10g　黄芩10g　栀子10g　车前仁10g　木通10g　赤芍10g　紫草10g　土茯苓24g　萆薢24g　生地10g　红花10g　甘草3g

二诊:服上方药6剂,自述鼻干、口苦、咽干减。双目内眦部白睛红赤减,压之微痛,饮食欠佳。舌质红,苔薄白,脉数。上方去生地加炒二芽各24g,以健脾消食。

三诊：前方药服用7剂。自述眼干涩不适，口微干。双目内眦部白睛红赤已消。舌质红，苔薄白，脉细数。肝热之热已退，出现阴虚之状，阴液不能滋润于目，故眼感干涩不适。改用养阴清热之剂甘露饮而告终。

［按语］火疳多由于火邪滞结所致。如《审视瑶函》谓："火疳，滞结为也，疳因火滞。"本例以肝肺之火滞结而成，用龙胆泻肝汤直泻肝火，直达病所，肝火减则肺热清，故病自愈。

二、三仁汤加减治愈右眼火疳一例

陈某，女，32岁。

主诉及病史：7日前突感右眼红赤疼痛，且无眵。右侧头重痛。自用0.5%醋酸可的松眼液及新霉素眼液点滴，其症未减而来院诊治。西医诊断为右眼结节性巩膜炎。

诊查：自觉近日来膝、踝关节困重，有游走性疼痛感，口淡无味，食纳欠佳，胃脘痞闷。苔白腻，舌质淡，脉濡。双目视力1.5。右眼外眦部白睛与黑睛之际9点钟位处有黄豆大小暗红色隆起，周围有赤脉纵横，压之疼痛。血沉5mm/h，抗"O"正常。

辨证：太阴风湿，肺热郁滞。为右眼火疳。

治则：祛风除湿，清肺活血通络。以三仁汤加减。

处方：制川乌6g（先煎半小时） 黄芩10g 苡仁30g 杏仁10g 蔻仁10g 滑石15g 厚朴10g 通草10g 红花10g 桃仁6g 威灵仙10g

服药6剂，右眼外眦处白睛隆起稍平，赤脉减少，胃脘痞闷、膝踝关节困痛减，饮食增加。再继续服药20剂，则眼痛及诸症愈。

［按语］此例为太阴风湿兼肺热导致肺气不宣、脉络瘀滞之火疳。先师陈老常用制川乌以祛风除湿止痛，并与威灵仙同用，其效更佳。川乌毒性较大，用量不宜过重，以3～9g为宜，常用蜂蜜制并先煎，以解其毒，以防中毒。杏仁宣通上焦肺气，蔻仁开中焦之湿滞，苡仁利下焦之湿热，厚朴辅助杏仁、蔻仁先通上中焦，滑石、通草辅助苡仁清利下焦湿热，使湿邪从小便除，红花、桃仁活血化瘀。药物直达病所，则诸痛愈矣。

三、泻肺清热法治愈金疳一例

路某，男，20岁。

主诉及病史：2日前自觉左眼白睛红赤，生1小泡，在本厂职工医院就诊，诊断为："左眼泡性结膜炎"。用0.5%氯霉素眼液及激素眼液，病情未减，来我院求治。

诊查：自觉左眼磣痛不适，目力无损，全身无不适。苔薄黄，舌质红，脉弦数。左眼视力：1.2，左眼内眦部白睛表层有绿豆大小色白之小泡，周围有赤脉环绕，推之可移。

辨证：太阴肺热。左眼金疳。

治则：泻肺清热。以葶苈大枣泻肺汤合泻白散加减。

处方：葶苈子10g 大枣10枚 桑白皮10g 地骨皮10g 黄芩10g 红花10g 赤芍15g 甘草3g

服药7剂，金疳自消而愈。

［按语］手太阴肺经属金，肺气结聚，滞结成疳，故名金疳，一般认为属肺燥引起。先师陈老认为：其病乃为肺气郁结所致，常用葶苈子泻肺利水、宣通气机，大枣以缓中补脾，泻而不伤

正气。桑白皮、黄芩以清肺热，且助葶苈子泻肺利水之功。地骨皮以清虚热，红花、赤芍以凉血活血，甘草和中清热。每用此法均获良效。

四、龙胆泻肝汤加味治愈瞳神紧小症一例

喻某，男，45岁。

主诉及病史：9年前右眼突感红痛，视力正常，在当地医院西医诊断为："急性虹膜睫状体炎"。采用口服激素及点190阿托品眼液等治疗，右眼病情好转。以后几乎每年均发作，用激素及中药、眼局部点药等综合治疗，均能控制病情发展，视力均能恢复正常。4年前，左眼红痛，视力下降，采用以上治疗方法，症状时轻时重，持续不愈。曾去上海某医院诊治，其诊断同前。今年冬季左眼红痛，眼胀，并出现黄液上冲，口腔溃烂，急来我院住院治疗。

诊查：舌质红，苔薄黄，脉数。视力：右1.5(矫正)，左1.0(矫正)。左眼白睛抱轮红赤，黄仁纹理不清，黄液上冲，脓平面约1.5mm，瞳神药物散大，形圆，双目晶珠表面遗留少许棕色颗粒，神膏中呈尘状混浊，眼底正常。

辨证：肝经热盛，灼伤黄仁。为左眼瞳神紧小症伴黄液上冲。

治则：清肝胃湿热。以龙胆泻肝汤加减。

处方：龙胆草10g　柴胡10g　生地10g　黄芩10g　栀子10g　泽泻10g　车前仁10g　土茯苓24g　萆薢24g　当归10g　炒二芽各24g　甘草3g

上方药服10剂，左眼诸症减，黄液上冲，脓平面约1mm，全身无不适。再继续服用6剂，诸症消失，眼局部仍用1%阿托品眼液散瞳。再服以甘露饮加减善其后。近几年来未见发病。

[按语] 黄仁属足厥阴肝经所主，因受湿热灼伤而发生病变，黄液上冲，色黄属实，并从黑睛下伤，由下而上者，阳明主之，故与足阳明胃经亦有关。用龙胆草清泻中下焦湿热，黄芩、栀子清热泻火，柴胡、当归、生地以疏肝、活血、养阴，与清热泻火药配伍，意以泻中有补，使泻火之药不致苦燥伤阴，泽泻、车前仁使湿热从小便出，土茯苓、萆薢清利湿热、去浊解表，甘草和中清热。苦寒之剂易伤阴，故用养阴清热之甘露饮善后，使邪除而病愈。

五、辨证治愈视瞻有异色两例

例一　徐某，男，49岁。

主诉及病史：近日来因忙于设计工作，熬夜较多，突然右眼前正中被黑影遮挡，视物变形，而呈红色，视力下降。原有高度近视，戴镜20余年。西医诊断为右眼黄斑出血，双目高度近视，玻璃体液化及混浊。

诊查：自觉眼干涩不适，食少，面色少华，身体瘦弱。舌质淡有齿痕，苔薄白，脉细缓。视力：远：右：0.06(戴镜)，左：0.2(戴镜)；近：右：0.5，左：1.0。眼外观轮廓正常，眼底用－20～－25D窥见，双目玻璃体如水样流动呈白色丝状混浊。右眼黄斑区有红色出血斑，其面积约1/2乳头大小，光反射消失，视网膜呈高度近视改变。左眼视网膜呈高度近视改变，黄斑区光反射存在，未见出血及渗出。

辨证：右眼视瞻有异色，双目能近怯远。为脾气虚弱，不能摄血，肺气不足，液化混浊。

治则：健脾益气，凉血活血。以生脉散合桃红四物汤加减。

处方：泡参30g　麦冬15g　桃仁10g　红花10g　赤芍15g　生地10g　丹参30g

川芎 10g　旱莲草 30g　血余炭 10g　怀山药 30g　炒二芽各 24g　怀牛膝 10g

服上方药 12 剂，右眼干涩不适减，眼正中遮挡黑影变小，眼底黄斑区出血部分吸收；视力：右 0.1（戴镜），左眼视力同前。自觉睡眠欠佳，舌脉同前。前方去牛膝，加夜交藤 30g、枣仁 12g以安神，生三七粉 3g 以止血化瘀。

服用上方药 10 剂，视力：右 0.2（戴镜），左 0.3（戴镜）。饮食增加，睡眠好转，右眼黄斑区出血基本吸收，光反射恢复，并有色素紊乱。为了巩固疗效，此方药去血余炭再服 10 剂。

［按语］本例采用健脾益气之泡参、山药、炒二芽以治基本，桃红四物加三七粉、旱莲草、血余炭，凉血活血化瘀以治其标，标本兼顾，故取速效。

例二　冯某，女，25 岁。

主诉及病史：患者自幼近视，戴镜近 20 年。因工作需要常值夜班。1 周前突感左眼视力下降，眼前有暗红色团块状阴影遮挡。本院西医诊断为："左眼黄斑出血"。服用西药。本人欲服中药治疗。

诊查：自觉左眼胀痛难睁，不耐久视，左眼前有暗红色阴影遮挡，性情急躁易怒，口干咽燥。舌质红，苔薄白，脉弦。视力：远：左：0.02，右：0.1；近：左：0.3，右：1.2。双目眼外观端好，双目玻璃体呈水样流动，并有白色发亮的丝状混浊，双目眼底用－25D 窥见，双目视乳头颞侧有一较大近视眼弧形斑，视网膜呈豹纹状改变，左眼黄斑区有一个乳头直径大小出血斑，色稍暗红，光反射消失。右眼黄斑区光反射存在，未见病变。

辨证：左眼视瞻有异色，双目能近怯远。为肝郁化热，迫血妄行，兼肝肾阴亏。

治则：急则治其标，先凉血止血活血，后滋养肝肾。先用生蒲黄散加减。

处方：生蒲黄 24g　丹参 30g　郁金 15g　川芎 10g　荆芥炭 10g　血余炭 10g　旱莲草 30g　牛膝 10g　柴胡 10g　石决明 25g

服上方药 7 剂，眼胀痛、口干咽燥、不耐久视之症减，左眼黄斑出血部分吸收。前方加用沙参 30g 以益气养阴。

再服上方药 7 剂，左眼黄斑出血大部分吸收。再继续服药 10 剂，左眼黄斑区出血基本吸收，视力：0.08，戴镜视力 0.3，黄斑区留有色素沉着，光反射恢复。后用六味地黄丸或杞菊地黄丸以滋养肝肾以治其本，至今未见复发。

［按语］本例因肝郁化火所致，急则治其标，故先用生蒲黄散以凉血止血活血，丹参、郁金、川芎行气活血，芥炭、血余炭止血，旱莲草养阴止血，牛膝引血下行，柴胡、石决明疏肝解郁，平肝潜阳。继用六味地黄丸或杞菊地黄丸以滋养肝肾，滋水涵木，以治阳光而善后。

六、凉血止血活血法治愈暴盲一例

季某，男，28 岁。

主诉及病史：10 天前骤然右眼视物不清，眼无不适感，急到某地区医院就诊，右眼视力，数指/眼前，左眼视力正常。西医诊断为："右眼视网膜静脉周围炎，玻璃体积血"。用安络血肌注及维生素治疗，病情稳定，视力未增加，转入我院治疗。

诊查：全身无不适。舌质红，苔薄黄，脉数。视力：右：数指/眼前，左：1.2^{+3}，右眼瞳孔区无红光反射，眼底不能窥见。左眼底正常，未见病灶。

辨证：右眼暴盲。为心肺蕴热，血热妄行，上灼目络。

治则：凉血、止血、活血。以生蒲黄汤加减。

处方：生蒲黄 24g　赤芍 15g　生地 10g　丹皮 10g　丹参 30g　白茅根 20g　仙鹤草 15g　荆芥炭 10g　牛膝 10g　红花 10g　旱莲草 30g　夏枯草 15g　郁金 10g

服上方药 7 剂后，右眼视力为 0.01，右眼玻璃体呈网状混浊，鼻侧上方可见部分网膜血管。前方加浙贝 10g 以化痰散结。

服上方药 10 剂后，右眼视力为 0.08，玻璃体呈网状混浊，眼底情况同前。自觉睡眠不好，夜梦多。前方去鱼腥草，加当归 10g，枣仁 15g，龙牡各 24g。

服上方药 14 剂后，右眼视力 0.9，左 1.2，右眼玻璃体呈絮网状混浊，眼底可见视乳头及上方、鼻侧、颞侧视网膜血管，未见新出血及病灶。建议带处方回单位继续服药。以后来信告之：右眼视力恢复到 1.2，未再复发。

［按语］此例患者全身无证可辨，但根据舌脉为有热之象，一般认为青年人因眼内出血导致视力突然下降，多为血热所致。另外，按出血的阶段来辨，初期应凉血止血活血治之。在采用此法时，一定要注意止血防留瘀，在凉血止血中必须配伍活血的药物。先师陈老一再告诫：生蒲黄有凉血止血活血作用，炒蒲黄只有凉血止血作用而无活血作用，故用生蒲黄散治疗血热引起的出血，疗效较为满意。

七、龙胆泻肝汤合逍遥散加减治愈绿风内障一例

易某，女，64 岁。

主诉及病史：1 个月前因家庭问题怄气后，突感左眼胀痛，头痛欲呕，视物模糊。曾在附近医疗单位治疗，西医诊断为左眼急性充血性青光眼，服用西药，其症状未缓解，急来我院就诊。

诊查：自觉左眼胀痛难忍，同侧头痛，恶心呕吐，视灯光有虹彩，视力下降。舌质淡，苔薄黄，脉沉细。视力右：0.4，左 0.1；左眼胞睑微肿，白睛抱轮红赤，黑睛雾状混浊，黑睛后壁有色素沉着物(＋＋＋)，黄仁颞侧及下方萎缩，瞳孔散大约 6mm 呈椭圆形，9～10 点钟位有后粘连，晶体表面有色素附着，晶体部分混浊，眼底可见，未发现异常改变。右眼外观端好，眼底正常。测眼压：左：10/3＝50.02mmHg，15/7＝46.46mmHg，右：10/10＝16.45mmHg，15/14＝15.12mmHg。

辨证：左眼绿风内障。为肝火上逆，横克脾胃。

治则：清泻肝胆，解郁和胃。以龙胆泻肝汤合逍遥散加减。

处方：龙胆草 6g　柴胡 10g　山栀 10g　黄芩 10g　当归 10g　生地 10g　泽泻 10g　车前仁 10g　木通 10g　甘草 3g　炒白术 10g　茯苓 20g

眼局部点 1％匹罗卡品眼液，每日 4 次。

上方药服 4 剂后，自觉眼病同前，感身冷，四肢不温，纳差，咳嗽吐泡泡痰。舌质淡，苔薄黄，脉沉细。证属脾胃虚弱兼夹痰浊，改用健脾益气，宣通气机治之。

处方：太子参 30g　炒白术 10g　茯苓 24g　甘草 3g　薏苡仁 30g　杏仁 10g　蔻仁 10g　厚朴 10g　法夏 10g　桂枝 6g　牛膝 10g

服上方药 6 剂后，自觉症状明显减轻，头痛眼胀减，身冷四肢不温之症消失，视物较前清晰。视力：右：0.7，左：0.5，右眼瞳孔约 2mm 大小。左眼瞳孔 4mm，白睛轻度抱轮红，黑睛雾状混浊消失，黑睛后色素样沉着物减少，黄仁情况同前。测眼压：右：5.5/4＝20.55mmHg，10/9＝19.55mmHg，左：5.5/4.5＝18.86mmHg，10/10＝16.48mmHg。继续服药 6 剂，病员觉诸症均减，视力：右：0.9，左：0.7。随访 2 个月，眼病未发作。

[按语] 治疗本例患者，因开始只注意眼局部的症状而忽视全身情况，故服药后病状未解，反因苦寒伤阳而出现脾胃虚弱之象。后改用健脾益气、宣通气机之法治之，取得满意效果。说明治疗眼科疾病，亦必须局部与全身辨证相结合，才能准确论治。此案应引以为戒。

八、滋养肝肾、养血通络等法治愈青盲三例

例一 杜某，男，31岁。

主诉及病史：5个月前，无明显原因，双目视物昏花，视力逐渐下降，仅觉右眼微胀。在某医院西医诊断为双目视神经乳头炎，继发性视神经萎缩。经注射维生素 B_{12} 及针灸治疗后，效果不显，要求服中药治疗。

诊查：苔薄白，脉细弦有力。视力：右远：0.2，近：0.4；左远：0.03，近：0.3。双目外观如常，双目屈光间质不混浊。眼底：双目视乳头边界模糊，乳头颞侧色泽变淡，周围视网膜有轻度水肿，血管大小正常。鼻微阻，鼻粘膜充血，双下鼻道及左中鼻道有脓性分泌物，未见赘生物。血液康氏反应阴性，胸透正常。右眼比较暗点为3度，左眼5度，左眼绝对暗点为3度。

辨证：双目青盲。为肝肾精血亏损，目失所养。

治则：滋养肝肾，泻热强阴。以驻景丸加减。

处方：楮实子 25g　菟丝子 25g　肉苁蓉 10g　枸杞子 10g　茺蔚子 18g　寒水石 10g　木瓜 10g　河车粉 10g(冲服)　猪脊髓 30g　间加牛黄 0.03g(冲服)

此方药服1个月，视力显著增进。视力：右 1.2，左 0.9；双目比较暗点，绝对暗点均消失；眼底双目视乳头颞侧色泽变淡。网膜水肿消失，鼻道脓性分泌物消失。

[按语] 此方以菟丝子、肉苁蓉、河车粉、猪脊髓填精补髓，益肾强阴；楮实子、枸杞子、茺蔚子滋肝肾而明目，共奏滋养肝肾、益阴明目之功。寒水石咸泻肾热，抑制河车粉之燥性，寒热并用，达到平补之意；木瓜酸敛柔肝，间或加牛黄清热凉肝，使肝阳不亢，则眼胀可除。

例二 李某，女，58岁。

主诉及病史：1个月前觉头部不适，继而右眼视力障碍，在某医院西医诊断为："视神经萎缩"。经用血管扩张剂、维生素之类无效，故来我院诊治。患者于10年前曾患"中风"，后遗口角向左偏斜，时作抽掣。

诊查：脉弦。右眼瞳孔对光反射消失，视力仅有光感。眼底：视乳头色泽苍白，边界不清，血管较细。

辨证：右眼青盲。为风邪阻络，留滞日久，肝虚血滞，目失荣养。

治则：养血通络，祛风解痉。

处方：杭白芍 10g　首乌 10g　枸杞子 15g　甘草 3g　赤芍 10g　炒白附子 10g(先煎)　僵蚕 10g　全蝎 3g　松节 24g　木瓜 10g　炙远志 3g

上方药共服1个月，右眼视力逐渐好转，增至0.5，以后仍用此方作蜜丸善其后。2年后随访，视力仍稳定。

[按语] 肝受血而能视，故以白芍、首乌、枸杞子养血调肝以补肝血，虽然血虚气滞，若只补虚而不行滞，则经络不通，肝血仍然不得上荣于目，故用赤芍、川芎活血行滞，共奏养血通络之效。因风邪阻络，用白附子、僵蚕、全蝎祛风解痉，入络驱邪，松节、木瓜活络舒筋，远志交通心肾而开窍，甘草和中缓急。从此案可看出"治风先治血，血行风自灭"的道理。

例三 胡某，女，12岁。

主诉及病史：半年前患脑膜炎，在某传染病院住院治疗，脑膜炎治愈而双目视力障碍。西医诊断为双目继发性视神经萎缩。

诊查：头昏，全身颤抖，健忘，神志欠清。脉细弦。双目眼外观正常。视力：双目光感。眼底：双眼视乳头色泽苍白，边界模糊，血管变细，黄斑光反射消失。

辨证：双目青盲。为风火燔灼，神明受扰，肝肾耗损，目失濡养。

治则：先清肝熄风开窍，继养心安神。以自制熄风丸加减。

处方：牛黄 0.3g(冲服)　全蝎 3g　木瓜 15g　麝香 0.06g(冲服)　肉苁蓉 25g　巴戟 10g　玄参 10g　竹茹 10g　丹皮 10g　羚羊角屑 0.6g(冲服)

上方药服用 2 剂，全身颤抖消失而头昏耳聋。此属虚过于实之证，次用固肾养心安神之法，用宁神汤加减治之。

处方：鹿角霜 25g　肉苁蓉 25g　炙远志 3g　枣仁 15g　当归 10g　白术 10g　败龟版 10g　砂仁 10g　沙参 25g　甘草 3g

服上方药 1 个月余，视力逐渐提高，能分清白天和晚上。因未继续坚持治疗，又出现头昏、抽搐、呕吐、小便不畅等症。脉左浮，右伏。此属风火之邪未尽，改用清热除湿之法治疗。

处方：萹蓄 15g　瞿麦 15g　竹茹 15g　牛黄 0.3g　僵蚕 10g　龙骨 24g　天麻 10g　甘草 3g

上方药服用 4 剂，诸症好转，但觉记忆力差，心中不适。再用养心安神之法。

处方：枣仁 10g　柏子仁 10g　山药 20g　琥珀末 10g　潞党参 25g　丹皮 10g　甘草 3g　朱砂(3g 兑服)

上方药服 5 剂，其证平稳。共间断治疗 7 个月后，右眼视力：远 0.1，近 0.4；左眼视力：数指/1 尺；眼底同前。

[按语] 本例患者视力障碍系脑膜炎所致，必先清肝熄风开窍，用羚羊角、牛黄、全虫以清肝熄风，木瓜以柔肝，麝香和牛黄以芳香开窍醒脑，肉苁蓉、巴戟补肾阳，玄参养肾阴，丹皮清心，竹茹降逆通络。后以养心安神而告终。

九、血府逐瘀汤合犀角地黄汤加减治愈血灌瞳神一例

杨某，男，12 岁。

主诉及病史：1 个月前被弹弓击伤右眼，在当地医院诊断为："右眼球挫伤，前房出血，继发青光眼"。采用降压、消炎治疗，病情未见好转，急来成都诊治。先后经某医学院和某人民医院检查：右眼视力光感，混合充血，角膜雾状混浊，前房内积血及絮状渗出物，隐约可见瞳孔散大，后部无法观察，角膜血染。测眼压：右眼：10/5＝37.2mmHg，诊断同前。仍采用降压及活血化瘀中药治疗，病情稳定。来院要求服中药治疗。

诊查：自觉眼胀痛，头痛，羞明流泪。舌质红，苔薄白，脉弦。视力：右光感，左 1.2；右眼球结膜混合充血，角膜水肿，前房积血及絮状渗出物，瞳孔散大约 7mm，瞳孔区无红光反射。测眼压：右：5.5/0＝41.38mmHg，7.5/2＝42.12mmHg；左：5.5/5＝17.3mmHg，7.5/7＝18.52mmHg。

辨证：右眼血灌瞳神。为外伤损及眼，血溢脉络，肝热上犯。

治则：清肝、凉血、活血、化瘀。以血府逐瘀汤合犀角地黄汤加减。

处方：生地 10g　川芎 10g　赤芍 15g　桃仁 6g　红花 10g　犀角 1.5g　龙胆草 6g

柴胡 10g　枳壳 10g　牛膝 10g　五灵脂 6g　丹皮 10g　甘草 3g

上方药连服 3 剂，右眼胀痛、头痛、羞明流泪诸症减，白睛混赤大减，黑睛雾状混浊亦减，前房清亮。视力：0.3^{-1}。测眼压：右 5.5/4＝20.55mmHg，7.5/6＝21.88mmHg；左 5.5/6.5＝13.35mmHg，7.5/8＝15.61mmHg。瞳孔区无红光反射。前方加生三七粉 1.5g（冲服）。

再进药 4 剂，视力：右 0.5，左 1.0，右眼白睛轻度抱轮红赤，黑睛清亮，瞳孔散大约 6mm，微呈椭圆形，右眼瞳孔区可见红光反射，玻璃体混浊（＋＋＋），眼底结构不清，眼压同前。

继续服用前方药 7 剂，右眼视力：1.0^{+4}，左眼 1.2。右眼白睛轻度抱轮红，玻璃体混浊减轻（＋＋），眼底可见视乳头及黄斑区，但欠清晰。

原方去龙胆草、犀角，继续服药 1 个月，来院复查，视力：右 1.2^{-4}，左 1.5。右眼已不充血，瞳孔中等大，呈梨形，尖向 5 点钟位，玻璃体呈细尘状混浊，眼底清晰可见，未见出血、渗出。

［按语］本例按外伤多有瘀滞及外伤引动肝热治之，能获满意疗效，可供临床参考。

十、千金苇茎汤合三仁汤加减治愈真睛破损一例

王某，女，35 岁。

主诉及病史：半个月前用刀劈竹时，竹片弹起，撞击右眼，遂有液体流出，视力障碍，急到当地医院检查：右眼 3～9 点钟位角膜横形穿通伤，眼球玻璃体、晶状体、虹膜脱垂，视力仅有光感，劝其做右眼球摘除，病员及家属均不同意，做右眼角膜伤口缝合术，并切除脱垂之虹膜、玻璃体。手术顺利，后用抗生素等治疗，病员自觉右眼磣痛难忍，羞明怕光，热泪如汤，又转成都治疗。曾到四川医学院诊治，仍用抗生素、激素治疗，症状未减，来我院要求服中药治疗。

诊查：自觉右眼磣痛，牵引右侧头痛，畏光，热泪频流，食纳不佳。苔白腻，脉细。视力：右：手动/眼前，左：0.5，右眼睑轻度肿胀，球结膜混合充血并水肿，角膜 3～10 点钟位横形伤口，缝线 10 余针，角膜实质水肿，前房 2mm 深，房水闪光阳性，虹膜缺损，瞳孔大，瞳孔无红光反射，眼底窥不进，手扪眼球有明显睫状压痛，眼压偏低。

辨证：右眼真睛破损。为外伤后毒邪乘虚而入，热毒上壅，湿邪遏中。

治则：清热解毒，宣中理气，佐活血化瘀。以千金苇茎汤合三仁汤加减。

处方：薏苡仁 30g　蔻仁 10g　杏仁 10g　冬瓜仁 20g　苇茎 30g　桃仁 10g　红花 10g　当归 10g　川芎 10g　赤芍 10g　生地 10g　蒲公英 30g　白芷 10g

眼局部点 1%阿托品眼液及 0.5%氯霉素眼液及 0.025%地塞米松眼液。

上方药连服 15 剂，病状平稳，视力同前，角膜缝线已脱落；伤口愈合，留有白色伤痕；角膜上方有新生血管长入，其余情况同前。

继续服用前方药 7 剂，视力同前，眼痛、头痛、畏光、流泪减，球结膜混合充血减，水肿消失，房水闪光弱阳性，瞳孔仍无红光反射，苔白厚，脉濡。

前方去白芷，服药 14 剂，右眼视力：数指/1 市尺，左眼：1.5；右眼球结膜轻度睫状充血，房水闪光阴性，角膜留有横形斑翳，虹膜缺损，用＋8D 可见玻璃体呈絮状混浊，可见部分视网膜血管。苔白脉细。

前方去苇茎、蒲公英，加莪术以加强活血化瘀之力，服药 14 剂，右眼视力：数指/1.5 市尺，左眼：1.5；右眼前部炎症完全消失，眼压恢复正常，角膜正中伤痕变薄，右眼玻璃体混浊呈絮状混浊，眼底可见视乳头及视网膜血管，矫正视力：右眼＋10.00D 球镜＝0.3，仅留畏光。建议带

处方回原地治疗。2个月后来院复查:右眼玻璃体混浊更减轻,其余情况同前。

[按语] 右眼因外伤损及角膜、虹膜、晶状体、玻璃体等组织,西医建议做眼球摘除术。但经用中药清热解毒、活血化瘀之法治之,坚持治疗2个月余,不仅右眼得以保全,且恢复了一定视力,其左眼亦未受波及。此法对眼外伤病人均适用。

十一、辨证施治治愈黑睛生翳四例

例一 阎某,女,35岁。

主诉及病史:3天前感冒后出现左眼发红磣痛,畏光流泪。某医院西医诊断为“病毒性角膜炎”。眼局部滴用病毒灵眼液、抗生素及激素眼液,病情稍有好转,又来我院诊治。

诊查:自述易感冒,每次感冒后均有左眼发红磣痛、畏光流泪现象,一次比一次严重。素体消瘦,食纳欠佳,大便稀溏,面色无华,舌质淡,苔薄白,脉细。视力:左0.5,右1.5。白睛轻度抱轮红赤,黑睛正中3点钟位有0.2mm×1mm大小薄翳。用2%荧光素染色,黑睛上有多数细点状着色。

辨证:左眼聚星障。为厥阴太阴里虚目病,风热之邪侵袭黑睛则生星翳。

治则:益气固表兼清肝经风热。以玉屏风散合石决明散加减。

处方:南沙参30g 防风10g 炒白术10g 黄芪30g 石决明25g 赤芍15g 青葙子18g 木贼10g 荆芥10g 乌贼骨30g

上方药连服10剂,全身症状减,黑睛星翳减少,左眼视力0.7。前方加蒙花10g,蝉蜕10g,以祛风退翳,续服药10剂病愈。左眼视力恢复至1.0。

[按语] 黑睛生翳,一般情况下多从足厥阴肝经着手治疗,可取得一定疗效。本例因反复感冒而发病,必须先重用参芪以益气固表,辅以白术健脾;脾为后天之本,脾气旺则肺气足,以助卫外之力;防风配黄芪,引黄芪达表而御风邪,黄芪得防风,无留外邪之患;荆芥以祛风邪,石决明、木贼、青葙子、乌贼骨以明目退翳,赤芍凉血活血以退赤。

例二 夏某,男,55岁。

主诉及病史:左眼每逢劳累均出现磣涩疼痛、畏光流泪,点用病毒灵眼液及地塞米松眼液后症状缓解。近2个月连续长途行车不休,左眼开始磣涩疼痛,羞明流泪。西医诊断为左眼病毒性角膜炎。眼局部点用以上眼液,病状如故,急来院求治。

诊查:自觉眼干涩,磣痛流泪,怕日羞明,难睁欲闭,口干咽燥,舌质红,苔少,脉细数。

视力:左0.5,右1.5。左眼白睛抱轮红赤,用1%荧光素染色,黑睛呈广泛性点状着色,黑睛中央有小片状云翳,其余轮廓未见异常。

辨证:左眼聚星障。为肝阴不足,虚火上炎。

治则:养阴清热,明目退翳。以甘露饮加减。

处方:天冬10g 麦冬10g 生地10g 熟地10g 黄芩10g 茵陈10g 石斛10g 枳壳10g 石决明25g 乌贼骨30g 甘草3g

上方药服用10剂,眼干涩羞明、磣涩疼痛减,黑睛星翳减少,左眼视力恢复至0.7。继服上方药20剂,诸症消失,仅黑睛正中留有薄翳,视力恢复至0.8。

[按语] 本例为肝阴不足之厥阴外障。必用天冬、麦冬、生地、熟地、石斛养阴;黄芩、茵陈清热,使热从小便除;枳壳引气宽中,使前药养阴而不滞;石决明、乌贼骨明目退翳,甘草和中清热。

例三 李某,女,37岁。

主诉及病史:患者于40天前突然左眼黑睛生翳如针尖大,色白,迅速长大,疼痛难睁,热泪如汤,左侧头掣痛。在当地服中药后疼痛稍减,但黑睛生翳不散,视力仅存光感。眼泪由热转冷,头冷恶风,口渴不喜饮,二便饮食正常。继则黄液上冲,急来我院诊治。西医诊断为"左眼角膜溃疡伴前房积脓"。经用龙胆泻肝汤、犀角地黄汤、千金苇茎汤加托里排脓之品治之,黑睛溃烂未减,黄液上冲如前。又行前房穿刺术排脓,结膜下注射庆大霉素,肌注青链霉素,口服鱼肝油、维生素B_2、维生素B_1,眼局部用2.5%碘酊烧灼溃疡面2次,并点1%阿托品眼液及抗生素眼液等,黑睛溃烂之白翳如故,黄液上冲约1mm,曾作脓液培养,无细菌及霉菌生长,溃疡面涂片亦未见菌丝。后请先师陈老诊治。

诊查:自述头顶闷胀疼痛,但疼痛不甚,目痛不剧,流冷泪。面色皖白,畏寒怯冷。舌质淡红,苔薄白,脉细数。左眼视力:光感,右眼视力:1.5。白睛混赤,赤脉淡红。黑睛正中溃烂,色白而深陷,面积约3mm×5mm,深陷约0.5mm并染色,前房积脓约1mm,脓色白而清稀,白睛轮廓正常,眼底无异常改变。

辨证:左眼花翳白陷伴黄液上冲。为厥阴虚寒目病。

治则:通阳散寒。以白通汤加味。

处方:制附片15g(先熬) 生姜15g 葱白5根 乌贼骨30g

二诊:服用上方药6剂,黄液上冲之脓平面缩小至0.5mm,白睛红赤减,眼痛好转,已不怕冷,但流清涕。前方加桂枝10g,白芍10g,以调和营卫,固表止涕。

三诊:前方药服用3剂,眼痛减,头痛愈,但觉微昏,黄液上冲已消失,黑睛溃烂面缩小约2mm×3mm。左眼视力:手动/眼前,自觉眼痒,前方加白蒺藜24g,以祛风明目。

四诊:前方药服5剂,左眼微痛,白睛红赤轻,黑睛溃烂较干净,眼泪有热感,自觉眼痒、鼻塞。舌质红,苔薄黄,脉沉细。前方加苍耳子15g,以祛风止痒通鼻窍。

五诊:共服白通汤加味20余剂,左眼微痒,眼不红赤,黑睛溃烂,面缩小约1mm×1mm,溃疡表面已干净。前方加木贼15g,以祛风退翳,再进药5剂。

六诊:黑睛生翳已基本痊愈,正中尚有少许点状着色区,眼微痛,左眼视力:数指/2尺。前方加川芎,以温养肝血。

处方:制附片15g(先熬) 生姜15g 葱白5根 乌贼骨30g 桂枝10g 白芍10g 白蒺藜24g 苍耳子15g 木贼15g 川芎15g

七诊:服上方药6剂后,黑睛生翳已痊愈,留下斑翳,带处方回本地继续治疗。共服此方药30余剂,肝经凝滞之寒邪得以温化而收效。

[按语] 黑睛生翳伴黄液上冲,一般多因肝胆火炽或脾胃实热所致。本例属特殊病例,证为肾阳不足,水寒无以荣木,用治少阴病温阳散寒的白通汤,系取葱白之辛以通阳气,姜附之热以散阳寒,以补母生子,使寒水得化,以温煦肝木,使肝木得养,诸症自愈。

例四 周某,男,32岁。

主诉及病史:5个月前,因工作不慎,右眼黑睛被擦伤,继而红痛,流泪,羞明,黑睛正中有2mm×3mm大小着色。西医诊断为右眼角膜溃疡,前房积脓。在当地医院经用中药、西药及眼局部点药治疗,效果不显著,病情仍有发展,故来我院就诊。

诊查:自觉右眼红痛,泪热如汤,羞明怕日,眼碜难睁,口苦干,大便干燥。舌质红,苔黄,脉洪数。视力:右:光感,左:1.2。右眼上下胞睑微红肿,白睛混赤色红,黑睛正中约有4mm×5mm大小溃烂,色黄如鹅脂,并有黄液上冲,脓平面1.5mm,脓色黄稠。

辨证：右眼凝脂翳伴黄液上冲。为肝经实热。

治则：直泻肝火，清解热毒。以龙胆泻肝汤合千金苇茎汤加减。

处方：龙胆草 6g　柴胡 10g　黄芩 10g　栀子 10g　生地 15g　当归 10g　泽泻 10g　车前仁 10g　木通 10g　苇茎 30g　冬瓜仁 30g　桃仁 10g　蒲公英 30g　甘草 3g

前方药服用 6 剂，眼疼痛、流泪、羞明、白睛混赤减，黑睛生翳溃烂面缩小，黄液上冲脓平面约 1mm。前方加紫花地丁 30g，以加强清解热毒之力。

再服上方药 6 剂，眼痛止，白睛混赤大减，黑睛生翳溃烂面约 2mm×2mm，黄液上冲脓液已吸收，视力增至 0.04。

上方药继续服用 6 剂，白睛红赤消失，黑睛溃烂生翳面平复干净，黑睛有赤脉伸入，改用石决明散，加乌贼骨 30g，紫花地丁 30g，以平肝明目退翳，清其余热。服药 10 剂，黑睛留有斑翳，视力：0.08。

[按语] 凝脂翳，指黑睛生翳如凝脂，色鹅黄浮嫩。本病常伴有黄液上冲，其脓色黄为辨证之要点，属厥阴里实热证。用龙胆草清泻肝胆实火，栀子、黄芩助龙胆草之药力，柴胡疏肝解热，泽泻、木通、车前仁引热下行，使热从小便除，生地、当归滋阴养血，使邪去而不伤正，蒲公英、苇茎、冬瓜仁清热解毒排脓，桃仁活血化瘀，甘草清热和中。此方药苦寒不宜长服，虑伤脾胃，故待症状缓解后，改用石决明散加乌贼骨以明目退翳，清其余热，以善其后。

（以上由王明芳整理）

[编者评注] 陈老先生是著名的中医眼科专家，他运用六经辨证的方法治疗眼科疾病，取得显著的疗效，在我国中医界独树一帜。本例右眼凝脂翳伴黄液上冲，为厥阴里实热引起的目病，厥阴热盛则黑睛生翳溃烂，热毒深入灼伤黄仁则呈现黄液上冲，木火刑金则白睛出现混赤色红。治以龙胆泻肝汤加减，清泻厥阴之实热，使热去病愈，可见六经辨证治疗眼病不仅有理论根据，而且有实践基础。

肖希三医案

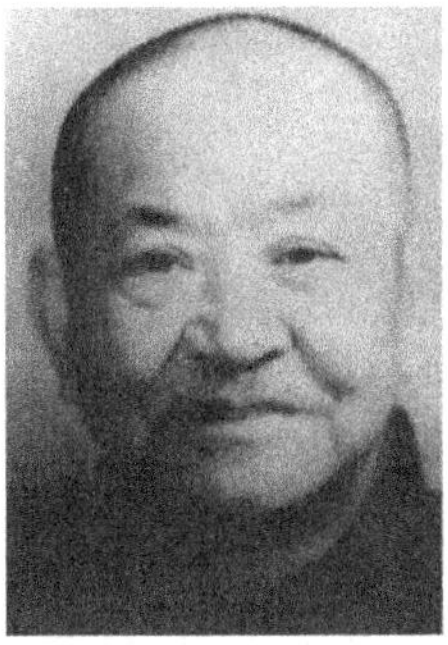

【生平传略】

肖希三，原名耿鎏，1905年生，四川省雅安县人。主任中医师。自幼拜师习医，弱冠即入医门，悬壶雅州，以仁术济世。建国后在联合诊所继续行医，1956年到雅安市人民医院工作，先后历任雅安地区中西医学分会副理事长、名誉理事长，四川省中医学会理事，雅安市政协常委等职，曾任四川省雅安地区医院中医内科主任医师。

行医60年，擅长内、妇、儿科，尤以温病见长，曾在杂志上发表论文10余篇。

一、通窍活血汤治疗血臌一例

陈某，男，40岁。

初诊：1959年12月10日。

诊查：病腹胀，腹大坚硬如石，青筋暴露，屈结满腹，皮肤现红丝青缕，有蜘蛛痣。面色红赤如绛。诊脉弦数，苔白黄、舌暗红。

辨证：证属血臌，因瘀血阻络，隧道不通，气、血、水互结而成。

治法：宜通瘀活络，行气利水，用通窍活血汤加减。

处方：当归9g　赤芍9g　川芎6g　桃仁9g　红花6g　丹参12g　郁金6g　木香9g　血竭9g　牛膝9g　三棱6g　文术6g　车前草15g

二诊：服上方药2剂后，腹胀有减，腹部稍软，腹围缩小。证情进步，守方继进。

三诊：经治半月，腹部及全身症状逐步缓解稳定，病员要求归家调理，给香砂六君子汤稍佐化瘀之方，带回坚持服药巩固，未再就诊。

[按语] 肖老认为：瘀血既是病变的产物，又是致病的因素，临证时一定要抓住这个主要矛盾。治疗时要分辨血郁、血瘀、血结之差异，相兼之病因不同，体质之强弱不等，因而要统筹兼顾，治法圆通，但疏理气血要贯穿于治疗的始终。是案血臌，即始终抓住瘀血这个关键，先通瘀行水，后调补脾肾仍佐疏理之品，瘀去络通，水道无阻，不专行水而腹水自消。

二、龙胆泻肝汤加减治疗肝痈一例

马某，男，60岁。

初诊：1962年春。

主诉及病史：患者发热，头晕，腹胀，腹痛，下痢赤白、日10余次，右胁下长包块。经某县医院剖腹探查，诊断为"阿米巴性肝脓疡"，转我院请肖老会诊。

诊查：症见老年体弱，面色青黄。腹鼓如盂，按之胁下有包块。诊脉弦数有力，苔黄腻而厚边微白，舌质红。

辨证：此系湿热内蕴，肝郁成痈。

治法：宜清肝经湿热为主，选龙胆泻肝汤加减。

处方：龙胆草6g　栀子9g　黄芩9g　柴胡6g　泽泻9g　木通9g　银花15g　车前仁9g　生地9g　当归9g　麦芽9g　甘草3g　金钱草15g

二诊：服药2剂，发热腹胀均减，痢下赤白也少，时解黑便。易方丹栀逍遥散加减。

处方：丹皮6g　栀子9g　柴胡6g　当归9g　白芍9g　白术9g　茯苓9g　黄连6g　吴萸3g　银花15g　甘草3g

三诊：服药4剂，前症均减，惟头晕较甚，胸腹饱胀。仍守前方，先后加入菊花12g、杜仲12g、石决明24g、三仙各9g、青皮6g、佛手9g。

四诊：上方出入连服药10剂，大便正常，饮食增加，精神好转，腹不胀痛，腹部包块消失。嘱停服中药，重饮食调养，回家休息。

[按语]《经》云："期门隐隐痛者，肝痈；其上肉微起者，肝痈。"本案系木强土弱，肝气横暴无制，脾弱失其健运，气血为之稽留，泣而不通，郁而生热，热甚则肉腐，肉腐则成肝痈。治以龙胆泻肝汤清泻肝经湿热，直折病之嚣张邪势。服药2剂见效，出入10余剂收功。

三、梅花点舌丹配合清热解毒药治愈唇痈一例

李某，女，22岁。

初诊：1961年4月5日。

主诉及病史：右上唇近口角处长1豆大痈疮，用手抓后，即发右面红肿，进而漫延左面，伴高热、心烦，当晚急诊收入我院五官科，请肖老会诊。

诊查：症见高热，神昏谵语，面部红肿，眼合，唇痈肿硬如枣大，不能张口饮食，大便秘结。脉洪数有力，自口缝视舌苔黄白厚腻。

辨证：脾胃积热，凝结不解，热毒散漫，致成唇痈。其状类似疔毒走黄，病势危殆。

治法：急用梅花点舌丹2粒，温开水溶化灌服，另用五粒研烂敷唇痈处。同时配合犀角地黄汤、五味消毒饮加减治疗。

处方：犀角1.5g　生地9g　丹皮6g　赤芍9g　银花15g　菊花12g　蒲公英18g　地丁草18g　黄连6g　黄芩9g　大黄6g　石膏15g　元参9g　麦冬9g　甘草3g

二诊：服丹药当日神志已清，但仍有高热。灌服中药后，当晚解黑色腥臭大便1次。次日高热有减，面部红肿渐有消退之势。口稍能张，可进些流汁饮食。续用梅花点舌丹内服外敷。中药导上方去大黄续进。

三诊：诊治 3 天，服药 3 剂，高热退，面红肿大消，唇痈变软缩小。守上方加减再进。

四诊：又治 3 日，面部红肿全消，唇痈亦愈，改用养阴解毒之剂，调理 3 日出院。

[按语] 唇痈病证险恶，治不及时得法，每易危及生命。是案唇痈搔抓壅毒，毒气散漫，颜面红肿，高热、神昏、谵语，类似走黄之逆证，幸得急诊入院，急用梅花点舌丹内服外敷，配合大量清热解毒之剂，顿挫嚣张邪势，很快化险为夷。

四、解毒镇痛、行气化瘀法治愈毒蛇咬伤一例

孟某，男，成人。

初诊：1960 年 6 月 6 日。

主诉及病史：患者在菜地摘菜时，被皂角斑青蛇咬伤左手大拇指，当时疼痛惊呼，被送到医务室上药包扎，次日伤处红肿至肩部，疼痛难忍，转住我院外科，见肿势已蔓延扩展到左胸部，急用季德胜蛇药片内服外敷伤处，红肿未再扩展，但仍肿痛，3 日后未见消退，乃请肖老会诊。

诊查：见症同前，蛇伤红肿至左胸乳旁，疼痛呻吟，发热畏寒。脉数，苔黄白，舌质绛。

辨证：此蛇毒壅滞气血，气滞血泣，经脉不通所致。

治法：拟解热镇痛，行气活血之剂。

处方：五灵脂 30g　白芷 15g　明雄黄 3g　地榆 30g　丹皮 9g　银花 24g　赤芍 12g　甘草 3g　没药 4.5g　乳香 4.5g　荆芥 9g

二诊：服药 1 剂后疼痛减轻，寒热已平，左胸红肿消退，肩至左手指仍红肿。脉数苔黄，舌质微绛。守前方去荆芥继进。

三诊：续服药 2 剂，疼痛缓解，肿胀渐消，红色变浅。继续调治，1 周后痊愈出院。

[按语] 是案毒蛇咬伤 3 日红肿未消，系蛇毒内蕴，气血壅阻所致。故治以解毒镇痛、行气化瘀为主。方中五灵脂通利血脉，本《千金方》法，《本草纲目》称其“解药毒及蛇蝎、蜈蚣咬伤”。白芷发表散风、燥湿排脓，《本草纲目》称其“解砒毒蛇伤”。明雄黄避秽、解毒、燥湿、杀虫，《名医别录》说其“杀诸蛇虺毒”。地榆凉血止血，杨世瀛说：“诸疮痈加地榆。”赤芍、丹皮行血凉血，银花清热解毒，乳香、没药活血化瘀止痛，甘草解毒通脉、调和诸药，荆芥去风散寒，能消疮肿。

五、蝉衣酒配玉真散治愈破伤风一例

姜某，男，14 岁。

初诊：1960 年 8 月 20 日。

主诉及病史：患者跌伤右脚大趾，当时未处理，经 10 余日，突然发热畏寒，颈部强直，牙关开合不灵，西医诊断为“破伤风”，注射破伤风抗毒素治疗，症状仍未减轻。请肖老会诊。

诊查：阵发抽搐，角弓反张，面带苦笑容，口噤不能饮。诊脉弦数，由口缝看其舌苔白润而黄。

治法：宜驱风散热，解毒镇痉，用蝉衣酒治之。

处方：蝉衣 30g，研细末每服 15g，用黄酒送下。

二诊：服上方药后，周身出汗，抽搐时间减短，口噤缓弛，牙关稍能开张，项强减轻，头稍能左右旋转。嘱守上方依法继服，并配玉真散，每次内服 3g，外用 5g 敷患处。

三诊：服蝉衣酒 4 天，玉真散 1 剂未完，抽搐停止，角弓反张消失，口能张大进饮食，能起床

活动。静息数日，精神好转，痊愈出院。

[按语] 此病由破伤处感染风邪而发生痉挛抽搐诸症，方中蝉衣驱风散热，镇静解痉，且能发汗，促使毒素排泄。黄酒通和血脉，助蝉衣发挥治疗之功。配玉真散更增强驱风镇静之效，故治疗迅速见功。

六、益气固涩法治愈遗尿一例

赵某，男，30岁。

初诊：1953年3月2日。

主诉及病史：患者因膀胱结石，小便癃闭，经某医院外科行膀胱取石术治疗。术后小便不能控制，淋漓不止，邀请本市数位名中医会诊。

诊查：症见形体消瘦，颜面苍白，脉沉细而迟。

辨证：诸医推肖老主方。肖氏据症辨为气虚不能约束所致之遗溺证候。

治法：宜益气固涩，选黄芪束气汤加桑螵蛸主之（一医增入当归，另医增入附片）。

处方：黄芪15g　潞参12g　白芍9g　升麻6g　破故纸9g　益智6g　肉桂6g　生姜6g　五味子6g　桑螵蛸9g　当归6g　附片6g

服药1剂小便能控制，后又连续服药2剂，病告痊愈。

[按语] 本案术后遗溺，与下元虚冷、气血亏虚、气不摄纳密切相关。故以益气固涩之黄芪束气汤为治。方中黄芪、潞参补气；当归、白芍养血；升麻举气之下陷；破故纸、益智、肉桂、附片温下元之寒；五味子滋养收敛，桑螵蛸入肝肾而益肾固精；生姜温中而蒸发，使卫气得以上升而免渗泄之患。故药后即效，3剂病愈。

七、丹栀逍遥散合滋肾丸治疗痢疾并发尿闭一例

韩某，女，30岁。

初诊：1962年8月6日。

主诉及病史：自述因痢疾住某军医院，经治疗病渐减轻，粘液血便次数减少；但小便点滴不通，渐至闭塞，每靠导尿排出。患者精神抑郁，常悲伤啼哭。遂请肖老会诊，服中药治疗。

诊查：见症同前。表情痛苦，两颧微红，脉弦数，苔黄边白而腻。

辨证：此湿热蕴积，肝郁气滞，郁则下陷，积热膀胱，约束下焦，热甚结涩，故令小便闭塞。证为痢疾并发尿闭。

治法：宜疏肝燥脾滋肾，利湿清热，方用丹栀逍遥散合滋肾丸复方主之。

处方：柴胡6g　当归9g　白芍9g　白术9g　茯苓12g　丹皮6g　栀子9g　黄柏9g　知母9g　上桂6g　滑石9g　甘草3g　升麻6g　车前仁12g

二诊：服上方药2剂，拔除导尿管，能自行排尿，大便次数减为每日两次，未见粘液。守上方，去上桂、滑石继服。

三诊：服修改方药2剂，大便正常，小便频数。此湿热未尽，下元肾虚。易方缩泉丸、导赤散，通涩并用治之。

四诊：连服易方药2剂，诸症消失，痊愈出院。

[按语] 本案湿热痢疾，痢下伤阴，而致阳亢热盛，兼肝郁下陷，移热膀胱，水热结聚，气化

不行，致成尿闭。故用丹栀逍遥散、滋肾通关丸疏肝理气，清热滋肾，通利膀胱则小便能自排矣。

八、攻邪逐水为主治愈水臌一例

葛某，男，34岁。

初诊：1959年3月10日。

主诉及病史：头昏、腹胀、双下肢浮肿8个月，曾住某县医院，诊断为"肝硬化腹水"，经治疗后有所好转。近2个月来，病情反复，腹胀加重，面部浮肿，尿少，大便稀、有粘液、每日3～6次，饮食精神欠佳，急躁易怒，经抽腹水、注射利尿药等治疗，效果不理想，转住我院。

诊查：肖老会诊，症见面色青、气短息微，腹满绷急，脐凸出，腹壁青筋暴露，两胁下深触有较硬包块，腹围96cm，面部及双下肢浮肿。脉弦数，苔白，舌质微红。

辨证：水臌夹瘀（阳水实证）。此系肝木乘土、水邪泛滥、正邪相搏、臌胀为急。

治法：急则治标，首以攻邪消水为治。方用消臌丸治之。

处方：煨甘遂6g　大戟6g　芫花6g　广香6g　枳壳6g

共研细末，每丸重3g，日服1丸，空心服。

二诊：连服丸药3日，二便次数和排出量增加，腹水渐消，余无他变。守方再进。

三诊：续服丸药1周，腹水已消近半，但腹部仍有胀感，嗳气则宽。此腹水虽行，肝气不舒，脾气不畅。继以疏肝实脾行水之剂治之，用逍遥散加味。

处方：柴胡6g　白芍15g　白术9g　茯苓15g　鳖甲9g　丑牛9g　广香6g　五灵脂9g　青皮9g　小茴香6g　车前草15g　麦芽15g　甘草3g

四诊：前方出入服药月余，腹水已基本消退，腹围缩小至75cm，一般情况尚可。惟便稀不成形，系脾虚未复之故。易方香砂六君子汤健脾胃，调理善后。住院3个月，腹水消净、纳食恢复，精神转佳，二便正常。痊愈出院。

[按语] 本案因恚怒伤肝、横逆犯脾、水邪泛滥，腹水身肿严重、水臌兼瘀证显著、正亏不甚，急用消臌丸逐水，方中大戟、芫花、甘遂峻逐腹水，配枳壳、木香以助行气利水，即"气行水行"之意。腹水消半，继用疏理肝脾气血兼行水之利，俟腹水消退，改为扶脾之剂，调理善后。证药相当、攻补得当、收效迅速。

（以上由李明江　肖纪鸿整理）

[编者评注] 治疗臌胀，历代医家积累了很多经验。但不外乎以攻为主和以补为主两种。本例臌胀患者尚属年轻，辨证属于肝木乘土，水邪泛滥，为正邪相搏，邪去则正复。故肖老先生急以攻邪消水为法，月余水邪消退，用香砂六君子汤健脾和胃以善后调理，住院3个月，痊愈出院。治疗本例患者的成功之处在于抓住邪实这一根本病机，及时驱除水邪，使正气得复，若以补为主，则会愈补愈壅，导致不良后果。

宋鹭冰医案

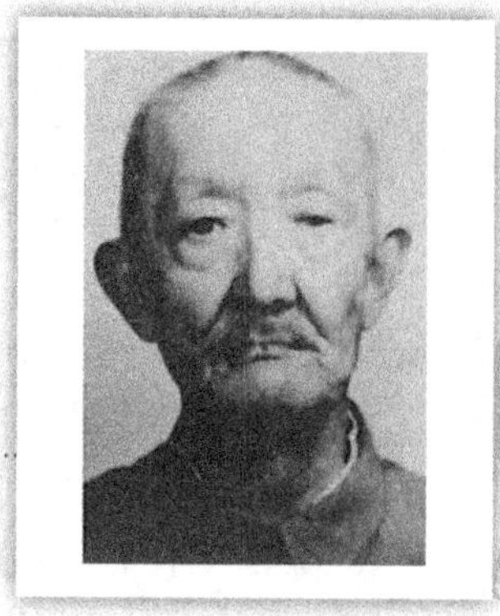

【生平传略】

宋鹭冰(1905—1985),四川省三台县人。中医教授。青年时曾就读于四川省外国语专门学校,后矢志学医,先后执业于重庆、三台等地。1956年被聘调成都中医进修学校,后转成都中医学院执教,讲授温病学及中医名家学说。精通中医经典,临床经验丰富,擅长热性病、心血管病、老年病及内科杂症的诊治。

历任成都中医学院学术委员会委员、学位委员会委员,中华全国中医学会四川分会常务理事、顾问等职。

一、化湿凉血法治愈湿热发斑一例

曲某,男,52岁。

初诊:1978年11月10日。

主诉及病史:经某医院内科确诊为"过敏性出血性紫癜",中西药治疗3个月余无效。

诊查:全身散在性紫癜,大小不等,四肢多于躯干。头昏重,腰痛,口渴不欲饮,手足心热,大便溏,小便黄少。舌苔白厚而腻,舌质微暗,舌边瘀紫,脉濡数。

辨证:病属肠胃湿热,熏蒸血络。

治法:法当运脾除湿,清热凉血,用不换金正气散加味。

处方:苍术10g 厚朴6g 陈皮6g 苡仁24g 藿香10g 草果仁4.5g 焦栀10g 白茅根30g 小蓟30g 丹皮10g 甘草3g 4剂

二诊:11月27日。紫斑消去大半,饮酒一次亦未见新斑。舌边瘀紫消失。但仍头昏,手足心热,口苦咽干。舌质淡,苔中部黄腻,脉濡数。上方去陈皮、草果、厚朴等理气耗气之品,加粉葛根生津通络,白薇、青蒿凉血清热。

处方:粉葛根18g 苍术10g 藿香10g 苡仁18g 丹皮10g 白薇10g 青蒿10g 白茅根30g 小蓟根30g 甘草4.5g 4剂

三诊:12月9日。双下肢仍有少许散在性紫斑,下肢微痒,头昏重,口乏味,发热恶风,微汗出。湿热之邪虽大减,但复感风热为患,宜疏风散热,清热利湿。

处方:钩藤12g 菊花10g 茺蔚子10g 白蒺藜10g 地肤子18g 丹皮10g 苍

术 10g　藿香 10g　白茅根 30g　车前仁 10g　薏苡仁 24g　4 剂

四诊：12 月 16 日。紫癜消失，手足心热已除；仍头昏头痛，且睡眠后呈一过性加重；舌质干，苔中部黄腻，脉濡数，仍系湿热中阻所致，法宜芳化湿浊，佐以渗剂。

处方：藿香 10g　佩兰 10g　苍术 10g　草果仁 4.5g　菖蒲 6g　焦栀 10g　淡豆豉 10g　郁金 10g　白蔻壳 6g　通草 6g　4 剂

服上方药 4 剂后，多年的厚腻苔及头昏头痛等症均消失。随访半年余，未见复发。

［按语］本例乃嗜酒生湿，酒湿伤脾化热，邪热迫血妄行，外溢肌肤而致肌衄紫癜，内溢于肠道则大便下血。病机系湿热内郁，熏蒸血络。李东垣说："治湿不利小便，非其治也。"故第一诊拟方为燥脾除湿，凉血化斑。第二诊重在芳化湿邪，兼以凉血通络，以解烦热。第三诊因新增风热外邪，故减去清热凉血之品，以防外邪内陷，并加菊花、蒺藜、钩藤、地肤子、茺蔚子以疏散风热，兼顾利湿。第四诊单纯用芳化湿浊佐以渗利，以清发斑之源而获愈。

二、益气温阳通脉法治愈胸痹一例

孙某，女，38 岁。

初诊：1973 年 2 月。

主诉及病史：近年来时感胸闷，心悸，短气，胸痛，形寒畏冷，手足不温，尤以双下肢冷痛为苦，病发时冷汗自出，难受异常。

诊查：观其舌苔淡白，脉沉细无力，寸部隐伏难寻。

辨证：为心阳不足、阴血凝滞之胸痹。

治法：以当归四逆、参附龙牡汤合方。

处方：红人参(另煎分次兑冲)6g　制附片 10g　黄芪 31g　当归 10g　桂枝 10g　细辛 3g　丹参 24g　红花 6g　生姜 10g　大枣 10g　4 剂

服上方药 4 剂后，全身不复怕冷，手足转暖，胸痛大减，但胸闷、心悸、冷汗仍不时出现。原方加生龙牡各 18g 以镇敛固摄，继服药 4 剂后症状消失，以益气通瘀之剂善后，诸恙大安。

［按语］心气素虚之体，卫外之力常感不足，气虚则血液运行受阻，稍不慎，风寒乘之则脉络闭塞不通，此胸闷、胸痛、气短之所由作也。苔白脉沉，冷汗自出，显系心阳不足。本宜参附龙牡之品以固护心阳，但因患者双下肢经常冷痛，手足不温，故用当归四逆汤温经通滞，与参附龙牡汤合用，则心阳得振；再加黄芪合当归补血，丹参、红花祛瘀，去木通之苦寒不用，恐其有损心阳之弊。

三、桂枝加龙牡汤合生脉散治愈心悸一例

龚某，女，33 岁。

初诊：1976 年 5 月。

主诉及病史：1976 年 3 月间患重感冒，后出现心悸、心累、多汗、畏风，并伴面肿体痛、双肩酸楚、睡眠不佳等症，经某医院检查诊断为"风心病伴广泛性心肌损伤"，屡服中西药物，疗效不显。

诊查：症见心悸心累，胸闭气紧，短气多汗，怕风易凉，头顶及全身疼痛，面肿，少寐，尿少，

便秘，过劳即发，发则卧床不起，舌苔淡白，脉虚弱细数。

辨证：本例久病体弱，过用疏泄之品，致卫气受伤，腠理不固，汗出过多。汗为心液，汗多则营阴耗损，心阴心阳俱伤。

治法：宜调营卫，敛虚汗，益心血，扶心阳。拟桂枝龙骨牡蛎汤加味主之。

处方：桂枝 10g　白芍 10g　生姜 10g　大枣 2 枚　甘草 5g　龙牡各 20g　潞党参 30g　黄芪 26g　丹参 26g　制附片 10g

二诊：上方药服 6 剂后，汗止，头痛胸闷消失，心悸面肿减轻，唯感气短及月经后腹痛。此营卫已和，气阴初复之象，但夹瘀滞为病，宜气阴两顾，稍加活瘀之品。用生脉散加味。

处方：红参 4.5g　寸冬 20g　五味 10g　制附片 4.5g　龙骨 20g　牡蛎 10g　丹参 26g　红花 10g

三诊：上方药服 9 剂，诸症若失，体力精神俱增，入冬亦不甚怕冷，眠食亦佳。以后凡有反复，服上方药数剂即安。

[按语] 本例心悸源于痹证。《素问·痹论》所谓“脉痹不已，复感于邪，内舍于心”者，即指此候。治疗中过用疏泄，汗出不止，以致营卫气血俱虚，故药以桂枝龙牡汤调营卫而止汗泄；继用生脉散加味益其气阴，兼用化瘀之品治其夹杂症，应手获愈。

四、滋补肝肾、清热利湿法治疗痹证一例

宋某，男，48 岁。

初诊：1980 年 9 月 14 日。

主诉及病史：双下肢红肿疼痛 2 年多。行动困难，腿脚无力，下肢时感麻胀，皮肤触觉迟顿，严重时会突然跌倒，下半身不能活动，二便失禁。经当地及北京某医院多次检查，均疑为脊椎四五腰椎间盘病变，神经压迫粘连，椎体陈旧性病变和神经根炎。住院治疗无明显好转。

诊查：现双脚、踝、膝部红肿，皮肤紫暗，疼痛时掣引大腿内侧、臀部和胯内麻胀，少腹拘急引痛，腰脊酸胀，小腿肌肉明显萎缩，夜晚痛甚，下肢骨内蒸热而无汗，脚欲伸出被外，白天脚掌发凉，趾发麻，触地疼痛，步履艰难。神委，食少，口干苦，时有干呕。小便不畅，大便干燥、四五日一行。苔白厚腻，质淡边紫，有齿痕，脉沉濡细而数，两尺无力。

辨证：此乃阴虚湿热之痹证。病由肝肾不足，精血内虚，兼夹湿热下注所致。

治法：以清热渗湿为主，佐以养血和阴，从当归拈痛汤意化裁为治。

处方：葛根 10g　升麻 10g　苍术 6g　生白术 10g　当归 10g　猪苓 10g　泽泻 10g　茵陈 12g　苦参 10g　黄芩 10g　栀子 10g　防己 10g　大麻仁 15g

二诊：上方药服 4 剂后，双脚麻胀及踝膝红肿得减，脚掌触地疼痛大为好转，髀关掣引作痛和少腹拘急均减轻，但小腿疼痛仍剧，踝关节以下入夜则发烧，昼则发冷不减，腰脊酸胀，步履无力，入夜口苦而干，大便燥结，小便短赤。舌苔厚腻，脉沉细涩。今湿热壅阻之象已见疏利，宜补益肝肾为主，佐以清利。改用虎潜丸加减。

处方：炙龟板 18g　当归 10g　生地 18g　锁阳 10g　苁蓉 10g　枸杞 18g　白芍 10g　知母 6g　黄柏 6g　石斛 10g　柏子仁 10g　怀牛膝 10g　五加皮 6g　鸡内金 10g

三诊：连服上方药 8 剂后，诸症明显好转，已能缓步前来就诊，但下肢仍无力，夜尿多，脚掌发麻且感觉迟顿，口干唇燥，大便干结、二三日一行。夜汗，心烦，气短，乏力。舌白质淡，苔已

少，脉沉数，重按无力。病久津血枯燥，不能润养。当补益脾肺，益胃生津，合以通络舒筋，拟东垣清燥汤加减。

处方：红参 6g　潞党参 30g　黄芪 24g　焦术 10g　丹参 24g　云苓 10g　当归 10g　麦冬 10g　五味子 10g　乳香 10g　玉竹 10g　石斛 10g　木瓜 10g　怀牛膝 10g

四诊：服上方药后诸症更减，守方服药 20 余剂后，双下肢疼痛基本解除，烧灼掣引感未再发生，睡眠好转，行步较前有力，能骑自行车来看病，口中和，二便调。惟右下脚掌心触地时疼痛如梗刺，脚趾发麻，脚掌有增厚如穿袜之感，局部皮肤发红；天气变化或多步时，右下肢小腿内偶感牵掣胀痛和发麻；阴囊潮湿。再拟养肝肾、益精血，配合通络除湿，长期服用。

处方：炙龟板 18g　当归 10g　白芍 10g　川芎 6g　黄柏 15g　知母 10g　黄芪 10g　乳没各 10g　红花 10g　怀牛膝 10g　木瓜 10g　木通 10g　豆卷 30g　甘草 3g

其间，适当交替服用当归拈痛汤数剂，诸恙解除，步履恢复正常，身体亦渐康复。

[按语] 本例乃阴虚湿热成痹，治疗始终以养血和阴、滋补肝肾、清利湿热为治，最后从痿证治法兼以东垣清燥汤加味得愈。痹与痿，一般以痛与不痛区分，但临床辨治常有关联，特别是湿热久痹，浸渍肌肤，留滞关节，瘀塞经络，久则化火伤阴，肝肾亏损，脾虚肺燥，以致经脉失养，宗筋不润，肌肤不营，均可导致痿证。本例除下肢关节红肿、灼痛和肌肤发麻、感觉异常外，兼腰膝酸软，小腿肌肉萎缩，起步无力，证已渐趋痿废。故第二步治疗侧重补益肝肾，滋阴清热。

五、当归四逆汤加黄芪治愈血痹一例

蒙某，女，31 岁。

初诊：1978 年 8 月。

主诉及病史：5 月前用雷佛奴尔液引产而致阴道大量出血，经中西药治疗好转，但四肢麻木，手足指趾抽掣转筋，形寒畏冷，手足尤甚，用辣椒热汤浸泡手足，麻木冷痛可暂减。夜卧汗出。

诊查：苔白脉细。

辨证：此为寒湿阻滞经脉之血痹证。

治法：方用当归四逆汤加黄芪以温经通痹。

处方：当归 10g　桂枝 10g　白芍 10g　细辛 3g　木通 6g　甘草 6g　大枣 5 枚　黄芪 18g

上方药服 4 剂病愈。

[按语] 张璐玉谓："血痹者，寒湿之邪，痹着于血分也。"陆渊雷治案中，认为血痹是四末知觉不仁，早起手指厥冷麻木，不能持物，稍加运动，血液流畅，麻木反轻。本例因引产大出血后寒邪乘虚袭入，气血为寒所遏，寒凝血滞，阳气不达四末，故肢冷麻木，阳气虚则形寒畏冷，阴血亏则夜卧汗出。以辣椒水浸洗，血流得通，麻木冷感暂时减轻。《伤寒论·厥阴病》中说："手足厥寒，脉细欲绝者，当归四逆汤主之。"加黄芪共奏补血活血、温经祛寒之功，4 剂得效，足见古方之妙。

六、润燥养阴、降逆泄热法治噎膈一例

唐某,男,36岁。

初诊:1981年2月15日。

主诉及病史:进食时食管烧灼梗阻,胸后壁梗涩疼痛,食后十余分钟必呕吐,病已经年。西医诊为"反流性食管炎",钡剂造影为"食管下端狭窄",屡治少效。

诊查:患者消瘦,疲惫,疑虑重重,每餐缓进全流汁食物,食后即吐出食物并夹多量稀涎。胸骨中后及近胃脘处灼热疼痛,掣引肩背。心悸气短,腹胀嗳气,口苦咽干,不寐,大便干结难出,小便黄少。舌红,苔黄中腻,脉弦微数。

辨证:此乃胃中燥热久郁,津亏液耗,痰气瘀结而胃失和降之权,导致食管梗阻,证属噎膈。现已津亏液涸,胃气虚损;邪热壅塞,腑气难通。

治法:宜标本兼顾,补虚泻实,滋润与通降配用,急护丧绝之胃气。大半夏汤合栀子豉汤、大黄甘草汤加味。

处方:白晒参6g　法夏10g　焦栀12g　香豉10g　炒枳实10g　竹茹10g　陈皮10g　天冬18g　花粉18g　生大黄4.5g　甘草4.5g　白蜜30g

二诊:2月23日。服上方药4剂后,食管胃脘灼热梗涩减轻,疼痛掣引消失,腑气渐通。食流质食物后仍反胃呕吐,但次数减少,时间延后(半小时后呕出)。嗳气,咽干,余症有减。再进前法,上方去大黄、陈皮、竹茹,加代赭石、苏子、柏子仁、枸杞。

三诊:连服上方药8剂后,灼热疼痛及窒塞嗳气等症基本消失,可进软食,食后1小时许吐食物残渣及酸水,量已减少。气短心悸缓解,精神转佳。仍咽干,舌红少津,然苔腻已退,脉趋缓和。用《金匮》麦门冬汤加味,养阴润燥,和胃降逆。

处方:沙参30g　麦冬30g　法夏12g　黄连4.5g　怀山药18g　代赭石18g　大枣6g　谷麦芽各12g　粳米30g　甘草6g

四诊:3月27日。上方药共服15剂。灼痛梗阻已除,口中和,咽不干,纳食知味,能缓进一般食物,不再呕吐。共调治1个月半,患者体重增,精神爽,持方回去继续调治。1981年12月来信告知:身体已完全康复。

[按语] 本例噎膈兼反胃呕吐为燥热津亏所致,用大半夏汤润燥补虚,和胃降逆以通关格;栀子枳实汤解郁通窒,祛胸膈邪热;大黄甘草汤通腑泄火,去肠滞。三方合用有润燥养阴、降逆泄热之功。并遵《景岳全书》之旨:"此病最不易治,既能受补,必须多服,方得渐效,以收全功。"故守《金匮》麦门冬汤方意,多服顾护中气、调治善后之剂而获愈。

七、通窍活血汤治愈脱发一例

曾某,男,37岁。

初诊:1968年6月。

主诉及病史:半月前发现头部右后侧有5分镍币大小头发脱落。

诊查:近来心烦眠少,头部时有掣痛。脉象涩滞,舌苔正常。

辨证:证为瘀血阻络,血液贯注受阻,致皮脂枯燥,发无所养。

治法:用通窍活血汤、通瘀活血为治。

处方：当归须 10g　赤芍药 10g　川芎 10g　桃仁 6g　红花 6g　麝香(另包)0.3g　葱白 1 根　老鲜姜 10g　大枣 5 枚

麝香分装入胶囊内，每囊 0.05g，余药另煎，乘热加白酒 5ml 搅匀，冲服麝香胶囊 1 粒，日服 3 次。

二诊：患者弟代兄换方，说上方药服 4 剂后，脱发止。续服药 4 剂，脱发处皮肤已长出细发。嘱其不再服药，只用老鲜姜切块烤热，外擦脱发处皮肤即可。后患者云：发已重生。

［按语］王清任《医林改错》中说："无病脱发，亦是瘀。"本例除心烦眠差外，余无不适，故以活血行瘀治愈。

八、吴茱萸汤加味治愈厥阴头痛一例

康某，女，50 岁。

初诊：1978 年 6 月 12 日。

主诉及病史：3 年来头昏头痛，前额和头顶尤甚，痛剧时呕恶频作，痰证上涌。短气，胃脘胀痛，喜温喜按。查脑电图、脑血流图，均无异常发现。内服祛风止痛、养血通络等中药百余剂未效。

诊查：右眼白珠发红 8 年，无痛痒。二便正常，舌质红，苔薄白，脉沉弦。

辨证：为肝胃虚寒，浊饮上犯。

治法：以吴茱萸汤加味，温肝和脾，降浊止呕。

处方：吴茱萸 10g　太子参 12g　大枣 5 枚　生姜 10g　黄连 4.5g　法夏 10g

二诊：6 月 21 日。上方药服 5 剂后，头顶痛、呕恶均止，胃脘胀痛减轻，但前额仍昏闷，右肩胛和右肘关节疼痛，倦怠无力，口淡腻，不思饮食。二便正常。舌质红，舌苔薄白，脉弦缓。此肝胃阴寒减退，太阴脾湿未能正常输转，故湿邪上逆则前额闷重，走窜筋络则关节酸痛。仍用吴茱萸汤加祛湿通络之品治之，更加枳术开胃消痞，少用黄连反佐，防其格拒呕逆。

处方：太子参 24g　吴萸 10g　法夏 10g　大枣 18g　藿香 10g　炒枳实 12g　白术 18g　秦艽 18g　黄连 3g　钩藤 24g

药尽 4 剂后，各症均减，用调胃和中，数服大安。

［按语］《伤寒论·厥阴病》云："干呕，吐涎沫，头痛者，吴茱萸汤主之。"厥阴之脉与督脉会于巅顶。肝寒冲胃，夹胃中浊饮上犯，此头痛呕恶所由作也。吴茱萸汤气辛味厚，降逆、止呕、消头痛，合枳术丸则消痞开胃。

九、散寒除痰、养阴生津法治愈金实不鸣失音一例

蔡某，男，42 岁。

初诊：1973 年 5 月 25 日。

主诉及病史：咽干喉痛，失音 5 年，伴胸闷心烦、鼻阻，时尚有微恶寒发热。

诊查：咳吐粘痰。苔白腻，舌质红，脉浮滑、沉取虚细微数。

辨证：此系陈寒束肺，湿痰化燥。

治法：当先以散寒除痰为主，兼养阴生津，千金麦门冬汤化裁。

处方：密麻绒 3g　生地 12g　麦冬 15g　玄参 15g　苦桔梗 10g　细辛 3g　北五味 6g　化橘红 6g　石菖蒲 3g　胆南星 6g　甘草 3g

二诊：6 月 6 日。服上方药 2 剂后，已能发语音，咽痛、胸闷、心烦、鼻阻、恶寒发热等症消除，但仍喉燥咽干，咳吐粘痰。舌脉同前。以前方去麻黄加润肺化痰之品。

处方：广玄参 12g　生地 15g　瓜蒌霜 10g　海浮石 18g　甜杏仁 10g　苦桔梗 6g　细辛 10g　石菖蒲 10g　麦冬 10g　川贝母 12g

三诊：6 月 20 日。服上方药 8 剂后，诸症若失，但又头昏眼花。舌质微红。以六味地黄丸 3 盒善后。

[按语]《仁斋直指方》说："肺为声音之门，肾为声音之根。"本例因寒邪束肺，肺气郁闭过久，金实不鸣，故失音至 5 年之久；寒邪郁久化热，热蓄胸膈，胸闷心烦；又因病员说话过多，耗损肺肾之气阴，咽喉干燥疼痛，头昏眼花，舌质红；肺在窍为鼻，寒邪束肺，肺气不宣故鼻阻，时恶寒发热；舌苔白腻，脉滑，系痰湿为患。初诊时用麻绒、桔梗、细辛疏散寒邪；化橘红、菖蒲、胆星止咳化痰；生地、麦冬、玄参养阴清热。二诊即以养肺阴润肺燥，去粘固之痰以利咽喉。三诊时，肺寒已散，肺气得开，然其郁久化热，肺肾气阴伤耗过甚，故着力扶正，六味地黄丸滋养肾阴多服收功，肾精足则发声有根矣。

十、从脾胃论治唇痒一例

钟某，女，40 岁。

初诊：1979 年 5 月 8 日。

主诉及病史：口唇奇痒难忍已半年，内服扑尔敏、B 族维生素及中药等未愈。

诊查：就诊时，唇红而干，口气臭秽，脘腹胀满，大便闭结，小便黄而短少。舌苔白腻，舌质红，脉濡数。

辨证：为脾胃湿热壅遏，浊气上泛。

治法：以平胃散加味，清泻脾胃湿热。

处方：黄芩 10g　黄连 6g　苍术 10g　藿香 10g　陈皮 10g　厚朴 6g　酒军 6g　甘草 3g

二诊：服上方药 2 剂后，口唇奇痒、口臭、脘腹胀等症均减轻，大便已通，但口唇仍色红、燥痒、灼热。舌苔白腻渐退，舌质红，少津，脉数。仿泻黄散意加味，以清热生津。

处方：焦栀 10g　石斛 18g　藿香 10g　防风 10g　玄参 18g　玉竹 10g　花粉 10g　荷叶 10g

三诊：5 月 31 日。服上方药 4 剂后，唇痒消除。诊得口唇仍微显红燥，苔白、舌质红减退，脉微数。令其再服上方药 4 剂，后病愈。

[按语] 口为脾窍，唇为脾之外候，湿热壅滞脾胃，故脘腹胀满，湿蕴化热，热极生风，风邪郁闭脾经，故口唇奇痒难忍。脾胃热炽，耗伤津液，上则口干唇燥，下则便秘溺赤；舌苔白腻，脉象濡数，正是脾胃湿热郁遏之证。初诊以平胃散燥湿泻满，芩、连、酒军清热通便，藿香芳化浊湿。二诊时，唇色红燥、灼热，痒未全止，则系湿热灼伤津液，仿泻黄散意，加石斛、玉竹、花粉、玄参以清滋脾胃之阴，加荷叶醒脾开胃，又能引诸药之力上达病所，故收速效。

十一、疏肝散结、软坚化痰法治愈男性乳房增大一例

尚某，男，55 岁。

主诉及病史：1980 年春，因胆囊炎、胆结石入成都某医院作手术，术后情况尚属良好，但 1 个月后，两乳隐痛作胀，双乳房明显增大，按之软，扪之无肿硬包块，内衣摩擦或触及乳头有刺痛感，声音、毛发尚无明显变化。西医诊断为"男性更年期乳房增大"。用睾丸素等激素治疗不效，反觉阴囊作胀，睾丸下坠胀痛，遂停西药。前来求治。

诊查：患者形体丰满，面色红润，两乳突起如面包大，皮色正常，按之软，无硬结，时胀痛，胃纳较差，心烦体倦，夜间口干，余无不适。舌质淡，苔白厚腻，脉弦缓。

辨证：《经》云："足厥阴经脉环阴器，过少腹，挟胃属肝络胆，贯膈布胁肋，系乳。"前人对乳房之疾皆从肝胃论治，虽则妇科言之较详，但经络所循，男女当同视也。窃思其人素体丰肥，痰湿内聚之体，且素患肝郁脾虚之胆病，今肝郁气滞，脾虚湿痰瘀塞经隧，积聚日久则两乳长大，肿胀而无硬结包块；亦是痰气凝滞，病在气分而非血分。

治法：余听鸿说："若治乳，从一气字着笔，无论虚实新久，温凉攻补之各方中夹理气疏治之品，使其乳络疏通，自然壅者易通，郁者易达，结者易散，坚者易软。"实为经验之谈。本例以疏肝散结、软坚化痰之品，合消瘰丸加减与之。

处方：柴胡 12g　归尾 10g　赤芍 10g　橘核 10g　青皮 10g　香附 10g　昆布 10g　海藻 18g　牡蛎 18g　玄参 18g　川贝 10g　夏枯草 30g　橘叶 10 张　大枣 10 枚

上方药煎服。并嘱采鲜橘叶数十张捣烂煎水，浸透纱布，乘热敷于两乳上，每日 1 换。

二诊：服上方药 4 剂后，症情大为好转，睾丸已无坠胀感，双乳胀痛消除，乳房缩小如拳，余症减轻。药中病机，再拟扶土疏木、软坚散结。

处方：柴胡 10g　当归 10g　白芍 10g　川芎 10g　焦术 10g　怀山药 24g　云苓 10g　海藻昆布各 30g　夏枯草 30g　牡蛎 24g　玄参 18g　川贝 10g　橘络 6g

继续用鲜橘叶熬汁外敷。

服上方药 4 剂后，两乳房缩小如鸡蛋大，无胀痛，惟纳食稍差，时有肠鸣、腹胀、便溏。肝经疏泄通利，瘀滞始消，气血渐趋和平，于原方中稍加消导运脾之砂仁、鸡内金、神曲等。服药 6 剂后，乳房平复如初。

[按语] 乳房疾患虽为女子多见，但男性亦有之。从经脉之循行"足厥阴经脉环阴器过少腹，挟胃属肝络胆，贯膈布胁肋，系乳。"可知其病所归之肝胃。本例患者形体肥胖，痰湿素盛，加之肝郁，从疏肝散结、软坚化痰法论治，可谓切中病机，故药到病除。

十二、扶正固本兼以疏利法治愈臌胀一例

何某，男，30 岁。

初诊：1980 年 10 月 5 日。

主诉及病史：1978 年初发病，全身乏力，食欲减退，厌油，腹胀，全身皮肤及巩膜发黄，经治无好转。继而出现腹水，两胁胀满，呕吐腹泻。经某医院检查诊为"亚急性肝坏死"，医治 2 个月无效，慕名前来求宋老诊治。

诊查：面色萎黄晦暗，全身皮肤发黄，精神委顿。腹围 77cm，膨隆如鼓，两胁痞胀微痛，虽

矢气而腹胀不减。小便短赤，夜尿频少。用大剂西药利尿，小便仅能维持每日 700ml。下肢浮肿，按之凹陷。大便坠胀，频频欲泄，但泄少而不爽。日纳食 2～3 两，食后痞胀更甚。唇深红而干，口甜腻乏味。舌质红，无苔少津。脉象在左弦细，右沉缓乏力。动则气短，夜寐不安，多梦易惊。

辨证：脉证合参，乃肝脾失调，土虚木败，气郁水结，而致痞满臌胀。

治法：急当扶正固本，大力培运脾土而疏肝木。香砂六君子汤加味。

处方：白晒参 6g　潞党参 18g　焦术 10g　云苓 18g　陈皮 6g　法夏 10g　砂仁 4.5g　枣仁 10g　黄连 3g　枳实 1.5g　枸杞 18g　牡蛎 18g　甘草 3g　4 剂

二诊：10 月 11 日。药后小便稍增，下腹坠胀稍减，不矢气但嗳气，腹满硬胀，大便日四五行，小便黄赤。舌质光红，舌苔中后部黄腻。再运脾理气，佐以利湿通络。

处方：枳实 10g　白术 18g　青皮 6g　砂仁 6g　云苓皮 18g　焦栀 10g　丹皮 10g　白茅根 30g　茵陈 10g　苍术 10g　玄参 10g　车前仁 10g　佛手 10g　香橼 4.5g　通草 6g　丝瓜络 10g

三诊：10 月 20 日。尿量增加可达每日 1100～1300ml，胀满已减，口能知味，肠鸣矢气，大便稍成形。但腹围如故，肋胀行两背，动则气短心累。脉象左弦，右缓弱无力。再拟培土泄木，调理肝脾。

处方：潞党参 18g　白晒参 6g　焦术 10g　云苓 18g　陈皮 6g　法夏 10g　砂仁 4.5g　车前仁 10g　枳壳 3g　佛手 4.5g　鸡内金 10g　炒谷芽 15g　甘草 3g

四诊：12 月 2 日。服上方药 10 剂后，病情明显好转，胸胁及脘腹痞胀更为减轻，小便量白天有所增多，下肢水肿消失，腹围减至 70～73cm，眠食均较前好转。

11 月 28 日，病员食油腻和生冷水果后，病情骤然反复，呕吐 3 次，食物残渣中带有少量紫黑血块，头昏乏力，心空悸汗出，呃逆频作，嗳气腥腐。脉沉细，舌质光红，少苔。乃中气受损，肝胃气逆之象。急固气养阴，和胃降逆，拟生脉散合旋覆代赭汤。

处方：白晒参 10g　陈皮 4.5g　寸冬 10g　北五味 10g　法夏 10g　茯神 12g　枣仁 12g　焦术 10g　旋覆花 10g　代赭石 15g　竹茹 10g　柿蒂 7 个

上方药服 3 剂并熬糊米水频频呷吸。

五诊：12 月 8 日。连服上方药 3 剂后，前述证情明显缓解，再续服原方药 4 剂，病情稳定。但小便量又少，日仅 800～1000ml，胸脘及胁背痞胀，心下满闷；腹胀肠鸣，便溏，口干，每餐仅食 1 两许，食后稍感脘闷腹胀。唇红，舌燥，少津，脉细弦微数。系虚热与水湿搏结，中焦升降失司。拟清热利湿以消痞满，泻心汤加减。

处方：黄连 4.5g　黄芩 10g　法夏 10g　枳实 2.5g　淡干姜 4.5g　白蔻 6g　猪苓 10g　泽泻 10g

六诊：12 月 18 日。脘痞及腹胁胀满有减，腹部按诊和软；小便增至每日 1200ml，色渐清。但小便余沥不尽；舌苔中后复腻。依前法加宽胀清利之品。

处方：白晒参 10g　黄芩 6g　黄连 4.5g　干姜 10g　法夏 10g　厚朴 4.5g　白蔻 6g　大腹皮 10g　广玄参 10g　天花粉 10g　茅根 30g　车前仁 10g

此后，在泻心汤的基础上，酌情配合六君汤以补胃气，并兼与宽气利尿滋液复方并进。约进药 20 剂，病情稳定好转，下肢水肿未发生，腹部膨隆消除，腹围减至 68cm，胀满大减。大便成形，日 1 次。纳食增加，每日可进食 5～6 两。精神渐复，可轻微活动。小便增至每日 1400ml。肝功检查，转氨酶正常，蛋白仍偏低。于 12 月底出院，继续用中药调治，除配合少量西药利尿外，停服其他西药。

七诊：1981年1月5日。小便恢复正常，每天1700～1800ml，但白天尿少，夜间尿频。纳食后尚觉脘腹饱胀，口中乏味，肠鸣，大便时溏。腰脊酸软，目睛干涩。唇干、舌红少津，脉仍细弦缓弱。患者中土生机虽复，但病久精气亏虚，当补益脾肾，培补根本。

处方：红参6g　焦术10g　黄芪18g　云苓18g　砂仁10g　木香6g　陈皮6g　法夏10g　熟地18g　菟丝子18g　巴戟10g　怀山药12g　枣皮10g　泽泻10g　车前仁10g

此后始终在六君子汤的基础上合一贯煎养阴柔肝；加重谷麦芽、砂仁、鸡内金等健胃运脾；或合茅根、椒目、防己等利水化湿；同时配合杞菊地黄丸早晚服用，胀满消除，饮食及二便正常，腹围恢复正常(66cm)。于1981年2月底复查肝功，各项指数显示正常，蛋白总量由原来的5.9g%增至6.6g%，白蛋白由2.5g%增为3.8g%，接近正常，基本治愈。续用地黄丸调理收功。

[按语] 臌胀起于肝脾不调，发病在肝，累及脾肾，治疗应始终以调理脾胃为主，《金匮要略》谓："见肝之病，知肝传脾，当先实脾。"用六君为主加减化裁，贯穿始终，有补益中央，荣灌四旁，扶土荣木，升清降浊，去胀消臌的妙用。后期则以脾肾双补为法，以固根本。本病例为阴液亏虚，水不涵木，以致肝脾益衰，虚者愈虚；又肾虚则膀胱气化不利，水湿为患，故后期在实脾中兼用滋补肝肾之剂而收全功。本例舌红少津，以阴精虚耗为主，故用杞菊地黄丸合菟丝、巴戟等滋阴精以扶肾气，助疏泄以升清利水，是乙癸同治、脾肾双补的治法。

治疗这类本虚标实的肝疾腹水，不可妄用攻伐，忌求速效。应慎选行气利湿、消积化瘀之品。本例以扶正固本为主，兼以疏利，是使臌胀和水肿渐次消减，肝肾功能逐步恢复的关键。顾靖远《顾氏医镜》云："臌胀起于脾虚气损，治之皆以大补之剂培其根本，少加顺气以通其滞。有夹积者，佐以消导去其积；有夹热者，加寒凉以清其热。如单用大补而佐使不明，则必致壅滞，而胀愈甚矣。"本例治疗即体现了补中有通、阴阳互济、滋阴助阳的治疗原则。从而达到扶正祛邪、补而不滞的目的。

[编者评注] 臌胀为内科疑难重症之一，病位在肝、脾、肾三脏，大多虚实夹杂，治疗十分棘手。本例病人正虚表现为脾肾气虚，水邪泛滥；肝阴不足，疏泄失职，肝气横逆，则脾胃受克。宋老治疗本例患者以扶正为主，兼以疏利，达到正复邪去的目的。扶正采取养肝达郁、脾肾双补之法，药中病机，肝、脾、肾三脏共复其职，所以取得显著的疗效。如误以攻伐为主，则难免犯虚虚实实之戒。

病名病证索引

B

C

D

E

F

G

H

J

K

L

M

N

O

P

Q

R

S

T

W

X

Y

Z